JN273548

# 脳血管障害の解剖学的診断

Anatomical Diagnosis of Cerebrovascular Disorders

後藤 潤／後藤 昇

三輪書店

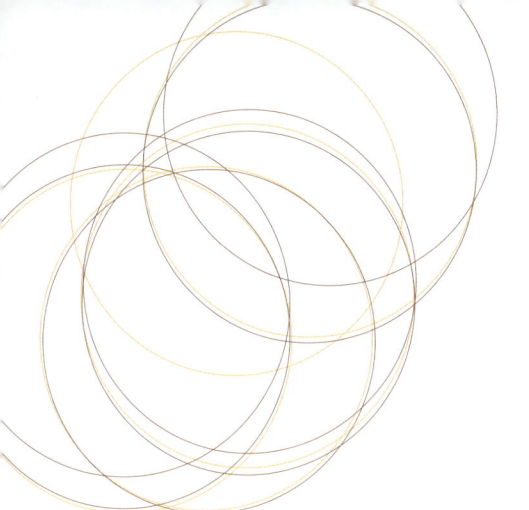

# はじめに
## Preface

　本書は，著者の一人がかつて執筆した『脳・脊髄血管の解剖』（1971年）を初版，『脳血管の解剖』（1986年）を第2版とするならば，いわば第3版に相当する．とはいえ，本書は両旧版とは大きく異なっている．人体解剖学の著作という範疇に入る両旧版と比べて，本書は人体解剖学と人体病理学の双方に跨がり，症候学のほかCTやMRIなどの画像診断学をも視野に入れた著作という位置づけになるといえる．

　脳血管障害のみならず神経疾患を診断する際は，他臓器の疾患に比べて解剖学的知識を多く必要とする．それは，豊富な解剖学的知識に基づいた神経症候の三次元分解能が，CTやMRIなど医用画像の三次元分解能を大きく上回るからである．そもそも神経症候とは神経疾患の解剖学的診断（局所診断）を行うための主要な手法であったし，画像診断が進歩した現在でもそれは変わらない．しかしながら，臨床に即した人体の解剖学的知識を得るための書籍は，意外に乏しい．神経症候にせよ画像診断にせよ神経疾患の診断レベルを上げるには，これまで長年の臨床経験が必須であると誤って信じられてきたが，真に必要なのは人体の解剖学的知識を拡げ深めることであり，長年の臨床経験それ自体では必ずしもないと考える．本書の表題を「脳血管障害の解剖学的診断」とした理由がそこにある．

　以前から臨床に即した人体の解剖学的知識を深めるためには，並行して人体の病理学的知識を深める必要があると信じてきた．幸いにも手元に脳血管障害を主とした剖検例400例以上の資料を有しており，これらを活かす絶好の機会と考えた次第である．さらに剖検例を多数呈示することは，脳血管障害の画像診断学や病理学それ自体にも微力ながら寄与することになるであろう．ご批判を賜れば幸いである．

2014年　秋

後 藤 　 潤
後 藤 　 昇

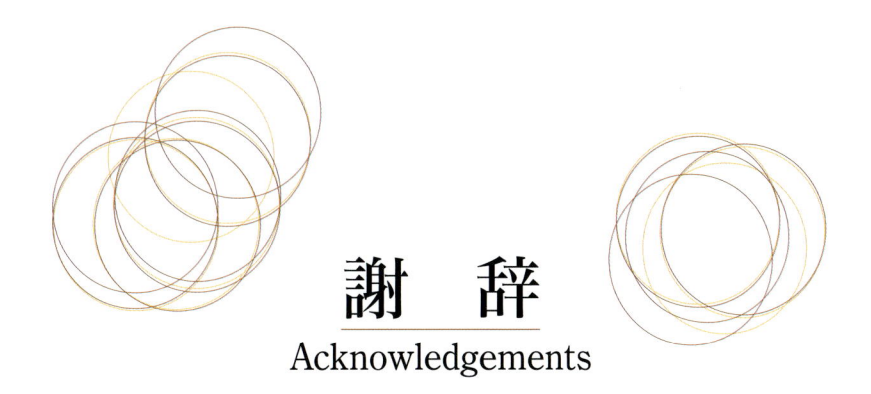

# 謝　辞
## Acknowledgements

　本書の文献蒐集に関しては，公益財団法人東京都医学総合研究所の秋山治彦博士（認知症・高次脳機能研究分野 参事研究員）にご支援いただいた．また，文献蒐集に伴う事務作業については，同研究所の神戸靖子さん（司書）と鷹野祐子さん（司書）に全面的にご尽力いただいた．本書の執筆に際しては，昭和大学医学部の塩田清二教授（解剖学講座顕微解剖学部門 教授）の温かい励ましが心の支えになった．以上の方々にはこの場を借りて，深謝申し上げる次第である．

　昨今は出版事情が厳しいにもかかわらず，そして境界領域を指向するという冒険的試みであるにもかかわらず，三輪書店の青山智代表取締役社長には本書の出版を快く即断していただいた．それから，本書の執筆・加筆・校正はさまざまな事情で予定よりも随分遅れる事態となったが，三輪書店の濱田亮宏氏には担当編集者として，その間誠実に対応していただき，編集作業にご尽力していただいた．三輪書店の方々には感謝の意を表わしたい．

後 藤　潤<br>
後 藤　昇

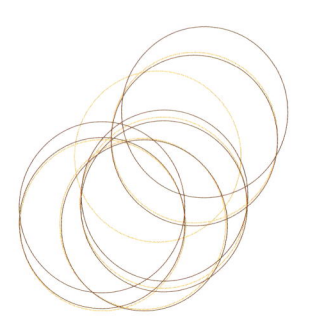

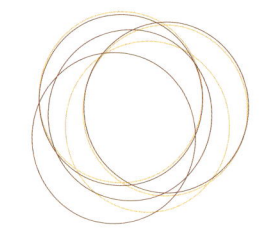

# 歴 史
## History

　著者の一人である後藤　昇（図 0-1）は，『脳・脊髄血管の解剖』を執筆し，1971 年に出版した[1]．出版当時はまだ 31 歳，日本大学助手（医学部第二解剖学講座）であった．初版は活字工が組んだ原版を用いて印刷されており，本文と索引とで 200 頁であった．当時の専門書としては珍しく大量の写真や図を掲載していた．内容は表題のごとく脳・脊髄血管の人体解剖学におおむね限定されており，形態学的な原則について書いた理論書としての性格が強かった．解剖学用語については当時の通例に従って日本語・ラテン語の併記とした．表紙のカヴァーは黄色で，中央には頭蓋骨の正中矢状断面の写真が印刷してある．これには，頭蓋腔の中身が本の中に書いてあるという寓意が込められていた．

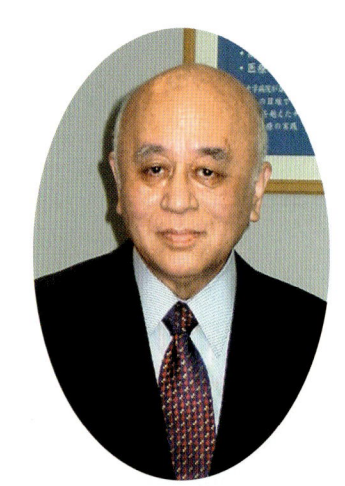

**図 0-1　65 歳当時の後藤　昇**
2005 年 3 月撮影．当時は現職の昭和大学教授（医学部第二解剖学講座の主任）であった．

　初版の出版が契機となり，後藤　昇は日本大学医学部の海外派遣研究員として妻子を伴って London 大学 Queen Square 国立病院および神経学研究所に留学した．留学期間は 1973 年 8 月〜1975 年 7 月までの 2 年間である．Queen Square では臨床神経学と神経病理学を主に学んだ．この留学経験はその後の研究・執筆方針に大きな影響を及ぼし，帰国直後から脳血管障害の剖検症例を精力的に集め始めた．

　後藤　昇はその後，1986 年に改訂増補した第 2 版を出版した[2]．表題は『**脳血管の解剖**』と変更され，副題『**血管障害の理解のために**』が付された．ちなみに，出版当時は日本大学助教授（医学部第二解剖学講座）に在任していた．第 2 版では脳・脊髄血管の人体解剖学の記載に加えて，脳血管障害 20 例の詳細な記載が増補された．第 2 版は初版の原版から作製した保存用紙型を元におおむね印刷され（一部は現在と同様，写真製版による変則的なものであった），症例集が増補されて本文と索引とで 251 頁に増えた．解剖学用語は初版を踏襲して，日本語・ラテン語の併記とした．ちなみに，表紙のカヴァーは白色に赤い模様が描かれ，中央には頭頸部の骨格と脳へ至る動脈系の図が小さく印刷してある．

　今回の改訂は困難が予想されたため，一度は断念されていた．その理由は，第 2 版までの本書の執筆と印刷は上記のように，デジタル化していなかったからである．著作の編集作業過程におけるデジタル化は徐々に時代の趨勢となり，必要不可欠なものとなっていた．今回の改訂では息子の後藤　潤が筆頭著者となり，脳血管障害の病理学に関する記述を増補するとともに，脳・脊髄血管の解剖学に関する記述についても第 2 版の本文・表・図の説明をデジタル化し，かつ大幅な加筆訂正を行った．そのため，本書の性格は解剖書から大きくはみ出したものに変更された．解剖学用語は日本語・英語・ラテン語の併記へ方針を大きく転換した．このうち日本語とラテン語については基本的に初版と第 2 版を踏襲したが，止むを得ず変更したものが少数ある．また，今回は本文とは別に新しく「余録」と「抄伝」を数多く設けた．「余録」は脳血管障害の神経症候・疾患概念や医学史などに関する小文を，「抄伝」は神経解剖学や神経病理学などの発展に寄与した医学者に関する小文を載せてある．さらに今回から時代の趨勢を反映し，各章末に引用文献欄と図の出典欄を新設した．ただし，それぞれの疾患や症候群に関する文献はおおむね古典に限定し，「抄伝」の医学者に関する文献は日本人に関するものを除いて英文を原則とした（第 1 章に限り，「抄伝」

## 歴史 History

関連文献については掲載しない方針を採った).

　一方，後藤　昇は図を主に担当し，第2版で使用された図をすべてデジタル化して作成し直すとともに，大量の新図を追加掲載した．掲載する図はカラーを原則とし，初版と第2版で掲載した白黒図についてもデジタル的に彩色したものが多くある．なお，追加掲載した新図の多くは，後藤　昇が長年に渡って蒐集してきたものから選んだ．

（**余録 0-1** は下記参照）

**文献**
1) 小島徳造（監修），後藤　昇：脳・脊髄血管の解剖．医歯薬出版，東京，1971．
2) 後藤　昇：脳血管の解剖．血管障害の理解のために．メディカルトリビューン，東京，1986．

---

**余録 0-1**　　**Queen Square 国立病院**

　Queen Square 国立病院 National Hospital, Queen Square は，現在では正式には国立神経学・神経外科学病院 National Hospital for Neurology and Neurosurgery と呼ばれ，London 大学 University College に属する専門病院である．隣接する神経学研究所 Institute of Neurology と併せて「神経学の聖地」として著名であり，Paris 大学の Salpêtrière 病院と並んで世界に冠たる存在である．本病院には創設時から現在に至るまで，有名な医師や研究者が数多く在籍していた．なお，Queen Square とは病院が面する緑化された広場の名称で，大英博物館や London 大学 University College でも有名な Bloomsbury に位置する．

　本病院は1859年にイングランド最初の神経疾患専門病院として創設され，1860年に開院した．脳卒中やてんかんを専門に診る病院とされ（国立麻痺・てんかん病院 National Hospital for the Paralysed and Epileptic），精神医学の影響下にない病院として発足した事実は注目に値する．創設時の病床数は10床に満たなかったという．

　草創期の内科医は Jabez Spence Ramskill（1824-1897）と Charles Édouard Brown-Séquard（1817-1894）の2人．前者は Guy's 病院で医学を学び，London 大学を卒業．後者は英領モーリシャス出身で，父はアイルランド系アメリカ人，母はフランス人．父の死後，母とともにフランスへ移住し，Paris 大学で医学を学んだ．その後は何度も移住を繰り返し，英国へは1859年に移住して本病院に1860〜1863年の間勤務したが，アメリカへ渡って1864年から Harvard 大学教授に転出した．1878年から Paris の Collège de France の実験医学教授．Brown-Séquard 症候群を記載した．

　本病院の学問的伝統を実質的に形成したのは John Hughlings Jackson（1835-1911）．外科医だが，St. Andrews 大学で医学の学位を得て，内科医となった．1862年から本病院に勤務し，Ramskill と Brown-Séquard に師事した．失語症が左大脳半球の障害であることを指摘し，Jackson てんかんや Jackson 症候群を記載した．雑誌「Brain」を創刊．Paris 大学 Salpêtrière 病院の神経病学教授 Jean Martin Charcot（1825-1893，**抄伝 11-1**）ないし Wien 大学の精神医学教授 Theodor Hermann Meynert（1833-1892，**抄伝 1-4**）に比肩する存在といえよう．検眼鏡（発明は1851年）による眼底検査を神経学へ導入した功績は，Jackson の Sir Jonathan Hutchinson（1828-1913，外科医・眼科医・皮膚科医）との個人的な親交に基づく．現在に至るまで，眼底所見の重視は Queen Square 学派神経学の特色をなしている．

　Jacob Augustus Lockhart Clarke（1817-1880，内科医・神経解剖学者）は1854年には Royal Society 評議員に選出．郷士（准男爵の次位）だが医学部卒業生ではなく，apothecary であった．しかし，1869年に St. Andrews 大学で医学の学位を得て，1871年から本病院の内科医に加わった．脊髄・脳幹の解剖学に造詣が深く，胸髄核（Clarke 背核）に名を残したほか，延髄の副楔状束核（Monakow 核）の真の発見者でもある．

　Sir David Ferrier（1843-1926，スコットランド出身の病理学者・生理学者）は Aberdeen 大学で哲学を学び，1864年のドイツ留学では Heidelberg 大学の生理学教授 Hermann Ludwig Ferdinand von Helmholtz（1821-1894，**抄伝 14-1**）に師事して生理学を研究．帰国後は Edinburgh 大学で医学を学んだ．1870年から London 大学 King's College と本病院に病理学者として勤務した．その傍ら，動物各種の大脳皮質機能局在を電気生理学的に解明した業績で知られる．King's College の法医学教授を経て，1889年から King's College の神経病理学初代教授．雑誌「Brain」の創刊に参加．

　Sir William Richard Gowers（1845-1915，神経内科医）は London 大学で医学を学び，1873年から本病院の内科医として勤務した．脊髄の Gowers 路や登攀性起立（Gowers 徴候）に名を残した．神経症候や眼底検査に詳しく，神経学や神経眼科学の著書を執筆出版したことで有名．後に London 大学 University College の臨床医学教授．

Sir Victor Alexander Haden Horsley（1857-1916，神経外科医）は最初の神経外科医として 1886 年から本病院に勤務した．脳や脊髄の外科的手技を多数考案し，大脳皮質の手術中電気刺激法を導入するなど，神経外科学の先駆者として知られる．後に London 大学 University College の病理学教授，次いで臨床外科学教授．

　Sir Gordon Morgan Holmes（1876-1965，アイルランド出身の神経外科医）は Dublin で誕生し，同地の Trinity College で医学を学んだ．ドイツ留学では Frankfurt am Main 大学の Ludwig Edinger（1855-1918）や Carl Weigert（1845-1904）に師事して神経学と神経病理学を学んだ．1903 年から本病院に勤務した．小脳・体運動領野・視覚領野などの研究で知られ，反跳現象（Stewart-Holmes 徴候）を記載した．雑誌「Brain」の編集長を務めた．Royal Society 評議員に選出．

　Samuel Alexander Kinnier Wilson（1878-1937，アメリカ出身の神経内科医）はアメリカで誕生したが，すぐ父を亡くして父の故郷スコットランドの Edinburgh に戻った．Edinburgh 大学で医学を学んだ．フランス留学では Bicêtre 病院の Pierre Marie（1853-1940）および Pitié 病院の Joseph Jules François Félix Babinski（1857-1932）に師事して神経学を学び，ドイツ留学では Leipzig 大学の精神医学教授 Paul Emil Flechsig（1847-1929，抄伝 10-6）に師事した．帰国後の 1904 年から King's College 病院と本病院に勤務した．Wilson 病を記載した業績で有名．後に London 大学 King's College の神経学教授．医学雑誌を創刊（後の「Journal of Neurology, Neurosurgery and Psychiatry」）．

　Joseph Godwin Greenfield（1884-1958，神経病理学者）は 1910 年から本病院に勤務し，最初の常勤する病理学者となった．神経病理学の専門書を執筆したことで著名（死後出版，後の「Greenfield's neuropathology」）．

　Sir Francis Martin Rouse Walshe（1885-1973，アイルランド出身の神経内科医）は London 大学 University College で医学を学んだ．1921 年から本病院に勤務し，反射や運動機能の研究を行った．雑誌「Brain」の編集長を長年務めた．Royal Society 評議員に選出．

　Macdonald Critchley（1900-1997，神経内科医・医学史家）は 1927 年から本病院に勤務した．頭頂葉症候学の専門書を執筆出版したことで有名．失語症に造詣が深かった．James Parkinson，Sir William Richard Gowers，John Hughlings Jackson などの伝記を著わした歴史家でもある．後に神経学研究所長．さらに世界神経学連合総裁を務めた．

　William Blackwood（1911-1990，神経病理学者）は Greenfield の弟子で，その没後共著者として神経病理学の専門書「Greenfield's neuropathology」の出版と改訂に尽力した．London 大学神経学研究所の神経病理学教授．

　John Michael Newsom-Davis（1932-2007，神経内科医）は 1960 年から本病院に在籍し，アメリカ留学後は本病院と Royal Free 病院に復帰した．重症筋無力症や Lambert-Eaton 症候群の研究で知られた．1980 年から Medical Research Council の臨床研究教授．1987 年から Oxford 大学の臨床神経学教授．雑誌「Brain」の編集長を務めた．Royal Society 評議員に選出．

　William Ian McDonald（1933-2006，ニュージーランド出身の神経内科医）はアメリカの Harvard 大学に留学した後，1966 年から本病院に勤務した．多発性硬化症の研究で知られ，神経眼科学にも詳しかった．1974 年から London 大学神経学研究所の神経学教授．後に神経学研究所長を併任した．雑誌「Brain」の編集長を務めた（Newsom-Davis の前任）．

　なお，本病院は 1948 年に Maida Vale 神経疾患病院（1866 年に創設）と合併した．神経学研究所が創設されたのは 1950 年で，場所は本病院の隣接地で Queen Square に面していた．後に London 大学に属し，London 大学の機構改革に伴い，本病院と London 大学神経学研究所は 1996 年から London 大学 University College の傘下に入った．

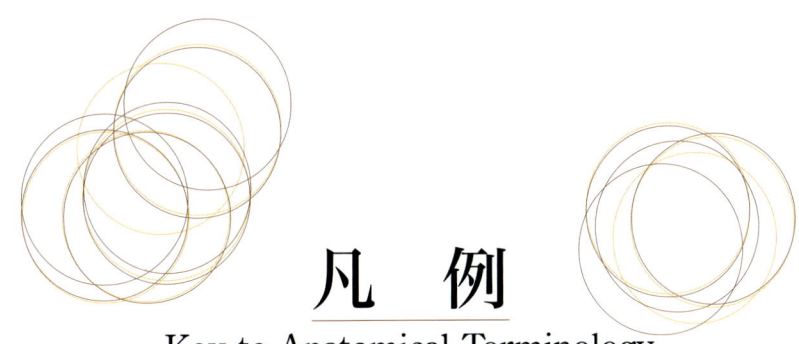

# 凡　例
## Key to Anatomical Terminology

　収載した解剖学用語は，本文では日本語・英語の二者併記または日本語のみを原則とし，図表説明では日本語・英語・ラテン語の三者併記とした．その際，英語以外の言語（ラテン語・フランス語など）は *italic* での表記に統一した．ラテン語名詞は日本での慣例に従って，その先頭は大文字とした．ラテン語の解剖学用語はそのまま英語としても使用可能である．例えば，外側溝の後枝は英語で posterior branch of lateral sulcus と書くが，実際にはラテン語を借用して ramus posterior of sulcus lateralis でも英語として通用する．そこで，ラテン語は *Sulcus lateralis [Ramus posterior]* と記した．ちなみに，角括弧内の *Ramus posterior* は *Sulcus lateralis* の一部分の名称を意味している．一方で，淡蒼球は英語で globus pallidus，ラテン語も *Globus pallidus* と書く．これは文法的な意味での英語が存在しないため，ラテン語をそのまま英語として借用する慣例からである．

　英語では，解剖学用語は身体部位の名称なので定冠詞を伴うのが慣例であるが，本書では冠詞を原則として省略してある．これはラテン語の解剖学用語も同様である．なお，ラテン語の解剖学用語は，英語として借用する際には英語の定冠詞を，ドイツ語として借用する際にはドイツ語の定冠詞を伴う．

　略語はラテン語のみで使用し，原則として以下に示した5つの名詞1格単数形に限定した．動脈 *Arteria* は「*A.*」，静脈 *Vena* は「*V.*」，枝 *Ramus* は「*R.*」，神経 *Nervus* は「*N.*」，筋 *Musculus* は「*M.*」である．また，これらの名詞1格複数形（*Arteriae, Venae, Rami, Nervi, Musculi*）については略語を用いずにそのままの表記とした．なお，図中の略語のうち説明がまったくないものについては初版や第2版を参照してほしい．

　解剖学用語の別称は丸括弧内に記載した．人名を冠した用語はすべて別称とみなし，そのうち慣例的に多用されるものは丸括弧内に記載してある．例えば，外側溝は別称を Sylvius 裂といい，英語で Sylvian fissure，ラテン語で *Fissura Sylvii* と書く．この別称は Franciscus Sylvius（1614-1672）に因む．

# 目次
CONTENTS

## 序　説 …… 1
introduction

### 第 1 章　脳・脊髄の解剖学概論 …… 2
anatomical outline of the brain and spinal cord

- 神経系の区分 …… 2
- 大脳について …… 3
- 終脳 …… 4
- 間脳 …… 21
- 脳幹について …… 30
- 中脳 …… 30
- 橋 …… 34
- 小脳 …… 38
- 延髄 …… 48
- 脊髄 …… 50
- 末梢神経 …… 53
- 神経系の組織学 …… 57
- 神経系の病理組織学 …… 61

### 第 2 章　脳室系と髄膜 …… 66
ventricular system and meninges

- 脳室系 …… 66
- 脳脊髄液 …… 69
- 髄膜 …… 72

# 第Ⅰ部　脳血管障害の病理学 …… 81
part I  pathology of cerebrovascular disorders

## 第3章　脳血管障害の統計 …… 82
statistics on cerebrovascular disorders

  脳血管障害の分類 …… 82
  脳卒中の統計 …… 82

## 第4章　脳ヘルニア …… 88
cerebral hernia

  頭蓋内膨隆性病変と脳ヘルニア …… 88
  下方へのテント切痕ヘルニア …… 89
  眼窩回ヘルニア …… 95
  大脳鎌下方ヘルニア …… 97
  上方へのテント切痕ヘルニア …… 98
  大後頭孔ヘルニア …… 98

## 第5章　脳梗塞 …… 99
cerebral infarction

  虚血性脳傷害について …… 99
  脳の動脈硬化 …… 99
  脳血栓症と脳塞栓症 …… 100
  脳梗塞の病理学的分類 …… 103
  梗塞巣の経時的変化 …… 106
  貧血性梗塞と出血性梗塞 …… 106
  脳梗塞と大脳の動脈血供給 …… 112
  内頚動脈の閉塞 …… 113
  多発性脳梗塞 …… 114
  ラクナ梗塞 …… 115
  脳底動脈血栓症 …… 116
  脳幹小脳梗塞 …… 116

　　　　　小脳梗塞……………………………………………………117
　　　　　後有孔質動脈症候群………………………………………117
　　　　　脳底動脈分枝の梗塞………………………………………120
　　　　　外側延髄症候群……………………………………………120

## 第6章　脳内出血……………………………………………………122
intracerebral hemorrhage

　　　　　脳内出血と微小動脈瘤……………………………………122
　　　　　被殻出血……………………………………………………126
　　　　　視床出血……………………………………………………132
　　　　　皮質下出血…………………………………………………135
　　　　　原発性橋出血………………………………………………139
　　　　　小脳出血……………………………………………………140
　　　　　脳室内出血…………………………………………………141

## 第7章　クモ膜下出血………………………………………………145
subarachnoid hemorrhage

　　　　　クモ膜下出血と動脈瘤……………………………………145
　　　　　クモ膜下出血の重症度……………………………………145
　　　　　クモ膜下出血の伸展………………………………………149
　　　　　頭蓋内動脈瘤の種類………………………………………153
　　　　　動脈瘤性クモ膜下出血の合併症…………………………154
　　　　　頭蓋内動脈瘤の特異な例…………………………………157

## 第8章　他の脳血管障害……………………………………………158
other cerebrovascular disorders

　　　　　特殊なクモ膜下出血・脳内出血…………………………158
　　　　　急性硬膜外血腫……………………………………………162
　　　　　急性硬膜下血腫……………………………………………163
　　　　　慢性硬膜下血腫……………………………………………164
　　　　　硬膜静脈洞血栓症…………………………………………164
　　　　　縊死脳………………………………………………………164
　　　　　正常圧水頭症………………………………………………166

血管性認知症……………………………………………………………………167

# 第II部　脳・脊髄血管の解剖学……………………………171
part II　anatomy of cerebrospinal vessels

## 第9章　内頚動脈と椎骨動脈……………………………………172
internal carotid artery and vertebral artery

- 中枢神経系の動脈血供給の原則……………………………………172
- 脳の区分と脳血管との関係…………………………………………174
- 頭蓋腔に達するまでの経路…………………………………………175
- 頭蓋腔内での走行……………………………………………………179
- Willis動脈輪…………………………………………………………185

## 第10章　大脳皮質・大脳髄質の動脈系……………………………194
arterial system of the cerebral cortex and cerebral medullary substance

- 大脳動脈………………………………………………………………194
- 大脳動脈皮質枝の微細構造…………………………………………212

## 第11章　大脳核・間脳の動脈系……………………………………216
arterial system of the cerebral nuclei and diencephalon

- 中心枝について………………………………………………………216
- 前脈絡叢動脈…………………………………………………………217
- 大脳核の動脈血供給…………………………………………………218
- 間脳の動脈血供給……………………………………………………226
- 内包の動脈血供給……………………………………………………232

## 第12章　脳幹の動脈系………………………………………………236
arterial system of the brainstem

- 脳幹の動脈について…………………………………………………236
- 中脳の動脈血供給……………………………………………………237

　　　　後有孔質を経る動脈……………………………………………………240
　　　　橋の動脈血供給…………………………………………………………243
　　　　延髄の動脈血供給………………………………………………………252

## 第 13 章　小脳の動脈系……………………………………………………259
arterial system of the cerebellum
　　　　小脳動脈…………………………………………………………………259
　　　　小脳動脈分枝の微細構造………………………………………………263

## 第 14 章　脈絡叢・眼窩・内耳の動脈系…………………………………264
arterial system of the chorioid plexuses, orbit and inner ear
　　　　脈絡叢の動脈血供給……………………………………………………264
　　　　眼動脈と迷路動脈………………………………………………………266

## 第 15 章　脊髄の動脈系……………………………………………………272
arterial system of the spinal cord
　　　　脊柱管に達するまでの経路……………………………………………272
　　　　脊髄枝……………………………………………………………………273
　　　　脊髄の動脈血供給………………………………………………………277
　　　　脊髄血管障害……………………………………………………………280

## 第 16 章　脳の静脈系………………………………………………………282
venous system of the brain
　　　　脳の静脈血灌流の分類…………………………………………………282
　　　　大脳の表在静脈系………………………………………………………282
　　　　大脳の深部静脈系………………………………………………………288
　　　　脳幹小脳静脈系…………………………………………………………292
　　　　脈絡叢からの静脈血灌流………………………………………………297
　　　　下垂体門脈系……………………………………………………………297
　　　　頸静脈孔以外の経路……………………………………………………298
　　　　上眼静脈と迷路静脈……………………………………………………301

## 第 17 章　硬膜静脈洞 …… 303
dural venous sinuses

　　　硬膜静脈洞 …… 303

## 第 18 章　脊髄の静脈系 …… 318
venous system of the spinal cord

　　　内脊髄静脈 …… 318
　　　外脊髄静脈 …… 320
　　　脊柱管からの静脈血灌流 …… 323

## 第 19 章　硬膜の血管 …… 326
vessels of the dura mater

　　　硬膜の血管とは …… 326
　　　硬膜動脈 …… 326
　　　硬膜静脈 …… 329

# 第Ⅲ部　症例集 …… 331
part Ⅲ　case reports

## 第 20 章　脳梗塞の症例 …… 332
patients with cerebral infarctions

　　　脳梗塞の症例 …… 332

## 第 21 章　脳内出血の症例 …… 351
patients with intracerebral hemorrhages

　　　脳内出血の症例 …… 351

## 第 22 章　他の脳血管障害の症例 …… 366
patients with other cerebrovascular disorders

　　　他の脳血管障害の症例 …… 366

# 付　録 ……373
## appendices

付録 A　脳・脊髄血管の研究方法 ……374
appendix A　research methods for cerebrospinal vessels

付録 B　ニトロセルロース包埋切片作成法 ……376
appendix B　preparation methods using nitrocellulose embedding

# 索　引 ……385
## index

日本語索引 ……386
英語索引 ……395
ラテン語索引 ……408
フランス語索引 ……415
人名索引 ……416

# 序説
introduction

# 第1章
# 脳・脊髄の解剖学概論

Chapter 1
## Anatomical Outline of the Brain and Spinal Cord

## 神経系の区分

神経系は中枢神経系と末梢神経系に分けられる．

中枢神経系は脳 encephalon と脊髄 spinal cord とに分けられる（図1-1）．末梢神経系は，頭蓋腔に出入りする脳神経 cranial nerves と脊柱管に出入りして椎間孔を通る脊髄神経 spinal nerves とに分けられる．

なお，そのほかに自律神経系という概念がある．自律神経系は中枢神経系における形態が充分には解明

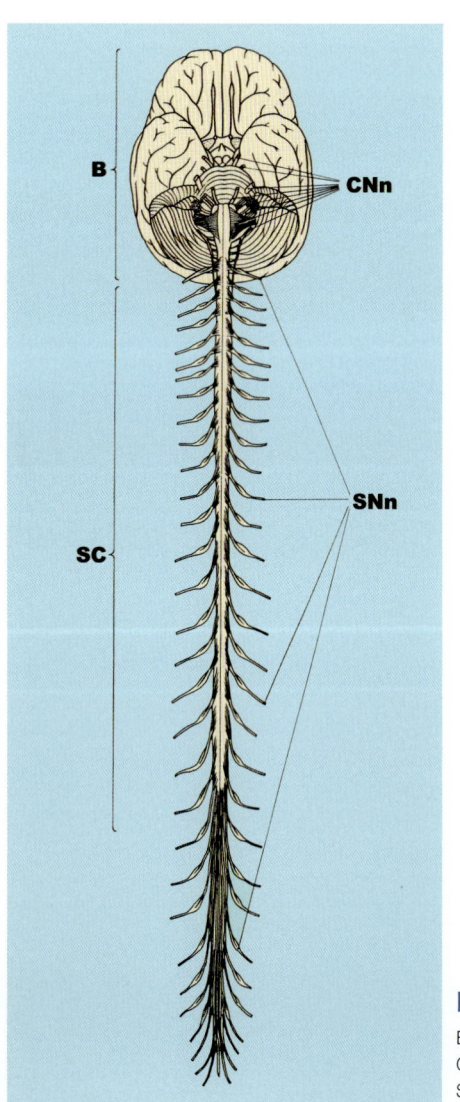

**図1-1　脳・脊髄**
B　　脳 brain *Encephalon*
CNn　脳神経 cranial nerves *Nervi craniales*
SC　　脊髄 spinal cord *Medulla spinalis*
SNn　脊髄神経 spinal nerves *Nervi spinales*

**表 1-1　中枢神経系の区分**

脳　brain *Encephalon*
　前脳　prosencephalon *Prosencephalon*
　　　（forebrain）
　　　終脳　telencephalon *Telencephalon*　　　⎱ 大脳　cerebrum
　　　間脳　diencephalon *Diencephalon*　　　　⎰　　　*Cerebrum*
　中脳　mesencephalon *Mesencephalon*
　　　（midbrain）
　後脳　metencephalon *Metencephalon*
　　　（hindbrain）
　　　橋　pons *Pons*　　　　　　　　　　　　⎱ 菱脳　rhombencephalon
　　　小脳　cerebellum *Cerebellum*　　　　　　⎰　　　*Rhombencephalon*
　延髄　medulla oblongata *Medulla oblongata*
　　　（髄脳　myelencephalon *Myelencephalon*）
脊髄　spinal cord *Medulla spinalis*

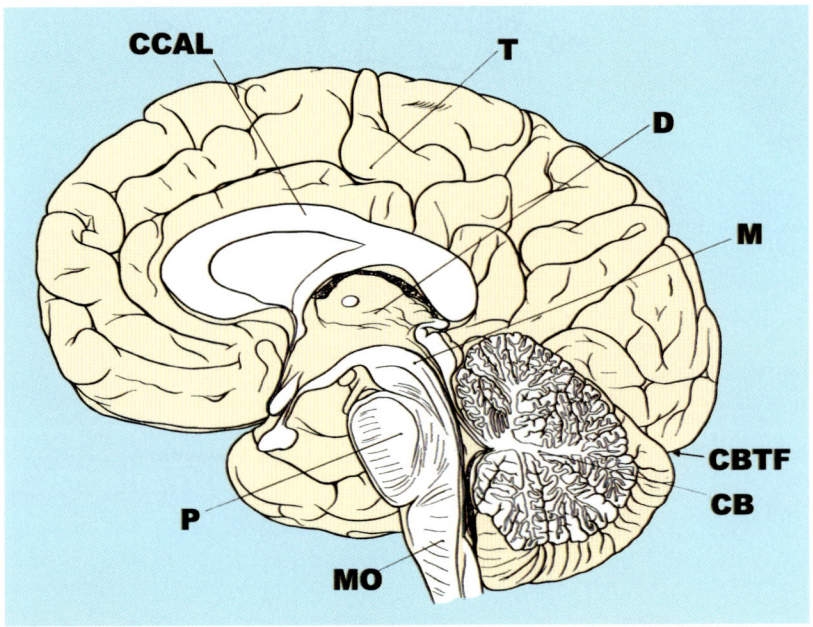

**図 1-2　脳の右正中矢状断面**

CB　　小脳　cerebellum *Cerebellum*
CBTF　小脳横裂　cerebellar transverse fissure *Fissura transversa cerebelli*
CCAL　脳梁　corpus callosum *Corpus callosum*
D　　　間脳　diencephalon *Diencephalon*
M　　　中脳　mesencephalon *Mesencephalon*（midbrain）
MO　　延髄　medulla oblongata *Medulla oblongata*
P　　　橋　pons *Pons*
T　　　終脳　telencephalon *Telencephalon*

されていないため，末梢神経系に便宜上入れられている．

　脳は**表 1-1** のように前脳 prosencephalon・中脳 mesencephalon・後脳 metencephalon・延髄 medulla oblongata（髄脳 myelencephalon）に区分される．このうち前脳は終脳 telencephalon と間脳 diencephalon からなり，後脳は橋 pons と小脳 cerebellum に分けられる（**図 1-2**）．ちなみに，大脳 cerebrum は終脳・間脳・中脳を，そして菱脳 rhombencephalon は橋・小脳・延髄を一括した用語である．また，脳幹 brainstem は中脳・橋・延髄をまとめた概念である．

## 大脳について

　大脳 cerebrum は正中矢状面に一致した深い溝である大脳縦裂 cerebral longitudinal fissure（**図 1-3**）によって左右の大脳半球 cerebral hemisphere に分けられていて，左右をつないでいるのは脳梁 corpus callosum（これが左右につなぐものの大部分を占める）・前交連 anterior commissure・終板 lamina terminalis・視床間橋 interthalamic adhesion・第 3 脳室脈絡組織 tela chorioidea of 3rd ventricle・脳弓交連 commissure of fornix・手綱交連 habenular commissure・後交連 posterior commissure などのわずかな部分のみであり，大部分は離れている（**図 1-2**）．

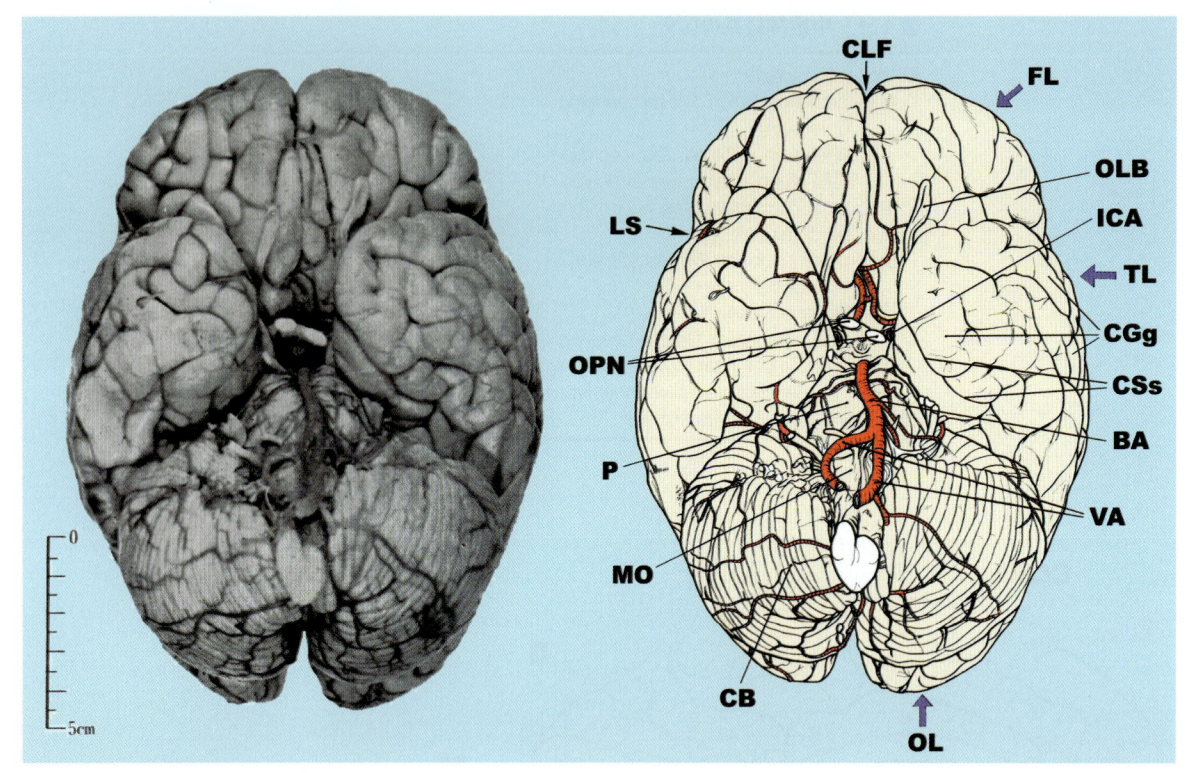

**図1-3 脳の底面**

| | | | |
|---|---|---|---|
| BA | 脳底動脈 basilar artery *A. basilaris* | MO | 延髄 medulla oblongata *Medulla oblongata* |
| CB | 小脳 cerebellum *Cerebellum* | OL | 後頭葉 occipital lobe *Lobus occipitalis* |
| CGg | 大脳回 cerebral gyri *Gyri cerebri* | OLB | 嗅球 olfactory bulb *Bulbus olfactorius* |
| CLF | 大脳縦裂 cerebral longitudinal fissure *Fissura longitudinalis cerebri* | OPN | 視神経 optic nerve *N. opticus* |
| CSs | 大脳溝 cerebral sulci *Sulci cerebri* | P | 橋 pons *Pons* |
| FL | 前頭葉 frontal lobe *Lobus frontalis* | TL | 側頭葉 temporal lobe *Lobus temporalis* |
| ICA | 内頚動脈 internal carotid artery *A. carotis interna* | VA | 椎骨動脈 vertebral artery *A. vertebralis* |
| LS | 外側溝 lateral sulcus *Sulcus lateralis* (Sylvius 裂 Sylvian fissure *Fissura Sylvii*) | | |

　大脳半球の後部は小脳横裂 cerebellar transverse fissure によって小脳と隔てられている（図1-2, 1-4）．
　なお，大脳縦裂の中には硬膜の続きの大脳鎌 falx cerebri が，小脳横裂の中にはやはり硬膜の続きの小脳テント tentorium cerebelli が，ともにクモ膜を伴って深く入り込んでいる（第4章，第10章）．すなわち，大脳が頭蓋腔 cranial cavity 内で占める位置は小脳テントよりも上方である．
　終脳と間脳の間には脳梁膨大 splenium of corpus callosum の下方で，これと松果体 pineal body との間から始まり前方に向かって室間孔の付近まで達する大脳横裂 cerebral transverse fissure があって，一見完全に連続してみえる終脳と間脳とはかなりの部分が離れている．一方，終脳と間脳の連続する部分の大半は，その間に内包が入り込んでいる．内包それ自体は間脳に分類されている．
　中脳は間脳の下方に連続しており，大脳に含まれるとともに脳幹の一部をも構成する．

## 終　脳

　終脳 telencephalon は脳の区分の中ではその大部分を占め，脳の最先端にあるが，他の区分と比較するときわめてよく発達していて，頭蓋腔の大部分を占めている．終脳はその表面にある外套 pallium と深部にある大脳核 cerebral nuclei に分けられる．外套は，さらに表層にある大脳皮質 cerebral cortex とその下の大脳髄質 cerebral medullary substance とからなる．

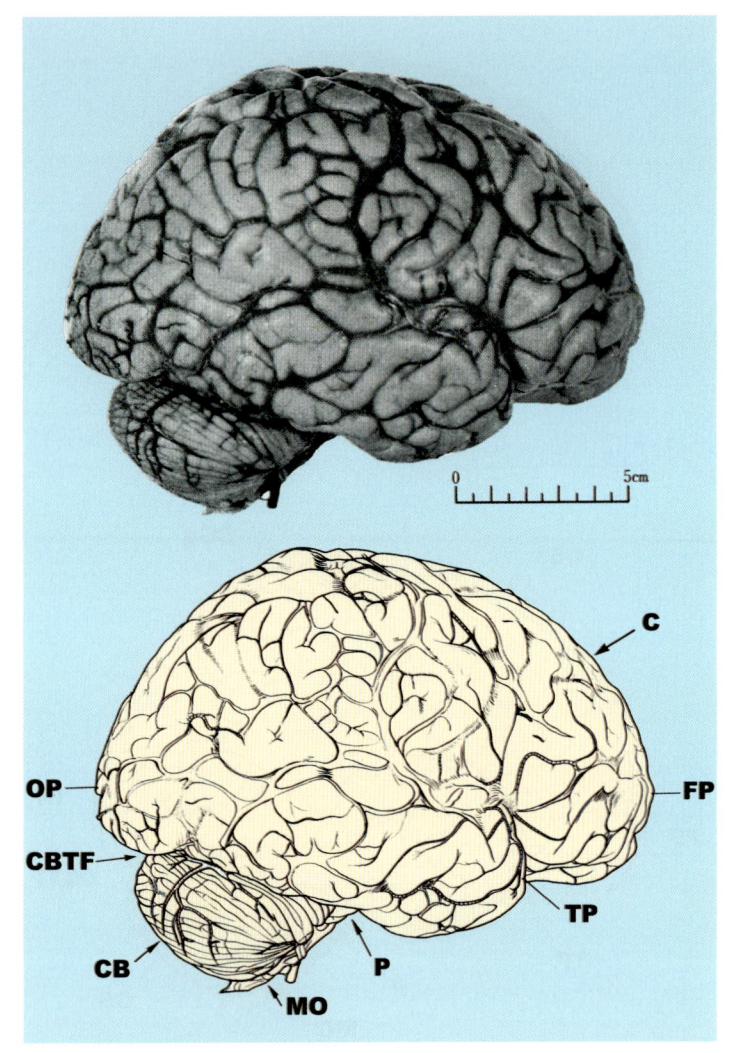

図1-4　脳の右外側面

| | | |
|---|---|---|
| C | 大脳 cerebrum | *Cerebrum* |
| CB | 小脳 cerebellum | *Cerebellum* |
| CBTF | 小脳横裂 cerebellar transverse fissure | *Fissura transversa cerebelli* |
| FP | 前頭極 frontal pole | *Polus frontalis* |
| P | 橋 pons | *Pons* |
| MO | 延髄 medulla oblongata | *Medulla oblongata* |
| OP | 後頭極 occipital pole | *Polus occipitalis* |
| TP | 側頭極 temporal pole | *Polus temporalis* |

## 外套

　**大脳皮質** cerebral cortex は肉眼的に灰白色にみえるため灰白質 gray matter とも呼び，最大 5 mm 程度の厚さで全体を覆っている．顕微鏡的には神経細胞の細胞体の集団で，その集まり方は層をなす．

　他方，**大脳髄質** cerebral medullary substance は神経線維の集まった部位であり，その線維の多くは有髄性であるために肉眼では白色にみえるので，大脳白質 cerabral white matter とも呼ぶ．

　終脳を外表から観察すると溝としわがある（図 1-3，1-5）．この溝は大脳溝 cerebral sulci，しわは大脳回 cerebral gyri である．終脳の表面積の 2/3 は大脳溝の中にあり，1/3 がその外表に出ているに過ぎない．Gratiolet[1]に従い，外套を以下の 5 葉に分ける．

①前頭葉 frontal lobe
②頭頂葉 parietal lobe
③後頭葉 occipital lobe

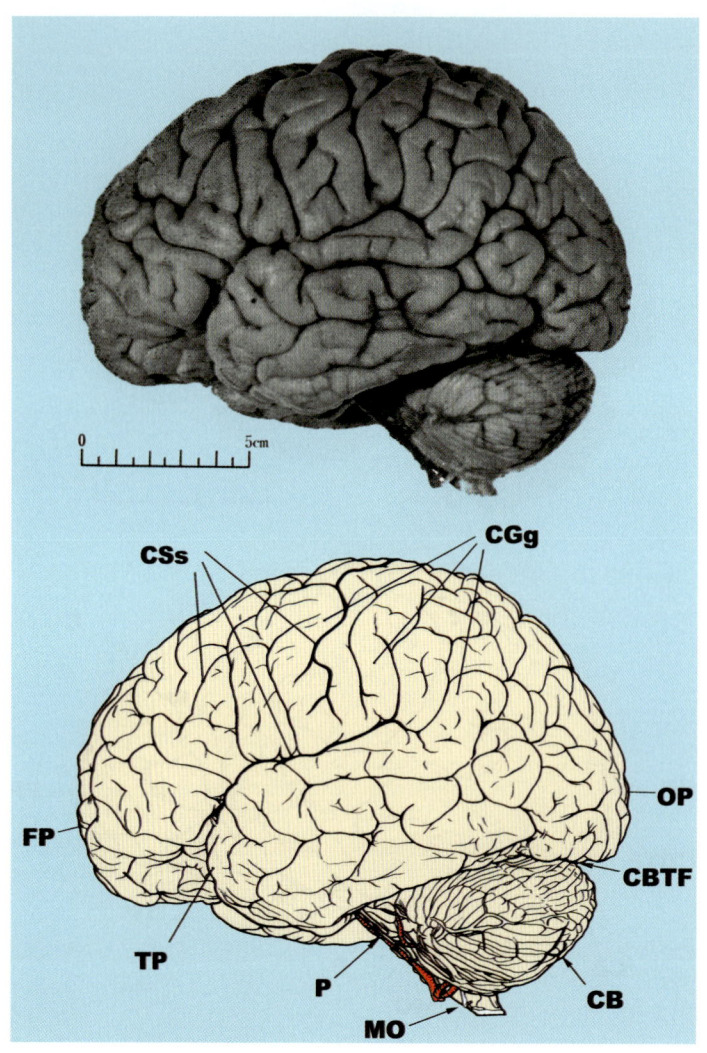

図 1-5　脳の左外側面

| | | |
|---|---|---|
| CB | 小脳 cerebellum | *Cerebellum* |
| CBTF | 小脳横裂 cerebellar transverse fissure | *Fissura transversa cerebelli* |
| CGg | 大脳回 cerebral gyri | *Gyri cerebri* |
| CSs | 大脳溝 cerebral sulci | *Sulci cerebri* |
| FP | 前頭極 frontal pole | *Polus frontalis* |
| MO | 延髄 medulla oblongata | *Medulla oblongata* |
| OP | 後頭極 occipital pole | *Polus occipitalis* |
| P | 橋 pons | *Pons* |
| TP | 側頭極 temporal pole | *Polus temporalis* |

④側頭葉 temporal lobe
⑤島 insula

　各葉を分ける境界となる大脳溝は，図 1-6 および図 1-7 に示すように外側溝 lateral sulcus（Sylvius 裂 Sylvian fissure）・中心溝 central sulcus・頭頂後頭溝 parietooccipital sulcus などである．各葉にある大脳溝と大脳回は図 1-8〜1-10 に示してある．

　外側溝（Sylvius 裂）を分けてみると，その中には島（島葉 insular lobe，Reil 島 island of Reil の別称がある）と呼ばれる大脳皮質の続きがみえる．島の前端からさらに内方へ追ってみると，大脳外側窩槽の深部に前有孔質 anterior perforated substance という血管の通る小孔が多数開いた部分がある（第 11 章）．

　また，辺縁葉 limbic lobe を 5 葉から区別する考え方も有力で[2)〜4)]，Broca[5)]をもって嚆矢となる．

　終脳の外套の立体構造については連続断面を呈示してある（図 1-11〜1-14）．

（**抄伝 1-1** は 8 頁，**1-2** は 9 頁参照）

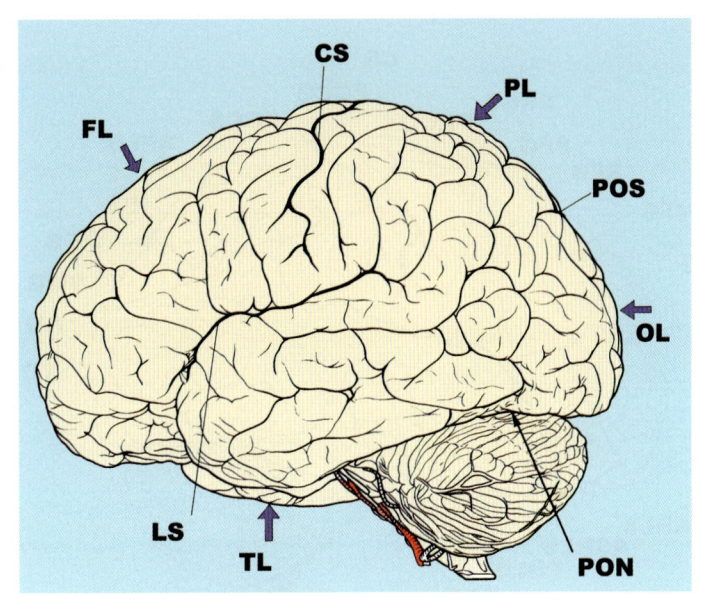

#### 図1-6 脳の左外側面

CS　中心溝　central sulcus　*Sulcus centralis*
FL　前頭葉　frontal lobe　*Lobus frontalis*
LS　外側溝　lateral sulcus　*Sulcus lateralis*
　　（Sylvius 裂　Sylvian fissure　*Fissura Sylvii*）
OL　後頭葉　occipital lobe　*Lobus occipitalis*
PL　頭頂葉　parietal lobe　*Lobus parietalis*
PON　後頭前切痕　preoccipital notch　*Incisura preoccipitalis*
POS　頭頂後頭溝　parietooccipital sulcus　*Sulcus parietooccipitalis*
TL　側頭葉　temporal lobe　*Lobus temporalis*

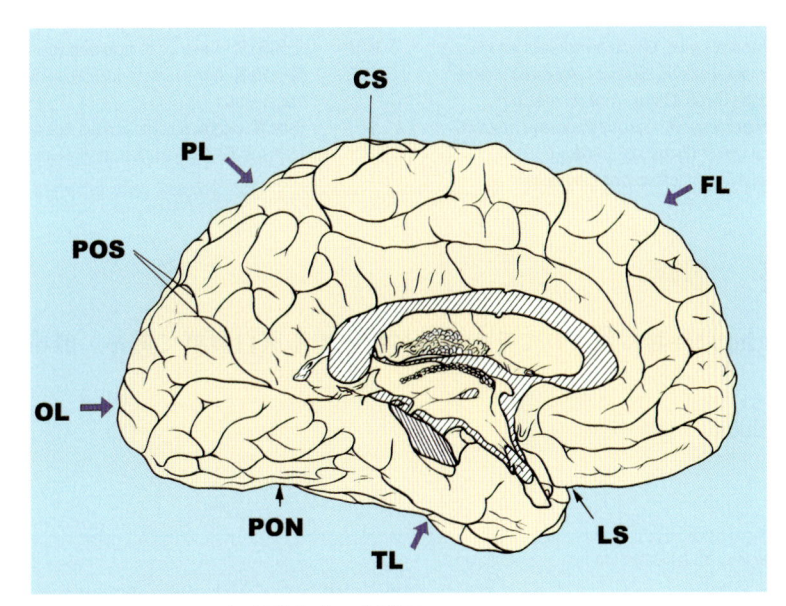

#### 図1-7 左大脳半球の内側面

CS　中心溝　central sulcus　*Sulcus centralis*
FL　前頭葉　frontal lobe　*Lobus frontalis*
LS　外側溝　lateral sulcus　*Sulcus lateralis*
　　（Sylvius 裂　Sylvian fissure　*Fissura Sylvii*）
OL　後頭葉　occipital lobe　*Lobus occipitalis*
PL　頭頂葉　parietal lobe　*Lobus parietalis*
PON　後頭前切痕　preoccipital notch　*Incisura preoccipitalis*
POS　頭頂後頭溝　parietooccipital sulcus　*Sulcus parietooccipitalis*
TL　側頭葉　temporal lobe　*Lobus temporalis*

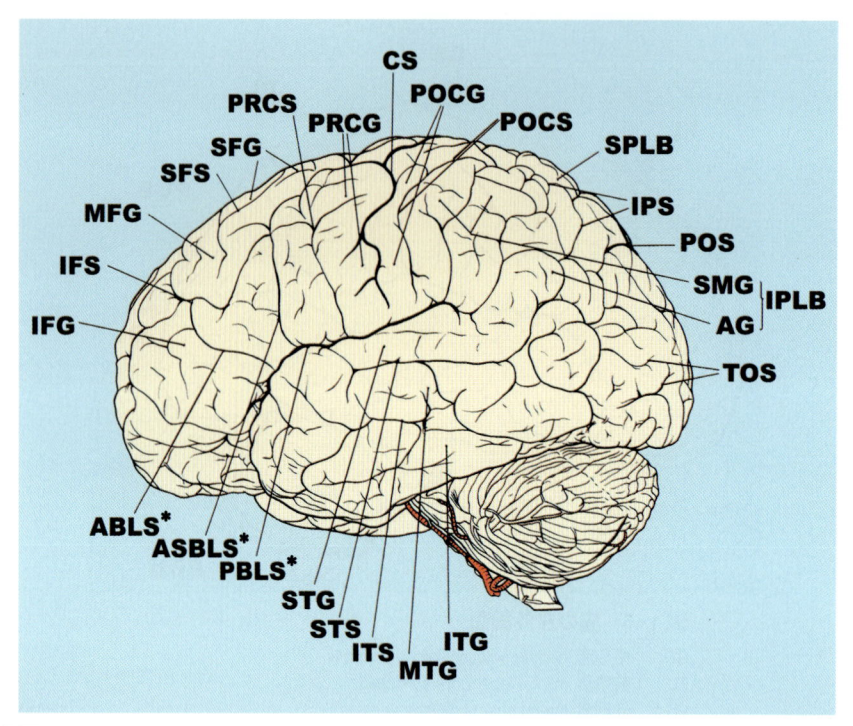

### 図1-8 脳の左外側面

| | | | |
|---|---|---|---|
| ASBLS | 外側溝の上行枝 ascending branch of lateral sulcus *Sulcus lateralis* [*R. ascendens*] | POS | 頭頂後頭溝 parietooccipital sulcus *Sulcus parietooccipitalis* |
| AG | 角回 angular gyrus *Gyrus angularis* | PBLS | 外側溝の後枝 posterior branch of lateral sulcus *Sulcus lateralis* [*R. posterior*] |
| ABLS | 外側溝の前枝 anterior branch of lateral sulcus *Sulcus lateralis* [*R. anterior*] | PRCG | 中心前回 precentral gyrus *Gyrus precentralis* |
| CS | 中心溝 central sulcus *Sulcus centralis* | PRCS | 中心前溝 precentral sulcus *Sulcus precentralis* |
| IFG | 下前頭回 inferior frontal gyrus *Gyrus frontalis inferior* | SFG | 上前頭回 superior frontal gyrus *Gyrus frontalis superior* |
| IFS | 下前頭溝 inferior frontal sulcus *Sulcus frontalis inferior* | SFS | 上前頭溝 superior frontal sulcus *Sulcus frontalis superior* |
| IPLB | 下頭頂小葉 inferior parietal lobule *Lobulus parietalis inferior* | SMG | 縁上回 supramarginal gyrus *Gyrus supramarginalis* |
| IPS | 頭頂間溝 intraparietal sulcus *Sulcus intraparietalis* | SPLB | 上頭頂小葉 superior parietal lobulus *Lobulus parietalis superior* |
| ITG | 下側頭回 inferior temporal gyrus *Gyrus temporalis inferior* | STG | 上側頭回 superior temporal gyrus *Gyrus temporalis superior* |
| ITS | 下側頭溝 inferior temporal sulcus *Sulcus temporalis inferior* | STS | 上側頭溝 superior temporal sulcus *Sulcus temporalis superior* |
| MFG | 中前頭回 middle frontal gyrus *Gyrus frontalis medius* | TOS | 横後頭溝 transverse occipital sulcus *Sulcus occipitalis transversus* |
| MTG | 中側頭回 middle temporal gyrus *Gyrus temporalis medius* | ＊ | 外側溝 lateral sulcus *Sulcus lateralis* (Sylvius裂 Sylvian fissure *Fissura Sylvii*) |
| POCG | 中心後回 postcentral gyrus *Gyrus postcentralis* | | |
| POCS | 中心後溝 postcentral sulcus *Sulcus postcentralis* | | |

## 大脳核

　大脳核 cerebral nuclei は外套に包まれてその深部に位置する灰白質群である．前述のように終脳の一部である大脳核には，
①尾状核 caudate nucleus

### 抄伝 1-1　Sylvius, Franciscus

　Franciscus Sylvius こと Franz de le Boë（1614-1672）はネーデルラントの内科医・解剖学者である．ネーデルラント独立戦争の当時，ドイツの Hanau で Du Bois 家の末裔として 1614 年 3 月 15 日に誕生．スイスの Basel 大学で医学を学び，1637 年に医師となった．1641 年から Amsterdam で開業し，1658 年に Leiden 大学の実地医学教授に就任した．肺結核を剖検し，初記載ではないが中脳水道（Sylvius 水道）・外側溝（Sylvius 裂）に名を残した．1672 年 11 月 19 日に Leiden で死去，享年 58 歳．Sylvius に関しては抄伝 2-1 も参照のこと．

　多くの弟子を育てた．そのうち Jan Swammerdam（1637-1680，内科医・自然誌家）は昆虫などの顕微形態や赤血球の発見，Reinier de Graaf（1641-1673，内科医・解剖学者）は Graaf 卵胞の発見，Nicolaus Steno こと Niels Stensen（1638-1687，デンマークの聖職者・解剖学者・自然誌家）は耳下腺管（Steno 管）などの発見で知られる．

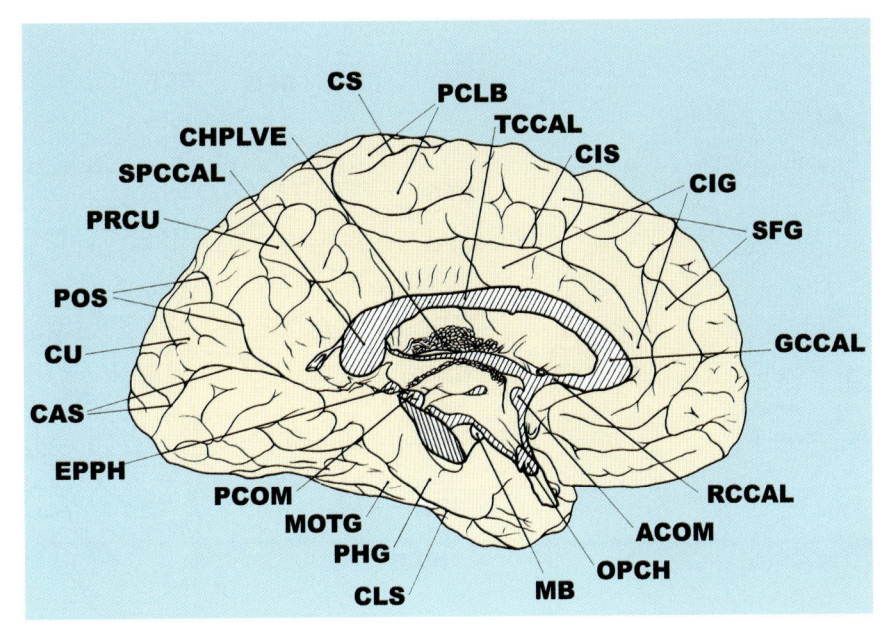

# 第1章　脳・脊髄の解剖学概論　Chapter 1　Anatomical Outline of the Brain and Spinal Cord

**図1-9**　左大脳半球の内側面

| | | | |
|---|---|---|---|
| ACOM | 前交連 anterior commissure *Commissura anterior* | MOTG | 内側後頭側頭回 medial occipitotemporal gyrus *Gyrus occipitotemporalis medialis* |
| CAS | 鳥距溝 calcarine sulcus *Sulcus calcarinus* | OPCH | 視交叉 optic chiasma/optic chiasm *Chiasma opticum* |
| CHPLVE | 側脳室脈絡叢 chorioid plexus of lateral ventricle/choroid plexus of lateral ventricle *Plexus chorioideus ventriculi lateralis* | PCLB | 中心傍小葉 paracentral lobule *Lobulus paracentralis* |
| CIG | 帯状回 cingulate gyrus *Gyrus cinguli* | PCOM | 後交連 posterior commissure *Commissura posterior* |
| CIS | 帯状溝 cingulate sulcus *Sulcus cinguli* | PHG | 海馬傍回 parahippocampal gyrus *Gyrus parahippocampalis* |
| CLS | 側副溝 collateral sulcus *Sulcus collateralis* | POS | 頭頂後頭溝 parietooccipital sulcus *Sulcus parietooccipitalis* |
| CS | 中心溝 central sulcus *Sulcus centralis* | PRCU | 楔前部 precuneus *Precuneus* |
| CU | 楔部 cuneus *Cuneus* | RCCAL | 脳梁吻 rostrum of corpus callosum *Rostrum corporis callosi* |
| EPPH | 松果体 epiphysis *Epiphysis cerebri* (pineal gland *Glandula pinealis*) (pineal body *Corpus pineale*) | SFG | 上前頭回 superior frontal gyrus *Gyrus frontalis superior* |
| | | SPCCAL | 脳梁膨大 splenium of corpus callosum *Splenium corporis callosi* |
| GCCAL | 脳梁膝 genu of corpus callosum *Genu corporis callosi* | TCCAL | 脳梁幹 trunk of corpus callosum *Truncus corporis callosi* |
| MB | 乳頭体 mamillary body/mammillary body *Corpus mamillare* | | |

## 抄伝1-2　Reil, Johann Christian

　Johann Christian Reil（1759-1813）はドイツの内科医・解剖学者・生理学者である．1759年2月20日にOstfrieslandのRhauderfehnで誕生．Gottingen大学とHalle大学で医学を学んだ．故郷で数年を過ごした後，1787年にHalle大学の私講師次いで准教授となり，翌1788年に恩師Johann Friedrich Gottlieb Goldhagen（1742-1788）の後任としてHalle大学の内科学教授に就任．1810年に新設のBerlin大学の内科学教授に転任．脳の解剖学に詳しく，島（Reil島）に名を残した．臨床では，精神病院を改革し「精神医学 psychiatry」という造語を導入する傍ら，Reil死指などを記載した．Napoleon戦争（第二次Leipzig会戦）の際にチフスに罹患して，1813年11月22日にHalleで死去，享年54歳．

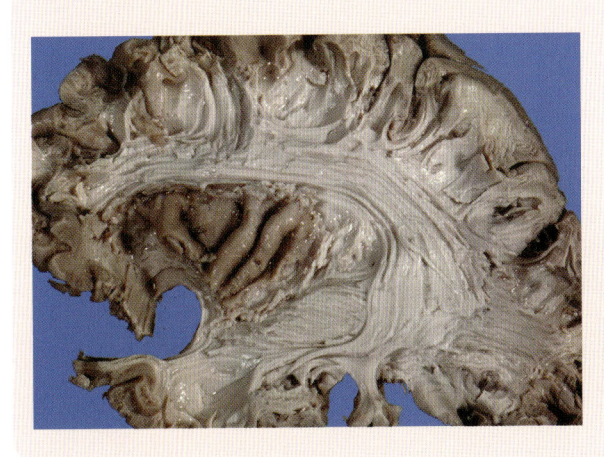

**図1-抄伝2**　Reil島
左大脳半球（左外側溝の周囲の前頭弁蓋・頭頂弁蓋・側頭弁蓋を大きく切り取ってある）．Reil島 island of Reilは島 insula（島葉 insular lobeともいう）の別称で，終脳の外套の一部をなしつつ，外側溝（Sylvius裂）の奥に隠れている．Johann Christian ReilはReil島を精神活動の主座と考えていたらしい．

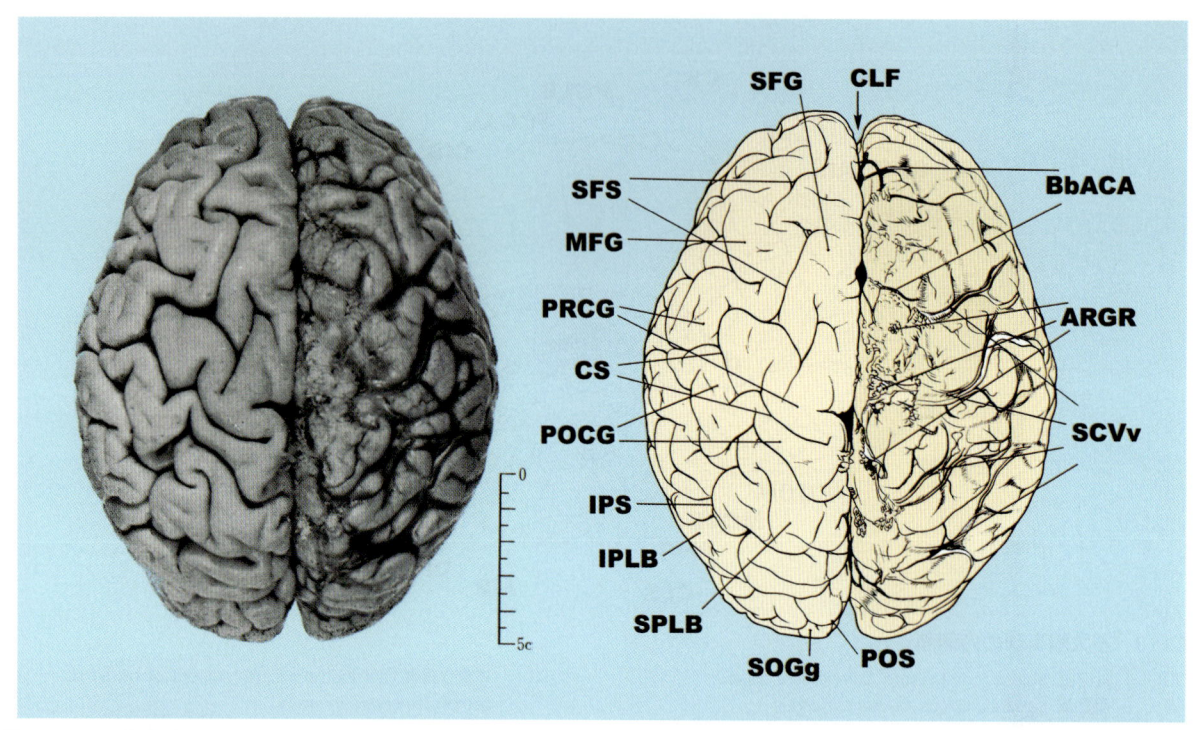

**図1-10　大脳の上面**

| | | | | |
|---|---|---|---|---|
| ARGR | クモ膜顆粒 arachnoid granulations *Granulationes arachnoideales* （Pacchioni 小体 Pacchionian bodies） | | MFG | 中前頭回 middle frontal gyrus *Gyrus frontalis medius* |
| BbACA | 前大脳動脈の分枝 branches of anterior cerebral artery *A. cerebri anterior* ［*Rami*］ | | POCG | 中心後回 postcentral gyrus *Gyrus postcentralis* |
| | | | POS | 頭頂後頭溝 parietooccipital sulcus *Sulcus parietooccipitalis* |
| CLF | 大脳縦裂 cerebral longitudinal fissure *Fissura longitudinalis cerebri* | | PRCG | 中心前回 precentral gyrus *Gyrus precentralis* |
| | | | SCVv | 上大脳静脈 superior cerebral veins *Venae cerebri superiores* |
| CS | 中心溝 central sulcus *Sulcus centralis* | | SFG | 上前頭回 superior frontal gyrus *Gyrus frontalis superior* |
| IPLB | 下頭頂小葉 inferior parietal lobule *Lobulus parietalis inferior* | | SFS | 上前頭溝 superior frontal sulcus *Sulcus frontalis superior* |
| | | | SOGg | 上後頭回 superior occipital gyri *Gyri occipitales superiores* |
| IPS | 頭頂間溝 intraparietal sulcus *Sulcus intraparietalis* | | SPLB | 上頭頂小葉 superior parietal lobule *Lobulus parietalis superior* |

②被殻 putamen ⎫
③淡蒼球 globus pallidus ⎬ レンズ核 lentiform nucleus
④前障 claustrum
⑤扁桃体 amygdaloid body

の4群5核を区別することができる．この中で，内包 internal capsule によって区分される尾状核と被殻は発生学的に同一の核であるので，両者を合わせて新線条体 neostriatum（あるいは単に線条体 striatum）と呼ぶ．淡蒼球を旧線条体 paleostriatum と別称し，扁桃体を原線条体 archistriatum ともいう．ちなみに，

---

**余録 1-1　大脳基底核**

　大脳基底核 basal ganglia（basal nuclei とほぼ同義[6]〜[8]）は運動機能に関連する部位とされ，医学界で普遍的な概念であるが，Paris 解剖学名 Parisiensia Nomina Anatomica に収載されず[19]，定義が複数併存して混乱がみられる[20]〜[25]．
　解剖書では尾状核・被殻・淡蒼球・前障・扁桃体の4群5核と定義する傾向が強く[6]〜[11][26]〜[29]，大脳核 cerebral nuclei とも同義とみなす[30]．しかし，病理書では4群5核のほか無名質・視床下核・赤核・黒質を含めたり[31][32]，4群5核のほか Meynert 基底核・視床下核・赤核・黒質・中隔核・側坐核・視床下部を含める事例すらある[33]〜[36]．
　昔から大脳基底核の定義は複数併存していた．Sir David Ferrier（1843-1926，英国の病理学者・生理学者）および Sir William Richard Gowers（1845-1915，英国の神経内科医）は 1870〜1880 年代に線条体と視床からなる定義を採用したが[37]〜[42]（その定義は近年廃れた[43][44]），Sydney Ringer（1835-1910，英国の内科医）のごとく不随意運動の主座とみなして視床を含めない定義も 1870 年代末からみられた[45]．

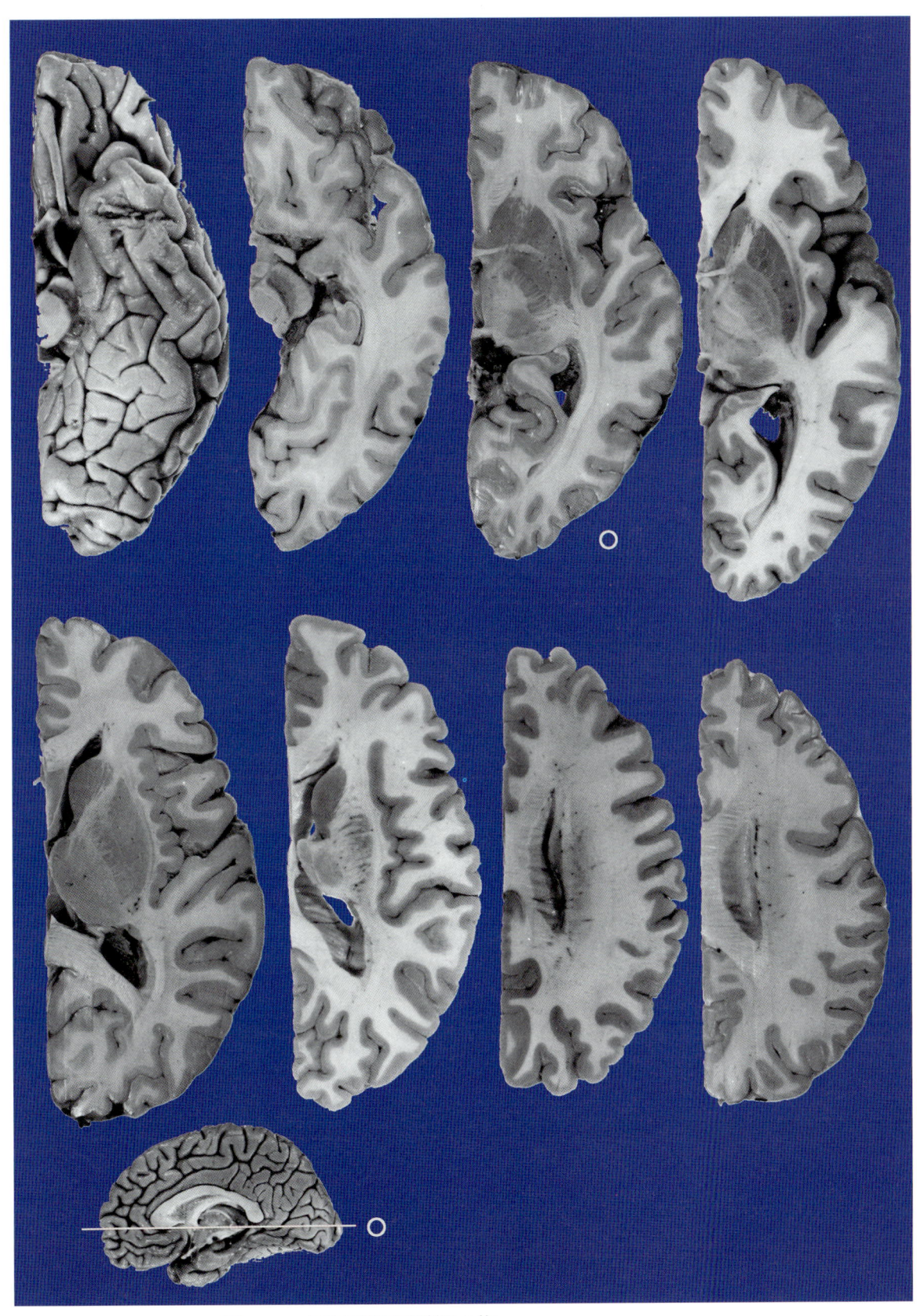

**図 1-11　大脳の連続水平断面 8 枚**
左大脳半球の水平断面を下から上へ並べ，その下面を観察している．

序説 Introduction

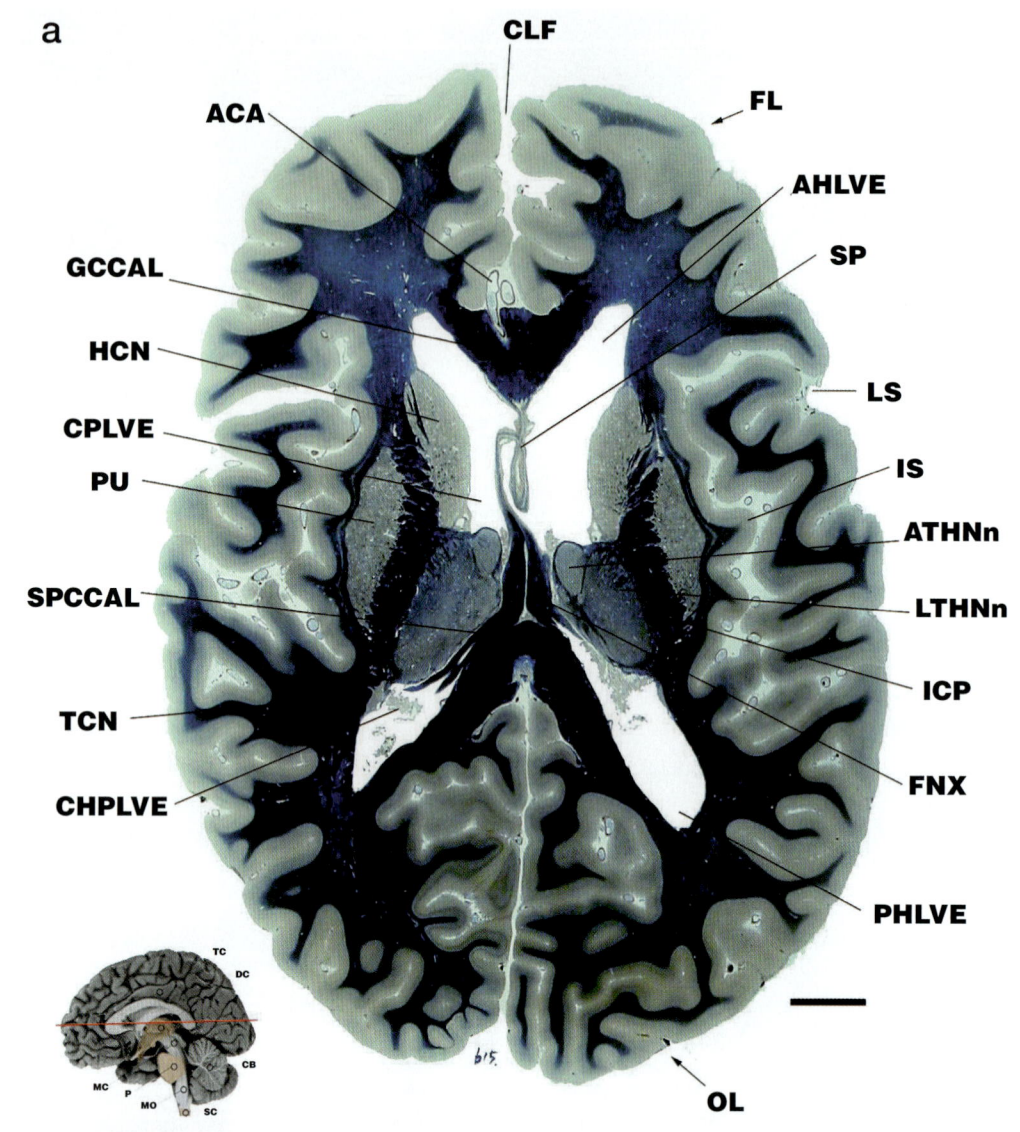

**図 1-12a 大脳の水平断面切片 615**

Kultschitzky 髄鞘染色．スケールバーは 10 mm．切片 9 枚（a〜i）で一式（当時 金沢医科大学第二解剖，関 泰志教授より提供）．

| | | | |
|---|---|---|---|
| ACA | 前大脳動脈 anterior cerebral artery *A. cerebri anterior* | IS | 島 insula *Insula* |
| AHLVE | 側脳室前角 anterior horn of lateral ventricle *Cornu anterius ventriculi lateralis* | | （島葉 insular lobe *Lobus insulae*）<br>（Reil 島 island of Reil *Insula Reili*） |
| ATHNn | 視床前核 anterior thalamic nuclei *Nuclei anteriores thalami* | LS | 外側溝 lateral sulcus *Sulcus lateralis*<br>（Sylvius 裂 Sylvian fissure *Fissura Sylvii*） |
| CHPLVE | 側脳室脈絡叢 chorioid plexus of lateral ventricle/choroid plexus of lateral ventricle *Plexus chorioideus ventriculi lateralis* | LTHNn | 視床外側核 lateral thalamic nuclei *Nuclei laterales thalami* |
| CLF | 大脳縦裂 cerebral longitudinal fissure *Fissura longitudinalis cerebri* | OL | 後頭葉 occipital lobe *Lobus occipitalis* |
| CPLVE | 側脳室中央部 central part of lateral ventricle *Pars centralis ventriculi lateralis* | PHLVE | 側脳室後角 posterior horn of lateral ventricle *Cornu posterius ventriculi laterale* |
| FL | 前頭葉 frontal lobe *Lobus frontalis* | PU | 被殻 putamen *Putamen* |
| FNX | 脳弓 fornix *Fornix* | SP | 透明中隔 septum pellucidum *Septum pellucidum* |
| GCCAL | 脳梁膝 genu of corpus callosum *Genu corporis callosi* | SPCCAL | 脳梁膨大 splenium of corpus callosum *Splenium corporis callosi* |
| HCN | 尾状核頭 head of caudate nucleus *Caput nuclei caudati* | TCN | 尾状核尾 tail of caudate nucleus *Cauda nuclei caudati* |
| ICP | 内包 internal capsule *Capsula interna* | | |

大脳基底核 basal ganglia という概念は複数の定義が併存し，混乱をもたらすので使用しない．
　大脳核の立体構造は連続断面を呈示する（図 1-11〜1-15）．　　　　　　　　　（**余録 1-1** は 10 頁参照）

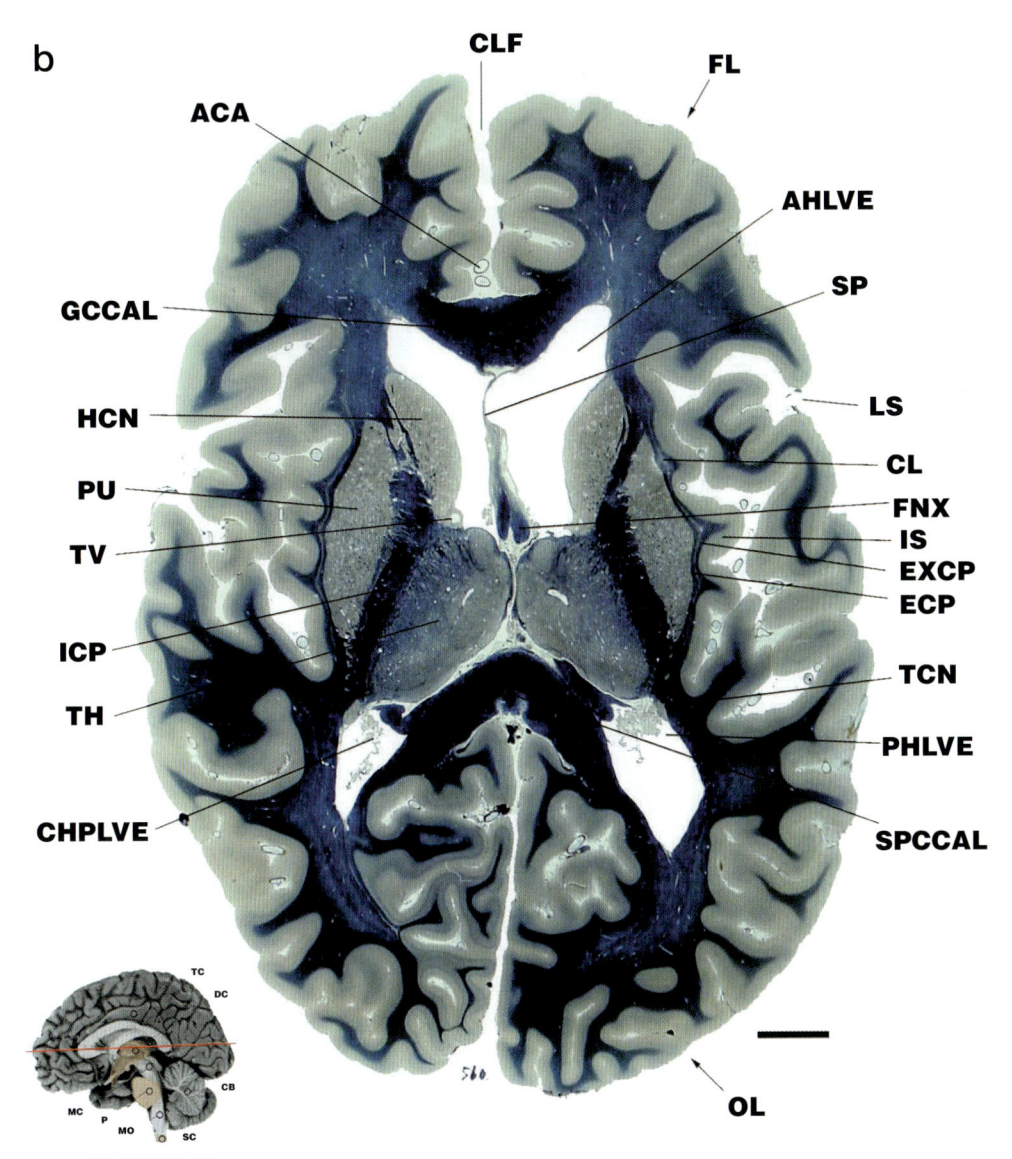

図 1-12b　大脳の水平断面切片　560
Kultschitzky 髄鞘染色．スケールバーは 10 mm．

| | | | | |
|---|---|---|---|---|
| ACA | 前大脳動脈 anterior cerebral artery *A. cerebri anterior* | | IS | 島 insula *Insula* |
| AHLVE | 側脳室前角 anterior horn of lateral ventricle *Cornu anterius ventriculi lateralis* | | | (島葉 insular lobe *Lobus insulae*) |
| | | | | (Reil 島 island of Reil *Insula Reili*) |
| CHPLVE | 側脳室脈絡叢 chorioid plexus of lateral ventricle/choroid plexus of lateral ventricle *Plexus chorioideus ventriculi lateralis* | | LS | 外側溝 lateral sulcus *Sulcus lateralis* |
| | | | | (Sylvius 裂 Sylvian fissure *Fissura Sylvii*) |
| CL | 前障 claustrum *Claustrum* | | OL | 後頭葉 occipital lobe *Lobus occipitalis* |
| CLF | 大脳縦裂 cerebral longitudinal fissure *Fissura longitudinalis cerebri* | | PHLVE | 側脳室後角 posterior horn of lateral ventricle *Cornu posterius ventriculi lateralis* |
| ECP | 外包 external capsule *Capsula externa* | | PU | 被殻 putamen *Putamen* |
| EXCP | 最外包 extreme capsule *Capsula extrema* | | SP | 透明中隔 septum pellucidum *Septum pellucidum* |
| FL | 前頭葉 frontal lobe *Lobus frontalis* | | SPCCAL | 脳梁膨大 splenium of corpus callosum *Splenium corporis callosi* |
| FNX | 脳弓 fornix *Fornix* | | | |
| GCCAL | 脳梁膝 genu of corpus callosum *Genu corporis callosi* | | TCN | 尾状核尾 tail of caudate nucleus *Cauda nuclei caudati* |
| HCN | 尾状核頭 head of caudate nucleus *Caput nuclei caudati* | | TH | 視床 thalamus *Thalamus* |
| ICP | 内包 internal capsule *Capsula interna* | | TV | 分界静脈 terminal vein *V. terminalis* |

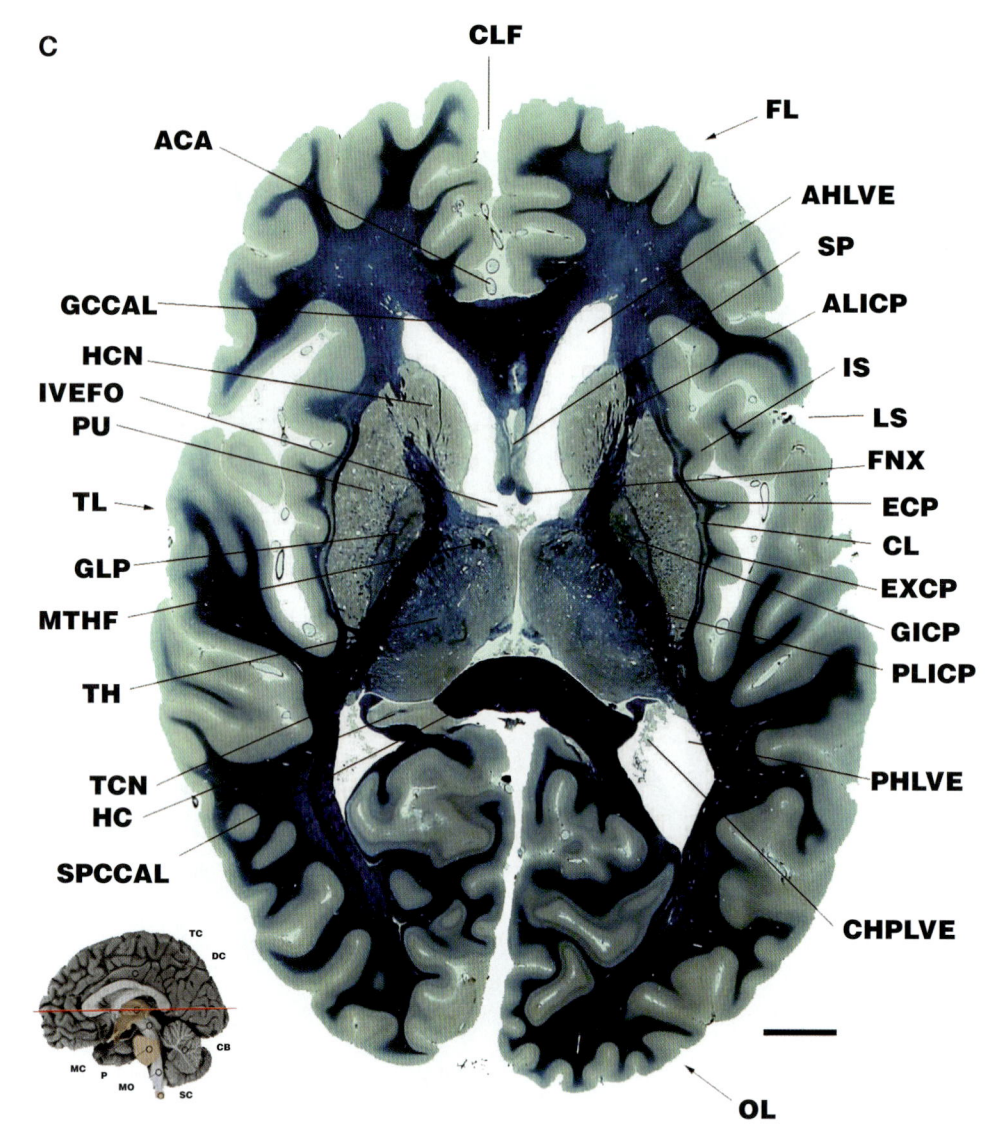

### 図1-12c 大脳の水平断面切片　485

Kultschitzky 髄鞘染色．スケールバーは 10 mm．

| | | | |
|---|---|---|---|
| ACA | 前大脳動脈 anterior cerebral artery *A. cerebri anterior* | IVEFO | 室間孔 interventricular foramen *Foramen interventriculare* (Monro 孔 foramen of Monro *Foramen Monroi*) |
| AHLVE | 側脳室前角 anterior horn of lateral ventricle *Cornu anterius ventriculi laterale* | LS | 外側溝 lateral sulcus *Sulcus lateralis* (Sylvius 裂 Sylvian fissure *Fissura Sylvii*) |
| ALICP | 内包前脚 anterior limb of internal capsule *Crus anterius capsulae internae* | MTHF | 乳頭視床束 mamillothalamic fasciculus/mammillothalamic fasciculus *Fasciculus mamillothalamicus* (mamillothalamic tract/mammillothalamic tract) (Vicq d'Azyr 束 bundle of Vicq d'Azyr) |
| CHPLVE | 側脳室脈絡叢 chorioid plexus of lateral ventricle/choroid plexus of lateral ventricle *Plexus chorioideus ventriculi lateralis* | OL | 後頭葉 occipital lobe *Lobus occipitalis* |
| CL | 前障 claustrum *Claustrum* | PHLVE | 側脳室後角 posterior horn of lateral ventricle *Cornu posterius ventriculi lateralis* |
| CLF | 大脳縦裂 cerebral longitudinal fissure *Fissura longitudinalis cerebri* | PLICP | 内包後脚 posterior limb of internal capsule *Crus posterius capsulae internae* |
| ECP | 外包 external capsule *Capsula externa* | PU | 被殻 putamen *Putamen* |
| EXCP | 最外包 extreme capsule *Capsula extrema* | SP | 透明中隔 septum pellucidum *Septum pellucidum* |
| FL | 前頭葉 frontal lobe *Lobus frontalis* | SPCCAL | 脳梁膨大 splenium of corpus callosum *Splenium corporis callosi* |
| FNX | 脳弓 fornix *Fornix* | TCN | 尾状核尾 tail of caudate nucleus *Cauda nuclei caudati* |
| GCCAL | 脳梁膝 genu of corpus callosum *Genu corporis callosi* | TH | 視床 thalamus *Thalamus* |
| GICP | 内包膝 genu of internal capsule *Genu capsulae internae* | TL | 側頭葉 temporal lobe *Lobus temporalis* |
| GLP | 淡蒼球 globus pallidus *Globus pallidus* | | |
| HC | 海馬 hippocampus *Hippocampus* | | |
| HCN | 尾状核頭 head of caudate nucleus *Caput nuclei caudati* | | |
| IS | 島 insula *Insula* （島葉 insular lobe *Lobus insulae*） （Reil 島 island of Reil *Insula Reili*） | | |

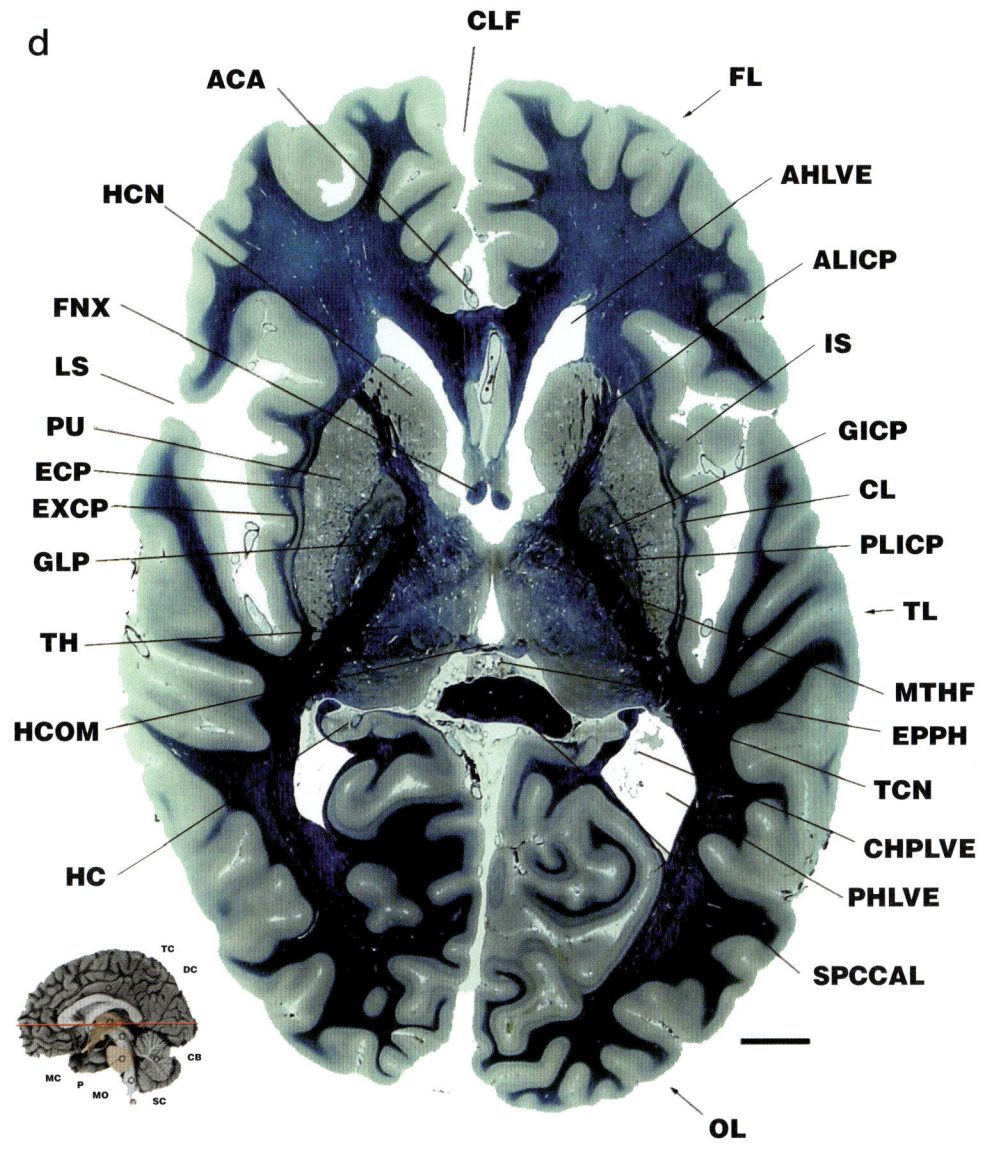

### 図 1-12d　大脳の水平断面切片　405

Kultschitzky 髄鞘染色．スケールバーは 10 mm．

| 略号 | 日本語 | English | Latin |
|---|---|---|---|
| ACA | 前大脳動脈 | anterior cerebral artery | *A. cerebri anterior* |
| AHLVE | 側脳室前角 | anterior horn of lateral ventricle | *Cornu anterius ventriculi laterale* |
| ALICP | 内包前脚 | anterior limb of internal capsule | *Crus anterius capsulae internae* |
| CHPLVE | 側脳室脈絡叢 | chorioid plexus of lateral ventricle/choroid plexus of lateral ventricle | *Plexus chorioideus ventriculi lateralis* |
| CL | 前障 | claustrum | *Claustrum* |
| CLF | 大脳縦裂 | cerebral longitudinal fissure | *Fissura longitudinalis cerebri* |
| ECP | 外包 | external capsule | *Capsula externa* |
| EPPH | 松果体 | epiphysis | *Epiphysis cerebri* |
|  |  | (pineal gland | *Glandula pinealis*) |
|  |  | (pineal body | *Corpus pineale*) |
| EXCP | 最外包 | extreme capsule | *Capsula extrema* |
| FL | 前頭葉 | frontal lobe | *Lobus frontalis* |
| FNX | 脳弓 | fornix | *Fornix* |
| GICP | 内包膝 | genu of internal capsule | *Genu capsulae internae* |
| GLP | 淡蒼球 | globus pallidus | *Globus pallidus* |
| HC | 海馬 | hippocampus | *Hippocampus* |
| HCN | 尾状核頭 | head of caudate nucleus | *Caput nuclei caudati* |
| HCOM | 手綱交連 | habenular commissure | *Commissura habenularum* |
| IS | 島 | insula | *Insula* |
|  | (島葉 | insular lobe | *Lobus insulae*) |
|  | (Reil 島 | island of Reil | *Insula Reili*) |
| LS | 外側溝 | lateral sulcus | *Sulcus lateralis* |
|  | (Sylvius 裂 | Sylvian fissure | *Fissura Sylvii*) |
| MTHF | 乳頭視床束 | mamillothalamic fasciculus/mamillothalamic fasciculus | *Fasciculus mamillothalamicus* |
|  |  | (mamillothalamic tract/mamillothalamic tract) |  |
|  | (Vicq d'Azyr 束 | bundle of Vicq d'Azyr) |  |
| OL | 後頭葉 | occipital lobe | *Lobus occipitalis* |
| PHLVE | 側脳室後角 | posterior horn of lateral ventricle | *Cornu posterius ventriculi laterale* |
| PLICP | 内包後脚 | posterior limb of internal capsule | *Crus posterius capsulae internae* |
| PU | 被殻 | putamen | *Putamen* |
| SPCCAL | 脳梁膨大 | splenium of corpus callosum | *Splenium corporis callosi* |
| TCN | 尾状核尾 | tail of caudate nucleus | *Cauda nuclei caudati* |
| TH | 視床 | thalamus | *Thalamus* |
| TL | 側頭葉 | temporal lobe | *Lobus temporalis* |

序説　Introduction

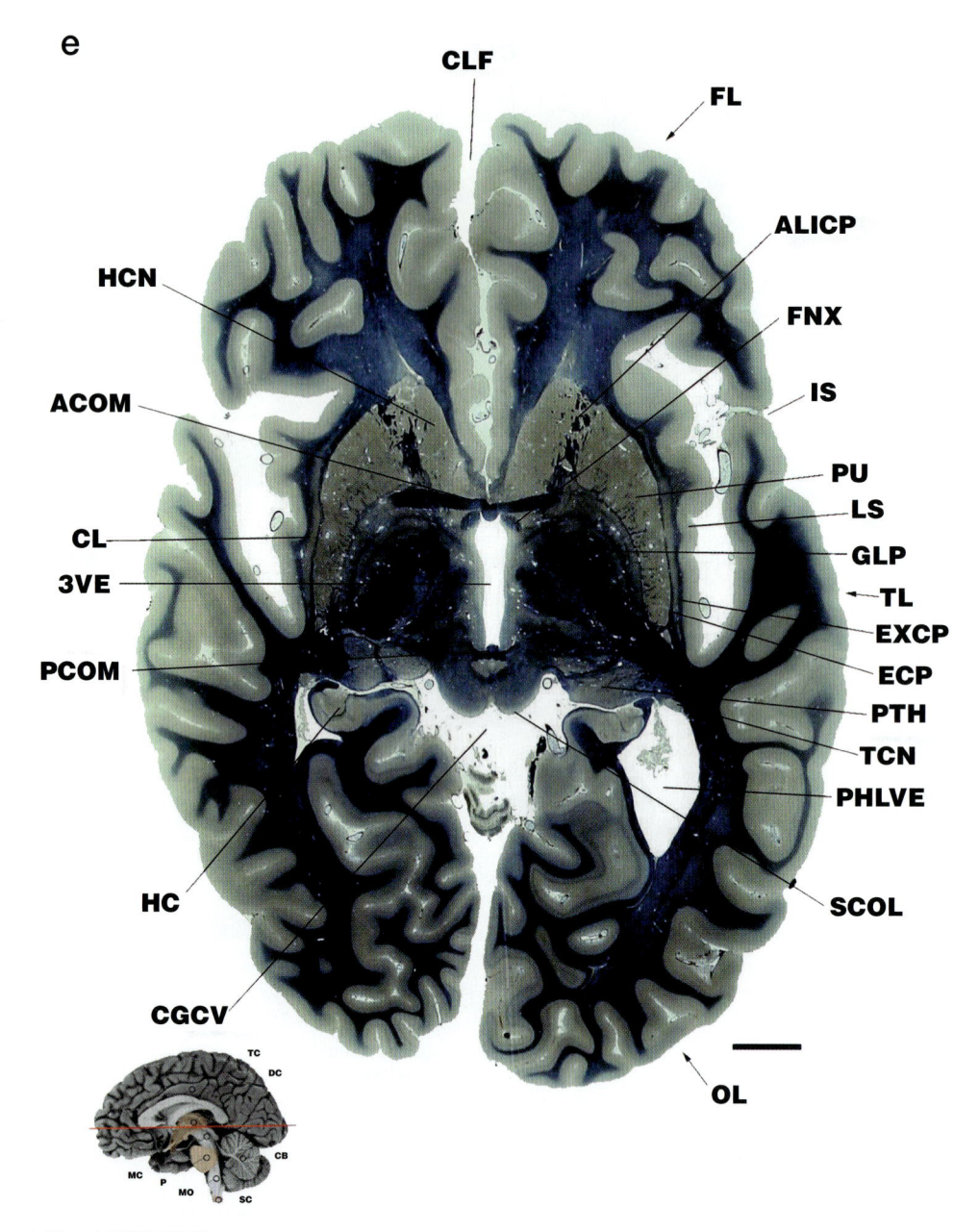

図1-12e　大脳の水平断面切片　370
Kultschitzky 髄鞘染色．スケールバーは10 mm．

| | | | | |
|---|---|---|---|---|
| 3VE | 第3脳室 3rd ventricle *Ventriculus tertius* | | IS | 島 insula *Insula* |
| ACOM | 前交連 anterior commissure *Commissura anterior* | | | （島葉 insular lobe *Lobus insulae*） |
| ALICP | 内包前脚 anterior limb of internal capsule *Crus anterius capsulae internae* | | | （Reil 島 island of Reil *Insula Reili*） |
| | | | LS | 外側溝 lateral sulcus *Sulcus lateralis* |
| CGCV | 大大脳静脈槽 cistern of great cerebral vein *Cisterna venae cerebri magnae* | | | （Sylvius 裂 Sylvian fissure *Fissura Sylvii*） |
| | | | OL | 後頭葉 occipital lobe *Lobus occipitalis* |
| CL | 前障 claustrum *Claustrum* | | PCOM | 後交連 posterior commissure *Commissura posterior* |
| CLF | 大脳縦裂 cerebral longitudinal fissure *Fissura longitudinalis cerebri* | | PHLVE | 側脳室後角 posterior horn of lateral ventricle *Cornu posterius ventriculi lateralis* |
| ECP | 外包 external capsule *Capsula externa* | | PTH | 視床枕 pulvinar thalami *Pulvinar thalami* |
| EXCP | 最外包 extreme capsule *Capsula extrema* | | | （後核 posterior nucleus *Nucleus posterior*） |
| FL | 前頭葉 frontal lobe *Lobus frontalis* | | PU | 被殻 putamen *Putamen* |
| FNX | 脳弓 fornix *Fornix* | | SCOL | 上丘 superior colliculus *Colliculus superior* |
| GLP | 淡蒼球 globus pallidus *Globus pallidus* | | TCN | 尾状核尾 tail of caudate nucleus *Cauda nuclei caudati* |
| HC | 海馬 hippocampus *Hippocampus* | | TL | 側頭葉 temporal lobe *Lobus temporalis* |
| HCN | 尾状核頭 head of caudate nucleus *Caput nuclei caudati* | | | |

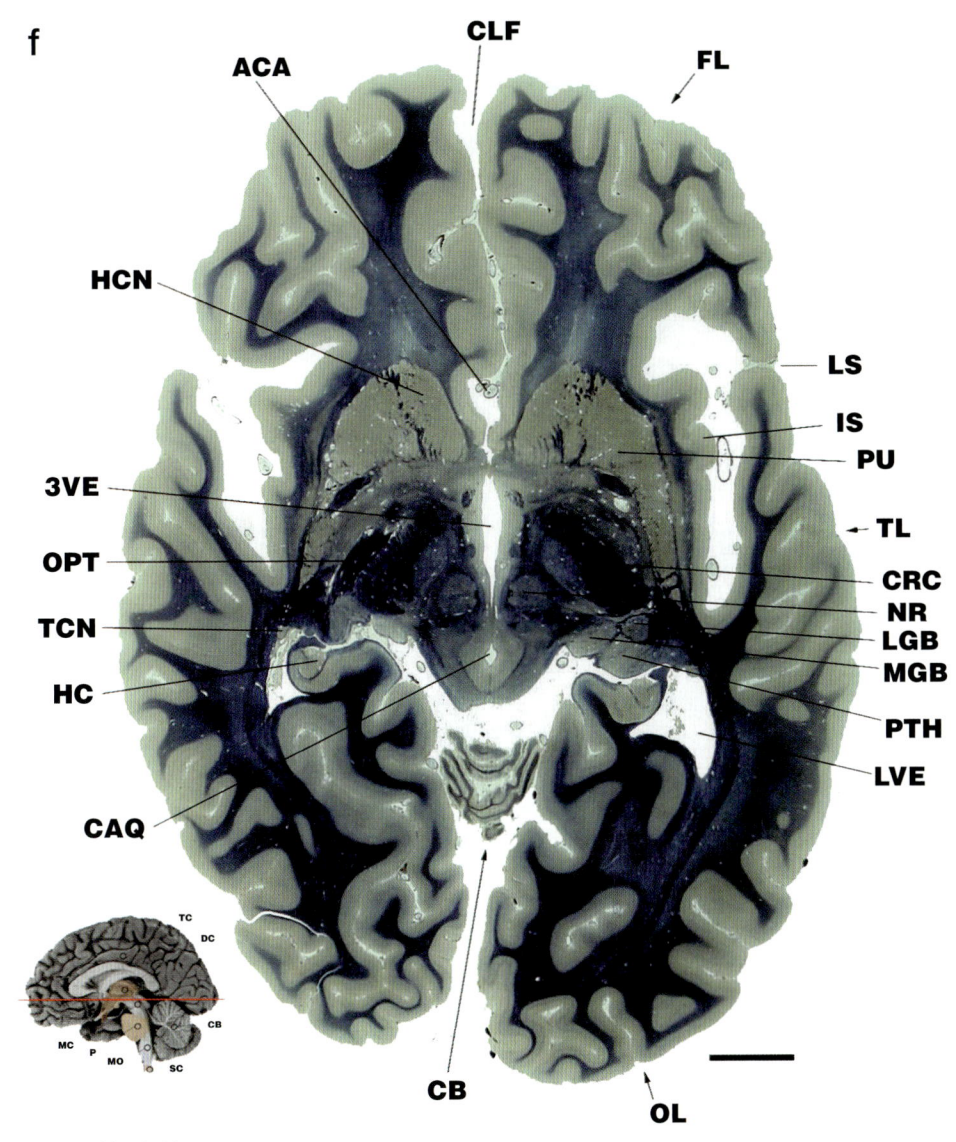

図1-12f　大脳の水平断面切片　320

Kultschitzky 髄鞘染色．スケールバーは 10 mm．

| | | | |
|---|---|---|---|
| 3VE | 第3脳室 3rd ventricle *Ventriculus tertius* | LS | 外側溝 lateral sulcus *Sulcus lateralis* |
| ACA | 前大脳動脈 anterior cerebral artery *A. cerebri anterior* | | (Sylvius 裂 Sylvian fissure *Fissura Sylvii*) |
| CAQ | 中脳水道 cerebral aqueduct *Aqueductus cerebri* | LVE | 側脳室 lateral ventricle *Ventriculus lateralis* |
| | (Sylvius 水道 Sylvian aqueduct *Aqueductus Sylvii*) | MGB | 内側膝状体 medial geniculate body *Corpus geniculatum mediale* |
| CB | 小脳 cerebellum *Cerebellum* | NR | 赤核 nucleus ruber *Nucleus ruber* |
| CLF | 大脳縦裂 cerebral longitudinal fissure *Fissura longitudinalis cerebri* | | (red nucleus) |
| CRC | 大脳脚 crus cerebri *Crus cerebri* | OL | 後頭葉 occipital lobe *Lobus occipitalis* |
| FL | 前頭葉 frontal lobe *Lobus frontalis* | OPT | 視索 optic tract *Tractus opticus* |
| HC | 海馬 hippocampus *Hippocampus* | PTH | 視床枕 pulvinar thalami *Pulvinar thalami* |
| HCN | 尾状核頭 head of caudate nucleus *Caput nuclei caudati* | | (後核 posterior nucleus *Nucleus posterior*) |
| IS | 島 insula *Insula* | PU | 被殻 putamen *Putamen* |
| | (島葉 insular lobe *Lobus insulae*) | TCN | 尾状核尾 tail of caudate nucleus *Cauda nuclei caudati* |
| | (Reil 島 island of Reil *Insula Reili*) | TL | 側頭葉 temporal lobe *Lobus temporalis* |
| LGB | 外側膝状体 lateral geniculate body *Corpus geniculatum laterale* | | |

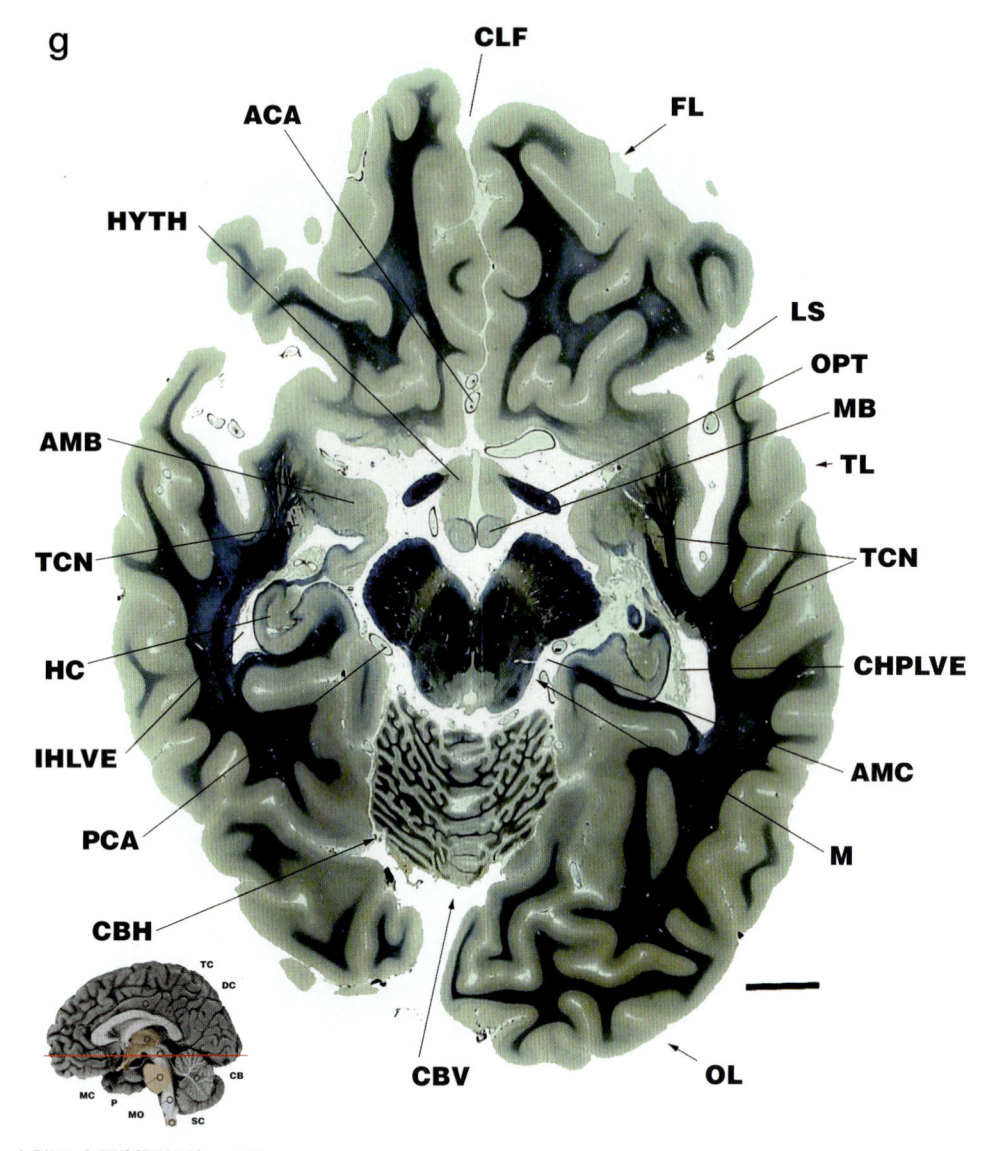

図1-12g　大脳の水平断面切片　225
Kultschitzky 髄鞘染色．スケールバーは10 mm．

| | | | |
|---|---|---|---|
| ACA | 前大脳動脈 anterior cerebral artery *A. cerebri anterior* | IHLVE | 側脳室下角 inferior horn of lateral ventricle *Cornu inferius ventriculi laterale* |
| AMB | 扁桃体 amygdaloid body *Corpus amygdaloideum* (amygdala) | LS | 外側溝 lateral sulcus *Sulcus lateralis* (Sylvius 裂 Sylvian fissure *Fissura Sylvii*) |
| AMC | 迂回槽 ambient cistern *Cisterna ambiens* | M | 中脳 mesencephalon *Mesencephalon* (midbrain) |
| CBH | 小脳半球 cerebellar hemisphere *Hemispherium cerebelli* | MB | 乳頭体 mamillary body/mammillary body *Corpus mamillare* |
| CBV | 小脳虫部 cerebellar vermis *Vermis cerebelli* | OL | 後頭葉 occipital lobe *Lobus occipitalis* |
| CHPLVE | 側脳室脈絡叢 chorioid plexus of lateral ventricle/choroid plexus of lateral ventricle *Plexus chorioideus ventriculi lateralis* | OPT | 視索 optic tract *Tractus opticus* |
| CLF | 大脳縦裂 cerebral longitudinal fissure *Fissura longitudinalis cerebri* | PCA | 後大脳動脈 posterior cerebral artery *A. cerebri posterior* |
| FL | 前頭葉 frontal lobe *Lobus frontalis* | TCN | 尾状核尾 tail of caudate nucleus *Cauda nuclei caudati* |
| HC | 海馬 hippocampus *Hippocampus* | TL | 側頭葉 temporal lobe *Lobus temporalis* |
| HYTH | 視床下部 hypothalamus *Hypothalamus* | | |

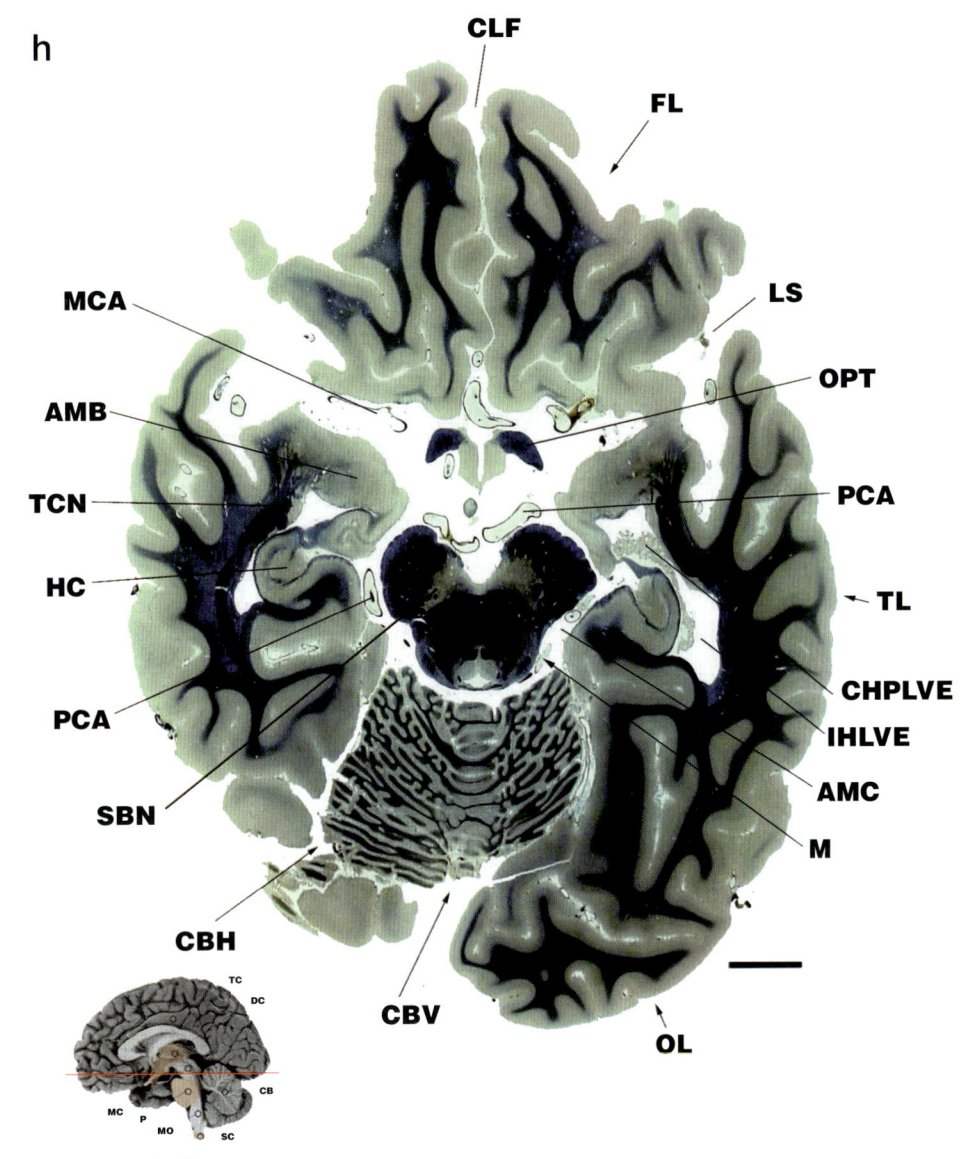

第1章　脳・脊髄の解剖学概論　Chapter 1　Anatomical Outline of the Brain and Spinal Cord

図1-12h　大脳の水平断面切片　185
Kultschitzky 髄鞘染色．スケールバーは 10 mm．

| | | | | |
|---|---|---|---|---|
| AMB | 扁桃体 amygdaloid body *Corpus amygdaloideum* (amygdala) | | LS | 外側溝 lateral sulcus *Sulcus lateralis* (Sylvius 裂 Sylvian fissure *Fissura Sylvii*) |
| AMC | 迂回槽 ambient cistern *Cisterna ambiens* | | M | 中脳 mesencephalon *Mesencephalon* (midbrain) |
| CBH | 小脳半球 cerebellar hemisphere *Hemispherium cerebelli* | | MCA | 中大脳動脈 middle cerebral artery *A. cerebri media* |
| CBV | 小脳虫部 cerebellar vermis *Vermis cerebelli* | | OL | 後頭葉 occipital lobe *Lobus occipitalis* |
| CHPLVE | 側脳室脈絡叢 chorioid plexus of lateral ventricle/choroid plexus of lateral ventricle *Plexus chorioideus ventriculi lateralis* | | OPT | 視索 optic tract *Tractus opticus* |
| CLF | 大脳縦裂 cerebral longitudinal fissure *Fissura longitudinalis cerebri* | | PCA | 後大脳動脈 posterior cerebral artery *A. cerebri posterior* |
| FL | 前頭葉 frontal lobe *Lobus frontalis* | | SBN | 黒質 substantia nigra *Substantia nigra* |
| HC | 海馬 hippocampus *Hippocampus* | | TCN | 尾状核尾 tail of caudate nucleus *Cauda nuclei caudati* |
| IHLVE | 側脳室下角 inferior horn of lateral ventricle *Cornu inferius ventriculi laterale* | | TL | 側頭葉 temporal lobe *Lobus temporalis* |

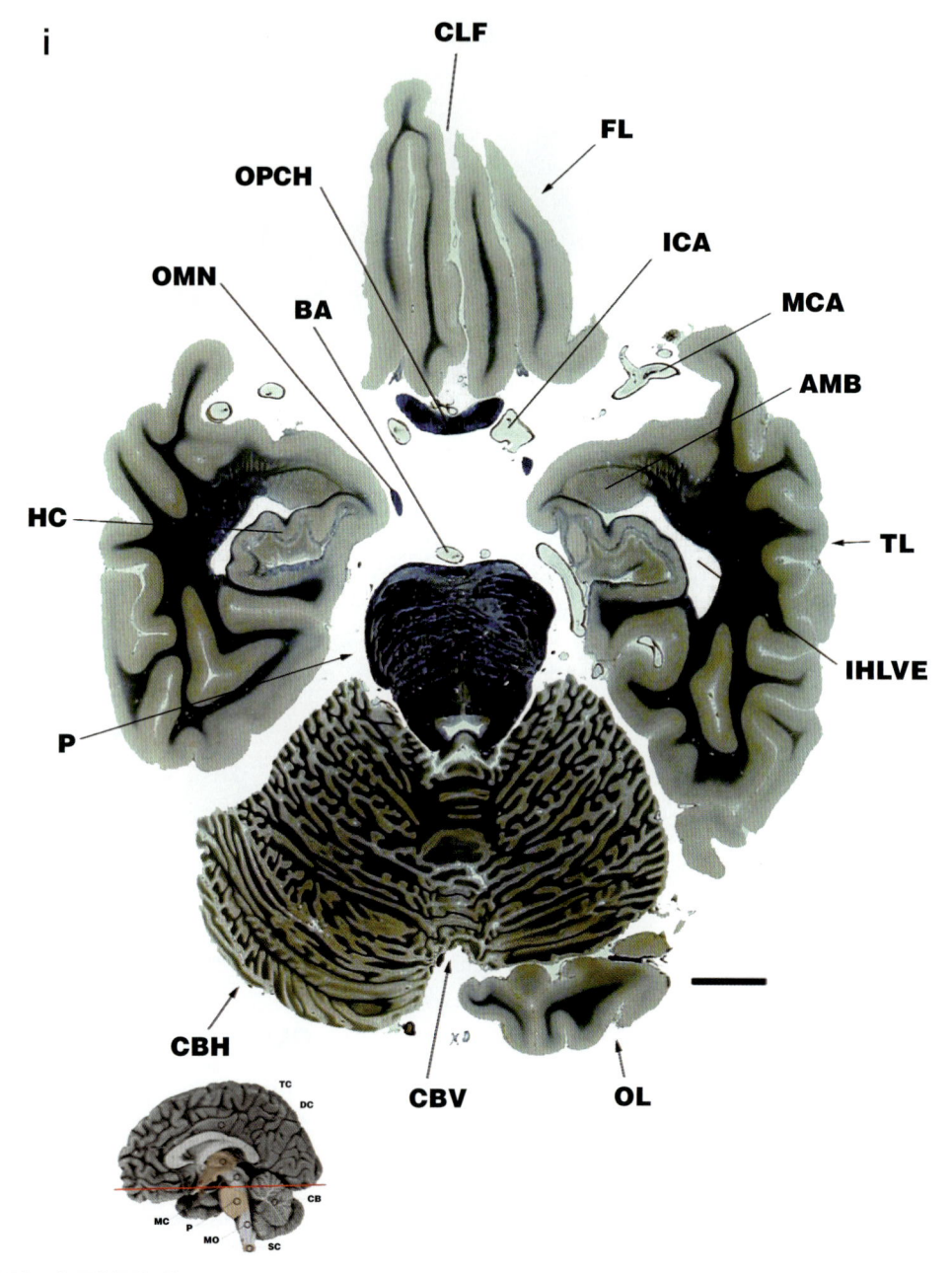

図 1-12i 大脳の水平断面切片　080

Kultschitzky 髄鞘染色．スケールバーは 10 mm．

| | | | | |
|---|---|---|---|---|
| AMB | 扁桃体 amygdaloid body *Corpus amygdaloideum* (amygdala) | | ICA | 内頚動脈 internal carotid artery *A. carotis interna* |
| BA | 脳底動脈 basilar artery *A. basilaris* | | IHLVE | 側脳室下角 inferior horn of lateral ventricle *Cornu inferius ventriculi laterale* |
| CBH | 小脳半球 cerebellar hemisphere *Hemispherium cerebelli* | | MCA | 中大脳動脈 middle cerebral artery *A. cerebri media* |
| CBV | 小脳虫部 cerebellar vermis *Vermis cerebelli* | | OL | 後頭葉 occipital lobe *Lobus occipitalis* |
| CLF | 大脳縦裂 cerebral longitudinal fissure *Fissura longitudinalis cerebri* | | OMN | 動眼神経 oculomotor nerve *N. oculomotorius* |
| | | | OPCH | 視交叉 optic chiasma/optic chiasm *Chiasma opticum* |
| FL | 前頭葉 frontal lobe *Lobus frontalis* | | P | 橋 pons *Pons* |
| HC | 海馬 hippocampus *Hippocampus* | | TL | 側頭葉 temporal lobe *Lobus temporalis* |

# 間　脳

　間脳 diencephalon（図 1-11～1-15）は，左右の終脳に挟まれてその間に存在する構造である．間脳は，第3脳室 3rd ventricle の両側にある灰白質の大きな塊で，周囲を終脳で覆われているために，表面からみえるのは脳底に面したわずかな部分（乳頭体・漏斗・下垂体・灰白隆起などの視床下部の一部，視索，視交叉，視神経など）のみである（図 1-3, 1-15）．

　間脳は，視床 thalamus・視床下部 hypothalamus・視床後部 metathalamus・視床上部 epithalamus・視床腹部 subthalamus の5つに分けられる．

## ■　視　床　■

　**視床 thalamus** は間脳の大部分を構成しており，ほぼ中央に位置を占めている．視床の核の区分は研究者によってそれぞれ異なっているので，ここでは Paris 解剖学名 Parisiensia Nomina Anatomica（PNA）の区分に従う（表 1-2）．視床の核は図 1-16 に図示するように，それぞれ大脳皮質の特定の部位と連絡することが判明している[6)～11)]．

　視床内側核 medial thalamic nucleus と視床外側核 lateral thalamic nuclei とは有髄神経線維の束で分けられていて，これを内側髄板 medial medullary lamina と称する．また，視床外側核の外側には被膜のような外側髄板 lateral medullary lamina があり，両者を併せて視床髄板 thalamic medullary laminae と称する．（**余録 1-2** は下記，**1-3** は23頁参照）

## ■　視床下部　■

　視床下部 hypothalamus は視床の前下方にあり，第3脳室の外側壁下部と下壁を形成している．そして，視床とは第3脳室に面した視床下溝 hypothalamic sulcus で境されている．

　これに含まれる構造には灰白隆起 tuber cinereum・漏斗 infundibulum・下垂体 pituitary body・乳頭体 mamillary body などの脳底面からみえるもののほかに，その内部にはいくつかの核と神経線維束がある．

---

**余録 1-2**　解剖学用語の歴史

　1895年，Basel（スイス領）で開催されたドイツ解剖学会はラテン語の解剖学用語を統一して公表した．これが Basel 解剖学名 Basle Nomina Anatomica（BNA）で，国際的に通用する最初の解剖学用語であった[2)～4)19)46)]．

　その後，ドイツの国際的孤立が深まった1935年，Jena で開催されたドイツ解剖学会は BNA を大改訂して公表した．これが Jena 解剖学名 Jena Nomina Anatomica（JNA）である．当時は Adolf Hitler（1933年からドイツ首相に就任し，大統領の死去に伴って1934年から総統兼首相）が率いるナチス政権下であった．JNA は比較解剖学的知見を反映したもので，斬新にして合理的ではあったが，国際的には通用しない地域的な改訂版に留まった[2)～4)19)46)]．

　第二次世界大戦後の1955年，Paris で開催された第6回国際解剖学会議は BNA を改訂して公表した．これが Paris 解剖学名 Parisiensia Nomina Anatomica（PNA）である[2)～4)19)46)]．それ以降，解剖学用語は数回小改訂がなされたものの，近年まで PNA をおおむね踏襲してきたといってよい[2)3)19)]．

　1998年，Rio de Janeiro で開催された第13回国際解剖学会議は解剖学用語 Terminologia Anatomica を選定して公表したが[2)～4)46)]，時代に即してラテン語と英語の併記が採用されている．ところが，今回はラテン語に限っても PNA とは考え方や語彙が相違するところがあり，新たに問題が生じている．

　医学界を含む科学界では英語は事実上世界の公用語であるが，英語の解剖学用語は統一が難しく長い間慣例に従っており，医師・医学者により微妙に異なるものが用いられてきた．ラテン語への造詣は国際的には医師・医学者の教養を推し量る指標でもあり，ラテン語の解剖学用語はそのまま英語として借用可能である．近年，ラテン語の知識に乏しい医師・医学者の増加という現象が相互の共通理解を阻害し，英語の解剖学用語の複数乱立を助長している．

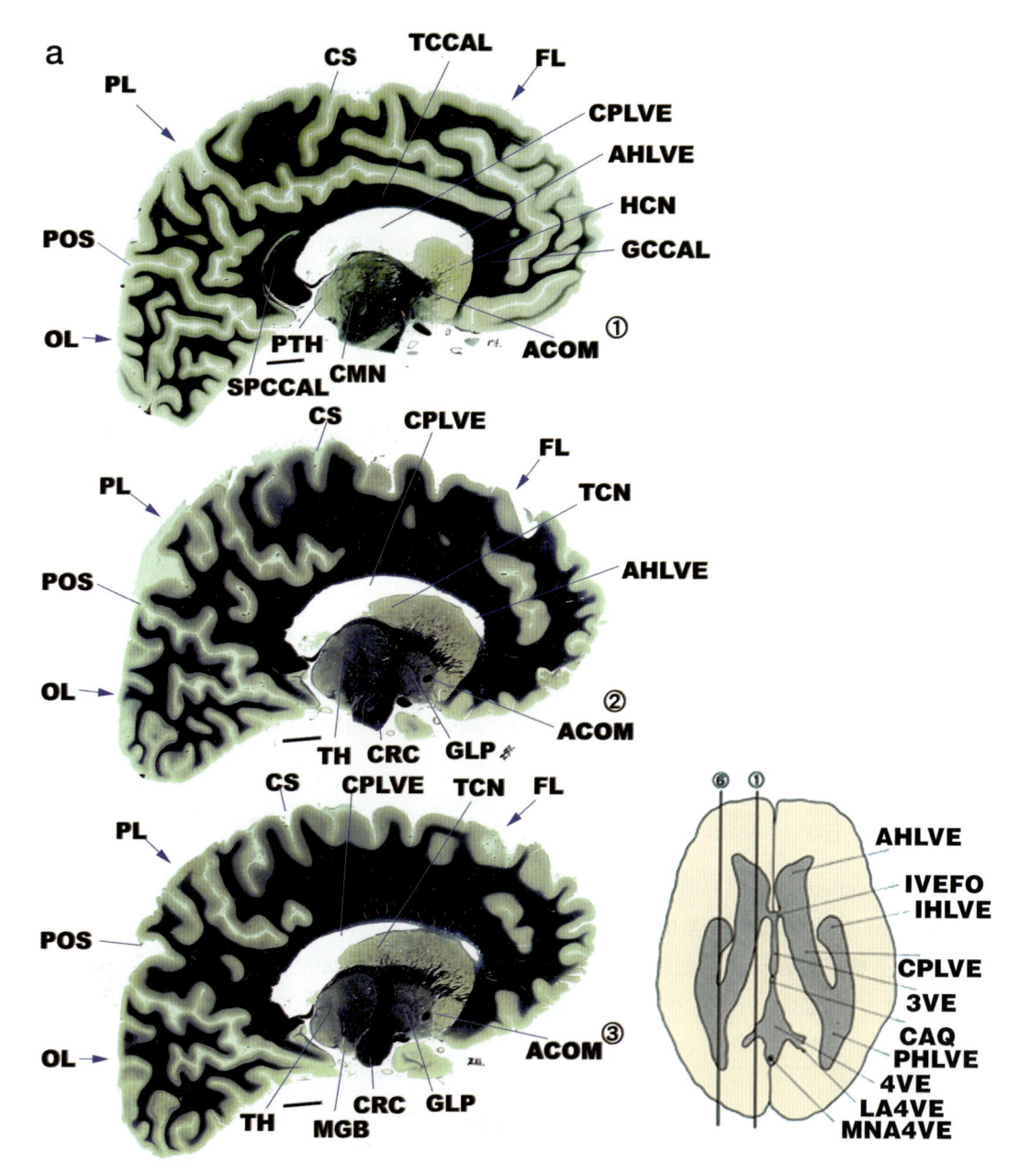

## 図1-13a 大脳の矢状断面切片

Kultschitzky 髄鞘染色．スケールバーは 10 mm．切片 6 枚（a, b）で一式（当時 金沢医科大学第二解剖，関 泰志教授より提供）．

| | | |
|---|---|---|
| 3VE | 第 3 脳室 | 3rd ventricle *Ventriculus tertius* |
| 4VE | 第 4 脳室 | 4th ventricle *Ventriculus quartus* |
| ACOM | 前交連 | anterior commissure *Commissura anterior* |
| AHLVE | 側脳室前角 | anterior horn of lateral ventricle *Cornu anterius ventriculi laterale* |
| CAQ | 中脳水道 | cerebral aqueduct *Aqueductus cerebri* |
| | （Sylvius 水道 | Sylvian aqueduct *Aqueductus Sylvii*) |
| CMN | 中心内側核 | central medial nucleus *Nucleus medialis centralis* |
| | （中心正中核 | centromedian nucleus *Nucleus centromedianus*) |
| CPLVE | 側脳室中央部 | central part of lateral ventricle *Pars centralis ventriculi lateralis* |
| CRC | 大脳脚 | crus cerebri *Crus cerebri* |
| CS | 中心溝 | central sulcus *Sulcus centralis* |
| FL | 前頭葉 | frontal lobe *Lobus frontalis* |
| GCCAL | 脳梁膝 | genu of corpus callosum *Genu corporis callosi* |
| GLP | 淡蒼球 | globus pallidus *Globus pallidus* |
| HCN | 尾状核頭 | head of caudate nucleus *Caput nuclei caudati* |
| IHLVE | 側脳室下角 | inferior horn of lateral ventricle *Cornu inferius ventriculi laterale* |
| IVEFO | 室間孔 | interventricular foramen *Foramen interventriculare* |
| | （Monro 孔 | foramen of Monro *Foramen Monroi*) |
| LA4VE | 第 4 脳室外側口 | lateral aperture of 4th ventricle *Apertura lateralis ventriculi quarti* |
| | （Luschka 孔 | foramen of Luschka *Foramen Luschkae*) |
| MNA4VE | 第 4 脳室正中口 | median aperture of 4th ventricle *Apertura mediana ventriculi quarti* |
| | （Magendie 孔 | foramen of Magendie *Foramen Magendii*) |
| MGB | 内側膝状体 | medial geniculate body *Corpus geniculatum mediale* |
| OL | 後頭葉 | occipital lobe *Lobus occipitalis* |
| PHLVE | 側脳室後角 | posterior horn of lateral ventricle *Cornu posterius ventriculi laterale* |
| PL | 頭頂葉 | parietal lobe *Lobus parietalis* |
| POS | 頭頂後頭溝 | parietooccipital sulcus *Sulcus parietooccipitalis* |
| PTH | 視床枕 | pulvinar thalami *Pulvinar thalami* |
| | （後核 | posterior nucleus *Nucleus posterior*) |
| SPCCAL | 脳梁膨大 | splenium of corpus callosum *Splenium corporis callosi* |
| TCCAL | 脳梁幹 | trunk of corpus callosum *Truncus corporis callosi* |
| TCN | 尾状核尾 | tail of caudate nucleus *Cauda nuclei caudati* |
| TH | 視床 | thalamus *Thalamus* |

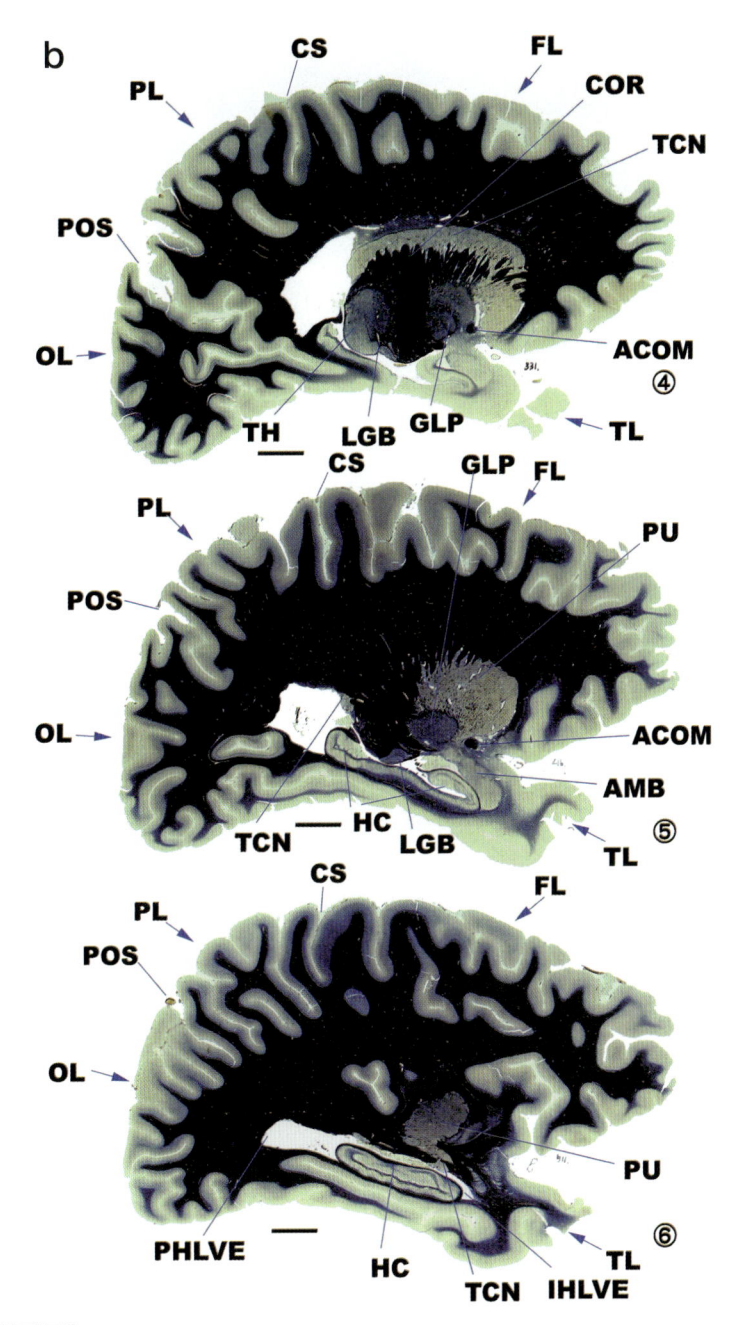

#### 図 1-13b 大脳の矢状断面切片

Kultschitzky 髄鞘染色．スケールバーは 10 mm．

| | | | | | | |
|---|---|---|---|---|---|---|
| ACOM | 前交連 | anterior commissure *Commissura anterior* | | LGB | 外側膝状体 | lateral geniculate body *Corpus geniculatum laterale* |
| AMB | 扁桃体 | amygdaloid body *Corpus amygdaloideum* (amygdala) | | OL | 後頭葉 | occipital lobe *Lobus occipitalis* |
| COR | 放線冠 | corona radiata *Corona radiata* | | PHLVE | 側脳室後角 | posterior horn of lateral ventricle *Cornu posterius ventriculi laterale* |
| CS | 中心溝 | central sulcus *Sulcus centralis* | | PL | 頭頂葉 | parietal lobe *Lobus parietalis* |
| FL | 前頭葉 | frontal lobe *Lobus frontalis* | | POS | 頭頂後頭溝 | parietooccipital sulcus *Sulcus parietooccipitalis* |
| GLP | 淡蒼球 | globus pallidus *Globus pallidus* | | PU | 被殻 | putamen *Putamen* |
| HC | 海馬 | hippocampus *Hippocampus* | | TCN | 尾状核尾 | tail of caudate nucleus *Cauda nuclei caudati* |
| IHLVE | 側脳室下角 | inferior horn of lateral ventricle *Cornu inferius ventriculi laterale* | | TH | 視床 | thalamus *Thalamus* |
| | | | | TL | 側頭葉 | temporal lobe *Lobus temporalis* |

### 余録 1-3　脊髄視床路と癌

　視床外側核 lateral thalamic nuclei に入る脊髄視床路 spinothalamic tract の解剖学では久留　勝（1902-1970，日本の外科医）の業績が有名[47]〜[49]．久留は腫瘍外科医で，除痛のために cordotomy を施した癌の剖検例を研究に用いた．

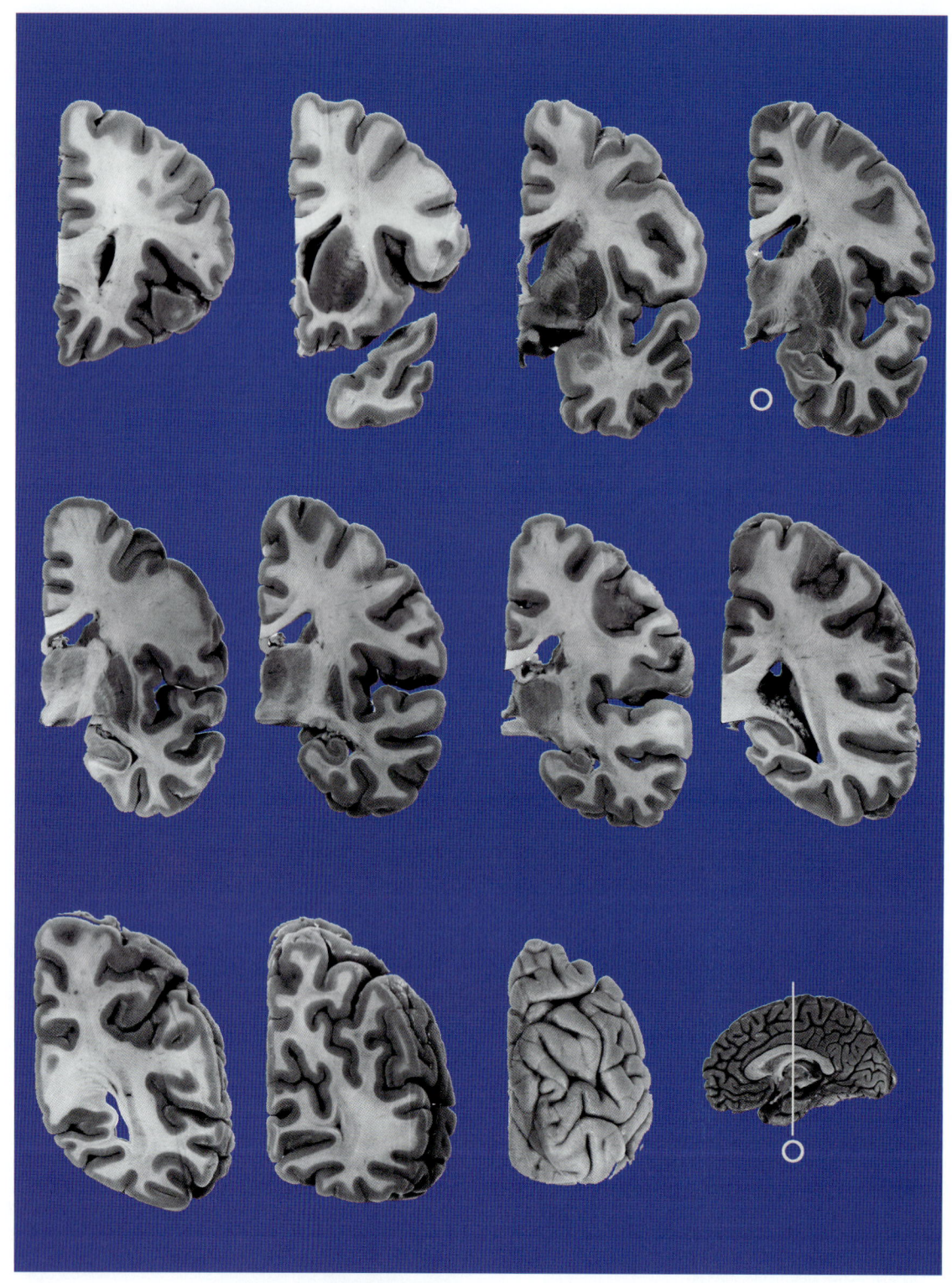

図1-14　大脳の連続前額断面 11 枚
右大脳半球の前額断面を前から後へ並べ，その後面を観察している．

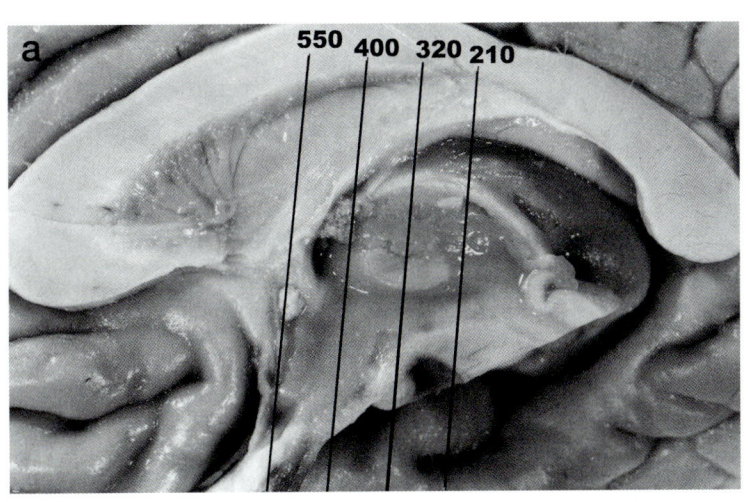

図 1-15a　大脳核・間脳の前額断面の位置
大脳の正中矢状断面の一部．数字は切片番号．

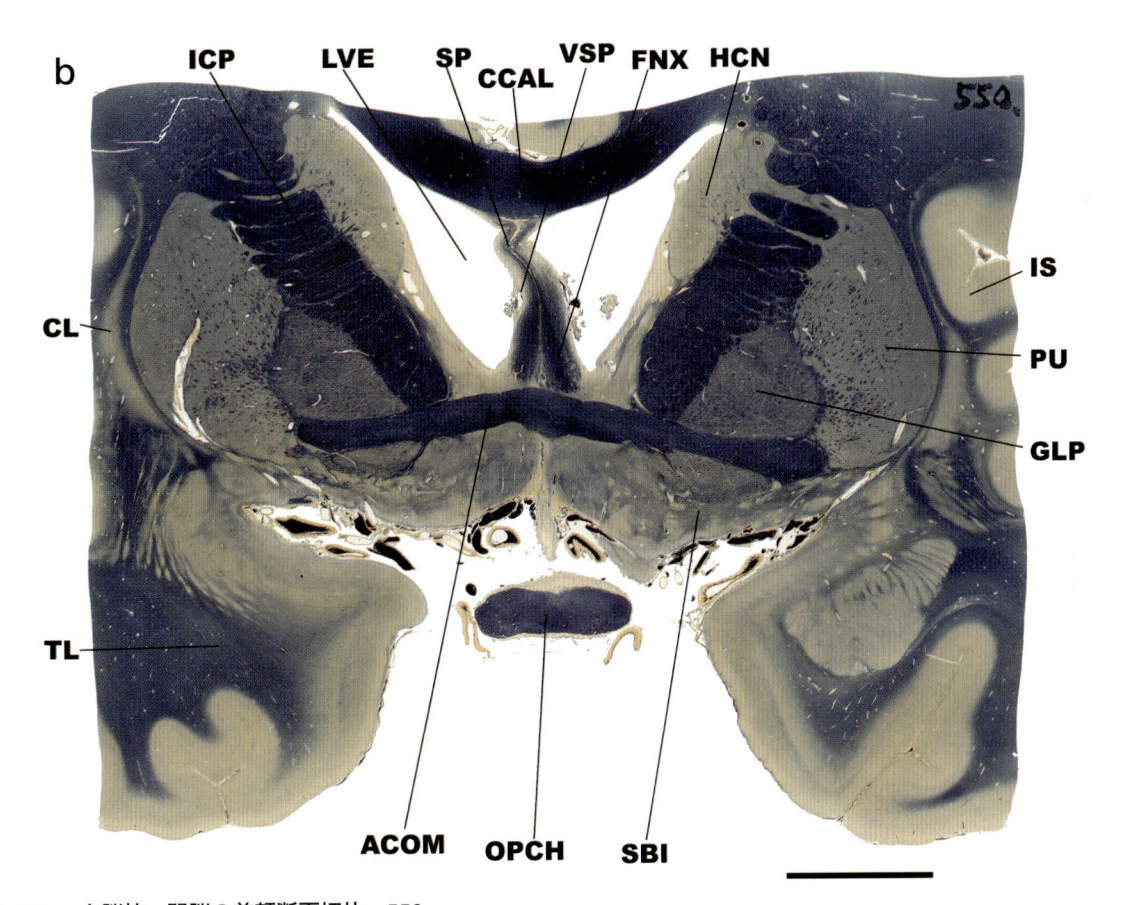

図 1-15b　大脳核・間脳の前額断面切片　550
Kultschitzky 髄鞘染色．スケールバーは 10 mm．

| | | | | |
|---|---|---|---|---|
| ACOM | 前交連 anterior commissure *Commissura anterior* | | LVE | 側脳室 lateral ventricle *Ventriculus lateralis* |
| CCAL | 脳梁 corpus callosum *Corpus callosum* | | OPCH | 視交叉 optic chiasma/optic chiasm *Chiasma opticum* |
| CL | 前障 claustrum *Claustrum* | | PU | 被殻 putamen *Putamen* |
| FNX | 脳弓 fornix *Fornix* | | SBI | 無名質 substantia innominata *Substantia innominata* |
| GLP | 淡蒼球 globus pallidus *Globus pallidus* | | SP | 透明中隔 septum pellucidum *Septum pellucidum* |
| HCN | 尾状核頭 head of caudate nucleus *Caput nuclei caudati* | | TL | 側頭葉 temporal lobe *Lobus temporalis* |
| ICP | 内包 internal capsule *Capsula interna* | | VSP | 透明中隔静脈 septum pellucidum vein *V. septi pellucidi* (septal vein) |
| IS | 島 insula *Insula* <br> （島葉 insular lobe *Lobus insulae*） <br> （Reil 島 island of Reil *Insula Reili*） | | | |

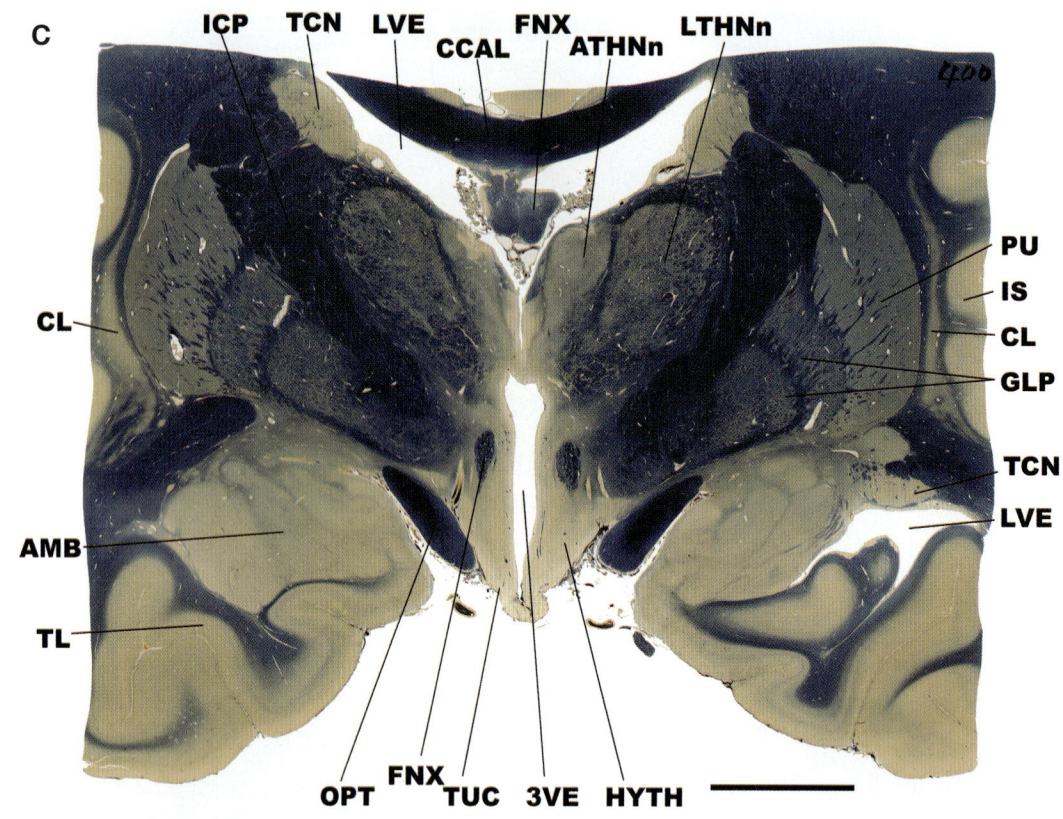

図 1-15c　大脳核・間脳の前額断面切片　400
Kultschitzky 髄鞘染色．スケールバーは 10 mm．

| | | | | |
|---|---|---|---|---|
| 3VE | 第3脳室 3rd ventricle *Ventriculus tertius* | | IS | 島 insula *Insula* |
| AMB | 扁桃体 amygdaloid body *Corpus amygdaloideum* (amygdala) | | | （島葉 insular lobe *Lobus insulae*） |
| | | | | （Reil 島 island of Reil *Insula Reili*） |
| ATHNn | 視床前核 anterior thalamic nuclei *Nuclei anteriores thalami* | | LTHNn | 視床外側核 lateral thalamic nuclei *Nuclei laterales thalami* |
| CCAL | 脳梁 corpus callosum *Corpus callosum* | | LVE | 側脳室 lateral ventricle *Ventriculus lateralis* |
| CL | 前障 claustrum *Claustrum* | | OPT | 視索 optic tract *Tractus opticus* |
| FNX | 脳弓 fornix *Fornix* | | PU | 被殻 putamen *Putamen* |
| GLP | 淡蒼球 globus pallidus *Globus pallidus* | | TCN | 尾状核尾 tail of caudate nucleus *Cauda nuclei caudati* |
| HYTH | 視床下部 hypothalamus *Hypothalamus* | | TL | 側頭葉 temporal lobe *Lobus temporalis* |
| ICP | 内包 internal capsule *Capsula interna* | | TUC | 灰白隆起 tuber cinereum *Tuber cinereum* |

## ■ 視床後部 ■

　視床後部 metathalamus は視床の後外方にある 2 対の灰白質の塊である．その内側にあるものを内側膝状体 medial geniculate body，外側にあるものを外側膝状体 lateral geniculate body と呼び，おのおのその内部に同名の核をもっている．内側膝状体は聴覚伝導路の中継核であり，ここから聴放線 acoustic radiation が出て側頭葉皮質に連絡している．外側膝状体は視覚伝導路の中継核であり，ここから視放線 optic radiation （Gratiolet 視放線 Gratiolet's optic radiation）が出て後頭葉の有線領 area striata（視覚領野 visual area）に連絡している．なお，視放線については第 20 章に図を掲載してある．

## ■ 視床上部 ■

　視床上部 epithalamus は視床の背内側にあって，松果体 pineal body・手綱三角 trigonum habernulae・後交連 posterior commissure などからなる小さな構造である．

## ■ 視床腹部 ■

　視床腹部 subthalamus は，Basel 解剖学名 Basle Nomina Anatomica（BNA）・Jena 解剖学名 Jena Nomina

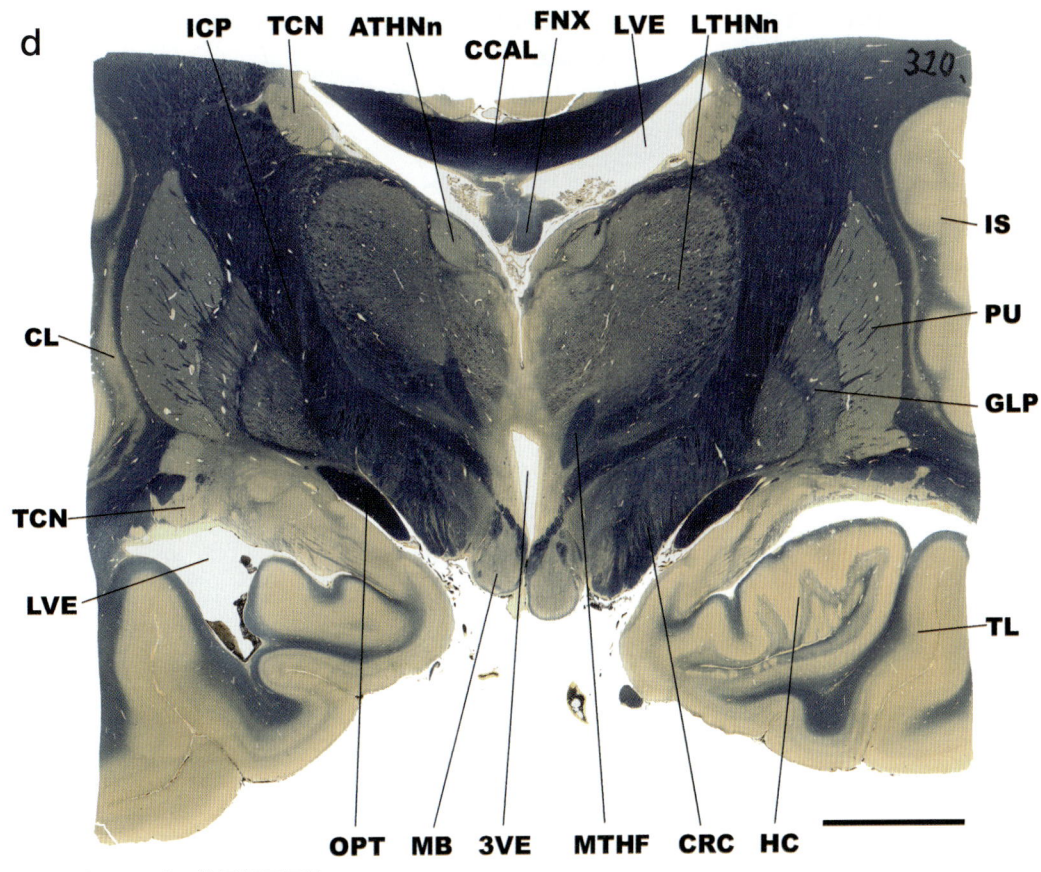

図 1-15d　大脳核・間脳の前額断面切片　320
Kultschitzky 髄鞘染色．スケールバーは 10 mm．

| | | | | |
|---|---|---|---|---|
| 3VE | 第 3 脳室 3rd ventricle *Ventriculus tertius* | | LTHNn | 視床外側核 lateral thalamic nuclei *Nuclei laterales thalami* |
| ATHNn | 視床前核 anterior thalamic nuclei *Nuclei anteriores thalami* | | LVE | 側脳室 lateral ventricle *Ventriculus lateralis* |
| CCAL | 脳梁 corpus callosum *Corpus callosum* | | MB | 乳頭体 mamillary body/mammillary body *Corpus mamillare* |
| CL | 前障 claustrum *Claustrum* | | MTHF | 乳頭視床束 mamillothalamic fasciculus/mammillothalamic fasciculus *Fasciculus mamillothlamicus* (mamillothalamic tract/mammillothalamic tract) (Vicq d'Azyr 束 bundle of Vicq d'Azyr) |
| CRC | 大脳脚 crus cerebri *Crus cerebri* | | | |
| FNX | 脳弓 fornix *Fornix* | | | |
| GLP | 淡蒼球 globus pallidus *Globus pallidus* | | | |
| HC | 海馬 hippocampus *Hippocampus* | | OPT | 視索 optic tract *Tractus opticus* |
| ICP | 内包 internal capsule *Capsula interna* | | PU | 被殻 putamen *Putamen* |
| IS | 島 insula *Insula*（島葉 insular lobe *Lobus insulae*）（Reil 島 island of Reil *Insula Reili*） | | TCN | 尾状核尾 tail of caudate nucleus *Cauda nuclei caudati* |
| | | | TL | 側頭葉 *Lobus temporalis* |

Anatomica（JNA）・Paris 解剖学名 Parisiensia Nomina Anatomica（PNA）のいずれにも収録されておらず，その取り扱いはあいまいであった．視床腹部という訳も後藤[12)13)]の命名による．視床腹部に含まれる構造に視床下核 subthalamic nucleus（Luys 体 Luys' body）・弓状核 arcuate nucleus・不確帯 zona incerta・Forel H 野 Forel's field H などがあり，この部位には被蓋放線 tegmental radiation（視床から中心後回へ投射する経路など）・反屈束 fasciculus retroflexus（手綱脚間路 habenulointerpeduncular tract あるいは Meynert 束 bundle of Meynert）・乳頭視床束 mamillothalamic fasciculus（Vicq d'Azyr 束 bundle of Vicq d'Azyr）・レンズ核束 fasciculus lenticularis・視床束 fasciculus thalamicus などが通っている．解剖学用語 Terminologia Anatomica には収録されている[2)〜4)]．

（抄伝 1-3 は 28 頁，1-4 は 30 頁，1-5 は 31 頁参照）

## 内包

終脳と間脳の間，正確には尾状核とレンズ核，そして視床とレンズ核の間を通る白質塊を**内包 internal capsule** という．内包とは「レンズ核を内側から包むもの」の意で，間脳に分類されている．同時に，こ

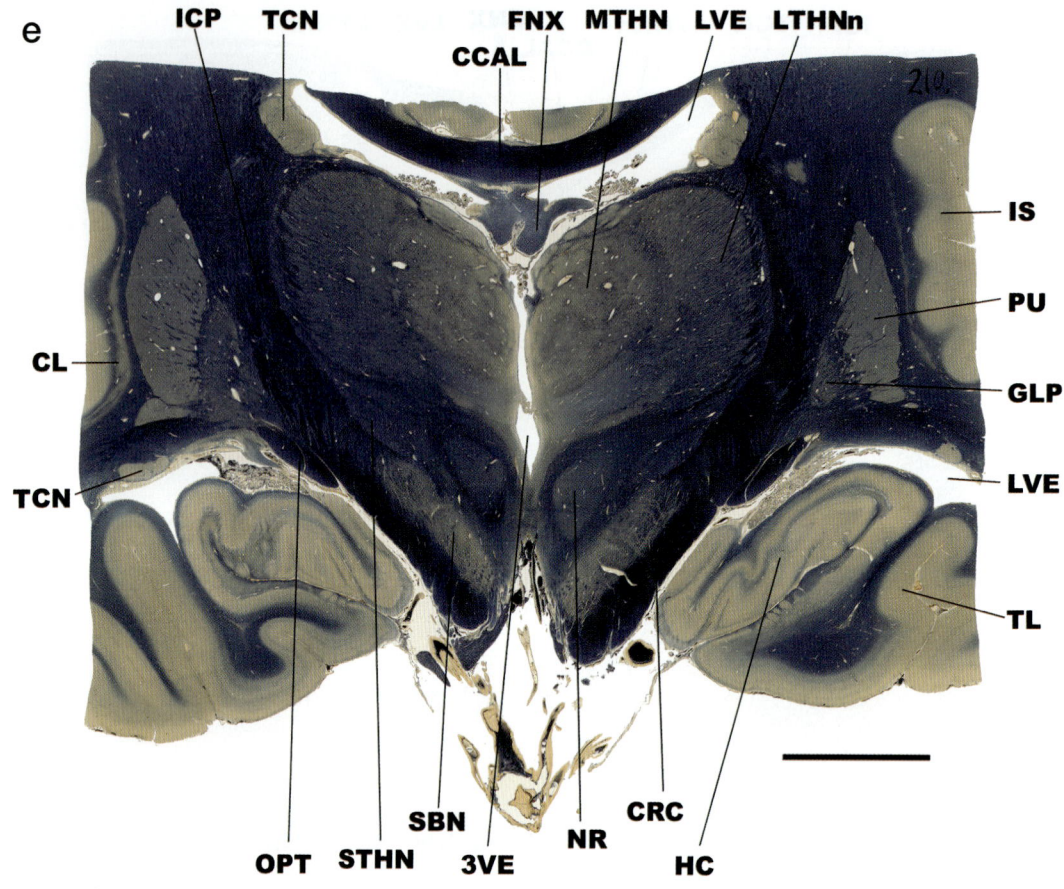

**図 1-15e　大脳核・間脳の前額断面切片　210**

Kultschitzky 髄鞘染色．スケールバーは 10 mm．

| | | | |
|---|---|---|---|
| 3VE | 第 3 脳室 3rd ventricle *Ventriculus tertius* | LVE | 側脳室 lateral ventricle *Ventriculus lateralis* |
| CCAL | 脳梁 corpus callosum *Corpus callosum* | MTHN | 視床内側核 medial thalamic nucleus *Nucleus medialis thalami* |
| CL | 前障 claustrum *Claustrum* | NR | 赤核 nucleus ruber *Nucleus ruber* (red nucleus) |
| CRC | 大脳脚 crus cerebri *Crus cerebri* | OPT | 視索 optic tract *Tractus opticus* |
| FNX | 脳弓 fornix *Fornix* | PU | 被殻 putamen *Putamen* |
| GLP | 淡蒼球 globus pallidus *Globus pallidus* | SBN | 黒質 substantia nigra *Substantia nigra* |
| HC | 海馬 hippocampus *Hippocampus* | STHN | 視床下核 subthalamic nucleus *Nucleus subthalamicus* (Luys 体 Luys' body *Corpus Luysi*) |
| ICP | 内包 internal capsule *Capsula interna* | TCN | 尾状核尾 tail of caudate nucleus *Cauda nuclei caudati* |
| IS | 島 insula *Insula* (島葉 insular lobe *Lobus insulae*) (Reil 島 island of Reil *Insula Reili*) | TL | 側頭葉 tempral lobe *Lobus temporalis* |
| LTHNn | 視床外側核 lateral thalamic nuclei *Nuclei laterales thalami* | | |

れは大脳皮質と大脳核・脳幹・脊髄との間を連絡する投射線維 projection fibers の通る構造でもある．小さな構造を多数の線維が集まって通るために，きわめて小さな傷でもその影響する範囲は大きい．内包は，上方では前脚 anterior limb・膝 genu・後脚 posterior limb の 3 つに分かれて放線冠へと連なるが，下方では 1 つにまとまって中脳の大脳脚へと続く．正式名称ではないが，3 つに分かれる部位を内包上部，1 つ

### 抄伝 1-3　Luys, Jules Bernard

　Jules Bernard Luys（1828-1897）はフランスの内科医・神経解剖学者である．1828 年 8 月 17 日に Paris で誕生．Paris 大学で医学を学んだ．Paris 大学の自然誌・解剖学・組織学教授 Charles Philippe Robin（1821-1885）に師事して，脳の顕微解剖学的研究を続けた．Paris の Charité 病院に内科医として長年勤務した．視床下核（Luys 体）を記載して名を残したが，これは Auguste Henri Forel（1848-1931，スイスの精神科医・神経解剖学者，抄伝 1-11）の評価と命名による．また，視床下核から淡蒼球への投射や大脳皮質から視床下核への投射も発見した．1893 年に Charité 病院を退職．1897 年 8 月 21 日に Ain の温泉地 Divonne-les-Bains で突然に死去，享年 69 歳．

表1-2 視床の核区分

視床前核 anterior thalamic nuclei *Nuclei anteriores thalami*
視床内側核 medial thalamic nucleus *Nucleus medialis thalami*
視床外側核 lateral thalamic nuclei *Nuclei laterales thalami*
 前外側腹側核 anterolateral ventral nucleus *Nucleus ventralis anterolateralis*
 中間腹側核 intermediate ventral nucleus *Nucleus ventralis intermedius*
 後内側腹側核 posteromedial ventral nucleus *Nucleus ventralis posteromedialis*（VPM）
 後外側腹側核 posterolateral ventral nucleus *Nucleus ventralis posterolateralis*（VPL）
 背側外側核 dorsal lateral nucleus *Nucleus lateralis dorsalis*
 視床枕 pulvinar thalami *Pulvinar thalami*
 （後核 posterior nucleus *Nucleus posterior*）
視床網様核 reticular thalamic nucleus *Nucleus reticularis thalami*
内側髄板 medial medullary lamina *Lamina medullaris medialis*＊
 中心内側核 central medial nucleus *Nucleus medialis centralis*
 （中心正中核 centromedian nucleus *Nucleus centromedianus*）
 髄板内核 intralaminar nuclei *Nuclei intralaminares*

＊ 白質であり，核ではない．

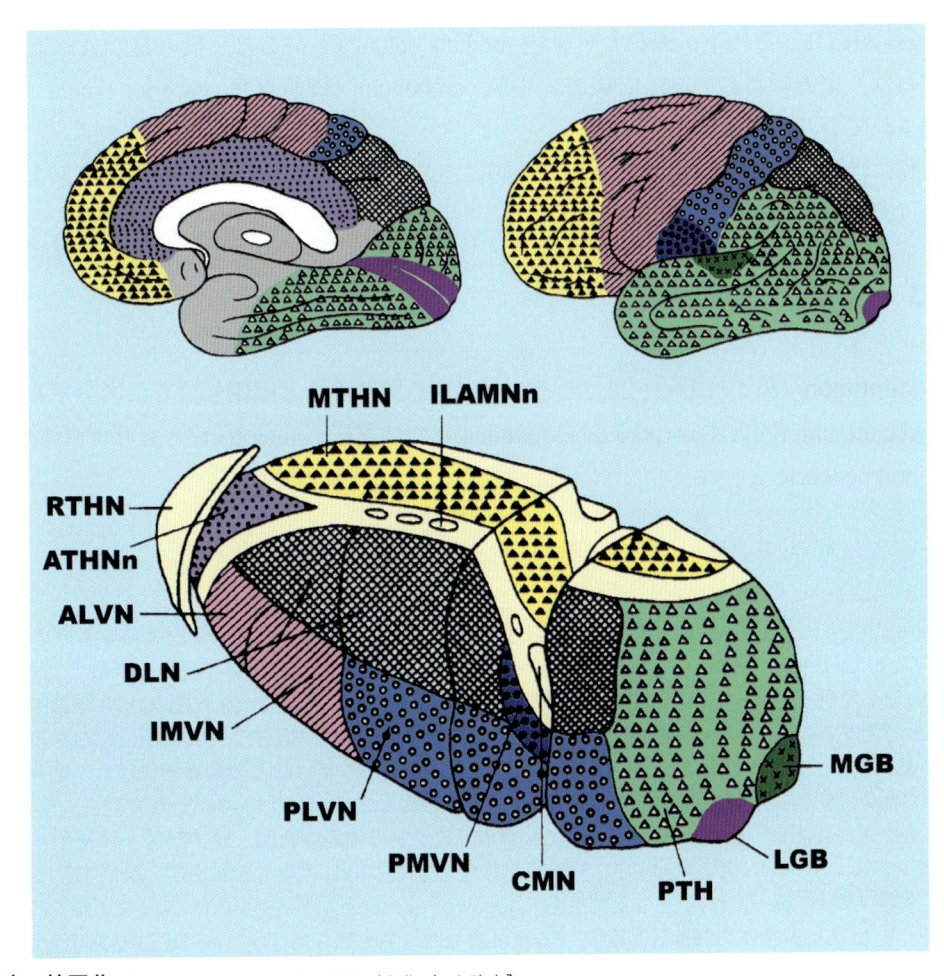

**図1-16 視床の核区分** [Gray's anatomy, 1973〜2008（出典a）を改変]
視床の諸核と大脳皮質との線維連絡を色分けで示してある．

| | | | | |
|---|---|---|---|---|
| ALVN | 前外側腹側核 anterolateral ventral nucleus *Nucleus ventralis anterolateralis* | | MGB | 内側膝状体 medial geniculate body *Corpus geniculatum mediale* |
| ATHNn | 視床前核 anterior thalamic nuclei *Nuclei anteriores thalami* | | MTHN | 視床内側核 medial thalamic nucleus *Nucleus medialis thalami* |
| CMN | 中心内側核 central medial nucleus *Nucleus medialis centralis*（中心正中核 centromedian nucleus *Nucleus centromedianus*） | | PLVN | 後外側腹側核 posterolateral ventral nucleus *Nucleus ventralis posterolateralis* |
| DLN | 背側外側核 dorsal lateral nucleus *Nucleus lateralis dorsalis* | | PMVN | 後内側腹側核 posteromedial ventral nucleus *Nucleus ventralis posteromedialis* |
| ILAMNn | 髄板内核 intralaminar nuclei *Nuclei intralaminares* | | PTH | 視床枕 pulvinar thalami *Pulvinar thalami*（後核 posterior nucleus *Nucleus posterior*） |
| IMVN | 中間腹側核 intermediate ventral nucleus *Nucleus ventralis intermedius* | | RTHN | 視床網様核 reticular thalamic nucleus *Nucleus reticularis thalami* |
| LGB | 外側膝状体 lateral geniculate body *Corpus geniculatum laterale* | | | |

にまとまる部位を内包下部と呼ぶのがよいと思う．上部と下部を分けるのは，ほぼ AP 線（前交連 anterior commissure と後交連 posterior commissure を結ぶ線）を通る水平断面である．

後脚にはレンズ核が接しているが，その続きの後外側部にはレンズ核後部 retrolenticular part と呼ばれる部位がある．また，レンズ核下部 sublenticular part といわれる小さな部位もあるが，後藤[12)13)]はこれを内包下部に含めている．

## 脳幹について

**脳幹** brainstem は，中脳 mesencephalon・橋 pons・延髄 medulla oblongata を一括した用語と定義されている．しかしながら，脳幹はかつて定義が曖昧であったことから，現在では認められていない複数の定義が併存していた．

中脳 mesencephalon は，小脳テントの切れ目のテント切痕 tentorial incisure（Pacchioni 孔 Pacchioni's foramen）の部分にある（テント上とテント下の頭蓋腔はテント切痕を通じて連続している）．中脳の下に連続して橋 pons があり，その下に連続して延髄 medulla oblongata がある．橋と延髄は頭蓋腔内のテント下に位置しており，前方の斜台 clivus と後方の小脳 cerebellum（後頭蓋窩 posterior cranial fossa に位置する）の間に挟まれている（図 1-17, 1-18）．

橋と小脳の間には第 4 脳室が位置している．背側にある小脳を除去すると第 4 脳室底を含む脳幹背側面が観察できる（図 1-19）．

## 中　脳

**中脳** mesencephalon（図 1-18〜1-20）をその構造から背側部分と腹側部分とに区分する．前者を中脳蓋 mesencephalic tectum（四丘体 corpora quadrigemina または蓋板 lamina tecti とも呼ばれる），後者を広義の大脳脚 cerebral peduncle という．

---

**抄伝 1-4　Meynert, Theodor Hermann**

Theodor Hermann Meynert（1833-1892）はドイツ出身のオーストリアの精神科医・神経解剖学者である．1833 年 6 月 14 日にドイツの Dresden で誕生し，8 歳でオーストリア Wien に転居．Wien 大学で医学を学んだ．病理解剖学教授 Carl von Rokitansky 男爵（1804-1878）の教え子．1870 年に Wien 大学の精神医学准教授，1873 年に神経病学教授，1875 年に Wien 大学の精神医学教授に就任した．神経解剖学に造詣が深く，背側被蓋交叉（Meynert 交叉）・反屈束（Meynert 束）・Meynert 基底核などに名を残した．「Psychiatrie」（精神医学，1884 年）などの著書を出版し，名声は Salpêtrière 学派や Queen Square 学派に匹敵したという．1892 年 5 月 31 日に Wien 近郊の Klosterburg で死去，享年 58 歳．

弟子には高名な医師が多い．Carl Wernicke（1848-1905，ドイツの神経内科医・精神科医，抄伝 10-4）は Breslau（現在はポーランド領 Wrocław）大学の神経学・精神医学教授を経て，Halle 大学の精神医学・神経学教授．Wernicke 領野・Wernicke 失語・Wernicke-Mann 肢位などで有名．Auguste Henri Forel（1848-1931，スイスの精神科医・神経解剖学者，抄伝 1-11）は Zürich 大学の精神医学教授．Forel H 野などに名を残したほか，神経細胞の逆行性変性の研究から「神経細胞説」を提唱した．Arnold Pick（1851-1924，ボヘミアの精神科医）は Praha 大学の精神医学教授．Pick 病に名を残した．Otto Ludwig Binswanger（1852-1929，スイス出身のドイツの精神科医・神経内科医）は Jena 大学の精神医学教授．Binswanger 病の記載で知られる．Sergei Sergeievich Korsakoff（1854-1900，ロシアの精神科医）は Moscow 大学の神経学・精神医学教授．Korsakoff 症候群に名を残した．Sigmund Freud（1856-1939，精神科医）はフランスへ留学した後，精神分析学の創始者として 20 世紀の思想的潮流を形成した．晩年は英国へ亡命．Julius Wagner-Jauregg（1857-1940，精神科医・神経内科医）は Meynert の後任として Wien 大学の精神医学教授．神経梅毒に対するマラリア療法（発熱療法の一種）の開発により，1927 年の Nobel 生理学医学賞を受賞．Gabriel Anton（1858-1933，ボヘミアの神経内科医・精神科医）は Innsbruck 大学・Graz 大学の精神医学教授を経て，Halle 大学の精神医学・神経学教授．Anton 症候群を記載した．Bernard Sachs（1858-1944，アメリカの小児神経科医）はアメリカ神経学会会長．Tay-Sachs 病を記載した．小児発達障害・正常小児に関する著作執筆や Meynert の著書「Psychiatrie」の英語翻訳でも知られる．

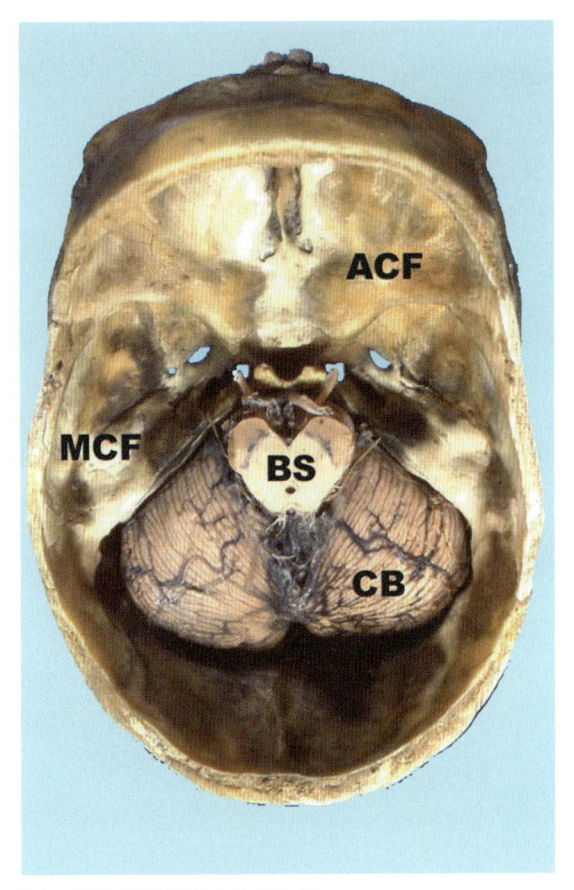

### 図 1-17　内頭蓋底と脳幹小脳

脳幹と小脳が後頭蓋窩 posterior cranial fossa に収まっている.
- ACF　前頭蓋窩 anterior cranial fossa *Fossa cranii anterior*
- BS　脳幹 brainstem/brain stem *Truncus encephali*
- CB　小脳 cerebellum *Cerebellum*
- MCF　中頭蓋窩 middle cranial fossa *Fossa cranii media*

## 大脳脚

広義の大脳脚 cerebral peduncle はその腹外側部に占める大脳脚 crus cerebri（狭義）とそれ以外の中脳被蓋 mesencephalic tegmentum に分けられる．また，左右の大脳脚の間には脚間窩と呼ばれるくぼみがあり，その底に後有孔質 posterior perforated substance といわれる血管の通る小孔が多数開いている部分がある（第11章，第12章）．

---

#### 抄伝 1-5　Vicq d'Azyr, Félix

Félix Vicq d'Azyr（1748-1794）はフランスの内科医・解剖学者である．1748年4月23日にNormandieのValognesで誕生．Paris大学で医学を学んだ．Paris御園（国立自然誌博物館の前身）の鉱物学教授Louis Jean Marie Daubenton（1716-1799）に師事し，1773年にその姪と結婚した（18カ月後に新妻は死去）．友人の数学者・政治学者Condorcet侯爵 Marie Jean Antoine Nicolas de Caritat（1743-1794）の助力により，1774年にわずか26歳で科学アカデミー会員に選出され，1789年にはフランス王后Marie Antoinette（Louis 16世の后）の最後の侍医に就任．比較解剖学の創始者として知られ，「相同 homology」という概念を提唱した．脳の構造に造詣が深く，乳頭視床束（Vicq d'Azyr束）・青斑・中心溝などを記載した．恐怖政治期の1794年6月20日に死去．享年46歳．

師に当たるDaubentonは医学を学んだ自然誌家で，動物や動物化石に詳しかった．Paris御園園長Buffon伯爵Georges Louis Leclerc（1707-1788，自然誌家）の弟子で，その大著「Histoire naturelle」（自然誌，全36巻，1749～1788年）の執筆に長年協力した．

序説　Introduction

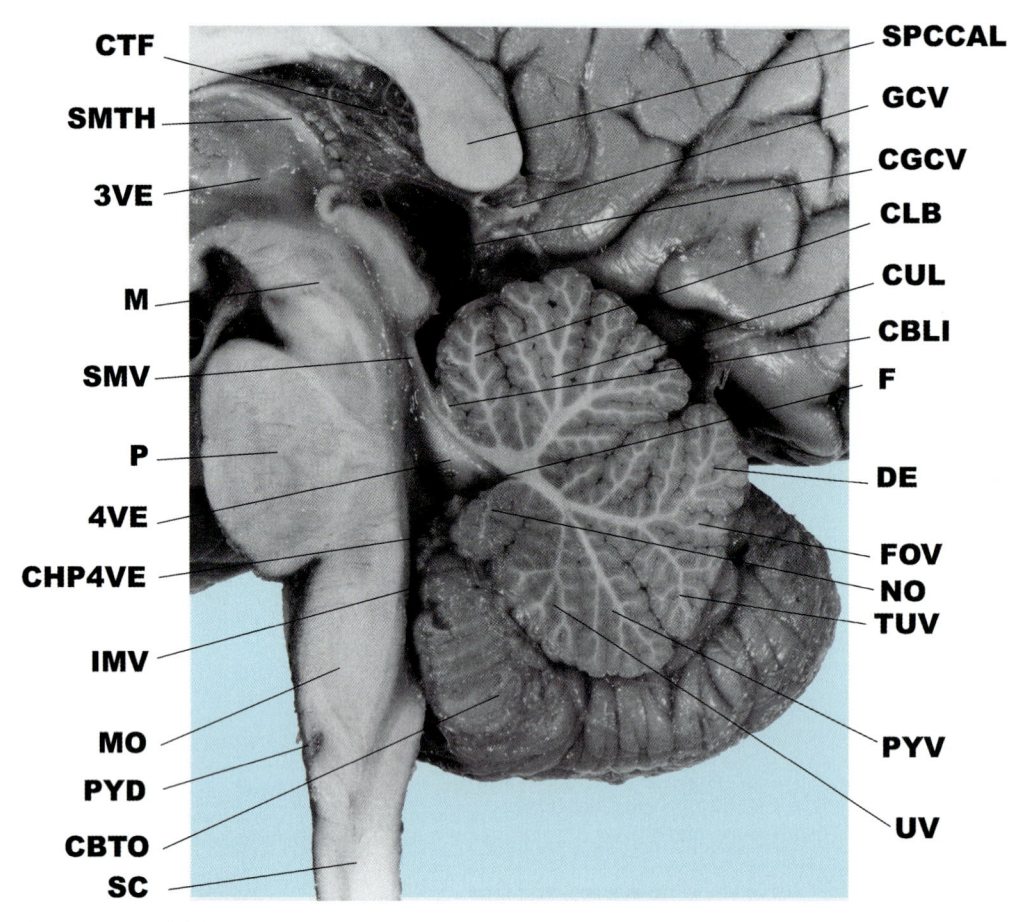

**図1-18　脳幹・小脳の正中矢状断面**

| | | | | |
|---|---|---|---|---|
| 3VE | 第3脳室 3rd ventricle *Ventriculus tertius* | | IMV | 下髄帆 inferior medullary velum *Velum medullare inferius* |
| 4VE | 第4脳室 4th ventricle *Ventriculus quartus* | | M | 中脳 mesencephalon *Mesencephalon* (midbrain) |
| CBLI | 小脳小舌 cerebral lingula *Lingula cerebelli* | | | |
| CBTO | 小脳扁桃 cerebellar tonsil *Tonsilla cerebelli* | | MO | 延髄 medulla oblongata *Medulla oblongata* |
| CGCV | 大大脳静脈槽 cistern of great cerebral vein *Cisterna venae cerebri magnae* | | NO | 小節 nodulus/nodule *Nodulus* |
| | | | P | 橋 pons *Pons* |
| CHP4VE | 第4脳室脈絡叢 chorioid plexus of 4th ventricle/choroid plexus of 4th ventricle *Plexus chorioideus ventriculi quarti* | | PYD | 錐体交叉 pyramidal decussation *Decussatio pyramidum* |
| | | | PYV | 虫部錐体 pyramis vermis *Pyramis vermis* |
| CLB | 中心小葉 central lobule *Lobulus centralis* | | SC | 脊髄 spinal cord *Medulla spinalis* |
| CTF | 大脳横裂 cerebral transverse fissure *Fissura transversa cerebri* | | SMTH | 視床髄条 stria medullaris of thalamus *Stria medullaris thalami* |
| | | | SMV | 上髄帆 superior medullary velum *Velum medullare superius* |
| CUL | 山頂 culmen *Culmen* | | SPCCAL | 脳梁膨大 splenium of corpus callosum *Splenium corporis callosi* |
| DE | 山腹 declive *Declive* | | | |
| F | 室頂 fastigium *Fastigium* | | TUV | 虫部隆起 tuber vermis *Tuber vermis* |
| FOV | 虫部葉 folium vermis *Folium vermis* | | UV | 虫部垂 uvula vermis *Uvula vermis* |
| GCV | 大大脳静脈 great cerebral vein *V. cerebri magna* (Galenus 静脈 vein of Galenus) | | | |

　大脳脚の内側面の下方からは動眼神経 oculomotor nerve（第3脳神経）がまとまって出ている．

　大脳脚は大脳皮質からの下行性線維群の大集団であり，その上方は内包からの続きで，下方は橋の縦束 longitudinal fasciculi に連なる．

　大脳脚を内側部分・中央部分・外側部分に分けると，内側部分は前頭橋路 frontopontine tract，中央部分は錐体路 pyramidal tract（皮質脊髄路 corticospinal tract と皮質核路 corticonuclear tract），外側部分は側頭橋路 temporopontine tract・頭頂橋路 parietopontine tract・後頭橋路 occipitopontine tract がそれぞれ占めている．

（**余録 1-4** は 45 頁参照）

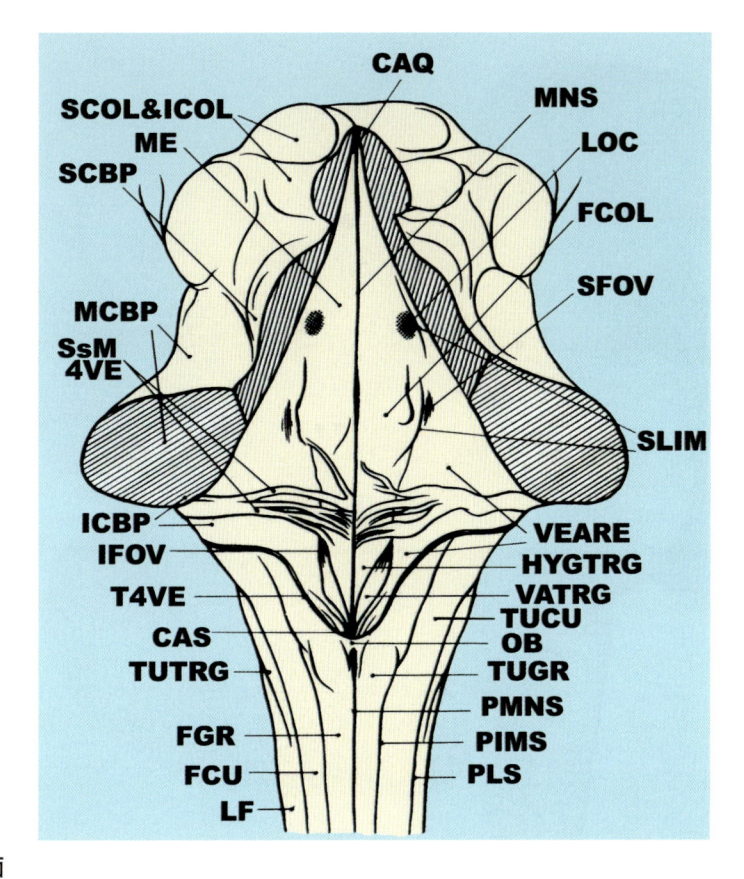

図 1-19　脳幹の背側面
小脳を切り取ってある．

| | | | | |
|---|---|---|---|---|
| CAQ | 中脳水道 cerebral aqueduct *Aqueductus cerebri* (Sylvius 水道 Sylvian aqueduct *Aqueductus Sylvii*) | | MNS | 正中溝 median sulcus *Sulcus medianus* |
| CAS | 筆尖 calamus scriptorius *Calamus scriptorius* | | OB | 閂（カンヌキ）obex *Obex* |
| FCOL | 顔面神経丘 facial colliculus *Colliculus facialis* | | PIMS | 後中間溝 posterior intermediate sulcus *Sulcus intermedius posterior* |
| FCU | 楔状束 fasciculus cuneatus *Fasciculus cuneatus* (Burdach 束 Burdach's fasciculus) (Burdach's tract) | | PLS | 後外側溝 posterior lateral sulcus *Sulcus lateralis posterior* |
| | | | PMNS | 後正中溝 posterior median sulcus *Sulcus medianus posterior* |
| FGR | 薄束 fasciculus gracilis *Fasciculus gracilis* (Goll 束 Goll's fasciculus) (Goll's tract) | | SCBP | 上小脳脚 superior cerebellar peduncle *Pedunculus cerebellaris superior* |
| | | | SCOL | 上丘 superior colliculus *Colliculus superior* |
| HYGTRG | 舌下神経三角 hypoglossal trigone *Trigonum nervi hypoglossi* | | SFOV | 上窩 superior fovea *Fovea superior* |
| ICBP | 下小脳脚 inferior cerebellar peduncle *Pedunculus cerebellaris inferior* | | SLIM | 境界溝 sulcus limitans *Sulcus limitans* |
| | | | SsM4VE | 第 4 脳室髄条 striae medullares of 4th ventricle *Striae medullares ventriculi quarti* (Piccolomini 髄条 striae medullares of Piccolomini) |
| ICOL | 下丘 inferior colliculus *Colliculus inferior* | | | |
| IFOV | 下窩 inferior fovea *Fovea inferior* | | T4VE | 第 4 脳室ヒモ tenia of 4th ventricle *Tenia ventriculi quarti* |
| LF | 側索 lateral funiculus *Funiculus lateralis* | | TUCU | 楔状束結節 tuberculum cuneatum *Tuberculum cuneatum* |
| LOC | 青斑 locus coeruleus/locus ceruleus *Locus coeruleus/Locus ceruleus* | | TUGR | 薄束結節 tuberculum gracile *Tuberculum gracile* |
| | | | TUTRG | 三叉神経結節 tuberculum trigeminale *Tuberculum trigeminale* |
| MCBP | 中小脳脚 middle cerebellar peduncle *Pedunculus cerebellaris medius* | | VATRG | 迷走神経三角 vagus trigone *Trigonum nervi vagi* |
| ME | 内側隆起 medial eminence *Eminentia medialis* | | VEARE | 前庭神経野 vestibular area *Area vestibularis* |

## 中脳被蓋

　中脳被蓋 mesencephalic tegmentum について以下に記す．中脳上部では赤核 nucleus ruber・動眼神経核 oculomotor nucleus・網様体 reticular formation・黒質 substantia nigra・内側縦束 medial longitudinal fasciculus・内側毛帯 medial lemniscus・中心被蓋路 central tegmental tract・下丘腕 brachium of inferior colliculus・三叉神経中脳路 mesencephalic tract of trigeminal nerve・三叉神経中脳路核 mesencephalic nucleus of trigeminal nerve などがある．中脳蓋との境界には中脳水道 cerebral aqueduct（Sylvius 水道 Sylvian aqueduct）とその周辺の中心灰白質 central gray substance とがある．

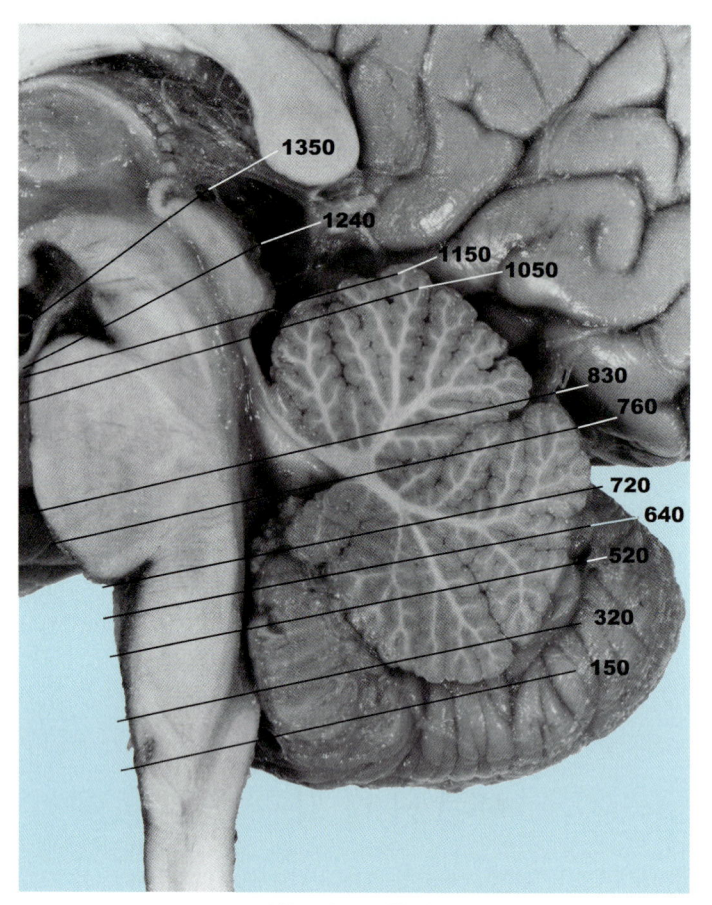

**図 1-20a　脳幹・小脳の横断面の位置**
脳幹・小脳の正中矢状断面．数字は切片番号．

　中脳下部では下丘腕がなくなり，赤核の代わりに上小脳脚交叉 decussation of superior cerebellar peduncle，とそれより口側の線維束「白核 nucleus albus」がみられる．動眼神経核の下端は中脳下部まで続いており，その下方には滑車神経核 trochlear nucleus があって，これから出る神経根は背側に向かって走る．

## 中脳蓋

　中脳蓋 mesencephalic tectum は上下 2 対の半球状の隆起からなり，それぞれを上丘 superior colliculus・下丘 inferior colliculus と呼ぶ．これらはおのおの上丘腕 brachium of superior colliculus・下丘腕 brachium of inferior colliculus によって間脳の視床後部と連絡する．上丘には層構造があり，神経細胞が 7 層に配列していて，その役割は光に対する反射路の中枢であるとされている．下丘は上丘のような層構造はなく，ただ神経細胞が集まっただけで，下丘核 inferior collicular nucleus と呼んでいる．その役割は聴覚伝導路の中継核の 1 つである．

　下丘の下方からは，外方に向かって滑車神経 trochlear nerve（第 4 脳神経）を出しているが，これは脳神経の中で唯一背側から出るものである．滑車神経核から出た神経根は背側に走り，中脳水道の後方で左右が交叉して滑車神経交叉 decussation of trochlear nerve（図 1-20e）を形成しつつ反対側へ向かい，下丘の下方の中脳と橋の移行部から脳表面に出て，滑車神経となる．

## 橋

　後脳を腹側の橋と背側の小脳に分ける．**橋 pons**（図 1-18〜1-20）はその著明な膨隆によって，中脳および延髄と明確に区別される．外側は中小脳脚 middle cerebellar peduncle（橋腕 brachium pontis）に移行

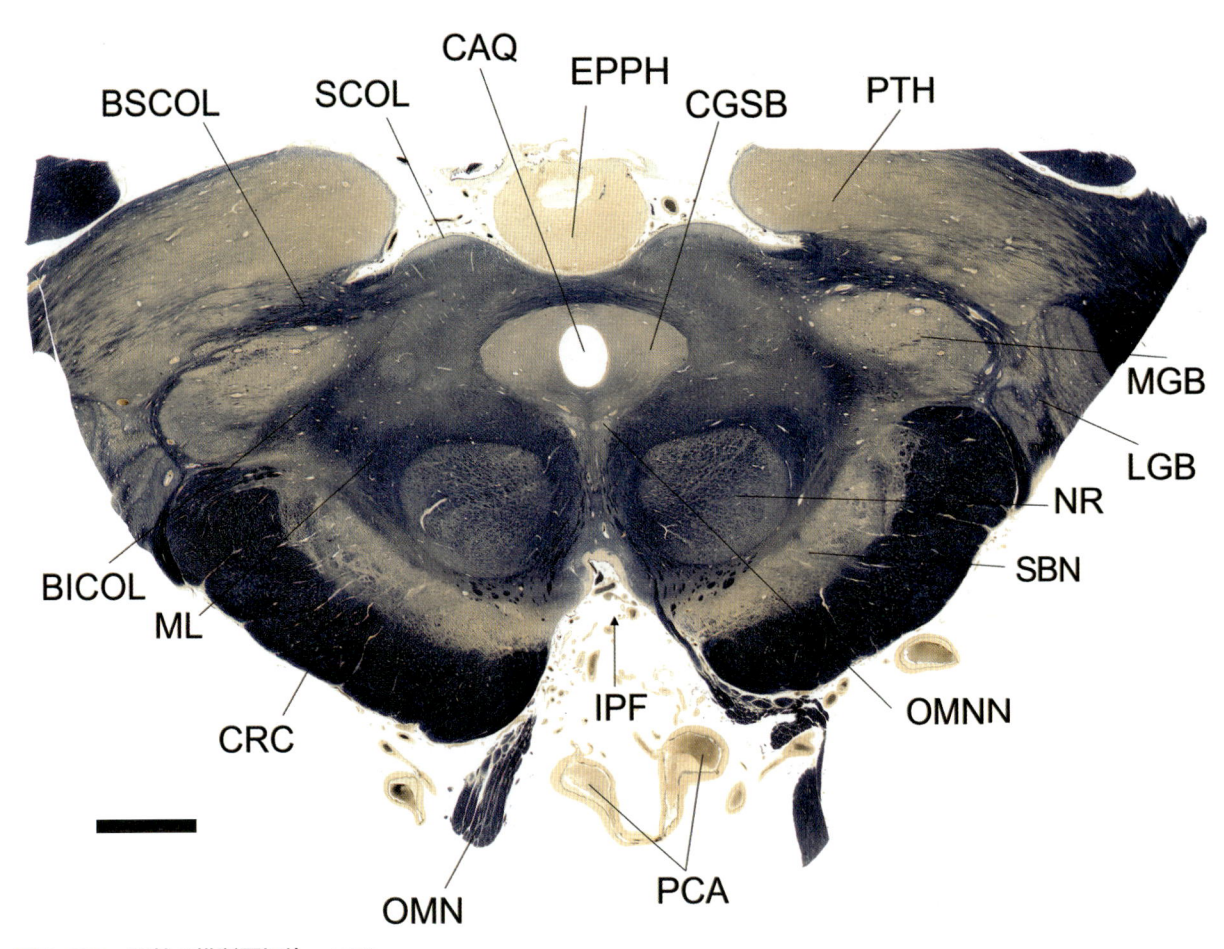

#### 図1-20b　脳幹の横断面切片　1350

Kultschitzky 髄鞘染色．スケールバーは4mm．

| | | | | |
|---|---|---|---|---|
| BICOL | 下丘腕 brachium of inferior colliculus *Brachium colliculi inferioris* | | MGB | 内側膝状体 medial geniculate body *Corpus geniculatum mediale* |
| BSCOL | 上丘腕 brachium of superior colliculus *Brachium colliculi superioris* | | ML | 内側毛帯 medial lemniscus *Lemniscus medialis* |
| CAQ | 中脳水道 cerebral aqueduct *Aqueductus cerebri* (Sylvius 水道 Sylvian aqueduct *Aqueductus Sylvii*) | | NR | 赤核 nucleus ruber *Nucleus ruber* (red nucleus) |
| CGSB | 中心灰白質 central gray substance *Substantia grisea centralis* | | OMN | 動眼神経 oculomotor nerve *N. oculomotorius* |
| CRC | 大脳脚 crus cerebri *Crus cerebri* | | OMNN | 動眼神経核 oculomotor nucleus *Nucleus nervi oculomotorii* |
| EPPH | 松果体 epiphysis *Epiphysis cerebri* (pineal gland *Glandula pinealis*) (pineal body *Corpus pineale*) | | PCA | 後大脳動脈 posterior cerebral artery *A. cerebri posterior* |
| | | | PTH | 視床枕 pulvinar thalami *Pulvinar thalami* (後核 posterior nucleus *Nucleus posterior*) |
| IPF | 脚間窩 interpeduncular fossa *Fossa interpeduncularis* | | SBN | 黒質 substantia nigra *Substantia nigra* |
| LGB | 外側膝状体 lateral geniculate body *Corpus geniculatum laterale* | | SCOL | 上丘 superior colliculus *Colliculus superior* |

して小脳に連なる．背側は第4脳室 4th ventricle に面しているが，小脳が背側から覆っているので外からはみえない．

　橋の外側部分の中央の高さからは三叉神経 trigeminal nerve（第5脳神経）が出入りしている．橋の下端の延髄との移行部で正中線から約5mm外方の位置から，外転神経 abducens nerve が現われる．また，外転神経と同じ高さでさらに外方，中小脳脚の下端からは顔面神経 facial nerve（第7脳神経）および内耳神経 vestibulocochlear nerve（第8脳神経あるいは前庭蝸牛神経）が出入りしている．なお，顔面神経の知覚根には中間神経 nervus intermedius という別称がある．

　橋の腹側面には正中矢状線に一致して浅い溝がある．これは脳底溝 sulcus basilaris で，これに沿って脳底動脈 basilar artery が走っている（図1-3，1-20）．

　橋の内部は，橋底部 pontine base と橋被蓋 pontine tegmentum（橋背部 pars dorsalis pontis）に分ける．この2つを分けるものは内側毛帯 medial lemniscus で，これを含めて背側部分を橋被蓋，それよりも腹側

# 序説 Introduction

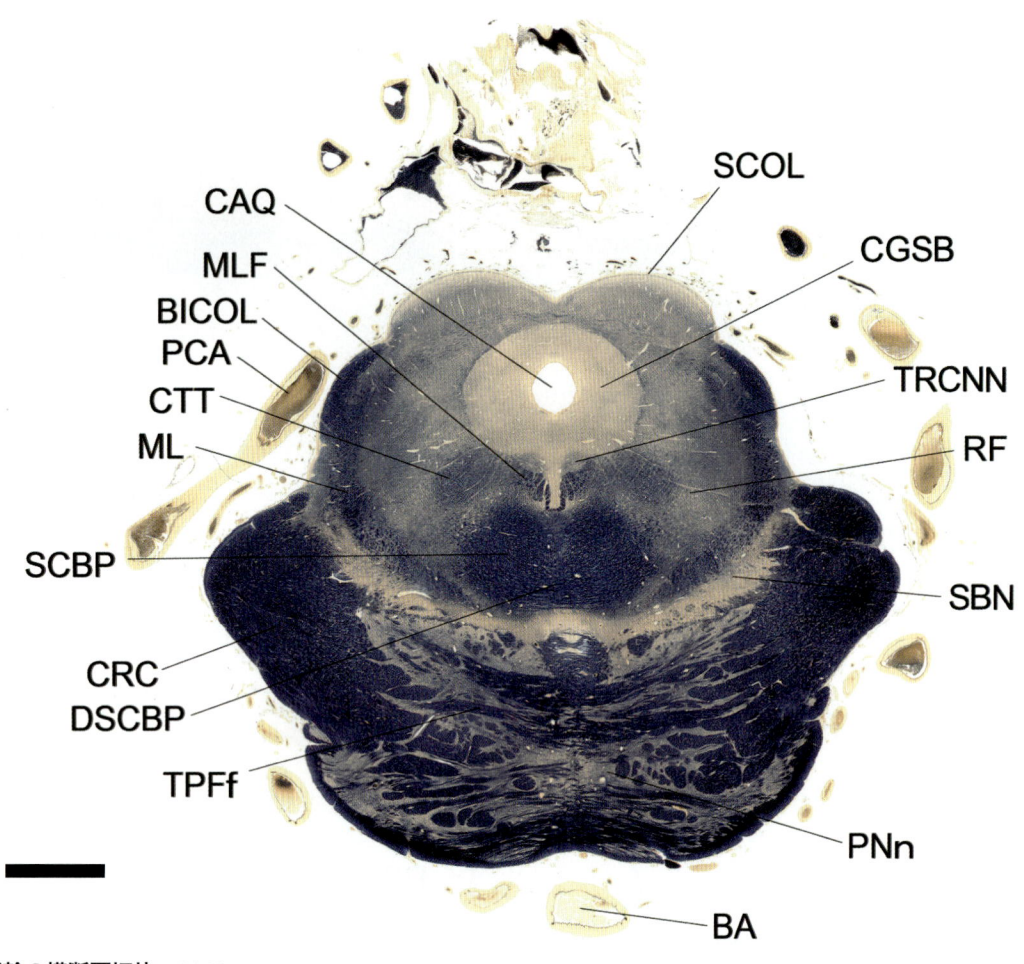

**図 1-20c　脳幹の横断面切片　1240**
Kultschitzky 髄鞘染色．スケールバーは 4 mm．

| | | | |
|---|---|---|---|
| BA | 脳底動脈 basilar artery *A. basilaris* | PCA | 後大脳動脈 posterior cerebral artery *A. cerebri posterior* |
| BICOL | 下丘腕 brachium of inferior colliculus *Brachium colliculi inferioris* | PNn | 橋核 pontine nuclei *Nuclei pontis* |
| CAQ | 中脳水道 cerebral aqueduct *Aqueductus cerebri* (Sylvius 水道 Sylvian aqueduct *Aqueductus Sylvii*) | RF | 網様体 reticular formation *Formatio reticularis* |
| CGSB | 中心灰白質 central gray substance *Substantia grisea centralis* | SBN | 黒質 substantia nigra *Substantia nigra* |
| CRC | 大脳脚 crus cerebri *Crus cerebri* | SCBP | 上小脳脚 superior cerebellar peduncle *Pedunculus cerebellaris superior* (結合腕 brachium conjunctivum *Brachium conjunctivum*) |
| CTT | 中心被蓋路 central tegmental tract *Tractus tegmentalis centralis* | SCOL | 上丘 superior colliculus *Colliculus superior* |
| DSCBP | 上小脳脚交叉 decussation of superior cerebellar peduncle *Decussatio pedunculorum cerebellarium superiorum* | TPFf | 横橋線維 transverse pontine fibres/transverse pontine fibers *Fibrae pontis transversae* |
| ML | 内側毛帯 medial lemniscus *Lemniscus medialis* | TRCNN | 滑車神経核 trochlear nucleus *Nucleus nervi trochlearis* |
| MLF | 内側縦束 medial longitudinal fasciculus *Fasciculus longitudinalis medialis* | | |

部分を橋底部と呼んでいる．

## 橋底部

　橋底部 pontine base の構造は比較的簡単で，縦束 longitudinal fasciculi・橋核 pontine nuclei・横橋線維 transverse pontine fibers からなる．縦束は錐体路 pyramidal tract と皮質橋路 corticopontine tract とが占めている．錐体路のうち皮質脊髄路は橋を通過しているが，皮質核路は橋にある脳神経運動核群（三叉神経運動核・外転神経核・顔面神経核）に交叉性に線維を送っている．皮質橋路はすべて同側の橋核に終わり，橋核から出た軸索が横橋線維となって反対側に交叉し，さらに中小脳脚を通り小脳皮質に向かう．

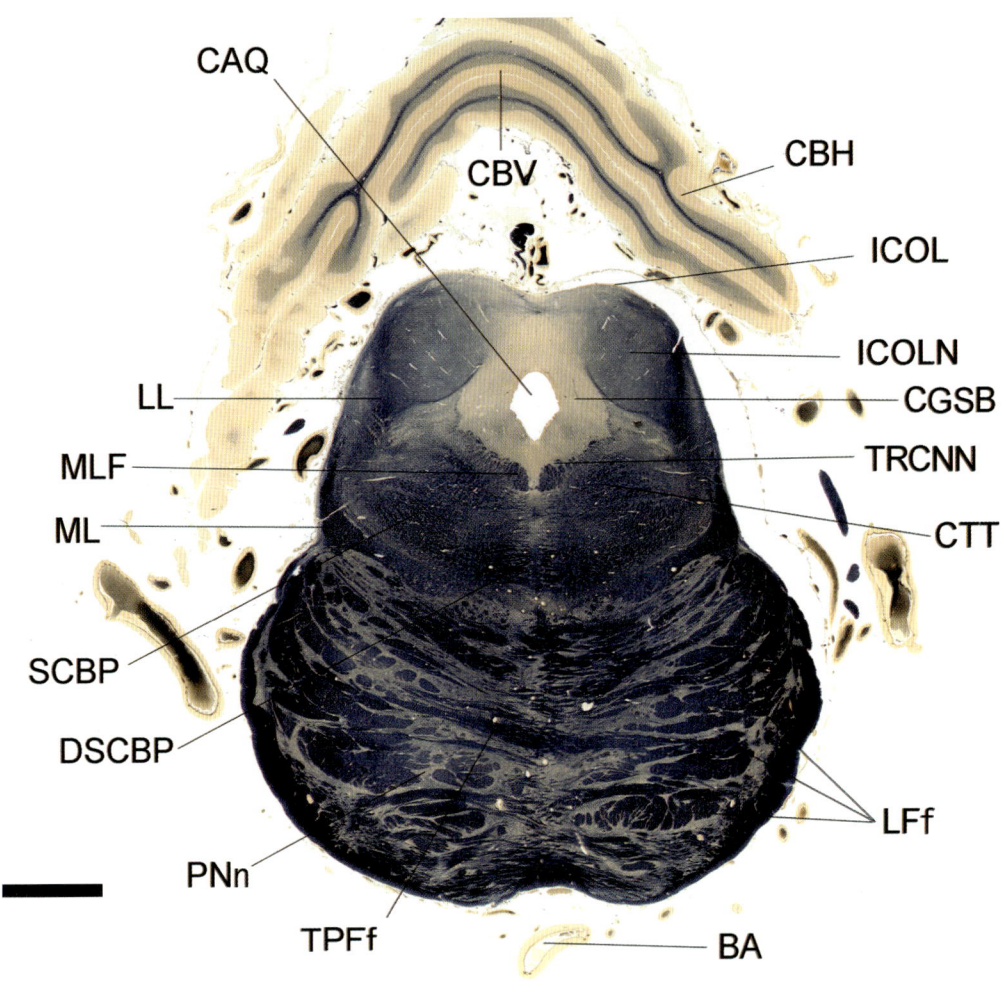

図 1-20d　脳幹・小脳の横断面切片　1150
Kultschitzky 髄鞘染色．スケールバーは 4 mm．

| | | | |
|---|---|---|---|
| BA | 脳底動脈 basilar artery *A. basilaris* | LFf | 縦束 longitudinal fasciculi *Fasciculi longitudinales* (橋縦束 pontine longitudinal fasciculi *Fasciculi longitudinales pontis*) |
| CAQ | 中脳水道 cerebral aqueduct *Aqueductus cerebri* (Sylvius 水道 Sylvian aqueduct *Aqueductus Sylvii*) | | |
| CBH | 小脳半球 cerebellar hemisphere *Hemispherium cerebelli* | LL | 外側毛帯 lateral lemniscus *Lemniscus lateralis* |
| CBV | 小脳虫部 cerebellar vermis *Vermis cerebelli* | ML | 内側毛帯 medial lemniscus *Lemniscus medialis* |
| CGSB | 中心灰白質 central gray substance *Substantia grisea centralis* | MLF | 内側縦束 medial longitudinal fasciculus *Fasciculus longitudinalis medialis* |
| CTT | 中心被蓋路 central tegmental tract *Tractus tegmentalis centralis* | PNn | 橋核 pontine nuclei *Nuclei pontis* |
| DSCBP | 上小脳脚交叉 decussation of superior cerebellar peduncle *Decussatio pedunculorum cerebellarium superiorum* | SCBP | 上小脳脚 superior cerebellar peduncle *Pedunculus cerebellaris superior* (結合腕 brachium conjunctivum *Brachium conjunctivum*) |
| ICOL | 下丘 inferior colliculus *Colliculus inferior* | TPFf | 横橋線維 transverse pontine fibres/transverse pontine fibers *Fibrae pontis transversae* |
| ICOLN | 下丘核 inferior collicular nucleus *Nucleus colliculi inferioris* | TRCNN | 滑車神経核 trochlear nucleus *Nucleus nervi trochlearis* |

## 橋被蓋

　橋被蓋 pontine tegmentum のあらゆる高さにみられる構造には，内側毛帯 medial lemniscus・内側縦束 medial longitudinal fasciculus・中心被蓋路 central tegmental tract・網様体 reticular formation などがあり，外側毛帯 lateral lemniscus も橋の下端を除いてほぼすべてにある．橋上部にみられるものには，上中心核 superior central nucleus・青斑核 nucleus loci coerulei・三叉神経中脳路 mesencephalic tract of trigeminal nerve・三叉神経中脳路核 mesencephalic nucleus of trigeminal nerve などがある．橋中部の被蓋では外側部分に，三叉神経運動核 motor nucleus of trigeminal nerve と三叉神経主知覚核 principal sensory nucleus of trigeminal nerve がみられる．さらに橋下部では，外転神経核 abducens nucleus・外転神経根 root of abducens

序説 Introduction

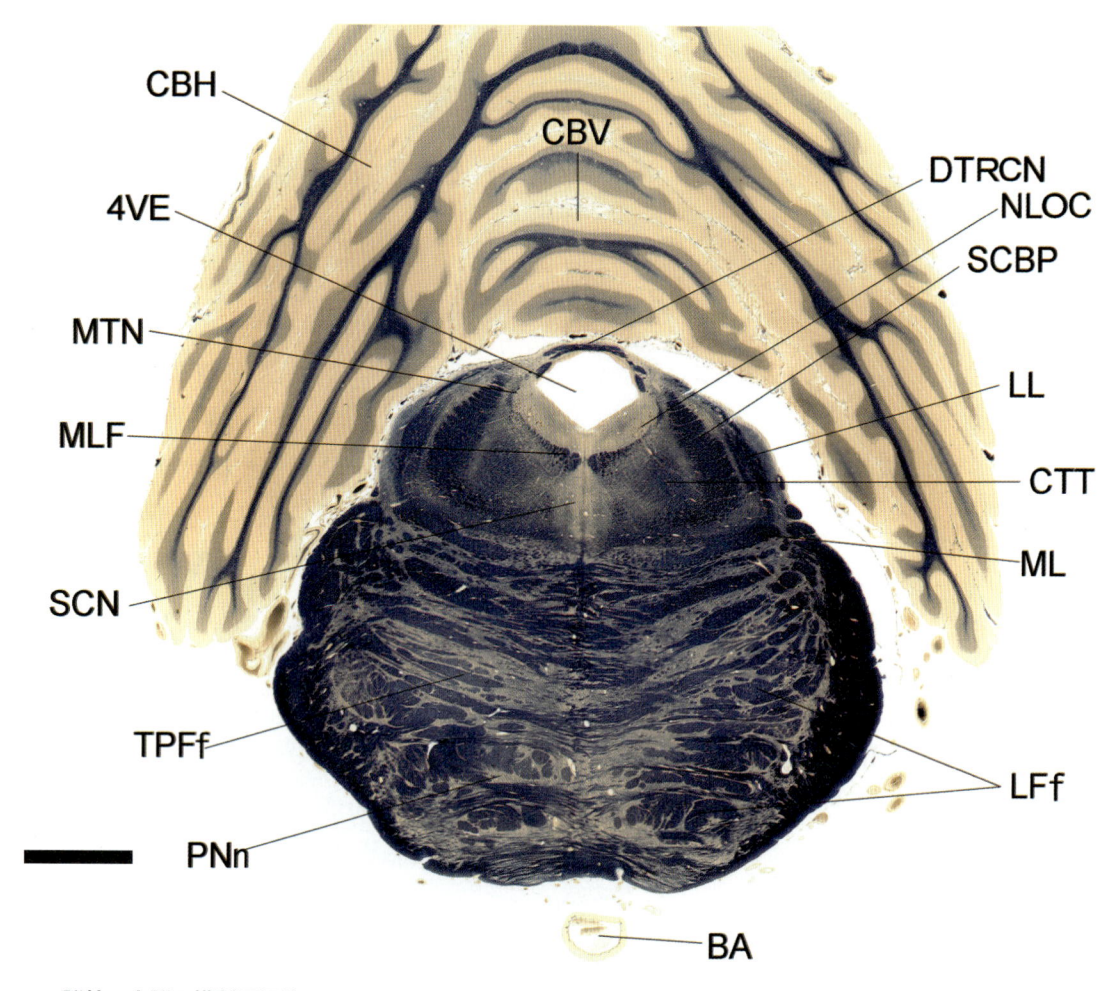

**図 1-20e 脳幹・小脳の横断面切片　1050**
Kultschitzky 髄鞘染色．スケールバーは 4 mm．

| | | | |
|---|---|---|---|
| 4VE | 第 4 脳室 4th ventricle *Ventriculus quartus* | MTN | 三叉神経中脳路核 mesencephalic nucleus of trigeminal nerve *Nucleus tractus mesencephalici nervi trigemini* |
| BA | 脳底動脈 basilar artery *A. basilaris* | NLOC | 青斑核 nucleus of locus coeruleus/nucleus of locus ceruleus *Nucleus loci coerulei/Nucleus loci cerulei* （鉄色質 substantia ferruginea *Substantia ferruginea*） |
| CBH | 小脳半球 cerebellar hemisphere *Hemispherium cerebelli* | | |
| CBV | 小脳虫部 cerebellar vermis *Vermis cerebelli* | | |
| CTT | 中心被蓋路 central tegmental tract *Tractus tegmentalis centralis* | PNn | 橋核 pontine nuclei *Nuclei pontis* |
| DTRCN | 滑車神経交叉 decussation of trochlear nerve *Decussatio nervorum trochlearium* | SCBP | 上小脳脚 superior cerebellar peduncle *Pedunculus cerebellaris superior* （結合腕 brachium conjunctivum *Brachium conjunctivum*） |
| LFf | 縦束 longitudinal fasciculi *Fasciculi longitudinales* （橋縦束 pontine longitudinal fasciculi *Fasciculi longitudinales pontis*） | SCN | 上中心核 superior central nucleus *Nucleus centralis superior* |
| LL | 外側毛帯 lateral lemniscus *Lemniscus lateralis* | TPFf | 横橋線維 transverse pontine fibres/transverse pontine fibers *Fibrae pontis transversae* |
| ML | 内側毛帯 medial lemniscus *Lemniscus medialis* | | |
| MLF | 内側縦束 medial longitudinal fasciculus *Fasciculus longitudinalis medialis* | | |

nerve・顔面神経核 facial nucleus・顔面神経根 root of facial nerve・三叉神経脊髄路 spinal tract of trigeminal nerve・三叉神経脊髄路核 spinal nucleus of trigeminal nerve・前庭神経核 vestibular nuclei などがみられるのが特徴である．

## 小　脳

小脳 cerebellum（図 1-17～1-21）は橋の背側にあり，後脳 metencephalon の一部である．
　小脳を肉眼的に観察すると，3 つの面があるのがわかる．それは上面・前下面・後下面である．上面は

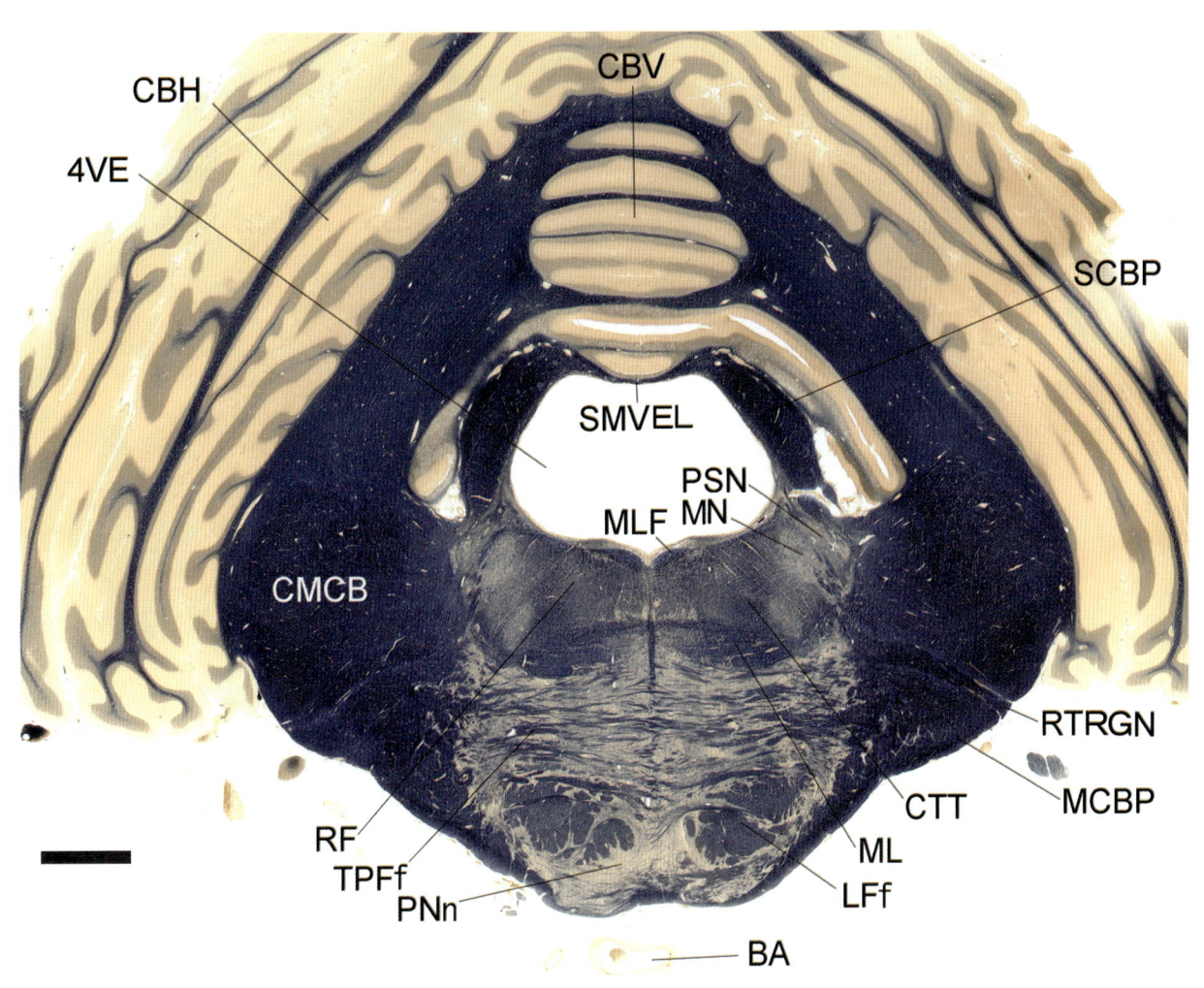

第1章　脳・脊髄の解剖学概論　Chapter 1　Anatomical Outline of the Brain and Spinal Cord

**図 1-20f　脳幹・小脳の横断面切片　830**
Kultschitzky 髄鞘染色．スケールバーは 4 mm．

| | | | | |
|---|---|---|---|---|
| 4VE | 第 4 脳室 4th ventricle *Ventriculus quartus* | | MLF | 内側縦束 medial longitudinal fasciculus *Fasciculus longitudinalis medialis* |
| BA | 脳底動脈 basilar artery *A. basilaris* | | MN | 三叉神経運動核 motor nucleus of trigeminal nerve *Nucleus motorius nervi trigemini* |
| CBH | 小脳半球 cerebellar hemisphere *Hemispherium cerebelli* | | | |
| CBV | 小脳虫部 cerebellar vermis *Vermis cerebelli* | | PNn | 橋核 pontine nuclei *Nuclei pontis* |
| CMCB | 小脳髄体 corpus medullare of cerebellum *Corpus medullare cerebelli* | | PSN | 三叉神経主知覚核 principal sensory nucleus of trigeminal nerve *Nucleus sensorius principalis nervi trigemini* |
| CTT | 中心被蓋路 central tegmental tract *Tractus tegmentalis centralis* | | RF | 網様体 reticular formation *Formatio reticularis* |
| LFf | 縦束 longitudinal fasciculi *Fasciculi longitudinales* （橋縦束 pontine longitudinal fasciculi *Fasciculi longitudinales pontis*) | | RTRGN | 三叉神経根 root of trigeminal nerve *Radix nervi trigemini* |
| | | | SCBP | 上小脳脚 superior cerebellar peduncle *Pedunculus cerebellaris superior* （結合腕 brachium conjunctivum *Brachium conjunctivum*) |
| MCBP | 中小脳脚 middle cerebellar peduncle *Pedunculus cerebellaris medius* （橋腕 brachium pontis *Brachium pontis*) | | SMVEL | 上髄帆 superior medullary velum *Velum medullare superius* |
| ML | 内側毛帯 medial lemniscus *Lemniscus medialis* | | TPFf | 横橋線維 transverse pontine fibres/transverse pontine fibers *Fibrae pontis transversae* |

小脳テント tentorium cerebelli に面し，前下面は側頭骨の錐体後面に接し，後下面は後頭骨の外側部 lateral part 内面に相対している．

　小脳は解剖学的には，中央部の小脳虫部 vermis cerebelli と左右に大きく膨らんだ小脳半球 cerebellar hemisphere に分ける．虫部および両半球はその表面にある小脳溝 cerebellar fissures と小脳回 cerebellar foliae がある．大脳回に比較して小脳回の幅（溝と溝の間）は狭く，しかもほぼ平行なのが特徴である．

　小脳の区分は小脳虫部と小脳半球を対比させると理解しやすい．表 1-3 に小脳の区分ならびに主な小脳溝を示す．

　小脳下面では両半球が著しく膨隆しているので，虫部が奥深く陥没した形態をなしている．それでこの

| 序説 Introduction

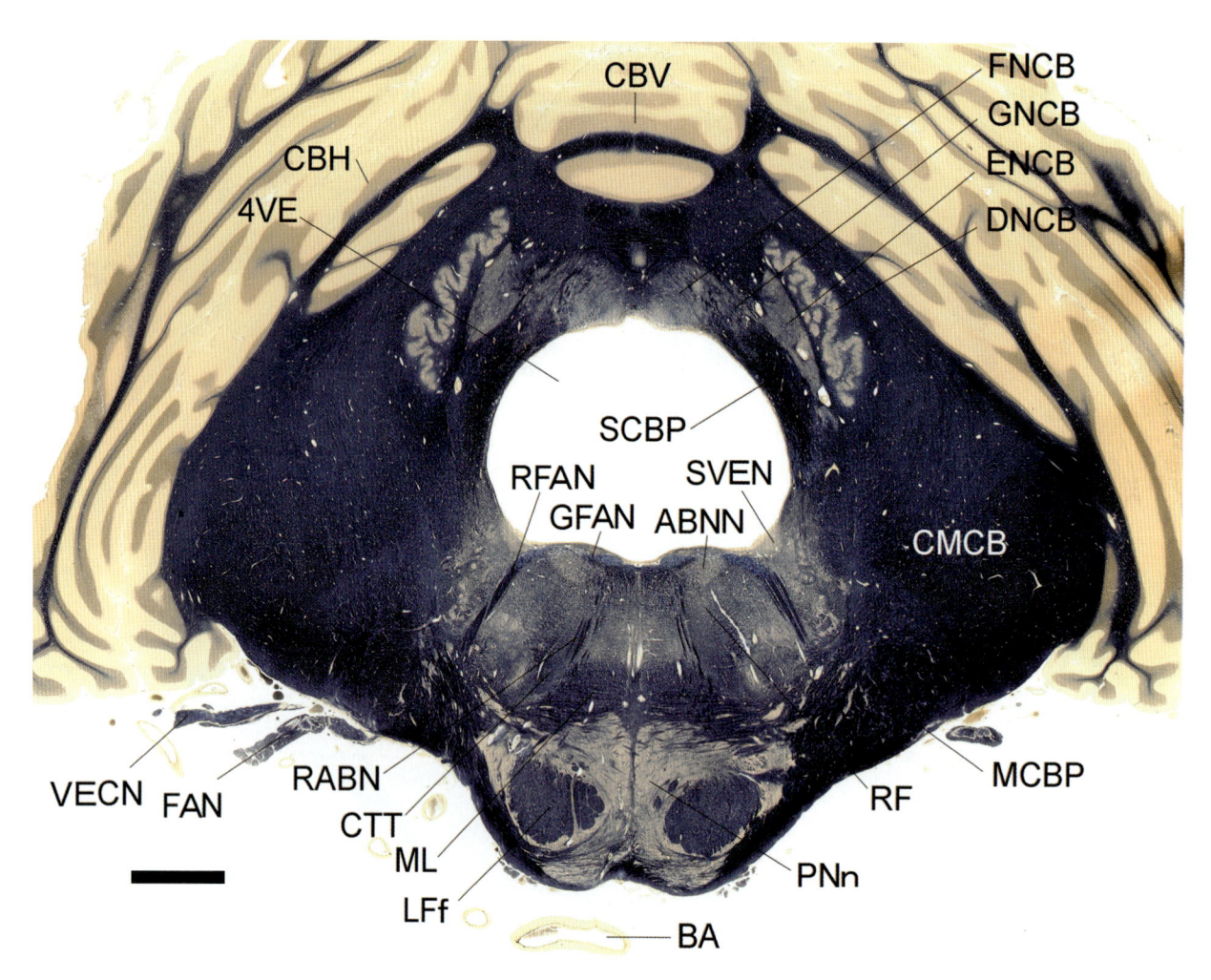

**図 1-20g　脳幹・小脳の横断面切片　760**
Kultschitzky 髄鞘染色．スケールバーは 4 mm．

| | | | | |
|---|---|---|---|---|
| 4VE | 第 4 脳室 4th ventricle *Ventriculus quartus* | | MCBP | 中小脳脚 middle cerebellar peduncle *Pedunculus cerebellaris medius* |
| ABNN | 外転神経核 abducens nucleus/abducent nucleus *Nucleus nervi abducentis* | | | （橋腕 brachium pontis *Brachium pontis*） |
| BA | 脳底動脈 basilar artery *A. basilaris* | | ML | 内側毛帯 medial lemniscus *Lemniscus medialis* |
| CBH | 小脳半球 cerebellar hemisphere *Hemispherium cerebelli* | | PNn | 橋核 pontine nuclei *Nuclei pontis* |
| CBV | 小脳虫部 cerebellar vermis *Vermis cerebelli* | | RABN | 外転神経根 root of abducens nerve/root of abducent nerve *Radix nervi abducentis* |
| CMCB | 小脳髄体 corpus medullare of cerebellum *Corpus medullare cerebelli* | | RF | 網様体 reticular formation *Formatio reticularis* |
| CTT | 中心被蓋路 central tegmental tract *Tractus tegmentalis centralis* | | RFAN | 顔面神経根 root of facial nerve *Radix nervi facialis* |
| DNCB | 歯状核 dentate nucleus *Nucleus dentatus* | | SCBP | 上小脳脚 superior cerebellar peduncle *Pedunculus cerebellaris superior* |
| ENCB | 栓状核 emboliform nucleus *Nucleus emboliformis* | | | （結合腕 brachium conjunctivum *Brachium conjunctivum*） |
| FAN | 顔面神経 facial nerve *N. facialis* | | SVEN | 前庭神経上核 superior vestibular nucleus *Nucleus vestibularis superior* |
| FNCB | 室頂核 fastigial nucleus *Nucleus fastigii* | | VECN | 内耳神経 vestibulocochlear nerve *N. vestibulocochlearis* |
| GFAN | 顔面神経膝 genu of facial nerve *Genu nervi facialis* | | | （前庭蝸牛神経） |
| GNCB | 球状核 globose nucleus *Nucleus globosus* | | | |
| LFf | 縦束 longitudinal fasciculi *Fasciculi longitudinales* | | | |
| | （橋縦束 pontine longitudinal fasciculi *Fasciculi longitudinales pontis*） | | | |

陥凹部を小脳谷 vallecula cerebelli といい，その前方では延髄が入り込んでいる．

## 小脳灰白質と小脳白質

　小脳も終脳と同じように表面の小脳灰白質 cerebellar gray matter とその深部の小脳白質 cerebellar white matter からなる．

　小脳白質は髄体 corpus medullare とそれから出ている白質板 laminae albae とに分けられ，樹木の幹と枝

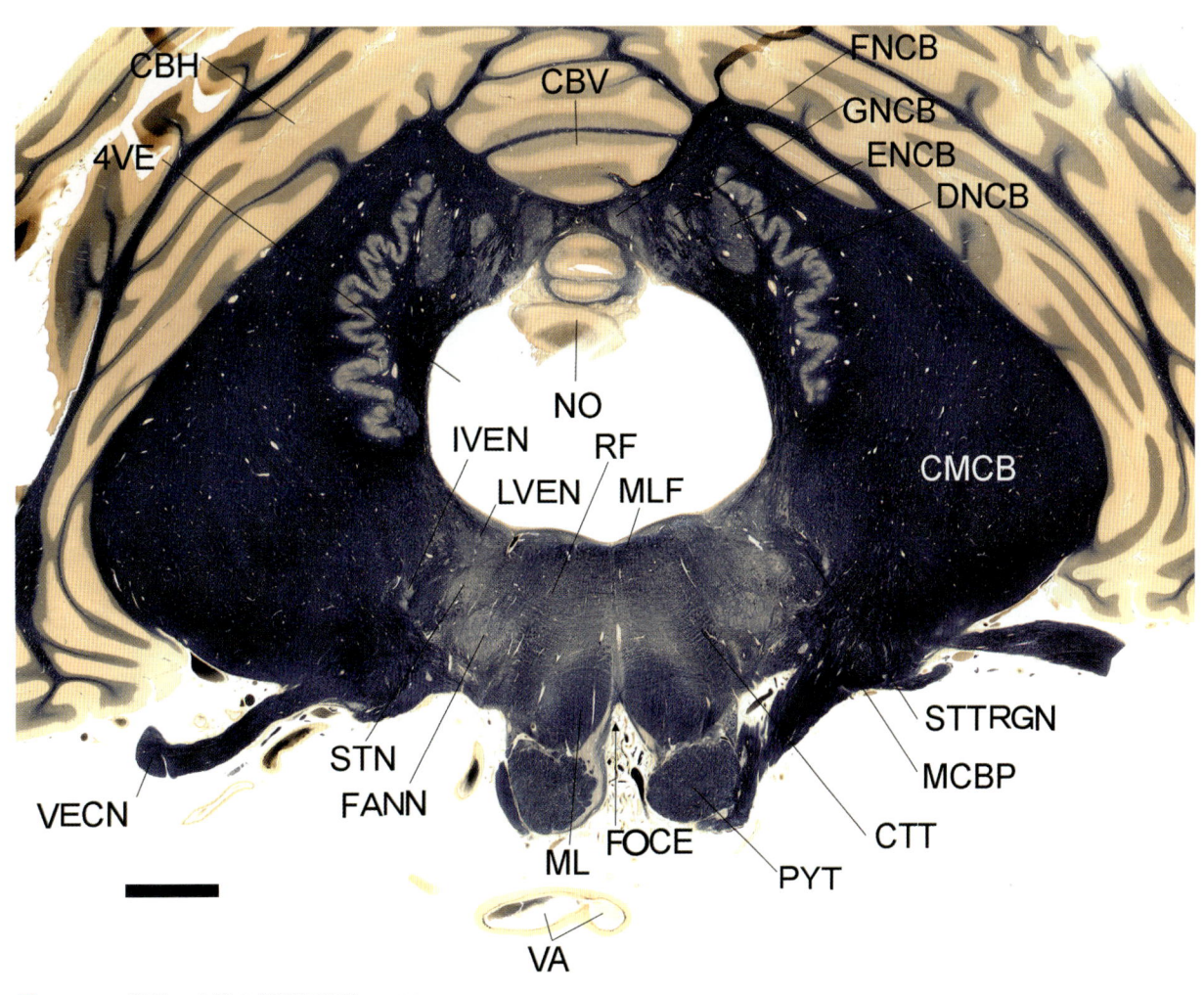

### 図 1-20h　脳幹・小脳の横断面切片　720

Kultschitzky 髄鞘染色．スケールバーは 4 mm．

| | | | | |
|---|---|---|---|---|
| 4VE | 第4脳室 4th ventricle *Ventriculus quartus* | | MCBP | 中小脳脚 middle cerebellar peduncle *Pedunculus cerebellaris medius*（橋腕 brachium pontis *Brachium pontis*） |
| CBH | 小脳半球 cerebellar hemisphere *Hemispherium cerebelli* | | | |
| CBV | 小脳虫部 cerebellar vermis *Vermis cerebelli* | | ML | 内側毛帯 medial lemniscus *Lemniscus medialis* |
| CMCB | 小脳髄体 corpus medullare of cerebellum *Corpus medullare cerebelli* | | MLF | 内側縦束 medial longitudinal fasciculus *Fasciculus longitudinalis medialis* |
| CTT | 中心被蓋路 central tegmental tract *Tractus tegmentalis centralis* | | NO | 小節 nodulus/nodule *Nodulus* |
| DNCB | 歯状核 dentate nucleus *Nucleus dentatus* | | PYT | 錐体路 pyramidal tract *Tractus pyramidalis* |
| ENCB | 栓状核 emboliform nucleus *Nucleus emboliformis* | | RF | 網様体 reticular formation *Formatio reticularis* |
| FANN | 顔面神経核 facial nucleus *Nucleus nervi facialis* | | STN | 三叉神経脊髄路核 spinal nucleus of trigeminal nerve *Nucleus tractus spinalis nervi trigemini* |
| FNCB | 室頂核 fastigial nucleus *Nucleus fastigii* | | | |
| FOCE | 盲孔 foramen caecum/foramen cecum *Foramen caecum/Foramen cecum* | | STTRGN | 三叉神経脊髄路 spinal tract of trigeminal nerve *Tractus spinalis nervi trigemini* |
| GNCB | 球状核 globose nucleus *Nucleus globosus* | | VA | 椎骨動脈 vertebral artery *A. vertebralis* |
| IVEN | 前庭神経下核 inferior vestibular nucleus *Nucleus vestibularis inferior* | | VECN | 内耳神経 vestibulocochlear nerve *N. vestibulocochlearis*（前庭蝸牛神経） |
| LVEN | 前庭神経外側核 lateral vestibular nucleus *Nucleus vestibularis lateralis* | | | |

のようにみえることから，これを小脳活樹 arbor vitae cerebelli と呼んでいる．

一方，表面に位置する小脳灰白質を小脳皮質 cerebellar cortex ともいい，2層からなる．表面から，

①分子層 molecular layer（最深部に Purkinje 細胞 Purkinje cells の細胞体が配列）

②顆粒層 granular layer

の順に配列している．

髄体の中にも灰白質があって，これを小脳核 cerebellar nuclei と呼ぶ．この小脳核には外側から順に，

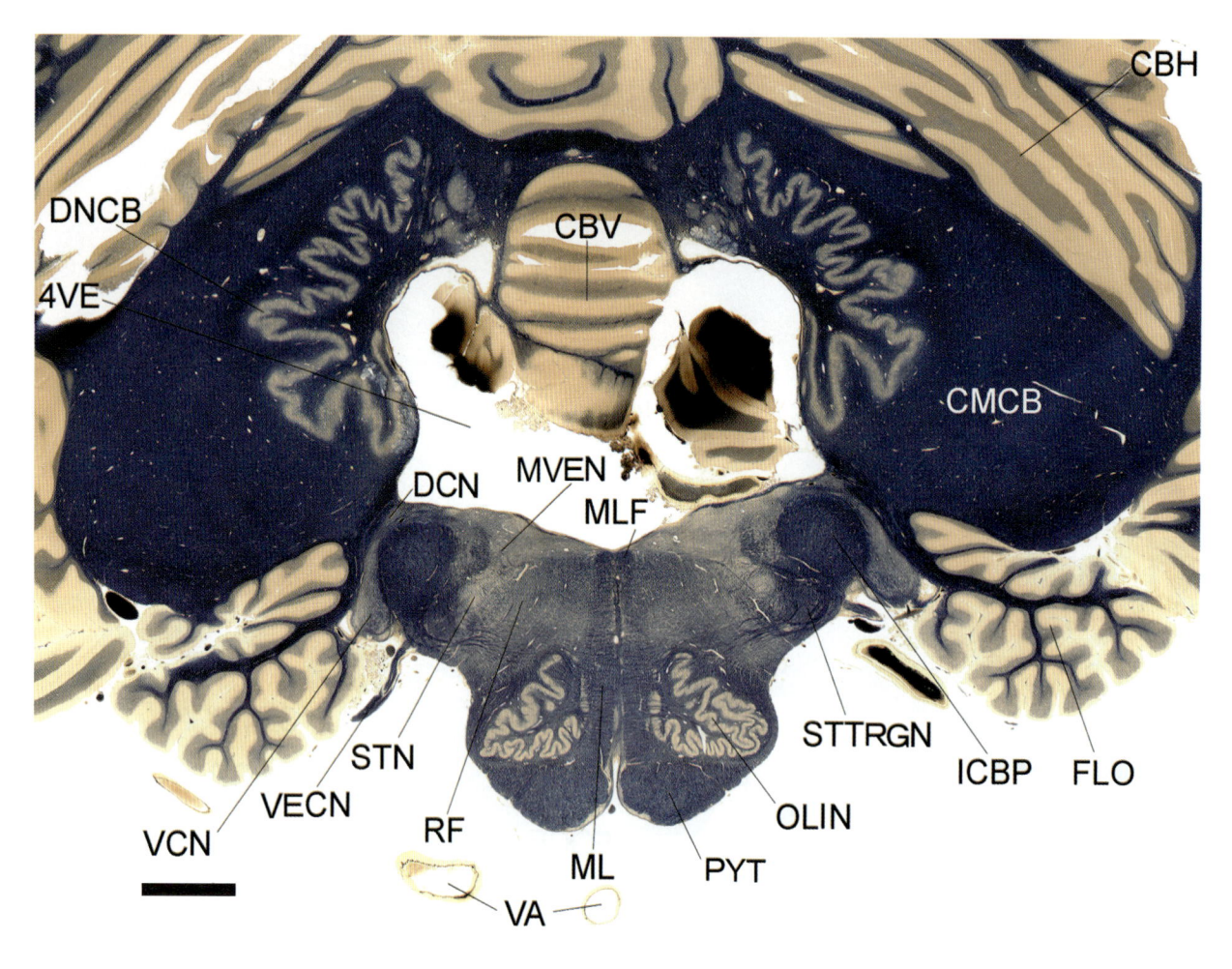

**図 1-20i　脳幹・小脳の横断面切片　640**
Kultschitzky 髄鞘染色．スケールバーは 4 mm．

| | | | |
|---|---|---|---|
| 4VE | 第 4 脳室 4th ventricle *Ventriculus quartus* | MVEN | 前庭神経内側核 medial vestibular nucleus *Nucleus vestibularis medialis* |
| CBH | 小脳半球 cerebellar hemisphere *Hemispherium cerebelli* | OLIN | オリーブ核 olivary nucleus *Nucleus olivaris* |
| CBV | 小脳虫部 cerebellar vermis *Vermis cerebelli* | PYT | 錐体路 pyramidal tract *Tractus pyramidalis* |
| CMCB | 小脳髄体 corpus medullare of cerebellum *Corpus medullare cerebelli* | RF | 網様体 reticular formation *Formatio reticularis* |
| DCN | 蝸牛神経背側核 dorsal cochlear nucleus *Nucleus cochlearis dorsalis* | STN | 三叉神経脊髄路核 spinal nucleus of trigeminal nerve *Nucleus tractus spinalis nervi trigemini* |
| DNCB | 歯状核 dentate nucleus *Nucleus dentatus* | STTRGN | 三叉神経脊髄路 spinal tract of trigeminal nerve *Tractus spinalis nervi trigemini* |
| FLO | 片葉 flocculus *Flocculus* | VA | 椎骨動脈 vertebral artery *A. vertebralis* |
| ICBP | 下小脳脚 inferior cerebellar peduncle *Pedunculus cerebellaris inferior*（索状体 restiform body *Corpus restiforme*) | VCN | 蝸牛神経腹側核 ventral cochlear nucleus *Nucleus cochlearis ventralis* |
| ML | 内側毛帯 medial lemniscus *Lemniscus medialis* | VECN | 内耳神経 vestibulocochlear nerve *N. vestibulocochlearis*（前庭蝸牛神経） |
| MLF | 内側縦束 medial longitudinal fasciculus *Fasciculus longitudinalis medialis* | | |

①歯状核 dentate nucleus
②栓状核 emboliform nucleus
③球状核 globose nucleus
④室頂核 fastigial nucleus
の 4 つの核がある．

(抄伝 1-6 は 47 頁参照)

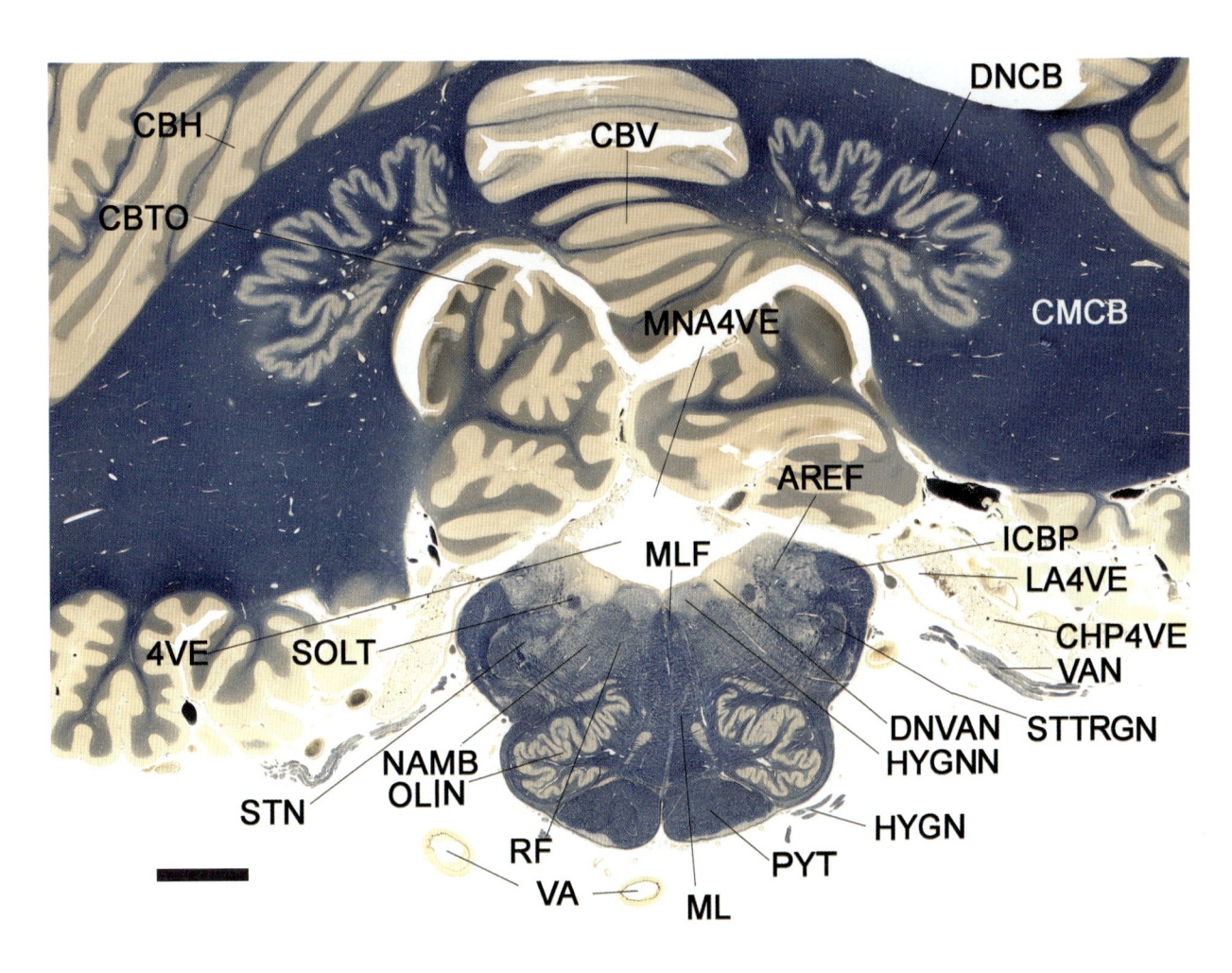

図1-20j　脳幹・小脳の横断面切片　520

Kultschitzky髄鞘染色．スケールバーは4mm．

| | | | |
|---|---|---|---|
| 4VE | 第4脳室 4th ventricle *Ventriculus quartus* | ML | 内側毛帯 medial lemniscus *Lemniscus medialis* |
| AREF | 線維束野 area fasciculata *Area fasciculata* | MLF | 内側縦束 medial longitudinal fasciculus *Fasciculus longitudinalis medialis* |
| CBH | 小脳半球 cerebellar hemisphere *Hemispherium cerebelli* | MNA4VE | 第4脳室正中口 median aperture of 4th ventricle *Apertura mediana ventriculi quarti* （Magendie孔 foramen of Magendie *Foramen Magendii*） |
| CBTO | 小脳扁桃 cerebellar tonsil *Tonsilla cerebelli* | | |
| CBV | 小脳虫部 cerebellar vermis *Vermis cerebelli* | | |
| CHP4VE | 第4脳室脈絡叢 chorioid plexus of 4th ventricle/choroid plexus of 4th ventricle *Plexus chorioideus ventriculi quarti* | NAMB | 疑核 nucleus ambiguus *Nucleus ambiguus* |
| | | OLIN | オリーブ核 olivary nucleus *Nucleus olivaris* |
| CMCB | 小脳髄体 corpus medullare of cerebellum *Corpus medullare cerebelli* | PYT | 錐体路 pyramidal tract *Tractus pyramidalis* |
| | | RF | 網様体 reticular formation *Formatio reticularis* |
| DNCB | 歯状核 dentate nucleus *Nucleus dentatus* | SOLT | 孤束 solitary tract *Tractus solitarius* |
| DNVAN | 迷走神経背側核 dorsal nucleus of vagus nerve *Nucleus dorsalis nervi vagi* | STN | 三叉神経脊髄路核 spinal nucleus of trigeminal nerve *Nucleus tractus spinalis nervi trigemini* |
| HYGN | 舌下神経 hypoglossal nerve *N. hypoglossus* | STTRGN | 三叉神経脊髄路 spinal tract of trigeminal nerve *Tractus spinalis nervi trigemini* |
| HYGNN | 舌下神経核 hypoglossal nucleus *Nucleus nervi hypoglossi* | | |
| ICBP | 下小脳脚 inferior cerebellar peduncle *Pedunculus cerebellaris inferior* （索状体 restiform body *Corpus restiforme*） | VA | 椎骨動脈 vertebral artery *A. vertebralis* |
| | | VAN | 迷走神経 vagus nerve *N. vagus* |
| LA4VE | 第4脳室外側口 lateral aperture of 4th ventricle *Apertura lateralis ventriculi quarti* （Luschka孔 foramen of Luschka *Foramen Luschkae*） | | |

序説 Introduction

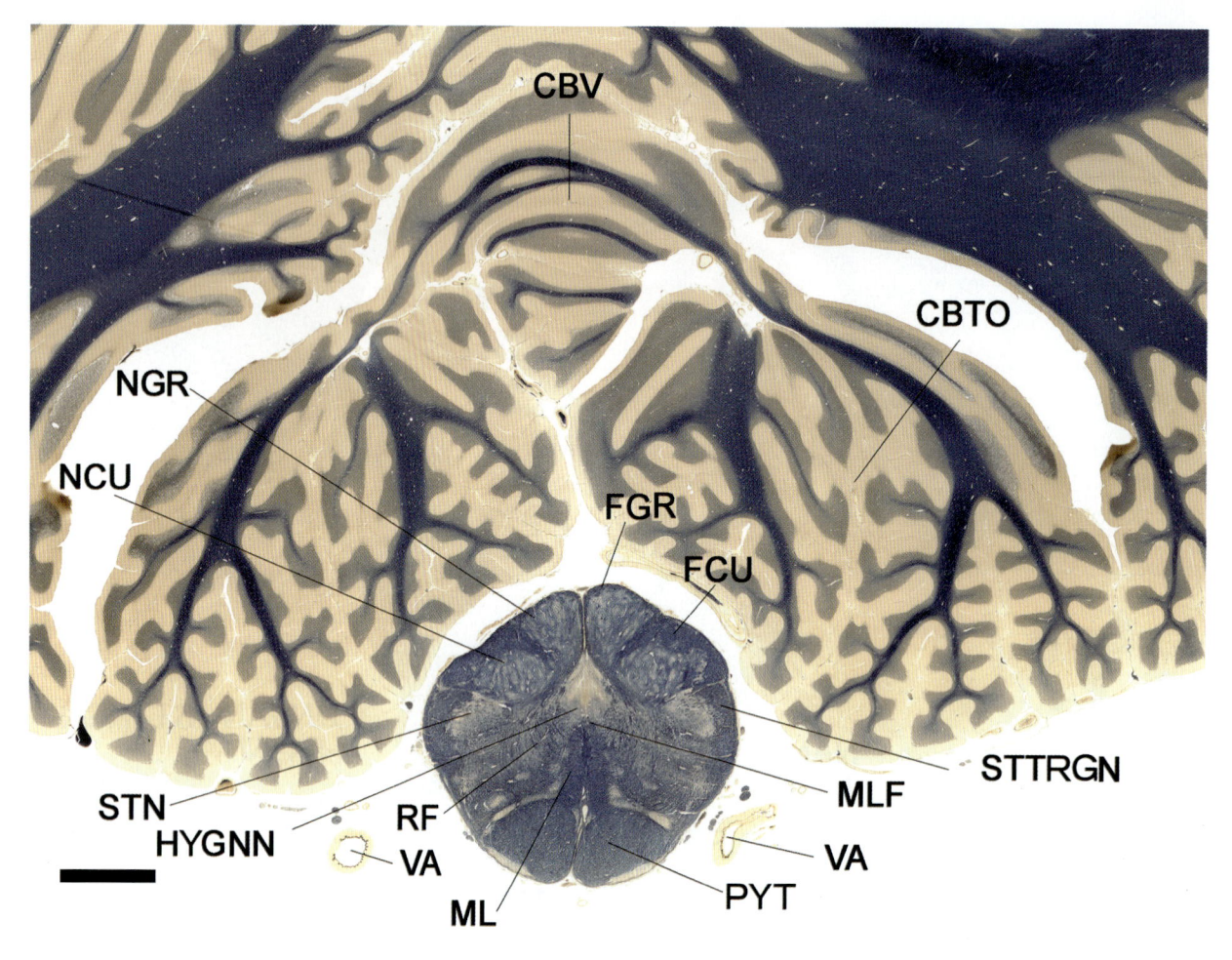

図 1-20k 脳幹・小脳の横断面切片　320
Kultschitzky 髄鞘染色．スケールバーは 4 mm．

| | | | |
|---|---|---|---|
| CBTO | 小脳扁桃 cerebellar tonsil *Tonsilla cerebelli* | NGR | 薄束核 nucleus gracilis *Nucleus gracilis* (Goll 核 Goll's nucleus) |
| CBV | 小脳虫部 cerebellar vermis *Vermis cerebelli* | PYT | 錐体路 pyramidal tract *Tractus pyramidalis* |
| FCU | 楔状束 fasciculus cuneatus *Fasciculus cuneatus* (Burdach 束 Burdach's fasciculus) (Burdach's tract) | RF | 網様体 reticular formation *Formatio reticularis* |
| FGR | 薄束 fasciculus gracilis *Fasciculus gracilis* (Goll 束 Goll's fasciculus) (Goll's tract) | STN | 三叉神経脊髄路核 spinal nucleus of trigeminal nerve *Nucleus tractus spinalis nervi trigemini* |
| HYGNN | 舌下神経核 hypoglossal nucleus *Nucleus hypoglossus* | STTRGN | 三叉神経脊髄路 spinal tract of trigeminal nerve *Tractus spinalis nervi trigemini* |
| ML | 内側毛帯 medial lemniscus *Lemniscus medialis* | VA | 椎骨動脈 vertebral artery *A. vertebralis* |
| MLF | 内側縦束 medial longitudinal fasciculus *Fasciculus longitudinalis medialis* | | |
| NCU | 楔状束核 nucleus cuneatus *Nucleus cuneatus* (内側楔状束核 nucleus cuneatus medialis *Nucleus cuneatus medialis*) (Burdach 核 Burdach's nucleus) | | |

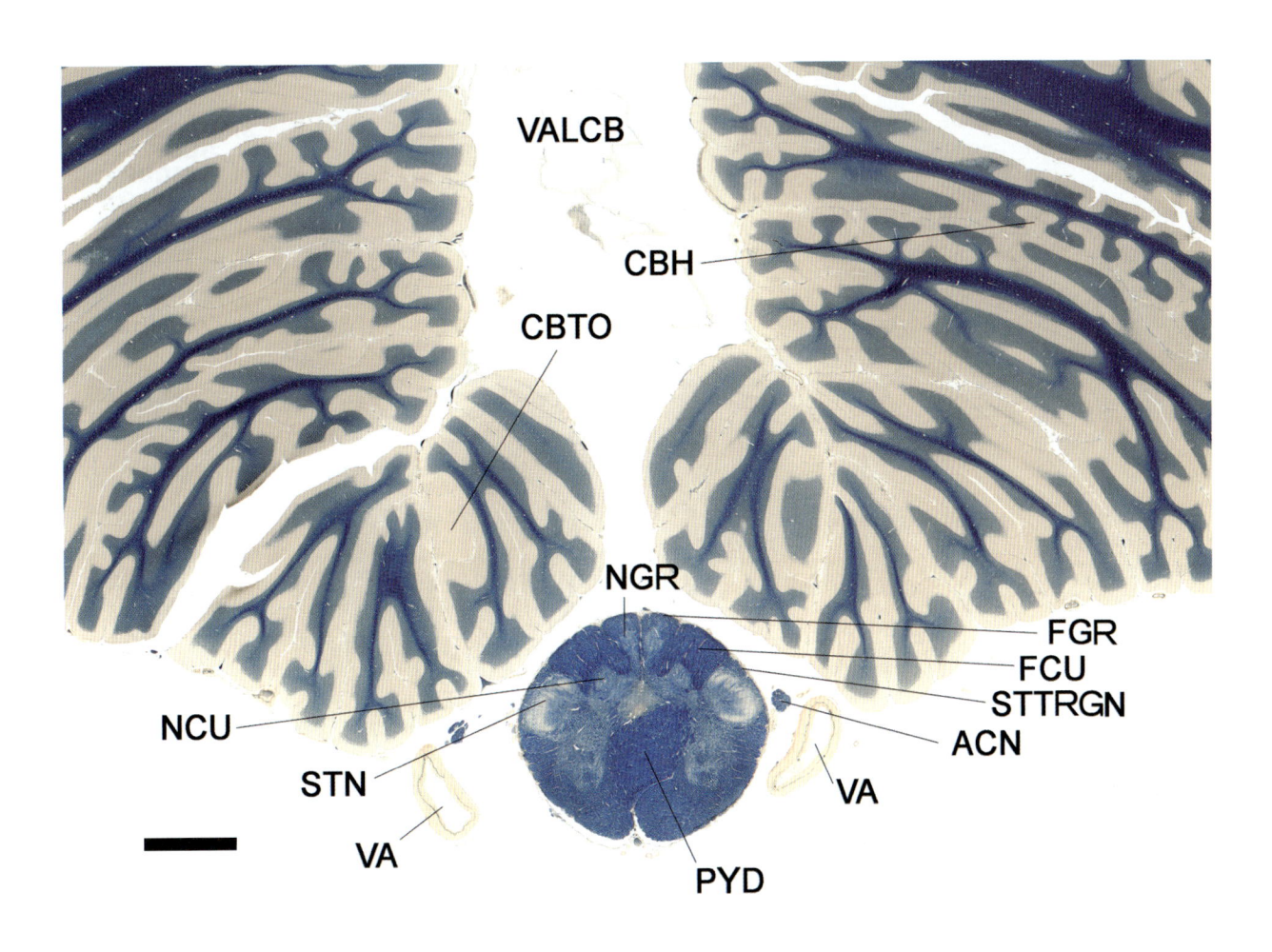

#### 図 1-20l　脳幹・小脳の横断面切片　150

Kultschitzky 髄鞘染色．スケールバーは 4 mm．

| | | |
|---|---|---|
| ACN | 副神経 | accessory nerve *N. accessorius* |
| CBH | 小脳半球 | cerebellar hemisphere *Hemispherium cerebelli* |
| CBTO | 小脳扁桃 | cerebellar tonsil *Tonsilla cerebelli* |
| FCU | 楔状束 | fasciculus cuneatus *Fasciculus cuneatus* |
| | | (Burdach 束 Burdach's fasciculus) |
| | | (Burdach's tract) |
| FGR | 薄束 | fasciculus gracilis *Fasciculus gracilis* |
| | | (Goll 束 Goll's fasciculus) |
| | | (Goll's tract) |
| NCU | 楔状束核 | nucleus cuneatus *Nucleus cuneatus* |
| | | (内側楔状束核 nucleus cuneatus medialis *Nucleus cuneatus medialis*) |
| | | (Burdach 核 Burdach's nucleus) |
| NGR | 薄束核 | nucleus gracilis *Nucleus gracilis* |
| | | (Goll 核 Goll's nucleus) |
| PYD | 錐体交叉 | pyramidal decussation *Decussatio pyramidum* |
| STN | 三叉神経脊髄路核 | spinal nucleus of trigeminal nerve *Nucleus tractus spinalis nervi trigemini* |
| STTRGN | 三叉神経脊髄路 | spinal tract of trigeminal nerve *Tractus spinalis nervi trigemini* |
| VA | 椎骨動脈 | vertebral artery *A. vertebralis* |
| VALCB | 小脳谷 | vallecula cerebelli *Vallecula cerebelli* |

---

### 余録 1-4　錐体路の比較解剖学

　錐体路 pyramidal tract は Betz 細胞 Betz cell より起始するといわれ[50]，哺乳類だけに存在する[51]．ヒトでは中心前回より起始して，内包後脚を経て脳幹の大脳脚・縦束・錐体を下行し，大部分の線維が錐体交叉へ達する．なお，一部の線維は脳幹で皮質核路 corticonuclear tract として次々と分かれ，主に反対側の脳神経の運動核へ投射する．錐体交叉に達した線維のうち一部は交叉せず，脊髄の同側前索を前皮質脊髄路 anterior corticospinal tract として下行する．大部分の線維は交叉して，反対側側索を外側皮質脊髄路 lateral corticospinal tract として下行し，脊髄前角へ投射する．

　錐体路の走行は動物種によって異なる[51]〜[53]．例えば，錐体交叉で交叉した線維は，齧歯類では脊髄の反対側後索を下行し，長鼻類では反対側前索を下行する．鯨類・食虫類などでは錐体交叉がなく，錐体の線維は同側前索を下行する．

　ちなみに，中心前回の Betz 細胞を発見した Vladimir Alekseyevich Betz（1834-1894）はウクライナの解剖学者．

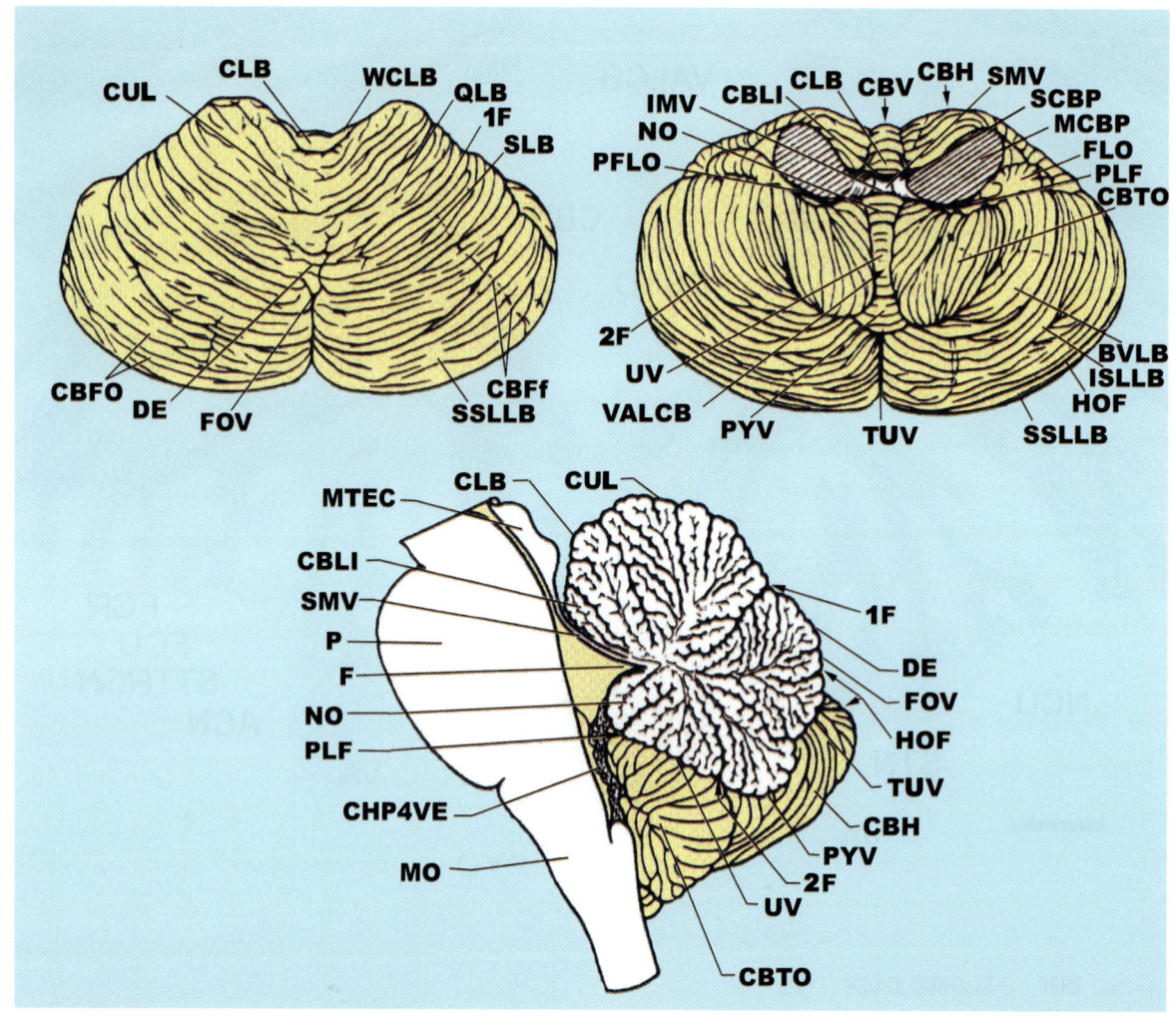

## 図 1-21 小脳

小脳の上面（左上）・下面（右上）・正中矢状断面（下）

| | | | | |
|---|---|---|---|---|
| 1F | 第1裂 primary fissure *Fissura prima* | | MCBP | 中小脳脚 middle cerebellar peduncle *Pedunculus cerebellaris medius* |
| 2F | 第2裂 secondary fissure *Fissura secunda* | | MO | 延髄 medulla oblongata *Medulla oblongata* |
| BVLB | 二腹小葉 biventer lobule/biventral lobule *Lobulus biventer* | | MTEC | 中脳蓋 mesencephalic tectum *Tectum mesencephali* |
| CBFf | 小脳溝 cerebellar fissures *Fissurae cerebelli* | | NO | 小節 nodulus/nodule *Nodulus* |
| CBFO | 小脳回 cerebellar folia *Folia cerebelli* | | P | 橋 pons *Pons* |
| CBH | 小脳半球 cerebellar hemisphere *Hemispherium cerebelli* | | PFLO | 片葉脚 peduncle of flocculus *Pedunculus flocculi* |
| CBLI | 小脳小舌 cerebellar lingula *Lingula cerebelli* | | PLF | 後外側裂 posterolateral fissure *Fissura posterolateralis* |
| CBTO | 小脳扁桃 cerebellar tonsil *Tonsilla cerebelli* | | PYV | 虫部錐体 pyramis vermis *Pyramis vermis* |
| CBV | 小脳虫部 cerebellar vermis *Vermis cerebelli* | | QLB | 四角小葉 quadrangular lobule *Lobule quadrangularis* |
| CHP4VE | 第4脳室脈絡叢 chorioid plexus of 4th ventricle/choroid plexus of 4th ventricle *Plexus chorioideus ventriculi quarti* | | SCBP | 上小脳脚 superior cerebellar peduncle *Pedunculus cerebellaris superior* |
| CLB | 中心小葉 central lobule *Lobule centralis* | | SLB | 単小葉 simple lobule *Lobulus simplex* |
| CUL | 山頂 culmen *Culmen* | | SMV | 上髄帆 superior medullary velum *Velum medullare superius* |
| DE | 山腹 declive *Declive* | | SSLLB | 上半月小葉 superior semilunar lobule *Lobulus semilunaris superior* |
| F | 室頂 fastigium *Fastigium* | | | |
| FLO | 片葉 flocculus *Flocculus* | | TUV | 虫部隆起 tuber vermis *Tuber vermis* |
| FOV | 虫部葉 folium vermis *Folium vermis* | | UV | 虫部垂 uvula vermis *Uvula vermis* |
| HOF | 水平裂 horizontal fissure *Fissura horizontalis* | | VALCB | 小脳谷 vallecula cerebelli *Vallecula cerebelli* |
| IMV | 下髄帆 inferior medullary velum *Velum medullare inferius* | | WCLB | 中心小葉翼 wing of central lobule *Ala lobuli centralis* |
| ISLLB | 下半月小葉 inferior semilunar lobule *Lobulus semilunaris inferior* | | | |

### 表1-3 小脳の区分

| 小脳虫部 cerebellar vermis<br>*Vermis cerebelli* | 小脳半球 cerebellar hemisphere<br>*Hemispherium cerebelli* |
|---|---|
| 小脳小舌 cerebellar lingula<br>*Lingula cerebelli* | 中心小葉翼 wing of central lobule<br>*Ala lobuli centralis* |
| 中心小葉 central lobule<br>*Lobulus centralis* | 四角小葉 quadrangular lobule<br>*Lobulus quadrangularis* |
| 山頂 culmen *Culmen* | |
| 第1裂 primary fissure *Fissura prima* ——————————————————— | |
| 山腹 declive *Declive* | 単小葉 simple lobule *Lobulus simplex* |
| 虫部葉 folium vermis<br>*Folium vermis* | 上半月小葉 superior semilunar lobule<br>*Lobulus semilunaris superior* |
| 水平裂 horizontal fissure *Fissura horizontalis* ——————————— | |
| 虫部隆起 tuber vermis<br>*Tuber vermis* | 下半月小葉 inferior semilunar lobule<br>*Lobulus semilunaris inferior* |
| 第2裂 secondary fissure *Fissura secunda* ————————————— | |
| 虫部錐体 pyramis vermis<br>*Pyramis vermis* | 二腹小葉 biventer lobule/biventral lobule<br>*Lobulus biventer* |
| 虫部垂 uvula vermis<br>*Uvula vermis* | 小脳扁桃 cerebellar tonsil<br>*Tonsilla cerebelli* |
| 後外側裂 posterolateral fissure *Fissura posterolateralis* ————— | |
| 小節 nodulus/nodule<br>*Nodulus* | 片葉 flocculus<br>*Flocculus* |

※ 小脳は、①前葉 anterior lobe *Lobus anterior*（上髄帆隣接部分から第1裂まで）、②後葉 posterior lobe *Lobus posterior*（第1裂から後外側裂まで）、③片葉小節葉 flocculonodular lobe *Lobus frocculonodularis*（後外側裂から下髄帆隣接部分まで）に分けられる．

---

### 抄伝 1-6　Purkinje, Johannes Evangelista von

　Johannes Evangelista von Purkinje こと Jan Evangelista Purkyně（1787-1869）はボヘミア（現在はチェコ領）の生理学者・解剖学者である．1787年12月17日にボヘミアの Libochovice で誕生．Praha 大学で医学を学んで，1819年に卒業した．1823年にプロイセンの Breslau（現在はポーランド領 Wrocław）大学の生理学・病理学教授に就任し，1839年に世界初の生理学講座を創設するに至った．小脳の Purkinje 細胞を 1827年に発見，心臓の Purkinje 線維を 1839年に発見し，生理学や解剖学に偉大な足跡を残した．これはミクロトームを用いて組織切片を作成する技術革新の達成による．ほかにも各種薬物の人体での反応を調べ，指紋を蒐集して分類するなど，研究分野は多岐に渡った．1850年に Praha 大学の生理学教授に転任．1869年7月28日に Praha で死去，享年81歳．

　Purkinje 細胞発見の意義は「神経細胞説」が提唱された 1880年代後半に，Purkinje 線維発見の意義は田原　淳（1873-1955，日本の病理学者）により心臓の刺激伝導系という概念が確立された 1906年にそれぞれ明らかとなった．

　Purkinje の岳父 Karl Asmund Rudolphi（1771-1832，スウェーデン出身のドイツの自然誌家・解剖学者）は Greifswald 大学の解剖学教授，Berlin 大学の解剖学・生理学教授を歴任．寄生虫学の創始者として知られる．

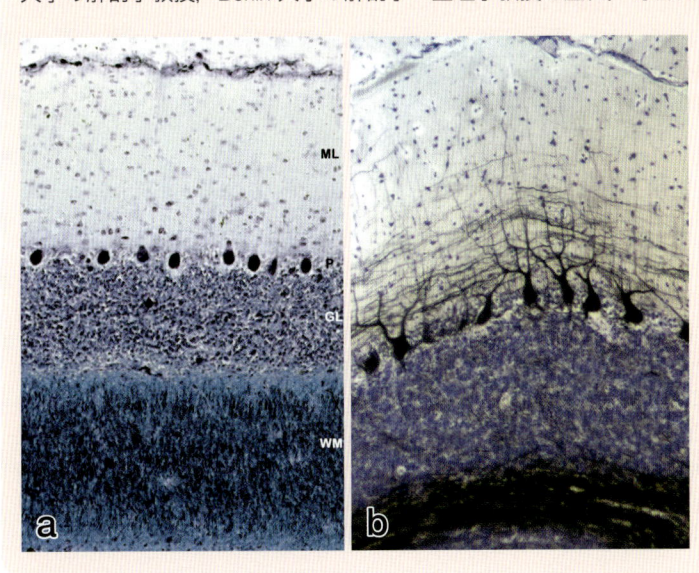

**図1-抄伝6　小脳の Purkinje 細胞**

a：Klüver-Barrera 法．小脳の顕微鏡像．小脳皮質は分子層（ML）と顆粒層（GL）の2層に分けられ，分子層の最深部には Purkinje 細胞 Purkinje cells の細胞体が配列している．顆粒層より深部には小脳白質（WM）に属する白質板が存在する．

b：Gross-Nissl 法．小脳の顕微鏡像．Purkinje 細胞の細胞体と樹状突起，籠細胞 basket cell の軸索などが Gross 鍍銀法により黒色を呈している．

序説　Introduction

### ■　小脳脚　■

小脳は3対の脚で脳幹と連絡している．

　上小脳脚 superior cerebellar peduncle（結合腕 brachium conjunctivum）の線維の大部分は，小脳核から反対側の中脳の赤核 nucleus ruber および間脳の視床 thalamus に連絡するものであり，遠小脳性 cerebellofugal の線維束である．

　中小脳脚 middle cerebellar peduncle（橋腕 brachium pontis）は主として反対側の橋核 pontine nuclei からの線維が横橋線維となり，交叉して中小脳脚を通って小脳皮質に至るもので，求小脳性 cerebellopetal の線維束である．

　下小脳脚 inferior cerebellar peduncle（索状体 corpus restiformis）は延髄や脊髄と小脳とを結ぶもので，反対側のオリーブ核 olivary nucleus からの交叉した線維，脊髄からの同側性の脊髄小脳路 spinocerebellar tract の一部，前庭神経核からの線維などからなり，主として求小脳性の線維束である．

（**余録 1-5**，**1-6** は下記参照）

## 延　髄

　**延髄** medulla oblongata すなわち髄脳 myelencephalon（図 1-18〜1-20）は橋と脊髄の間にあって，円筒形でニンジンのような形態をしている．橋と延髄の境界は肉眼的にははっきりしており，移行部からは前述のように外転神経根が出ている．しかし，脊髄との境界は明瞭ではなく，顕微鏡的には錐体交叉 pyramidal decussation の下端あるいは後索核の下端を境界にしている．この錐体交叉の部分は大後頭孔 foramen magnum よりも下方にあるので，延髄の下端は脊柱管 vertebral canal の中にあることになる．

---

**余録 1-5**　　脊髄小脳路の誤り

　脊髄小脳路 spinocerebellar tracts は，ヒトでも実験哺乳類と同様に「前脊髄小脳路」と「後脊髄小脳路」の2種類と考えられてきたが，これは明確な誤りである．Smith[54)55)]は，脊髄側索を通る脊髄小脳路がヒトでは3種類に分かれると報告し，それぞれ内側前外側線維 medial anterolateral fibers（上小脳脚を経る）・外側前外側線維 lateral anterolateral fibers（下小脳脚を経る）・後外側線維 posterolataral fibers（下小脳脚を経る）と呼んだ．

　「前脊髄小脳路」は Sir William Richard Gowers（1845-1915, 英国の神経内科医）がヒトで観察した Gowers 路 Gowers' tract[56)57)]と同一，「後脊髄小脳路」は Paul Emil Flechsig（1847-1929, ドイツの精神科医・神経解剖学者，抄伝 10-6）がヒトで記載した Flechsig 路 Flechsig's tract[58)]と同一とされてきたが，この解釈も大きく揺らいでいる．

---

**余録 1-6**　　楔状束小脳路とめまい

　延髄の副楔状束核 nucleus cuneatus accessorius（外側楔状束核 nucleus cuneatus lateralis）は，後頭下筋群から投射を受けると推測される．副楔状束核から出た線維は楔状束小脳路 cuneocerebellar tract を構成しており（脊髄小脳路には含まれない），延髄の楔状束 fasciculus cuneatus を上行し，同側の下小脳脚の内側に隣接する傍索状体 juxtarestiform body を経ておそらく小脳皮質・室頂核へと投射する．その証左に，傍索状体が破壊された患者では中枢性頭位めまい central positional vertigo がみられ，副楔状束核が変性する[59)]．

　なお，副楔状束核は Monakow 核 Monakow's nucleus という異称でも知られるが，これは Constantin von Monakow（1853-1930, ロシア出身のスイスの神経内科医・神経解剖学者・神経病理学者）に因む．ただし，副楔状束核を最初に記載したのは Jacob Augustus Lockhart Clarke（1817-1880, 英国の内科医・神経解剖学者）であるという[60)61)]．

第 1 章　脳・脊髄の解剖学概論　Chapter 1　Anatomical Outline of the Brain and Spinal Cord

## ■ 延髄の外観

延髄には脳幹の長軸方向に走る溝と「たかまり」がいくつかある．

延髄の腹側には正中線に沿って，前正中裂 anterior median fissure と呼ばれる溝があり，その上端の橋との移行部には盲孔 foramen caecum がある．下方では延髄の前正中裂は脊髄の前正中裂に移行するが，その境界に前述の錐体交叉があり，この部分で前正中裂は中断される．

前正中裂の外側には左右の錐体 pyramis の「たかまり」があり，その中には錐体路が走っている．錐体の外側には前外側溝 anterior lateral sulcus という 1 対の浅い溝があって，ここから舌下神経 hypoglossal nerve（第 12 脳神経）の細い根糸が左右とも 1 列に出ている．延髄の前外側溝は脊髄の前外側溝に連なる．

延髄の上部には前外側溝のさらに外側に 1 対の楕円形の隆起があり，これをオリーブ olive と呼び，中にオリーブ核 olivary nucleus がある．オリーブの後方の浅い溝をオリーブ後溝 retroolivary sulcus という．

次に，延髄上部ではオリーブ後溝から，延髄下部では前外側溝からそれぞれ後述の後外側溝までの間を側索 lateral funiculus と呼ぶ．

延髄の下部後面には正中線に沿って，浅い溝である後正中溝 posterior median sulcus があり，左右の後索 posterior funiculus を分けている．

延髄の背面には，後外側部分で前外側溝に対応する位置に後外側溝 posterior lateral sulcus という浅い溝があり，これより腹側が側索，背側が後索である．

後索の中央には後中間溝 posterior intermediate sulcus と呼ばれる溝があり，さらに後索を内側の薄束 fasciculus gracilis（Goll 束 Goll's fasciculus）と外側の楔状束 fasciculus cuneatus（Burdach 束 Burdach's fasciculus）に分けている＊．

延髄上部の背側には，第 4 脳室 4th ventricle に面した部分があり，橋の背側部分とともに菱形窩 rhomboid fossa を形成している．菱形窩の細部の名称については，図 1-19 を参照してほしい．

延髄の側索のほぼ中央には，脳幹の長軸方向に平行して走行する無名の溝があり，ここから舌咽神経 glossopharyngeal nerve（第 9 脳神経）・迷走神経 vagus nerve（第 10 脳神経）・副神経 accessory nerve（第 11 脳神経）の延髄根 cranial root などが出入りしている．脊髄ではこの溝はなくなり，脊髄側索の中央から副神経の脊髄根 spinal root が出ている．

（抄伝 1-7 は下記，1-8 は 50 頁参照）

## ■ 延髄の内部構造

延髄の内部構造について述べる．延髄の上部と下部でその内部構造はやや異なっている．その 1 つは第 4 脳室の形成にあずかるために，延髄上部では背側部分が外方に開いているからであり，1 つは延髄上部ではオリーブ核が存在するからでもある．そのほか延髄下部の脊髄との境界部には錐体交叉 pyramidal decussation がある．

> **抄伝 1-7**　Goll, Friedrich
>
> Friedrich Goll（1829-1903）はスイスの生理学者・解剖学者である．1829 年 3 月 1 日に Aargau の Zofingen で誕生．Zürich 大学で医学を学んだ．卒業後はフランスの Paris へ留学して，生理学の世界的権威として知られる Collège de France 教授 Claude Bernard（1813-1878）に師事した．すなわち生理学者 François Magendie（1783-1855，抄伝 2-3）の孫弟子に当たる．帰国して Zürich で開業したが，後に Zürich 大学の薬理学准教授に就任．薄束（Goll 束）と薄束核（Goll 核）に名を残した．1903 年 11 月 12 日に死去，享年 74 歳．

---

＊　薄束は下半身からの深部知覚を延髄の薄束核 nucleus gracilis（Goll 核 Goll's nucleus）に伝え，薄束核は反対側の内側毛帯 medial lemniscus を経て視床外側核へ投射する．楔状束は上半身からの深部知覚を延髄の楔状束核 nucleus cuneatus（Burdach 核 Burdach's nucleus）に伝え，楔状束核は反対側の内側毛帯を経て視床外側核へ投射する．

延髄内部には錐体路・オリーブ核のほかに，線維束には内側毛帯 medial lemniscus・内側縦束 medial longitudinal fasciculus・三叉神経脊髄路 spinal tract of trigeminal nerve・孤束 solitary tract・薄束 fasciculus gracilis（Goll 束 Goll's fasciculus）・楔状束 fasciculus cuneatus（Burdach 束 Burdach's fasciculus）などがある．また，灰白質には舌下神経核 hypoglossal nucleus・疑核 nucleus ambiguus・迷走神経背側核 dorsal nucleus of vagus nerve・三叉神経脊髄路核 spinal nucleus of trigeminal nerve・網様体 reticular formation・前庭神経核 vestibular nuclei・背側蝸牛神経核 dorsal cochlear nucleus・腹側蝸牛神経核 ventral cochlear nucleus などがある．

# 脊　髄

**脊髄** medulla spinalis（図 1-1，1-22）は柱状の構造物で，上方は環椎 atlas の上縁の高さで錐体交叉の下端を境界として延髄に連なり，下方は第 1 または第 2 腰椎 L1〜L2 の高さで細くなって脊髄円錐 conus medullaris となり，その続きは糸状の終糸 filum terminale となって尾骨に付着する．

成人での脊髄の長さは，錐体交叉下端から脊髄円錐まで 40〜45 cm である．その形状は円筒状であるが，全体が同じ太さではなく，2 カ所で著明に太くなっている．上方のものを頸膨大 cervical enlargement，下方のものを腰膨大 lumbar enlargement という．頸部と腰部では四肢に分布する脊髄神経が体幹に比較して豊富で，四肢に分布する神経細胞体が多数集まっているので，灰白質のみならず全体としても太くなっているわけである．

## ■　脊髄の外観　■

脊髄の表面には全長に渡って，縦に走る溝がいくつかある．正中線に沿って脊髄前面および後面にあるものをそれぞれ前正中裂 anterior median fissure，後正中溝 posterior median sulcus と呼ぶ．前正中裂と後正中溝のそれぞれ外側には，前外側溝 anterior lateral sulcus と後外側溝 posterior lateral sulcus と呼ばれる浅い溝があって，これらの場所からそれぞれ脊髄神経 spinal nerves の前根 ventral root と後根 dorsal root が出入りしている．

## ■　脊髄の内部構造　■

脊髄の内部構造は，その高さによっていくらかの差異はあるが，基本的な構造は共通である．中央に上衣細胞層からなる壁をもった中心管 central canal があり，その周囲に灰白質で横断面が H 字形の灰白柱 gray column があり，さらにその周囲を脊髄索 spinal medullary funiculi という白質が取り巻いている．H 字形の灰白柱のうち前方に突出した部分を前角 anterior horn（前柱 anterior column），後方に突出した部分を後

---

**抄伝 1-8　Burdach, Karl Friedrich**

Karl Friedrich Burdach（1776-1847）はドイツの解剖学者・生理学者である．1776 年 6 月 12 日に Leipzig で誕生．祖父も夭折した父も内科医であった．Leipzig 大学で哲学と医学を学び，さらに Wien 大学の医学教授 Johann Peter Frank（1745-1821）に師事して医学の研鑽を積んだ．1811 年に Dorpat（現在はエストニア領 Tartu）大学の解剖学・生理学・法医学教授に就任し，1815 年に Königsberg（現在はロシア領 Kaliningrad）大学の解剖学・生理学教授に転任．楔状束（Burdach 束）と楔状束核（Burdach 核）に名を残した．文人・自然誌家・法律家 Johann Wolfgang von Goethe（1749-1832）とは独立して「形態学 morphology」という造語を導入．1847 年 7 月 16 日に Königsberg で死去，享年 56 歳．Dorpat 大学でかつて教えた弟子 Karl Ernst von Baer（1792-1876）は Königsberg 大学の動物学・解剖学教授を経て St. Petersburg 科学アカデミーに転任．発生学の創始者として知られ，ロシアや北欧の探検を行った．弟子 Martin Heinrich Rathke（1793-1860）は Dorpat 大学の生理学・病理学教授を経て Königsberg 大学の動物学・解剖学教授．発生学に詳しく，Rathke 嚢などに名を残した．Burdach の息子 Ernst Burdach（1801-1876）も Königsberg 大学の解剖学教授．

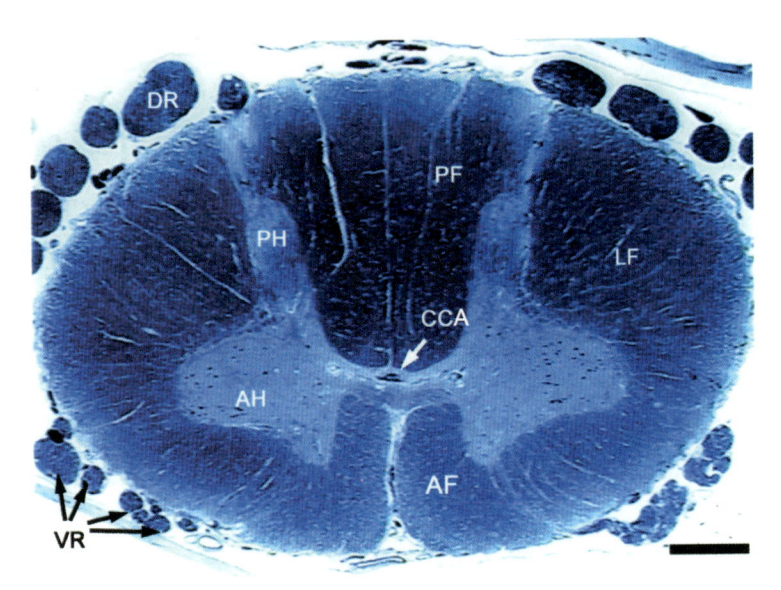

図 1-22a　頸髄の横断面切片
Klüver-Barrera 法．スケールバーは 1 mm．
AF　前索 anterior funiculus *Funiculus anterior*
AH　前角 anterior horn *Cornu anterius*
CCA　中心管 central canal *Canalis centralis*
DR　後根 dorsal root *Radix dorsalis*
LF　側索 lateral funiculus *Funiculus lateralis*
PF　後索 posterior funiculus *Funiculus posterior*
PH　後角 posterior horn *Cornu posterius*
VR　前根 ventral root *Radix ventralis*

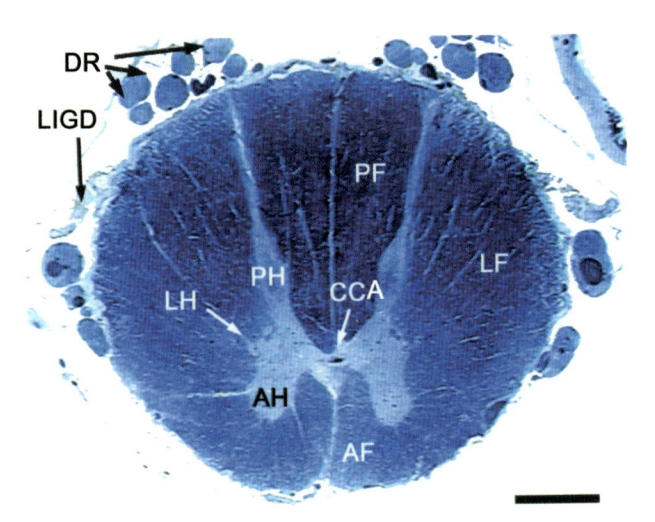

図 1-22b　胸髄の横断面切片
Klüver-Barrera 法．スケールバーは 1 mm．
AF　前索 anterior funiculus *Funiculus anterior*
AH　前角 anterior horn *Cornu anterius*
CCA　中心管 central canal *Canalis centralis*
DR　後根 dorsal root *Radix dorsalis*
LF　側索 lateral funiculus *Funiculus lateralis*
LH　側角 lateral horn *Cornu laterale*
LIGD　歯状靱帯 ligamentum denticulatum *Ligamentum denticulatum*
　　　（denticulate ligament）
PF　後索 posterior funiculus *Funiculus posterior*
PH　後角 posterior horn *Cornu posterius*

角 posterior horn（後柱 posterior column）という．また，前角と後角の間の灰白質を中間質外側部 substantia intermedia lateralis，左右の中間質外側部をつなぐ中心管周辺の灰白質を中間質中心部 substantia intermedia centralis と呼ぶ．なお，胸髄ではこのほかに外方に突出する灰白質である側角 lateral horn（側柱 lateral column）がある．この側角は正確には第 8 頸髄 C8 から第 2 腰髄 L2 まで観察される．脊髄索は主として縦走する神経線維の集団で，これを前索 anterior funiculus・側索 lateral funiculus・後索 posterior funiculus に分ける．この中で後索は範囲が明確であり，後角・中間質中心部・後正中中隔 septum medianum posterior で囲まれているが，前索と側索をはっきり分けることは困難である．後藤[12)13)]はこの 2 つの脊髄索を前外側溝で「おおまか」に分けることにしている．

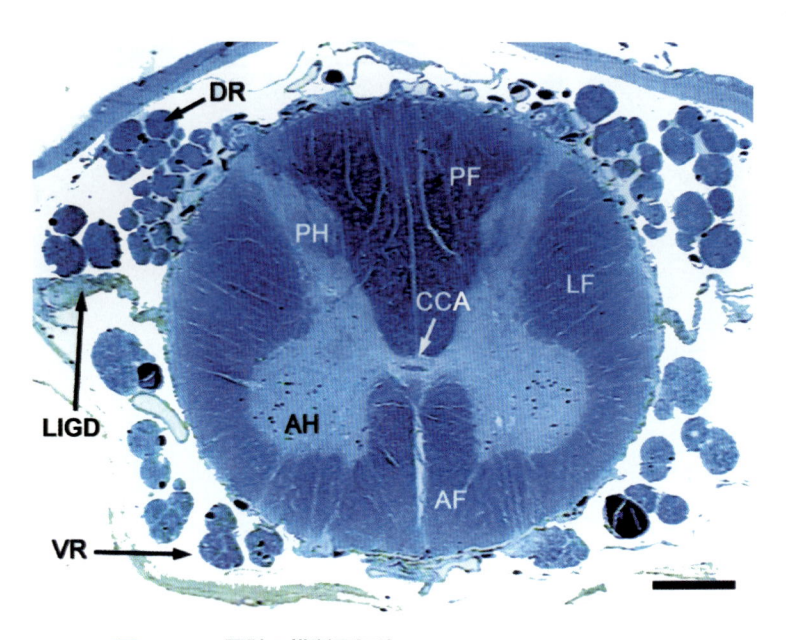

#### 図1-22c　腰髄の横断面切片

Klüver-Barrera 法．スケールバーは 1 mm．

| | | |
|---|---|---|
| AF | 前索 | anterior funiculus *Funiculus anterior* |
| AH | 前角 | anterior horn *Cornu anterius* |
| CCA | 中心管 | central canal *Canalis centralis* |
| DR | 後根 | dorsal root *Radix dorsalis* |
| LF | 側索 | lateral funiculus *Funiculus lateralis* |
| LIGD | 歯状靱帯 | ligamentum denticulatum *Ligamentum denticulatum* (denticulate ligament) |
| PF | 後索 | posterior funiculus *Funiculus posterior* |
| PH | 後角 | posterior horn *Cornu posterius* |
| VR | 前根 | ventral root *Radix ventralis* |

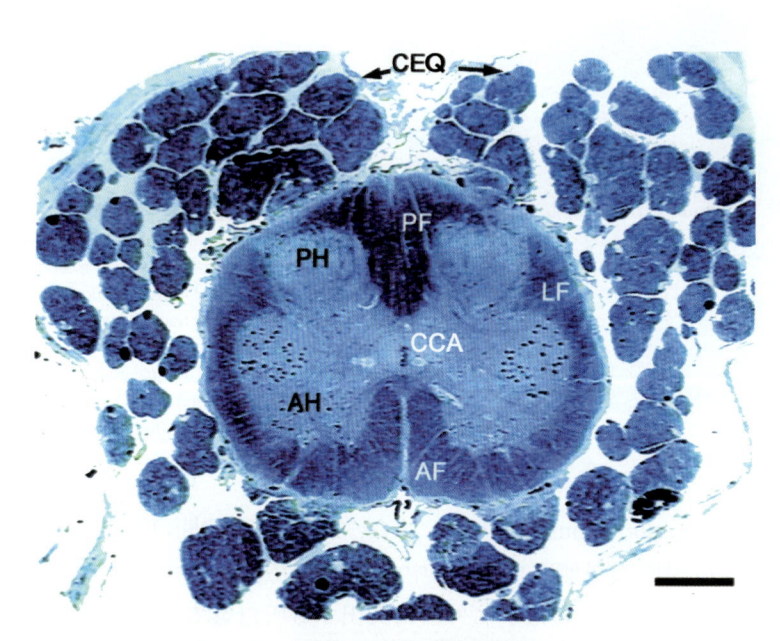

#### 図1-22d　仙髄・馬尾の横断面切片

Klüver-Barrera 法．スケールバーは 1 mm．

| | | |
|---|---|---|
| AF | 前索 | anterior funiculus *Funiculus anterior* |
| AH | 前角 | anterior horn *Cornu anterius* |
| CCA | 中心管 | central canal *Canalis centralis* |
| CEQ | 馬尾 | cauda equina *Cauda equina* |
| LF | 側索 | lateral funiculus *Funiculus lateralis* |
| PF | 後索 | posterior funiculus *Funiculus posterior* |
| PH | 後角 | posterior horn *Cornu posterius* |

# 末梢神経

末梢神経は古典的には脳神経が 12 対，脊髄神経が 31 対を数えるのが慣例であった（図 1-1）．本書ではこれらの神経について簡潔に述べ，終神経 terminal nerve（第 0 脳神経）については割愛する．

## 脳神経

脳神経 cranial nerves は頭蓋腔に出入りする「末梢神経」である．これを 4 群すなわち体性運動神経・鰓弓神経・特殊知覚神経・中枢神経組織に分類する（図 1-23）．

体性運動神経 somatomotor nerves は脊髄神経前根と相同とみなすことができ，
①動眼神経 oculomotor nerve（第 3 脳神経）
②滑車神経 trochlear nerve（第 4 脳神経）
③外転神経 abducens nerve（第 6 脳神経）
④舌下神経 hypoglossal nerve（第 12 脳神経）
⑤副神経 accessory nerve（第 11 脳神経）の脊髄根 spinal root
 （Willis 副神経 accessory nerve of Willis*）

の 5 つで，運動神経線維のみからなる．動眼神経は中脳下部，外転神経は橋・延髄境界部，舌下神経は延髄，副神経脊髄根は頚髄のいずれも腹側面の傍正中部分にその根が位置する．また，滑車神経は中脳・橋境界部の背側面の傍正中部分にその根が位置する．

鰓弓神経 branchial nerves は，
①三叉神経 trigeminal nerve（第 5 脳神経）
②顔面神経 facial nerve（第 7 脳神経）
③舌咽神経 glossopharyngeal nerve（第 9 脳神経）
④迷走神経 vagus nerve（第 10 脳神経）
⑤副神経 accessory nerve（第 11 脳神経）の延髄根 cranial root

の 5 つで，運動神経線維と知覚神経線維とからなる．三叉神経は橋中央部，顔面神経は橋・延髄境界部，

---

**抄伝 1-9** **Waller, Augustus Volney**

　Augustus Volney Waller（1816-1870）は英国の生理学者である．1816 年 12 月 21 日にイングランド南部の Kent 州 Faversham 近郊の Elverton 農場で誕生．1930 年まではフランスで成長し，父が死去したのでイングランドに帰国した．しかし，再度フランスに渡って Paris 大学で医学を学び，1840 年に医師となった．Paris 大学在学中にカエルの舌の血液循環の研究を始めた．卒業後は帰国して London の Kensington で開業．その傍ら研究を行い，舌咽神経と舌下神経を切断したカエルの舌を顕微鏡下で観察して，軸索の Waller 変性 Wallerian degeneration（順行性変性 anterograde degeneration）という現象を発見．これを Royal Society 会報に 1850 年に発表して，神経解剖学と神経病理学の発展に多大なる影響を及ぼした．1851 年に 35 歳で Royal Society 評議員に選出．その後，Paris のアカデミーでも Waller 変性に関する論文を発表した．Waller 変性と逆行性変性は軸索の追跡法として用いられ，神経解剖学の礎となった現象である．

　1851〜1856 年にドイツの Bonn に居住し，Bonn 大学の眼科学教授 Julius Ludwig Budge（1811-1888）と瞳孔の自律神経系に関する生理学的研究を共同で行った．語学堪能の cosmopolitan であり，1856 年にフランスの Paris，1858 年にイングランドの Birmingham，さらにベルギーの Bruges を経て 1860 年にスイスの Genève へ転居した．1868 年に Genève で開業したものの，1870 年 9 月 18 日に死去．享年 53 歳．

　息子の Augustus Desiré Waller（1856-1922）も英国の生理学者である．フランスの Paris で誕生．スイスの Genève で成長した．スコットランドの Aberdeen 大学で医学を学んだ．表面電極を用いた心電図計を 1887 年に開発，ヒトの心電図を初めて記録した．London 大学の生理学実験所教授．Royal Society 評議員．

---

＊ Thomas Willis（1621-1675，イングランドの解剖学者・内科医）については抄伝 9-3 を参照．

序説 Introduction

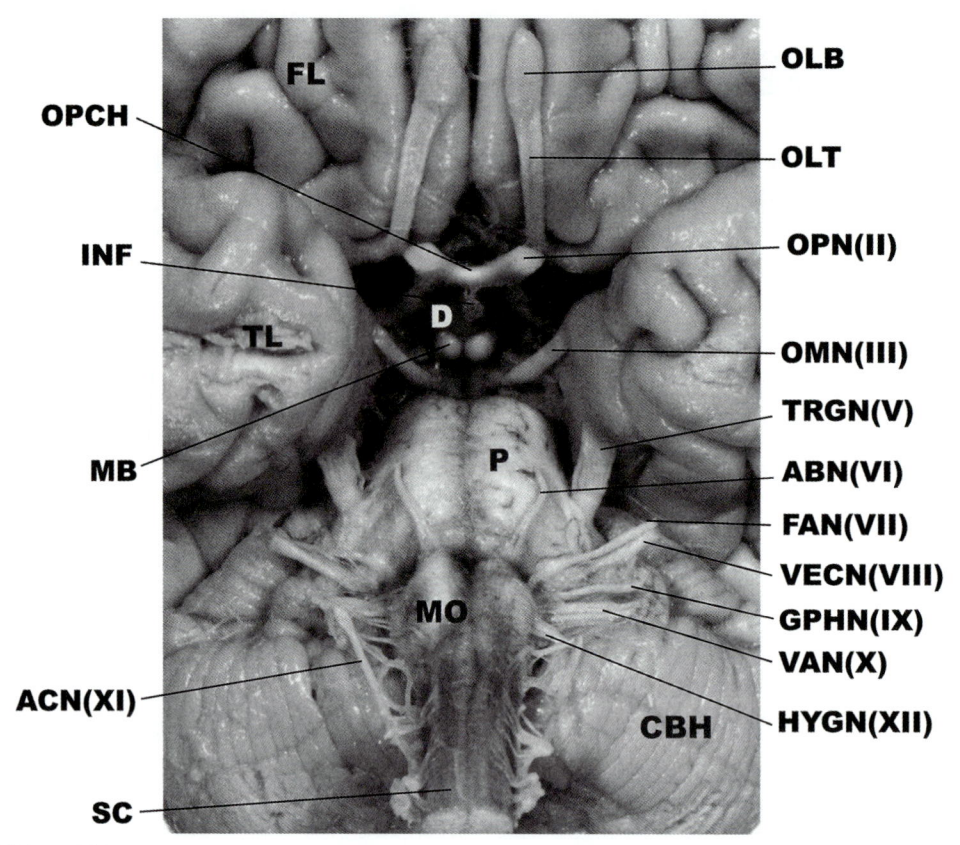

**図 1-23　脳神経と脳幹**

| | | | | |
|---|---|---|---|---|
| ABN | 外転神経 abducens nerve/abducent nerve *N. abducens* | | OLT | 嗅索 olfactory tract *Tractus olfactorius* |
| ACN | 副神経 accessory nerve *N. accessorius* | | OMN | 動眼神経 oculomotor nerve *N. oculomotorius* |
| CBH | 小脳半球 cerebellar hemisphere *Hemispherium cerebelli* | | OPCH | 視交叉 optic chiasma/optic chiasm *Chiasma opticum* |
| D | 間脳 diencephalon *Diencephalon* | | OPN | 視神経 optic nerve *N. opticus* |
| FL | 前頭葉 frontal lobe *Lobus frontalis* | | P | 橋 pons *Pons* |
| FAN | 顔面神経 facial nerve *N. facialis* | | SC | 脊髄 spinal cord *Medulla spinalis* |
| GPHN | 舌咽神経 glossopharyngeal nerve *N. glossopharyngeus* | | TRGN | 三叉神経 trigeminal nerve *N. trigeminus* |
| HYGN | 舌下神経 hypoglossal nerve *N. hypoglossus* | | TL | 側頭葉 temporal lobe *Lobus temporalis* |
| INF | 漏斗 infundibulum *Infundibulum* | | VECN | 内耳神経 vestibulocochlear nerve *N. vestibulocochlearis* （前庭蝸牛神経） |
| MB | 乳頭体 mamillary body/mammillary body *Corpus mamillare* | | | |
| MO | 延髄 medulla oblongata *Medulla oblongata* | | VAN | 迷走神経 vagus nerve *N. vagus* |
| OLB | 嗅球 olfactory bulb *Bulbus olfactorius* | | | |

　舌咽神経・迷走神経・副神経延髄根は延髄のいずれも腹外側部分にその根が位置する．鰓弓神経はいずれも鰓弓 branchial arch（別名を内臓弓 visceral arch）と関連しており，三叉神経第 1 枝（眼神経 ophthalmic nerve）は顎前弓，三叉神経第 2 枝（上顎神経 maxillary nerve）と第 3 枝（下顎神経 mandibular nerve）は第 1 号，顔面神経は第 2 号，舌咽神経は第 3 号，迷走神経と副神経延髄根は第 4 号と第 6 号（ヒトでは第 5 号は退化している）に分布する神経である．

　特殊知覚神経 special sensory nerves は，
①嗅神経 olfactory nerves（第 1 脳神経）
②内耳神経 vestibulocochlear nerve（第 8 脳神経）
の 2 つで，知覚神経線維のみからなる．嗅神経は嗅球下面にその根が位置しており，嗅覚を司る（嗅神経の根は 1 対ではなく，左右の嗅球へ複数本ずつ入っており，複数形が慣例）．Jena 解剖学名 Jena Nomina Anatomica（JNA）では中枢神経組織とみなし，嗅糸 *Fila olfactoria* と呼んだ．この呼称は Paris 解剖学名 Parisiensia Nomina Anatomica で削除されていたが，解剖学用語 Terminologia Anatomica で復活[2)～4)]．内耳神経（前庭蝸牛神経）は橋・延髄境界部の腹外側部分にその根が位置しており，聴覚と平衡覚を司る．

　これ以外に，中枢神経組織でありながら脳神経 12 対の中に慣例上分類されてきた視神経 optic nerve

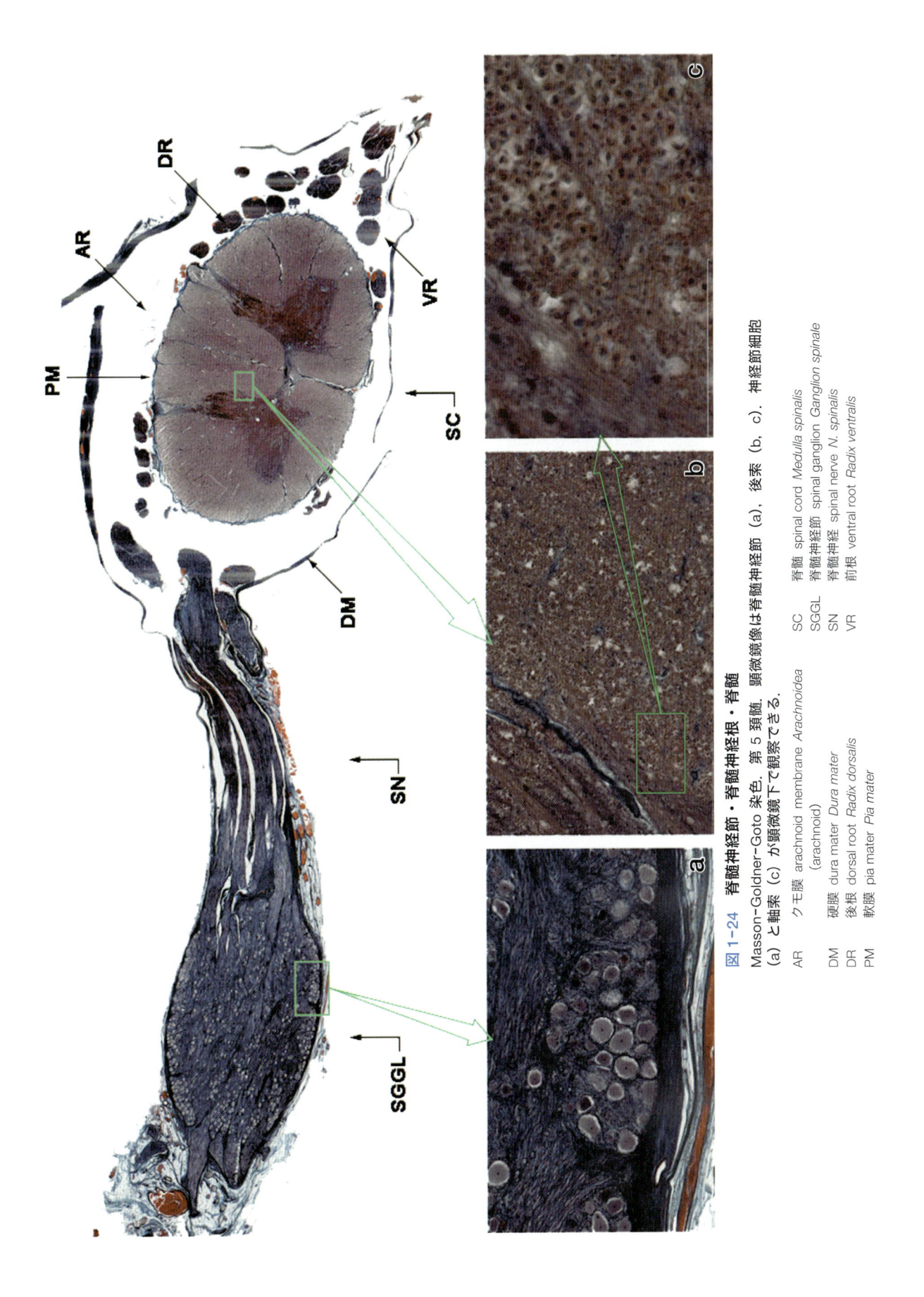

**図 1-24 脊髄神経節・脊髄神経根・脊髄** 第 5 頸髄．顕微鏡像では脊髄神経節 (a)，後索 (b, c)．神経節細胞 (a) と軸索 (c) が顕微鏡下で観察できる．
Masson-Goldner-Goto 染色．

| | | | |
|---|---|---|---|
| AR | クモ膜 arachnoid membrane *Arachnoidea* (arachnoid) | SC | 脊髄 spinal cord *Medulla spinalis* |
| DM | 硬膜 dura mater *Dura mater* | SGGL | 脊髄神経節 spinal ganglion *Ganglion spinale* |
| DR | 後根 dorsal root *Radix dorsalis* | SN | 脊髄神経 spinal nerve *N. spinalis* |
| PM | 軟膜 pia mater *Pia mater* | VR | 前根 ventral root *Radix ventralis* |

（第2脳神経）がある．視神経は，網膜と視交叉の間を連絡する「末梢神経」のように細長く伸びる部分と定義され，視覚を司る．ちなみに，Jena 解剖学名では中枢神経組織と認めて，視束 *Fasciculus opticus* と呼んだ．視神経が網膜とともに中枢神経組織に属する理由は後述する．

## 脊髄神経

脊髄神経 spinal nerves（図 1-24）は脊柱管に出入りして椎間孔を通る末梢神経であり，通常は 31 対を数える（図 1-1）．その内訳は頚神経 cervical nerves が 8 対，胸神経 thoracic nerves が 12 対，腰神経 lumbar nerves が 5 対，仙骨神経 sacral nerves が 5 対，尾骨神経 coccygeal nerve が 1 対である．

脊髄神経は左右ともにそれぞれ，脊髄腹側面の傍正中部分に位置する前根 ventral root と，脊髄背側面

### 余録 1-7　「神経細胞説」の台頭

「神経細胞説 neuron theory」（神経組織が突起を有する神経細胞 neuron という基本単位からなるとする説）は 1880 年代に提唱された説で，当時一世を風靡していた「網状説 reticular theory」への果敢なる挑戦であった[15)62)〜75)]．最初の挑戦者は 1886 年の Wilhelm His, Sr.（1831-1904, スイス出身のドイツの解剖学者・発生学者，抄伝 1-10），1887 年の Auguste Henri Forel（1848-1931, スイスの精神科医・神経解剖学者，抄伝 1-11），1887 年の Fridtjof Wedel-Jarlsberg Nansen（1861-1930, ノルウェーの動物学者，後に海洋探検家・海洋学者に転身，抄伝 1-12）の 3 名．彼らの出発点はそれぞれに異なり，His は「神経細胞」の発生過程の観察から，Forel は破壊実験における「神経細胞」の二次変性という現象から，Nansen は海産動物神経組織への Golgi 鍍銀法の導入から，「神経細胞説」に到達したといわれる．

Santiago Ramón y Cajal（1852-1934, スペインの組織学者，抄伝 1-13）は Golgi 鍍銀法で神経組織を観察して 1890 年に軸索の成長円錐を発見し，「神経細胞説」の有力な根拠とした．しかし，Golgi 鍍銀法（1873 年）の開発者 Camillo Golgi（1843-1926, イタリアの組織学者・病理学者，抄伝 1-14）は「網状説」を擁護して譲らなかった．なお，「神経細胞 neuron」は Heinrich Wilhelm Gottfried von Waldeyer-Hartz（1836-1921, ドイツの解剖学者・病理学者，抄伝 1-15）が 1891 年に導入した造語である．Waldeyer-Hartz は Ramón y Cajal の学説を「神経細胞説 neuron theory」と呼び，これを支持した．国際的な論争を巻き起こした Ramón y Cajal と Golgi は 1906 年に Nobel 生理学医学賞を共同で受賞したが[76)77)]，後世の評価は「神経細胞説」に軍配を挙げている．決め手は透過型電子顕微鏡法による知見であった．

ちなみに「網状説」とは，突起と突起が繋がって巨大な網状を呈する多核の細胞により神経組織が構成されるとする説で，Joseph von Gerlach（1820-1896, ドイツの解剖学者）が 1872 年に唱えたものである．

### 抄伝 1-10　His, Wilhelm

Wilhelm His, Sr.（1831-1904）はスイス出身のドイツの解剖学者・発生学者である．1831 年 7 月 9 日にスイスの Basel で誕生した．Basel 大学・Berlin 大学・Würzburg 大学・Bern 大学・Wien 大学などを遍歴して医学を学んだ．Berlin 大学では解剖学・生理学教授 Johannes Peter Müller（1801-1858）に師事した．1857 年に 26 歳で Basel 大学の解剖学・生理学教授に就任．1865 年に連続薄切が可能なミクロトームの開発に成功し，連続組織切片を駆使して神経組織の発生学を創始していく．1872 年に Leipzig（ドイツ領）大学の解剖学教授に転任．1886 年には「神経細胞説 neuron theory」（後年の呼称）を提唱し，1889 年に神経細胞の「樹状突起」という呼称を導入した．また，Ernst Heinrich Philipp August Haeckel（1834-1919, ドイツの解剖学者・動物学者）が唱えた個体発生と系統発生の関連性を排撃した．1904 年 5 月 1 日に Leipzig で死去，享年 73 歳．

同じ Müller 門下の兄弟弟子には Haeckel のほか，Friedrich Gustav Jakob Henle（1809-1885, ドイツの解剖学者・病理学者），Theodor Schwann（1810-1882, ドイツ出身のベルギーの生理学者・解剖学者，抄伝 1-16），Carl Bogislaus Reichert（1811-1884, ドイツの解剖学者・発生学者），Emil Du Bois-Reymond（1818-1896, ドイツの生理学者），Hermann Ludwig Ferdinand von Helmholtz（1821-1894, ドイツの生理学者・物理学者，抄伝 14-1），Rudolf Ludwig Karl Virchow（1821-1902, ドイツの病理学者・人類学者）など逸材が多い．

息子の Wilhelm His, Jr.（1863-1934）はスイス出身のドイツの内科医．スイスの Basel で誕生．Genève 大学・Leipzig 大学・Bern 大学・Straßburg（現在はフランス領 Strasbourg）大学を遍歴して医学を学んだ．父と異なり内科学を専攻，1893 年に心臓の房室束（His 束）を発見して循環器学の発展に寄与した．Basel 大学・Göttingen 大学・Berlin 大学などの教授を歴任し，Berlin 大学医学部長を経て Berlin 大学総長に就任した．ドイツの Wiesental で死去．

の傍正中部分に位置する後根 dorsal root を有しており，後根は脊髄神経節 spinal ganglion に連なっている．そして，これら前根と後根が合わさって 1 本の脊髄神経となる．ただし，第 1 頸神経 1st cervical nerve は後根が退化消失している例が多い．これは後根が退化消失した舌下神経に類似している．

## 神経系の組織学

　神経組織を構成する主な細胞は神経細胞 neuron である．神経細胞という概念は 19 世紀後半に提唱された．神経組織は中枢神経組織と末梢神経組織とに分類され，これらは神経細胞の種類ではなく，グリア細

### 抄伝 1-11　Forel, Auguste Henri

　Auguste Henri Forel（1848-1931）はスイスの精神科医・神経解剖学者で，昆虫学者としても知られる．1848 年 9 月 1 日に Morges 近郊の La Gracieuse で誕生．11 歳の頃から昆虫に興味を持つ．Zürich 大学で医学を学んだが，1871 年の Lausanne の医師試験に失敗して，アリの蒐集に没頭．1872 年にオーストリアへ留学して Wien 大学の精神医学教授 Theodor Hermann Meynert（1833-1892，抄伝 1-4）に師事した．1872 年に Lausanne の医師試験に合格したが，故郷では精神科医の職が見つからず，1873 年にドイツへ留学して München 大学の精神医学教授 Johann Bernhard Aloys von Gudden（1824-1886，前は Zürich 大学の精神医学教授，抄伝 1-18）に師事した．München 大学では神経解剖学的研究に没頭し，Forel H 野・乳頭上交連（Forel 交連）・腹側被蓋交連（Forel 交叉）に名を残した．1879 年に Zürich 大学の精神医学教授に就任．軸索切断時に起始となる神経細胞体が選択的に縮小を呈する現象を根拠として，1887 年に内耳神経の起始核を同定し，同じ 1887 年に「神経細胞説 neuron theory」（後年の呼称）を提唱した．

　精神医学では，1889 年にアルコール依存症患者の施設を初めて Zürich に開設して，アルコール依存症治療の先駆者と認識されている．1895 年には催眠術に関する著作を出版．1898 年には Zürich 大学の精神医学教授を 50 歳で退職し，言論による社会改良運動と昆虫の研究に専念する隠居生活に入った．アリなどの膜翅目の昆虫を採集して生涯に 3,500 種以上の新種を発見記載し，昆虫学者としても名声を博した．1921 年に脳梗塞に倒れて右片麻痺を呈したが，左手での執筆を学習し，リハビリテーションの成果として 1923 年にアリ研究の大著全 5 巻を出版した．1931 年 7 月 27 日に Yvorne で死去，享年 82 歳．

　弟子の Adolf Meyer（1866-1950，精神科医・神経病理学者，抄伝 20-2）は後にアメリカへと移住し，Cornell 大学の精神医学教授を経て Jonhs Hopkins 大学の精神医学教授．視放線の Meyer's loop に名を残す一方，アメリカ精神医学の礎を築き，アメリカ精神医学会会長を務めた．神経病理学では脳ヘルニアの業績が有名．

　ちなみに，Forel の肖像は 1978～2000 年の 1,000 スイスフランの紙幣に刻まれており，スイスが生んだ偉人とみなされている．

### 抄伝 1-12　Nansen, Fridtjof Wedel-Jarlsberg

　Fridtjof Wedel-Jarlsberg Nansen（1861-1930）はノルウェーの海洋探検家・海洋学者・動物学者である．Christiania（現在は Oslo）近郊の Store Frøen で 1861 年 10 月 10 日に誕生．1881 年から Christiania 大学で動物学を学び，恩師の動物学者 Robert Collett（1842-1913）の推薦で 1882 年 3～8 月に北極海への探検航海に参加した．その後，Collett の推薦で Bergen 博物館の動物学 curator に就職し，ここで当時未開拓であった海産動物の神経系の研究を始めた．Napoli 海洋生物学研究所へ留学中に Pavia 大学教授 Camillo Golgi（1843-1926，イタリアの組織学者・病理学者，抄伝 1-14）に Golgi 鍍銀法を習い，1887 年に「神経細胞説 neuron theory」（後年の呼称）を発表，1888 年に博士号を得た．

　1888 年 7～10 月に Greenland 探検を指揮し，Greenland 東西横断に成功した．帰国後の 1889 年に Eva Sars と結婚したが，Eva の父は Christiania 大学の動物学教授 Michael Sars（1805-1869），兄は水産試験場の動物学者 Georg Ossian Sars（1837-1927）である．1893 年 6 月～1896 年 9 月の北極海への探検航海を指揮し，北緯 86 度 13 分に到達した．いわゆる Fram 号探検である．帰国後は航海記を執筆出版し，富と名声を得た．1897 年に Christiania 大学の動物学教授に就任．その後の約 20 年間は海洋学的探査とその報告に没頭している．

　1905 年にノルウェーがスウェーデンから独立したため，1906 年 4 月にノルウェー初代駐英大使となり，London に派遣された（1908 年 5 月まで）．外交官退任後には Christiania 大学の海洋学教授へ配置換えとなり，研究を継続した．1920 年のノルウェーの国際連盟への加盟に尽力するなど晩年は政治的にも活躍し，1922 年に第一次世界大戦における避難民への援助を理由に Nobel 平和賞を受賞した．1930 年 5 月 13 日に死去，享年 68 歳．

胞 glial cell の種類により明確に定義される．神経組織の詳細な記述については他成書を参照してほしい．
（**余録 1-7** は 56 頁参照；**抄伝 1-9** は 53 頁，**1-10** は 56 頁，**1-11**，**1-12** は 57 頁，**1-13**，**1-14** は下記，**1-15** は 60 頁参照）

## 中枢神経組織

　中枢神経組織を構成する細胞は，神経細胞 neuron とグリア細胞（神経膠細胞）glial cell に大別される．中枢神経組織のグリア細胞は星状膠細胞 astrocyte・稀突起膠細胞 oligodendrocyte・小膠細胞 microglia・上衣細胞 ependymal cell の 4 種がある（図 1-25）．中枢神経組織を灰白質 gray matter と白質 white matter とに区分すると，神経細胞体 neuronal soma は灰白質に集まり，神経細胞の軸索 axon および中枢性髄鞘を形成する稀突起膠細胞は白質に集まる．また，上衣細胞は脳室壁と脈絡叢に限局している．

　中枢神経組織の神経細胞の顕微鏡像を呈示しておく（図 1-26, 1-27）．

　視神経と網膜もまた中枢神経組織に分類されるが，慣例的に脳神経と感覚器として扱われてきた[6)〜9)14)]．視神経は星状膠細胞と稀突起膠細胞を，網膜は星状膠細胞（そのほかに，網膜に特有のグリア細胞として Müller 細胞 Müller's cell がある）を豊富に含み，組織学的には脳や脊髄に酷似している．視神経を構成する髄鞘もまた稀突起膠細胞からなる．その結果，視神経や網膜からは膠腫 glioma が発生し得る．

### 抄伝 1-13　Ramón y Cajal, Santiago

　Santiago Ramón y Cajal（1852-1934）はスペインの組織学者である．1852 年 5 月 1 日にスペイン Navarre の Petilla de Aragón で誕生．両親はともに Aragon 人で，父は Justo Ramón y Casasús（床屋外科医，後に Zaragoza 大学の解剖学教授となる），母は Antonia Cajal である．11 歳の頃には自家製大砲で町の門を破壊するなど，幼少期はかなりの問題児であったらしい．Zaragoza 大学で医学を学び，1873 年に医師となった．翌 1874 年から陸軍の軍医としてスペイン領キューバに遠征したものの，マラリアと結核に罹患して九死に一生を得て，1875 年に帰国した．その後は Zaragoza 大学で組織学を専攻し，1883 年に Valencia 大学へ移籍．1885 年に Valencia 大学の解剖学教授，1887 年に Barcelona 大学の組織学教授を歴任．1892 年に Madrid 大学の組織学・病理解剖学教授に転任し，1899 年に現職のまま国立衛生研究所所長となった．1906 年に Nobel 生理学医学賞を Camillo Golgi（1843-1926, **抄伝 1-14**）と共同受賞した．

　Valencia 大学で 1887 年に Golgi 鍍銀法を学び，これを駆使して 1890 年に軸索の成長円錐の発見に至った．これが「神経細胞説 neuron theory」を証明した業績とされ，Nobel 賞への道が拓かれた．その業績に樹状突起棘（電子顕微鏡で後年シナプスと確認される）の存在証明や，Cajal 間質細胞の発見など多数がある．1922 年には教授を引退したが，Cajal 研究所の創設者となり，そこで終生研究に従事した．1934 年 10 月 17 日に Madrid で死去，享年 82 歳．

### 抄伝 1-14　Golgi, Camillo

　Camillo Golgi（1843-1926）はイタリアの組織学者・病理学者である．1843 年 7 月 7 日に Brescia 近郊の Corteno で内科医 Alessandro Golgi の息子として誕生．Pavia 大学で医学を学び，1865 年に卒業した．在学中は犯罪学の先駆者として後年有名となる精神科医 Cesare Lombroso（1835-1909）に教えを受けている．1865〜1872 年はレジデント勤務の傍ら，*Helicobacter pylori* の発見者である組織学者・病理学者 Giulio Bizzozero（1846-1901）に師事して組織学的手技を学び，研究者としての道を歩み出した．1872 年から Abbiategrasso の慢性疾患病院の医師となったが研究を継続し，1873 年に神経組織切片のための Golgi 鍍銀法を公表して大きな注目を浴びた．Golgi 鍍銀法の開発は，単一の神経細胞の全景を三次元的に観察する道を拓いた画期的なものであったといえよう．

　その業績が評価されて，1876 年から母校 Pavia 大学の組織学教授，1881 年から Pavia 大学の一般病理学教授に就任した．1906 年には Nobel 生理学医学賞を Santiago Ramón y Cajal（1852-1934, **抄伝 1-13**）と共同受賞．神経組織の Golgi 鍍銀法による観察から「神経細胞説 neuron theory」を排撃し「網状説 reticular theory」を擁護して Ramón y Cajal とは国際的論争を繰り広げたが，後世の評価は Golgi には残酷なものだった．組織学的研究に邁進して，Golgi 装置・Golgi-Mazzoni 小体・Golgi 細胞などに名を残した．1918 年に教授を引退し，Pavia 大学名誉教授．1926 年 1 月 21 日に Pavia で死去，享年 82 歳．

第 1 章　脳・脊髄の解剖学概論　Chapter 1　Anatomical Outline of the Brain and Spinal Cord

光学顕微鏡レベル　　　　　電子顕微鏡レベル

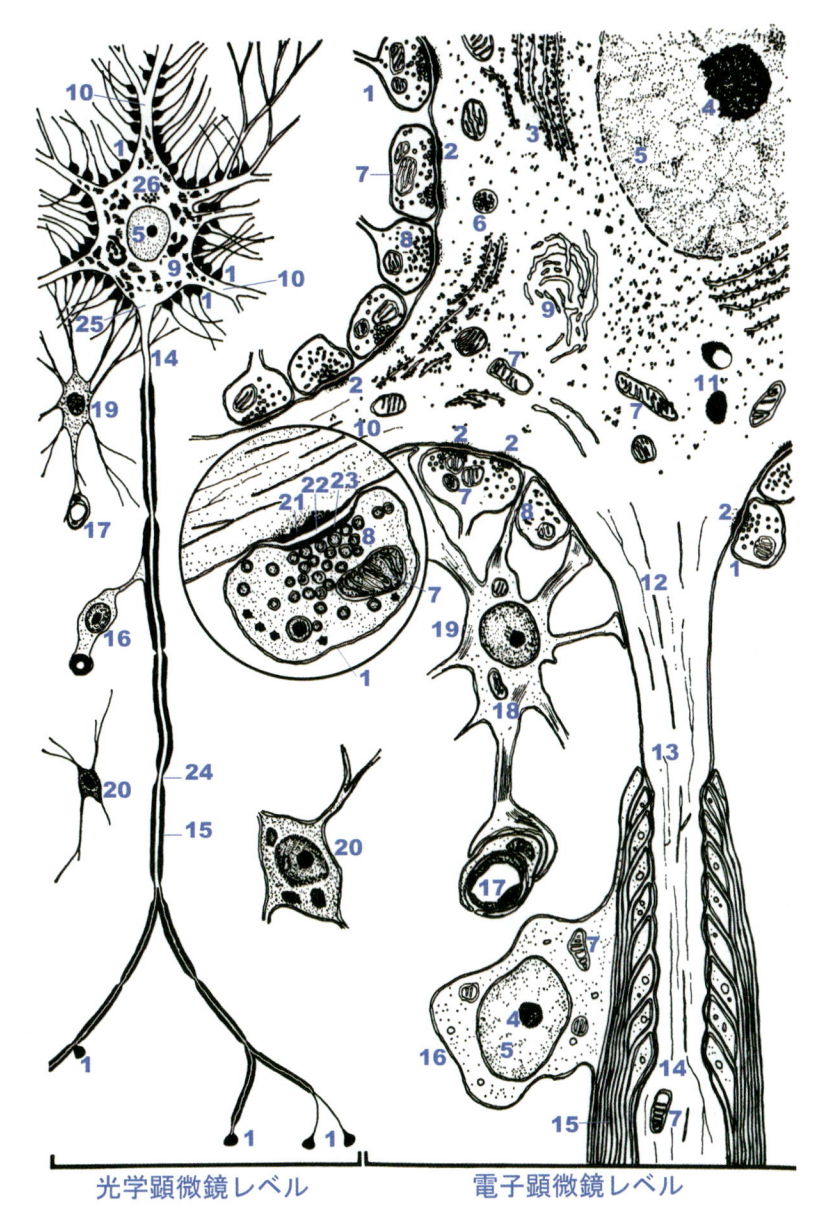

### 図 1-25　中枢神経組織の神経細胞とグリア細胞

光学顕微鏡レベル（左）と電子顕微鏡レベル（右）の比較．中枢神経組織は神経細胞 neurons のほか，3 種類のグリア細胞 glial cells よりなる．Nissl 小体（光学顕微鏡レベル）は粗面小胞体（電子顕微鏡レベル）と同じものである．

| | | | |
|---|---|---|---|
| 1 | 終末ボタン　terminal buttons（boutons terminaux） | 15 | 髄鞘　myelin sheath |
| 2 | シナプス　synapse | 16 | 稀突起膠細胞　oligodendrocyte/oligodendroglia（オリゴデンドロサイト/オリゴデンドログリア） |
| 3 | 粗面小胞体　rough endoplasmic reticulum | 17 | 毛細血管　capillary |
| 4 | 核小体　nucleolus | 18 | グリアフィラメント　glial filament |
| 5 | 核　nucleus | 19 | 星状膠細胞　astrocyte/astroglia（アストロサイト/アストログリア） |
| 6 | 多胞小体　multivesicular body | 20 | 小膠細胞　microglia（ミクログリア/マイクログリア） |
| 7 | ミトコンドリア　mitochondria（糸粒体） | 21 | シナプス後膜　postsynaptic membrane |
| 8 | シナプス小胞　synaptic vesicles | 22 | シナプス間隙　synaptic cleft |
| 9 | Golgi 装置　Golgi apparatus（Golgi 複合体　Golgi complex） | 23 | シナプス前膜　presynaptic membrane |
| 10 | 樹状突起　dendrite | 24 | Ranvier 絞輪　node of Ranvier（Ranvier node） |
| 11 | リソソーム/ライソソーム　lysosome（水解小体） | 25 | 軸索小丘　axon hillock |
| 12 | 微小管　microtubule | 26 | Nissl 小体　Nissl bodies（Nissl 顆粒　Nissl granules）（Nissl 物質　Nissl substance） |
| 13 | ニューロフィラメント　neurofilament | | |
| 14 | 軸索　axon（神経突起　neurite） | | |

序説 Introduction

## 末梢神経組織

末梢神経組織を構成する細胞も，神経細胞 neuron とグリア細胞（神経膠細胞）glial cell に大別される．末梢神経組織のグリア細胞は衛星細胞 satellite cell（外套細胞 mantle cell）・Schwann 細胞 Schwann cell・終末グリア teloglia の 3 種に分かれる．このうち，衛星細胞は末梢神経節の神経細胞体を取り囲んでいる．Schwann 細胞の一部は末梢性髄鞘を形成しており（有髄神経線維），中枢神経組織の稀突起膠細胞に相当する．髄鞘を形成せずに軸索を取り巻くだけの Schwann 細胞もある（無髄神経線維）．

末梢神経組織からは神経鞘腫 neurinoma（Schwann 腫 schwannoma）という良性腫瘍が発生し得る．

### 抄伝 1-15　Waldeyer-Hartz, Heinrich Wilhelm Gottfried von

Heinrich Wilhelm Gottfried von Waldeyer-Hartz（1836-1921）はドイツの解剖学者・病理学者である．1836 年 10 月 6 日に Braunschweig の Hehlen an der Weser で誕生．父は Johann Gottfried Waldeyer，母は Wilhelmine von Hartz である．Göttingen 大学・Greifswald 大学・Berlin 大学を遍歴して医学を学んだ．1865 年から Breslau（現在はポーランド領 Wrocław）大学の病理学准教授に就任し，1868 年に同病理学教授に昇任．1872 年に Straßburg（現在はフランス領 Strasbourg）大学の解剖学教授，1883 年に Berlin 大学の解剖学教授に転じた．なお，Berlin 大学では恩師 Carl Bogislaus Reichert（1811-1883，解剖学者・発生学者）の後任となった．

1884 年に「Waldeyer 扁桃輪 Waldeyer's tonsillar ring」を記載し，名を残した．1888 年に「染色体 chromosome」という造語を導入．1891 年には「神経細胞 neuron」という造語を導入し，Santiago Ramón y Cajal（1852-1934，抄伝 1-13）の学説を「神経細胞説 neuron theory」と呼んで，その普及に大きく貢献した．1898 年頃から Berlin 大学総長を務めた．1921 年 1 月 23 日に Berlin で死去，享年 84 歳．

弟子には高名な医師が少なくない．Breslau 大学での弟子 Carl Weigert（1845-1904，病理学者）は Frankfurt am Main 大学の病理解剖学教授．Weigert 染色を開発した．Straßburg 大学での弟子 Ludwig Edinger（1855-1918，神経内科医）は Frankfurt am Main 大学の神経学教授．動眼神経副核（Edinger-Westphal 核）を記載した．Straßburg 大学での弟子 Bernard Sachs（1858-1944，アメリカの小児神経科医）はアメリカ神経学会会長．Tay-Sachs 病を記載したほか，小児発達障害・正常小児について執筆出版．Berlin 大学での弟子 Robert Heinrich Johannes Sobotta（1869-1945，解剖学者）は Königsberg（現在はロシア領 Kaliningrad）大学・Bonn 大学の解剖学教授を歴任．人体解剖書を執筆出版した．

師に当たる Reichert は Johannes Peter Müller（1801-1858，解剖学者・生理学者）の弟子．頭頸部の発生学に造詣が深く，Reichert 軟骨（第 2 鰓弓の軟骨）に名を残した．

### 抄伝 1-16　Schwann, Theodor

Theodor Schwann（1810-1882）はドイツ出身のベルギーの生理学者・解剖学者である．1810 年 12 月 7 日に Düsseldorf 近郊の Neuss で誕生．Bonn 大学・Würzburg 大学・Berlin 大学で医学を学んだ．Bonn 大学の生理学教授から Berlin 大学の解剖学・生理学教授に転任した Johannes Peter Müller（1801-1858）に師事した．Matthias Jakob Schleiden（1804-1881，ドイツの植物学者）が提唱した植物における「細胞説 cell theory」を 1839 年に動物に拡張し，近代的組織学の創始者とみなされる．1839 年にベルギーに移住して Louvain カソリック大学の生理学教授に就任し，1858 年に Liège 大学の生理学・解剖学教授に転任．末梢神経組織の Schwann 細胞および Schwann 鞘に名を残したほか，胃液中の酵素ペプシンを発見命名し，Louis Pasteur（1822-1895，フランスの細菌学者・化学者）に先立って発酵の研究を行った．親族が住むドイツの Köln を訪問中の 1882 年 1 月 11 日に死去，享年 71 歳．

同じ Müller 門下の兄弟弟子には，Friedrich Gustav Jakob Henle（1809-1885，ドイツの解剖学者・病理学者），Carl Bogislaus Reichert（1811-1884，ドイツの解剖学者・発生学者），Emil Du Bois-Reymond（1818-1896，ドイツの生理学者），Rudolf Ludwig Karl Virchow（1821-1902，ドイツの病理学者・人類学者），Hermann Ludwig Ferdinand von Helmholtz（1821-1894，ドイツの生理学者・物理学者，抄伝 14-1），Wilhelm His, Sr.（1831-1904，スイス出身のドイツの解剖学者・発生学者，抄伝 1-10），Ernst Heinrich Philipp August Haeckel（1834-1919，ドイツの解剖学者・動物学者）など逸材が多い．

「細胞説」とは，動物や植物が細胞という最小単位の集合体とみる説で，医学・生物学に革命をもたらした考え方であり，現在では常識となっている．なお，Schleiden は Jena 大学・Dorpat（現在はエストニア領 Tartu）大学の植物学教授で，植物において「細胞説」を 1838 年から提唱し，その実証に努めた．

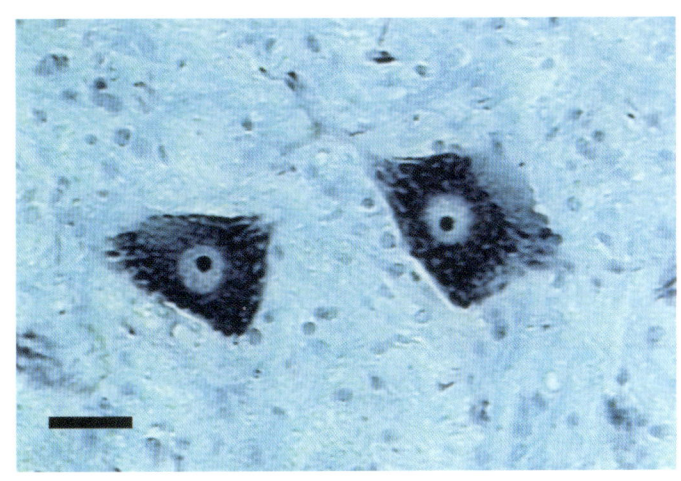

**図 1-26 神経細胞**
Klüver-Barrera 法．スケールバーは 100μm．仙髄の前角細胞 anterior horn cells の細胞体 soma．

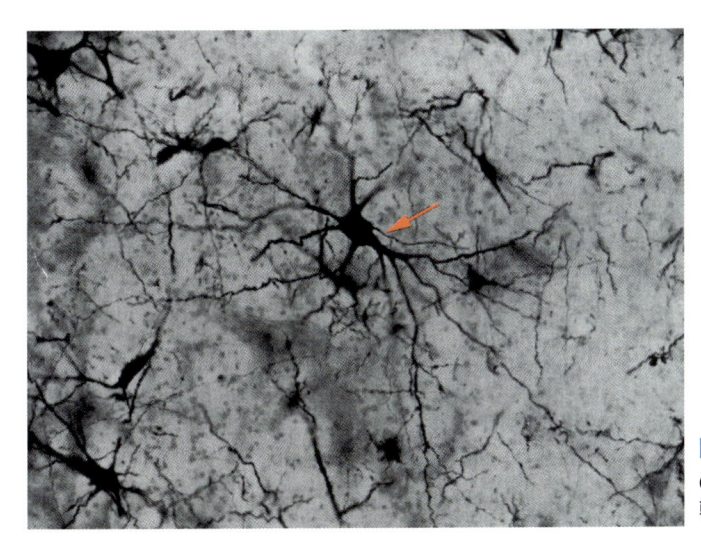

**図 1-27 神経細胞とその軸索・樹状突起**
Golgi 鍍銀法．延髄網様体の神経細胞．突起には軸索 axon（↑）と樹状突起 dendrite がある．

　嗅神経は末梢神経組織に分類される．嗅神経からは稀とはいえ神経鞘腫が発生し得る．ただし，嗅神経のグリア細胞は Schwann 細胞と似て非なる olfactory ensheathing cell とされ[15)~18)]，髄鞘を形成しない．
　なお，腸管神経叢については割愛する． （抄伝 1-16 は 60 頁参照）

# 神経系の病理組織学

　本書の性格に即して，ここでは中枢神経組織の病理学的現象について概略を述べることにする．脳浮腫および脳ヘルニアについては第 4 章を参照のこと．なお，末梢神経組織の病理学的現象については本書では省略する．

## 軸索の切断

　神経細胞の軸索が切断されると（図 1-28），その切断部より終末ボタン側の軸索は Waller 変性 Wallerian degeneration（順行性変性 anterograde degeneration）を起こして消失し，二次的に髄鞘破壊が進行する．神経細胞体 neuronal soma には Waller 変性に遅れて逆行性変性 retrograde degeneration が生ずるが，このときにみられる Nissl 小体 Nissl bodies の溶解を染色質溶解 chromatolysis（虎斑溶解 tigrolysis）と呼ぶ．なお，逆行性変性を Nissl 変性 Nissl degeneration と称する場合もある．
　軸索切断現象の研究は 19 世紀の中頃に始まり，神経細胞 neuron という概念の確立に大きく寄与した．

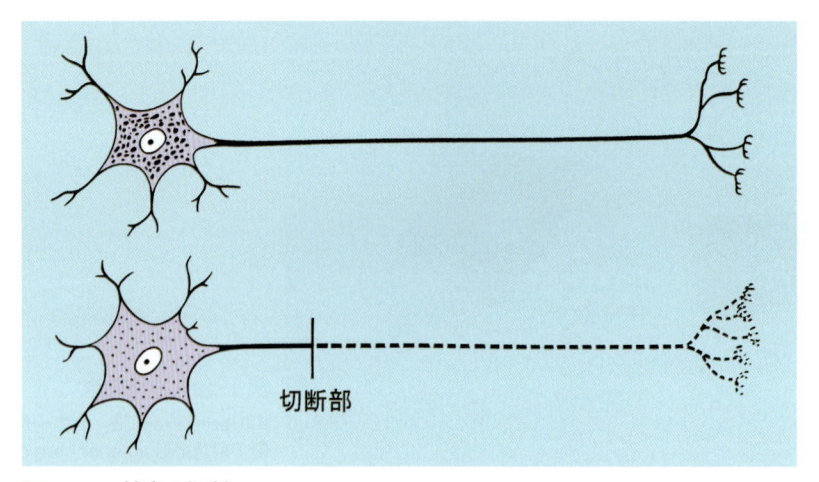

**図 1-28　軸索の切断** ［藤田, 2003（出典 a）を改変］
正常な神経細胞（上）と変性した神経細胞（下）の模式図．軸索切断の結果，①Waller 変性 Wallerian degeneration（順行性変性 anterograde degeneration）による軸索 axon の消失と二次性の髄鞘破壊，②逆行性変性 retrograde degeneration による神経細胞体 neuronal soma の膨化と Nissl 小体 Nissl bodies の細粒化・溶解，の所見がみられる．

現在でも，Waller 変性や逆行性変性の顕微鏡的観察は軸索を追跡する代表的な研究方法である．

（抄伝 1-17 は下記，1-18 は 63 頁参照）

## 神経細胞脱落とグリオーシス

　神経細胞体が変性脱落を起こし消失すると，その周囲の星状膠細胞は反応してその形状を変化させる．これはグリオーシス gliosis ないしアストロサイトーシス astrocytosis という現象で，神経細胞脱落 neuronal loss の病理組織学的な指標となる．その過程を以下に述べる．

### 抄伝 1-17　Nissl, Franz

　Franz Nissl（1860-1919）はドイツの精神科医・神経解剖学者である．1860 年 9 月 9 日に Pfalz の Frankenthal で誕生．München 大学で医学を学んだ．母校の精神医学教授 Johann Bernhard Aloys von Gudden（1824-1886, 抄伝 1-18）に師事した．1884 年頃に神経細胞体の Nissl 小体（後に電子顕微鏡で粗面小胞体と確認される）を染め出す Nissl 法を開発して（公表は 1892 年）将来を嘱望されたものの，1886 年 6 月の Gudden の怪死事件に直面した．
　1889 年に Frankfurt am Main の精神科医 Emil Sioli（1852-1922）門下となり，同僚の精神科医・神経病理学者 Alois Alzheimer（1864-1915）と共同研究を行った．1895 年に Heidelberg 大学の精神医学教授 Emil Kraepelin（1856-1926）の下へ移り，転出した Kraepelin の後任として 1904 年に Heidelberg 大学の精神医学教授に昇任した．しかし，Nissl は腎臓疾患に悩まされたことから教育と管理の業務が重荷となり，研究はなかなか進捗しなかった．1918 年に Kraepelin の招きを受けて München のドイツ精神医学研究所の組織病理学第 1 部門長に転任したものの，1919 年 8 月 11 日に München で腎臓疾患のため死去，享年 58 歳．
　Nissl 法は，Nissl 自身が 1892 年に記載した軸索切断時の神経細胞の逆行性変性（Nissl 変性）や Korbinian Brodmann（1868-1918, 精神科医・神経解剖学者，抄伝 10-7）が提唱した細胞構築 cytoarchitecture を観察するのに適した染色法であり，神経伝導路の解析や神経細胞の分類など神経解剖学の発展には欠かせないものとなっていく．しかし，Nissl 自身は「神経細胞説 neuron theory」に懐疑的で，「網状説 reticular theory」に類する見解を抱いていたらしい．
　Nissl の兄弟弟子に当たる Kraepelin は München 大学の Gudden に師事し，次いで Leipzig 大学の精神医学教授 Paul Emil Flechsig（1847-1929, 精神科医・神経解剖学者・神経病理学者，抄伝 10-6）に師事する傍ら，哲学教授 Wilhelm Maximilian Wundt（1832-1920, 生理学者・心理学者）の薫陶を受けて精神医学に実験心理学を導入．Dorpat（現在はエストニア領 Tartu）大学・Heidelberg 大学の精神医学教授を経て，München 大学の精神医学教授に就任．後にドイツ精神医学研究所を創設して初代所長を兼ねた．精神医学書の執筆と改訂で有名．精神病を統合失調症と躁うつ病に大別し（Kraepelin 二分法），弟子となった Alzheimer が発見した認知症を Alzheimer 病と命名した．

外来性の細菌に感染した場合には，きわめて早い時期から好中球 neutrophilic leukocyte が組織内へ多数浸潤し，その喰食作用による防御反応が起こることが知られている．しかし，脳血管障害では組織内への好中球の浸潤はあまり起こらない．

急性期には血液中の単球 monocyte に由来するといわれるマクロファージ macrophage の組織内への浸潤増殖が起こる．マクロファージは変性破壊物質を喰食して細胞体が膨れ上がり，いわゆる泡沫細胞 foamy cell になる．急性期を過ぎると，組織内のマクロファージは消失していき，病巣およびその周囲の線維性星状膠細胞 fibrillary astrocyte（通常の星状膠細胞）がその細胞体を膨化させて肥胖性星状膠細胞 gemistocytic astrocyte へと変化する．この肥胖性星状膠細胞もまた変性破壊物質を取り込んだ状態が観察できる．次に破壊された病巣組織は，徐々に星状膠細胞の突起からなるグリア瘢痕 glial scar へと置き換わっていく．

### 引用文献

1) Gratiolet P：Mémoire sur les plis cérébraux de l'homme et des primatès. Arthus Bertrand, Paris, 1854.
2) FCAT：Terminologia anatomica. International anatomical terminology. Thieme, Stuttgart-New York, 1998.
3) FIPAT：Terminologia anatomica, 2nd ed. International anatomical terminology. Thieme, Stuttgart-New York, 2011.
4) 日本解剖学会（監修），解剖学用語委員会（編）：解剖学用語，改訂13版．医学書院，東京，2007.
5) Broca P：Sur la circonvolution limbique et la scissure limbique. Bull Soc Anthropol 12：646-657, 1877.
6) Warwick R, Williams PL（eds）：Gray's anatomy, 35th ed. Longman, Edinburgh, 1973.
7) Williams PL, Warwick R（eds）：Gray's anatomy, 36th ed. Churchill Livingstone, Edinburgh-London-Melbourne-New York, 1980.
8) Williams PL, Warwick R, Dyson M, Bannister LH（eds）：Gray's anatomy, 37th ed. Churchill Livingstone, Edinburgh-London-Melbourne-New York, 1989.
9) Williams PL et al（eds）：Gray's anatomy, 38th ed. The anatomical basis of medicine and surgery. Churchill Livingstone, New York-Edinburgh-London-Tokyo-Madrid-Melbourne, 1995.
10) Standring S et al（eds）：Gray's anatomy, 39th ed. The anatomical basis of clinical practice. Churchill Livingstone/Elsevier, Edinburgh-London-New York-Oxford-Philadelphia-St Louis-Sydney-Toronto, 2005.
11) Standring S et al（eds）：Gray's anatomy, 40th ed. The anatomical basis of clinical practice. Churchill Livingstone/Elsevier, 2008.

### 抄伝 1-18　Gudden, Johann Bernhard Aloys von

Johann Bernhard Aloys Gudden 改め Johann Bernhard Aloys von Gudden（1824-1886）はドイツの精神科医・神経解剖学者である．1824年6月7日に Kleve で誕生．Bonn 大学・Berlin 大学・Halle 大学を遍歴して医学を学んだ．Bonn 近郊にある Siegburg の精神病院で Carl Wigand Maximilian Jacobi（1775-1858，精神科医）に，次いで Baden は Illenau の精神病院で Christian Friedrich Wilhelm Roller（1802-1878，精神科医）に師事した．1955年に Beyern は Werneck の精神病院院長に就任．1869年に Zürich（スイス領）大学の精神医学教授に転任，1872年に München 大学の精神医学教授に転任した．1875年に叙勲され，精神病患者とされる Bayern 国王 Ludwig 2 世の侍医を兼ねた．国王廃位の陰謀に巻き込まれ，1886年6月13日に Starnberg 湖畔で Ludwig 2 世とともに遺体で発見された．享年62歳．この国王と精神科医の怪死事件は近代史上著名であり，後世の歴史家や小説家に好まれる格好の謎でもある．

神経解剖学とくに視覚伝導路に詳しく，乳頭被蓋束（Gudden 束）・Gudden 背側被蓋核・Gudden 腹側被蓋核などに名を残した．自らミクロトームを改良して脳の連続薄切標本を容易に作成可能としたこと，二次変性像の観察が容易な幼若動物を破壊実験の材料に用いて伝導路を追跡する実験解剖学的手法を確立したことは，特筆に値する．

その弟子には逸材が少なくない．Auguste Henri Forel（1848-1931，スイスの精神科医・神経解剖学者，抄伝 1-11）は Zürich 大学の精神医学教授．「神経細胞説」の提唱者として有名．Sigbert Josef Maria Ganser（1853-1931，精神科医）は Dresden 技術大学の精神医学教授．Ganser 症候群などを記載した．Emil Kraepelin（1856-1926，精神科医）は Lepzig 大学に移り精神医学に実験心理学を導入した後，Dorpat（現在はエストニア領 Tartu）大学・Heidelberg 大学・München 大学の精神医学教授を歴任．精神医学書の執筆と改訂で知られる．Franz Nissl（1860-1919，精神科医・神経解剖学者，抄伝 1-17）は Heidelberg 大学の精神医学教授を経て，ドイツ精神医学研究所の組織病理学第1部門長．Nissl 法の開発と逆行性変性（Nissl 変性）の記載で知られる．

孫弟子では，Forel の弟子 Adolf Meyer（1866-1950，スイス出身のアメリカの精神科医・神経病理学者，抄伝 20-2）や Ganser の弟子 Hans Heinrich Georg Queckenstedt（1876-1918，内科医，抄伝 2-5）が有名．

12) 小島徳造（監修），後藤　昇：脳・脊髄血管の解剖．医歯薬出版，東京，1971．
13) 後藤　昇：脳血管の解剖．血管障害の理解のために．メディカルトリビューン，東京，1986．
14) Davies DV（ed）：Gray's anatomy, 34th ed. Descriptive and applied. Longmans, London, 1967.
15) 佐野　豊：神経科学——形態学的基礎Ⅰ．ニューロンとグリア．金芳堂，京都，1995．
16) Wewetzer K, Verdú E, Angelov DN, Navarro X：Olfactory ensheathing glia and Schwann cells: two of a kind? Cell Tissue Res 309: 337-345, 2002.
17) Boyd JG, Skihar V, Kawaja M, Doucette R：Olfactory ensheathing cells: historical perspective and therapeutic potential. Anat Rec Part B New Anat 271: 49-60, 2003.
18) Higginson JR, Barnett SC：The culture of olfactory ensheathing cells (OECs)—a distinct glial cell type. Exp Neurol 229: 2-9, 2011.
19) 日本解剖学会（編）：解剖学用語，改訂12版．丸善，東京，1987．
20) Hassler R：Basal ganglia. Historical perspective. Appl Neurophysiol 42: 5-8, 1979.
21) Spiegel EA：Remarks to Hassler's basal ganglia historical perspective. Appl Neurophysiol 43: 37-39, 1980.
22) Stern G：The language of the basal ganglia. J Neural Transm Suppl 51: 1-8, 1997.
23) Swanson LW：What is the brain? Trends Neurosci 23: 519-527, 2000.
24) Sarikcioglu L, Altun U, Suzen B, Oguz N：The evolution of the terminology of the basal ganglia, or are they nuclei? J Hist Neurosci 17: 226-229, 2008.
25) Parent A：The history of the basal ganglia: The contribution of Karl Friedrich Burdach. Neurosci Med 3: 374-379, 2012.
26) Truex RC, Carpenter MB：Human neuroanatomy, 6th ed. Williams & Wilkins, Baltimore, 1969.
27) Carpenter MB：Human neuroanatomy, 7th ed. Williams & Wilkins, Baltimore, 1976.
28) Carpenter MB, Sutin J：Human neuroanatomy, 8th ed. Williams & Wilkins, Baltimore-London, 1983.
29) Parent A：Carpenter's human neuroanatomy, 9th ed. Williams & Wilkins, Baltimore-Philadelphia-Hong Kong-London-Munich-Sydney-Tokyo, 1996.
30) 森　於菟，平沢　興，小川鼎三，森　優，岡本道雄，大内　弘，森　富，山田英智，山元寅男，養老孟司：解剖学，改訂第11版，第2巻．金原出版，東京，1982．
31) Oppenheimer DR（rev）：Diseases of the basal ganglia, cerebellum and motor neurons. In：Blackwood W, Corsellis JAN（eds）. Greenfield's neuropathology, 3rd ed. Edward Arnold, London, 1976, pp 608-651.
32) Oppenheimer DR：Diseases of the basal ganglia, cerebellum and motor neurons. In：Adams JH, Corsellis JAN, Duchen LW（eds）. Greenfield's neuropathology, 4th ed. Edward Arnold, London, 1984, pp 699-747.
33) Oppenheimer DR, Esiri MM：Diseases of the basal ganglia, cerebellum and motor neurons. In：Adams JH, Duchen LW（eds）. Greenfield's neuropathology, 5th ed. Edward Arnold, London-Melbourne-Auckland, 1992, pp 988-1045.
34) Lowe J, Lennox G, Leigh PN：Disorders of movement and system degenerations. In：Graham DI, Lantos PL（eds）. Greenfield's neuropathology, 6th ed, vol 2. Arnold, London-Sydney-Auckland, 1997, pp 281-366.
35) Lowe JS, Leigh N：Disorders of movement and system degenerations. In：Graham DI, Lantos PL（eds）. Greenfield's neuropathology, 7th ed, vol 2. Arnold, London-New York-New Delhi, 2002, pp 325-430.
36) Ince PG, Clark B, Holton J, Revesz T, Wharton SB：Diseases of movement and system degenerations. In：Love S, Louis DN, Ellison DW（eds）. Greenfield's neuropathology, 8th ed, vol 1. Hodder Arnold, London, 2008, pp 889-1030.
37) Ferrier D：The functions of the brain. Smith Elder, London, 1876.
（Thoemmes Press/Maruzen, Bristol/Tokyo, 1998 復刻）
38) Ferrier D：The functions of the brain. GP Putnam's Sons, New York, 1876.
39) Gowers WR：Lectures on the diagnosis of diseases of the brain. J & A Churchill, London, 1885.
40) Gowers WR：Diagnosis of diseases of the brain and of the spinal cord. William Wood, New York, 1885.
41) Ferrier D：The functions of the brain, 2nd ed. Smith Elder, London, 1886.
42) Ferrier D：The functions of the brain, 2nd ed. GP Putnam's Sons, New York, 1886.
43) Norman RM：Malformations of the nervous system, birth injury and diseases of early life. In：Blackwood W, McMenemey WH, Meyer A, Norman RM, Russell DS. Greenfield's neuropathology, 2nd ed. Edward Arnold, London, 1963, pp 324-440.
44) Urich H（rev）：Malformations of the nervous system, perinatal damage and related conditions in early life. In：Blackwood W, Corsellis JAN（eds）. Greenfield's neuropathology, 3rd ed. Edward Arnold, London, 1976, pp 361-469.
45) Ringer S, 1879［文献22］．
46) http://en.wikipedia.org/wiki/Nomina_Anatomica　　2014年8月接続
47) Kuru M：The sensory paths in the spinal cord and brain stem of man. First report. Studies on the long ascending paths of the spinal cord, the secondary trigeminal paths and on their correspondence. Short note on the central gustatory path of man. Folia Psychiatr Neurol Jpn 2: 93-108, 1947.
48) Kuru M, Takase B：The sensory paths in the spinal cord and brain stem of man. Second report. On the tractus sacro-bulbares. Contributions to the study of the central pathways of the visceral sense of the pelvic cavity, inclusive of the genital sense. Folia Psychiatr Neurol Jpn 2: 124-151, 1947.
49) 久留　勝：人体脊髄並に脳幹に於ける知覚伝導経路．創元社，東京，1949．

（木村書店，東京，1976 復刻）
50) Holmes G, May WP：On the exact origin of the pyramidal tracts in man and other mammals. Brain 32：1-43, 1909.
51) Ariëns Kappers CU, Huber GC, Crosby EC：The comparative anatomy of the nervous system of vertebrates, including man. Macmillan, New York, 1936.
（Hafner, New York, 1967 復刻）
52) 関　泰志：脊髄の比較解剖学に関する最近の二，三の問題点．神経研究の進歩 6：158-174, 1962.
53) 関　泰志：錐体路の解剖学．金沢医科大学雑誌 1：1-12, 1976.
54) Smith MC：The anatomy of the spinocerebellar fibers in man. I. The course of the fibers in the spinal cord and brain stem. J Comp Neurol 108：285-352, 1957.
55) Smith MC：The anatomy of the spinocerebellar fibers in man. II. The distribution of the fibers in the cerebellum. J Comp Neurol 117：329-354, 1961.
56) Bastian HC：On a case of concussion-lesion, with extensive secondary degenerations of the spinal cord, following by general muscular atrophy. Med Chir Trans 50：499-537, 1867.
57) Gowers WR：The diagnosis of diseases of the spinal cord. J & A Churchill, London, 1880.
58) Flechsig P, 1876［文献 54, 55］．
59) Goto N, Hoshino T, Kaneko M, Ishikawa H：Central positional vertigo—clinico-anatomic study. Neurol Med Chir（Tokyo）23：534-540, 1983.
60) Clarke JL：Researches on the intimate structure of the brain, human and comparative.—First series. On the structure of the medulla oblongata. Philo Trans R Soc London 148：231-259, 1858.
61) Clarke JL：Researches on the intimate structure of the brain.—Second series. Philo Trans R Soc London 158：263-331, 1868.
62) Jones EG：The neuron doctrine 1891. J Hist Neurosci 3：3-20, 1994.
63) Katz-Sidlow RJ：The formulation of the neuron doctrine. The island of Cajal. Arch Neurol 55：237-240, 1998.
64) Jones EG：Golgi, Cajal and the neuron doctrine. J Hist Neurosci 8：170-178, 1999.
65) Mazzarello P：A unifying concept：the history of cell theory. Nat Cell Biol 1：E13-E15, 1999.
66) Cimino G：Reticular theory versus neuron theory in the work of Camillo Golgi. Physis Riv Int Stor Sci 36：431-472, 1999.
67) Louis ED, Stapf C：Unraveling the neuron jungle. The 1879-1886 publications by Wilhelm His on the embryological development of the human brain. Arch Neurol 58：1932-1935, 2001.
68) Fodstad H：The neuron theory. Stereotact Funct Neurosurg 77：20-24, 2001.
69) Guillery RW：Observations of synaptic structures：origins of the neuron doctrine and its current status. Philos Trans R Soc Lond B Biol Sci 360：1281-1307, 2005.
70) López-Muñoz F, Boya J, Alamo C：Neuron theory, the cornerstone of neuroscience, on the centenary of the Nobel Prize award to Santiago Ramón y Cajal. Brain Res Bull 70：391-405, 2006.
71) Glickstein M：Golgi and Cajal：The neuron doctrine and the 100th anniversary of the 1906 Nobel Prize. Curr Biol 16：R147-R151, 2006.
72) Fishman RS：The Nobel Prize of 1906. Arch Ophthalmol 125：690-694, 2007.
73) Langmoen IA, Apuzzo MLJ：The brain on itself：Nobel laureates and the history of fundamental nervous system function. Neurosurgery 61：891-908, 2007.
74) Sotelo C：Camillo Golgi and Santiago Ramon y Cajal：The anatomical organization of the cortex of the cerebellum. Can the neuron doctrine still support our actual knowledge on the cerebellar structural arrangement? Brain Res Rev 66：16-34, 2010.
75) Lazar JW：Acceptance of the neuron theory by clinical neurologists of the late-nineteenth century. J Hist Neurosci 19：349-364, 2010.
76) Golgi C：The neuron doctorine—theory and facts. Nobel lecture, December 11, 1906.
　　（http://www.nobelprize.org/nobel_prizes/medicine/laureates/1906/golgi-lecture.html　2014 年 8 月接続）
77) Ramón y Cajal S：The structure and connexions of neurons. Nobel lecture, December 12, 1906.
　　（http://www.nobelprize.org/nobel_prizes/medicine/laureates/1906/cajal-lecture.html　2014 年 8 月接続）

### 図の出典
a) 文献 6〜11（図 1-16 の原図）．
b) 藤田恒太郎：人体解剖学，改訂第 42 版．南江堂，東京，2003（図 1-28 の原図）．

# 第 2 章
# 脳室系と髄膜

## Chapter 2
## Ventricular System and Meninges

## 脳室系

中枢神経系はもともと管腔をもった構造であり，脊髄では腔が狭くなって中心管 central canal となるが，脳ではその発達に伴い腔も複雑な形となる．この腔を脳室 ventricles という．脊髄の中心管の尾端近傍はやや膨らんでいて，これを終室 terminal ventricle と名づけている．

脳室・中心管・終室を併せて脳室系 ventricular system という．そのうち脳室は形態が複雑である．

まず，脳室には 4 つの連続した腔が区別できる（図 2-1）．このうち 2 つは左右の終脳の深部にあり，これを側脳室 lateral ventricle（第 1 章の図を参照）と呼び，左右 1 対あって対称的である．

左右の間脳の間には無対の第 3 脳室 3rd ventricle（図 2-2）がある．これは前後に長くて幅の狭い脳室で，その前端部の上方で左右の側脳室に連なる連絡口があり，これを室間孔 interventricular foramen（Monro 孔 foramen of Monro）と呼ぶ．

第 3 脳室はその後部で，下方へ向かって中脳の中を通る細い管状の中脳水道 cerebral aqueduct（Sylvius 水道 Sylvian aqueduct）となり，さらに下方の第 4 脳室 4th ventricle（図 2-3）に続く．これは菱脳の中にあり，前下方は菱形窩に面し，後上方には小脳が覆っている．第 4 脳室の下方は細くなりつつ延髄の背側から中に入り込んで，延髄下部と脊髄にある中心管 central canal へと続く．

第 4 脳室にはクモ膜下腔との間の連絡口が 3 つある．第 4 脳室の下方の脈絡組織の正中部分には無対の第 4 脳室正中口 median aperture of 4th ventricle（Magendie 孔 foramen of Magendie）があり，外側部分からは前外方に向かって左右 1 対の第 4 脳室外側口 lateral aperture of 4th ventricle（Luschka 孔 foramen of Luschka）がある．

Nakayama[1] および Sakata ら[2] によれば，中心管 central canal は脊髄の終室 terminal ventricle より尾側へも続いており，終糸 filum terminale の背側でクモ膜下腔に開口しているという．これを中心管尾側口 caudal aperture of central canal（Nakayama 孔 foramen of Nakayama）と呼ぶのが適切と考えるが，解剖学用語には収載されていない．　　　　　　　　　　（抄伝 2-1 は下記，2-2 は 67〜68 頁，2-3 は 69 頁，2-4 は 71 頁参照）

### 抄伝 2-1　Sylvius, Jacobus/Sylvius, Franciscus

中脳水道を初めて記載したのは，いずれの Sylvius でもないという．

Jacobus Sylvius こと Jacques Dubois（1478-1555）はフランスの文人・解剖学者である．フランス語の文法書を初めて著わした．解剖学を講じて名声を博したが Paris 大学の抗議を招いたため，1531 年に Montpelier 大学の学位を得て内科医となった．晩年，Collège royal（Collège de France の前身）の外科学教授に就任．血管内色素注入法を考案し，下大静脈弁（Eustachi 弁）を発見するなど，血管の解剖学に貢献した．1555 年 1 月 14 日に死去．その弟子に Andreas Vesalius（1514-1564, フランドルの解剖学者・内科医）がいる．

Franciscus Sylvius（1614-1672, 抄伝 1-1）はネーデルラントの内科医・解剖学者である．先取権こそ希薄ではあるものの，中脳水道（Sylvius 水道）・外側溝（Sylvius 裂）に名を残した．

（文献欄参照[32]〜[52]）

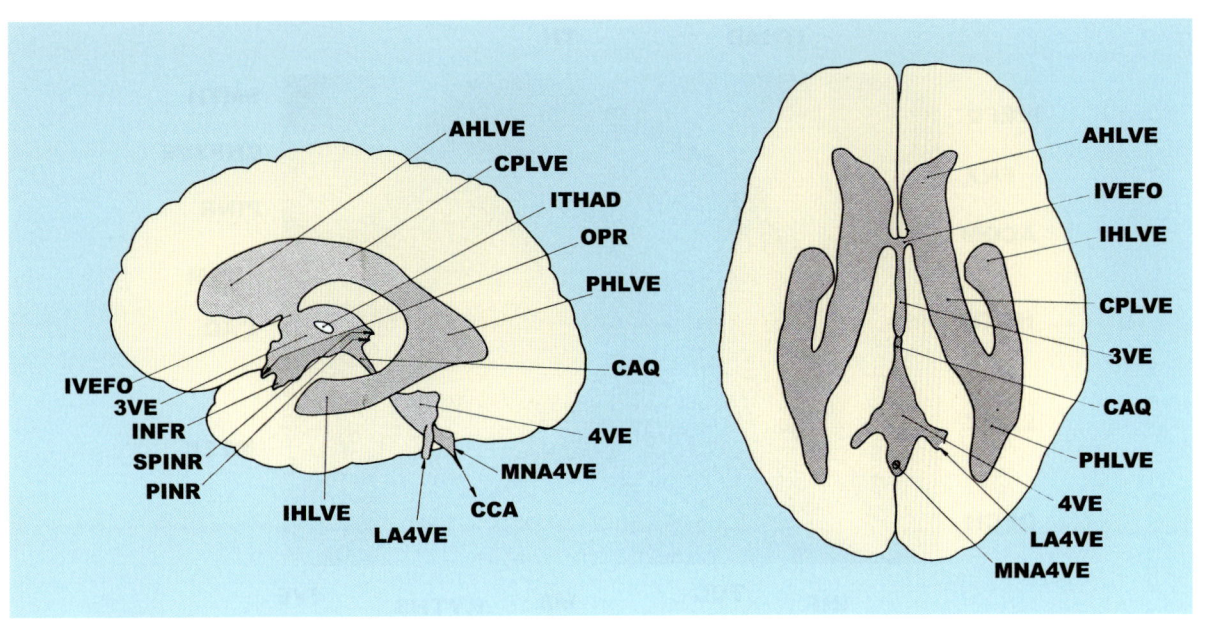

第2章　脳室系と髄膜　Chapter 2　Ventricular System and Meninges

**図 2-1　脳室系**
脳室系の側面投影図（左）・上面投影図（右）．

| | | | |
|---|---|---|---|
| 3VE | 第 3 脳室 3rd ventricle *Ventriculus tertius* | LA4VE | 第 4 脳室外側口 lateral aperture of 4th ventricle *Apertura lateralis ventriculi quarti*（Luschka 孔 foramen of Luschka *Foramen Luschkae*） |
| 4VE | 第 4 脳室 4th ventricle *Ventriculus quartus* | | |
| AHLVE | 側脳室前角 anterior horn of lateral ventricle *Cornu anterius ventriculi laterale* | MNA4VE | 第 4 脳室正中口 median aperture of 4th ventricle *Apertura mediana ventriculi quarti*（Magendie 孔 foramen of Magendie *Foramen Magendii*） |
| CAQ | 中脳水道 cerebral aqueduct *Aqueductus cerebri*（Sylvius 水道 Sylvian aqueduct *Aqueduct Sylvii*） | OPR | 視交叉陥凹 optic recess *Recessus opticus* |
| CCA | 中心管 central canal *Canalis centralis* | PHLVE | 側脳室後角 posterior horn of lateral ventricle *Cornu posterius ventriculi laterale* |
| CPLVE | 側脳室中心部 central part of lateral ventricle *Pars centralis ventriculi lateralis* | PINR | 松果陥凹 pineal recess *Recessus pinealis*（epiphysial recess/epiphyseal recess *Recessus epiphysialis*） |
| IHLVE | 側脳室下角 inferior horn of lateral ventricle *Cornu inferius ventriculi laterale* | | |
| INFR | 漏斗陥凹 infundibular recess *Recessus infundibuli* | SPINR | 松果上陥凹 suprapineal recess *Recessus suprapinealis*（supraepiphysial recess/supraepiphyseal recess *Recessus supraepiphysialis*） |
| ITHAD | 視床間橋 interthalamic adhesion *Adhesio interthalamica* | | |
| IVEFO | 室間孔 interventricular foramen *Foramen interventriculare*（Monro 孔 foramen of Monro *Foramen Monroi*） | | |

### 抄伝 2-2　Monro, Alexander

　Monro 家はスコットランドの解剖学者一族で，世襲の大地主でもある．1720〜1846 年の 3 世代 126 年間 Edinburgh で解剖学を講義したことで知られる．Oxford 大学と Cambridge 大学での医学教育はその当時有名無実と化していたし，London 大学の創設は 19 世紀のことであるから，当時の Edinburgh 大学医学部は現在より権威があった．そして，その名声は Monro 家によるところが大きい．

　Alexander Monro, primus（1697/1698-1767）は解剖学者・内科医である．1697 年 9 月 19 日ないしは 1698 年 9 月 8 日に London で誕生．父は Leiden 大学に留学した外科医 John Monro，祖父は弁護士 Sir Alexander Monro である．Edinburgh 大学で古典と哲学を学んで 1713 年に卒業し，父 John に師事して医学を学んだ．1717 年にイングランドの London で William Cheselden（1688-1752，外科医・解剖学者）に師事して解剖学を，1718 年にフランスの Paris に赴いて医学各科を学び，同年秋からネーデルラントの Leiden 大学で実地医学・化学教授 Hermann Boerhaave（1668-1738，内科医）に師事した．Boerhaave は臨床医学教育の創始者とみなされている．1719 年に帰国して Edinburgh へ戻り，1720 年から Edinburgh 外科医組合で解剖学の講義を開始した．解剖学者一族 Monro 家の始まりである．1725 年には Edinburgh 大学医学部を創設して，解剖学初代教授に就任．その生涯に，著書 2 冊と論文 53 篇を出版した．そのうち著書「The anatomy of the human bones」（人骨の解剖学）は 1724〜1726 年に初版が出て，その後版を重ねるなど解剖書として有名になり，フランス語やドイツ語へも翻訳された．息子の Donald Monro（1727-1802）と Alexander Monro, secundus（後述）を内科医に育てた．病身となったことを契機に，1759 年には息子 Alexander に解剖学の講義を譲り，自身は臨床の講義を 1764 年の教授引退まで続けた．1767 年 7 月 10 日に Edinburgh で直腸癌のため死去，享年 68 歳．

　教え子には高名な医師が多い．John Fothergill（1712-1780，内科医・自然誌家）は Royal Society 評議員．植物・貝類などの莫大な収集で知られた．Robert Whytt（1714-1766，内科医・生理学者）は Edinburgh 大学の理論医学教授，

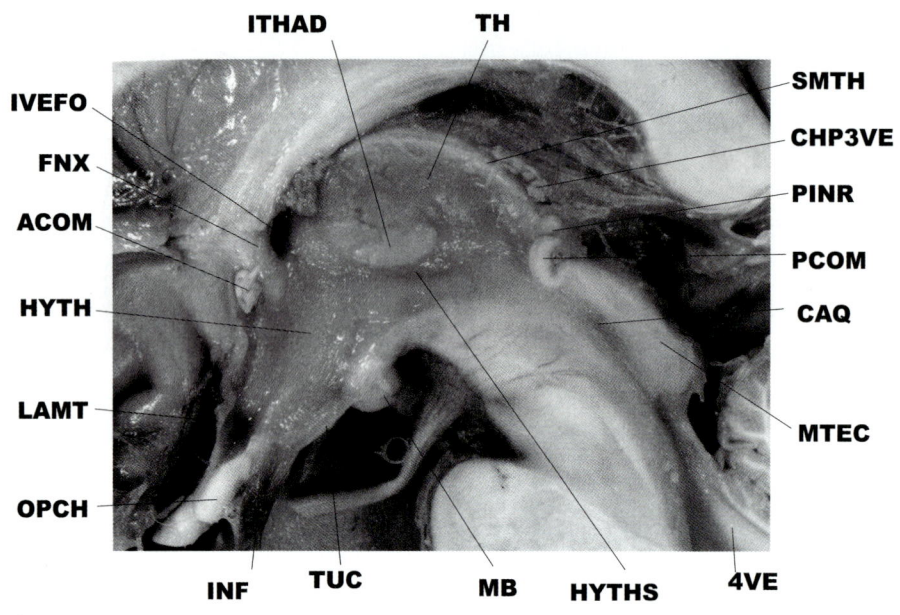

### 図 2-2　第 3 脳室と中脳水道
間脳・中脳の正中矢状断面.

| | | | |
|---|---|---|---|
| 4VE | 第 4 脳室 4th ventricle *Ventriculus quartus* | LAMT | 終板 lamina terminalis *Lamina terminalis* |
| ACOM | 前交連 anterior commissure *Commissura anterior* | MB | 乳頭体 mamillary body/mammillary body *Corpus mamillare* |
| CAQ | 中脳水道 cerebral aqueduct *Aqueductus cerebri*（Sylvius 水道 Sylvian aqueduct *Aqueductus Sylvii*） | MTEC | 中脳蓋 mesencephalic tectum *Tectum mesencephali* |
| | | OPCH | 視交叉 optic chiasma/optic chiasm *Chiasma opticum* |
| CHP3VE | 第 3 脳室脈絡叢 chorioid plexus of 3rd ventricle/choroid plexus of 3rd ventricle *Plexus chorioideus ventriculi tertii* | PCOM | 後交連 posterior commissure *Commissura posterior* |
| | | PINR | 松果陥凹 pineal recess *Recessus pinealis*（epiphysial recess/epiphyseal recess *Recessus epiphysialis*） |
| FNX | 脳弓 fornix *Fornix* | | |
| HYTH | 視床下部 hypothalamus *Hypothalamus* | | |
| HYTHS | 視床下溝 hypothalamic sulcus *Sulcus hypothalamicus* | SMTH | 視床髄条 stria medullaris of thalamus *Stria medullaris thalami* |
| INF | 漏斗 infundibulum *Infundibulum* | TH | 視床 thalamus *Thalamus* |
| ITHAD | 視床間橋 interthalamic adhesion *Adhesio interthalamica* | TUC | 灰白隆起 tuber cinereum *Tuber cinereum* |
| IVEFO | 室間孔 interventricular foramen *Foramen interventriculare*（Monro 孔 foramen of Monro *Foramen Monroi*） | | |

英国国王 George 3 世の侍医. 脊髄や瞳孔の反射を記載した. William Hunter（1718-1783, 内科医・解剖学者）は Royal Society 評議員, Royal Academy の解剖学教授, 英国王后 Charlotte Sophia（George 3 世の后, 15 回出産した）の侍医. 死体解剖実習を医学教育に導入し, 解剖学標本の蒐集で知られたほか, 産科学を創始した.

Alexander Monro, secundus（1733-1817）も解剖学者・内科医である. 1733 年 5 月 22 日に Edinburgh で Alexander Monro, primus の三男として誕生. Edinburgh 大学で医学を学び 1755 年に卒業したが, 在学中から父に師事して解剖学の研鑽を積んだ. イングランドの London で侍医 Hunter に短期間師事し, フランスの Paris への留学を経て, ドイツの Berlin 大学で解剖学・植物学・産科学教授 Johann Friedrich Meckel, Sr.（1724-1774）や, ネーデルラントの Leiden 大学で解剖学・外科学教授 Bernhard Siegfried Albinus（1697-1770, Boerhaave の教え子）に師事した. 1757 年に Edinburgh 大学の解剖学教授に名目上就任したが, 留学を継続. しかし, 父が病気に倒れたため, 1758 年に留学を中断して Edinburgh に戻り, 1759 年から解剖学の講義を引き継いだ. 1773 年に Edinburgh 近郊の Craiglockhart に分家を興す. 神経解剖学を得意として著作が多数あり, 1783 年に出版した「Observations on the structure and function of the nervous system」（神経系の構造と機能の観察）で室間孔（Monro 孔）を記載した. 加えて比較解剖学にも造詣が深かった. 1817 年 10 月 2 日に Edinburgh で脳卒中のため死去, 享年 84 歳.

Alexander Monro, tertius（1773-1859）もまた解剖学者・内科医である. 1773 年 11 月 5 日に Edinburgh で Alexander Monro, secundus の長男として誕生. Edinburgh 大学で医学を学び 1797 年に卒業, 1797～1800 年に London と Paris へ留学した. 1800 年から父と共同で, 1817 年以降は単独で Edinburgh 大学の解剖学教授を務めた. ちなみに, 医学部中退の Charles Robert Darwin（1809-1882, 自然誌家, 進化論の提唱者）は不肖の教え子である. 解剖学の大著を執筆出版. 1846 年に教授を引退. 六男六女に恵まれたが, 息子たちは学究の道を歩まず, 解剖学者一族の伝統は途絶えた. 1859 年 3 月 10 日に Edinburgh 近郊の Craiglockhart で死去, 享年 85 歳.

終焉の地 Craiglockhart は, Alexander Monro, secundus が 1773 年に購入した 271 エイカー（約 110 ヘクタール）の所領である.

（文献欄参照[53]〜[71]）

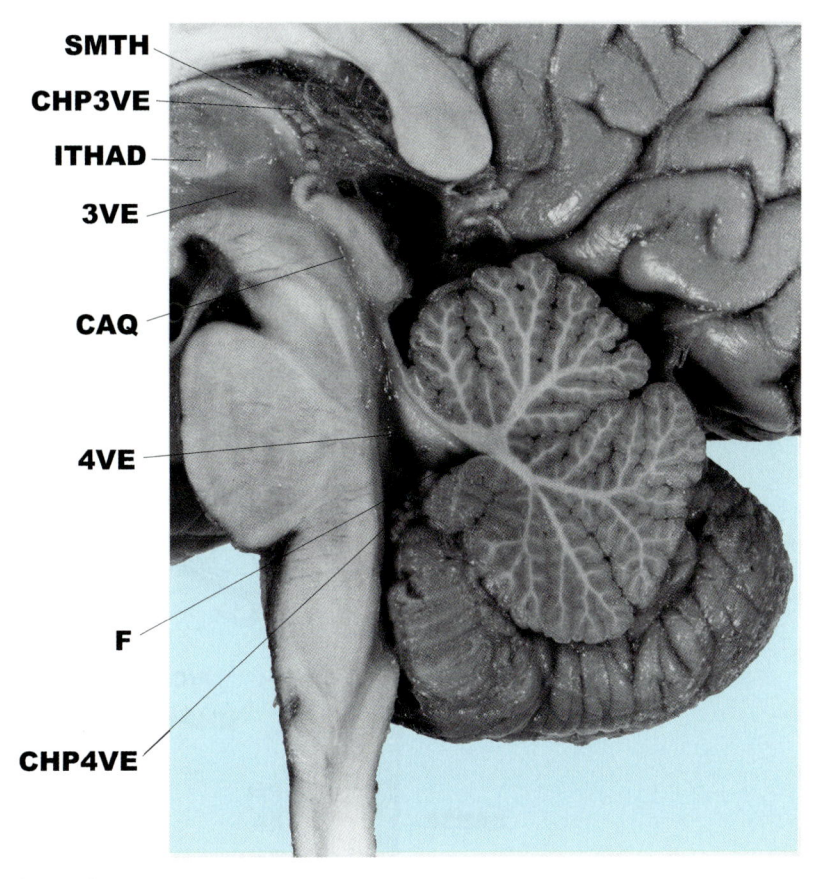

図 2-3　第 4 脳室と中脳水道
脳幹・小脳の正中矢状断面．

| | | |
|---|---|---|
| 3VE | 第 3 脳室 3rd ventricle *Ventriculus tertius* | |
| 4VE | 第 4 脳室 4th ventricle *Ventriculus quartus* | |
| CAQ | 中脳水道 cerebral aqueduct *Aqueductus cerebri*（Sylvius 水道 Sylvian aqueduct *Aqueductus Sylvii*） | |
| CHP3VE | 第 3 脳室脈絡叢 chorioid plexus of 3rd ventricle/choroid plexus of 3rd ventricle *Plexus chorioideus ventriculi tertii* | |
| CHP4VE | 第 4 脳室脈絡叢 chorioid plexus of 4th ventricle/choroid plexus of 4th ventricle *Plexus chorioideus ventriculi quarti* | |
| F | 室頂 fastigium *Fastigium* | |
| ITHAD | 視床間橋 interthalamic adhesion *Adhesio interthalamica* | |
| SMTH | 視床髄条 stria medullaris of thalamus *Stria medullaris thalami* | |

# 脳脊髄液

脳脊髄液 cerebrospinal fluid（CSF）の産生・循環・排泄については Rasmussen[3]の図を掲載しておく（図 2-4）．脳脊髄液の代わりに髄液という略称もよく使用されている．脳脊髄液は主として側脳室 lateral

## 抄伝 2-3　Magendie, François

　François Magendie（1783-1855）はフランスの生理学者・内科医である．1783 年 10 月 6 日に Bordeaux で誕生．父は外科医 Antoine Magendie，母は Marie Nicole de Perey である．1791 年に両親に連れられて Paris へ移住した．Hôtel-Dieu（Paris の有名病院）で修業の後，Saint-Louis 病院の医学生となり，1808 年に医師となった．同年より Paris 大学の解剖実習助手（1813 年まで）の傍ら Hôtel-Dieu に勤務．Joseph Claude Anthelme Récamier（1774-1852，内科医・産婦人科医）の後任として 1831 年に Collège de France の実験医学教授に就任．Bell-Magendie 則を発見し，第 4 脳室正中口（Magendie 孔）にも名を残した実験生理学の創始者である．1855 年 10 月 7 日に死去，享年 72 歳．
　弟子の Claude Bernard（1813-1878，生理学者・内科医）は Magendie に 1841 年から師事し，その後任として 1855 年に Collège de France 教授に就任．1868 年から国立自然誌博物館教授を兼任した．肝臓グリコーゲン・膵液脂質消化作用・Bernard-Horner 症候群（Horner 症候群）などを発見し，実験生理学の世界的権威と仰がれた．Bernard の弟子に Friedrich Goll（1829-1903，スイスの生理学者・解剖学者，抄伝 1-7）がいる．　　　　　　　　　　　　　（文献欄参照[72]〜[82]）

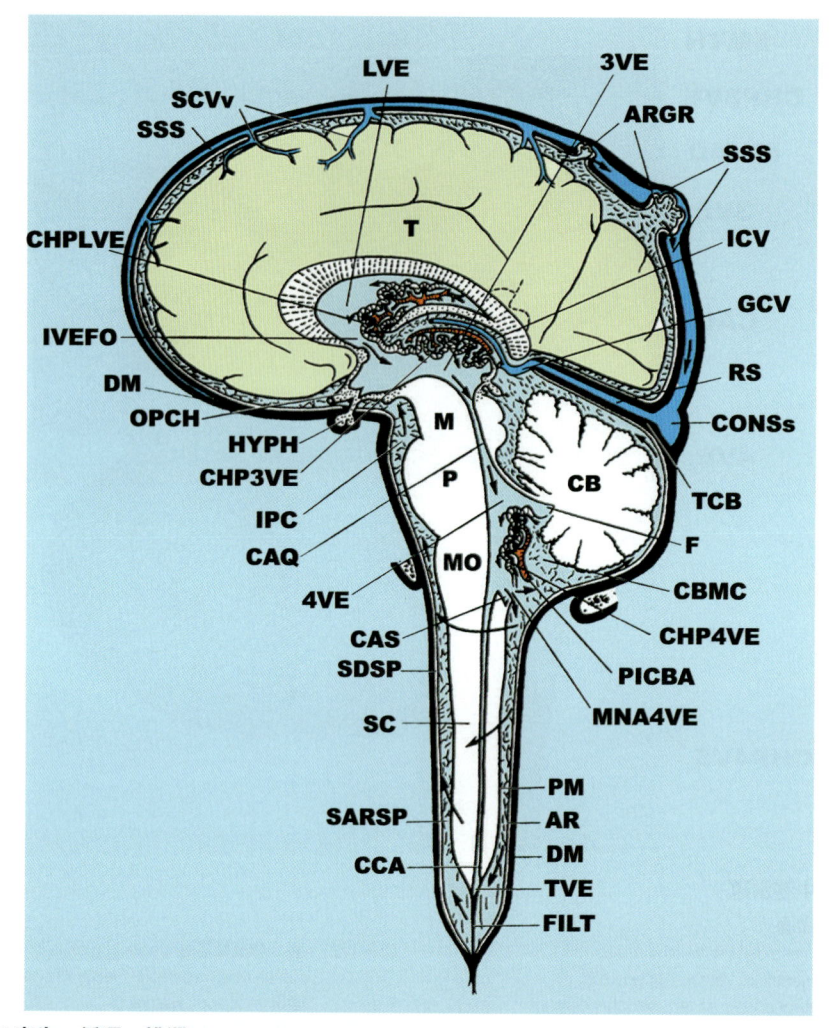

図 2-4　脳脊髄液の産生・循環・排泄　[Rasmussen, 1932（出典 a）を改変]
脳脊髄液の排泄は Weed（文献 7〜9）に基づくが，現在では異説が有力とされつつある．

| | | | |
|---|---|---|---|
| 3VE | 第 3 脳室 3rd ventricle *Ventriculus tertius* | ICV | 内大脳静脈 internal cerebral vein *V. cerebri interna* |
| 4VE | 第 4 脳室 4th ventricle *Ventriculus quartus* | IPC | 脚間槽 interpeduncular cistern *Cisterna interpeduncularis* |
| AR | クモ膜 arachnoid membrane *Arachnoidea* (arachnoid) | IVEFO | 室間孔 interventricular foramen *Foramen interventriculare* (Monro 孔 foramen of Monro *Foramen Monroi*) |
| ARGR | クモ膜顆粒 arachnoid granulations *Granulationes arachnoideales* (Pacchioni 小体 Pacchionian bodies) | LVE | 側脳室 lateral ventricle *Ventriculus lateralis* |
| | | M | 中脳 mesencephalon *Mesencephalon* (midbrain) |
| CAQ | 中脳水道 cerebral aqueduct *Aqueduct cerebri* (Sylvius 水道 Sylvian aqueduct *Aqueduct Sylvii*) | MNA4VE | 第 4 脳室正中口 median aperture of 4th ventricle *Apertura mediana ventriculi quarti* (Magendie 孔 foramen of Magendie *Foramen Magendii*) |
| CAS | 筆尖 calamus scriptorius *Calamus scriptorius* | | |
| CB | 小脳 cerebellum *Cerebellum* | MO | 延髄 medulla oblongata *Medulla oblongata* |
| CBMC | 小脳延髄槽 cerebellomedullary cistern *Cisterna cerebellomedullaris* (大槽 cisterna magna *Cisterna magna*) | OPCH | 視交叉 optic chiasma/optic chiasm *Chiasma opticum* |
| | | P | 橋 pons *Pons* |
| | | PICBA | 後下小脳動脈 posterior inferior cerebellar artery *A. cerebelli inferior posterior* |
| CCA | 中心管 central canal *Canalis centralis* | | |
| CHP3VE | 第 3 脳室脈絡叢 chorioid plexus of 3rd ventricle/choroid plexus of 3rd ventricle *Plexus chorioideus ventriculi tertii* | PM | 軟膜 pia mater *Pia mater* |
| | | RS | 直静脈洞 rectal sinus *Sinus rectus* (straight sinus) |
| CHP4VE | 第 4 脳室脈絡叢 chorioid plexus of 4th ventricle/choroid plexus of 4th ventricle *Plexus chorioideus ventriculi quarti* | SARSP | クモ膜下腔 subarachnoid space *Cavum subarachnoideale* |
| | | SC | 脊髄 spinal cord *Medulla spinalis* |
| CHPLVE | 側脳室脈絡叢 chorioid plexus of lateral ventricle/choroid plexus of lateral ventricle *Plexus chorioideus ventriculi lateralis* | SCVv | 上大脳静脈 superior cerebral veins *Venae cerebri superiores* |
| | | SDSP | 硬膜下腔 subdural space *Cavum subdurale* |
| CONSs | 静脈洞交会 confluence of sinuses *Confluens sinuum* | SSS | 上矢状静脈洞 superior sagittal sinus *Sinus sagittalis superior* |
| DM | 硬膜 dura mater *Dura mater* | T | 終脳 telencephalon *Telencephalon* |
| F | 室頂 fastigium *Fastigium* | TCB | 小脳テント tentorium cerebelli *Tentorium cerebelli* (cerebellar tent) |
| FILT | 終糸 filum terminale *Filum terminale* | | |
| GCV | 大大脳静脈 great cerebral vein *V. cerebri magna* (Galenus 静脈 vein of Galenus) | TVE | 終室 terminal ventricle *Ventriculus terminalis* |
| HYPH | 下垂体 hypophysis *Hypophysis cerebri* (pituitary gland *Glandula pituitaria*) (pituitary body) | | |

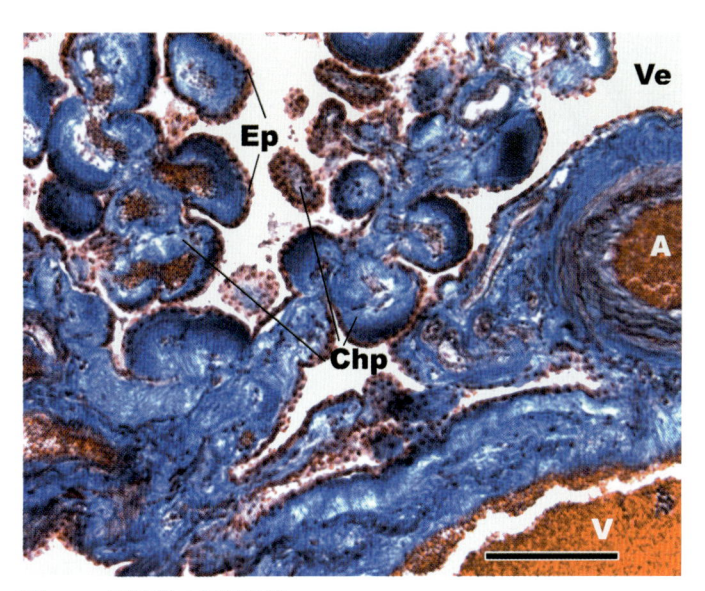

**図 2-5　脈絡叢の顕微鏡像**
Masson-Goldner-Goto 法．スケールバーは 200μm．
A　　　動脈　artery　*Arteria*
Chp　　脈絡叢　chorioid plexus/choroid plexus　*Plexus chorioidea*
Ep　　　上衣細胞　ependymal cell　*Ependymocytus*
V　　　静脈　vein　*Vena*
Ve　　　脳室　ventricle　*Ventriculus*

ventricle・第 3 脳室 3rd ventricle・第 4 脳室 4th ventricle の中にある，
①側脳室脈絡叢 chorioid plexus of lateral ventricle
②第 3 脳室脈絡叢 chorioid plexus of 3rd ventricle
③第 4 脳室脈絡叢 chorioid plexus of 4th ventricle
で産生される[4)5)]（図 2-5）．これら脈絡叢に分布する動脈については第 14 章を参照のこと．脈絡叢で産生された脳脊髄液は，側脳室から室間孔 interventricular foramen（Monro 孔 foramen of Monro）を通って第 3 脳室に入り，さらに中脳水道 cerebral aqueduct（Sylvius 水道 Sylvian aqueduct）を経て第 4 脳室へと流れる．そして，最終的には無対の第 4 脳室正中口 median aperture of 4th ventricle（Magendie 孔 foramen of Magendie）および左右 1 対の第 4 脳室外側口 lateral aperture of 4th ventricle（Luschka 孔 foramen of Luschka）からクモ膜下腔 subarachnoid space に出て，脳血管からの水分が加わって成分濃度が低下する．そのため，脳室内とクモ膜下腔の脳脊髄液は成分濃度が異なる．クモ膜下腔を満たした脳脊髄液は，頭頂部などにあるクモ膜顆粒 arachnoid granulations（Pacchioni 小体 Pacchionian bodies）を通り，硬膜静脈洞に排泄されると長い間考えられてきた[3)6)]（後述）．

　脳脊髄液を検査するには，腰椎穿刺 lumbar puncture を行う必要がある．腰椎穿刺は通常，第 2〜3 腰椎

### 抄伝 2-4　Luschka, Hubert von

　Hubert Luschka 改め Hubert von Luschka（1820-1875）はドイツの解剖学者である．1820 年 7 月 27 日に Konstanz で誕生．Freiburg 大学・Heidelberg 大学で薬学を，Heidelberg 大学・Freiburg 大学で医学を学んだ．Freiburg 大学では外科学教授 Georg Friedrich Louis Stromeyer（1804-1876）に師事した．1849 年に Tübingen 大学に移り，1853 年に Tübingen 大学の解剖学教授に昇任．椎体鈎（Luschka 突起）・鈎椎関節（Luschka 関節）・第 4 脳室外側口（Luschka 孔）・尾骨小体（Luschka 腺）などに名を残した．1865 年に叙勲された．1875 年 3 月 1 日に死去，享年 54 歳．

　師に当たる Stromeyer は Erlangen 大学・München 大学・Freiburg 大学・Kiel 大学の外科学教授を歴任し，Schleswig-Holstein 陸軍軍医監や Hannover 王国衛生局長を務めた．整形外科学の先駆者とみなされ，戦傷の治療に詳しかった．

（文献欄参照[83)〜86)]）

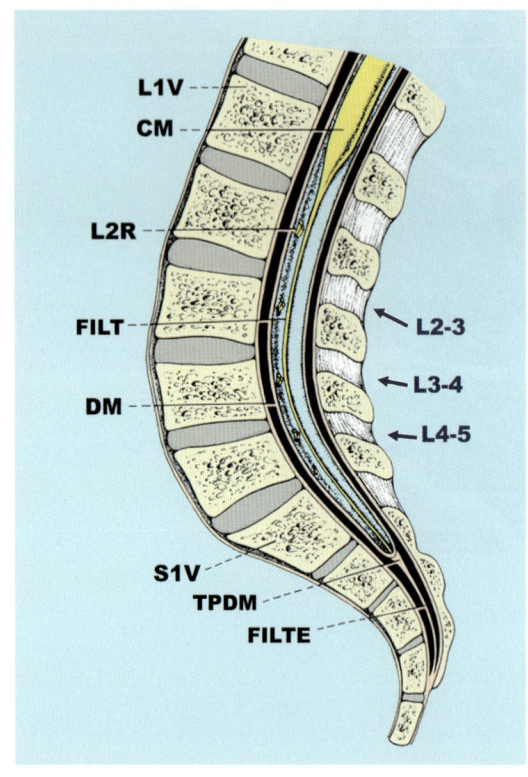

**図 2-6　脳脊髄液検査時の穿刺部位** [Larsell, 1939（出典 b）を改変]

| | | |
|---|---|---|
| CM | 脊髄円錐 | conus medullaris *Conus medullaris* |
| DM | 硬膜 | dura mater *Dura mater* |
| FILTE | 外終糸 | filum terminale externum *Filum terminale externum* |
| FILT | 終糸 | filum terminale *Filum terminale* |
| L1V | 第1腰椎 | 1st lumbar vertebra *Vertebra lumbalis I* |
| L2R | 第2腰神経根 | 2nd lumbar root *Radix lumbaris II* |
| S1V | 第1仙椎 | 1st sacral vertebra *Vertebra sacralis I* |
| TPDM | 硬膜下端部 | terminal part of dura mater *Dura mater [Pars terminalis]* |
| L2-3 | 第2〜3腰椎間 | intervertebral level between L2 and L3 |
| L3-4 | 第3〜4腰椎間 | intervertebral level between L3 and L4 |
| L4-5 | 第4〜5腰椎間 | intervertebral level between L4 and L5 |

間 L2-3，第 3〜4 腰椎間 L3-4，第 4〜5 腰椎間 L4-5 のいずれかが選ばれる（図 2-6）．なお，腰椎穿刺の検査中に両側の内頚静脈 internal jugular vein を圧迫すると脳脊髄液圧が上昇する．これを Queckenstedt 現象 Queckenstedt's phenomenon といい，脳脊髄液の流れに異常がないことを示す．

（抄伝 2-5 は 73 頁参照）

## 髄膜

中枢神経系を包んでいる被膜を髄膜 meninges という（図 2-7）．髄膜は脳と脊髄を包んでおり，3 層の膜から構成されている．外から順に硬膜 dura mater・クモ膜 arachnoid membrane・軟膜 pia mater と呼ぶ．このうちクモ膜と軟膜を合わせて柔膜 leptomeninx ということがある．

### 硬膜

硬膜は厚い結合組織性の膜であり，脳と脊髄とではその構造がやや異なっている．脳ではもともと内外 2 葉あったものが合わさって 1 枚の脳硬膜 cerebral dura mater となり，脳を包むと同時に頭蓋骨の内面に付着し，その外葉は頭蓋骨膜 pericranium をも兼ねている．そして，内葉と外葉の間に硬膜静脈洞が位置する（第 17 章）．

脳硬膜には，頭蓋腔に向かって脳を分けて突出した部分である大脳鎌 falx cerebri・小脳鎌 falx cerebelli・小脳テント tentorium cerebelli がある（第 10 章，第 17 章）．大脳鎌は左右の大脳半球の間にある大脳縦裂の中に深く入り込んでいるが，小脳鎌はない場合もあり，あっても左右の小脳半球の間の小脳谷に浅く入るのみである．そして，小脳テントは大脳と小脳の間にある大脳小脳裂（小脳横裂ともいう）の中に深く入っていて，大脳と菱脳を分けている．小脳テントには 1 カ所切れ目があり，これをテント切痕 tentorial incisure（Pacchioni 孔 Pacchioni's foramen）という（第 4 章）．このテント切痕の部分に位置するのが中脳で，間脳と菱脳を上下につないでいる．

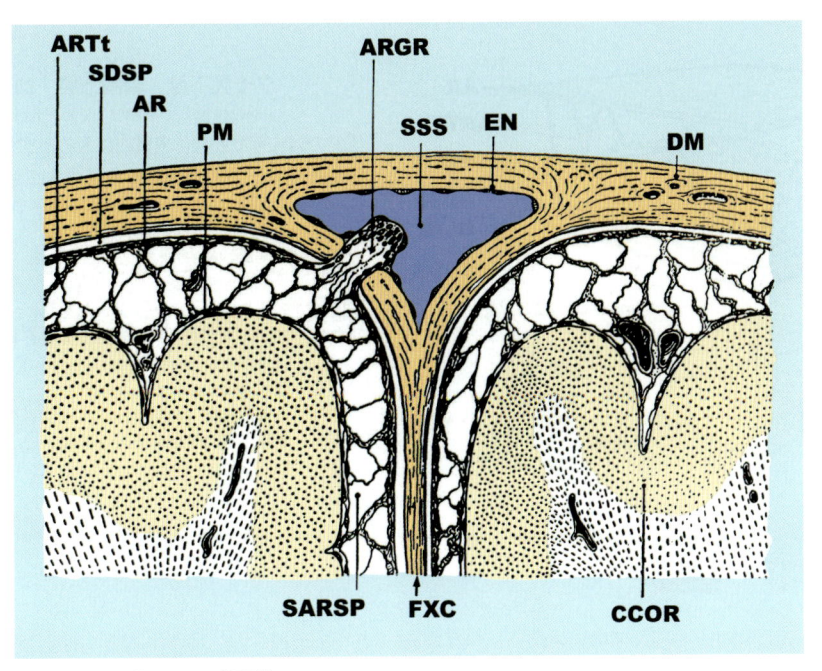

図 2-7　髄膜とクモ膜顆粒 ［Weed, 1923；Weed, 1938（出典 c）を改変］

髄膜 meninges を硬膜 pachymeninx と柔膜 leptomeninx の 2 つに分けることがあるが，pachymeninx は dura mater の別称，leptomeninx はクモ膜 arachnoid と軟膜 pia mater を合わせた呼称である．

| | | |
|---|---|---|
| AR | クモ膜 | arachnoid membrane *Arachnoidea* (arachnoid) |
| ARGR | クモ膜顆粒 | arachnoid granulations *Granulationes arachnoideales* (Pacchioni 小体 Pacchionian bodies) |
| ARTt | クモ膜小柱 | arachnoid trabeculae *Trabeculae arachnoideales* |
| CCOR | 大脳皮質 | cerebral cortex *Cortex cerebri* |
| DM | 硬膜 | dura mater *Dura mater* |
| EN | 内皮 | endothelium *Endothelium* |
| FXC | 大脳鎌 | falx cerebri *Falx cerebri* |
| PM | 軟膜 | pia mater *Pia mater* |
| SARSP | クモ膜下腔 | subarachnoid space *Cavum subarachnoideale* |
| SDSP | 硬膜下腔 | subdural space *Cavum subdurale* |
| SSS | 上矢状静脈洞 | superior sagittal sinus *Sinus sagittalis superior* |

　脊髄では内葉と外葉が離れていて，内葉を脊髄硬膜 spinal dura mater と呼ぶ．脊髄硬膜の外には特有な硬膜外腔 epidural space があって，内椎骨静脈叢を容れている（第 18 章）．

　ちなみに，脳硬膜は脳神経の神経上膜 epineurium と，脊髄硬膜は脊髄神経の神経上膜と連続している．硬膜とクモ膜の間には，脳・脊髄ともにわずかな腔隙があり，これを硬膜下腔 subdural space という．

### 抄伝 2-5　Queckenstedt, Hans Heinrich Georg

　Hans Heinrich Georg Queckenstedt（1876-1918）はドイツの内科医である．1876 年に Leipzig で誕生．Leipzig 大学で医学を学んだ．Dresden 技術大学に移り，精神医学教授 Sigbert Josef Maria Ganser（1853-1931）に師事して 1904 年に学位取得．その後は Rostock 大学の内科学教授 Friedrich Martius（1850-1923）に師事し，1913 年に Rostock 大学の私講師に就いた．第一次世界大戦では軍医として陸軍に入り，Hamburg 近郊の Harburg に駐屯．1916 年に腰椎穿刺における Queckenstedt 現象を記載した．1918 年 11 月 9 日に Harburg で落馬事故のため死去．

　師に当たる Ganser は München 大学の精神医学教授 Johann Bernhard Aloys von Gudden（1824-1886，抄伝 1-18）の弟子．Gudden の下では視覚伝導路を研究し，後に囚人の Ganser 症候群を記載した．　　　　　　（文献欄参照[87]〜[90]）

序説 Introduction

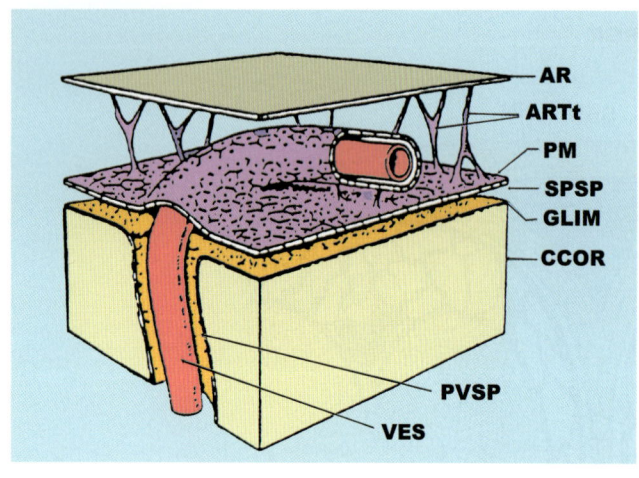

**図2-8 クモ膜下腔・軟膜下腔・血管周囲腔**
[Hutchings と Weller, 1986（出典 d）を改変]
正常では血管周囲腔は実質内に入るとすぐになくなる（Virchow-Robin 腔はおおむね標本作成時の人工産物）.

| | | |
|---|---|---|
| AR | クモ膜 | arachnoid membrane *Arachnoidea* (arachnoid) |
| ARTt | クモ膜小柱 | arachnoid trabeculae *Trabeculae arachnoideales* |
| CCOR | 大脳皮質 | cerebral cortex *Cortex cerebri* |
| GLIM | グリア限界膜/神経膠限界膜 | glial limiiting membrane *Membrana limitans gliae* |
| PM | 軟膜 | pia mater *Pia mater* |
| PVSP | 血管周囲腔 | periventricular space *Cavum periventriculare* |
| SPSP | 軟膜下腔 | subpial space *Cavum subpiale* |
| VES | 血管 | vessel *Vas sanguineum* |

## クモ膜

　クモ膜は硬膜と常に接して脳・脊髄を包んでいるが，硬膜に比べるときわめて薄く透明な膜である．そして，大脳溝・小脳溝・脊髄前正中裂などを跳び越えて脳・脊髄を覆っている.

　クモ膜下腔 subarachnoid space（図 2-7, 2-8）と呼ばれる腔所は，クモ膜と軟膜との間であり，そこには細い糸状のものがたくさん観察でき，液体で満たされている．この液体を脳脊髄液 cerebrospinal fluid（CSF）という．クモ膜下腔には広い部位があり，それらをクモ膜下槽 subarachnoid cisterns と総称する．このうち主なものには，正中に位置する無対の

①小脳延髄槽 cerebellomedullary cistern（大槽 cisterna magna）
②交叉槽 chiasmatic cistern
③脚間槽 interpeduncular cistern
④大大脳静脈槽 cistern of great cerebral vein
⑤脳梁槽 cistern of corpus callosum

や，正中に位置していない左右 1 対の

⑥大脳外側窩槽 cistern of lateral fossa
⑦迂回槽 cisterna ambiens

がある．

　クモ膜は主として大脳縦裂の付近では，その表面に顆粒状の大小さまざまの突起物を構成する．これをクモ膜顆粒 arachnoid granulations（Pacchioni 小体 Pacchionian bodies）と呼ぶ（図 2-7）．肉眼解剖学的には，クモ膜顆粒は大脳静脈膨大部 ampullae of cerebral veins（第 16 章）や上矢状静脈洞 superior sagittal sinus（第 17 章）の中に，さらに一部は硬膜と頭蓋骨内板を貫いて板間静脈 diploic veins（第 16 章）の中に入り込んでいる．

---

### 抄伝 2-6　Pacchioni, Antonio

　Antonio Pacchioni（1665-1726）はイタリアの内科医・解剖学者である．1665 年 6 月 13 日に Reggio nell'Emilia で誕生．Modena e Reggio nell'Emilia 大学で医学を学び，1688 年に卒業．1689 年に Roma へ移り，1691 年から教皇侍医 Marcello Malpighi（1628-1694，内科医・解剖学者）に師事した．内科医として病院勤務の傍ら解剖学を究め，クモ膜顆粒（Pacchioni 小体）やテント切痕（Pacchioni 孔）に名を残した．1726 年 11 月 5 日に Roma で死去，享年 61 歳.
　師に当たる Malpighi は Pisa 大学の理論医学教授，Messina 大学の医学教授，Bologna 大学の医学教授を経て，1691 年から教皇 Innocentius 12 世の侍医．顕微解剖学の創始者とみなされ，腎糸球体（Malpighi 小体）などに名を残した.

（文献欄参照[91]～[93]）

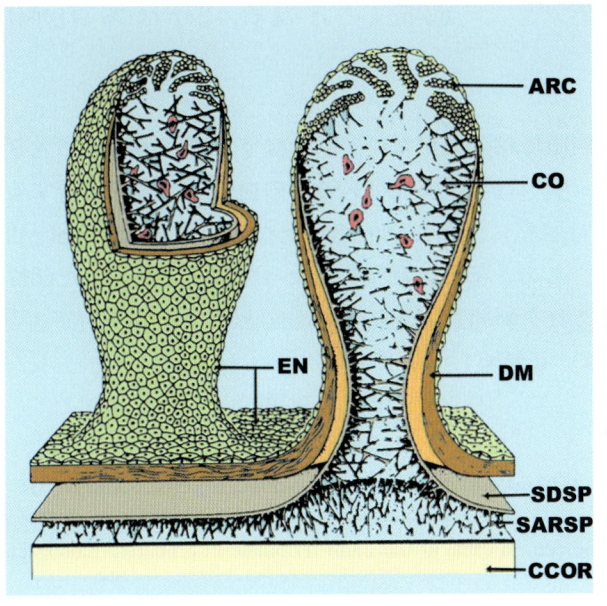

図 2-9　クモ膜顆粒の微細構造
［Upton と Weller, 1985（出典 e）を改変］

クモ膜顆粒 arachnoid granulations（Pacchioni 小体 Pacchionian bodies）はフィルター構造を有するという．

| | | |
|---|---|---|
| ARC | クモ膜帽 | arachnoid cap *Cappa arachnoidea* |
| CCOR | 大脳皮質 | cerebral cortex *Cortex cerebri* |
| CO | 芯 | core *Cor* |
| DM | 硬膜 | dura mater *Dura mater* |
| EN | 内皮 | endothalium *Endothelium* |
| SARSP | クモ膜下腔 | subarachnoid space *Cavum subarachnoideale* |
| SDSP | 硬膜下腔 | subdural space *Cavum subdurale* |

　Weed[7)〜9)]によれば，クモ膜顆粒はクモ膜下腔を満たした脳脊髄液を濾過して静脈内へ送り出す機能を有しているという．実際に，その内部は細い線維構造よりなる一種のフィルターとなっている（図2-9）．そのため，クモ膜下出血に罹患してクモ膜顆粒が目詰まりして機能しなくなると，脳脊髄液の排泄障害が起こると理解されてきた．なお，クモ膜顆粒は霊長類だけでみられる構造で，ヒトでは3歳頃から出現し始め，成長とともに増加する[10)]（霊長類以外の哺乳類ではクモ膜絨毛 arachnoid villi がクモ膜顆粒の前駆構造を形成するにとどまる）．

　Weed 説は，Dandy[4)5)11)12)]や Hashimoto ら[13)〜16)]などの異論をたびたび退けつつ，およそ1世紀に渡って信じられてきた定説である．しかし，Greitz ら[17)〜22)]は1990年代から脳脊髄液が脳・脊髄に分布する毛細血管を経て血液中に排泄されるという Dandy 説を改めて提唱し，正常圧水頭症（第8章）の発症機序と絡めて論争を呼び起こした[23)]．その結果，かつて一敗地にまみれた Dandy 説が再び脚光を浴びている[24)25)]．脳脊髄液の流れは心周期の収縮期と拡張期では異なるともいう[26)]．脳脊髄液の生理学はパラダイム転換の時期に入ったとみるべきであろう．

　なお，脳脊髄液の排泄路は血管系以外にも存在する．Key と Retzius[27)]ないし Weed[7)]によれば，クモ膜下腔の脳脊髄液の一部は，脳神経・脊髄神経に沿って頭蓋腔・脊柱管から外へと流出し，末梢神経の分岐に従いつつ全身に行き渡るという．その証左に，クモ膜と連続する神経周膜 perineurium は内皮様構造を

### 抄伝 2-7　Weed, Lewis Hill

　Lewis Hill Weed（1886-1952）はアメリカの解剖学者・生理学者である．1886年11月15日に Ohio 州の Cleveland で誕生．Yale 大学で教養を学んだ後，Johns Hopkins 大学に進学して医学を学び，1912年に卒業して医師となった．1912〜1914年に Harvard 大学の外科学教授 Harvey Williams Cushing（1869-1939）に師事して動物実験を行い，クモ膜下腔の脳脊髄液がクモ膜顆粒（動物ではクモ膜絨毛）を経て硬膜静脈洞に排出されるという説を唱えた（Weed 説）．1914年から Johns Hopkins 大学の解剖学教室に移り，1919年には解剖学教授に昇任．後に医学部長を兼ねた．1947年に教授を辞職し，National Research Council 議長職に専従した．1952年12月21日に Pennsylvania 州の Reading で肺結核のため死去，享年66歳．

　対立学説を唱えた Walter Edward Dandy（1886-1946，神経外科医，抄伝16-5）は師 Cushing の兄弟弟子に当たり，後に Johns Hopkins 大学の外科学員外教授．若い頃から Cushing とはたびたび衝突したという．頭蓋底外科学と頭蓋内血管外科学の先駆者であり，錐体静脈（Dandy 静脈）・Dandy-Walker 奇形で有名．集中治療室を創設した．

（文献欄参照[94)〜100)]）

有し[28)～30)]，神経線維束を容れつつ脈管の機能を併せ持つ[31)]．　　（抄伝 2-6 は 74 頁，2-7 は 75 頁参照）

## ■ 軟　膜 ■

脳と脊髄のすぐ表面に密着した髄膜が軟膜であり，肉眼では認めがたい．軟膜はすべての溝・裂に入り込んで脳と脊髄をくまなく覆っているのが特徴である．脳・脊髄の実質に入る前の血管は軟膜に付着するか，あるいは軟膜に包まれて走っている．また，軟膜は脳室に面した部分では上衣細胞層 ependymal cell layer とともに脈絡組織 tela chorioidea を構成している．この一部分に顆粒状になって脳室に突出した部位があり，血管に富んでいて脳脊髄液を産生している．これを脈絡叢 chorioid plexus という．

脈絡叢については，脈絡叢の動脈分布の項（第 14 章）も参照してほしい．

### ■ 引用文献 ■

1) Nakayama Y：The openings of the central canal in the filum terminale internum of some mammals. J Neurocytol 5：531-544, 1976.
2) Sakata M, Yashika K, Hashimoto PH：Caudal aperture of the central canal at the filum terminale in primates. Kaibogaku Zasshi 68：213-219, 1993.
3) Rasmussen AT：The principal nervous pathways. Macmillan, New York, 1932.
4) Dandy WE, Blackfan KD：An experimental and clinical study of internal hydrocephalus. JAMA 61：2216-2217, 1913.
5) Dandy WE, Blackfan KD：Internal hydrocephalus. An experimental, clinical and pathological study. Am J Dis Child 8：406-482, 1914.
6) 後藤　昇，後藤　潤，野中直子：脳脊髄液の産生から排泄まで．Clinical Neuroscience 21：866-868, 2003.
7) Cushing H：Studies on cerebro-spinal fluid. I. Introduction. J Med Res 31：1-19, 1914.
　Weed LH：Studies on cerebro-spinal fluid. No. II. The theories of drainage of cerebro-spinal fluid with an analysis of the methods of investigation. J Med Res 31：21-49, 1914.
　Weed LH：Studies on cerebro-spinal fluid. No. III. The pathways of escape from the subarachnoid spaces with particular reference to the arachnoid villi. J Med Res 31：51-91, 1914.
　Weed LH：Studies on cerebro-spinal fluid. No. IV. The dual source of cerebro-spinal fluid. J Med Res 31：93-118, 1914.
　Wegefarth P：Studies on cerebro-spinal fluid. No. V. The drainage of intra-ocular fluids. J Med Res 31：119-147, 1914.
　Wegefarth P：Studies on cerebro-spinal fluid. No. VI. The establishment of drainage of intra-ocular and intracranial fluids into the venous system. J Med Res 31：149-166, 1914.
　Wegefarth P, Weed LH：Studies on cerebro-spinal fluid. No. VII. The analogous processes of the cerebral and ocular fluids. J Med Res 31：167-176, 1914.
8) Weed LH：The absorption of cerebrospinal fluid into the venous system. Am J Anat 31：191-221, 1923.
9) Weed LH：Meninges and cerebrospinal fluid. J Anat 72：181-215, 1938.
10) 佐野　豊：神経解剖学．南山堂，東京，1974.
11) Dandy WE：Experimental hydrocephalus. Ann Surg 70：129-142, 1919.
12) Dandy WE：Where is cerebrospinal fluid absorbed? JAMA 92：2012-2014, 1929.
13) Hashimoto PH, Gotow T, Ichimura T, Arikuni T：Are the arachnoid villi really the main drainage route for the cerebrospinal fluid into the blood stream? An electron microscopic study. Okajimas Folia Anat Jpn 58：819-839, 1982.
14) Hashimoto PH, Gotow T, Ichimura T, Nakatani T, Takasu N, Kodaka R, Sumitani S, Fukuda T：Visualization of the cerebrospinal fluid drainage into the Galen's vein. Arch Histol Jpn 48：173-181, 1985.
15) Hashimoto PH：Tracer in cisternal cerebrospinal fluid is soon detected in choroid plexus capillaries. Brain Res 440：149-152, 1988.
16) Hashimoto PH：Aspects of normal cerebrospinal fluid circulation and circumventricular organs. Prog Brain Res 91：439-443, 1992.
17) Greitz D：Cerebrospinal fluid circulation and associated intracranial dynamics. A radiologic investigation using MR imaging and radionuclide cisternography. Acta Radiol Suppl 386：1-23, 1993.
18) Greitz D, Hannerz J, Rähn T, Bolander H, Ericsson A：MR imaging of cerebrospinal fluid dynamics in health and disease. On the vascular pathogenesis of communicating hydrocephalus and benign intracranial hypertension. Acta Radiol 35：204-211, 1994.
19) Greitz D, Hannerz J：A proposed model of cerebrospinal fluid circulation: observations with radionuclide cisternography. AJNR Am J Neuroradiol 17：431-438, 1996.
20) Greitz D, Greitz T, Hindmarsh TV：A new view on the CSF-circulation with the potential for pharmacological treatment of childfood hydrocephalus. Acta Pædiatr 86：125-132, 1997.
21) Greitz D, Greitz T：The pathogenesis and hemodynamics of hydrocephalus. Proposal for a new understanding. Int J

Neuroradiol 3: 367-375, 1997.
22) Greitz D: Radiological assessment of hydrocephalus: new theories and implications for therapy. Neurosurg Rev 27: 145-165, 2004.
23) Egnor M: Radiological assessment of hydrocephalus: new theories and implications for therapy. Neurosurg Rev 27: 166, 2004.
    Raybaud C: Radiological assessment of hydrocephalus: new theories and implications for therapy. Neurosurg Rev 27: 167, 2004.
24) Greitz D: Paradigm shift in hydrocephalus research in legacy of Dandy's pioneering work: rationale for third ventriculostomy in communicating hydrocephalus. Childs Nerv Syst 23: 487-489, 2007.
25) Maurizi CP: Arachnoid granules: Dandy was Dandy, Cushing and Weed were not. Med Hypotheses 75: 238-240, 2010.
26) Greitz D, Franck A, Nordell B: On the pulsatile nature of intracranial and spinal CSF-circulation demonstrated by MR imaging. Acta Radiol 34: 321-328, 1993.
27) Key A, Retzius G, 1876 ［文献 28～30］.
28) Shanthaveerappa TR, Bourne GH: A perineural epithelium. J Cell Biol 14: 343-346, 1962.
29) Shanthaveerappa TR, Bourne GH: The 'perineural epithelium', a metabolically active, continuous, protoplasmic cell barrier surrounding peripheral nerve fasciculi. J Anat 96: 527-537, 1962.
30) Thomas PK: The connective tissue of the peripheral nerve: an electron microscope study. J Anat 97: 35-44, 1963.
31) Böck P, Hanak H: Die Verteilung exogener Peroxydase im Endoneuralraum. Histochemie 25: 361-371, 1971.
32) Baker F: The two Sylviuses. An historical study. Bull Johns Hopkins Hosp 20: 329-339, 1909.
33) Wells WA: Franciscus Sylvius (Francois de le Boe), 1614-1672: Founder of iatro-chemistry, a great teacher of medicine, and rightful father of the Sylvian eponyms. Laryngoscope 59: 904-919, 1949.
34) Woollam DHM: The historical significance of the cerebrospinal fluid. Med Hist 1: i6, 91-114, 1957.
35) Kellett CE: Sylvius and the reform of anatomy. Med Hist 5: 101-116, 1961.
36) Gubser A: The positiones variae medicae of Franciscus Sylvius. Bull Hist Med 40: 72-80, 1966.
37) Anonymous: Jacobus Sylvius (Jacques Dubois) 1478-1555—preceptor of Vesalius. JAMA 195: 1147, 1966.
38) Underwood EA: Franciscus Sylvius and his iatrochemical school. Endeavour 31: 73-76, 1972.
39) Adeloye A: The aqueduct of Sylvius. Surg Neurol 8: 458-460, 1977.
40) Haas LF: Neurological stamp. Franciscus de le Boë or Sylvius 1614-72. J Neurol Neurosurg Psychiatry 55: 727, 1992.
41) Koehler PJ: Sylvius and Sylvius. J Hist Neurosci 6: 90-91, 1997.
42) Pearce JMS: Historical note. The fissure of Sylvius (1614-72). J Neurol Neurosurg Psychiatry 69: 463, 2000.
43) van Gijn J: Franciscus Sylvius (1614-1672). J Neurol 248: 915-916, 2001.
44) Leite dos Santos AR, Fratzoglou M, Perneczky A: A historical mistake: the aqueduct of Sylvius. Neurosurg Rev 27: 224-225, 2004.
45) Kompanje EJO: An historical homage from Denmark: the aqueduct of Sylvius. Neurosurg Rev 28: 77-78, 2005.
46) Tubbs RS, Linganna S, Loukas M: Franciscus Sylvius (1614-1672): a historical review. Childs Nerv Syst 23: 1-2, 2007.
47) Tubbs RS, Linganna S, Loukas M: Jacobus Sylvius (1478-1555): physician, teacher, and anatomist. Clin Anat 20: 868-870, 2007.
48) Collice M, Collice R, Riva A: Who discovered the Sylvian fissure? Neurosurgery 63: 623-628, 2008.
49) Bakkum BW: A historical lesson from Franciscus Sylvius and Jacobus Sylvius. J Chiropr Humanit 18: 94-98, 2011.
50) Ragland E: Chymistry and taste in the seventeenth century: Franciscus dele Boë Sylvius as a chymical physician between Galenism and Cartesianism. Ambix 59: 1-21, 2012.
51) http://en.wikipedia.org/wiki/Jacques_Dubois　2014 年 8 月接続
52) http://en.wikipedia.org/wiki/Franciscus_Sylvius　2014 年 8 月接続
53) Anonymous: The late Alexander Monro, M.D. Br Med J 0(117): 250, 1859.
54) Fitzwilliams DCL: The Monros of Edinburgh. Alexander Monro primus. The origin of the medical school. Med World 66: 41-49, 1947.
    Fitzwilliams DCL: The Monros of Edinburgh—II. Alexander Monro secundus and tertius. Med World 66: 75-77, 1947.
55) Harms E: Historical note. An early neuro-drug experimenter: Alexander Monro II (1733-1817). Am J Psychiatry 113: 465, 1956.
56) Guthrie D: The three Alexander Monros and the foundation of the Edinburgh Medical School. J R Coll Edinb 2: 24-33, 1956.
57) Sharp JA: Alexander Monro secundus and the interventricular foramen. Med Hist 5: 83-89, 1961.
58) Bell G: Alexander Monro primus and the ad vitam aut culpam principle. J R Coll Surg Edinb 11: 324-326, 1965.
59) Taylor DW: The manuscript lecture-notes of Alexander Monro, secundus (1733-1817). Med Hist 22: 174-186, 1978.
60) Taylor DW: The manuscript lecture-notes of Alexander Monro primus (1697-1767). Med Hist 30: 444-467, 1986.
61) Lawrence C: Alexander Monro primus and the Edinburgh manner of anatomy. Bull Hist Med 62: 193-214, 1988.
62) Taylor DW: 'Discourses on the human physiology' by Alexander Monro primus (1697-1767). Med Hist 32: 65-81, 1988.

63) Doyle D : Eponymous doctors associated with Edinburgh, part 2—David Bruce, John Cheyne, William Stokes, Alexander Monro secundus, Joseph Gamgee. J R Coll Physicians Edinb 36: 374-381, 2006.
64) Wu OC, Manjila S, Malakooti N, Cohen AR : The remarkable medical lineage of the Monro family: contributions of Alexander primus, secundus, and tertius. Historical vignette. J Neurosurg 116: 1337-1346, 2012.
65) http://en.wikipedia.org/wiki/Alexander_Monro_(primus)　2014 年 8 月接続
66) http://www.whonamedit.com/doctor.cfm/940.html　2014 年 8 月接続
67) http://en.wikipedia.org/wiki/Alexander_Monro_(secundus)　2014 年 8 月接続
68) http://www.whonamedit.com/doctor.cfm/941.html　2014 年 8 月接続
69) http://en.wikipedia.org/wiki/Alexander_Monro_(tertius)　2014 年 8 月接続
70) http://www.whonamedit.com/doctor.cfm/942.html　2014 年 8 月接続
71) http://en.wikipedia.org/wiki/Munro_of_Auchinbowie　2014 年 8 月接続
72) Fenton PF : François Magendie (October 6, 1783-October 7, 1855). J Nutr 43: 3-15, 1951.
73) Haas LF : Neurological stamp. François Magendie (1783-1855). J Neurol Neurosurg Psychiatry 57: 692, 1994.
74) 佐野　豊：神経科学――形態学的基礎 II．脊髄・脳幹．金芳堂，京都，1999，p 243．
75) Sourkes TL : Magendie and the chemists: the earliest chemical analyses of the cerebrospinal fluid. J Hist Neurosci 11: 2-10, 2002.
76) Stahnisch FW : Instrument transfer as knowledge transfer in neurophysiology: François Magendie's (1783-1855) early attempts to measure cerebrospinal fluid pressure. J Hist Neurosci 17: 72-99, 2008.
77) Tubbs RS, Loukas M, Shoja MM, Shokouhi G, Oakes WJ : Historical vignette. François Magendie (1783-1855) and his contributions to the foundations of neuroscience and neurosurgery. J Neurosurg 108: 1038-1042, 2008.
78) Stahnisch FW : François Magendie (1783-1855). J Neurol 256: 1950-1952, 2009.
79) Barbara J-G, Broussolle E, Poirier J, Clarac F : Figures and institutions of the neurological sciences in Paris from 1800 to 1950. Part II: Neurophysiology. Rev Neurol (Paris) 168: 106-115, 2012.
80) アッカークネヒト EH：パリ、病院医学の誕生．革命暦第三年から二月革命へ．舘野之男（訳）．みすず書房，東京，2012．
81) http://en.wikipedia.org/wiki/François_Magendie　2014 年 8 月接続
82) http://www.whonamedit.com/doctor.cfm/2104.html　2014 年 8 月接続
83) Dvorak J, Sandler A : Historical perspective. Hubert von Luschka. Pioneer of clinical anatomy. Spine (Phila) 19: 2478-2482, 1994.
84) Tubbs RS, Vahedi P, Loukas M, Shoja MM, Cohen-Gadol AA : Hubert von Luschka (1820-1875): his life, discoveries, and contributions to our understanding of the nervous system. Historical vignette. J Neurosurg 114: 268-272, 2011.
85) http://en.wikipedia.org/wiki/Hubert_von_Luschka　2014 年 8 月接続
86) http://www.whonamedit.com/doctor.cfm/2106.html　2014 年 8 月接続
87) Anonymous : Hans Queckenstedt (1876-1918). Neurophysiologist. JAMA 203: 883-884, 1968.
88) Pearce JMS : Queckenstedt's manoeuvre. J Neurol Neurosurg Psychiatry 77: 728, 2006.
89) http://en.wikipedia.org/wiki/Hans_Heinrich_Georg_Queckenstedt　2014 年 8 月接続
90) http://www.whonamedit.com/doctor.cfm/2739.html　2014 年 8 月接続
91) Brunori A, Vagnozzi R, Giuffrè R : Historical vignette. Antonio Pacchioni (1665-1726): early studies of the dura mater. J Neurosurg 78: 515-518, 1993.
92) http://en.wikipedia.org/wiki/Antonio_Pacchioni　2014 年 8 月接続
93) http://www.whonamedit.com/doctor.cfm/391.html　2014 年 8 月接続
94) Fulton JF : Lewis Hill Weed. 1886-1952. Yale J Biol Med 25: 215-217, 1952.
95) Anonymous : Deaths. Lewis Hill Weed. JAMA 151: 400, 1953.
96) Harvey AM : Lewis Hill Weed: Dean of the School of Medicine and the second professor of anatomy. Johns Hopkins Med J 139: 77-83, 1976.
97) Carmel PW : Lewis Hill Weed: early neurosurgical contributor. Neurosurgery 17: 114-117, 1985.
98) Speert H : Memorable medical mentors: I. Lewis Hill Weed (1886-1952). Obstet Gynecol Surv 59: 61-64, 2004.
99) Caspar ST : Atlantic conjunctures in Anglo-American neurology: Lewis H. Weed and Johns Hopkins neurology, 1917-1942. Bull Hist Med 82: 646-671, 2008.
100) http://www.medicalarchives.jhmi.edu/sgml/weed.html　2014 年 8 月接続

### 図の出典

a) 文献 3（図 2-4 の原図）．
b) Larsell O : Anatomy of the nervous system. D Appleton-Century, New York, 1939（図 2-6 の原図）．
c) 文献 8, 9（図 2-7 の原図）．
d) Hutchings M, Weller RO : Anatomical relationships of the pia mater to cerebral blood vessels in man. J Neurosurg 65: 316-325, 1986（図 2-8 の原図）．

e) Upton ML, Weller RO：The morphology of cerebrospinal fluid drainage pathways in human arachnoid granulations. J Neurosurg 63：867-875, 1985（図 2-9 の原図）.

# 第 I 部
# 脳血管障害の病理学

part I
pathology of cerebrovascular disorders

# 第3章
# 脳血管障害の統計

Chapter 3
Statistics on Cerebrovascular Disorders

## 脳血管障害の分類

　脳血管障害とは，頭蓋内血管の異常などによって脳が機能的あるいは器質的に侵された状態をいう．脳血管障害の分類はいろいろあるが，そのうちアメリカの国立神経学的障害・脳卒中研究所 National Institute of Neurological Disorders and Stroke（NINDS）が1990年に発表している「脳血管疾患の分類第Ⅲ版 Classification of Cerebrovascular Diseases Ⅲ」（CVD-Ⅲ）が参考になる[1]．CVD-Ⅲは過度的な性格を有し，病態による分類と原因による分類が混在するなど，問題点は決して少なくない．そこで，本書で採用する執筆方針とはCVD-Ⅲに一部は従い，一部は従わないというものである．

　まず，脳血管障害で起こり得る二次的病態である脳ヘルニアについて第4章に記載した．脳ヘルニアはさまざまな脳血管障害で高率に発生し，ときには死に至らしめる重要な病態だからである．

　臨床上，脳血管障害は脳卒中 stroke という形で発症することが多い．そこで，本書では脳卒中の三大原因である脳梗塞・脳内出血・クモ膜下出血について独立した章を当てることにし，脳梗塞は第5章，脳内出血は第6章，クモ膜下出血は第7章に記載した．ただし，脳梗塞・脳内出血・クモ膜下出血の解剖学的部位に関わる統計については本章に記載してある．

　脳卒中の三大原因ではない疾患については第8章に記載した．該当する疾患には動静脈奇形・Willis動脈輪閉塞症・急性硬膜下血腫などのほか，急性硬膜外血腫・縊死脳などが含まれる．なお，これらの統計については割愛する．

## 脳卒中の統計

　本書では脳卒中の統計のうち解剖学的部位に関わるもののみを扱い，危険因子などの詳細な疫学的分析については他書に譲ることにしたい．本章で使用する統計データは，主として日本標準脳卒中登録研究 Japan Standard Stroke Registry Study（JSSRS）による[2][3]．それによれば，日本における一過性脳虚血発作を除いた脳卒中のうち脳梗塞がほぼ3/4を占めており，残りが脳内出血とクモ膜下出血である（表3-1）．その傾向は15,604例[2]から45,021例[3]へ患者数を増やしても変わらない．脳卒中の三大原因である脳梗塞・脳内出血・クモ膜下出血に関する統計について簡略に記す．

### 脳梗塞

　脳梗塞 cerebral infarction における動脈の閉塞部位別統計に関する古典的研究として，Bankl[4]の報告を挙げたい（図3-1）．本報告は病理解剖を行って算出したかなり厳密なものである．それによれば，脳梗塞1,000例のうち閉塞部位が判明したのは494例（脳血栓症 cerebral thrombosis 328例，脳塞栓症 cerebral embolism 166例）であり，その内訳は中大脳動脈 middle cerebral artery および内頚動脈 internal carotid artery の閉塞が大部分を占める．中大脳動脈の閉塞のみならず，内頚動脈の閉塞もまた片麻痺を呈するの

第 3 章　脳血管障害の統計　Chapter 3　Statistics on Cerebrovascular Disorders

表 3-1　脳卒中の疾患別統計　[小林ら，2005；小林ら，2009]

| 脳卒中の種類 | JSSRS 2009 | JSSRS 2005 |
|---|---|---|
| 脳梗塞 | 33,953（75.4%） | 12,178（78.0%） |
| 脳内出血 | 8,009（17.8%） | 2,418（15.5%） |
| クモ膜下出血 | 3,059（ 6.8%） | 1,008（ 6.5%） |
| 計 | 45,021 | 15,604 |

※ JSSRS は日本標準脳卒中登録研究 Japan Standard Stroke Registry Study の略称．

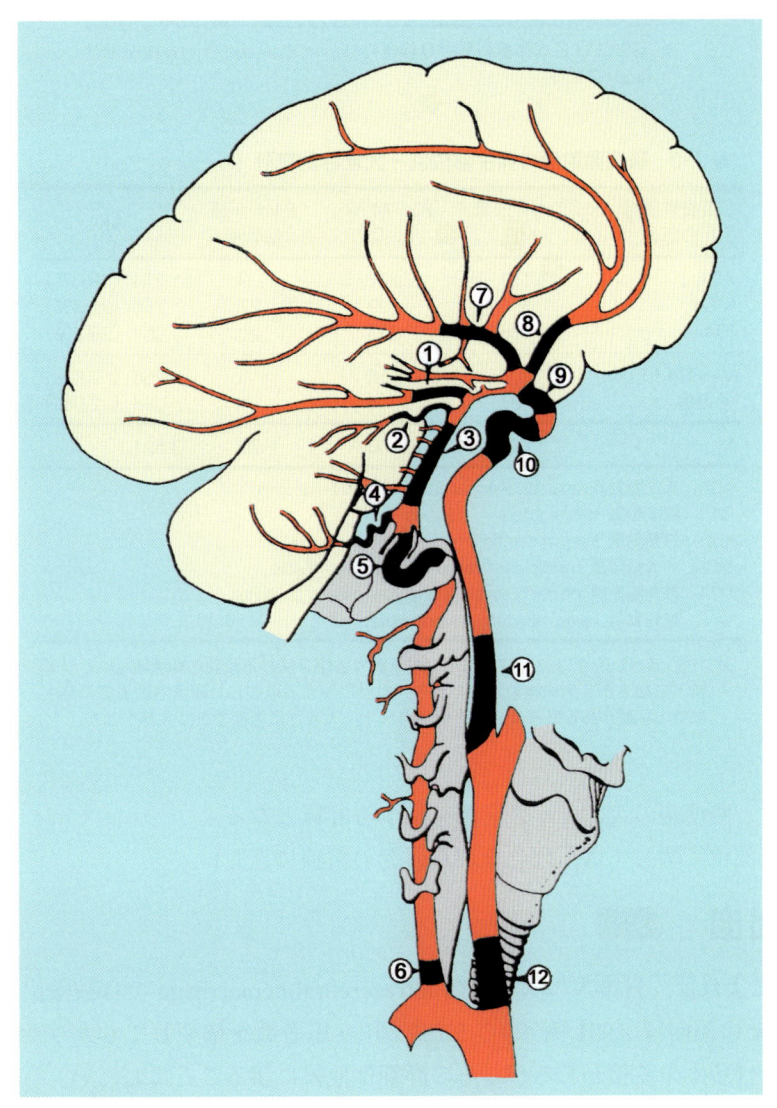

図 3-1　脳梗塞における動脈の閉塞部位　[Bankl, 1969（出典a）を改変]

脳梗塞の剖検 1,000 例のうち，閉塞部位の判明した 494 例（脳血栓症 328 例＋脳塞栓症 166 例）の検討．

椎骨脳底動脈系
① 後大脳動脈 posterior cerebral artery A. cerebri posterior　35（7.1%）
② 上小脳動脈 superior cerebellar artery A. cerebelli superior　2（0.4%）
③ 脳底動脈 basilar artery A. basilaris　34（6.8%）
④ 後下小脳動脈 posterior inferior cerebellar artery A. cerebelli inferior posterior　3（0.6%）
⑤ 椎骨動脈の環椎部 atlantal part of vertebral artery A. vertebralis [Pars atlantis]　26（5.3%）
⑥ 椎骨動脈の横突前部 pretransverse part of vertebral artery A. vertebralis [Pars pretransversus]　1（0.2%）

内頚動脈系
⑦ 中大脳動脈 middle cerebral artery A. cerebri media　229（46.4%）
⑧ 前大脳動脈 anterior cerebral artery A. cerebri anterior　11（2.2%）
⑨ 内頚動脈の頭蓋内部 intracranial part of internal carotid artery A. carotis interna [Pars intracranialis]　63（12.7%）
⑩ 内頚動脈の海綿静脈洞部 cavernous part of internal carotid artery A. carotis interna [Pars cavernosus]　45（9.1%）
⑪ 内頚動脈の起始部 proximal part of internal carotid artery A. carotis interna [Pars proximalis]　35（7.1%）
⑫ 総頚動脈の起始部 proximal part of common carotid artery A. carotis communis [Pars proximalis]　10（2.1%）

#### 表 3-2 脳内出血の部位別統計 [小林ら, 2005; 小林ら, 2009]

| 脳内出血の部位 | JSSRS 2009 | JSSRS 2009 の脳室穿破例 | JSSRS 2005 |
|---|---|---|---|
| 皮質下出血 | 1,049 (18.3%) | 257 | 178 ( 8.7%) |
| 尾状核出血 | 87 ( 1.5%) | 78 | 37 ( 1.8%) |
| 被殻出血 | 1,780 (31.0%) | 506 | 762 (37.2%) |
| 視床出血 | 1,676 (29.2%) | 978 | 690 (33.6%) |
| 脳幹出血 | 527 ( 9.2%) | 160 | 195 ( 9.5%) |
| 小脳出血 | 472 ( 8.2%) | 190 | 164 ( 8.0%) |
| その他 | 146 ( 2.5%) | 105 | 25 ( 1.2%) |
| 計 | 5,737 | 2,274 | 2,051 |

※ JSSRS は日本標準脳卒中登録研究 Japan Standard Stroke Registry Study の略称.

#### 表 3-3 破裂動脈瘤の発生部位別・大きさ別統計 [Kassell ら, 1990]

| 破裂動脈瘤の部位 | 12 mm 未満 (小型) | 12〜24 mm (大型) | 24 mm 超 (超大型) | 計 |
|---|---|---|---|---|
| ACA | 1,158 | 207 | 9 | 1,374 (39.0%) |
| MCA | 560 | 199 | 27 | 786 (22.3%) |
| ICA | 790 | 233 | 28 | 1,051 (29.8%) |
| VA＋BA＋PCA | 203 | 58 | 5 | 266 ( 7.6%) |
| その他 | 37 | 6 | 1 | 44 ( 2.0%) |
| 計 | 2,748 | 703 | 70 | 3,521 |

ACA　前大脳動脈 anterior cerebral artery A. cerebri anterior
BA　　脳底動脈 basilar artery A. basilaris
ICA　内頚動脈 internal carotid artery A. carotis interna
MCA　中大脳動脈 middle cerebral artery A. cerebri media
PCA　後大脳動脈 posterior cerebral artery A. cerebri posterior
VA　　椎骨動脈 vertebral artery A. vertebralis

※ 1980 年 12 月〜1983 年 7 月に計 68 施設で診療を受けた頭蓋内動脈瘤ないしクモ膜下出血 8,879 例の検討. このうち, 検討に値する破裂した頭蓋内動脈瘤の発生部位の記載がある患者は 3,521 例であった. 大きさは直径で 3 つに区分した.

が一般的であるから，脳梗塞の大部分が片麻痺を呈する計算となる．
　脳梗塞の動脈閉塞部位に関しては，残念ながら研究の蓄積に乏しい．

## 脳内出血

　小林ら[2)3)]の研究によれば，日本人の脳内出血 intracerebral hemorrhage では被殻出血と視床出血が多いという（表 3-2）．その傾向は 2,051 例[2)]から 5,737 例[3)]へ患者数を増やしても大きくは変わらない．脳内出血の統計学的分析は多くの蓄積があるが，その詳細は他書に譲ることにしたい．
　脳内出血は脳室へ穿破することがある．小林ら[3)]の脳内出血 5,737 例の検討によれば，脳室穿破しやすい脳内出血は第一に尾状核出血で約 90％（患者 87 例中 78 例），次いで視床出血で約 58％（患者 1,676 例中 978 例）である（表 3-2）．これは，尾状核や視床が側脳室の壁を部分的に構成し，視床が第 3 脳室の両側壁を構成していることを考えれば当然といえる．
　第 6 章冒頭で詳述するが，脳内出血の原因の多くは脳内微小動脈瘤 intracerebral microaneurysm の破裂であろうと推測できる．そして，高血圧は脳内出血の原因ではなく，重要な危険因子の 1 つに過ぎない[5)]．

## クモ膜下出血

　Locksley[6)]のクモ膜下出血 subarachnoid hemorrhage 5,431 例の検討によれば，その原因の約 51％は頭蓋内動脈瘤 intracranial aneurysm の破裂であるという．この数字は過小に見積もられていると推測できるが，

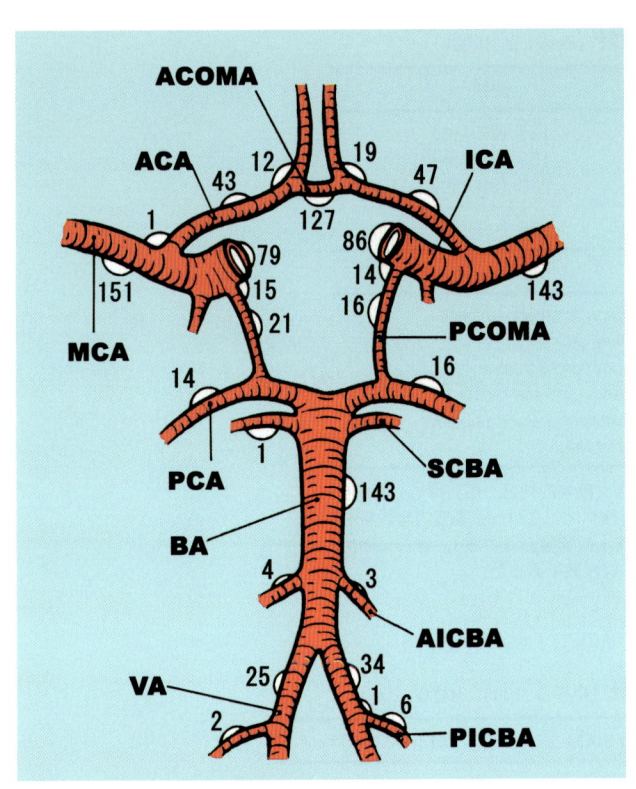

#### 図 3-2 頭蓋内動脈瘤の好発部位

動脈瘤 1,023 例の文献学的検討．McDonald と Korb（文献 8）を基に作成．

| 略語 | 日本語 | 英語 | ラテン語 |
|---|---|---|---|
| ACA | 前大脳動脈 | anterior cerebral artery | A. cerebri anterior |
| ACOMA | 前交通動脈 | anterior communicating artery | A. communicans anterior |
| AICBA | 前下小脳動脈 | anterior inferior cerebellar artery | A. cerebelli inferior anterior |
| BA | 脳底動脈 | basilar artery | A. basilaris |
| ICA | 内頚動脈 | internal carotid artery | A. carotis interna |
| MCA | 中大脳動脈 | middle cerebral artery | A. cerebri media |
| PCA | 後大脳動脈 | posterior cerebral artery | A. cerebri posterior |
| PCOMA | 後交通動脈 | posterior communicating artery | A. communicans posterior |
| PICBA | 後下小脳動脈 | posterior inferior cerebellar artery | A. cerebelli inferior posterior |
| SCBA | 上小脳動脈 | superior cerebellar artery | A. cerebelli superior |
| VA | 椎骨動脈 | vertebral artery | A. vertebralis |

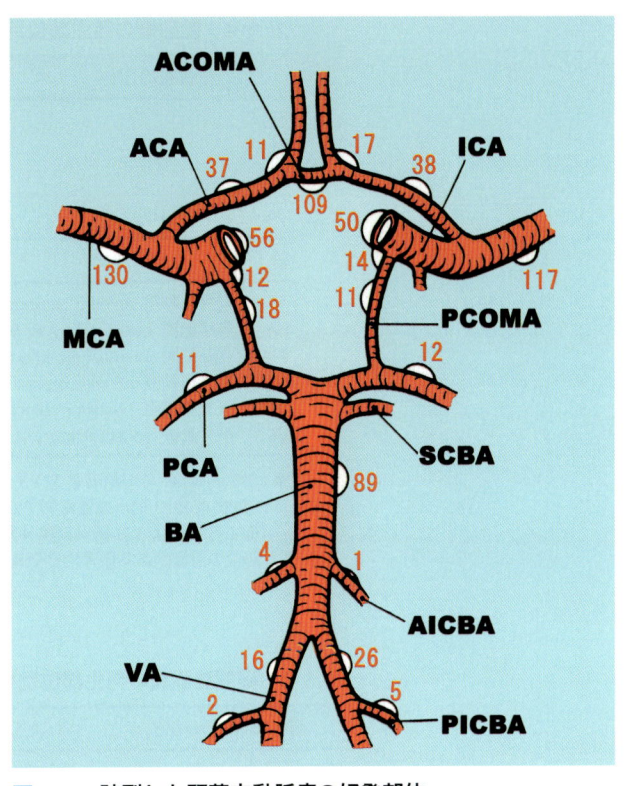

#### 図 3-3 破裂した頭蓋内動脈瘤の好発部位

破裂動脈瘤 786 例の文献学的検討．McDonald と Korb（文献 8）を基に作成．略語は図 3-2 を参照．

その理由は血管撮影では破裂した小型動脈瘤が写っていない可能性があるからである（高血圧ないし動脈硬化性疾患が約 15%，原因不詳が約 22%）．よって，クモ膜下出血の原因の多くは頭蓋内動脈瘤の破裂といえるであろう．そして，高血圧はクモ膜下出血の重要な危険因子の 1 つである[7]．

頭蓋内動脈瘤の発生部位別統計に関する古典的研究として，McDonald と Korb[8] の報告がある（図 3-2，3-3）．McDonald と Korb の報告は過去の論文多数を調査し，大脳動脈輪 circulus arteriosus cerebri（Willis 動脈輪 circle of Willis）とその周辺に発生した動脈瘤 1,023 例および破裂動脈瘤 786 例について部位別に集計したものである．動脈瘤・破裂動脈瘤はともに，内頚動脈 internal carotid artery と後交通動脈 posterior communicating artery の分岐部周辺，中大脳動脈 middle cerebral artery，前交通動脈 anterior communicating artery，脳底動脈 basilar artery などに多い．この研究の問題点とは，症例報告を中心にした文献学的研究であるためにバイアスが避けられないことである（珍しい症例は報告されやすい）．

クモ膜下出血に関する多くの統計学的分析については割愛し，近年の大規模研究のみについて言及する．Kassell ら[9] は頭蓋内動脈瘤ないしクモ膜下出血 8,879 例を検討し，このうち検討に値する破裂した頭蓋内動脈瘤の発生部位の記載がある患者は 3,521 例であった．破裂動脈瘤は直径 12 mm 未満が約 78%（3,521

表 3-4 動脈瘤の発生部位別統計 [Rinkel ら, 1998]

| 動脈瘤の部位 | 個数 |
|---|---|
| ACA | 126 (22.4%) |
| MCA | 159 (28.2%) |
| ICA | 223 (39.6%) |
| VA+BA+PCA | 55 ( 9.8%) |
| 計 | 563 |

| | |
|---|---|
| ACA | 前大脳動脈 anterior cerebral artery *A. cerebri anterior* |
| BA | 脳底動脈 basilar artery *A. basilaris* |
| ICA | 内頚動脈 internal carotid artery *A. carotis interna* |
| MCA | 中大脳動脈 middle cerebral artery *A. cerebri media* |
| PCA | 後大脳動脈 posterior cerebral artery *A. cerebri posterior* |
| VA | 椎骨動脈 vertebral artery *A. vertebralis* |

※ 1955〜1996 年の原著論文 23 篇の文献学的検討．患者は 56,304 例（剖検 49,619 例＋血管撮影 6,685 例）で，このうち頭蓋内動脈瘤を有する患者は 738 例（剖検 405 例＋血管撮影 333 例），さらに発生部位の記載がある頭蓋内動脈瘤は 563 個であった．

表 3-5 破裂動脈瘤の発生部位別統計 [小林ら, 2005；小林ら, 2009]

| 破裂動脈瘤の部位 | JSSRS 2009 | JSSRS 2005 |
|---|---|---|
| ICA | 16 (0.77%) | 254 (28.0%) |
| ICA-PCOMA 周辺 | 573 (27.6%) | |
| MCA | 558 (26.8%) | 243 (26.8%) |
| ACA | 126 ( 6.1%) | 50 ( 5.5%) |
| ACOMA | 565 (27.2%) | 257 (28.3%) |
| VA+PICBA | 120 ( 5.8%) | 53 ( 5.8%) |
| SCBA | 26 ( 1.3%) | |
| PCA | 11 (0.53%) | |
| BA 尖端部 | 84 ( 4.0%) | 33 ( 3.6%) |
| その他 | | 18 ( 2.0%) |
| 計 | 2,079 | 908 |

| | |
|---|---|
| ACA | 前大脳動脈 anterior cerebral artery *A. cerebri anterior* |
| ACOMA | 前交通動脈 anterior communicating artery *A. communicans anterior* |
| BA | 脳底動脈 basilar artery *A. basilaris* |
| ICA | 内頚動脈 internal carotid artery *A. carotis interna* |
| MCA | 中大脳動脈 middle cerebral artery *A. cerebri media* |
| PCA | 後大脳動脈 posterior cerebral artery *A. cerebri posterior* |
| PCOMA | 後交通動脈 posterior communicating artery *A. communicans posterior* |
| PICBA | 後下小脳動脈 posterior inferior cerebellar artery *A. cerebelli inferior posterior* |
| SCBA | 上小脳動脈 superior cerebellar artery *A. cerebelli superior* |
| VA | 椎骨動脈 vertebral artery *A. vertebralis* |

※ JSSRS は日本標準脳卒中登録研究 Japan Standard Stroke Registry Study の略称．

例中 2,748 例）と大部分を占め，前大脳動脈・内頚動脈・中大脳動脈の順に多く，椎骨脳底動脈系（椎骨動脈 vertebral artery・脳底動脈・後大脳動脈 posterior cerebral artery とその分枝）には少ない（表 3-3）．

　Rinkel ら[10]は患者 56,304 例（剖検 49,619 例＋血管撮影 6,685 例）の文献学的検討を行った．このうち発生部位の記載がある頭蓋内動脈瘤は 563 個であった．動脈瘤は内頚動脈・中大脳動脈・前大脳動脈の順に多く，椎骨脳底動脈系には少ない（表 3-4）．

　小林ら[2)3)]の研究によれば，日本人のクモ膜下出血における破裂動脈瘤の部位は内頚動脈と後交通動脈の分岐部周辺，中大脳動脈，前交通動脈がとくに多いという（表 3-5）．その傾向は 908 例[2]から 2,079 例[3]へ患者数を増やしてもあまり変わらない．

　以上より，頭蓋内動脈瘤は破裂・未破裂ともに内頚動脈やその分枝に多く，椎骨脳底動脈系には少ない

と結論しておきたい．

ちなみに，クモ膜下出血の約17％（発症して3日以内に入院した患者1,378例中239例）にCT上の脳室内血腫を認めたという研究がある[11]．これは，クモ膜下出血が第4脳室正中口（Magendie孔）あるいは第4脳室外側口（Luschka孔）を経て第4脳室から第3脳室へと逆流したものである．脳室内に血腫があっても脳内出血の脳室穿破とは限らない．

### 引用文献

1) Anonymous：Special report from the National Institute of Neurological Disorders and Stroke. Classification of cerebrovascular diseases III. Stroke 21：637-676, 1990.
2) 小林祥泰（編）：脳卒中データバンク 2005．中山書店，東京，2005．
3) 小林祥泰（編），大櫛陽一（解析）：脳卒中データバンク 2009．中山書店，東京，2009．
4) Bankl H：Über die Bedeutung der Arteriosklerose für die Entstehung zerebraler Gefäßverschlüsse. Wien Klin Wochenschr 81：447-449, 1969.
5) Ariesen MJ, Claus SP, Rinkel GJE, Algra A：Risk factors for intracerebral hemorrhage in the general population. A systematic review. Stroke 34：2060-2065, 2003.
6) Locksley HB：Report on the cooperative study of intracranial aneurysms and subarachnoid hemorrhage. Section V, Part I. Natural history of subarachnoid hemorrhage, intracranial aneurysms and arteriovenous malformations. Based on 6368 cases in the cooperative study. J Neurosurg 25：219-239, 1966.
7) Feigin VL, Rinkel GJE, Lawes CMM, Algra A, Bennett DA, van Gijn J, Anderson CS：Risk factors for subarachnoid hemorrhage. An updated systematic review of epidemiological studies. Stroke 36：2773-2780, 2005.
8) McDonald CA, Korb M：Intracranial aneurysms. Arch Neurol Psychiatry 42：298-328, 1939.
9) Kassell NF, Torner JC, Haley EC Jr, Jane JA, Adams HP, Kongable GL & participants：The international cooperative study on the timing of aneurysm surgery. Part 1：Overall management results. J Neurosurg 73：18-36, 1990.
10) Rinkel GJE, Djibuti M, Algra A, van Gijn J：Prevalence and risk of rupture of intracranial aneurysms. A systematic review. Stroke 29：251-256, 1998.
11) Adams HP Jr, Kassell NF, Torner JC, Sahs AL：CT and clinical correlations in recent aneurysmal subarachnoid hemorrhage：A preliminary report of the Cooperative Aneurysm Study. Neurology 33：981-988, 1983.

### 図の出典

a) 文献4（図3-1の原図）．

# 第4章
# 脳ヘルニア

Chapter 4
Cerebral Hernia

## 頭蓋内膨隆性病変と脳ヘルニア

　脳血管障害は急激に発症することが多い．その多数の例で脳血管障害は頭蓋内圧亢進の時期を経るものが多く，頭蓋内膨隆性病変 intracranial expanding lesion[1)~5)]（昔は頭蓋内場所占拠性病変 intracranial space-occupying lesion[6)7)]と呼ばれていたが，不適切な表現として使用されなくなった）として扱われる．

　頭蓋内膨隆性病変には主なものに脳浮腫 cerebral edema と頭蓋内出血 intracranial hemorrhage がある．このうち脳浮腫は，急性期に血管内の水分が脳の細胞内あるいは細胞外に移動する現象と考えられている．その詳しいメカニズムは成書や論文を参照してほしい．頭蓋内出血については主に第6章～第8章で述べる．なお，脳腫瘍や脳炎などの一部も頭蓋内膨隆性病変となり得るが，本書では割愛する．

　頭蓋内膨隆性病変に伴う脳ヘルニア cerebral hernia は，死に向かっての進行の引き金となるので，急激な発症のものほど病態生理と形態学的変化をよく理解することが臨床的に大切である．脳ヘルニアが頭蓋内膨隆性病変に伴いやすい理由は，脳が髄膜と非常に硬い頭蓋骨とに包まれ，頭蓋内腔の容積が決まっているために，頭蓋内膨隆性病変が頭蓋内圧亢進 raised intracranial pressure[8)]を引き起こすからである．

　脳ヘルニアは総称であって[9)]＊，解剖学的部位によりテント切痕ヘルニア・眼窩回ヘルニア・大脳鎌下方ヘルニア・大後頭孔ヘルニアに分かれる（**表 4-1**）．ちなみに，脳ヘルニアという概念が脳血管障害ではなく脳腫瘍の剖検例により確立されてきた事実は，意外に知られていない．

　テント切痕ヘルニアは脳ヘルニアの中で最重要であり，下方へのテント切痕ヘルニアと上方へのテント

#### 表 4-1 脳ヘルニアの分類

テント上膨隆性病変 supratentorial expanding lesion によるもの
　下方へのテント切痕ヘルニア downward transtentorial hernia
　　a）外側テント切痕ヘルニア lateral transtentorial hernia
　　　　海馬鈎ヘルニア uncal hernia
　　　　海馬傍回ヘルニア parahippocampal hernia
　　b）中心テント切痕ヘルニア central transtentorial hernia †
　眼窩回ヘルニア orbital gyri hernia
　　　　（sphenoidal ridge hernia ‡）
　大脳鎌下方ヘルニア subfalcine hernia

テント下膨隆性病変 infratentorial expanding lesion によるもの
　上方へのテント切痕ヘルニア upward transtentorial hernia
　　大後頭孔ヘルニア foramen magnum hernia
　　（小脳扁桃ヘルニア tonsillar hernia）

† 重症化した場合には輪状ヘルニア ring hernia がみられる．
‡ 和名がない理由は sphenoidal ridge が和訳できないため．

---

＊ Adolf Meyer（1866-1950，スイス出身のアメリカの精神科医・神経病理学者，抄伝 20-2）は，写真多数を用いて脳のヘルニア形成 herniation という概念を 1920 年に呈示した[9)]．なお，用いた剖検脳は膠腫や癌転移が多い．

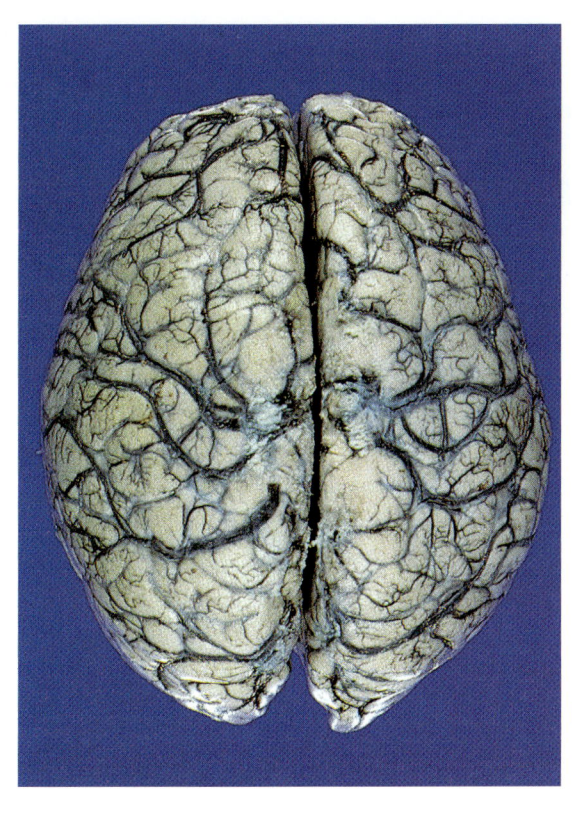

図 4-1　頭蓋内圧亢進に伴う大脳の変化
大脳の上面．テント上膨隆性病変 supratentorial expanding lesion による大脳の変化．大脳回の扁平化と大脳溝の閉鎖がみられる．

切痕ヘルニアとに分類できる．下方へのテント切痕ヘルニアの主なものは海馬鈎ヘルニア（鈎ヘルニア）で，テント上膨隆性病変 supratentorial expanding lesion の場合に起こる．テント上膨隆性病変が側頭葉・頭頂葉・大脳核などテント切痕の上外方にある場合には海馬鈎ヘルニアが顕著にあるが，病変が正中部や前頭葉の前端近くにある場合には海馬鈎ヘルニアがはっきりしないこともある．したがって，下方へのテント切痕ヘルニアと海馬鈎ヘルニアは必ずしも同義語として使用はできない．下方へのテント切痕ヘルニアを外側テント切痕ヘルニアと中心テント切痕ヘルニアに分ける[1)～5)]のは，以上のような事情のためである．図 4-1 に示すように，テント上膨隆性病変がある場合の大脳表面は大脳回が扁平となっていて，大脳溝が閉じている．頭蓋内圧亢進を示す典型的な所見である．
　以下に，脳ヘルニアのそれぞれについて，病態生理を念頭に置きながら形態学的変化を解説する．

## 下方へのテント切痕ヘルニア

　下方へのテント切痕ヘルニア downward transtentorial hernia は，テント上膨隆性病変 supratentorial expanding lesion により生ずる．これはテント上膨隆性病変が頭蓋内圧を亢進させ，テント切痕 tentorial incisure（Pacchioni 孔 Pacchioni's foramen）から大脳の一部がテント下へ脱出する現象である（図 4-2）．下方へのテント切痕ヘルニアは，①海馬鈎・海馬傍回ヘルニア，②動眼神経の圧迫損傷，③中脳の変形，④反対側の大脳脚の圧迫損傷（Kernohan 切痕），⑤二次性脳幹出血（Duret 出血），⑥後大脳動脈の分布領域の二次性出血性梗塞，の 6 項目からなる（表 4-2）．これらがすべてそろうことは珍しく，通常はそのいくつかが観察できるにとどまる．下方へのテント切痕ヘルニア 6 項目の模式図を図 4-3 に呈示する．

（症例 21-1 は 351 頁，21-3 は 354 頁参照）

### 海馬鈎・海馬傍回ヘルニアと動眼神経の圧迫

　海馬鈎ヘルニア（鈎ヘルニア）uncal hernia や海馬傍回ヘルニア parahippocampal hernia[9)10)] と，動眼神経の圧迫 compressed oculomotor nerve[11)] とは密接な関連がある（図 4-3）．

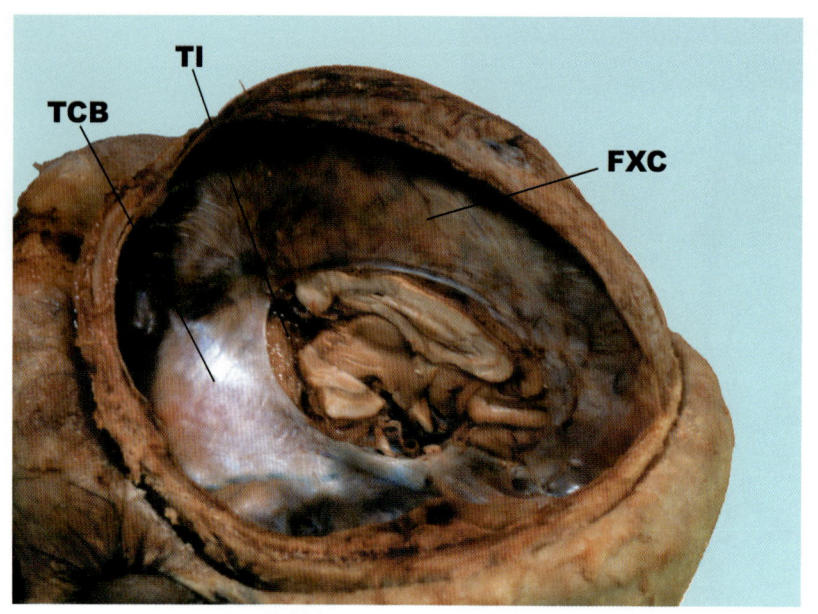

## 第 I 部　脳血管障害の病理学　Part I　Pathology of Cerebrovascular Disorders

**図 4-2　硬膜と脳**
硬膜と脳の位置関係（右大脳半球を切り取ってある）．
FXC　大脳鎌　falx cerebri　*Falx cerebri*
TCB　小脳テント　tentorium cerebelli　*Tentorium cerebelli*
　　　　　　　　　　　　　　　　　　（cerebellar tent）
TI　　テント切痕　tentorial incisure　*Incisura tentorii*
　　　　　　　　　　　　　　　　　　（tentorial notch）
　　　（Pacchioni 孔　Pacchioni's foramen）

### 表 4-2　下方へのテント切痕ヘルニアの所見

海馬鈎・海馬傍回ヘルニア uncal and parahippocampal hernia
　テント上膨隆性病変による下方へのテント切痕ヘルニアそのもの．
動眼神経の圧迫 compressed oculomotor nerve
　海馬鈎・海馬傍回ヘルニアと小脳テント遊離縁の間で圧迫される．また，病変が正中部分にある場合は後大脳動脈と前床突起の間で圧迫される．

中脳の変形 deformed mesencephalon
　テント上の大脳が中脳を片側あるいは両側から挟むようにして脳ヘルニアを起こすため，中脳は上下および前後に細長く変形する．
Kernohan 切痕 Kernohan's notch
　片側の海馬傍回の高度なヘルニアでは中脳は反対側の小脳テント遊離縁に押しつけられて反対側の大脳脚に圧痕（Kernohan 切痕）をつくり，大脳脚内部に梗塞巣を形成する．

二次性脳幹出血 secondary brainstem hemorrhage（Duret 出血 Duret's hemorrhage）
　脳ヘルニアにより周囲から締めつけられることで，中脳と橋上部の内部に二次性出血を起こす．

後大脳動脈の圧迫 compressed posterior cerebral artery
　後大脳動脈ないしその分枝が海馬傍回と小脳テントの遊離縁の間に挟まれることで，後大脳動脈の分布領域の二次性の出血性梗塞を起こす．

　海馬鈎ヘルニアおよび海馬傍回ヘルニアは前述のように，側頭葉・頭頂葉・大脳核の病変の場合に顕著にみられる．図 4-4 では海馬鈎と海馬傍回の著しいヘルニアがあり，動眼神経はヘルニアのために変位し，いずれにも小脳テントの辺縁による圧痕がみられる．しかし，圧痕以外の部分では動眼神経は扁平になっていない．
　テント上膨隆性病変が正中線近くにある場合や，テント上の頭蓋内圧がきわめて高い場合には，動眼神経は鞍背の上外側端にある後床突起と後大脳動脈との間に急激に押しつけられるため，扁平になる．実際に，図 4-5 では両側の動眼神経が扁平になっているのがわかる．海馬鈎ヘルニアは左に少しみられるが，右にはまったく認められない．
　動眼神経の圧迫による扁平化が片側に強い場合には，取り出した動眼神経を並べてみると，圧迫の左右

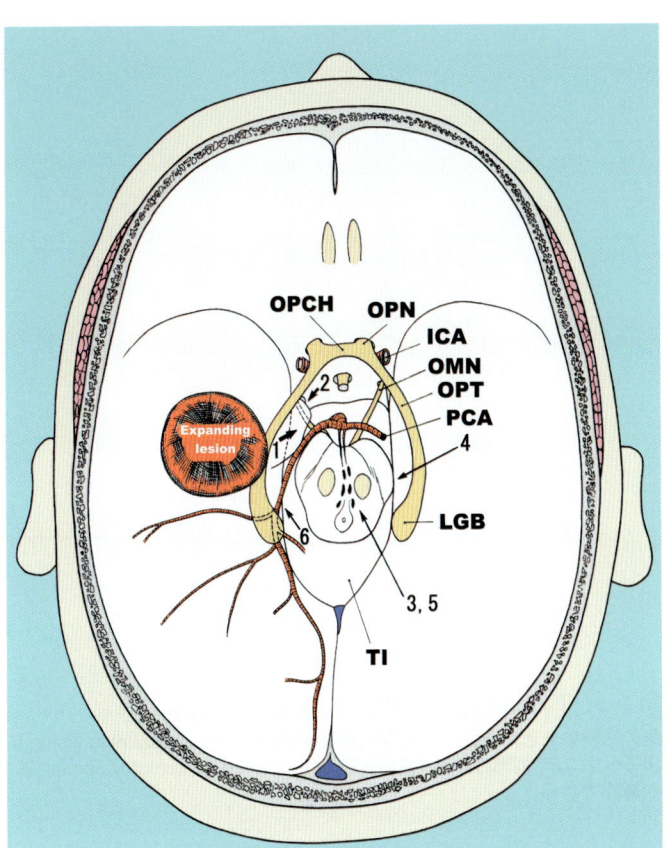

第 4 章　脳ヘルニア　Chapter 4　Cerebral Hernia

図 4-3　下方へのテント切痕ヘルニアの模式図

テント上膨隆性病変 supratentorial expanding lesion によるヘルニア.

1　海馬鈎・海馬傍回ヘルニア　uncal and parahippocampal hernia
2　動眼神経の圧迫　compressed oculomotor nerve
3　中脳の変形　deformed mesencephalon
4　Kernohan 切痕　Kernohan's notch
5　二次性脳幹出血　secondary brainstem hemorrhage
　（Duret 出血　Duret's hemorrhage）
6　後大脳動脈の圧迫　compressed posterior cerebral artery
ICA　内頚動脈　internal carotid artery　A. carotis interna
LGB　外側膝状体　lateral geniculate body　Corpus geniculatum laterale
OMN　動眼神経　oculomotor nerve　N. oculomotorius
OPCH　視交叉　optic chiasma/optic chiasm　Chisma opticum
OPN　視神経　optic nerve　N. opticus
OPT　視索　optic tract　Tractus opticus
PCA　後大脳動脈　posterior cerebral artery　A. cerebri posterior
TI　テント切痕　tentorial incisure　Incisura tentorii
　　　　　　　（tentorial notch）
　　（Pacchioni 孔　Pacchioni's foramen）

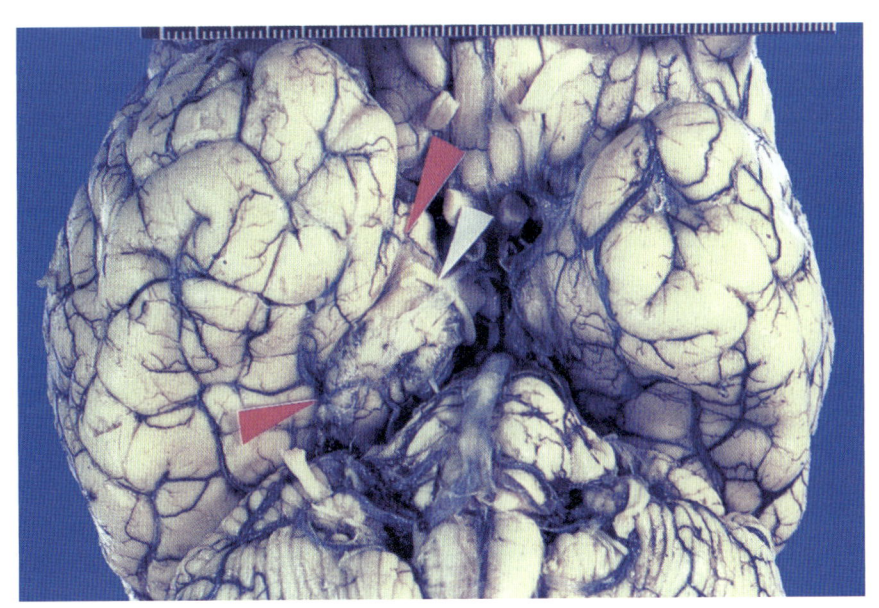

図 4-4　下方へのテント切痕ヘルニア

脳の底面の一部．テント上膨隆性病変 supratentorial expanding lesion によるヘルニア．海馬鈎ヘルニア uncal hernia と海馬傍回ヘルニア parahippocampal hernia がみられる．小脳テントの辺縁による圧痕（▲）と動眼神経の圧迫 compressed oculomotor nerve（△）が確認できる．

差がはっきりとわかる．ときには圧迫を受けた動眼神経の内部に出血を認めることもある．
　テント切痕ヘルニアによる動眼神経の圧迫は，臨床的にもその時期を捉えることが可能である．初期には病巣側の瞳孔径が大きくなり，瞳孔不同となる．圧迫が進むと，眼瞼下垂や眼球の外転位が加わる．

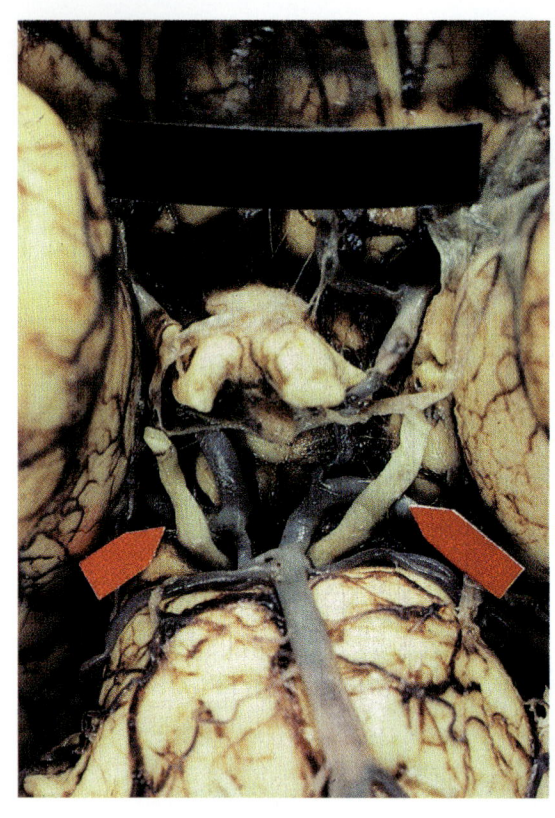

**図 4-5　下方へのテント切痕ヘルニア**
脳の底面の一部．テント上膨隆性病変 supratentorial expanding lesion によるヘルニア．両側の動眼神経の圧迫 compressed oculomotor nerves（▲）が確認できる．

## 中脳の変形と Kernohan 切痕

　下方へのテント切痕ヘルニアでは中脳の変形 deformed mesencephalon（図 4-3）が起きる．これはテント上の脳が中脳を片側あるいは両側から挟むようにして脳ヘルニアを起こすために，通常中脳は上下および前後方向に細長く変形する．

　また，片側の海馬傍回の高度なヘルニアでは，中脳が反対側の小脳テントの遊離縁に押しつけられて，反対側の大脳脚に圧痕を生じる．これを Kernohan 切痕 Kernohan's notch[12]* といい，大脳脚の内部に圧迫損傷（図 4-3）がみられる．臨床的には，注意深く診察すると片麻痺の患者が四肢麻痺となる過程を観察することができる場合があり，この変化に対応するものといえる．

　図 4-6 では中脳は変形していて，反対側の大脳脚に Kernohan 切痕に伴う壊死巣を形成している．そのほかに海馬傍回ヘルニア，動眼神経の圧迫，後大脳動脈分枝の圧迫，二次性脳幹出血などが観察できる．

## 二次性脳幹出血

　下方へのテント切痕ヘルニアでは，上部脳幹が周囲から締めつけられ，二次性脳幹出血 secondary brainstem hemorrhage[13)〜16)]（Duret 出血 Duret's hemorrhage†）を起こすことがある（図 4-3）．典型的には図 4-7 に示したように，橋の上部被蓋の正中部分や背外側部分などが小出血を起こしやすい部位である．図 4-6 も典型的な例で，中脳正中部分の小出血がみられる（Kernohan 切痕による大脳脚病変を合併している）．

　図 4-8 は中脳の正中部分・大脳脚と橋上部被蓋の背外側部分に出血がみられる特殊な例で，このような場合は除脳硬直を示す．

---

＊ James Watson Kernohan（1897-1981，アイルランド出身のアメリカの病理学者）については抄伝 21-1 を参照．
† Henri Duret（1849-1921，フランスの外科医）については抄伝 11-3 を参照．

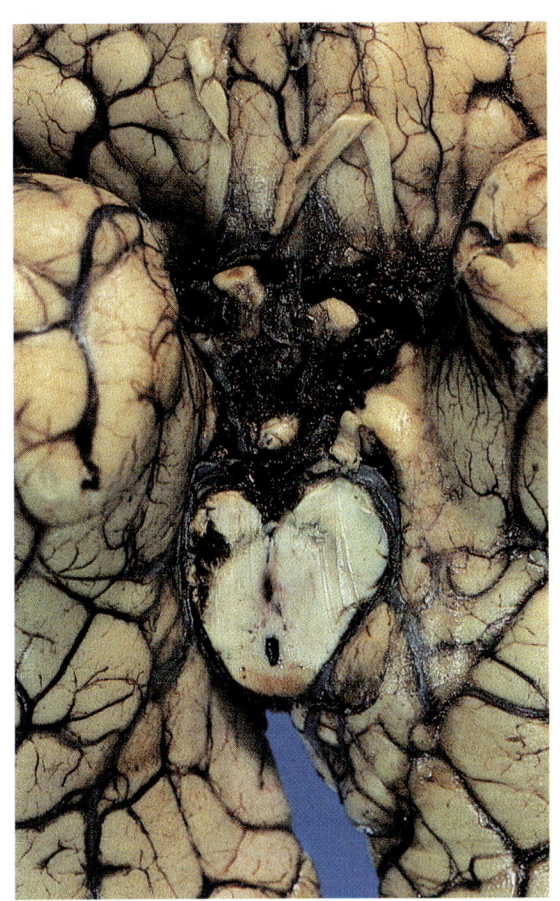

**図 4-6　下方へのテント切痕ヘルニア**

中脳の横断面を含む脳の底面の一部．テント上膨隆性病変 supratentorial expanding lesion によるヘルニア．中脳が右側から圧迫された結果，中脳の変形 deformed mesencephalon と Kernohan 切痕 Kernohan's notch による壊死巣が形成された．本例では中脳正中部に出血がみられ，典型的な二次性脳幹出血 secondary brainstem hemorrhage（Duret 出血 Duret's hemorrhage）の一部をみていると推測できる．

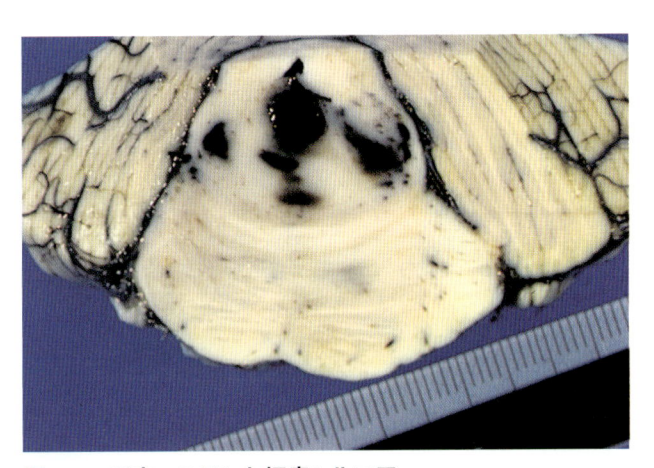

**図 4-7　下方へのテント切痕ヘルニア**

橋上部の横断面．テント上膨隆性病変 supratentorial expanding lesion によるヘルニア．二次性脳幹出血 secondary brainstem hemorrhage（Duret 出血 Duret's hemorrhage）の典型例である．橋上部（橋被蓋の正中部分・背外側部分）の出血がみられる．

## 後大脳動脈の圧迫

　下方へのテント切痕ヘルニアでは，同側の後大脳動脈の圧迫 compressed posterior cerebral artery[16)17)]が起きる．後大脳動脈は脳底動脈 basilar artery の終枝とし左右に分岐し大脳動脈輪 circulus arteriosus cerebri（Willis 動脈輪 circle of Willis）を形成するが，後交通動脈を分岐した後に大脳動脈輪から離れ，中脳周囲の迂回槽の中を小脳テントの遊離縁に沿って後方へ向かう（第 9 章，第 10 章）．そのため，ヘルニアの際に

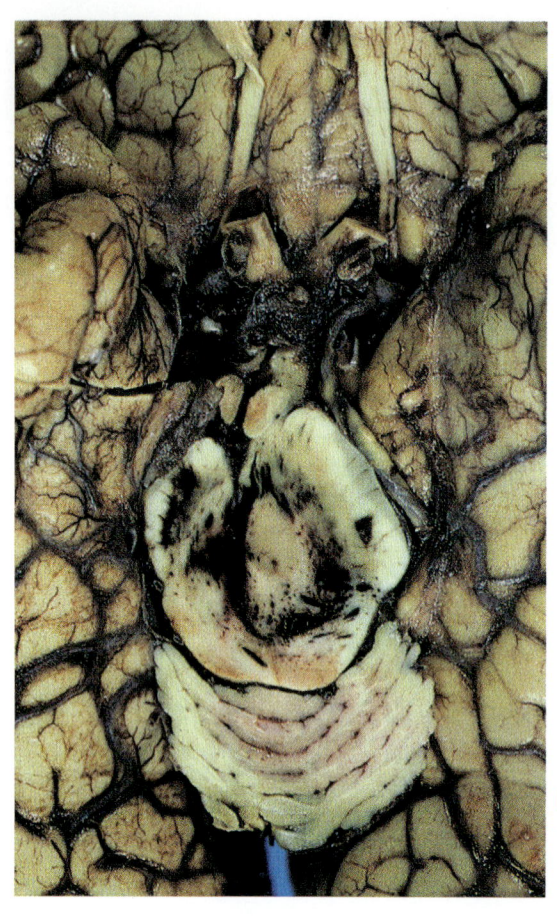

図 4-8 下方へのテント切痕ヘルニア
中脳の横断面を含む脳の底面の一部．テント上膨隆性病変 supratentorial expanding lesion によるヘルニア．中脳（中脳被蓋の正中部分・大脳脚・背外側部分）の二次性出血がみられる特殊な例．

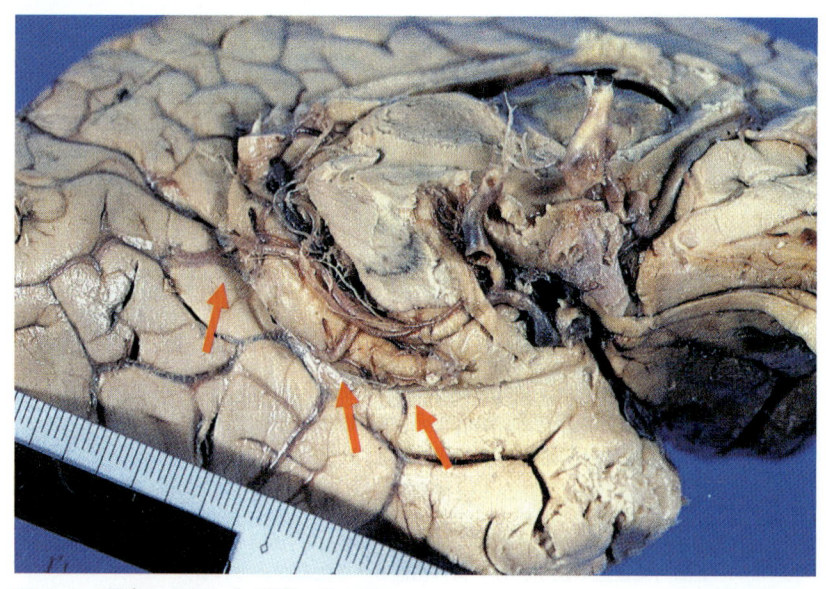

図 4-9 下方へのテント切痕ヘルニア
左大脳半球の底面〜内側面．テント上膨隆性病変 supratentorial expanding lesion によるヘルニア．海馬傍回ヘルニア parahippocampal hernia を生じた結果，後大脳動脈の圧迫 compressed posterior cerebral artery がみられる（圧迫されているのは複数の分枝）．小脳テントの辺縁による圧痕（↑）がある．

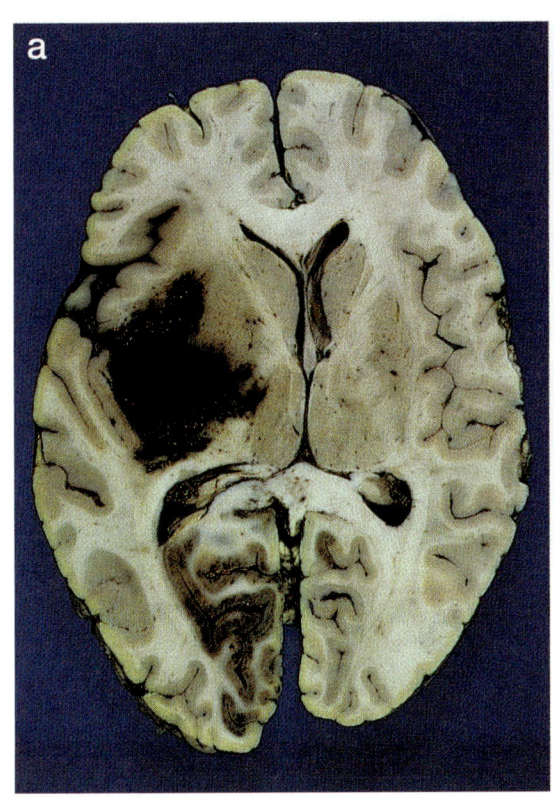

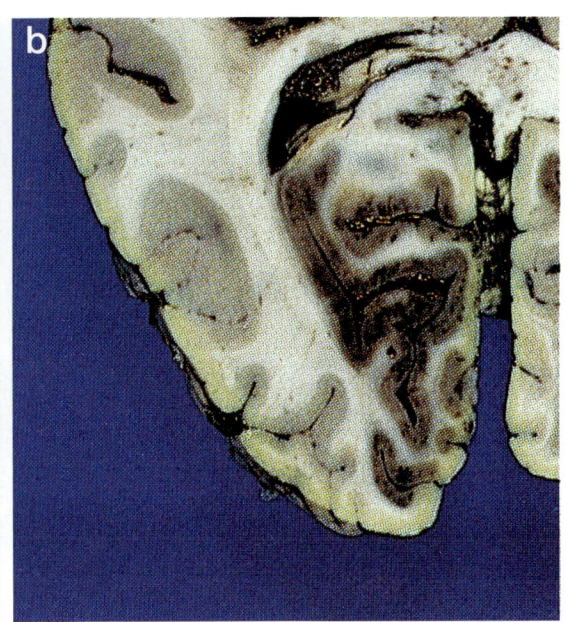

**図 4-10　下方へのテント切痕ヘルニア**
a：大脳の水平断面．テント上膨隆性病変 supratentorial expanding lesion（被殻出血）によるヘルニア．後大脳動脈 posterior cerebral artery の分布領域の二次性梗塞のほか，大脳鎌下方ヘルニア subfalcine hernia もみられる．
b：大脳の水平断面の一部．後大脳動脈 posterior cerebral artery の分布領域の二次性出血性梗塞．

　後大脳動脈は海馬傍回と小脳テントの遊離縁との間に挟まれる可能性がある（図 4-3）．図 4-9 では海馬傍回のヘルニアとテント遊離縁による後大脳動脈分枝の圧迫の様子がはっきり認められる．そのほか，後大脳動脈本幹が圧迫を受ける場合もある．障害されるのは，後大脳動脈の分布領域すなわち後頭葉・側頭葉内側面・側頭葉下面・視床である．
　図 4-10 は被殻出血例で，後頭葉の後大脳動脈分布領域の大脳皮質に出血性梗塞が形成されている．このような循環障害は頭蓋内圧亢進の強弱の程度が変化するのに伴って，後大脳動脈分布領域の血流が停止と再開通を繰り返すことにより形成されると考えられている．

## 中心テント切痕ヘルニア

　テント上膨隆性病変が正中部分にある場合には，初期にはヘルニアが起きにくい．しかし，ある時点から急に両側の海馬傍回ヘルニアが起きることがある．これを中心テント切痕ヘルニア central transtentorial hernia[10] という．重症化した場合には，両側の海馬傍回ヘルニアが輪状に膨隆するが（輪状ヘルニア ring hernia と呼称する），これはきわめて稀にしか起こらない．

# 眼窩回ヘルニア

　比較的珍しい脳ヘルニアに，眼窩回ヘルニア orbital gyri hernia がある．これは，テント上膨隆性病変 supratentorial expanding lesion により生ずるもので，前頭葉下面にある眼窩回の後端が sphenoidal ridge を

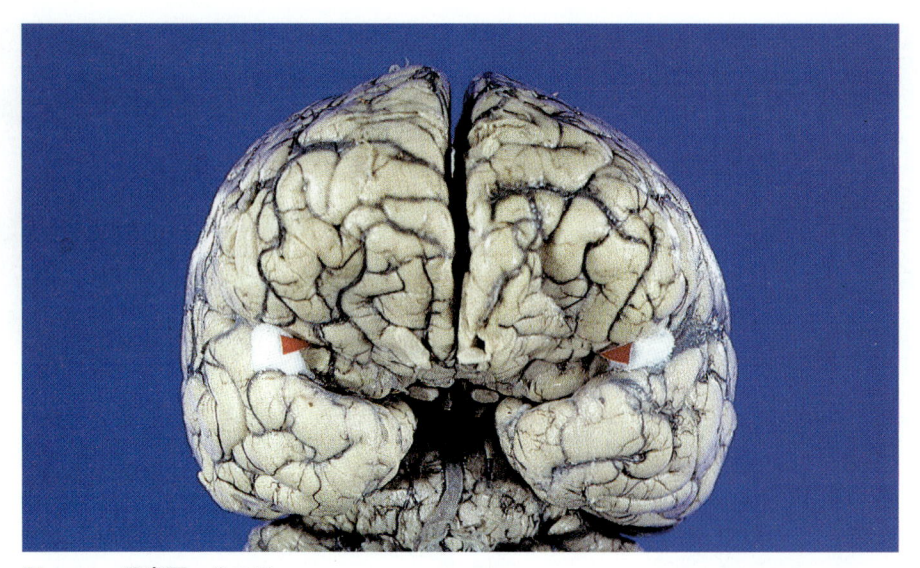

第Ⅰ部　脳血管障害の病理学　Part I　Pathology of Cerebrovascular Disorders

**図 4-11　眼窩回ヘルニア**
大脳の前面．テント上膨隆性病変 supratentorial expanding lesion によるヘルニア．両側の眼窩回後端が sphenoidal ridge を超えて眼窩回ヘルニア orbital gyri hernia（▲）を形成している．

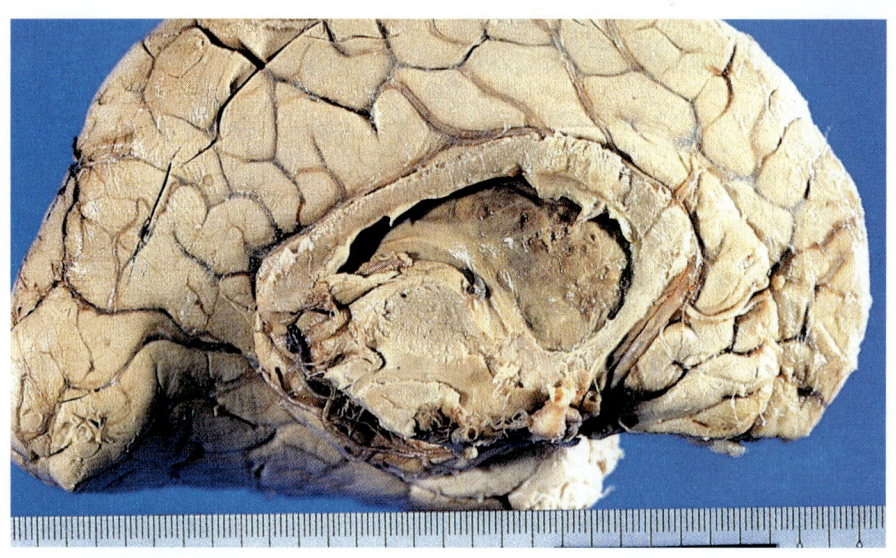

**図 4-12　大脳鎌下方ヘルニア**
左大脳半球の矢状断面（大脳縦裂に沿って切断してある）．テント上膨隆性病変 supratentorial expanding lesion によるヘルニア．大脳鎌下方ヘルニア subfalcine hernia は別名 midline shift ともいい，画像診断で容易に確認できる．

　超えて中頭蓋窩に落ち込む．図 4-11 は脳を前方からみたものであるが，両側の眼窩回後端が下方へ落ち込んでヘルニアを形成している．別名を sphenoidal ridge hernia あるいは小翼ヘルニア transalar hernia ともいい，原因となる病巣は前頭葉前部に多い．
　ちなみに，sphenoidal ridge とは蝶形骨小翼の後縁が形成する鋭い稜線の名称で，前頭蓋窩と中頭蓋窩の移行部にある．蝶形頭頂静脈洞（第 17 章）がその下を走行している．臨床的には重要な部位であるが，奇妙なことに Basel 解剖学名 Basle Nomina Anatomica（BNA）・Jena 解剖学名 Jena Nomina Anatomica（JNA）・Paris 解剖学名 Parisiensia Nomina Anatomica（PNA），そして解剖学用語 Terminologia Anatomica のいずれにも収録されず，正式な和名もない（蝶形骨稜 sphenoidal crest は異なる部位の名称）．

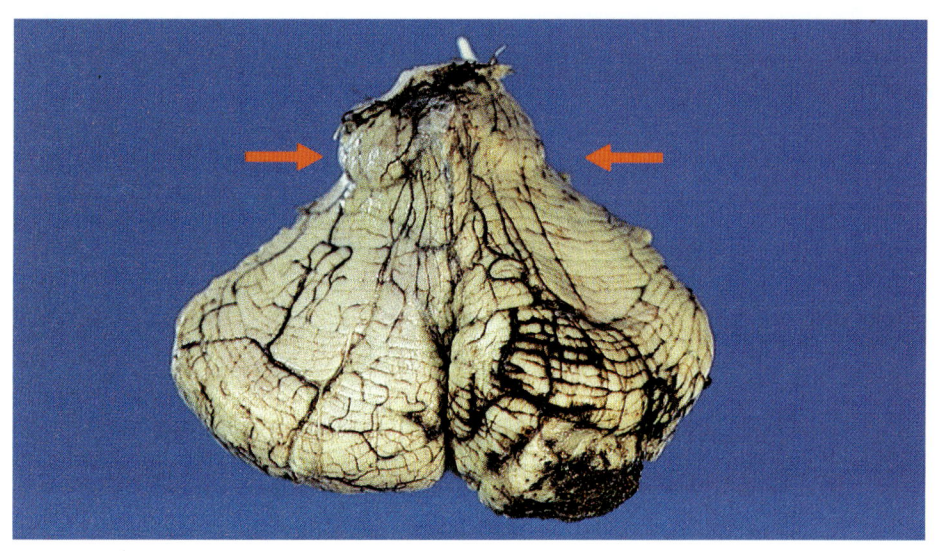

第 4 章　脳ヘルニア　Chapter 4　Cerebral Hernia

**図 4-13　上方へのテント切痕ヘルニア**
小脳の後面．テント下膨隆性病変 infratentorial expanding lesion によるヘルニア．小脳上部が上方へのテント切痕ヘルニア upward transtentorial hernia（↑）を形成している．

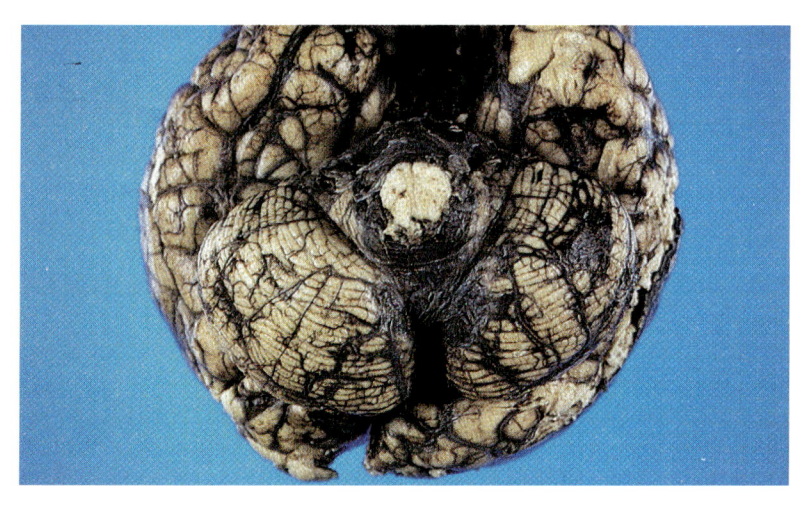

**図 4-14　大後頭孔ヘルニア**
脳幹・小脳の後下面．テント下膨隆性病変 infratentorial expanding lesion によるヘルニア．小脳扁桃が延髄の外側から後方に陥入して，大後頭孔ヘルニア foramen magnum hernia を形成している．延髄を後方から圧迫するため，呼吸停止に至ることが多い．

## 大脳鎌下方ヘルニア

　大脳鎌下方ヘルニア subfalcine hernia は CT や MRI などによる画像診断が容易に可能である．通常は midline shift と呼ばれ，テント上膨隆性病変 supratentorial expanding lesion により生じる．これはテント上膨隆性病変が病巣側の頭蓋内圧を亢進させた結果，大脳鎌の下方から病巣側の大脳の正中部分が反対側へ脱出する現象であり（図 4-2），20 世紀初頭から観察されていた[9)18)19)]．図 4-12 は脳内出血があるため，大脳半球の正中矢状面で大脳鎌に接した内側面の大脳皮質は扁平になっている．大脳鎌よりも下方の脳梁を含む正中部分の大脳と前頭葉内側面の一部がヘルニアを形成しているのがわかる．大脳鎌下方ヘルニアは脳前方では midline shift 現象が明白であるが，脳後方でははっきりしない（図 4-10，4-12）．

　なお，大脳鎌下方ヘルニアの部分症であるはずの帯状回ヘルニア cingulate hernia を別の項目として独立させたり，大脳鎌下方ヘルニアの別名として用いたりすることもあるが[1)〜5)20)]，いずれも厳密には正しい表現といえない．　　　　　　（症例 20-2 は 333 頁，20-3 は 336 頁，21-1〜21-4 は 351〜355 頁参照）

## 上方へのテント切痕ヘルニア

上方へのテント切痕ヘルニア upward transtentorial hernia[21)22)]は頻度が低い脳ヘルニアである．テント下膨隆性病変 infratentorial expanding lesion，すなわち小脳テントで区切られた後頭蓋窩に生ずる病変の際にみられる．小脳の上部がテント上に出てヘルニアを形成する（図 4-13）．

## 大後頭孔ヘルニア

テント下膨隆性病変 infratentorial expanding lesion では大後頭孔ヘルニア foramen magnum hernia がみられる．小脳扁桃が大後頭孔に陥入するので，小脳扁桃ヘルニア tonsillar hernia とも呼称し，20 世紀初頭に発見された[9)18)19)]．陥入した小脳扁桃が延髄を圧迫して呼吸停止に至る．このヘルニアはテント上膨隆性病変 supratentorial expanding lesion でも，急激な発症で高度な脳圧亢進を示す際には発生し得る．図 4-14 は脳幹出血例であるが，大後頭孔ヘルニアを起こし，延髄の外側から後方に小脳扁桃が陥入している．

### 引用文献

1) Miller JD, Adams JH：The pathophysiology of raised intracranial pressure. In：Adams JH, Corsellis JAN, Duchen LW (eds). Greenfield's neuropathology, 4th ed. Edward Arnold, London, 1984, pp 53-84.
2) Miller JD, Adams JH：The pathophysiology of raised intracranial pressure. In：Adams JH, Duchen LW (eds). Greenfield's neuropathology, 5th ed. Edward Arnold, London-Melbourne-Auckland, 1992, pp 69-105.
3) Miller JD, Ironside JW：Raised intracranial pressure, oedema and hydrocephalus. In：Graham DI, Lantos PL (eds). Greenfield's neuropathology, 6th ed, vol 1. Arnold, London-Sydney-Auckland, 1997, pp 157-195.
4) Ironside JW, Pickard JD：Raised intracranial pressure, oedema and hydrocephalus. In：Graham DI, Lantos PL (eds). Greenfield's neuropathology, 7th ed, vol 1. Arnold, London-New York-New Delhi, 2002, pp 193-231.
5) Vinters HV, Kleinschmidt-DeMasters BK：General pathology of the central nervous system. In：Love S, Louis DN, Ellison DW (eds). Greenfield's neuropathology, 8th ed, vol 1. Hodder Arnold, London, 2008, pp 1-62.
6) Blackwood W：Vascular disease of the central nervous system. In：Blackwood W, McMenemey WH, Meyer A, Norman RM, Russell DS. Greenfield's neuropathology, 2nd ed. Edward Arnold, London, 1963, pp 71-137.
7) Yates PO (rev)：Vascular disease of the central nervous system. In：Blackwood W, Corsellis JAN (eds). Greenfield's neuropathology, 3rd ed. Edward Arnold, London, 1976, pp 86-147.
8) Smyth GE, Henderson WR：Observations on the cerebrospinal fluid pressure on simultaneous ventricular and lumbar punctures. J Neurol Psychiatry 1：226-238, 1938.
9) Meyer A：Herniation of the brain. Arch Neurol Psychiatry 4：387-400, 1920.
10) Jefferson G：The tentorial pressure cone. Arch Neurol Psychiatry 40：857-876, 1938.
11) Reid WL, Cone WV：The mechanism of fixed dilatation of the pupil. Resulting from ipsilateral cerebral compression. JAMA 112：2030-2034, 1939.
12) Kernohan JW, Woltman HW：Incisura of the crus due to contralateral brain tumor. Arch Neurol Psychiatry 21：274-287, 1929.
13) Duret H：Études expérimentales et cliniques sur les traumatismes cérébraux. Progrès Médical, Paris, 1878.
14) Attwater HL：Pontine hæmorrhages. Guy's Hosp Rep 65：339-389, 1911.
15) Greenacre P：Multiple spontaneous intracerebral hemorrhages. A contribution to the pathology of apoplexy. Johns Hopkins Hosp Bull 28：86-88, 1917.
16) Moore MT, Stern K：Vascular lesions in the brain-stem and occipital lobe occurring in association with brain tumours. Brain 61：70-98, 1938.
17) Allison RS, Morison JE：Cerebral vascular lesions and the tentorial pressure cone. J Neurol Psychiatry 4：1-10, 1941.
18) Collier J：The false localising signs of intracranial tumour. Brain 27：490-508, 1904.
19) Cushing H：Some principles of cerebral surgery. JAMA 52：184-195, 1909.
20) 水谷智彦：脳ヘルニア．Clinical Neuroscience 5：980-981, 1987.
21) Le Beau J, 1938［文献 3〜5, 22］．
22) Ecker A：Upward transtentorial herniation of the brain stem and cerebellum due to tumor of the posterior fossa. With special note on tumors of the acoustic nerve. J Neurosurg 5：51-61, 1948.

# 第 5 章
# 脳梗塞

Chapter 5
Cerebral Infarction

## 虚血性脳傷害について

　虚血性脳傷害として病理学的変化が比較的解明されている脳梗塞を中心に，ここでは解説する．しかし，その背景には器質的変化がないとされる一過性脳虚血発作 transient ischemic attack（TIA），可逆性虚血性神経学的欠落 reversible ischemic neurological deficit（RIND），慢性脳循環不全症，高血圧性脳症などもあると考えるべきである．これらは，顕微鏡レベルあるいは分子レベルでまったく変化がないとはいえない．これとは逆に，無症候性脳梗塞という概念も別にあるので，臨床と病理との因果関係はすべて解明されているわけではない．

　なお，脳梗塞では脳浮腫を起こすことが多い．脳梗塞巣は頭蓋内膨隆性病変となることが多いが，それは脳浮腫のためである．脳浮腫は，急性期に血管内の水分が脳の細胞内あるいは細胞外に移動する現象と考えられている．とりわけ太い動脈の分布領域の梗塞ほど，脳浮腫を起こす可能性は高い．脳浮腫の結果，脳ヘルニアをきたす可能性がある．脳ヘルニアについては第 4 章を参照．

## 脳の動脈硬化

　脳の動脈硬化は脳梗塞の発症とも深い関連があるので，まずはこれについて簡単に解説する．

　脳の動脈硬化には，主幹動脈のアテローム性硬化 atherosclerosis（粥状硬化）と小動脈や細動脈にみられる細動脈硬化 arteriolosclerosis がある．アテローム性硬化は内頚動脈 internal carotid artery の起始部・海綿静脈洞部，脳底動脈 basilar artery の起始部・分岐部，後大脳動脈 posterior cerebral artery の起始部などが好発部位である．図 5-1 はアテローム性硬化の典型例で，内頚動脈・中大脳動脈 middle cerebral artery・後大脳動脈などにアテローム斑がみられる．

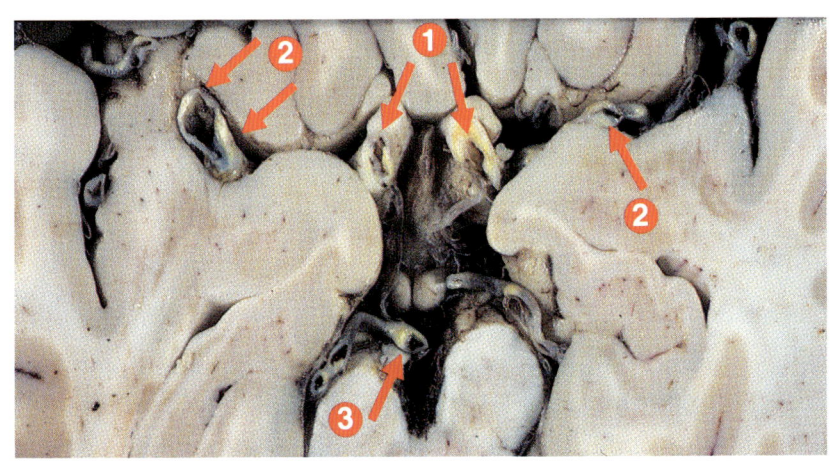

**図 5-1　アテローム性硬化（粥状硬化）**
大脳の水平断面の一部．
① 内頚動脈 internal carotid artery A. carotis interna
② 中大脳動脈 middle cerebral artery A. cerebri media
③ 後大脳動脈 posterior cerebral artery A. cerebri posterior

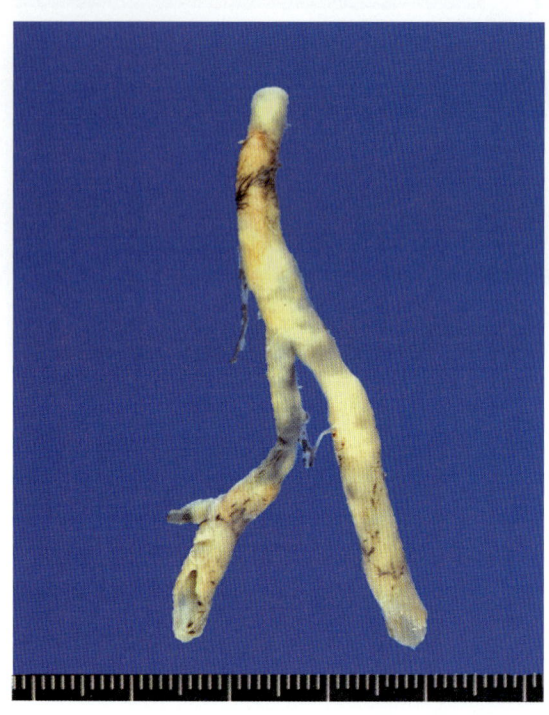

**図 5-2 高度なアテローム性硬化（粥状硬化）**
椎骨脳底動脈系．椎骨動脈 vertebral artery から脳底動脈 basilar artery にかけてアテローム性硬化がみられる．

図 5-2 はきわめて高度なアテローム性硬化を認める椎骨動脈 vertebral artery と脳底動脈である．このような血管は内腔の狭窄が高度であると考えがちであるが，一部に少し狭窄所見があるものの，全般的に内腔の狭窄はほとんどない．逆に図 5-3 は外表からはアテローム性硬化が中等度であるが，脳底動脈起始部を中心にきわめて高度な狭窄像がみられる．いずれも，アテローム性硬化と内腔狭窄は必ずしも一定の関係ではないという実例である．

Robinson と Toole[1]による内頸動脈系と椎骨脳底動脈系のアテローム性硬化の好発部位を図 5-4 に示しておく．

## 脳血栓症と脳塞栓症

脳梗塞は，一般的に脳血栓症 cerebral thrombosis と脳塞栓症 cerebral embolism に分類されるが，どちらにも分類できない脳梗塞も多い．ラクナ梗塞という脳深部の小梗塞もあるが，これについては後述する．

脳血栓症では血管壁内膜のアテローム斑 atheromatous plaque 形成部分に亀裂を生じ，その部分に血栓 thrombus が形成され内腔が狭窄するとされている（図 5-5）．

脳塞栓症にはアテローム血栓性のものと，心臓に由来するものとがある．アテローム血栓性では頸部の基幹動脈に形成された血栓が，心臓由来では心臓内の血栓が，それぞれ遊離して脳の主幹動脈に運ばれて塞栓 embolus を形成すると考えられている（図 5-5）．いずれも内頸動脈系に塞栓を形成することが多く，中でも中大脳動脈 middle cerebral artery 分布領域の梗塞が大部分を占めている（第 3 章）．図 5-6 に示すのは左中大脳動脈の起始部に詰まった塞栓である．

### 一過性脳虚血発作

一過性脳虚血発作 transient ischemic attack（TIA）は Fisher[2)～5)]が記載した疾患である．①頸部の動脈のアテローム斑による内腔狭窄部に血小板血栓からなる壁在血栓が形成されて，その壁在血栓から動脈内に血栓が伸展していき，これから遊離した微小塞栓 microemboli が脳を栄養する動脈を一過性（数分〜24 時間以内）に閉塞した場合と，②心臓に由来する塞栓が脳を栄養する動脈を一過性（数分〜24 時間以内）に

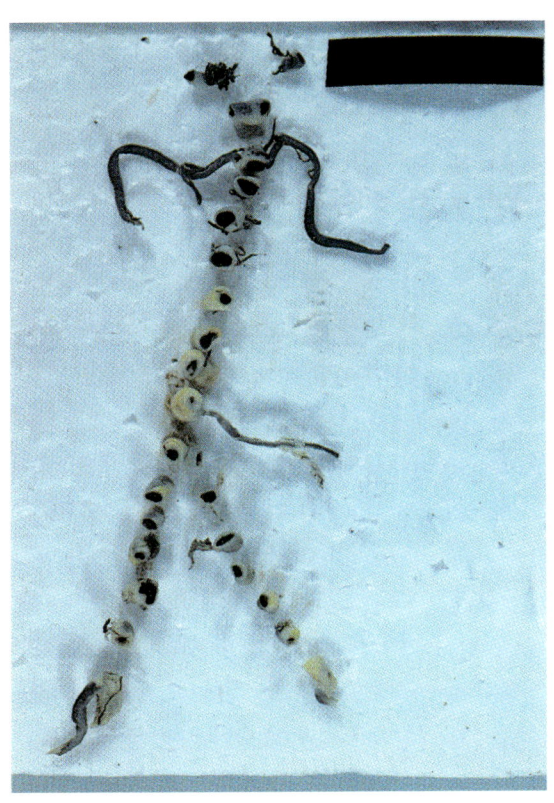

**図 5-3　脳底動脈の高度な内腔狭窄**
椎骨脳底動脈系．椎骨動脈 vertebral artery から脳底動脈 basilar artery にかけて内腔狭窄がみられる．

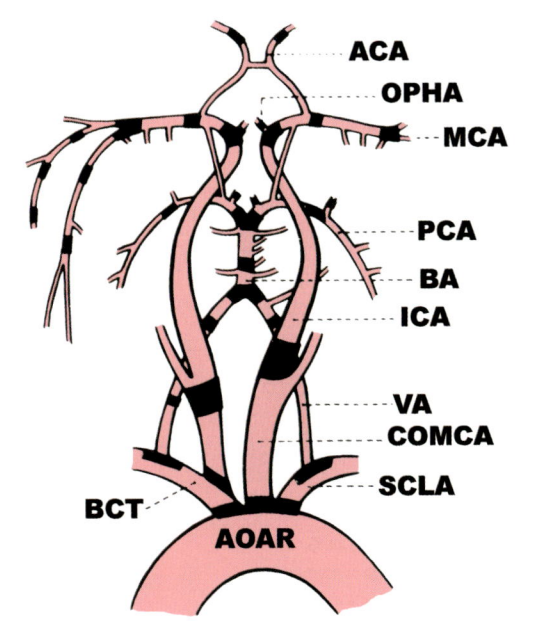

**図 5-4　アテローム性硬化の好発部位**
[Robinson と Toole, 1998（出典 a）を改変]

内頸動脈系と椎骨脳底動脈系の模式図．

| | | |
|---|---|---|
| ACA | 前大脳動脈 | anterior cerebral artery *A. cerebri anterior* |
| AOAR | 大動脈弓 | aortic arch *Arcus aortae* |
| BA | 脳底動脈 | basilar artery *A. basilaris* |
| BCT | 腕頭動脈 | brachiocephalic trunk *Truncus brachiocephalicus* |
| COMCA | 総頸動脈 | common carotid artery *A. carotis communis* |
| ICA | 内頸動脈 | internal carotid artery *A. carotis interna* |
| MCA | 中大脳動脈 | middle cerebral artery *A. cerebri media* |
| OPHA | 眼動脈 | ophthalmic artery *A. ophthalmica* |
| PCA | 後大脳動脈 | posterior cerebral artery *A. cerebri posterior* |
| SCLA | 鎖骨下動脈 | subclavian artery *A. subclavia* |
| VA | 椎骨動脈 | vertebral artery *A. vertebralis* |

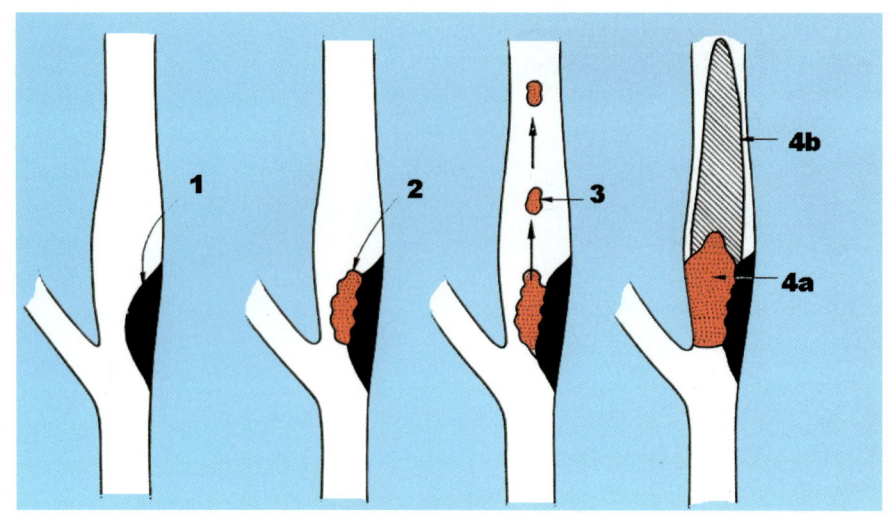

図 5-5　**アテローム性硬化と血栓形成**
［Escourolle と Poirier, 1978（出典 b）を改変］

内頚動脈 internal carotid artery にはアテローム斑が多い．アテローム斑による狭窄 stenosis が血栓形成の遠因となる．
1　アテローム斑　atheromatous plaque　　4a　閉塞性血栓　occluded thrombus
2　壁在血栓　fixed thrombus　　　　　　　4b　停滞血栓　stagnant thrombus
3　遊離血栓　free thrombus

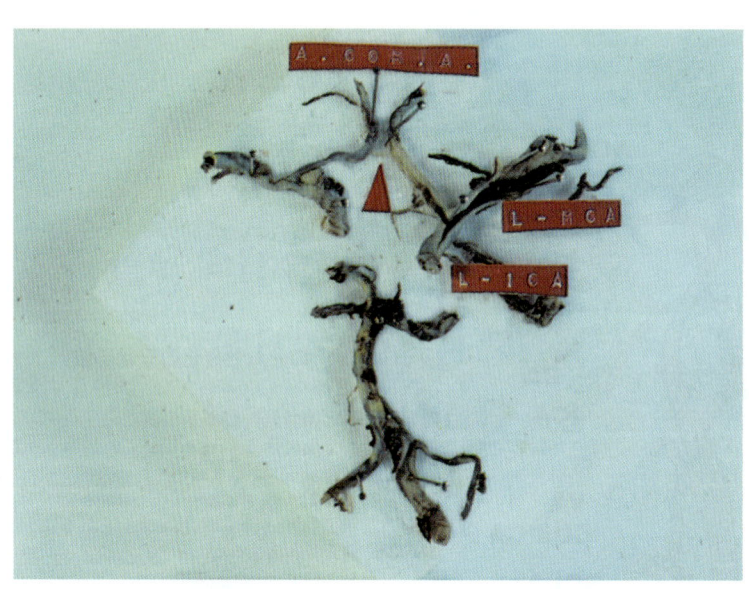

図 5-6　**左中大脳動脈の塞栓**
内頚動脈系と椎骨脳底動脈系．中大脳動脈の起始部に塞栓がみられる．
A. COM. A：前交通動脈　anterior communicating artery　A. communicans anterior
L-MCA：左中大脳動脈　left middle cerebral artery　A. cerebri media sinistra
L-ICA：左内頚動脈　left internal carotid artery　A. carotis interna sinistra

閉塞した場合に起こるとされている．一過性脳虚血発作については Marshall[6]の古典的研究が有名である．Marshall らは抗凝固剤療法の欠点を指摘し[7]，アスピリン療法への道を切り拓き[8)9)]，さらに内頚動脈起始部の内腔狭窄にも着目した[10]．ちなみに，一過性脳虚血発作（頚動脈一過性脳虚血発作 carotid transient ischemic attack）では病巣側の一過性黒内障 amaurosis fugax（一過性単眼盲 transient monocular blindness）が通常みられるが，それは眼動脈が内頚動脈の分枝だからである（第 9 章，第 14 章）．

図 5-7 は一過性脳虚血発作例の頚動脈撮影像であるが，内頚動脈起始部の著明な狭窄を認める．本疾患

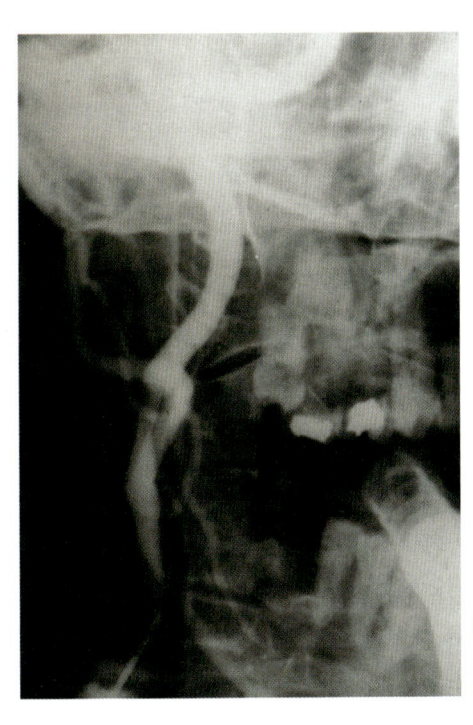

**図 5-7 一過性脳虚血発作の頚動脈撮影像**
X線造影写真．内頚動脈 internal carotid artery の起始部に狭窄がみられる．

は定義上死亡が皆無なので剖検例はなく，頚動脈撮影像を示した．ちなみに，一過性脳虚血発作を起こすような状況が続くとラクナ梗塞を発症することがある．ラクナ梗塞は臨床的には無症候性脳梗塞と呼ばれ，画像診断で確認できる．他の原因で死亡したラクナ梗塞の剖検例を後ほど呈示する．

なお，閉塞性の脳血管障害が 24 時間以上続いて 3 週間以内に症状が消失するものは可逆性虚血性神経学的欠落 reversible ischemic neurological deficit（RIND）と呼んでいる．そして，3 週間以上閉塞性の脳血管障害が続いた場合は，狭義の脳梗塞と定義する．

（症例 20-1 は 332 頁参照）

## 脳梗塞の病理学的分類

脳梗塞は梗塞巣の所見から，貧血性梗塞・出血性梗塞・混合性梗塞の 3 つに分けられている．肉眼的には貧血性であっても，顕微鏡レベルの出血は多かれ少なかれ大部分の例で認められる．その意味では大多数が混合性梗塞ともいえるが，その定義は必ずしも明確ではない．しかし，肉眼的にも明らかな出血を認める出血性梗塞の一群が別にある．この型は臨床的概念としてほぼ認識されているが，病理学的疾患単位としてはまだ独立していない．

図 5-8 は，肉眼的には左側の中大脳動脈 middle cerebral artery 領域の貧血性梗塞である．左から右への顕著な midline shift（大脳鎌下方ヘルニア subfalcine hernia）と左側脳室の顕著な圧迫から，脳の腫脹がかなり強いことはうかがえるが，肉眼的な出血は認められない．

図 5-9a は，やはり左中大脳動脈基部の塞栓によるもので，脳表面からも出血がわかるほどの明らかな出血性梗塞である．水平断割面（図 5-9b）では左中大脳動脈領域の一部に出血性梗塞巣が認められた．本例では下方へのテント切痕ヘルニアのために，左側の後大脳動脈 posterior cerebral artery 領域にも大脳皮質を中心とした別の出血性梗塞巣を認めた．

次に，顕微鏡レベルの出血性梗塞例を示す．図 5-10a は同じく左中大脳動脈梗塞である．被殻の一部分などに出血性梗塞が疑われる部位がある．しかし，Klüver-Barrera 染色切片では梗塞巣もわかりにくく，出血性かどうかははっきりしない．ところが，Weigert 系の髄鞘染色切片（図 5-10b）では中大脳動脈領域の染色性が低下しているので，大部分が貧血性梗塞巣であるといえる．Masson trichrome 染色の変法（図 5-10c）では赤血球成分が赤く強調されるので，被殻のうっ血像は明らかであるが，やはり顕微鏡レ

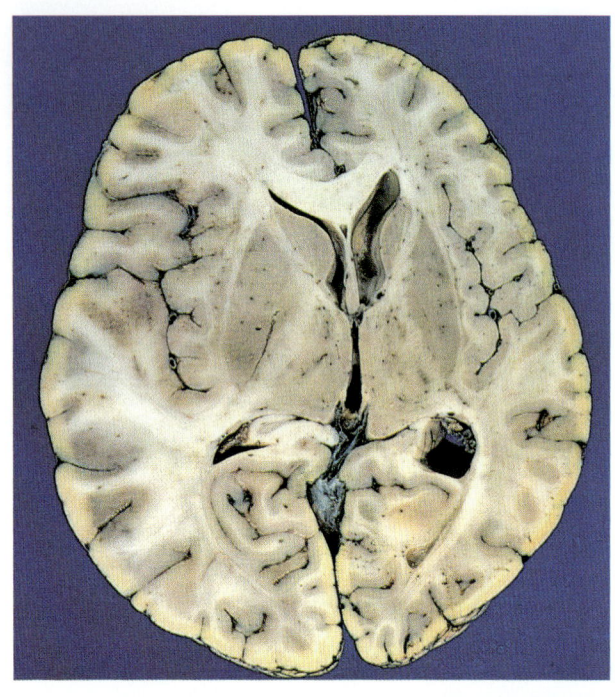

### 図 5-8 貧血性梗塞

大脳の水平断面．中大脳動脈 middle cerebral artery の分布領域の梗塞．顕著な midline shift（大脳鎌下方ヘルニア subfalcine hernia）がみられる．

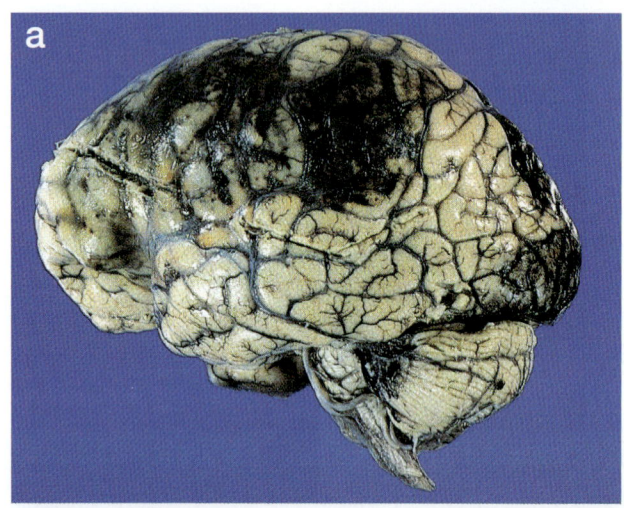

### 図 5-9 肉眼的出血性梗塞

a：脳の左外側面．中大脳動脈 middle cerebral artery の分枝の分布領域の梗塞．
b：大脳の水平断面．中大脳動脈 middle cerebral artery の分枝（一次性病変）と後大脳動脈 posterior cerebral artery（下方へのテント切痕ヘルニアによる二次性病変）の分布領域の梗塞．顕著な midline shift（大脳鎌下方ヘルニア subfalcine hernia）がみられる．

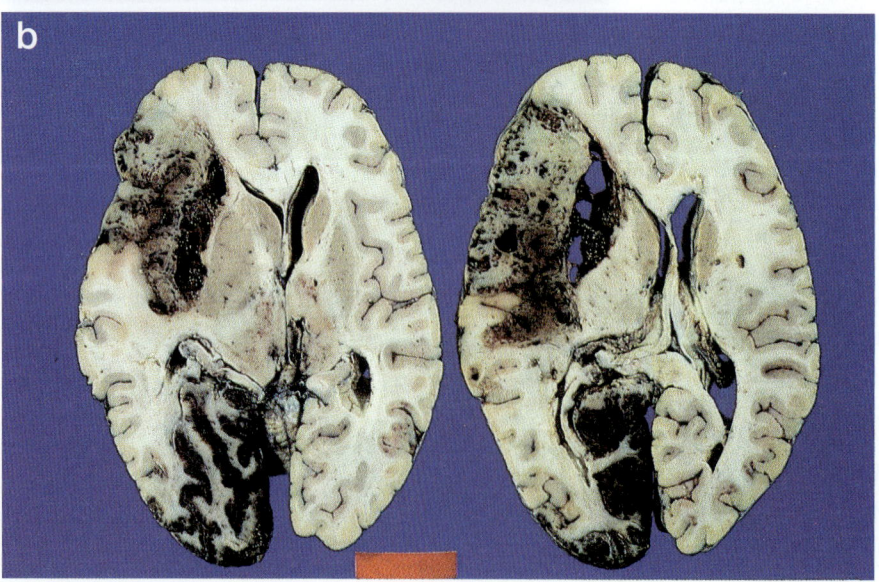

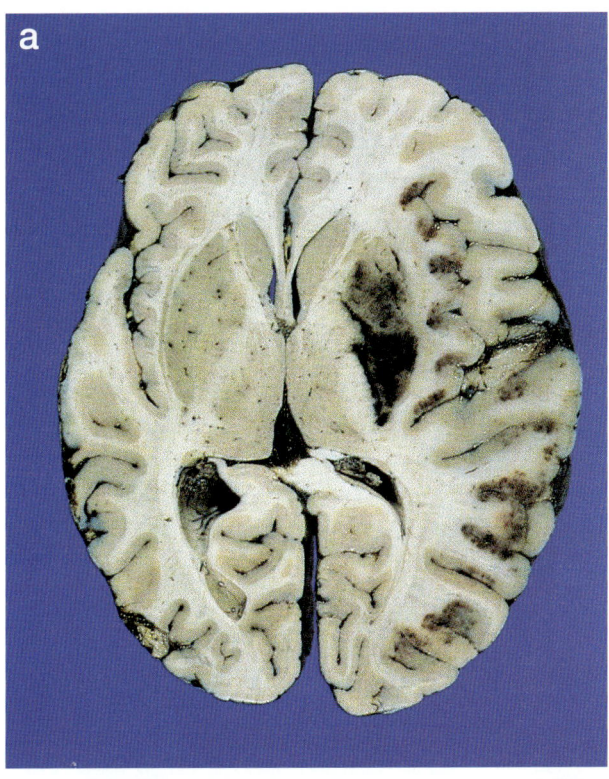

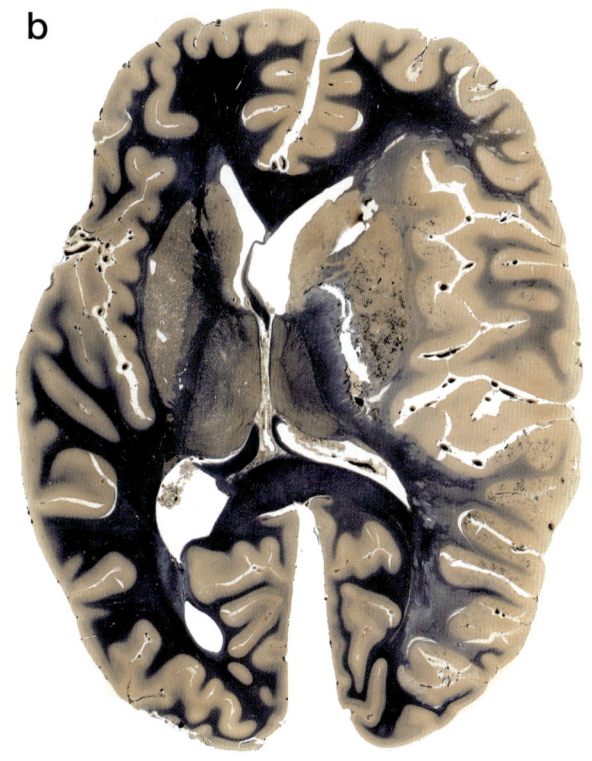

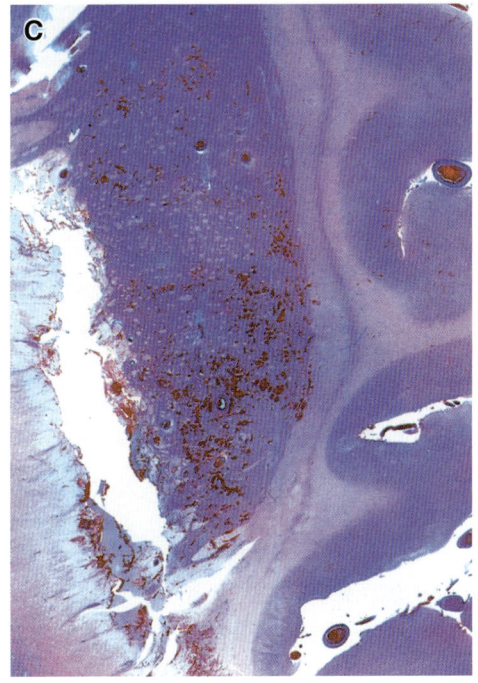

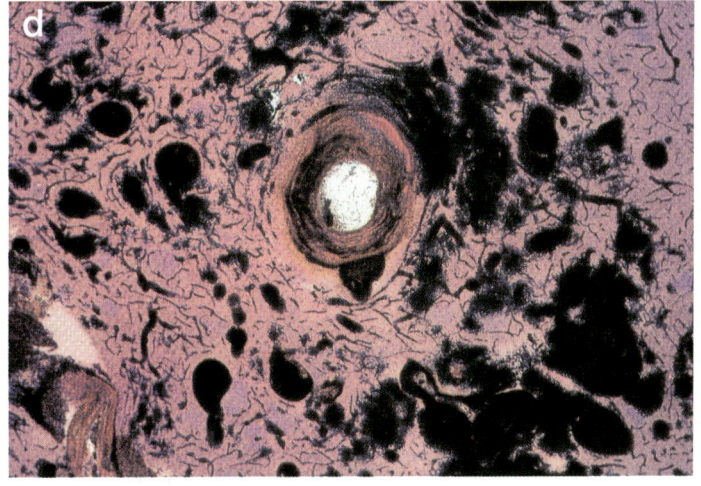

図 5-10 顕微鏡的出血性梗塞

a：大脳の水平断面．中大脳動脈 middle cerebral artery の分布領域の梗塞．大脳皮質・大脳核に点状出血を疑わせる所見があるが，全体的には貧血性梗塞の傾向が強い．顕著な midline shift（大脳鎌下方ヘルニア subfalcine hernia）がみられる．
b：Kultschitzky 髄鞘染色．大脳の水平断面切片．中大脳動脈 middle cerebral artery の分布領域の梗塞．
c：Masson trichrome 染色．大脳の水平断面切片の一部（大脳核）．被殻の顕微鏡的出血．
d：PTAH 染色．被殻の顕微鏡的出血の顕微鏡像．

ベルで確認する必要がある．図 5-10d のように，うっ血の強い被殻の後部では，細動脈と毛細血管の拡張とともに，一部では明らかに血管外に赤血球が漏出している．顕微鏡レベルの出血性梗塞の例である．これは PTAH 染色であるが，どのような染色切片でも顕微鏡レベルでは出血が確認できる．

## 梗塞巣の経時的変化

脳梗塞の経時的変化は 4 期に分けられ，
①無変化期：約半日間（肉眼的あるいは光学顕微鏡的な変化がない時期）
②壊死期：数日間は続く
③液化吸収期：数カ月間は続く
④瘢痕囊胞期：それ以降の時期
の順序で推移する．

図 5-11a は壊死期の超早期のもので，発症 21 時間後の梗塞巣である．大脳皮質の神経細胞は虚血性変化の初期像を呈しており，可逆性の変化と考えられている．

発症 2 日目の壊死期早期の中大脳動脈梗塞 middle cerebral artery infarction では，すでに大脳半球の腫脹が始まっている．図 5-11b のように，この時期の梗塞巣では，大脳皮質の神経細胞に顕著な虚血性変化がみられる．これは不可逆性の変化である．

発症 3 日目の壊死期の中大脳動脈梗塞（図 5-12）では，梗塞巣内の髄鞘の色調の淡明化がみられる．この時期の梗塞巣では，大脳皮質の神経細胞は図 5-11c のように染色性が低下し，周囲に変性した終末ボタンの濃染した像がしばしば認められる．

発症 4 日目の壊死期の中大脳動脈梗塞（図 5-10b）では，梗塞巣がさらに明らかとなる．この時期の梗塞巣では，大脳皮質の神経細胞はほとんど染色されなくなり，グリアのみが残っている（図 5-11d）．

液化吸収期の最盛期を過ぎた中大脳動脈梗塞を図 5-13 に示す．一部で瘢痕化が始まっている．

さらに進んで瘢痕囊胞期の例では，図 5-14a のように右大脳半球は全体が瘢痕化している．同じ脳を上方から見て左右を比較すれば（図 5-14b），右大脳半球の瘢痕化の程度がよくわかる．図 5-15a は別の症例で，やはり瘢痕囊胞期のものである．病巣側は瘢痕萎縮が強く，前頭葉の一部を除いて脳組織がほとんど残っていない．この例では，病巣側の錐体路と大部分の皮質橋路は全長にわたって完全に変性している（図 5-15b）．

## 貧血性梗塞と出血性梗塞

貧血性梗塞 anemic infarction と出血性梗塞 hemorrhagic infarction の違いがすべて解明されているわけではないが，明らかな違いを示すデータの一部を紹介する[11)12)]．左中大脳動脈起始部の塞栓による脳梗塞剖検例を集めて，10 mm 幅の脳の水平断面スライスを作成し，大脳皮質と大脳髄質の断面積を画像解析装置で計測して，体積を算出した．さらに反対側との比率を求めると，図 5-16 に示したように出血性梗塞例の 2 日目では皮質の体積増加があるが，その後は髄質の体積増加が優位となり，11 日目にはほぼ差がなくなる．しかし，貧血性梗塞例では初期から大脳皮質と大脳髄質に体積の差がないことがわかる．この理由はまだ解明されていない．

### 出血性梗塞の 2 つの型

出血性梗塞は剖検所見から 2 つの型に分けられる[13)〜15)]．以下に実例で説明する．
●**症例概略**：79 歳，女性．心筋梗塞と脳梗塞の同時発症のため，7 日目に死亡．左側の内頚動脈 internal carotid artery から中大脳動脈 middle cerebral artery にかけて塞栓を認めた．脳を上面からみると，左大脳半球の腫脹

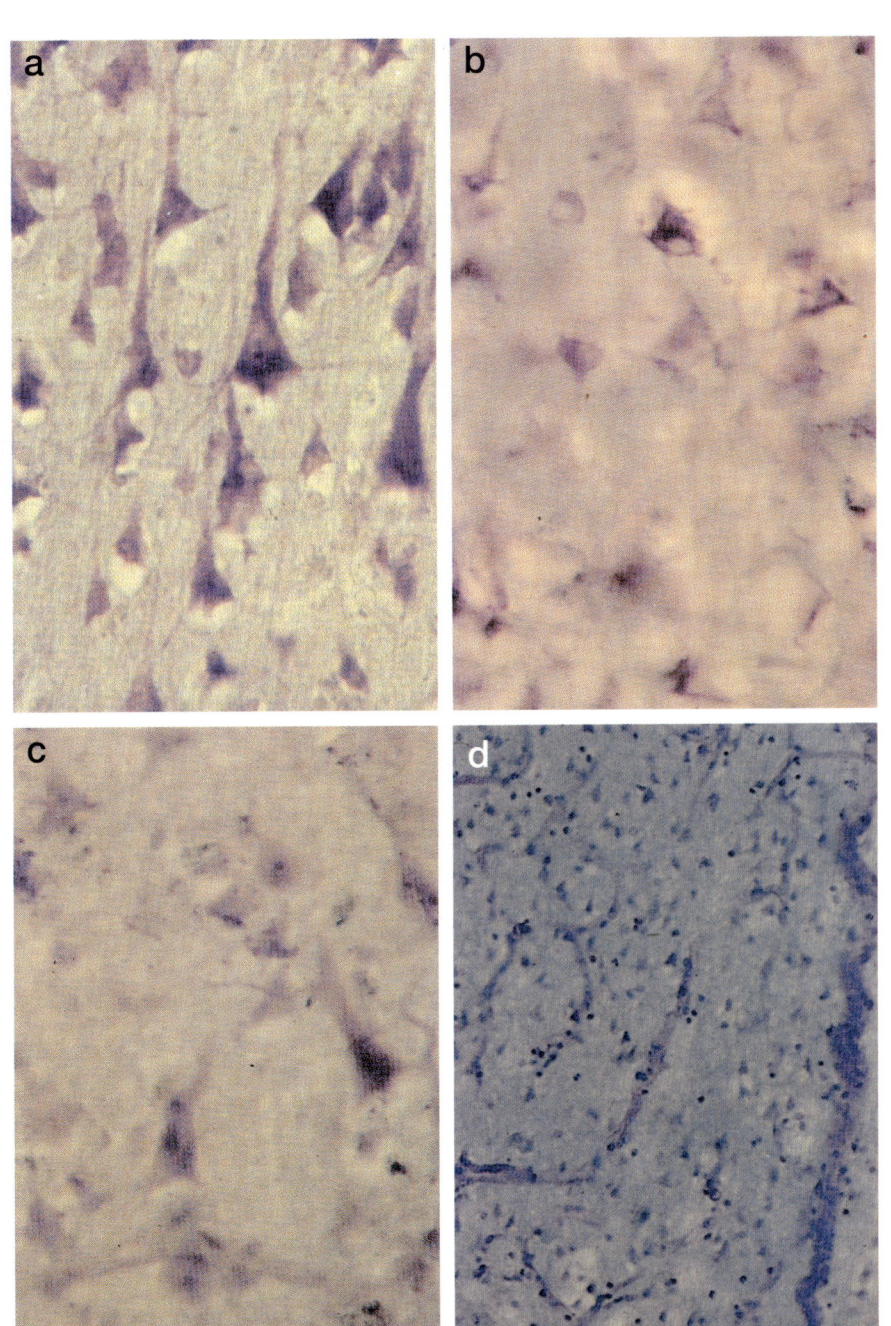

**図 5-11　梗塞巣の経時的変化**

a：Klüver-Barrera 法．発症 21 時間後（壊死期超早期）の大脳皮質の顕微鏡像．
b：Klüver-Barrera 法．発症 32 時間後（壊死期早期）の大脳皮質の顕微鏡像．
c：Klüver-Barrera 法．発症 51 時間後（壊死期）の大脳皮質の顕微鏡像．
d：Klüver-Barrera 法．発症 84 時間後（壊死期晩期）の大脳皮質の顕微鏡像．

が著しい．図 5-17a からわかるように，左大脳半球外側面では中大脳動脈の領域に一致して大脳皮質の色調に変化があり，その内部の点状出血が透けてみえる．また，クモ膜下腔にも出血がある．大脳の水平断割面（図 5-17b）でみると，左中大脳動脈の分布領域のほぼ全体が病巣であることがわかる．水平断面スライスの 1 つ（図 5-17c）を観察するとわかるように，いわゆる midline shift（大脳鎌下方ヘルニア subfalcine hernia）は認められない．また，点状出血が大脳皮質・尾状核・被殻などに認められた．出血性梗塞 I 型の症例．

●**症例概略**：64 歳，女性．心房細動に続いて脳梗塞になり，3 日目に死亡した．脳の割面（図 5-18）では，右中大脳動脈の分布領域に出血性梗塞がみられた．本例はよく観察すると，梗塞巣内に小凝血塊が多数あり，前述の症例とは明らかに異なっていた．頭部 CT 検査では脳内出血との鑑別が重要である．いわゆる midline shift（大脳鎌下方ヘルニア subfalcine hernia）が顕著である．下方へのテント切痕ヘルニア downward transtentorial hernia もかなり強く，海馬傍回ヘルニアと二次性脳幹出血が認められた．出血性梗塞 II 型の症例．

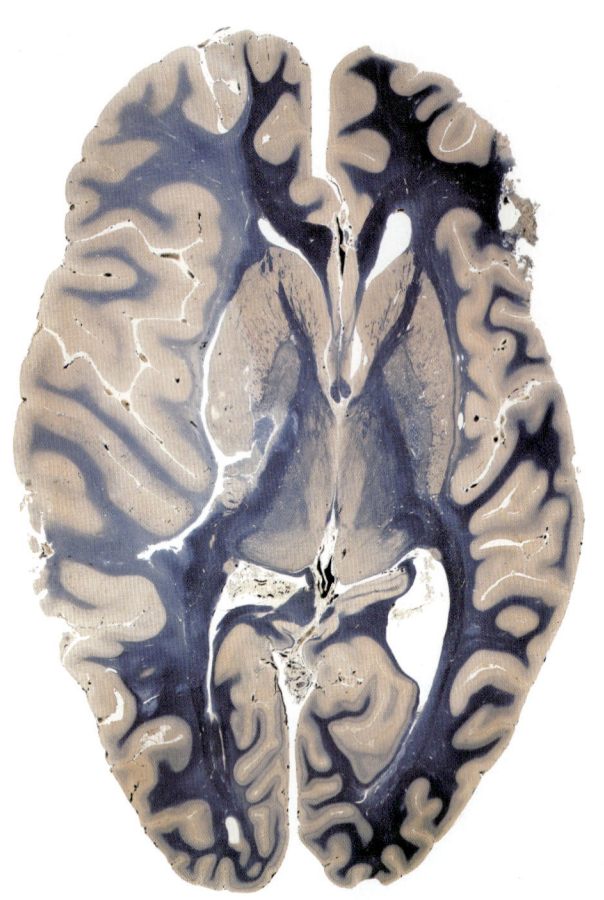

## 図 5-12 壊死期の梗塞巣

Kultschitzky 髄鞘染色．大脳の水平断面切片．中大脳動脈 middle cerebral artery の分布領域の梗塞．顕著な midline shift（大脳鎌下方ヘルニア subfalcine hernia）がみられる．

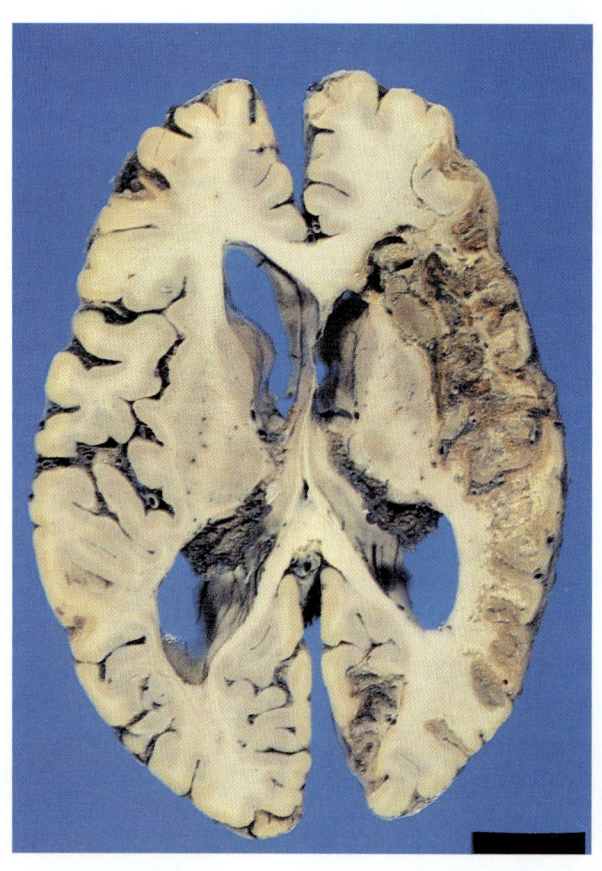

## 図 5-13 液化吸収期の梗塞巣

大脳の水平断面．中大脳動脈 middle cerebral artery の分布領域の梗塞．

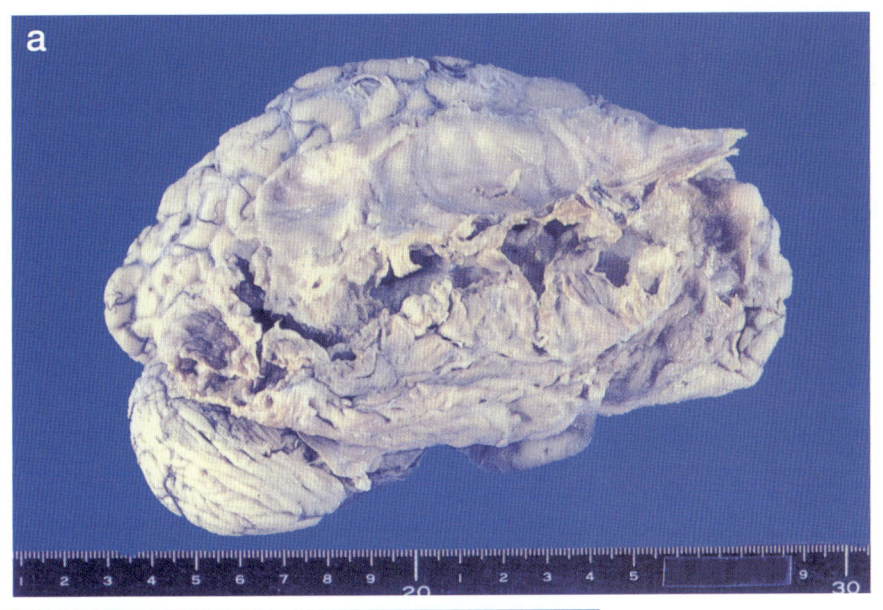

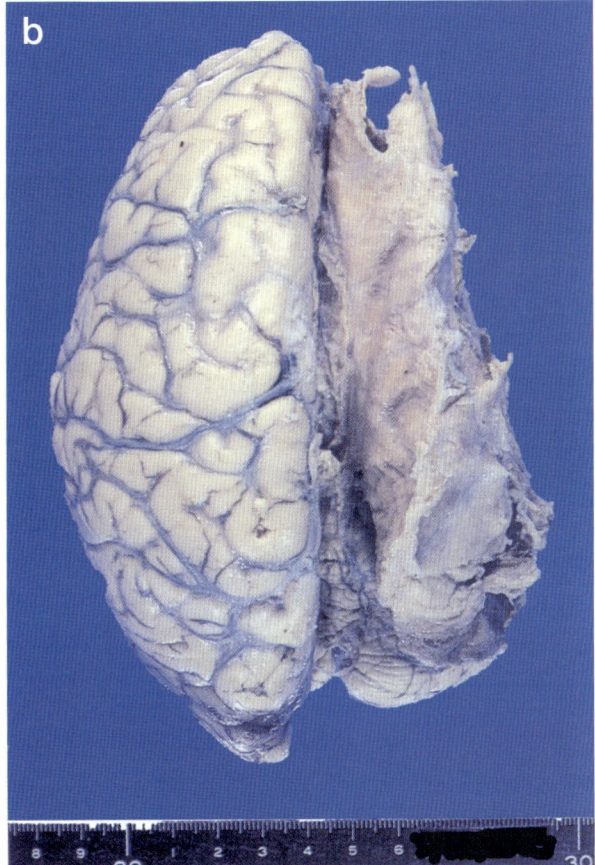

第 5 章 脳梗塞　Chapter 5　Cerebral Infarction

図 5-14　瘢痕嚢胞期の梗塞巣
a：脳の右外側面．中大脳動脈 middle cerebral artery の分布領域の梗塞．
b：大脳の上面．中大脳動脈 middle cerebral artery の分布領域の梗塞．

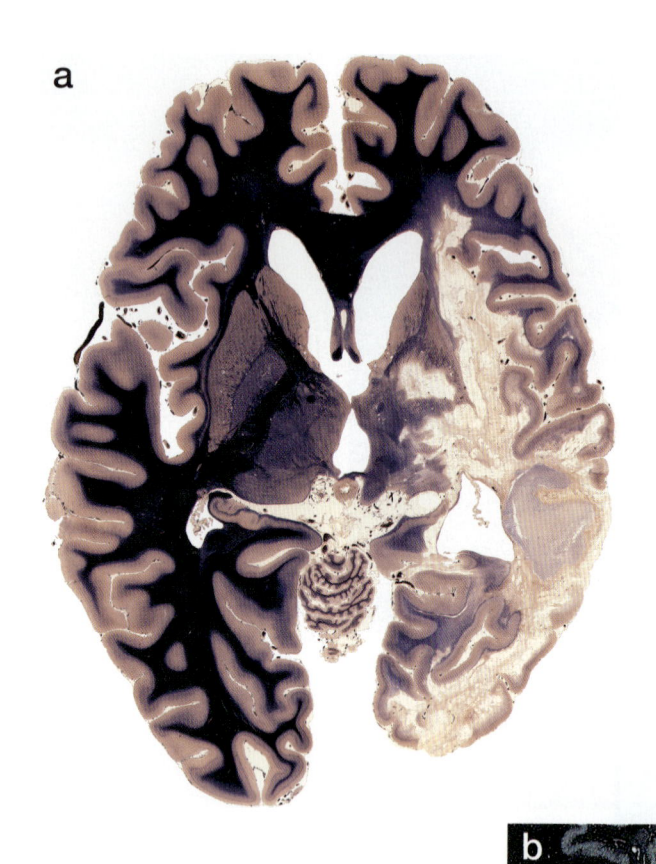

#### 図 5-15a 瘢痕嚢胞期の梗塞巣

Kultschitzky 髄鞘染色．大脳の水平断面切片．中大脳動脈 middle cerebral artery および後大脳動脈 posterior cerebral artery の分布領域の梗塞．胎児型の後大脳動脈がみられた例．

#### 図 5-16b 錐体路の二次変性

Kultschitzky 髄鞘染色．橋下部の横断面切片．病巣側の錐体路と皮質橋路の二次変性（↑）．

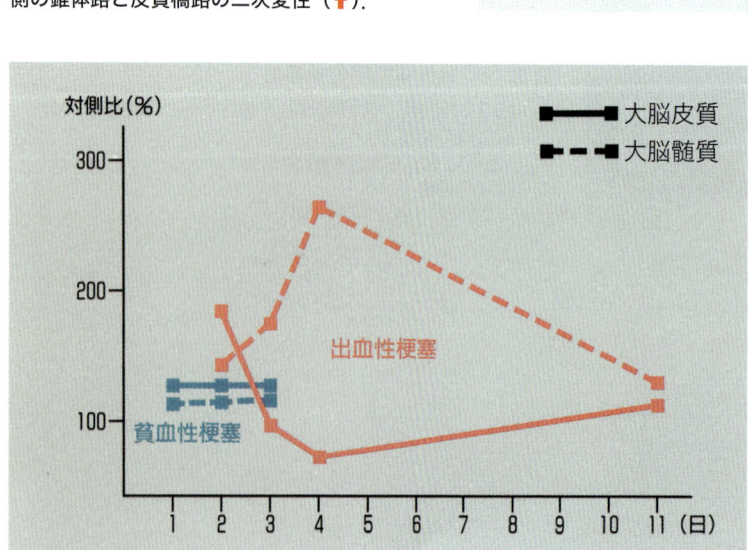

#### 図 5-16 貧血性梗塞と出血性梗塞の体積変化

大脳皮質・大脳髄質の体積変化を半球別対側比率で表わしたグラフ．理由は不明だが，出血性梗塞では大脳髄質の体積比率が一時的に増加し，大脳皮質の体積比率は一時的に減少する．

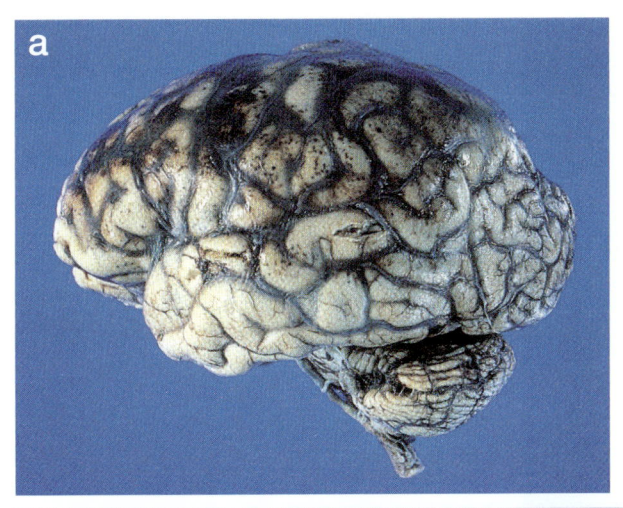

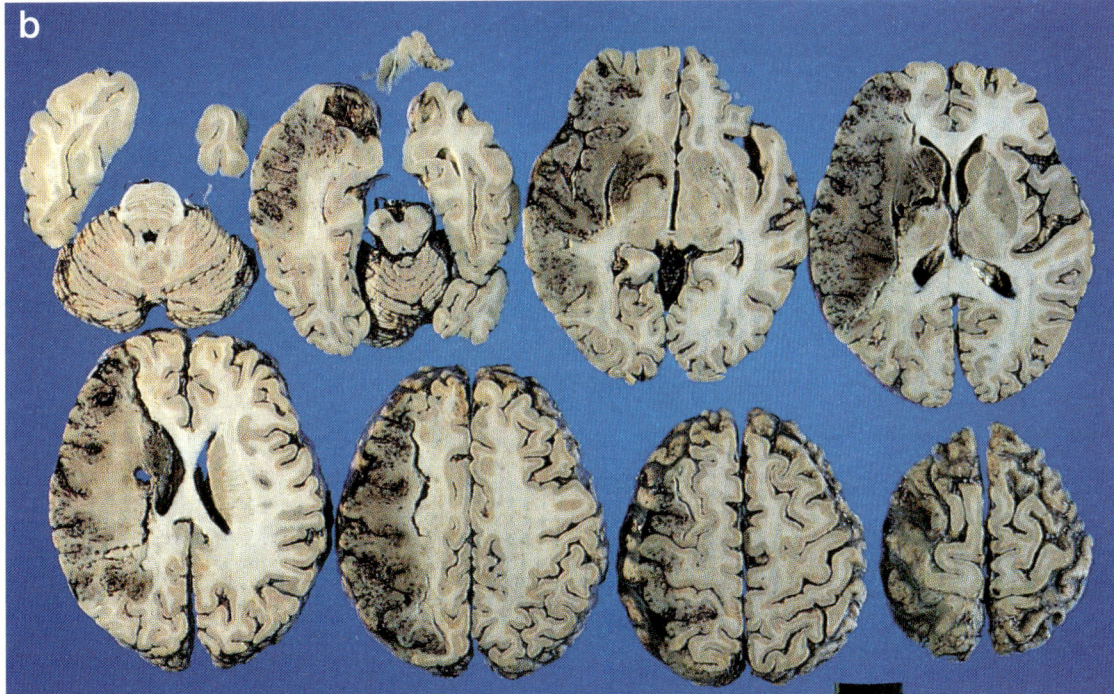

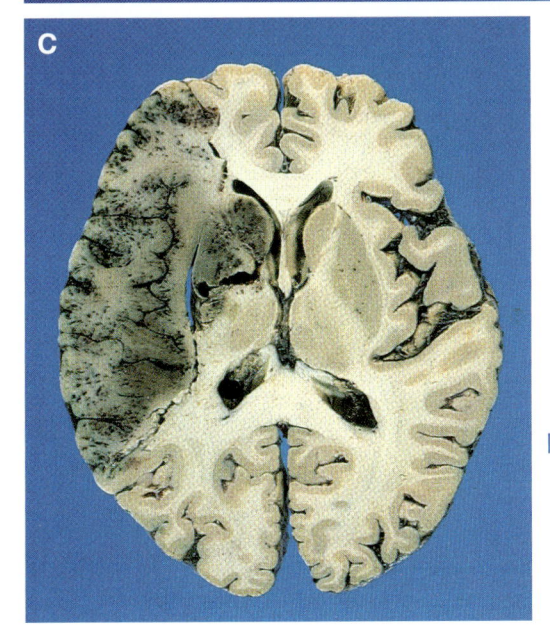

### 図 5-17　出血性梗塞 I 型

a：脳の左外側面．中大脳動脈 middle cerebral artery の分布領域の梗塞．表面に点状出血がみられる．

b：脳の連続水平断面．中大脳動脈 middle cerebral artery の分布領域の梗塞．大脳皮質・大脳核に点状出血がみられる．

c：脳の水平断面．中大脳動脈 middle cerebral artery の分布領域の梗塞．大脳皮質・大脳核に点状出血がみられる．

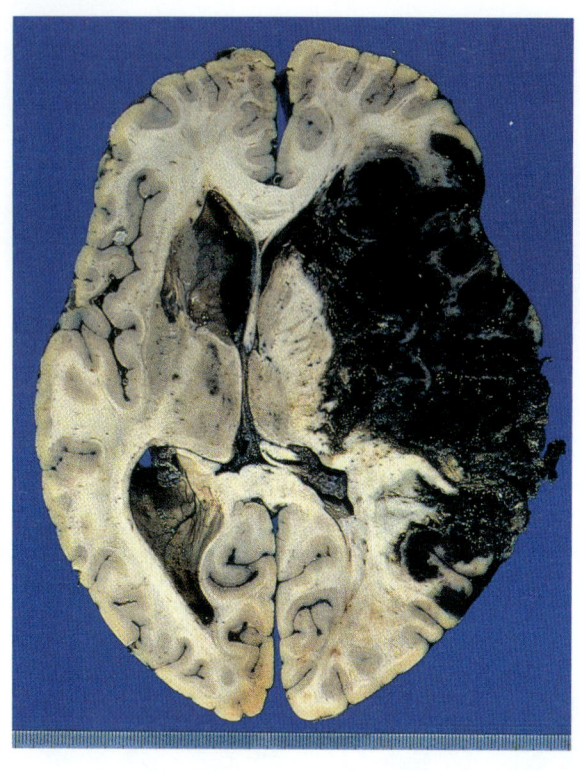

第Ⅰ部　脳血管障害の病理学　Part I　Pathology of Cerebrovascular Disorders

**図 5-18　出血性梗塞Ⅱ型**
脳の水平断面．中大脳動脈 middle cerebral artery の分布領域の梗塞．梗塞巣に小凝血塊が多数あり，脳内出血との鑑別が重要．顕著な midline shift（大脳鎌下方ヘルニア subfalcine hernia）がみられる．

# 脳梗塞と大脳の動脈血供給

　大脳は主に左右 3 対の大脳動脈 cerebral arteries によって栄養されている．それは前大脳動脈・中大脳動脈・後大脳動脈である．

## 前大脳動脈梗塞

　前大脳動脈梗塞 anterior cerebral artery infarction の症例については別に示してある（第 10 章）．前大脳動脈の梗塞はそれほど多いものではない．

## 中大脳動脈梗塞

　中大脳動脈梗塞 middle cerebral artery infarction の症例は多数をすでに呈示してある（前述）．これについては第 10 章も参照してほしい．後述するように，中大脳動脈の梗塞は片側の内頚動脈の閉塞によって発症することもある．

　中大脳動脈分の分枝である外側眼窩前頭枝 orbitofrontal branch の梗塞例と前頭頂枝 anterior parietal branch の梗塞例を別に示してある（第 10 章）．ここでは，やはり中大脳動脈の分枝である中心前溝枝 precentral sulcal branch の梗塞例を示す．

- **症例概略**：48 歳，女性．大腸癌．急に右片麻痺と失語症が出現し，1 カ月半後に死亡した．図 5-19a からもわかるように，左外側溝（Sylvius 裂）内の中大脳動脈の分枝に閉塞所見がある．左大脳半球の前額断割面では，左中心前回に分布する中心前溝枝の領域に梗塞巣を認めた．図 5-19b から液化吸収期の梗塞巣であることがわかる．

（症例 20-2 は 333 頁，20-3 は 336 頁参照）

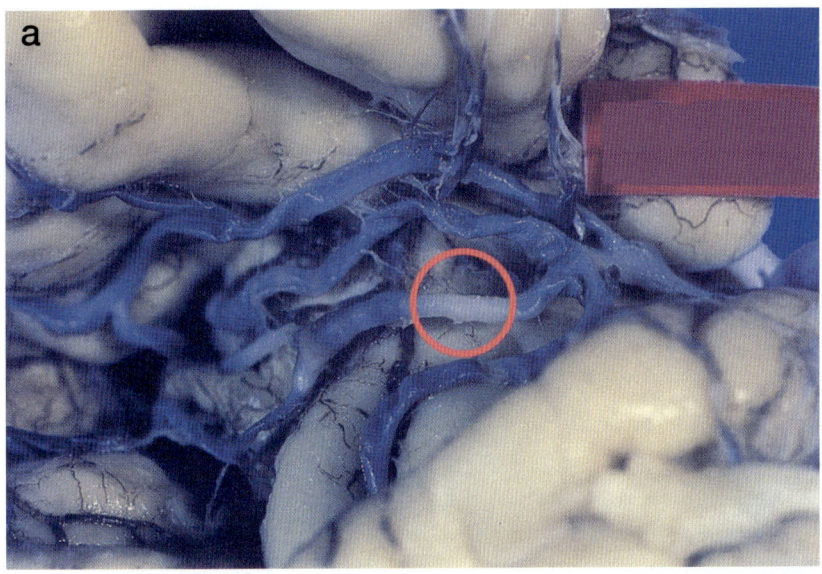

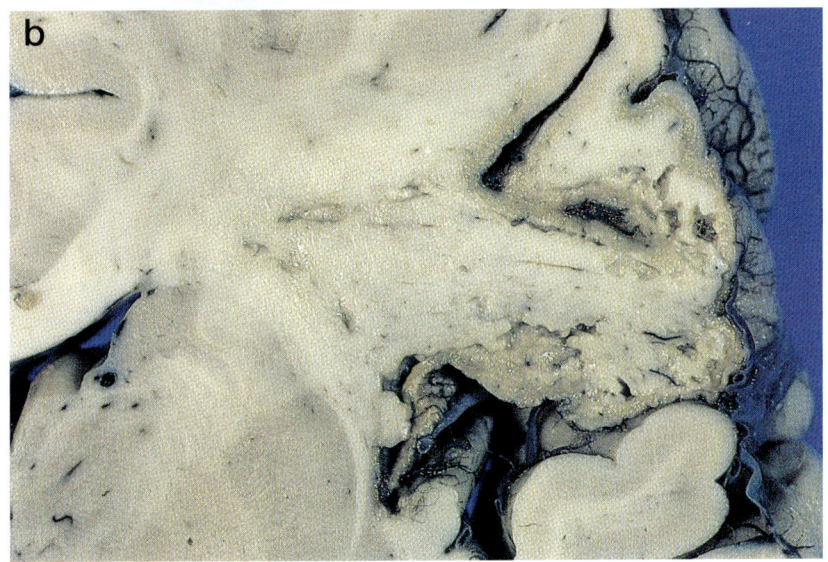

**図 5-19　中大脳動脈分枝の梗塞**
a：左外側溝（Sylvius 裂）の内部．中大脳動脈 middle cerebral artery 分枝の中心前溝枝 precentral sulcal branch に閉塞所見（〇）がある．
b：大脳の前額断面．左中心前回の梗塞巣．

## 後大脳動脈梗塞

　後大脳動脈梗塞 posterior cerebral artery infarction としては，被殻出血あるいは中大脳動脈梗塞によって下方へのテント切痕ヘルニア downward transtentorial hernia を起こした結果，二次性の後大脳動脈の梗塞をきたした例を別に示してある（第 4 章，第 5 章，第 6 章）．後大脳動脈の分枝である鳥距枝 calcarine branch は循環障害をきたしやすい（第 10 章）．　　　　　　　　　　　　　　　　（症例 21-1 は 351 頁参照）

## 内頚動脈の閉塞

　片側の内頚動脈 internal carotid artery が閉塞する場合であっても，病巣側の中大脳動脈 middle cerebral artery 領域の梗塞となることが多い．その理由は，病巣側の前大脳動脈 anterior cerebral artery の分布領域は前交通動脈 anterior communicating artery を経て反対側の前大脳動脈からの血流を受けるため，両側の後大脳動脈 posterior cerebral artery の分布領域は椎骨動脈 vertebral artery を経て脳底動脈 basilar artery からの血流を受けるため，いずれも損傷を免れる可能性が高いからと推測できる．ただし，大脳動脈輪 circulus arteriosus cerebri（Willis 動脈輪 circle of Willis）が不完全で，①前交通動脈が細いか欠損する場合には病巣

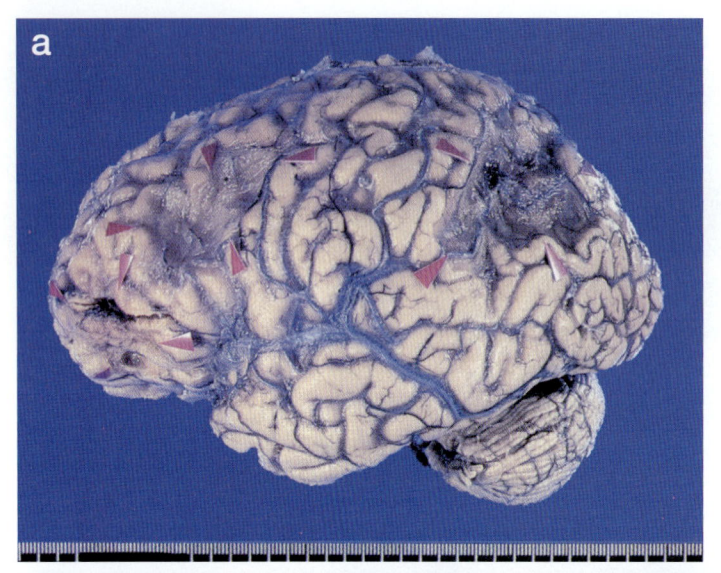

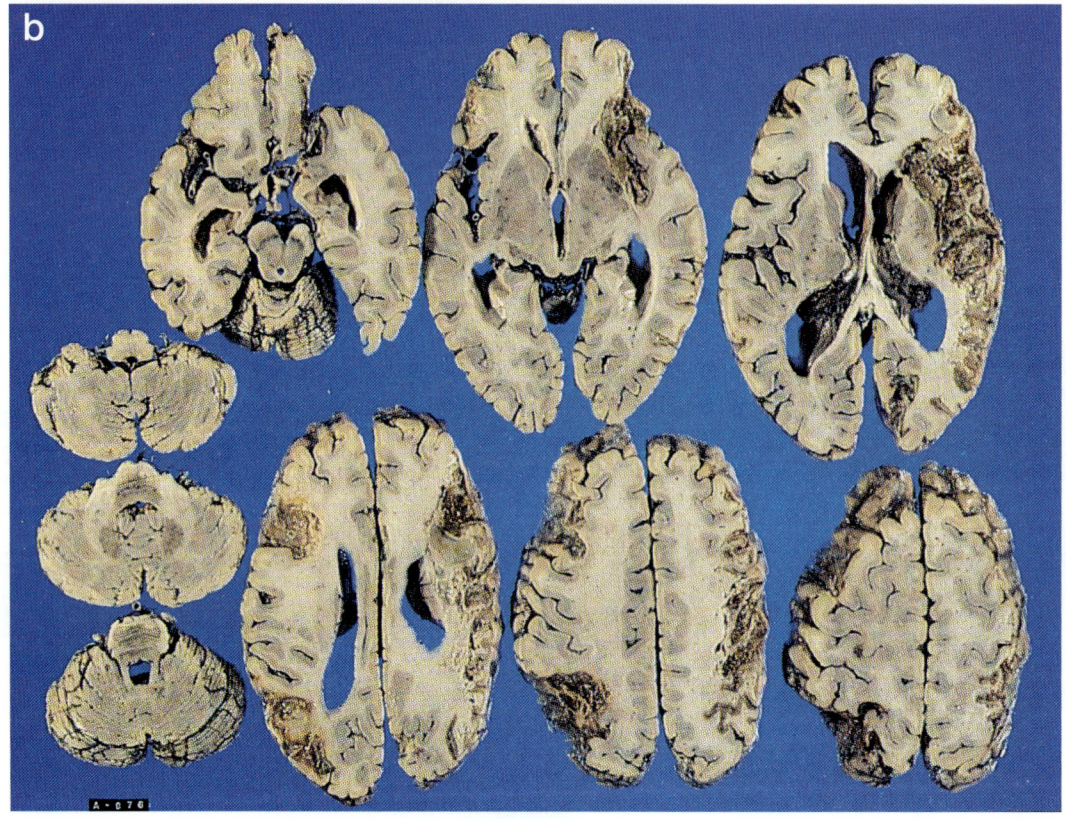

第 I 部　脳血管障害の病理学　Part I　Pathology of Cerebrovascular Disorders

**図 5-20　大脳の多発性梗塞**
a：脳の左外側面．複数の梗塞巣（▲）がみられる．
b：脳の連続水平断面．

側の前大脳動脈の梗塞が，②病巣側に胎児型の後大脳動脈がみられる場合には病巣側の後大脳動脈の梗塞が合併しやすい．

（症例 20-4 は 339 頁参照）

## 多発性脳梗塞

多発性脳梗塞 multiple cerebral infarction の例を示す．

●**症例概略**：79 歳，男性．急激な発症で入院．CT 検査で多発性梗塞と診断され，約半年後に死亡．剖検（図 5-

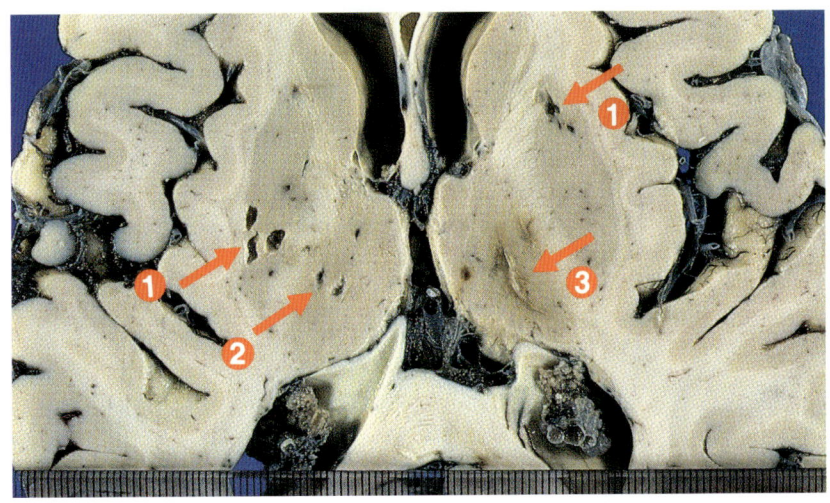

**図 5-21　大脳核・間脳のラクナ梗塞**
大脳の水平断面．
① 被殻　putamen　*Putamen*
② 左視床　left thalamus　*Thalamus sinister*
③ 右視床の陳旧性出血巣　old hemorrhagic lesion in the right thalamus

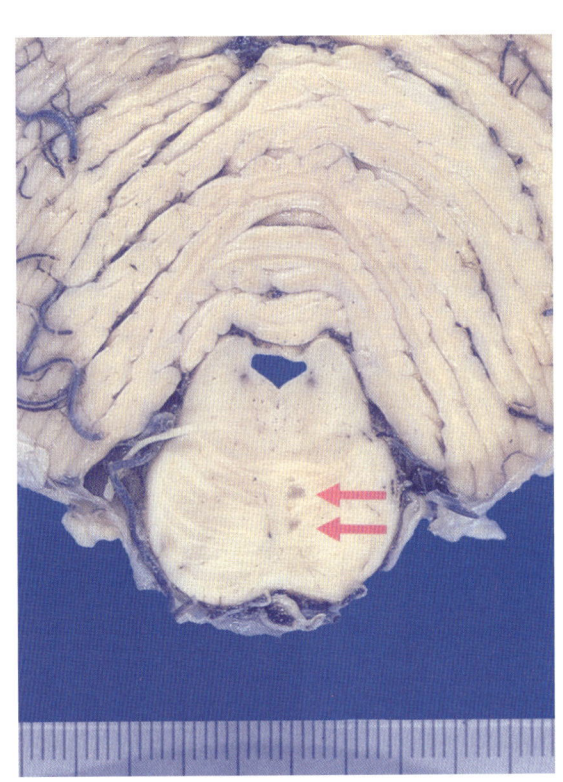

**図 5-22　橋のラクナ梗塞**
橋上部の横断面．橋底部の正中領域のラクナ梗塞（↑）．

20a）では，左大脳半球に 3 カ所の中等大梗塞巣が，右大脳半球に中大脳動脈 middle cerebral artery 分布領域の大梗塞が認められた．脳の水平断割面（図 5-20b）では，液化吸収期の多発梗塞巣がみられる．これらの病巣は心臓からの多発塞栓によるものである．

## ラクナ梗塞

　ラクナ梗塞 lacunar infarcts は Fisher[16)〜18)] の提唱した概念で，径 0.5〜15 mm の小梗塞が脳深部にできるものである．その部位はレンズ核（被殻と淡蒼球）に多く，橋・視床・尾状核・内包後脚・放線冠などにも発生する．臨床的には無症候の場合が多い（無症候性脳梗塞 asymptomatic cerebral infarction）．

●**症例概略**：72 歳，男性．肺炎で死亡した．大脳半球の外套には病変を認めない．図 5-21 からわかるように，両側被殻（①）と左視床（②）に径 2〜3 mm の小梗塞巣を認める．本例はラクナ梗塞の典型例である．なお，

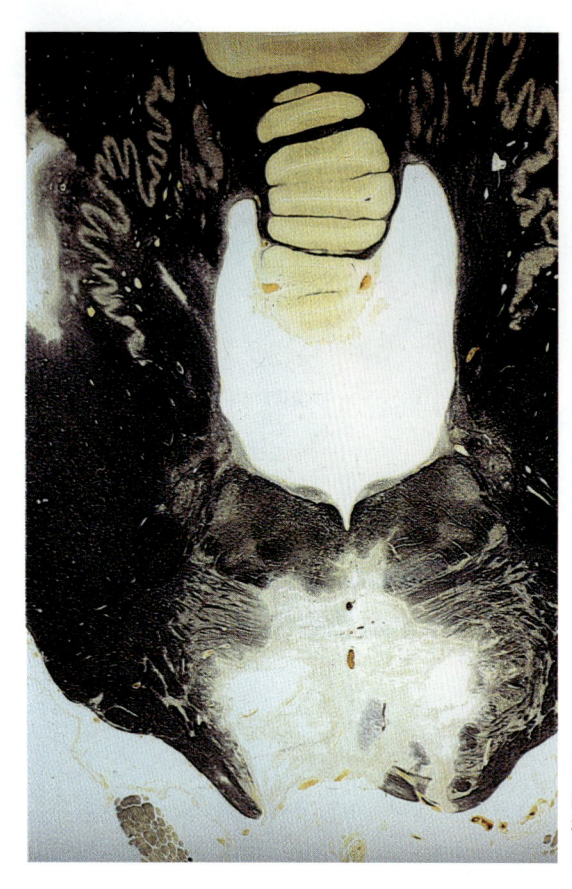

**図 5-23 脳底動脈血栓**
Kultschitzky 髄鞘染色．橋中央部の横断面切片．正中橋枝 median pontine branches の分布領域の梗塞．臨床的には locked-in 症候群を呈する．

　右視床（③）の病変はヘモジデリン沈着を伴った陳旧性出血病巣である．
　橋にできるラクナ梗塞は橋底部の深部に多くみられる（図 5-22）．

（症例 20-5 は 342 頁参照）

## 脳底動脈血栓症

　脳底動脈血栓症 basilar artery thrombosis の例を示す．なお，脳底動脈の閉塞については Kubik と Adams[19] の古典的報告も参照のこと．脳幹の動脈血供給については後で述べる（第 9 章，第 12 章）．

- 症例概略：26 歳，男性．約 1 年前から時々，閃輝暗点発作に悩まされていた．あるとき急激な発症で意識障害となって救急搬送されてきた．意識は回復したが，locked-in 症候群となった．発症後 2 カ月半後に死亡．図 5-23 からわかるように，橋底部を中心に両側に渡る液化吸収期の梗塞巣がある．脳底動脈の中央には血栓が形成され，狭窄した内腔が認められた．

　ちなみに，locked-in 症候群 locked-in syndrome は Plum と Posner[20]が命名した症候名であり，和名は閉じ込め症候群である．

（症例 20-6 は 343 頁参照）

## 脳幹小脳梗塞

　脳幹小脳梗塞の例を示す．脳幹と小脳の動脈血供給については後述する（第 9 章，第 12 章，第 13 章）．

- 症例概略：59 歳，男性．急激な嘔吐と痙攣で発症し，救急車で搬送されて入院した．来院時に構音障害・嚥下障害・歩行障害がみられ，5 日目から昏睡となり，7 日目に死亡した．椎骨動脈 vertebral artery から脳底動脈 basilar artery にかけて塞栓が認められ，図 5-24 からわかるように脳幹と小脳に梗塞巣があり，両側の側脳室の拡大がみられた．

第 5 章　脳梗塞　Chapter 5　Cerebral Infarction

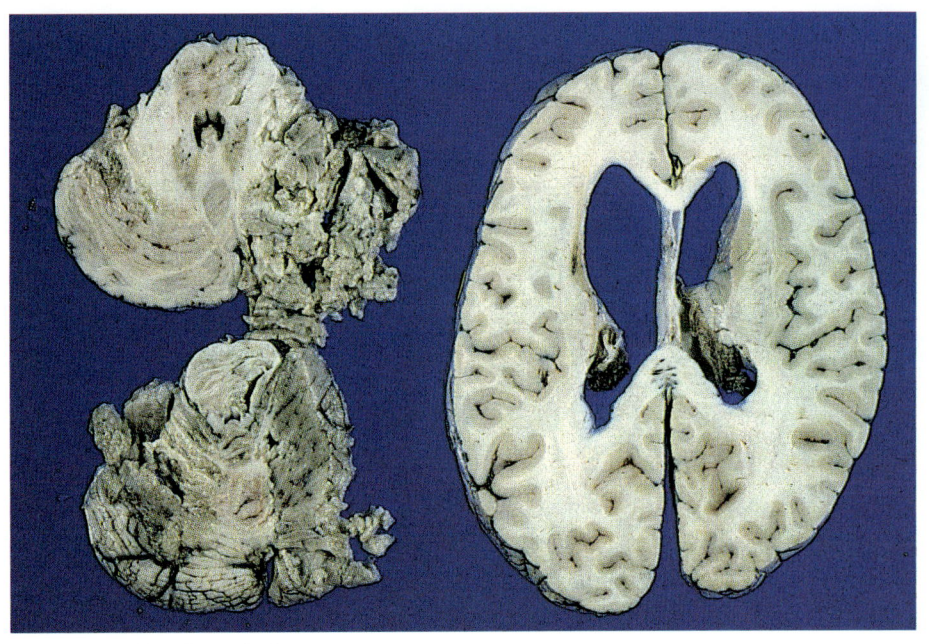

**図 5-24　脳幹・小脳の梗塞**
大脳の水平断面と脳幹・小脳の横断面．椎骨動脈 vertebral artery から脳底動脈 basilar artery にかけての閉塞．テント下膨隆性病変による水頭症（側脳室拡大）を合併している．

# 小脳梗塞

　小脳梗塞 cerebellar infarction のうち，出血性梗塞 hemorrhagic infarction の例を示す．
●**症例概略**：48 歳，男性．高血圧と糖尿病で加療していた．急激な後頭部痛で発症し，CT 検査で後頭蓋窩の低吸収域を認め，第 4 脳室の偏位と圧迫を認めた．発症 10 日後には昏睡となり死亡．剖検（図 5-25a）では右の椎骨動脈 vertebral artery に塞栓がみられた．また，図 5-25b からわかるように，右小脳半球の後下小脳動脈 posterior inferior cerebral artery 分布領域には点状出血が全域に認められ，第 4 脳室の圧迫変形も観察された．また，第 20 章に示す例のように，小脳梗塞にもかかわらず小脳出血と誤診され得る例もあると考える．小脳の動脈血供給については後述する（第 13 章）．　　　　　　　　　　　　　　　　　　　　（症例 20-7 は 346 頁参照）

# 後有孔質動脈症候群

　後大脳動脈 posterior cerebral artery の起始部から分岐する小動脈は脚間窩から後有孔質を経て脳実質内に入り，間脳・中脳・橋のそれぞれ一部に分布している．この分布領域の血管障害の総称としての名称が後有孔質動脈症候群 syndromes of arteries into the posterior perforated substance である[21]〜[23]．後有孔質を経る小動脈は 4 種類に分けられる．第 1 枝（後内側中心枝 posterior medial central branches，別名を Foix 視床穿通動脈 thalamoperforating arteries of Foix という）は間脳の，第 2 枝（上正中中脳枝 superior median mesencephalic branches）および第 3 枝（下正中中脳枝 inferior median mesencephalic branches）は中脳の，第 4 枝（正中橋枝 median pontine branches に含まれる上橋被蓋枝 superior pontine tegmental branches）は橋上部被蓋のそれぞれ正中領域に分布している．これら 4 種類の小動脈の形態については後述する（第 11 章，第 12 章）．
●**症例概略**：58 歳，男性．職業は医師．急激な嘔吐と昏睡で発症し，翌日に死亡．剖検が行われた．乳頭体後方の前額断面の髄鞘染色標本（図 5-26）では，視床腹側核の一部と中脳正中部分に両側性の梗塞巣がみられた．それよりもやや後方の前額断面切片で，梗塞巣は片側の赤核内側にあった．本例は，後有孔質を通る小動脈の

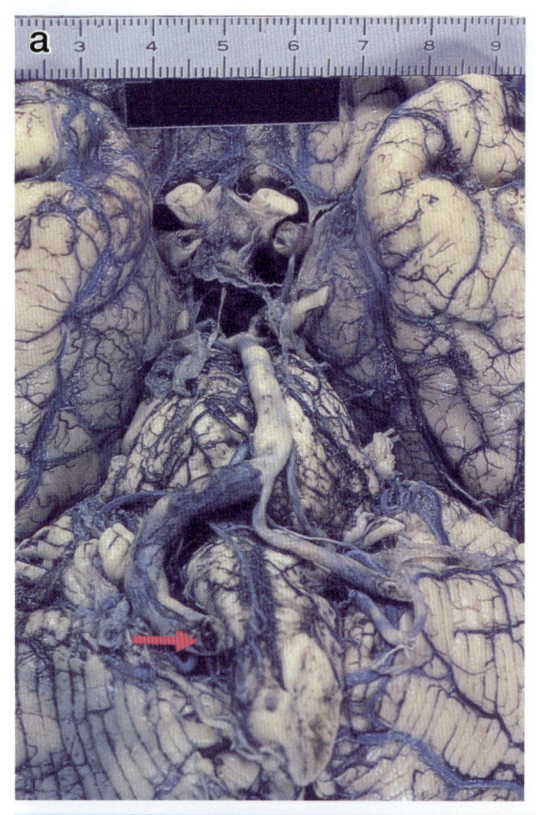

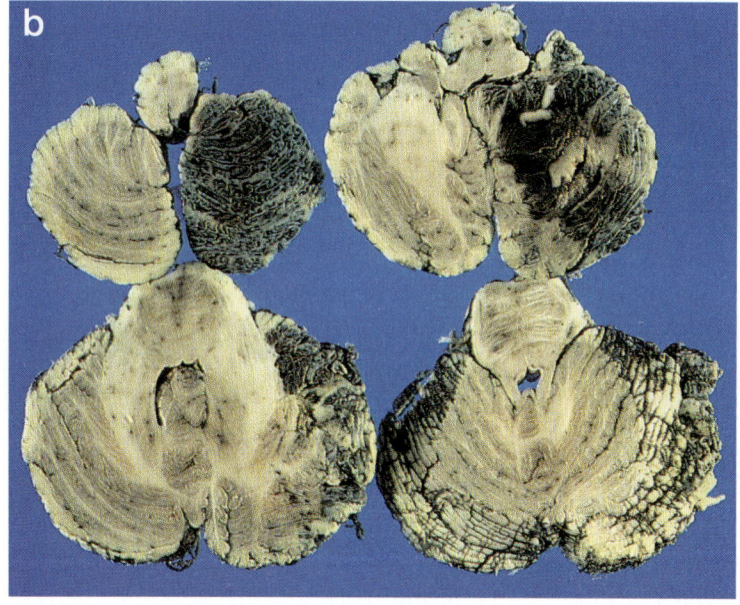

**図 5-25 小脳の出血性梗塞**
a：脳の底面の一部．椎骨動脈 vertebral artery の塞栓（↑）．
b：脳幹・小脳の連続横断面．椎骨動脈分枝である後下小脳動脈 posterior inferior cerebellar artery の分布領域の出血性梗塞．小脳皮質に点状出血がみられる．

　うちの両側の第1枝および第2枝と，片側の第3枝に梗塞巣が認められた．
　図 5-27 は，後有孔質を経る片側第2枝の分布領域のみに梗塞がみられる例で，臨床的には Benedikt 症候群 Benedikt's syndrome[24]を呈していた．ちなみに，第1枝の梗塞であれば Foix 視床穿通動脈症候群 syndrome of the thalamoperforating arteries of Foix*が，第3枝の梗塞であれば Claude 症候群 Claude's syndrome[25][26]が，第4枝の梗塞であれば Raymond–Céstan 症候群 Raymond–Céstan syndrome[27]（上橋被蓋症候群 superior pontine tegmental syndrome）が観察できる[21]〜[23][28][29]．

（症例 20-8 は 347 頁参照）

---

＊ Charles Foix（1882–1927，フランスの神経内科医）については抄伝 11-4 を参照．

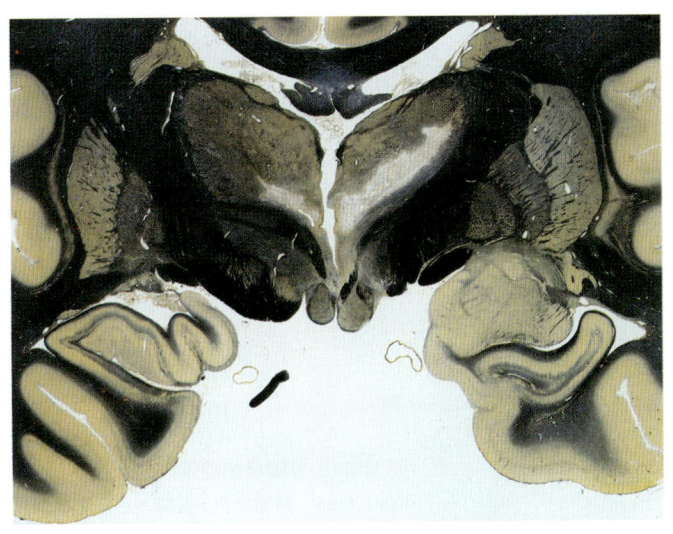

図 5-26　後有孔質動脈症候群
Kultschitzky 髄鞘染色．大脳核・間脳の前額断面切片．両側の後内側中心枝 posterior medial central branches の分布領域の梗塞．本例では他の後有孔質を経る動脈 arteries into the posterior perforated substance にも閉塞がみられた．

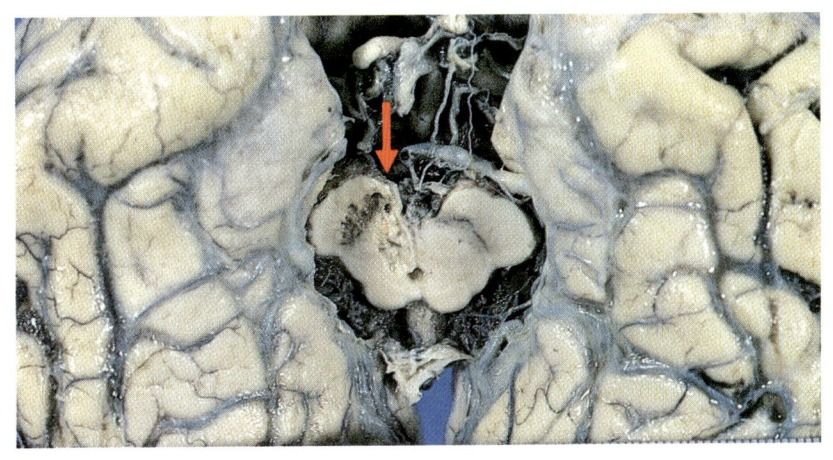

図 5-27　後有孔質動脈症候群
中脳の横断面を含む脳の底面の一部．上正中中脳枝 superior median mesencephalic branches の分布領域の梗塞（↑）．臨床的には Benedikt 症候群を呈する．

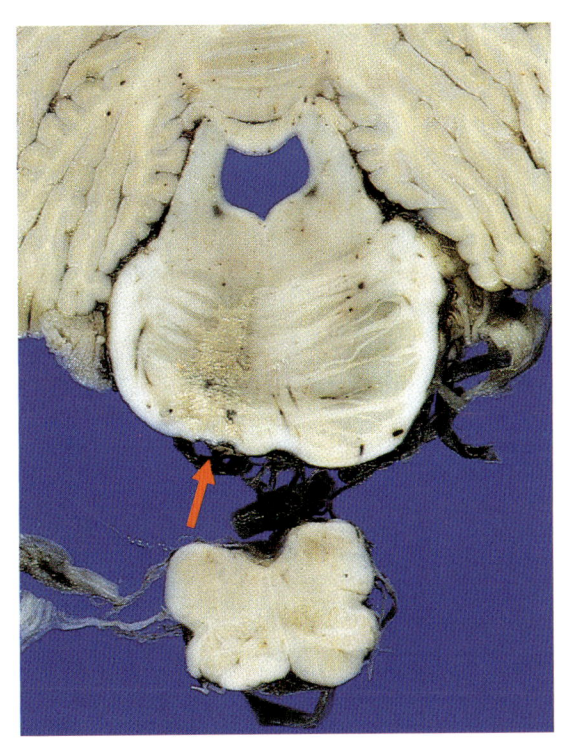

図 5-28　脳底動脈分枝の梗塞
橋・延髄の横断面．正中橋枝 median pontine branches に属する上橋底枝 superior pontine basilar branches の分布領域の梗塞（↑）．延髄錐体の二次変性による萎縮．

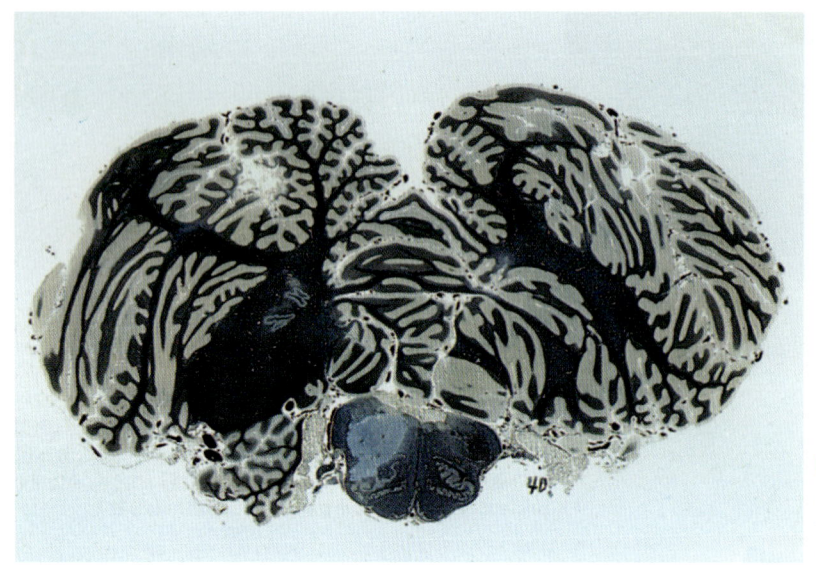

図 5-29　外側延髄症候群
Kultschitzky 髄鞘染色．延髄・小脳の横断面切片．外側延髄枝 lateral medullary branches の分布領域の梗塞．

## 脳底動脈分枝の梗塞

図 5-28 は片側の上橋底枝 superior pontine basilar branches の梗塞例で，延髄でも片側の錐体路の二次変性が観察できる．上橋底枝は正中橋枝 median pontine branches の一種で，脳底動脈 basilar artery の分枝である（第 12 章）．片麻痺がみられるが，症候学的な病巣局在の臨床診断は必ずしも容易ではない．

## 外側延髄症候群

外側延髄症候群 lateral medullary syndrome[30)31)]（オリーブ後方症候群 retroolivary syndrome）について，わが国では「Wallenberg 症候群 Wallenberg's syndrome」という不適切な病名が長く使われてきた[23)29)]．Wallenberg[32)33)] は原著表題の一部に「後下小脳動脈 posterior inferior cerebellar artery の塞栓症」と記したが，Fisher ら[34)] はほとんどの症例が椎骨動脈 vertebral artery の閉塞であることを多くの剖検例で証明している．さらに，臨床観察例・剖検例ともに Wallenberg にプライオリティがないこともすでに明白となっており，国際的には外側延髄症候群という名称が使われてから久しい．傷害されるのは外側延髄枝 lateral medullary branches の分布領域である（第 12 章）．

●症例概略：69 歳，男性．嚥下障害を主訴として来院．臨床的には，左眼の Horner 症候群 Horner's syndrome・左顔面の知覚脱失・左側の末梢性顔面神経麻痺・左耳の聴覚過敏・左咽頭の麻痺とカーテン徴候・嘔吐反射の消失・構音障害・嚥下不能・左上下肢の小脳症状・右半身の知覚減弱などの典型的な外側延髄症候群を呈し，5 日間で死亡した．

　図 5-29 からわかるように，延髄の外側領域に梗塞巣があるが，小脳には病変を認めない．本例では延髄の梗塞巣の特徴的な位置に注目してほしい．この領域の分布動脈は通常なら椎骨動脈の分枝で，オリーブ核後方のオリーブ後溝から延髄内部に入り，外側領域に分布している．

（症例 20-9 は 348 頁参照）

### 引用文献

1) Robinson MK, Toole JF：Ischemic cerebrovascular disease. In：Joynt RJ, Griggs RC (eds). Clinical neurology, revised ed, vol 2. Lippincott Williams & Wilkins, 1998, chap 15 (pp 1-64).

2) Fisher M：Occlusion of the internal carotid artery. AMA Arch Neurol Psychiatry 65：346-377, 1951.
3) Fisher M：Transient monocular blindness associated with hemiplegia. AMA Arch Ophthalmol 47：167-203, 1952.
4) Fisher CM：Observations of the fundus oculi in transient monocular blindness. Neurology 9：333-347, 1959.
5) Fisher CM：Concerning recurrent transient cerebral ischemic attacks. Can Med Assoc J 86：1091-1099, 1962.
6) Marshall J：The natural history of transient ischaemic cerebro-vascular attacks. Q J Med 33：309-324, 1964.
7) Marshall J, Reynolds EH：Withdrawal of anticoagulants from patients with transient ischæmic cerebrovascular attacks. Lancet 1：5-6, 1965.
8) Harrison MJG, Meadows JC, Marshall J, Ross Russell RW：Effect of aspirin in amaurosis fugax. Lancet 2：743-744, 1971.
9) Mundall J, Quintero P, von Kaulla KN, Harmon R, Austin J：Transient monocular blindness and increased platelet aggregability treated with aspirin. A case report. Neurology 22：280-285, 1972.
10) Harrison MJG, Marshall J：Angiographic appearance of carotid bifurcation in patients with completed stroke, transient ischaemic attacks, and cerebral tumour. Br Med J 1：205-207, 1976.
11) Goto N, Kaneko M, Tanaka K：Chronological and volumetric changes in structures of the human brain in hemorrhagic cerebral infarction. Neurol Med Chir (Tokyo) 25：15-22, 1985.
12) 後藤　昇：脳と血管．4．脳血管障害――脳梗塞と脳血管障害に伴う異常．理学療法 3：61-69, 1986．
13) Kalimo H, Kaste M, Haltia M：Vascular diseases. In：Graham DI, Lantos PL (eds). Greenfield's neuropathology, 6th ed, vol 1. Arnold, London-Sydney-Auckland, 1997, pp 315-396.
14) Kalimo H, Kaste M, Haltia M：Vascular diseases. In：Graham DI, Lantos PL (eds). Greenfield's neuropathology, 7th ed, vol 1. Arnold, London-New York-New Delhi, 2002, pp 281-355.
15) Ferrer I, Kaste M, Kalimo H：Vascular diseases. In：Love S, Louis DN, Ellison DW (eds). Greenfield's neuropathology, 8th ed, vol 1. Hodder Arnold, London, 2008, pp 121-240.
16) Fisher CM：Lacunes：Small, deep cerebral infarcts. Neurology 15：774-784, 1965.
17) Fisher CM：The arterial lesions underlying lacunes. Acta Neuropathol 12：1-15, 1969.
18) Fisher CM：Lacunar strokes and infarcts：A review. Neurology 32：871-876, 1982.
19) Kubik CS, Adams RD：Occlusion of the basilar artery―a clinical and pathological study. Brain 69：73-121, 1946.
20) Plum F, Posner JB：The diagnosis of stupor and coma. FA Davis, Philadelphia, 1966.
21) 小島徳造（監修），後藤　昇：脳・脊髄血管の解剖．医歯薬出版，東京，1971．
22) 後藤　昇：脳の血管系の形態学的研究．後有孔質を経る動脈の分布と後有孔質動脈症候群の提唱について．日大医学雑誌 30：983-1000, 1971.
23) 後藤　昇：脳血管の解剖．血管障害の理解のために．メディカルトリビューン，東京，1986．
24) Benedikt M：Tremblement avec paralysie croisée du moteur oculaire commun. Bull Méd (Paris) 3：547-548, 1889.
25) Claude H：Syndrome pédonculaire de la région du noyau rouge. Rev Neurol (Paris) 23：311-313, 1912.
26) Claude H, Loyez M：Ramollissement du noyau rouge. Rev Neurol (Paris) 24：49-51, 1912.
27) Raymond F, Céstan R, 1903［Silverman IE, Liu GT, Volpe NJ, Galetta SL：The crossed paralyses. The original brain-stem syndromes of Millard-Gubler, Foville, Weber, and Raymond-Cestan. Arch Neurol 52：635-638, 1995］．
28) 後藤　昇：脳幹の血液供給の解剖――臨床診断のために．Neurosurgeons 5：127-138, 1986．
29) Goto N, Zhang C：Brainstem blood supply and clinical manifestations in brainstem vascular lesions. Showa Univ J Med Sci 6：1-16, 1994.
30) Foix C, Hillemand P, Schalit I：Sur le syndrome latérale du bulbe et l'irrigation du bulbe supérieur. L'artère de la fossette latérale du bulbe. Le syndrome dit de la cérébelleuse inférieure. Territoire de ces artéres. Rev Neurol (Paris) 1：160-179, 1925.
31) Merritt H, Finland M：Vascular lesions of the hind-brain. (Lateral medullary syndrome.) Brain 53：290-305, 1930.
32) Wallenberg A：Acute Bulbäraffection (Embolie der Art. cerebellar. post. inf. sinistr.?). Arch Psychiatr Nervenkr 27：504-540, 1895.
33) Wallenberg A：Anatomischer Befund in einem als "acute Bulbäraffection (Embolie der Art. cerebellar. post. inf. sinistr.?)" beschriebenen Falle. Arch Psychiatr Nervenkr 34：923-959, 1901.
34) Fisher CM, Karnes WE, Kubik CS：Lateral medullary infarction―the pattern of vascular occlusion. J Neuropathol Exp Neurol 20：323-379, 1961.

### 図の出典
a) 文献 1（図 5-4 の原図）．
b) Escourolle R, Poirier J：Manual of basic neuropathology, 2nd ed. Rubinstein LJ (transl). WB Saunders, Philadelphia-London-Toronto, 1978（図 5-5 の原図）．

# 第 6 章
# 脳内出血

Chapter 6
Intracerebral Hemorrhage

## 脳内出血と微小動脈瘤

頭蓋内出血には脳内出血やクモ膜下出血などがある．脳内出血には被殻出血・視床出血・皮質下出血・橋出血・小脳出血などが含まれるが，この分類は出血の部位によるものである．

「高血圧性脳内出血 hypertensive intracerebral hemorrhage」という呼称がこれまで通用してきたように，脳内出血の原因の多くは高血圧による動脈破綻と考えられてきた向きがある．1999 年に開始された日本標準脳卒中登録研究 Japan Standard Stroke Registry Study（JSSRS）によれば[1)2)]，脳内出血のうちの大部分が「高血圧性脳内出血」であるという（表 6-1）．しかしながら，この呼称にはいささか問題がある．

### 脳内微小動脈瘤の顕微鏡像

ここで，未破裂の脳内微小動脈瘤 unruptured intracerebral microaneurysm の顕微鏡像を供覧しておく[3)]．図 6-1 は 85 歳女性，図 6-2 は 63 歳女性の脳内微小動脈瘤である．これらの染色切片はニトロセルロース包埋により作成された．脳内微小動脈瘤が脳内出血のない患者にしばしば存在する事実は意外に知られていない．その理由として第一に，剖検例での染色切片の作成はパラフィン包埋が慣例であって，大型連続切片の作成が技術的に容易ではないため，これまでは未破裂の脳内微小動脈瘤の探索が不充分であった．第二に，未破裂の脳内微小動脈瘤を臨床的に発見することはいまだに至難の業という厳しい現実がある．

未破裂の脳内微小動脈瘤には，内腔が器質化していないもの（図 6-1a）と内腔が器質化しているもの（図 6-1b，6-1c，6-2）の 2 種類が存在するとみられる．内腔が器質化している脳内微小動脈瘤は周囲にヘモジデリンの沈着が認められ，過去の血液漏出 blood leakage（顕微鏡的出血 microscopic bleeding）が明らかである．

### 脳内微小動脈瘤の研究小史

Charcot と Bouchard[4)]は 1860 年代後半，脳内出血が脳内微小動脈瘤（Charcot-Bouchard 動脈瘤 Charcot-Bouchard aneurysm*）の破裂によるという説を提唱した．Charcot-Bouchard 説は約半世紀に渡って学界を風靡し，定説となるかにみえたが[5)〜7)]，20 世紀初頭から異論が続出して傍流の学説へと凋落していった．

表 6-1 脳内出血の原因別統計 [小林ら，2005；小林ら，2009]

| 脳内出血の原因 | JSSRS 2009 | JSSRS 2005 |
|---|---|---|
| 「高血圧」 | 6,559（81.9%） | 2,304（81.2%） |
| 動静脈奇形 | 178（ 2.2%） | 64（ 2.3%） |
| その他 | 1,272（15.9%） | 470（16.6%） |
| 計 | 8,009 | 2,838 |

※ JSSRS は日本標準脳卒中登録研究 Japan Standard Stroke Registry Study の略称．

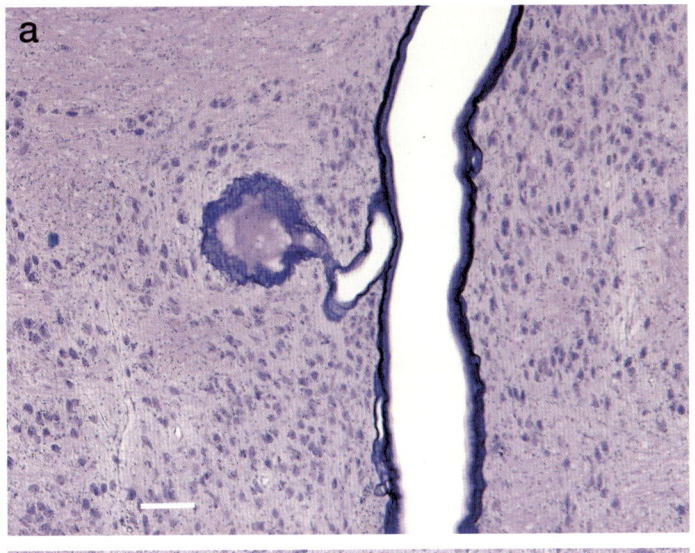

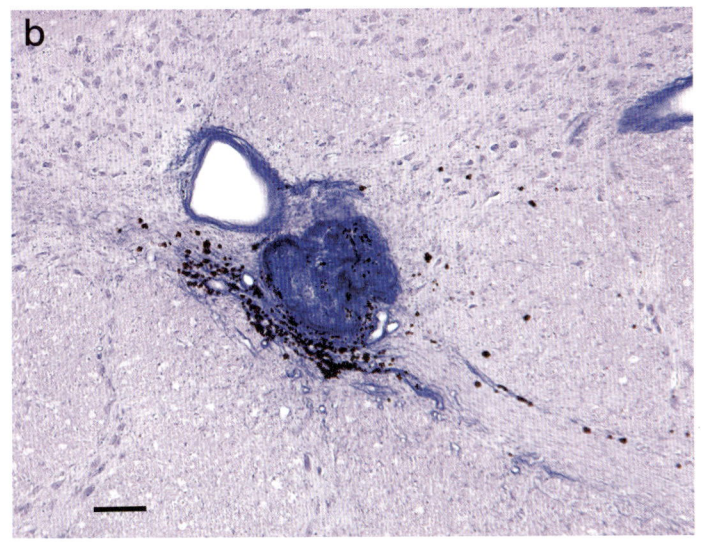

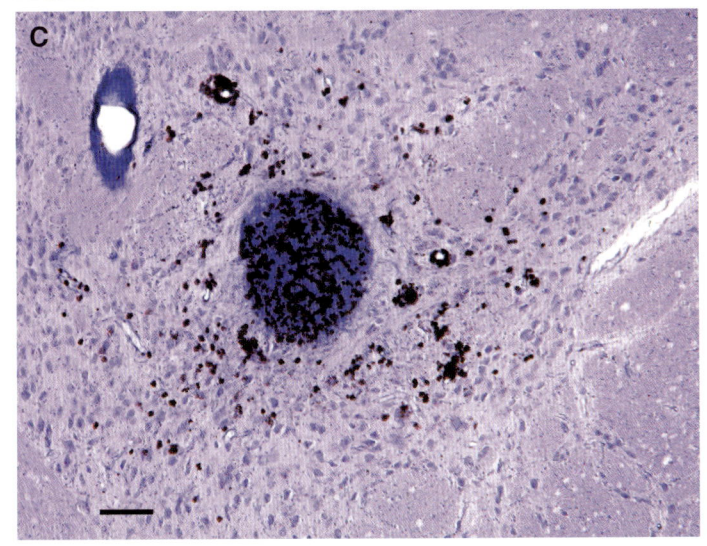

第 6 章　脳内出血　Chapter 6　Intracerebral Hemorrhage

**図 6-1　脳内微小動脈瘤 3 個の顕微鏡像**

a：LPH 識別染色．スケールバーは 100 μm．橋底部に存在する未破裂の微小動脈瘤．動脈瘤に連なる細動脈が観察できる．
b：LPH 識別染色．スケールバーは 100 μm．橋底部に存在する器質化した未破裂の微小動脈瘤．周囲に沈着する褐色のヘモジデリンは陳旧性の血液漏出（顕微鏡的出血）を反映しているが，組織破壊を伴う血腫は認められない．動脈瘤に連なると思われる細動脈が観察でき，ヘモジデリンとは反対側に位置する．
c：LPH 識別染色．スケールバーは 100 μm．橋底部に存在する器質化した未破裂の微小動脈瘤．周囲に沈着する褐色のヘモジデリンは陳旧性の血液漏出（顕微鏡的出血）を反映しているが，組織破壊を伴う血腫は認められない．

---

＊ Jean Martin Charcot（1825-1893，フランスの神経内科医・精神科医）については抄伝 11-1 を参照．

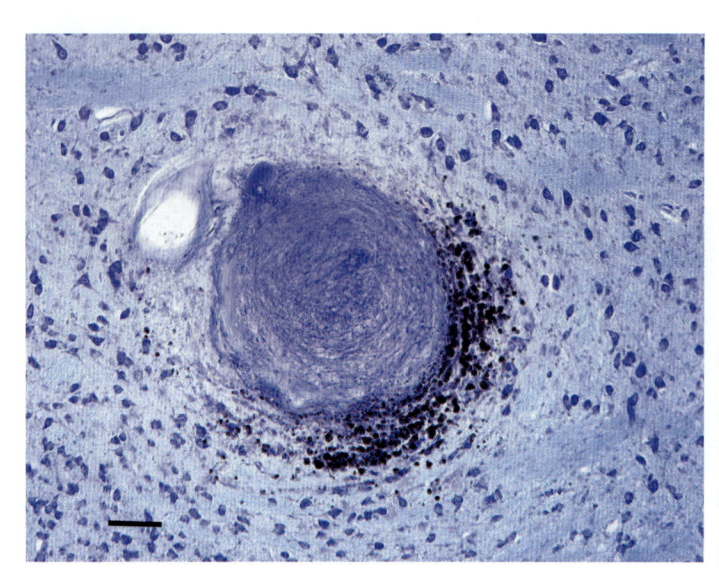

**図 6-2　脳内微小動脈瘤の顕微鏡像**
Klüver-Barrera 法．スケールバーは 100 μm．橋底部に存在する器質化した未破裂の微小動脈瘤．周囲に沈着する黒色のヘモジデリンは陳旧性の血液漏出（顕微鏡的出血）を反映しているが，組織破壊を伴う血腫は認められない．動脈瘤に連なると思われる細動脈が観察でき，ヘモジデリンとは反対側に位置する．なお，本図のように内腔が線維化した微小動脈瘤を「血管結節瘤」とも呼ぶ．

　その後，破裂した脳内微小動脈瘤の病理組織学的観察は行われていたものの[8)9)]，Charcot-Bouchard 説が傍流に甘んじる以上，その重要性は長く看過されたままであった．一方で，未破裂の脳内微小動脈瘤を病理組織学的に観察した報告も存在したが[10)〜12)]，やはり高い評価を得てきたとはいえない．このうち Matsuoka[11)] は 1930 年代に，未破裂の脳内微小動脈瘤の大きさが直径 200〜700 μm 程度であるという重要な指摘をしている．

　1960 年代に Ross Russell[13)] や Cole と Yates[14)] は剖検例で動脈内へ造影剤を注入してから脳のスライスを作成して X 線撮影法と脳組織透徹法とを行い，病理組織学的観察をも併用して未破裂の脳内微小動脈瘤の存在を証明した．未破裂の脳内微小動脈瘤が存在するならば，それが破裂して脳内出血をきたすと考えることは自然かつ合理的であろう．

　Ross Russell[13)] や Cole と Yates[14)] は大脳・間脳における未破裂の脳内微小動脈瘤の粗い分布を報告しており（図 6-3），脳内微小動脈瘤が均一に分布していないことを示した．次に，大根田[15)〜17)] は未破裂の脳内微小動脈瘤について緻密な分布を報告しており（図 6-4），脳内出血の代表的な部位である被殻・視床には脳内微小動脈瘤が集中することを解明した．これは被殻出血や視床出血の頻度を説明し得る[1)2)4)18)〜20)]．
　一方，Fisher[21)] は脳内微小動脈瘤をその形状により分類した．
　脳内微小動脈瘤についての病理組織学的研究の蓄積は，Charcot-Bouchard 説に対する強力な傍証を構成している．

## 動脈瘤性脳内出血

　20 世紀末に至り，Wakai ら[22)23)] が脳内出血患者において破裂した脳内微小動脈瘤 ruptured intracerebral microaneurysm の存在を証明した．それは脳内出血患者の血腫除去術の際に，血腫を囲む脳組織の壁に付着した粟粒大の組織塊を顕微鏡下で採取しておき，その連続切片を作成し病理組織学的に検討した画期的業績であった．

　現在でも，脳内出血の剖検例で出血源を病理組織学的に同定するのは容易ではない．なぜなら，慣例では血腫を含む脳組織のパラフィン包埋連続切片を作成することになるが，それには高度の技術と膨大な労力が要求されるからである．Wakai らの成功は，手術中に破裂した脳内微小動脈瘤を顕微鏡下で同定して採取する方法を採用したからにほかならない．

　Charcot-Bouchard 説は依然として学界に抵抗あるいは疑問視する向きがあり[24)〜29)]，完全な再受容には至っていない．現在，「高血圧性脳内出血」から「動脈瘤性脳内出血 aneurysmal intracerebral hemorrhage」へと至るパラダイム変換は進行中であると解釈しておきたい[30)〜32)]．

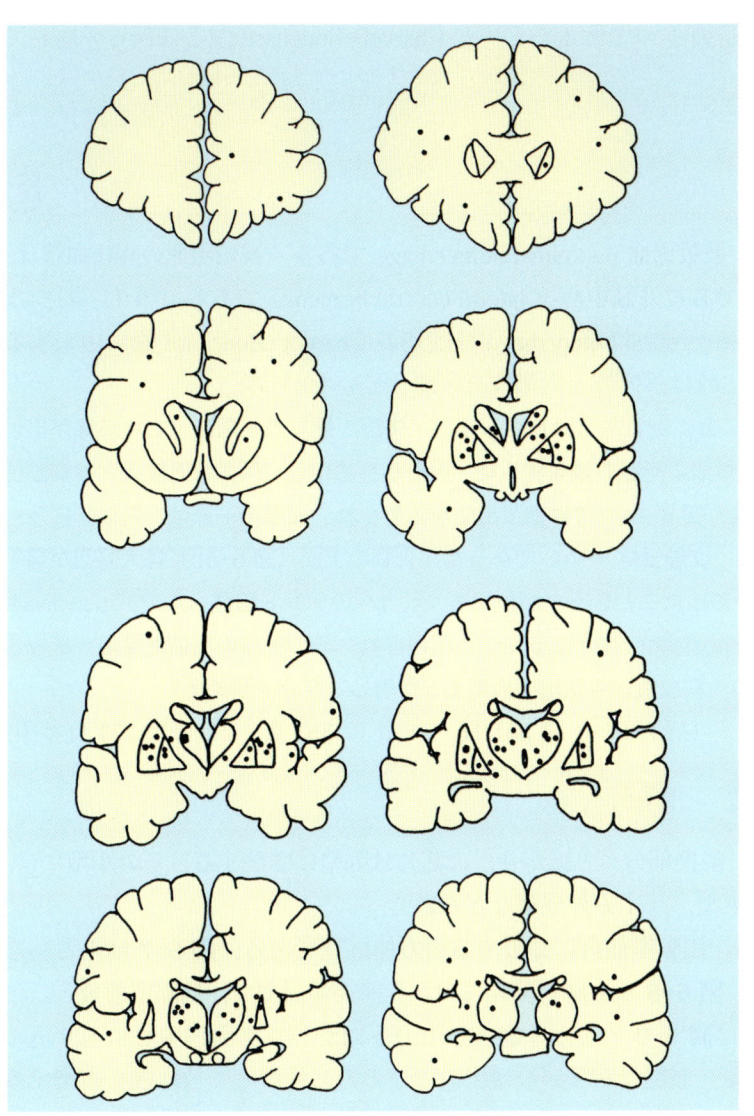

図 6-3　**大脳における脳内微小動脈瘤の分布**
　　　　［Ross Russell, 1963（出典 a）を改変］
大脳の連続前額断面の模式図．微小動脈瘤は大脳核と視床に好発するほか，終脳の外套にもみられる．

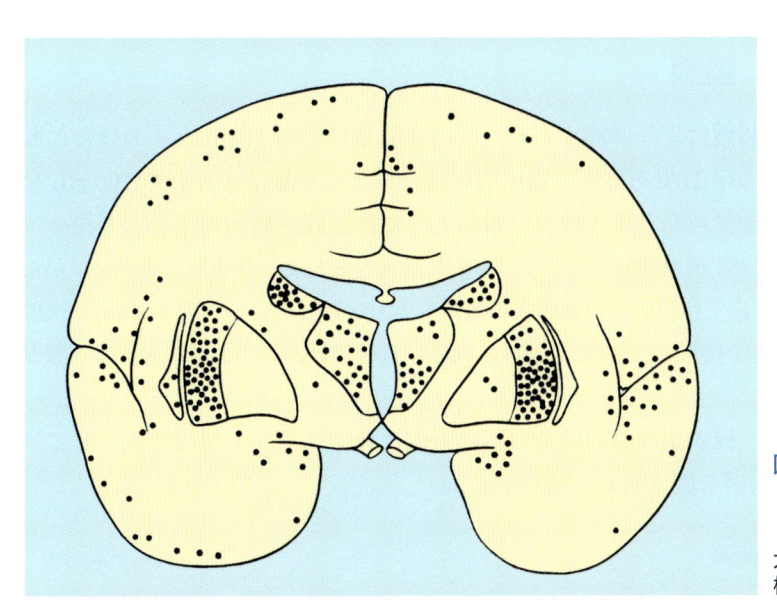

図 6-4　**大脳における脳内微小動脈瘤の分布**
　　　　［大根田, 1970；吉田ら, 1970；Ooneda, 1986（出典 b）を改変］
大脳の前額断面の模式図．微小動脈瘤は被殻・尾状核・視床に好発するほか，終脳の外套にもみられる．

ちなみに，高血圧が脳内出血の危険因子の1つであること[33]と Charcot-Bouchard 説とは何ら矛盾していない．

# 被殻出血

脳内出血の中で，最もよく遭遇するのが被殻出血 putaminal hemorrhage である．被殻出血の責任血管は，中大脳動脈 middle cerebral artery の分枝である外側中心枝 lateral central branches である（第11章）．なお，Charcot 脳出血動脈 Charcot's artery of cerebral hemorrhage は前述の Charcot-Bouchard 説に由来する外側中心枝の一枝を指す異称であるが，当時は外側枝と内側枝を区別していなかった．

● **症例概略**：70歳，女性，高血圧症．早朝に急に倒れて意識レベル低下・失語・繰り返す嘔吐・右片麻痺が出現した．病院に収容され，頭部 CT 検査で被殻に高吸収域を認めた．翌日から悪化し，両側瞳孔散大・除脳肢位となり，全経過2日間で死亡した．剖検（図6-5a）では被殻出血が認められ，血腫の一部は内包後脚に及んでいたが，脳室へは穿破していなかった．血腫量は 40 mL であった．大脳の上面（図6-5b）は大脳回が扁平化しているので，頭蓋内圧亢進が高度であったことをうかがわせる．下方へのテント切痕ヘルニア downward transtentorial hernia のために後大脳動脈 posterior cerebral artery が圧迫され，その領域に出血性梗塞が形成されている（図6-5c）．とくに，後頭葉の大脳皮質に点状出血の集まった著しい変化を認める．

(症例21-1は351頁，21-2は353頁，21-3は354頁参照)

## ■ 被殻出血の血腫進展 ■

被殻出血の血腫は血腫量の増加に伴って隣接部分へと拡がり，大部分は脳室に穿破する．その類型には，①前方伸展型，②後方伸展型，③前後伸展型，④上方伸展型などがある．

図6-6は被殻出血の血腫が前方へ進み，側脳室前角に穿破する前方伸展型である．図6-7は後方へ進み，側脳室三角部に穿破する後方伸展型．図6-8は血腫が前後に向かう前後伸展型で，側脳室前角と三角部の両方に穿破している．上方伸展型では図6-9のごとく血腫が上方へ向かい，半卵円中心に入り込んで，投射線維である放線冠を傷害している．血腫量が多い被殻出血では上方に伸展して放線冠を破壊することもある．稀なものとして，側脳室前角へ穿破した血腫が，主として反対側の側脳室に充満したり，脳室へ穿破しないで脳表のクモ膜下腔に破れてクモ膜下出血となる場合もある．

## ■ 被殻出血の血腫量 ■

被殻出血の剖検例で血腫量を画像解析装置により計測すると，脳内血腫量は平均 80 mL，そのほかに脳室内に穿破した脳室内鋳型血腫量は平均 38 mL であった．臨床的にはこれより少量，すなわち 100 mL を大きく下回る量の血腫の場合に，発症直後に救命と予後改善を目的とした血腫除去術の対象となり得る．

● **症例概略**：66歳，男性，被殻出血で約 50 mL の血腫除去術を受け，右片麻痺を残して日常生活に復帰していたが，3年半後に急性心不全で死亡した．左上側頭回に血腫除去の際の手術痕が残っている（図6-10a）．大脳水平断面（図6-10b）では，左の被殻と内包はほぼ完全に破壊されているのがわかる．血腫除去により救命できた貴重な1例である．

本例のように血腫量が多くない場合は，被殻出血の血腫は自然に吸収されてスリット状の空洞として残ると考える．発症してから10年後の剖検例を図6-11に呈示する．

## ■ 被殻出血の分類 ■

被殻出血は，その原発部位により前障被殻型と淡蒼球被殻型に分類できる[34]．すでに示した被殻出血は大部分が前障被殻型で，責任血管は外側中心枝の外側枝 lateral branches of lateral central branches である．外側中心枝の外側枝は被殻外側部・外包・前障を栄養しているので（第11章），通常みられる前障被殻型

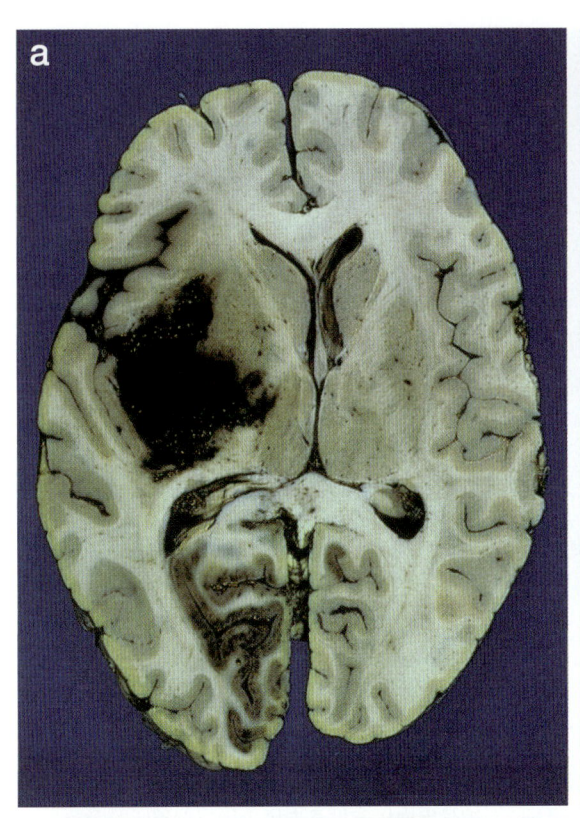

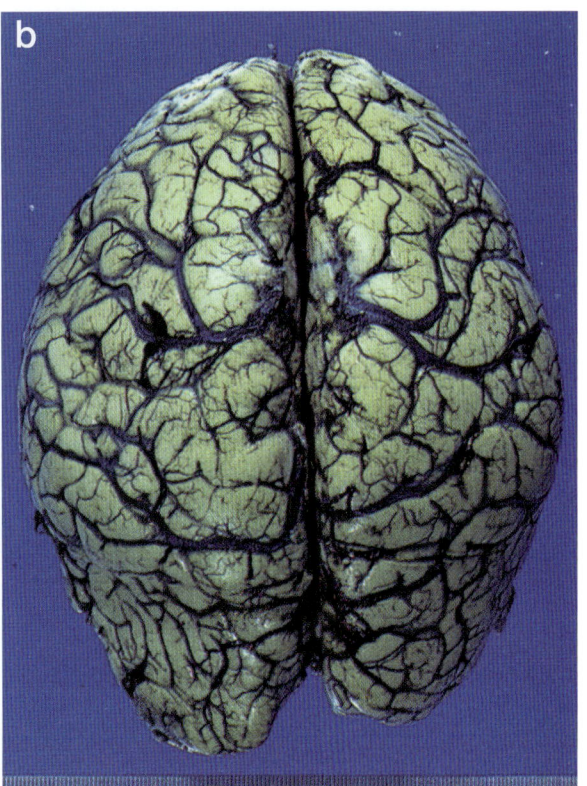

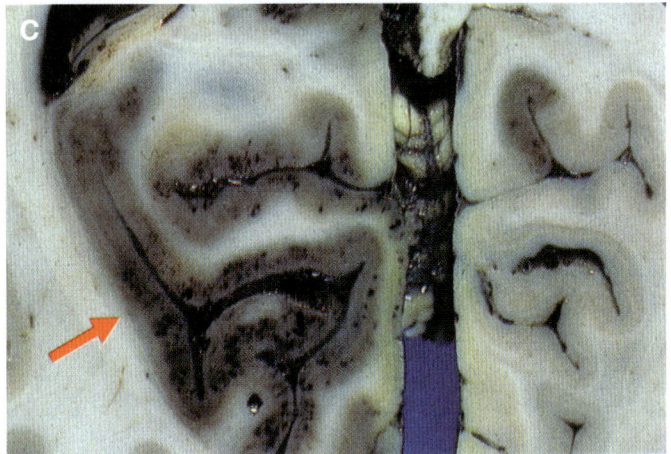

図 6-5a　被殻出血および後大脳動脈の出血性梗塞
大脳の水平断面．被殻出血（テント上膨隆性病変 supratentorial expanding lesion）とそれに続発する後大脳動脈 posterior cerebral artery の分布領域の出血性梗塞．被殻出血の典型例（前障被殻型）．外側中心枝の外側枝 lateral branches of lateral central branches の破綻による．

図 6-5b　頭蓋内圧亢進に伴う大脳の変化
大脳の上面．被殻出血（テント上膨隆性病変 supratentorial expanding lesion）による頭蓋内圧亢進．大脳回の扁平化と大脳溝の閉鎖がみられる．

図 6-5c　後大脳動脈の出血性梗塞
大脳の水平断面．下方へのテント切痕ヘルニア downward transtentorial hernia による後大脳動脈 posterior cerebral artery の分布領域の二次性出血性梗塞（↑）．大脳皮質に点状出血がみられる．

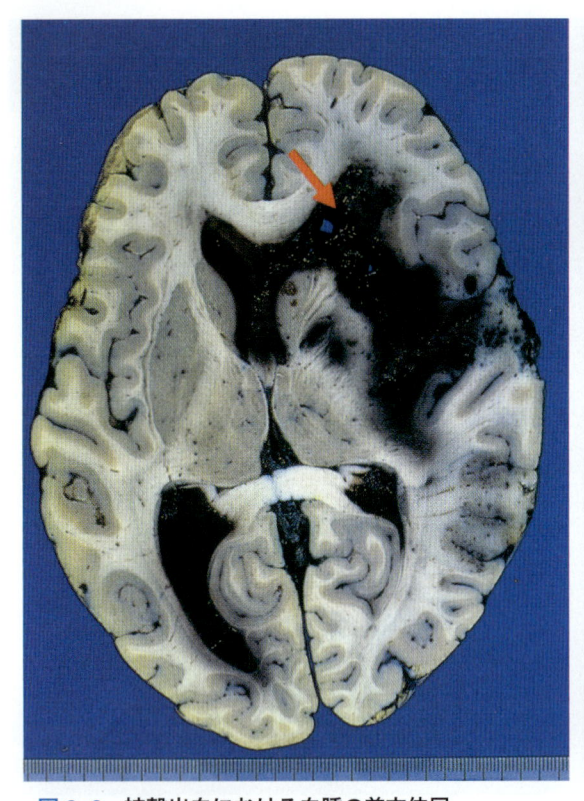

**図 6-6　被殻出血における血腫の前方伸展**
大脳の水平断面．側脳室前角 anterior horn of lateral ventricle への穿破（↑）．被殻出血の前障被殻型．破綻血管は外側中心枝の外側枝 lateral branches of lateral central branches.

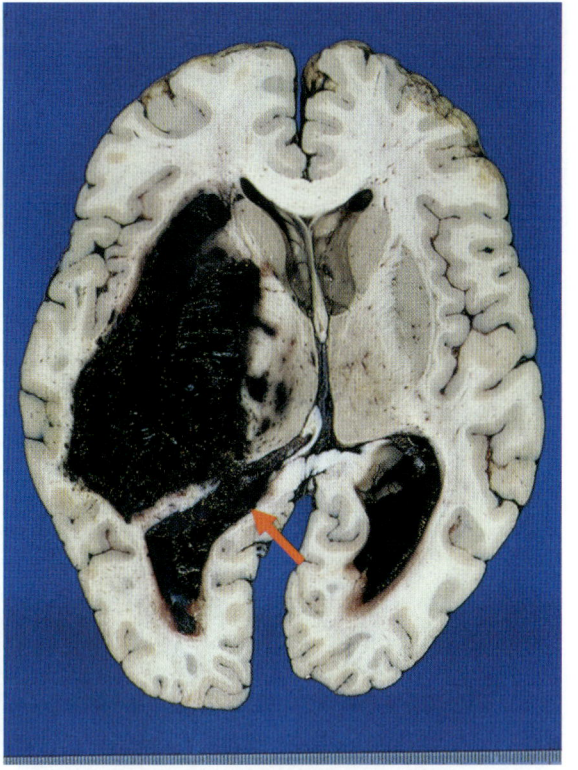

**図 6-7　被殻出血における血腫の後方伸展**
大脳の水平断面．側脳室後角 posterior horn of lateral ventricle への穿破（↑）．被殻出血の前障被殻型．破綻血管は外側中心枝の外側枝 lateral branches of lateral central branches.

では血腫が被殻外側部に存在する．

　被殻出血の淡蒼球被殻型という概念は確立しているとはいえず，剖検例ではきわめて珍しいものである．淡蒼球被殻型の責任血管は外側中心枝の内側枝 medial branches of lateral central branches であって，前障被殻型とは異なる．外側中心枝の内側枝は被殻内側部・淡蒼球・尾状核尾を栄養しているので（第 11 章），淡蒼球被殻型では血腫が被殻内部に存在する．淡蒼球被殻型が珍しい理由は解明されていない．

　なお，被殻出血に前障被殻型と淡蒼球被殻型という 2 つの型が存在する事実は，放射線学的にも示唆されていると考える[35]．

- **症例概略**：33 歳，女性．腎性高血圧のため 8 カ月間降圧剤を投与されていた．頭痛・嘔吐・右半身の運動麻痺・言語障害が出現して入院したが，状態は悪化の一途をたどり，第 18 病日に死亡した．剖検（図 6-12）では被殻出血が認められた．血腫は中等量で被殻表面にあり，一部は側頭葉の髄質内に達している．内包後脚が間接的に押されて弯曲しているものの直接的な破壊はみられず，midline shift（大脳鎌下方ヘルニア subfalcine hernia）が観察される．被殻出血の前障被殻型の症例．
- **症例概略**：79 歳，女性．倒れているところを発見されて，救急車で搬送され入院した．意識清明だが，右半身の運動麻痺・言語障害がみられた．頭痛・嘔吐なし．入院翌日に急死．剖検（図 6-13）では被殻出血が認められ，脳内血腫は少量であって被殻内部におおむね限局しているが，内包後脚を直接的に破壊している．血腫が少量であるため，midline shift は認められない．被殻出血の淡蒼球被殻型の症例．

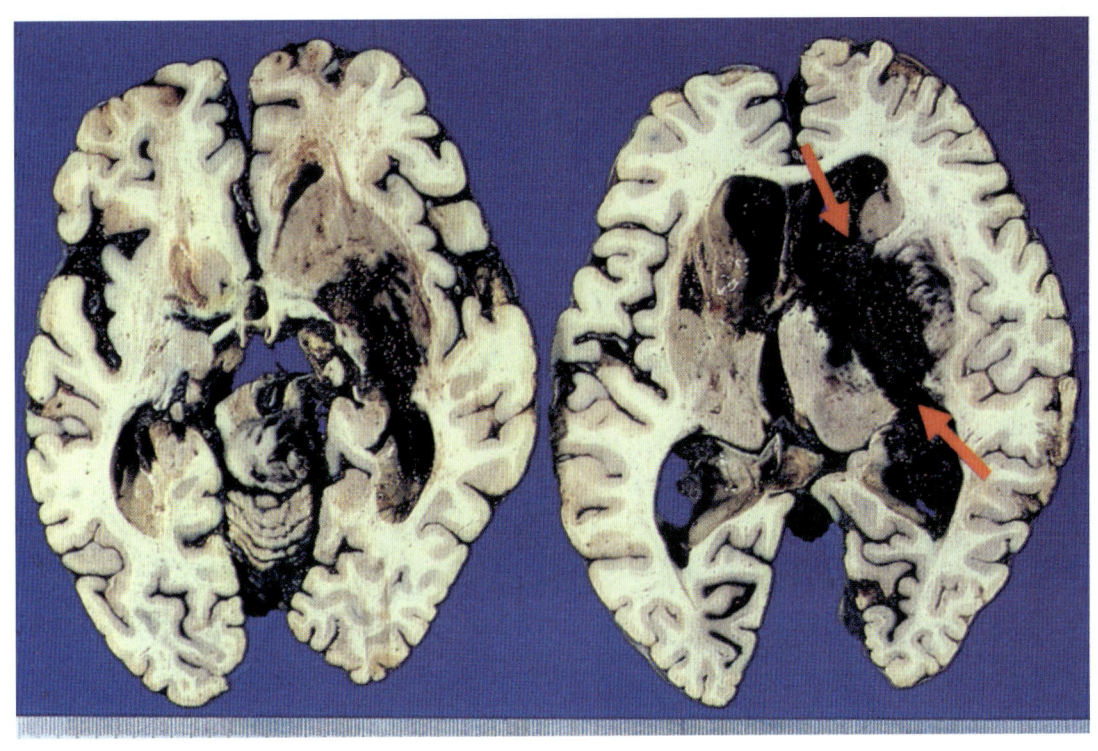

**図 6-8 被殻出血における血腫の前方・後方伸展**
大脳の水平断面．側脳室前角・後角 anterior and posterior horns of lateral ventricle への穿破（↑）．剖検例では稀な淡蒼球被殻型の被殻出血と推定できる例．破綻血管は外側中心枝の内側枝 medial branches of lateral central branches と考える．

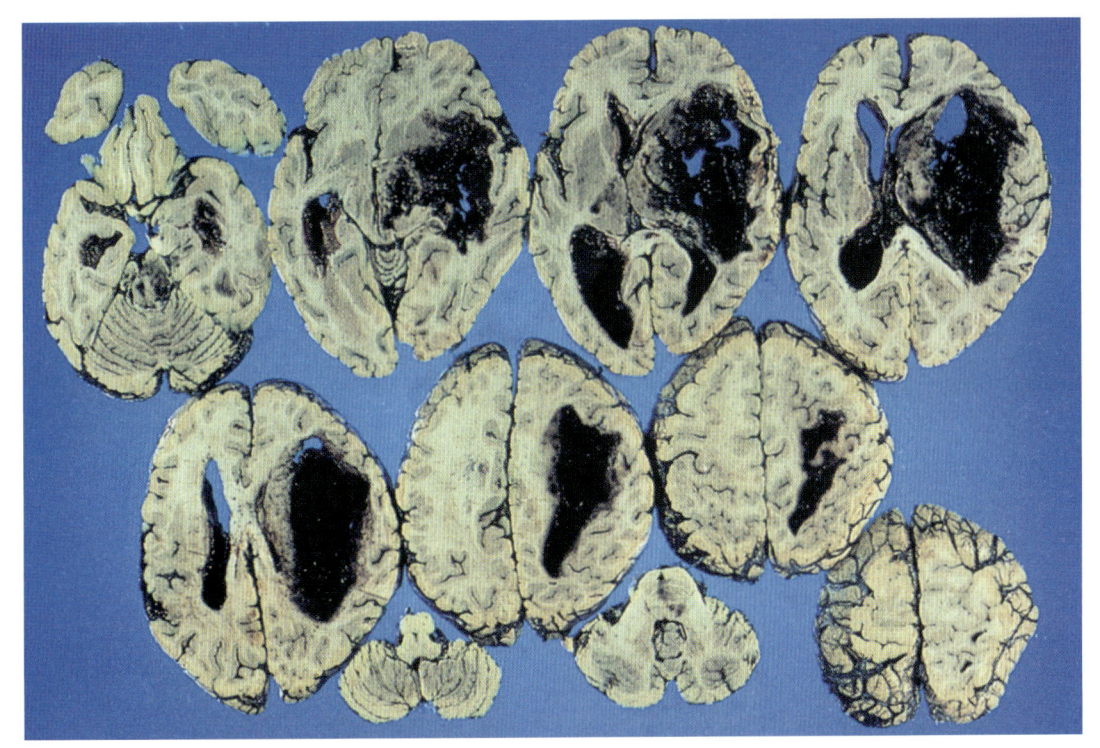

**図 6-9 被殻出血における血腫の上方伸展**
大脳の連続水平断面．外側中心枝の外側枝 lateral branches of lateral central branches の破綻による被殻出血の前障被殻型．

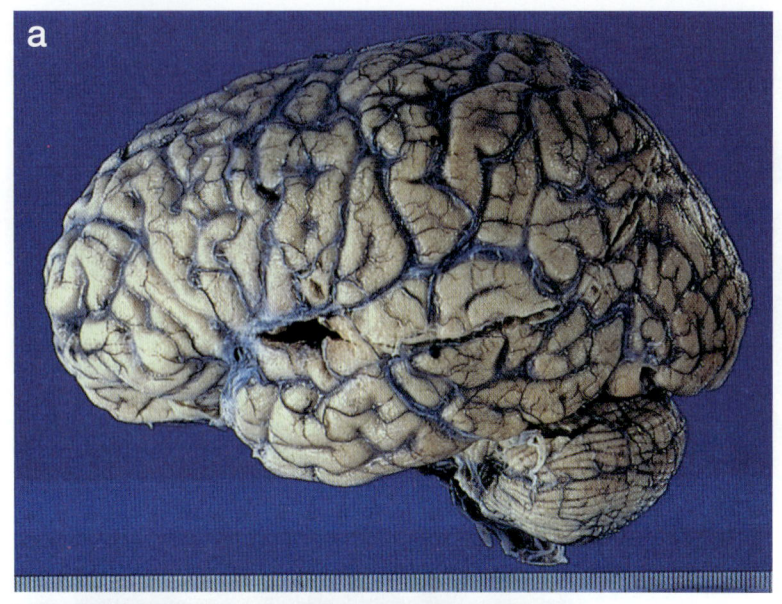

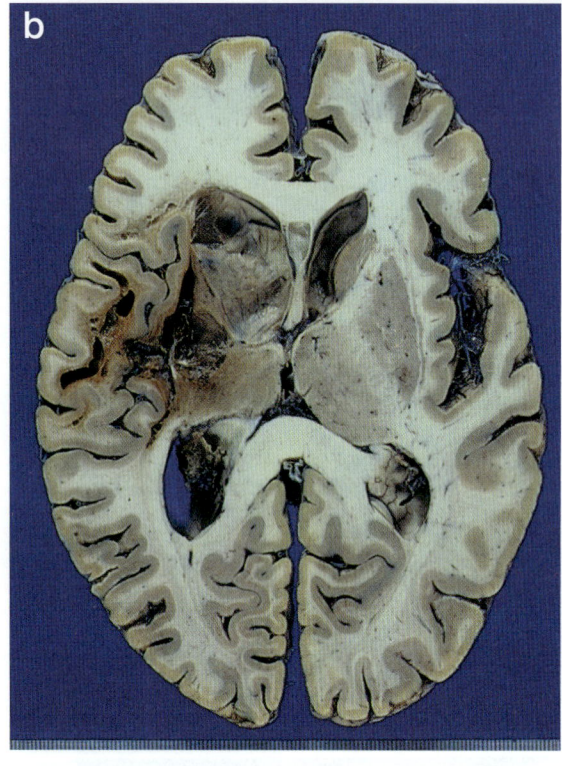

第Ⅰ部　脳血管障害の病理学　Part I　Pathology of Cerebrovascular Disorders

**図 6-10　被殻出血の血腫除去後の脳**
a：大脳の左外側面．手術痕がみられる．
b：大脳の水平断面．外側中心枝の外側枝 lateral branches of lateral central branches の破綻による被殻出血の前障被殻型．

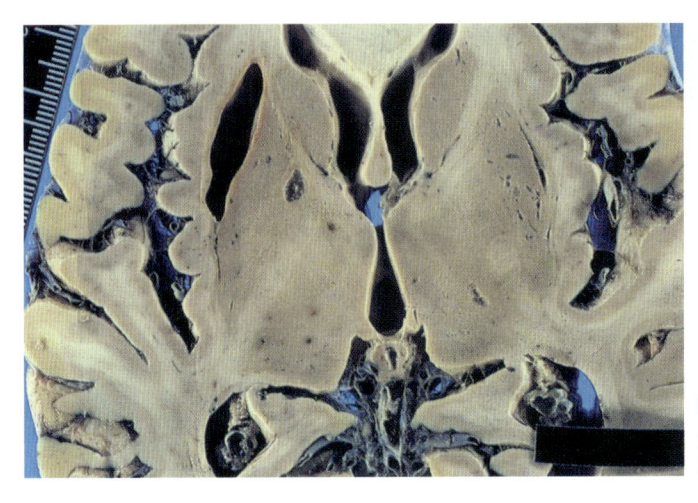

第 6 章　脳内出血　Chapter 6　Intracerebral Hemorrhage

図 6-11　被殻出血の血腫自然吸収後の脳
大脳の水平断面．外側中心枝の外側枝 lateral branches of lateral central branches の破綻による被殻出血の前障被殻型．

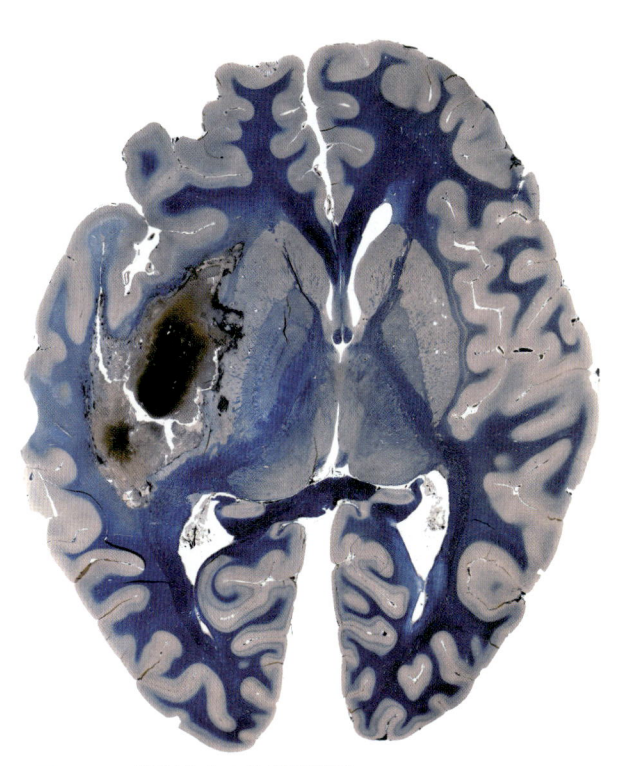

図 6-12　被殻出血の前障被殻型
Kultschitzky 髄鞘染色．大脳の水平断面切片．比較的多い前障被殻型の被殻出血．血腫の上方への伸展が放線冠を直接破壊している（未呈示）．外側中心枝の外側枝 lateral branches of lateral central branches の破綻による．

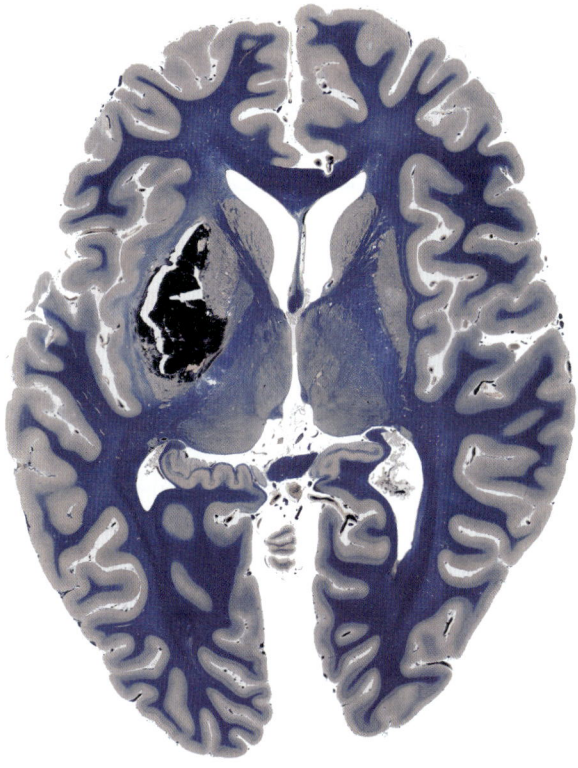

図 6-13　被殻出血の淡蒼球被殻型
Kultschitzky 髄鞘染色．大脳の水平断面切片．剖検例では稀な淡蒼球被殻型の被殻出血．血腫が内包後脚を破壊している．外側中心枝の内側枝 medial branches of lateral central branches の破綻による．

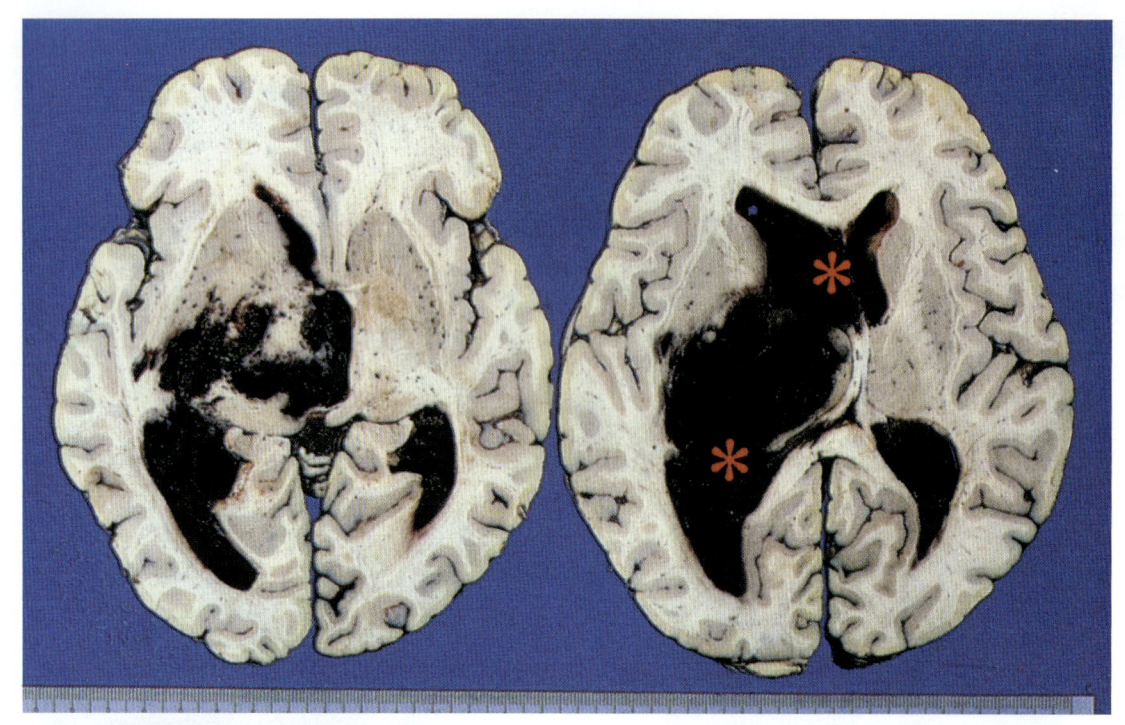

**図 6-14　脳室穿破を伴う視床出血**
大脳の水平断面．視床出血の後外側型．側脳室前角・後角 anterior and posterior horns of lateral ventricle への穿破（＊）と第 3 脳室 3rd ventricle への穿破がみられる．

# 視床出血

視床に出血するものを視床出血 thalamic hemorrhage といい，いくつかに分類できる．まず，その代表的な例を示す．

- **症例概略**：59 歳，女性．過去 10 年間に渡り，高血圧の治療を受けていた．夕食後の後片付け中に，突然右半身の知覚異常を訴えた．言語障害もあり，その後意識レベルの低下と嘔吐が始まり，救急車で搬送されてきた．入院時は半昏睡，両眼は外転位にあり，左の瞳孔散大がみられ，CT 検査で左の視床と脳室系に高吸収域を認めた．その 3 日後に呼吸停止，両側瞳孔は散大状態となって死亡した．剖検（図 6-14）では左の視床に出血巣を認め，内包後脚を破壊して，側脳室前角・側脳室後角・第 3 脳室に穿破していた．

（症例 21-4 は 355 頁，21-5 は 357 頁参照）

## 視床出血の分類

視床出血は，原発部位により後外側型・前外側型・背内側型・背外側型・広汎型に分類でき[36)〜39)]，そのほかに混合型脳内出血がある．表 6-2 に視床出血の 26 剖検例を示す[38)39)]．視床出血の責任血管は，後外側型が視床膝状体枝 thalamogeniculate branches，背内側型が内側後脈絡叢枝 medial posterior chorioidal branch，背外側型が視床枕枝 pulvinar branches と考える（第 11 章）．前外側型の責任血管は後内側中心枝 posterior medial central branches（Foix 視床穿通動脈 thalamoperforating arteries of Foix）と視床下部枝 hypothalamic branches（その多くは灰白隆起枝 tuber cinereum branches）の 2 つの可能性があり，特定できていない．

図 6-15 の水平断面大型染色切片は，視床出血の後外側型による急性期死亡例である．出血量が少量でも血腫は内包を破壊し，側脳室三角部と第 3 脳室に穿破している．

表 6-2 視床出血の血腫局在　26 例 27 病変

| 症例 | 視床内局在 | | | | | | | | | 視床外伸展 | | | | | | 分類 |
| --- | --- | --- | --- | --- | --- | --- | --- | --- | --- | --- | --- | --- | --- | --- | --- | --- |
|  | A | M | MC | L VAL | VIM | VPM | VPL | LD | PTh | 内包 | 淡蒼球 | 中脳 | 白質 | 尾状核 | 視床下部 |  |
| 01 | ○ | ● | ● | ● | ● | ● | ● | ○ | − | + |  |  |  |  |  | 広汎型 |
| 02 | ○ | ○ | ● | ● | ● | ● | ● | ○ | − | + | + |  |  |  |  | 広汎型 |
| 03 | − | ● | ● | ● | ● | ● | ● | ● | ○ |  |  | + |  |  |  | 広汎型 |
| 04 | ○ | ● | ● | ● | ● | ● | ● | ● | ● | + | + | + | + |  |  | 広汎型 |
| 05 | − | ● | ● | ● | ● | ● | ● | ● | ○ | + | + | + |  |  |  | 広汎型 |
| 06 | ○ | ● | ● | ● | ● | ● | ● | ● | ● | + | + | + | + | + | + | 広汎型 |
| 07 | ● | ● | ● | ● | ● | ● | ● | ● | ○ | + | + | + |  | + | + | 広汎型 |
| 08 | ○ | ● | ● | ○ | ● | ● | ● | ● | ○ |  |  | + |  |  |  | 広汎型 |
| 09 | ○ | ● | ● | ● | ● | ● | ● | ○ | ○ |  |  | + |  |  | + | 広汎型 |
| 10 | − | ○ | ○ | − | ○ | ● | ● | ○ | − | + |  |  |  |  |  | 後外側型 |
| 11 | − | ○ | ● | ○ | ● | ● | ● | ○ | − |  |  | + |  |  |  | 後外側型 |
| 12 | − | ○ | ● | ○ | ● | ● | ● | ○ | ○ | + | + |  |  |  |  | 後外側型 |
| 13 | − | − | ● | ● | ● | ● | ● | ○ | ○ |  |  | + |  |  |  | 後外側型 |
| 14 | − | ○ | ● | ● | ● | ● | ● | ○ | ○ | + |  |  |  |  |  | 後外側型 |
| 15 | − | − | ○ | ● | ● | ● | ● | ○ | ○ |  |  |  |  |  |  | 後外側型 |
| 16 | − | ○ | ● | ● | ● | ● | ● | ○ | ○ | + |  |  |  | + |  | 後外側型 |
| 17 | − | ○ | ● | ● | ● | ● | ● | ○ | ○ |  |  | + |  |  |  | 後外側型 |
| 18 | − | ○ | ● | ● | ● | ● | ● | ○ | ○ |  |  | + |  |  |  | 後外側型 |
| 19L | − | − | − | ● | ○ | ○ | ○ | − | − |  |  |  |  |  |  | 前外側型 |
| 19R | − | − | − | ● | ○ | ○ | ○ | − | − |  |  |  |  |  |  | 前外側型 |
| 20 | ○ | ● | − | ● | ○ | ○ | ● | − | − |  |  |  |  |  |  | 前外側型 |
| 21 | − | ● | ● | − | − | − | − | − | − |  |  |  |  |  |  | 背内側型 |
| 22 | ● | ● | − | ○ | − | − | − | − | − |  |  |  |  |  |  | 背内側型 |
| 23 | − | − | ○ | − | ○ | ○ | ○ | ● | − | + |  |  |  |  |  | 背外側型 |
| 24 | − | ○ | ○ | − | − | ○ | ○ | ● | − |  |  |  |  |  |  | 背外側型 |
| 25 | − | − | − | − | − | − | − | ● | − |  |  |  |  |  |  | 背外側型 |
| 26 | ● | ○ | − | − | − | − | − | ○ | − |  |  |  |  |  |  | (未分類) |

A　視床前核　anterior thalamic nucleus　*Nuclei anteriores thalami*
M　視床内側核　medial thalamic nucleus　*Nucleus medialis thalami*
MC　中心内側核　central medial nucleus　*Nucleus medialis centralis*（中心正中核　centromedian nucleus　*Nucleus centromedianus*）
L　視床外側核　lateral thalamic nuclei　*Nuclei laterales thalami*
VAL　前外側腹側核　anterolateral ventral nucleus　*Nucleus ventralis anterolateralis*
VIM　中間腹側核　intermediate ventral nucleus　*Nucleus ventralis intermedius*
VPM　後内側腹側核　posteromedial ventral nucleus　*Nucleus ventralis posteromedialis*
VPL　後外側腹側核　posterolateral ventral nucleus　*Nucleus ventralis posterolateralis*
LD　背側外側核　dorsal lateral nucleus　*Nucleus lateralis dorsalis*
PTh　視床枕　pulvinar thalami　*Pulvinar thalami*（後核　posterior nucleus　*Nucleus posterior*）
●　全体が占拠・破壊　totally occupied or destroyed
○　一部が占拠・破壊　partially occupied or destroyed
−　病変なし　no lesion
+　視床外伸展　extrathalamic development

　発症後 10 カ月経過した同型のものである図 6-16（右側）では，血腫は吸収されて小空洞となり，その周囲にヘモジデリンの沈着とグリアの増殖した白色部分とが認められる．さらに，血腫は中脳に伸展していたことも判明する（図 6-16 左側）．

　図 6-17 は視床出血の前外側型が両側性にみられる例である．側脳室中心部に穿破した孔が残っている．

　図 6-18 は陳旧性視床出血の背内側型で，視床内側核にヘモジデリンの沈着を伴った小さなグリア増殖病巣がみられる（①）．発症から 1 年 4 カ月後の変化である．この例でもっとも重要なことは，左視床内側核の破壊の結果，同側の内包前脚が細くなり（②），左前頭葉の萎縮（③）を認めることである．本例は前頭葉の機能低下が顕著で，社会復帰が不可能であった．なお，前頭葉の髄質にある孔はドレナージのために脳室穿刺を行ってできたもので，髄質の減少に伴って相対的に拡大したものである．

　視床出血の可能性が高い血腫伸展の特異な例を示す．図 6-19 は血腫が内包後脚を穿破して被殻に達し，

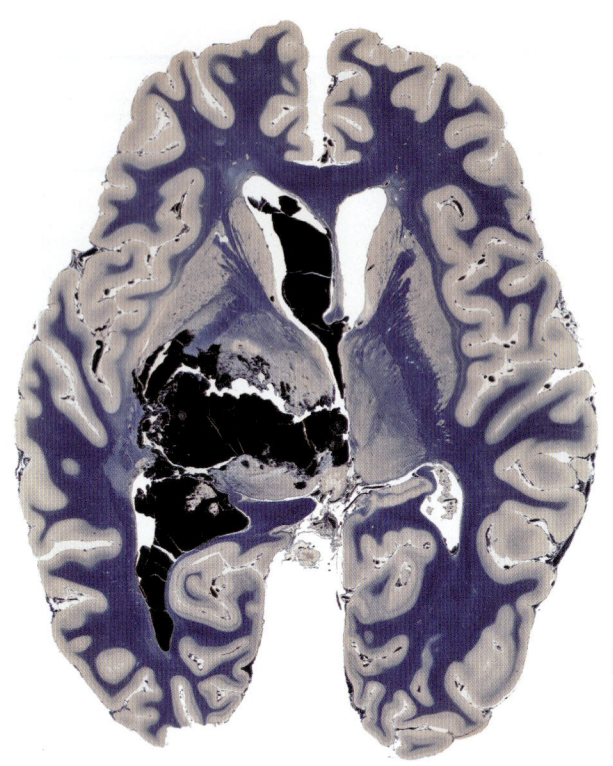

第 I 部　脳血管障害の病理学　Part I　Pathology of Cerebrovascular Disorders

**図 6-15　脳室穿破を伴う視床出血**
Kultschitzky 髄鞘染色．大脳の水平断面切片．視床出血の後外側型．側脳室後角 posterior horn of lateral ventricle と第 3 脳室 3rd ventricle への穿破がみられる．

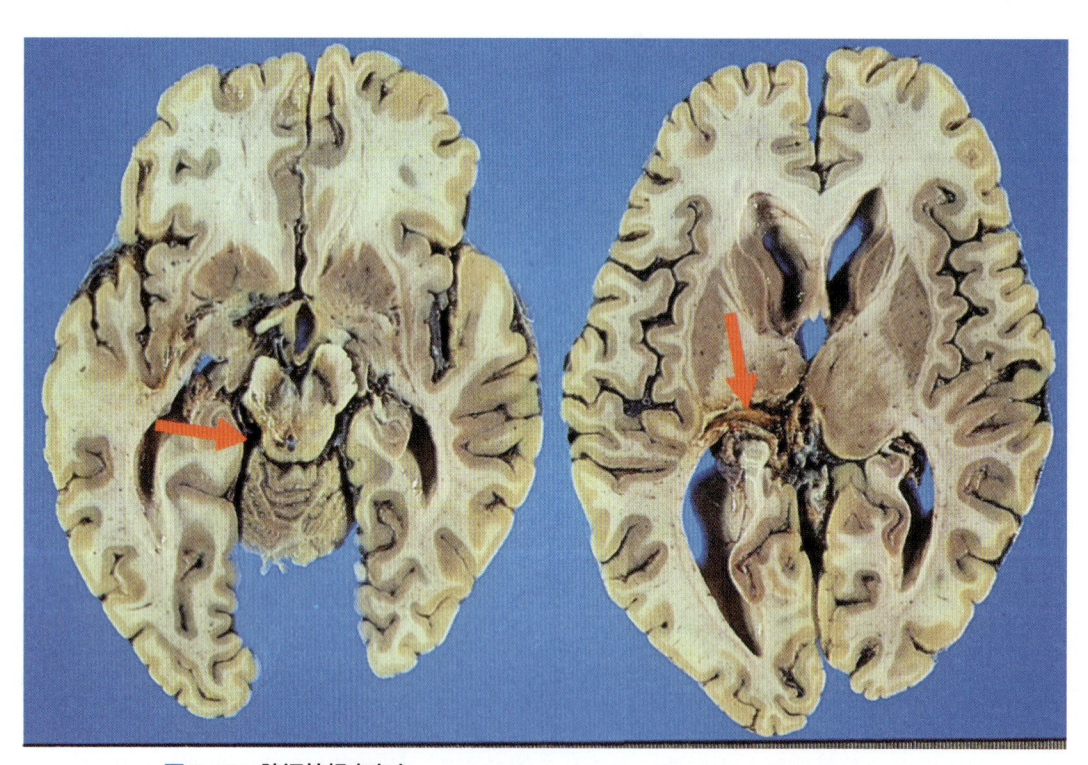

**図 6-16　陳旧性視床出血**
大脳の水平断面．陳旧性視床出血の後外側型（↑）および中脳への血腫の伸展（↑）．

---

＊ 典拠不詳．脳内出血の旧式分類では，テント上脳内出血は外側型 lateral type（被殻出血）・内側型 mesial type/medial type（視床出血）・混合型 combined type/mixed type（被殻出血か視床出血かが判然としないほど広汎な血腫）の 3 つの型からなる．ちなみに，現行分類では混合型脳内出血に該当する範疇はない[50)〜52)]．

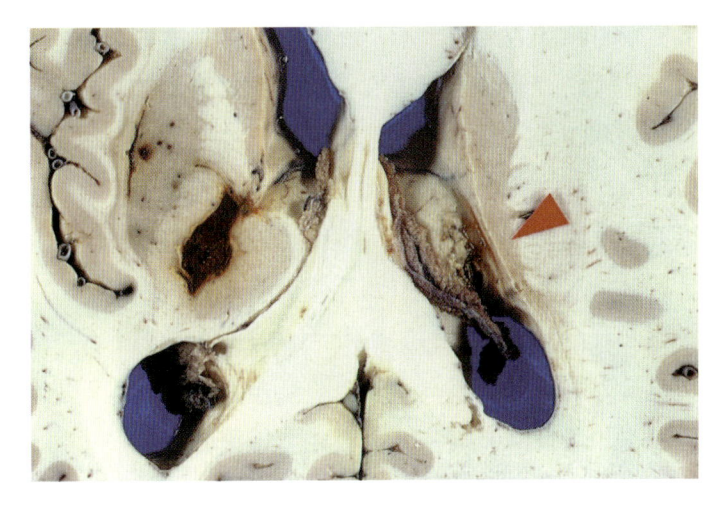

**図 6-17　両側の視床出血**
大脳の水平断面．視床出血の前外側型．一側は側脳室 lateral ventricle への穿破（▲）がみられる．

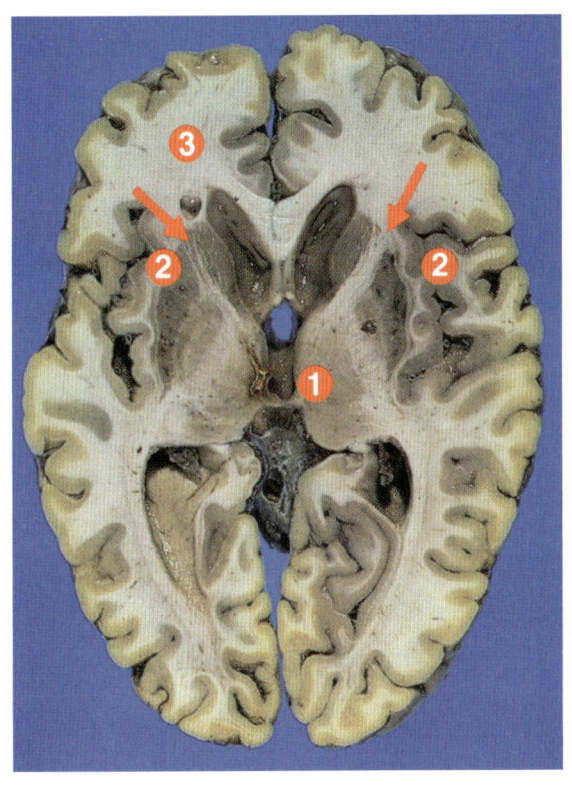

**図 6-18　陳旧性視床出血**
大脳の水平断面．陳旧性視床出血の背内側型．病巣側の左内包前脚が細くなり（↑），同側の前頭葉が萎縮している．
① 視床内側核　medial thalamic nucleus　*Nucleus medialis thalami*
② 内包前脚　anterior limb of internal capsule　*Crus anterius capsulae internae*
③ 前頭葉　frontal lobe　*Lobus frontalis*

また下方は中脳までそれぞれ伸展していた例である．
　図 6-20 は視床出血か被殻出血かでしばしば議論になる例で，旧式分類*の混合型脳内出血 combined-type intracerebral hemorrhage/mixed-type intracerebral hemorrhage に該当する．視床は血腫によりほぼ完全に破壊されて認められない．

## 皮質下出血

　大脳外套の髄質部分に出血するものを皮質下出血 subcortical hemorrhage と総称する．脳内微小動脈瘤の破裂[22)23)]のほか，血管奇形・血液疾患・脳腫瘍・脳アミロイドアンギオパチー（第 8 章）・原因不明のものなどによる出血が皮質下出血という範疇に含まれる．

（症例 21-6 は 358 頁参照）

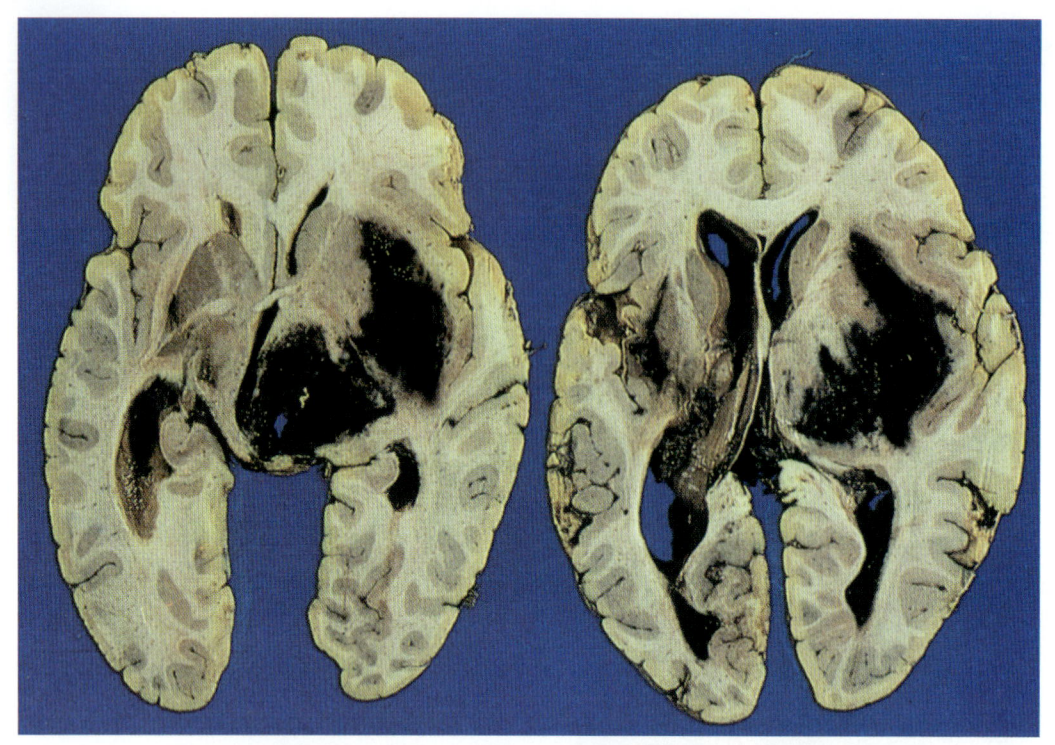

**図 6-19　視床出血の可能性が高い例における血腫の被殻・中脳への伸展**
大脳の水平断面．視床出血としては特異な血腫伸展を示す．

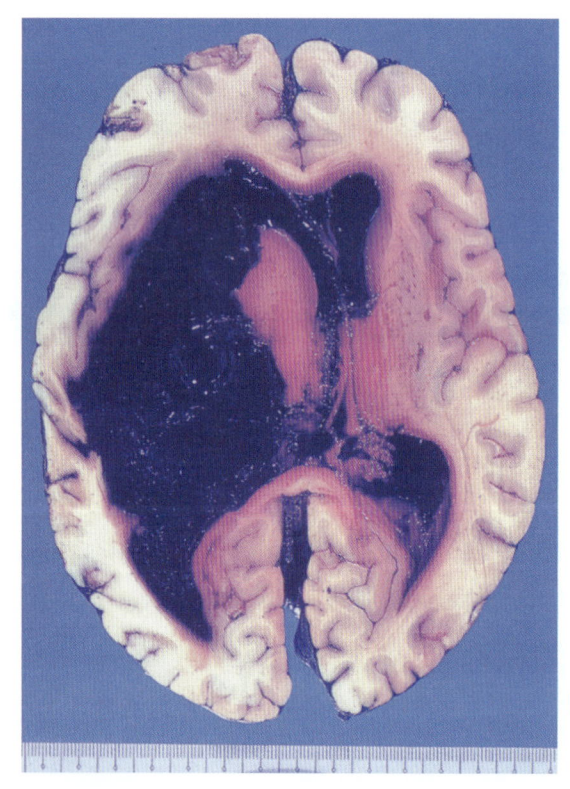

**図 6-20　混合型脳内出血**
大脳の水平断面．被殻出血か視床出血かが判然としないほど広汎なテント上脳内出血を旧式分類では混合型と称した．

## 皮質下出血の発症部位

　皮質下出血の 17 剖検例で出血巣の局在を詳しく調べたところ[40]，どの部位にも発生するといえるが，頭頂葉にやや多い傾向にあることが判明した（図 6-21）．なお，大脳髄質の 100 mm² 当たりの動脈数は頭

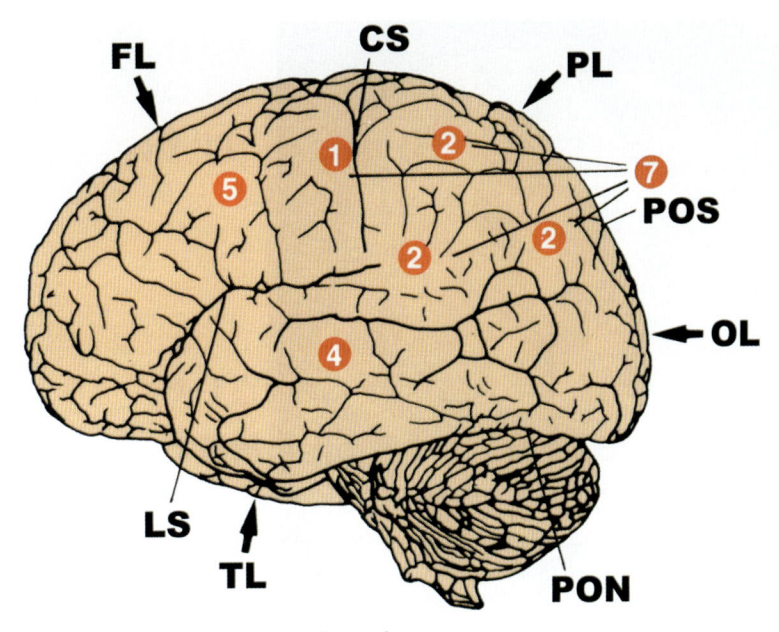

図 6-21　皮質下出血の出血巣の局在

皮質下出血の剖検例 17 例の検討．前頭葉 5 例，側頭葉 4 例，頭頂葉 2 例，後頭葉 1 例．頭頂葉の周辺部のうち前頭葉との移行部 1 例，側頭葉との移行部 2 例，後頭葉との移行部 2 例．

CS 　中心溝　central sulcus　*Sulcus centralis*
FL 　前頭葉　frontal lobe　*Lobus frontalis*
LS 　外側溝　lateral sulcus　*Sulcus lateralis*
　　（Sylvius 裂　Sylvian fissure　*Fissura Sylvii*）
OL 　後頭葉　occipital lobe　*Lobus occipitalis*
PL 　頭頂葉　parietal lobe　*Lobus parietalis*
PON 　後頭前切痕　preoccipital notch　*Incisura preoccipitalis*
POS 　頭頂後頭溝　parietooccipital sulcus　*Sulcus parietooccipitalis*
TL 　側頭葉　temporal lobe　*Lobus temporalis*

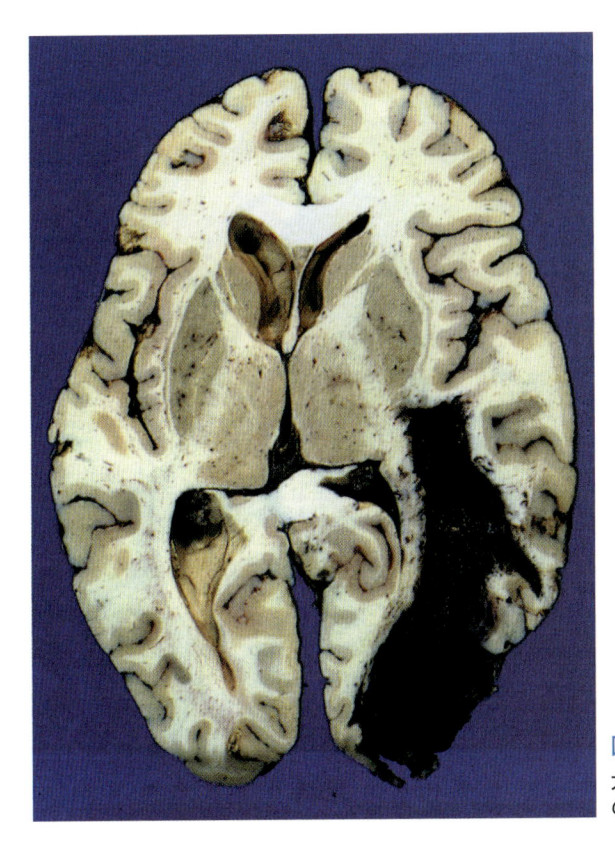

図 6-22　皮質下出血

大脳の水平断面．後頭葉から頭頂葉にかけての皮質下出血．

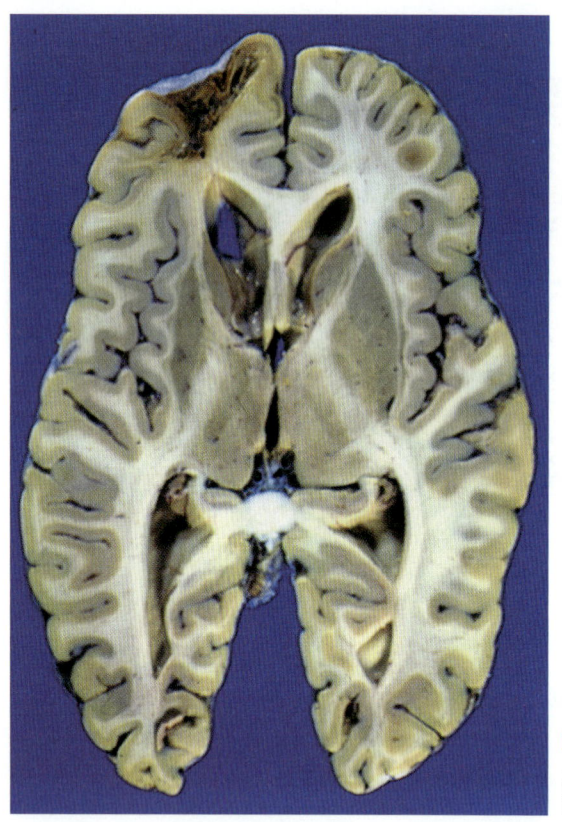

第I部　脳血管障害の病理学　Part I　Pathology of Cerebrovascular Disorders

図 6-23　陳旧性皮質下出血
大脳の水平断面．前頭葉の陳旧性皮質下出血．

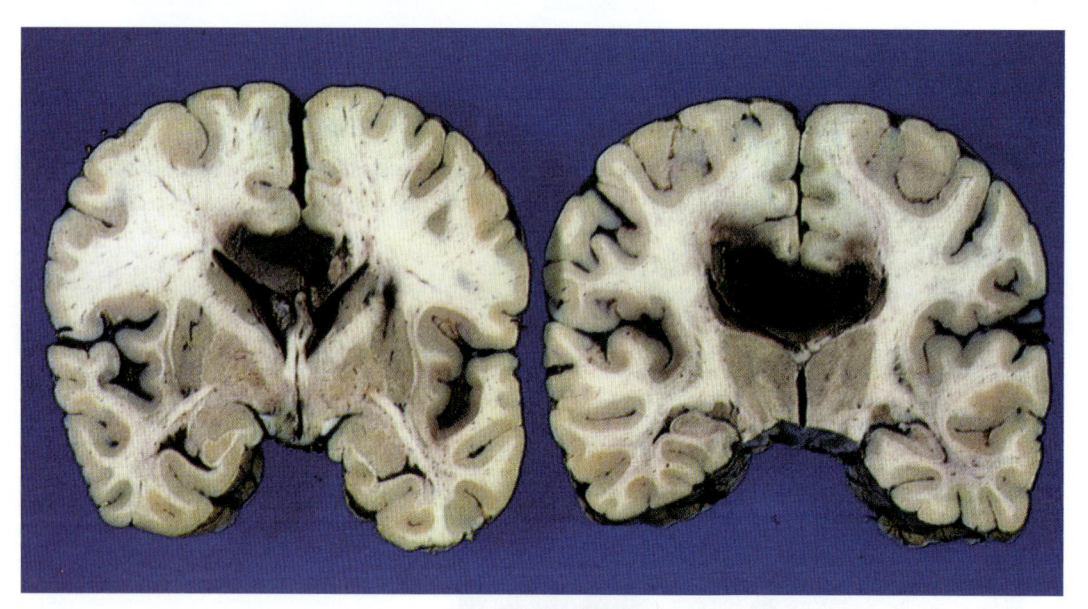

図 6-24　脳梁出血
大脳の前額断面．

頂葉で最も多く，次いで後頭葉・前頭葉・側頭葉の順であるというデータがあり，皮質下出血と関連すると推測できる（第 10 章）．

　図 6-22 は後頭葉から頭頂葉にかけての皮質下に血腫を認めた例である．血腫の一部は脳表に穿破し，海馬傍回・海馬鈎ヘルニア，中脳の変形，動眼神経の扁平化，Kernohan 切痕 Kernohan's notch など下方へのテント切痕ヘルニアの所見がみられた．

　図 6-23 は前頭葉の皮質下出血の発症 2 年後の脳である．血腫は吸収されて空洞を形成し，その周囲にはわずかなヘモジデリンの沈着を認める．

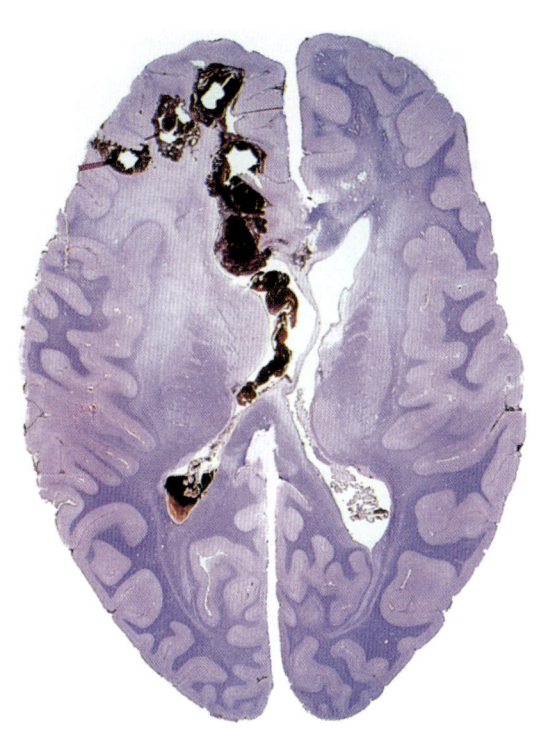

**図 6-25 脳腫瘍による皮質下出血**
Hematoxylin-Eosin 染色．大脳の水平断面切片．広汎に浸潤した膠腫 glioma による皮質下出血．腫瘍組織の病理組織診断は，一部が現在でいう退形成性星状膠細胞腫 anaplastic astrocytoma（grade Ⅲ）であった．

## 脳梁出血

脳梁に出血することが稀にある．脳梁出血 callosal hemorrhage はどこに分類されるのかが明確でないが，皮質下出血と関連が深いものといえる．図 6-24 は脳梁出血の例である．前額断面のスライスなので，両側大脳半球への血腫の拡がりがよくわかる．

## 脳腫瘍による皮質下出血

皮質下出血は脳腫瘍に起因する場合もあり得る．図 6-25 は膠腫 glioma（病理組織診断は，一部が現在でいう退形成性星状膠細胞腫 anaplastic astrocytoma）の珍しい例で皮質下出血がみられ，脳本来の構造が不明瞭となっている．そのほか，白血病の脳内浸潤病巣からの皮質下出血などの症例がある．

# 原発性橋出血

原発性橋出血 primary pontine hemorrhage は被蓋橋底型 tegmentobasilar type と被蓋型 tegmental type の2つの型に分けられる．原発性橋出血の責任血管は，被蓋橋底型が正中橋枝 median pontine branches（上橋底枝 superior pontine basilar branches あるいは中橋枝 middle pontine branches），被蓋型が外側橋枝 lateral pontine branches である（第 12 章）．被蓋型より被蓋橋底型の方が頻度は高く，かつ重症である[41)42)]．

- **症例概略**：41 歳，女性．発症後 3 時間で死亡した．剖検では橋出血の血腫は橋底部から橋被蓋に渡って左右両側性に伸展し，第 4 脳室に穿破し，上方は中脳にまで達している．下方は延髄へは血腫が伸展していない．予後不良な被蓋橋底型の典型例である．染色切片（図 6-26）では，橋の内部に血腫が入り込んでいる様子がよくわかる．

橋出血の被蓋型は通常であれば生命予後がよいが，図 6-27 のように血腫が上方に進んで，中脳にまで達するものは予後不良である[43)]．染色切片（図 6-28）では片側の橋被蓋のみが破壊され，第 4 脳室へと穿破している様子がよくわかる．

ちなみに，原発性橋出血をきたした患者ではオリーブ核拡大や同側の味覚障害など興味深い現象が知ら

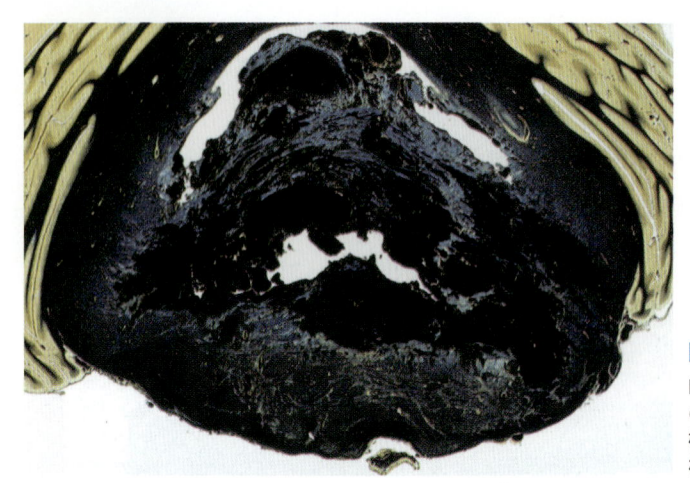

**図 6-26　原発性橋出血**
Kultschitzky 髄鞘染色．橋の横断面切片．原発性橋出血の被蓋橋底型．正中橋枝 median pontine branches（上橋底枝 superior pontine basilar branches あるいは中橋枝 middle pontine branches）の破綻による．

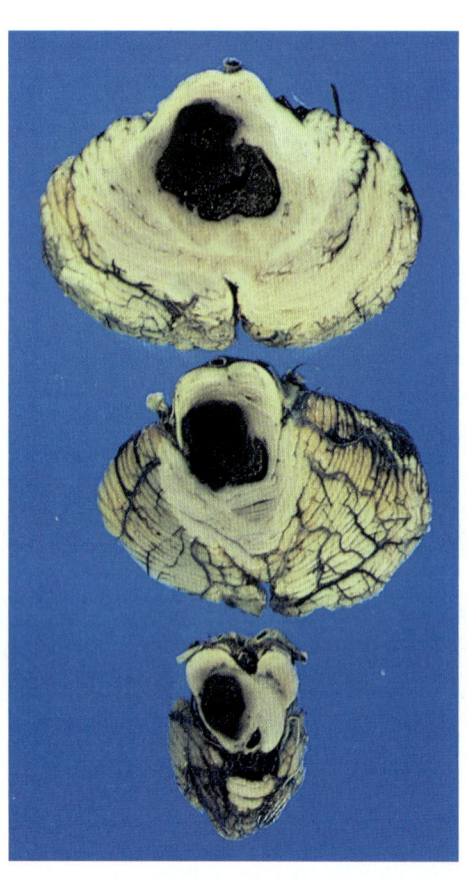

**図 6-27　原発性橋出血**
脳幹・小脳の横断面．原発性橋出血の被蓋型のうち中脳への血腫伸展を伴う稀な例．外側橋枝 lateral pontine branches の破綻による．

れている[44)〜46)]．　　　　　　　　　　　　　　　　　（症例 21-7 は 360 頁，21-8 は 362 頁参照）

## ■ 橋出血の血腫伸展 ■

図 6-29 は剖検 18 例で橋出血の血腫の伸展を調べた研究である[42)]．橋底部被蓋伸展・第 4 脳室穿破・中脳伸展などが多いといえる．

## 小脳出血

　小脳出血 cerebellar hemorrhage の責任血管は，上小脳動脈 superior cerebellar artery あるいはその分枝であることが多い（第 13 章）．

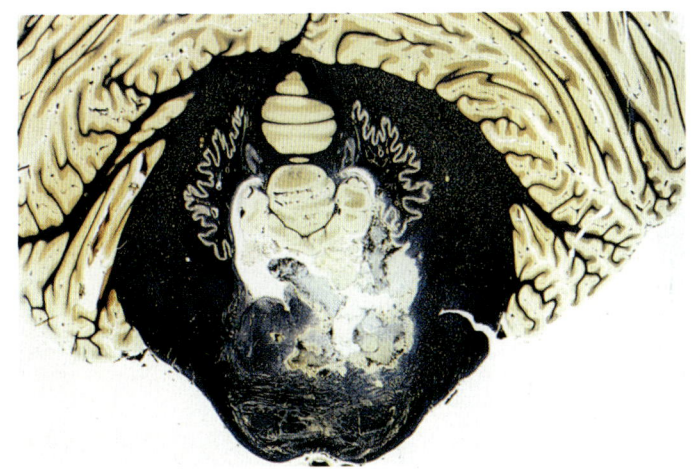

**図 6-28　原発性橋出血**
Kultschitzky 髄鞘染色．橋・小脳の横断面切片．原発性橋出血の被蓋型．外側橋枝 lateral pontine branches の破綻による．

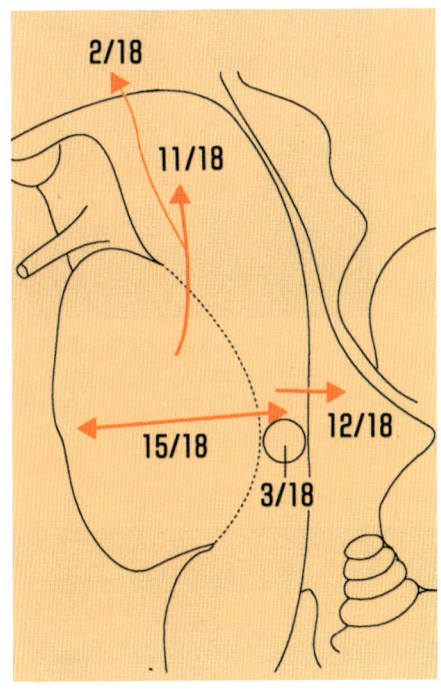

**図 6-29　原発性橋出血における血腫の伸展**
原発性橋出血の剖検 18 例の検討．
視床伸展　thalamic development　2/18
中脳伸展　mesencephalic development　11/18
被蓋橋底部伸展　tegmentobasilar development　15/18
被蓋限局　tegmental localization　3/18
第 4 脳室穿破　rapture into the 4th ventricle　12/18

● **症例概略**：56 歳，男性．急激な発症で深昏睡となり，18 日間で死亡した．小脳虫部から小脳半球の一部にかけて血腫がみられた（図 6-30）．

　小脳出血は第 4 脳室を圧迫したり，あるいは第 4 脳室に穿破したりすることが多い．その結果，髄液循環をブロックして上位の脳室に急性水頭症を起こす場合が多い．なお，第 20 章の例のように，小脳梗塞にもかかわらず小脳出血と誤診され得る例もある．　　　　　　　　　　　　（症例 20-7 は 346 頁参照）

## 脳室内出血

　脳室内出血 intraventricular hemorrhage には原発性[47]と二次性がある．二次性の多くは，脳内出血の脳室穿破によって起きる．脳室穿破をきたしやすい脳内出血に視床出血や尾状核出血がある（第 3 章）．原発性橋出血の被蓋橋底型も脳室穿破をきたしやすいといえる[41,42]．さらに，第 3 章で触れておいたが，クモ膜下出血の一部では脳室内血腫があることも記憶にとどめてほしい[48,49]．脳室内出血のうち二次性についてはすでに典型的な症例をいくつか示したので，ここでは比較的珍しいものを呈示する．

　図 6-31 は原発性脳室内出血例で，第 3 脳室脈絡叢の小動脈（内側後脈絡叢枝 medial posterior chorioidal

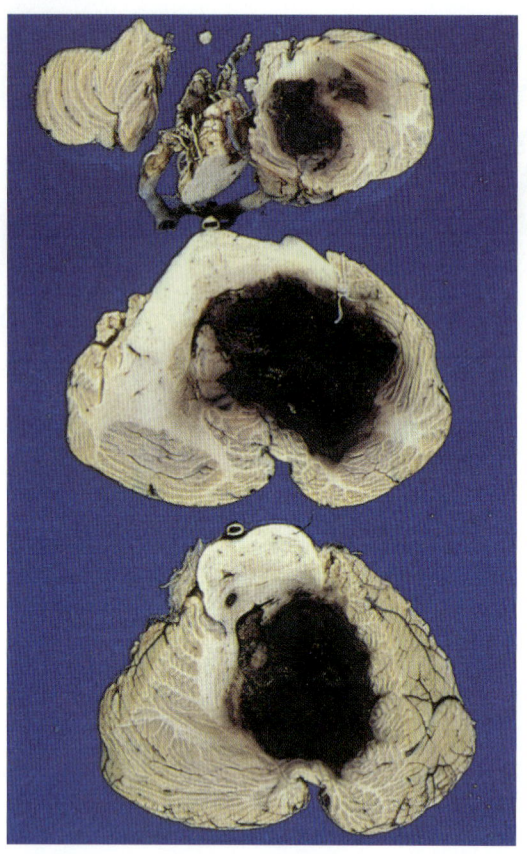

第 I 部　脳血管障害の病理学　Part I　Pathology of Cerebrovascular Disorders

図 6-30　小脳出血
小脳の連続横断面．

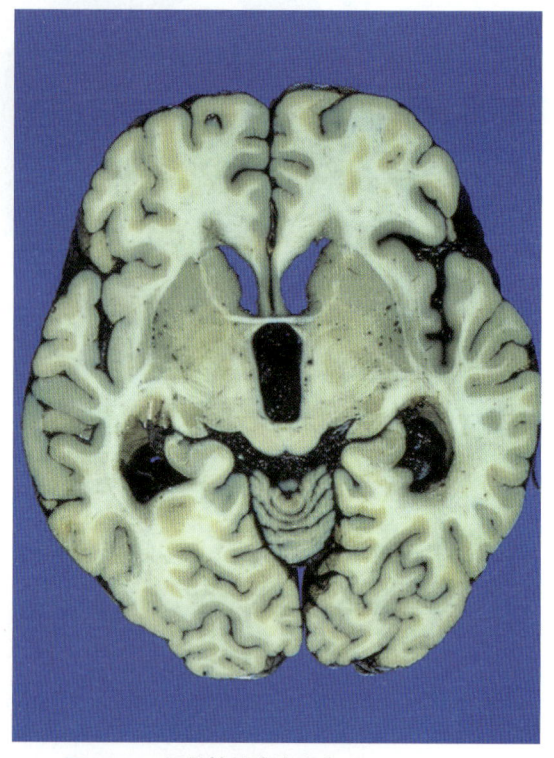

図 6-31　原発性脳室内出血
大脳の水平断面．珍しい第 3 脳室 3rd ventricle への原発性脳室内出血（クモ膜下出血を伴う）．

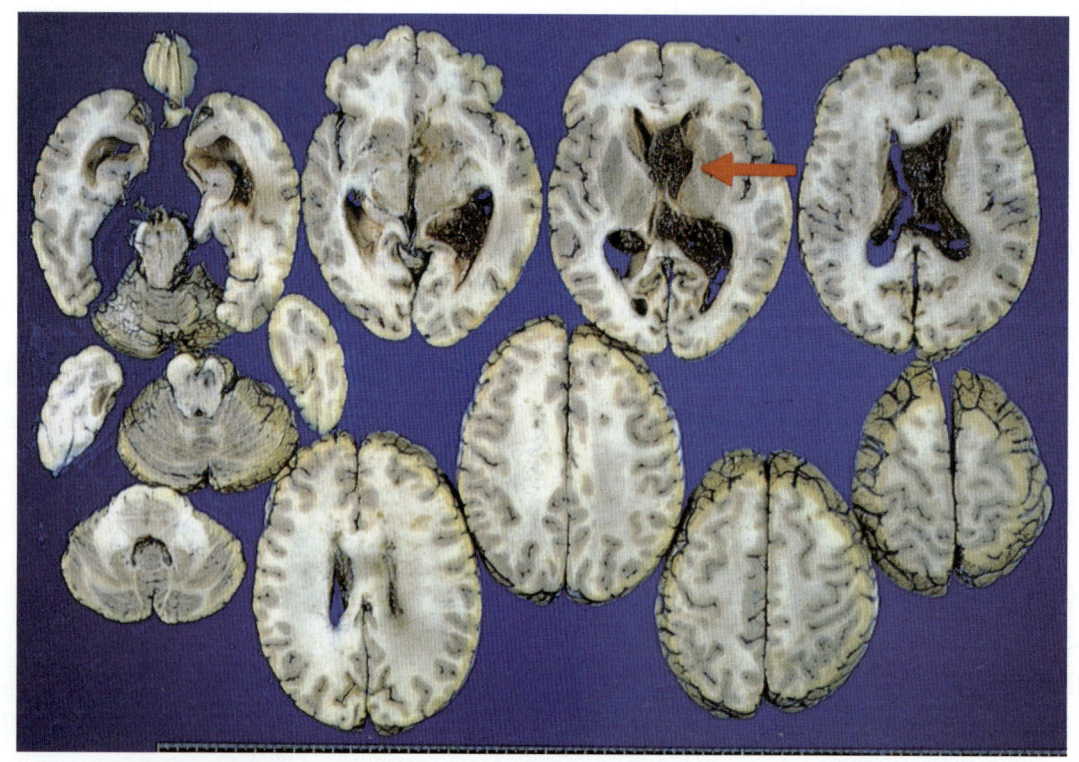

図 6-32　視床出血の脳室穿破
大脳の連続水平断面．視床内側核からの出血が側脳室 lateral ventricle へ穿破したもの（↑）．

branch の分枝）から出血し，大脳横裂・大大脳静脈槽などへのクモ膜下出血をも伴ったものである．第3脳室が血腫の貯留のために側脳室と比べて顕著に拡大している．

　そのほか出血部位不明の脳室内出血例も存在し，稀ではあるが皮質下出血が脳室へ破れることもある．図 6-32 のような視床内側核の出血で側脳室へ穿破した例は，画像診断で出血部位を正確に把握することが意外に困難である．頭部外傷例では脳挫傷に伴い，急性硬膜下血腫が脳室へ穿破して外傷性脳室内出血となることがある．

(症例 21-9 は 363 頁参照)

### 引用文献

1) 小林祥泰（編）：脳卒中データバンク 2005．中山書店，東京，2005．
2) 小林祥泰（編），大櫛陽一（解析）：脳卒中データバンク 2009．中山書店，東京，2009．
3) Goto J, Goto N, Tsuchiya K, Akiyama H, Shioda S：Unruptured intracerebral microaneurysms related with primary pontine hemorrhage. Neuropathology 31：355, 2011.
4) Charcot JM, Bouchard C：Nouvelles recherches sur la pathogénie de l'hémorrhagie cérébrale. Arch Physiol Norm Pathol (Paris) 1：110-127, 643-665, 725-734, 1868.
5) Löwenfeld L, 1886［文献 6, 13］．
6) Ellis AG：The pathogenesis of spontaneous cerebral hemorrhage. Proc Pathol Soc Phila 12：197-233, 1909. (Anonymous：Proceedings/Pathological Society of Philadelphia［1909］. General Books, 2009 復刻, pp 139-165)
7) Pick L：Ueber die sogenannten miliaren Aneurysmen der Hirngefässe. Berl Klin Wochenschr 47：325-329, 1910.
8) Nordmann M：Referat über die Spontanblutungen im menschlichen Gehirn. Verh Dtsch Pathol Ges 29：11-54, 1937.
9) Beitzke H：Die Rolle der kleinen Aneurysmen bei den Massenblutungen des Gehirns. Verh Dtsch Pathol Ges 29：74-80, 1937.
10) Green FHK：Miliary aneurysms in the brain. J Pathol Bacteriol 33：71-77, 1930.
11) Matsuoka S：Studien über Hirnblutung und -erweichung. (III. Mitteilung.) Über kleine Aneurysmen in den Gehirnen ohne Blutung bezw. Blutungsfreien Hirnpartien. 日本病理学会会誌 29：449-455, 1939.
12) 村田　仁：脳軟化の病理．脳軟化例の脳動脈病変とその成り立ちについて．北関東医学 16：276-305, 1966.
13) Ross Russell RW：Observations on intracerebral aneurysms. Brain 86：425-442, 1963.
14) Cole FM, Yates PO：The occurrence and significance of intracerebral micro-aneurysms. J Pathol Bacteriol 93：393-411, 1967.
15) 大根田玄寿：脳出血の病理――血管病変を中心として．日本病理学会会誌 59：27-56, 1970.
16) 吉田洋二，大根田玄寿，関口威身，山本和郎，新開紘子：脳出血の病理．最新医学 25：1221-1226, 1970.
17) Ooneda G：Pathology of stroke. Jpn Circ J 50：1224-1234, 1986.
18) Anderson RM：Spontaneous intracerebral haemorrhage：a clinico-pathological report. Med J Aust 43：1043-1045, 1956.
19) Mutlu N, Berry RG, Alpers BJ：Massive cerebral hemorrhage. Clinical and pathological correlations. Arch Neurol 8：644-661, 1963.
20) Freytag E：Fatal hypertensive intracerebral haematomas：a survey of the pathological anatomy of 393 cases. J Neurol Neurosurg Psychiatry 31：616-620, 1968.
21) Fisher CM：Cerebral miliary aneurysms in hypertension. Am J Pathol 66：313-330, 1972.
22) Wakai S, Nagai M：Histological verification of microaneurysms as a cause of cerebral haemorrhage in surgical specimens. J Neurol Neurosurg Psychiatry 52：595-599, 1989.
23) Wakai S, Kumakura N, Nagai M：Lobar intracerebral hemorrhage. A clinical, radiographic, and pathological study of 29 consecutive operated cases with negative angiography. J Neurosurg 76：231-238, 1992.
24) Takebayashi S, Kaneko M：Electron microscopic studies of ruptured arteries in hypertensive intracerebral hemorrhage. Stroke 14：28-36, 1983.
25) Challa VR, Moody DM, Bell MA：The Charcôt-Bouchard aneurysm controversy：impact of a new histologic technique. J Neuropathol Exp Neurol 51：264-271, 1992.
26) Fazekas F, Kleinert R, Roob G, Kleinert G, Kapeller P, Schmidt R, Hartung H-P：Histopathologic analysis of foci of signal loss on gradient-echo T2*-weighted MR images in patients with spontaneous intracerebral hemorrhage：evidence of microangiopathy-related microbleeds. AJNR Am J Neuroradiol 20：637-642, 1999.
27) Tanaka A, Ueno Y, Nakayama Y, Takano K, Takebayashi S：Small chronic hemorrhages and ischemic lesions in association with spontaneous intracerebral hematomas. Stroke 30：1637-1642, 1999.
28) Mizutani T, Kojima H, Miki Y：Arterial dissections of penetrating cerebral arteries causing hypertension-induced cerebral hemorrhage. J Neurosurg 93：859-862, 2000.
29) Smith EE, Eichler F：Cerebral amyloid angiopathy and lobar intracerebral hemorrhage. Arch Neurol 63：148-151, 2006.
30) Fisher CM：Hypertensive cerebral hemorrhage. Demonstration of the source of bleeding. J Neuropathol Exp Neurol 62：104-107, 2003.

31) Kojima H, Eguchi H, Mizutani T, Tanaka K, Kikuchi Y, Fukudome N：Three-dimensional analysis of pathological characteristics of a microaneurysm. Clin Neuropathol 26：74-79, 2007.
32) Tatsumi S, Shinohara M, Yamamoto T：Direct comparison of histology of microbleeds with postmortem MR images. A case report. Cerebrovasc Dis 26：142-146, 2008.
33) Ariesen MJ, Claus SP, Rinkel GJE, Algra A：Risk factors for intracerebral hemorrhage in the general population. A systematic review. Stroke 34：2060-2066, 2003.
34) Goto J, Goto N, Akiyama H, Shioda S：The reason why putaminal hemorrhage is located at the lateral part of the putamen. Neuropathology 32：363, 2012.
35) Chung C-S, Caplan LR, Yamamoto Y, Chang HM, Lee S-J, Song H-J, Lee H-S, Shin H-K, Yoo K-M：Striatocapsular haemorrhage. Brain 123：1850-1862, 2000.
36) Goto N, Kaneko M, Muraki M, Iwamoto K, Yamamoto T：Thalamic hemorrhage—a clinicoanatomic study. Neurol Med Chir (Tokyo) 22：24-36, 1982.
37) Kawahara N, Sato K, Muraki M, Tanaka K, Kaneko M, Uemura K：CT classification of small thalamic hemorrhages and their clinical implications. Neurology 36：165-172, 1986.
38) 後藤　昇：視床出血——病巣と神経学．高血圧性脳出血の治療 3：19-27, 1988.
39) Goto J, Goto N, Akiyama H, Shioda S：Thalamic hemorrhage：its anatomical classification related to the arterial supply of the thalamus. Neuropathology 33：345, 2013.
40) 後藤　昇：血管構築からみた皮質下血管性病変発生の素地．高血圧性脳出血の治療 6：39-49, 1991.
41) 後藤　昇，金子満雄，保坂泰昭，古賀博明：原発性橋出血の血腫量と血腫の進展について——15 剖検例の検討．脳卒中 1：336-342, 1979.
42) Goto N, Kaneko M, Hosaka Y, Koga H：Primary pontine hemorrhage：Clinicopathological correlations. Stroke 11：84-90, 1980.
43) 後藤　昇，金子満雄，田中敬生，石川　弘：被蓋限局型原発性橋出血の中脳伸展——臨床、CT、解剖の相関．CT 研究 5：315-319, 1983.
44) Goto N, Kaneko M：Olivary enlargement：Chronological and morphometric analyses. Acta Neuropathol 54：275-282, 1981.
45) Goto N, Yamamoto T, Kaneko M, Tomita H：Primary pontine hemorrhage and gustatory disturbance：Clinicoanatomic study. Stroke 14：507-511, 1983.
46) 後藤　昇，柳下　章，大浜栄作，宮田　元：臨床のための神経形態学入門．三輪書店，東京，2008.
47) Sanders E：A study of primary, immediate, or direct hemorrhage into the ventricles of the brain. Am J Med Sci 82：85-128, 1881.
48) Adams HP Jr, Kassell NF, Torner JC, Sahs AL：CT and clinical correlations in recent aneurysmal subarachnoid hemorrhage：A preliminary report of the Cooperative Aneurysm Study. Neurology 33：981-988, 1983.
49) 後藤　昇，金子満雄，田中敬生，酒匂裕子：脳室出血を伴なう破裂脳動脈瘤：33 剖検例の検討から．脳卒中 7：123-128, 1985.
50) Fisher CM, Picard EH, Polak A, Dalal P, Ojemann RG：Acute hypertensive cerebellar hemorrhage：Diagnosis and surgical treatment. J Nerv Ment Dis 140：38-57, 1965.
51) Fisher CM：Some neuro-ophthalmological observations. J Neurol Neurosurg Psychiatry 30：383-392, 1967.
52) Fisher CM：Clinical syndromes in cerebral thrombosis, hypertensive hemorrhage, and ruptured saccular aneurysm. Clin Neurosurg 22：117-147, 1975.

### 図の出典
a) 文献 13（図 6-3 の原図）
b) 文献 15〜17（図 6-4 の原図）

# 第7章
# クモ膜下出血

Chapter 7
Subarachnoid Hemorrhage

## クモ膜下出血と動脈瘤

　クモ膜下出血は厳密には症候名であり，原因はさまざまな疾患によるが，その主な原因として頭蓋内動脈瘤 intracranial aneurysm の破裂が知られている[1)2)]．クモ膜下出血と頭蓋内動脈瘤の関連性については，研究の膨大な蓄積がある[3)]．すでに 18 世紀に Padova の Morgagni[4)]が頭蓋内動脈瘤を記載し，Milano の Biumi[5)]がクモ膜下出血の剖検例で破裂した頭蓋内動脈瘤を観察している．したがって，古くから動脈瘤性クモ膜下出血 aneurysmal subarachnoid hemorrhage という概念は普遍的となっている．
　そして，頭蓋内動脈瘤には好発部位がある（第 3 章）．
　ちなみに，高血圧はクモ膜下出血の危険因子の 1 つである[6)]．これは，高血圧が脳内出血の危険因子の 1 つであることと類似している（第 6 章）．

## クモ膜下出血の重症度

　クモ膜下出血の重症度を表わす分類には，Hunt-Kosnik 臨床分類[7)]，WFNS クモ膜下出血スケール[8)9)]，Fisher CT 分類[10)]などがある．しかしながら，病理剖検例では臨床症候あるいは意識障害（Glasgow coma scale[11)]）との対応は困難な場合も少なくない．したがって，Hunt-Kosnik 臨床分類と WFNS クモ膜下出血スケールは避けておき，ここでは Fisher CT 分類に対応した病理所見を述べる．
　Fisher CT 分類ではクモ膜下出血を 4 群に分ける（表 7-1）．グループ 1 はクモ膜下出血がないもの，グループ 2 はクモ膜下腔全体に出血が薄く拡がるのみで凝血塊のないもの，グループ 3 はクモ膜下出血が全般的に厚くみられる，ないし凝血塊のあるもの，グループ 4 は脳内や脳室内に血腫のあるものである．
　図 7-1 は剖検脳で偶然に発見され，内頚動脈 internal carotid artery と前脈絡叢動脈 anterior chorioidal artery との分岐部に未破裂の動脈瘤がある．これはグループ 1 に相当するが，CT 上でクモ膜下出血がないということは必ずしも動脈瘤が未破裂ということではない．
　図 7-2 は少量のクモ膜下出血の未固定の剖検例である．脳全体をクモ膜下出血が薄く被っている．視交叉付近にわずかな凝血塊があるが，ほぼグループ 2 に相当する．また，同じグループ 2 に属するフォルマリン固定した脳が図 7-3 である．脳表は血液でかすかに淡褐色に染まっており，固定後に両方の側頭葉前端を切り落としてあるので，内部の灰白質と色調を比較できる．そして，破裂した動脈瘤が外側溝（Sylvius 裂）内に認められる．

**表 7-1　Fisher CT 分類** [Fisher ら, 1980]

| | |
|---|---|
| グループ 1 | クモ膜下出血がないもの |
| グループ 2 | クモ膜下腔全体に出血が薄く拡がるのみのもの |
| グループ 3 | クモ膜下出血が全般的に厚くみられる，ないし凝血塊のあるもの |
| グループ 4 | 脳内や脳室内に血腫のあるもの |

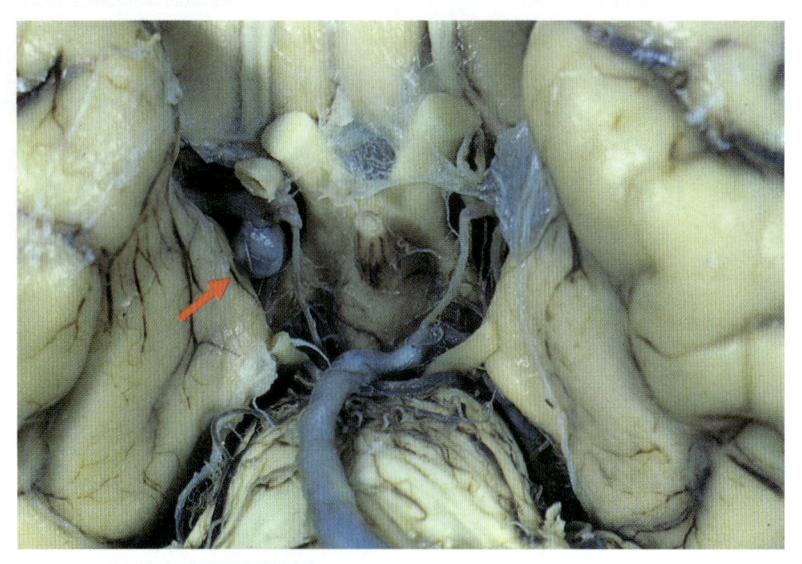

図 7-1 未破裂の頭蓋内動脈瘤
脳の底面の一部．動脈瘤は内頚動脈 internal carotid artery と前脈絡叢動脈 anterior chorioidal artery の分岐部にある（↑）．

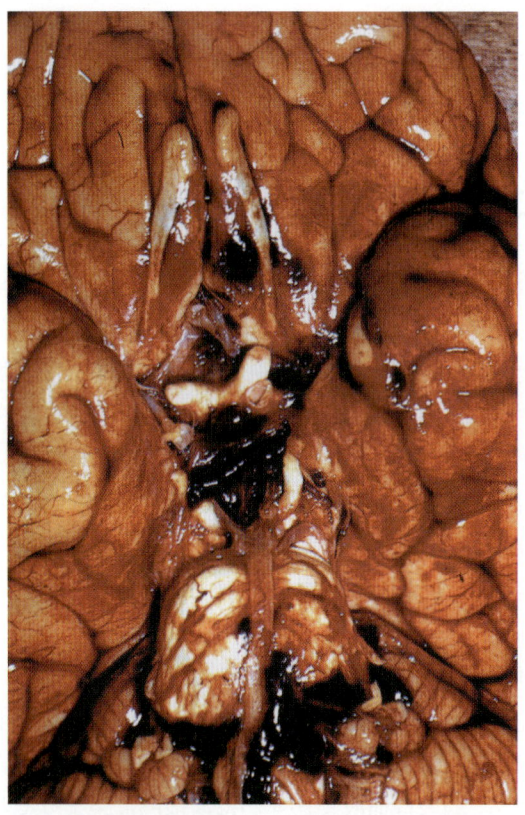

図 7-2 クモ膜下出血
脳の底面．未固定でフォルマリンを使用していない．Fisher CT 分類のグループ 2 に相当．

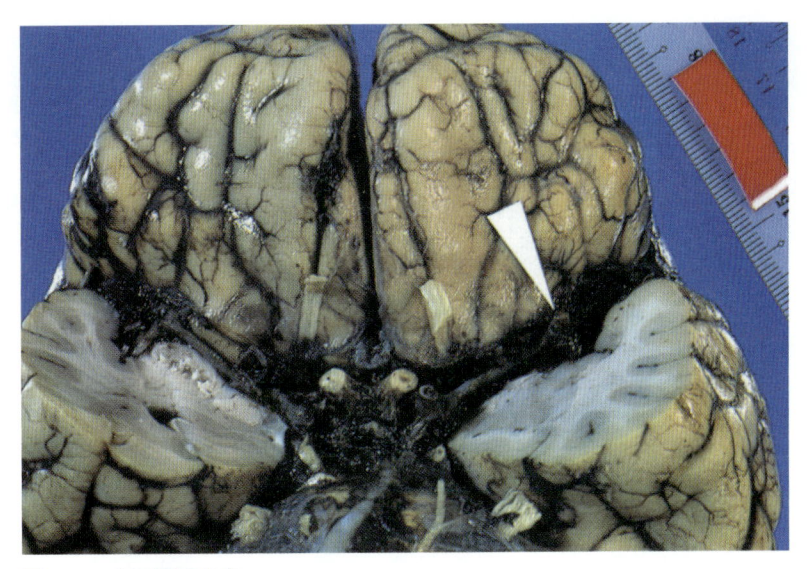

図 7-3　**クモ膜下出血**
脳の底面の一部（両側の側頭葉前端を切り落としてある）．Fisher CT 分類のグループ 2 に相当．破裂した動脈瘤（△）が外側溝（Sylvius 裂）内に確認できる．

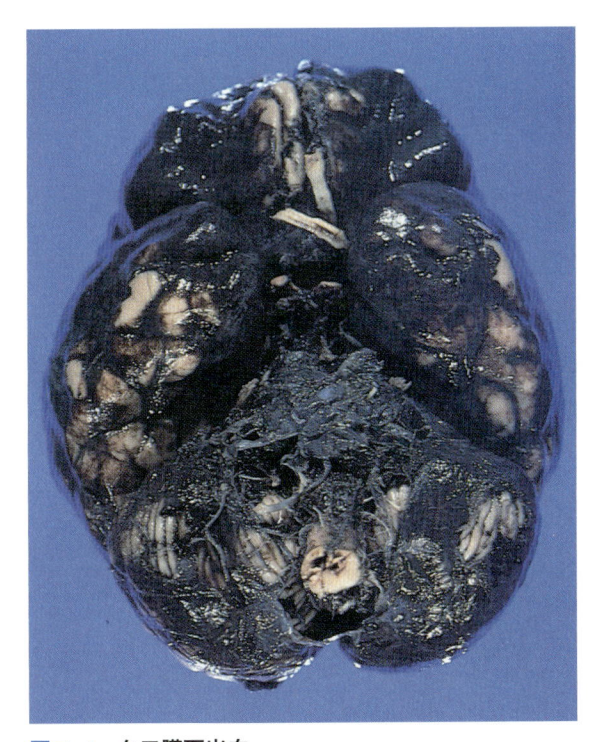

図 7-4　**クモ膜下出血**
脳の底面．Fisher CT 分類のグループ 3 に相当．クモ膜下腔の血液成分がフォルマリン固定により黒く変色している．

　図 7-4 に示したように多量のクモ膜下出血の場合は，脳表のクモ膜下腔に充満するような厚い凝血塊がみられる．クモ膜下槽と呼ばれる元来広い部分には，とくに厚い血腫が認められる．これはグループ 3 に相当する所見である．しかし，脳の断面では構造の異常を認めない．
　グループ 4 に属する剖検例をいくつか示す．図 7-5 のように外側溝（Sylvius 裂）内の島表面に血腫を形成したり，前頭葉に脳内血腫ができたり，図 7-6 のように透明中隔腔に入るのみならず脳室に穿破して脳室内血腫になったり，脳室系すべてに充満して鋳型血腫を形成する場合もある．Adams ら[12]によれば，

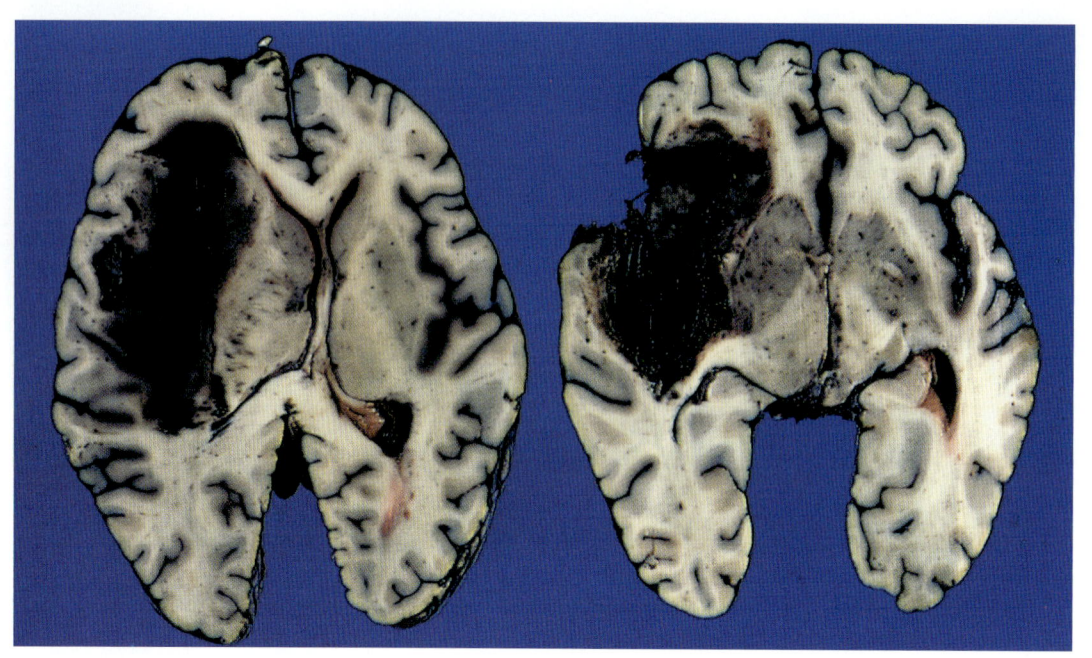

**図 7-5 クモ膜下出血**
大脳の水平断面．Fisher CT 分類のグループ 4 に相当．島表面すなわち外側溝（Sylvius 裂）内に血腫を形成している．被殻出血と誤診しやすい例．脳室内にも血腫がある．

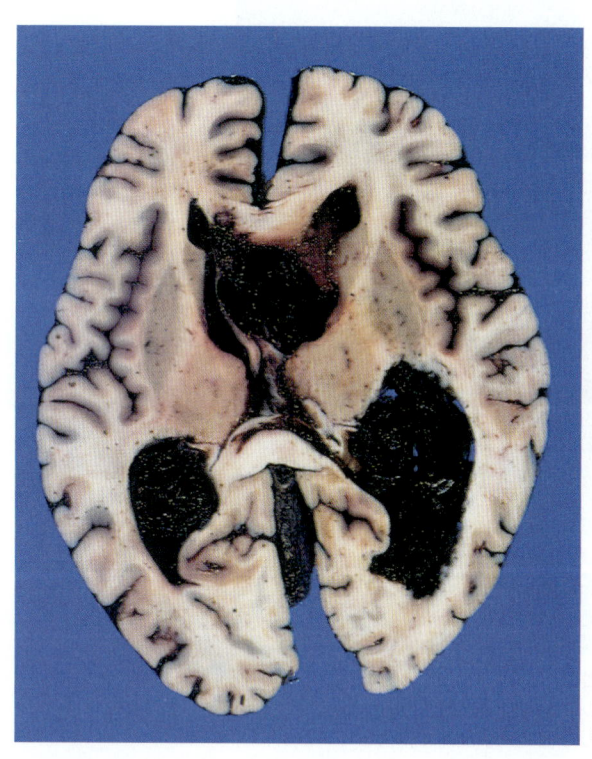

**図 7-6 クモ膜下出血**
大脳の水平断面．Fisher CT 分類のグループ 4 に相当．透明中隔腔と脳室に血腫を形成している．

　クモ膜下出血の臨床例のうち約 17% に CT 上の脳室内血腫を認めたという（第 3 章）．
　なお，クモ膜下出血のうち島表面に血腫を形成する例は，脳内出血と誤診されることがある．
　これまで示した例はいずれもクモ膜下出血が認められる．一方，ここでは前交通動脈 anterior communicating artery の動脈瘤が破裂していても，クモ膜下腔には出血がほとんど認められない例を示す．図 7-7 は水平断面でみると，側脳室前角に破裂して二次性脳室内出血となっている．このような例はグループ 1 とはいえないが，グループ 4 としても非定型的なものである．

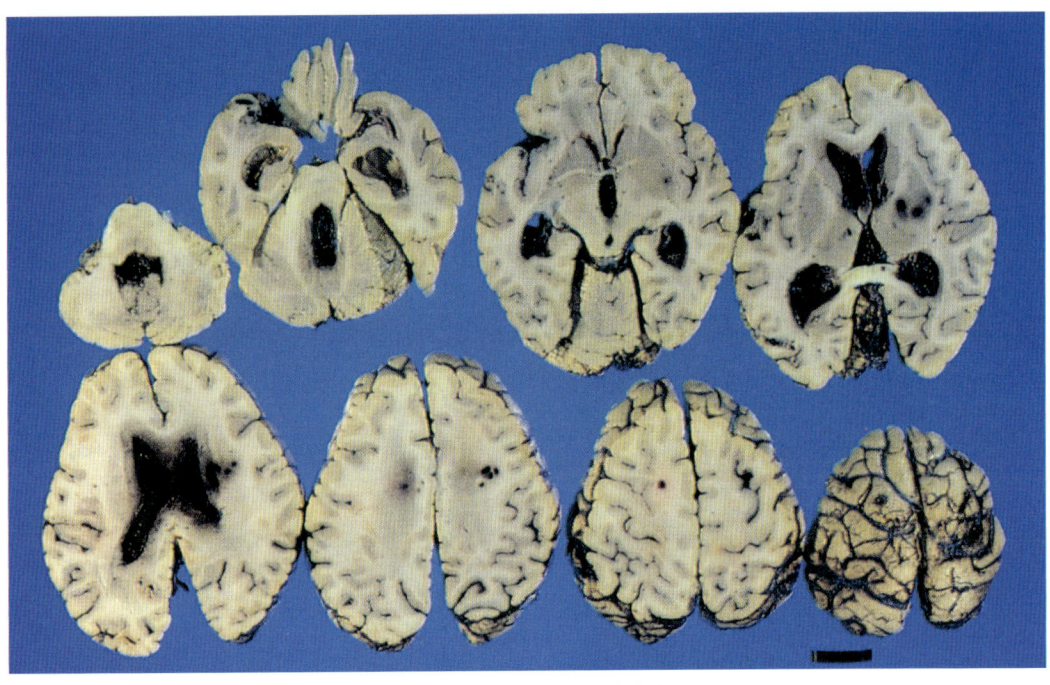

**図 7-7　クモ膜下出血による二次性脳室出血**
大脳の連続水平断面．血腫の大半が脳室に破綻した非定型的な例．

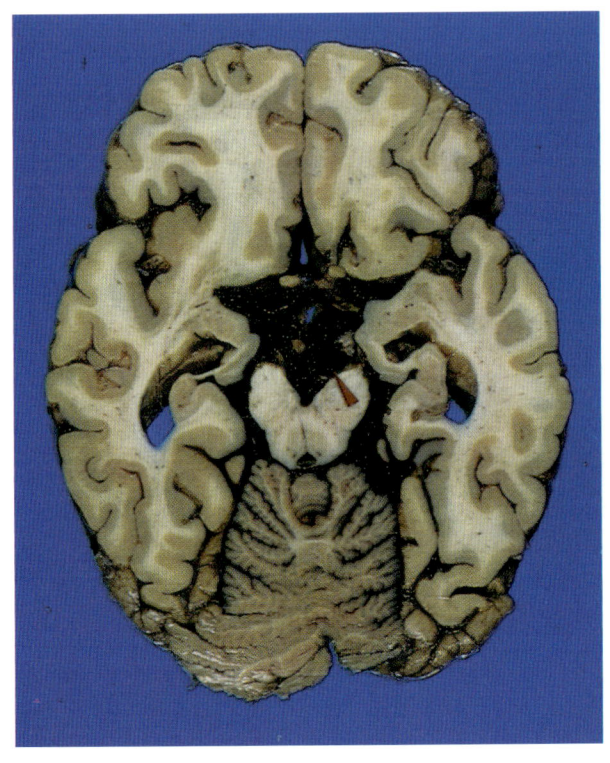

**図 7-8　クモ膜下出血における血腫の伸展**
大脳の水平断面．交叉槽・脚間槽（▲）・迂回槽に血液が充満した例．

## クモ膜下出血の伸展

　クモ膜下出血の伸展部位については，交叉槽・迂回槽・大脳縦裂・大脳外側窩槽・脳室穿破・脳室内逆流などが知られている．これらの伸展は，もちろん頭蓋内動脈瘤の発生部位と関連がある．頭蓋内動脈瘤

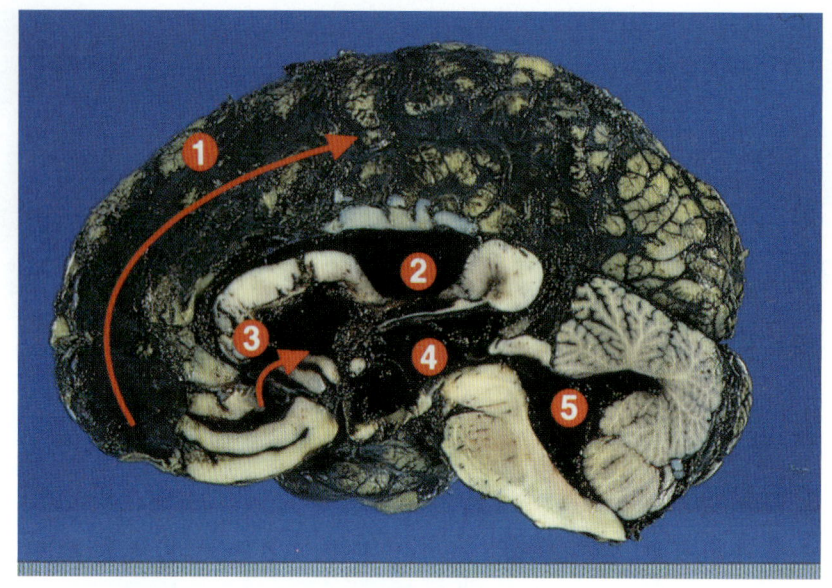

第Ⅰ部　脳血管障害の病理学　Part I　Pathology of Cerebrovascular Disorders

**図 7-9　クモ膜下出血における血腫の伸展**
脳の内側面/正中矢状断面．血腫の伸展方向（↑）．
① 大脳縦裂　cerebral longitudinal fissure　*Fissura longitudinalis cerebri*
② 脳梁幹　trunk of corpus callosum　*Truncus corporis callosi*
③ 透明中隔腔　cavity of septum pellucidum　*Cavum septi pellucidi*
④ 第3脳室　3rd ventricle　*Ventriculus tertius*
⑤ 第4脳室　4th ventricle　*Ventriculus quartus*

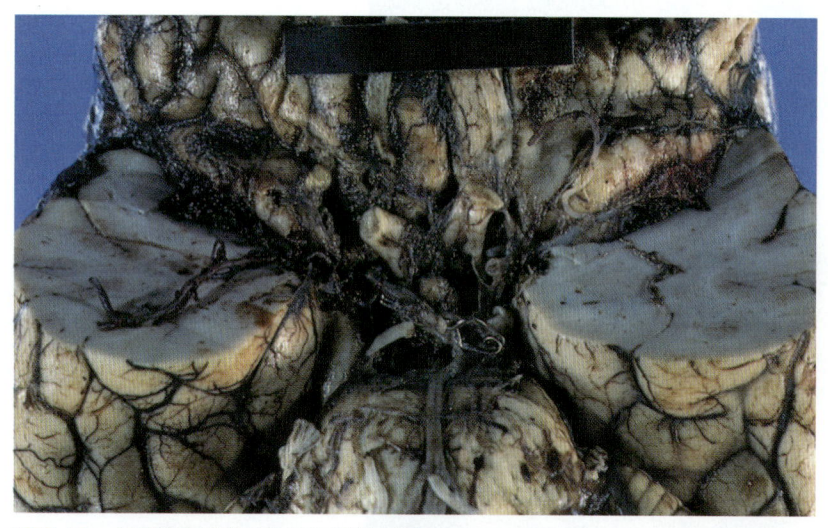

**図 7-10　クモ膜下出血における血腫の伸展**
脳の底面の一部（両側の側頭葉前端を切り落としてある）．しばしばみられる大脳外側窩槽へ血腫が伸展した例．

および破裂頭蓋内動脈瘤の発生部位別統計については，第3章を参照してほしい．

図 7-8 は視交叉の周囲から脚間槽，さらには中脳周囲の迂回槽に血液が充満した例である．

図 7-9 は前交通動脈の動脈瘤破裂例で，大脳縦裂（①）を前方から後方へ進み，脳梁の中央（②）に血腫が貯留している．他方，血腫は透明中隔腔（③）を押し拡げて入り込み，さらに第3脳室（④）に穿破して中脳水道と第4脳室（⑤）に充満している．外側溝深部の大脳外側窩槽はクモ膜下出血が伸展しやすい部位である．図 7-10 では出血を確認しやすいように側頭葉の前端を切り落としてある．出血量が多くなると，図 7-5 や図 7-11 のように島表面すなわち外側溝（Sylvius 裂）内に貯留して血腫を形成する．

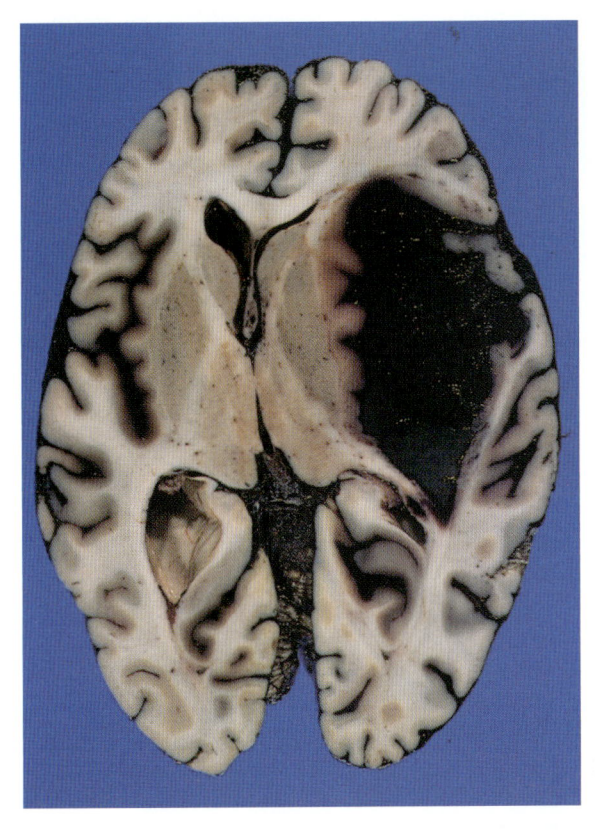

第7章　クモ膜下出血　Chapter 7　Subarachnoid Hemorrhage

**図 7-11　クモ膜下出血における血腫の伸展**
大脳の水平断面．島表面すなわち外側溝（Sylvius 裂）
内に血腫が伸展して被殻出血と誤診しやすい例．

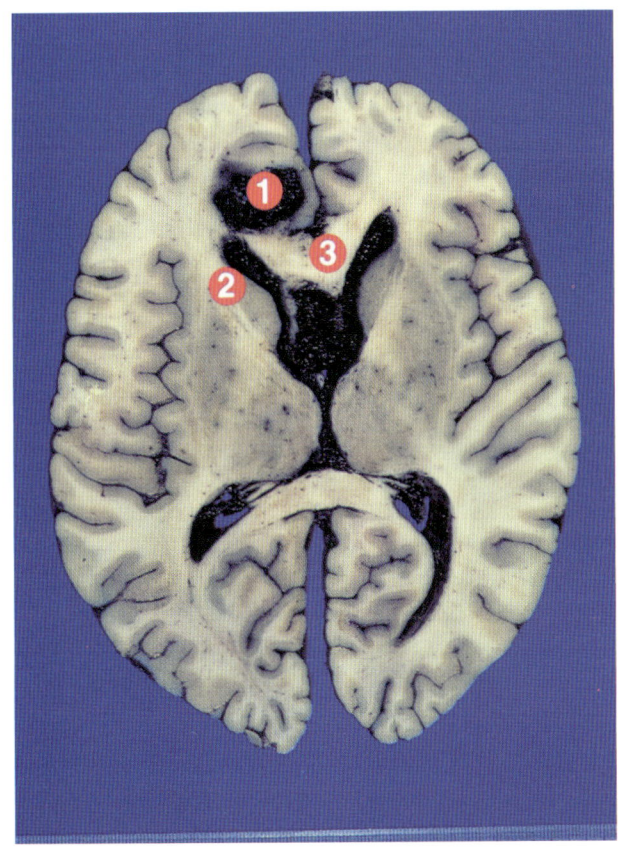

**図 7-12　クモ膜下出血における血腫の伸展**
大脳の水平断面．
① 前頭葉　frontal lobe　*Lobus frontalis*
② 側脳室　lateral ventricle　*Ventriculus lateralis*
③ 透明中隔腔　cavity of septum pellucidum　*Cavum septi pellucidi*

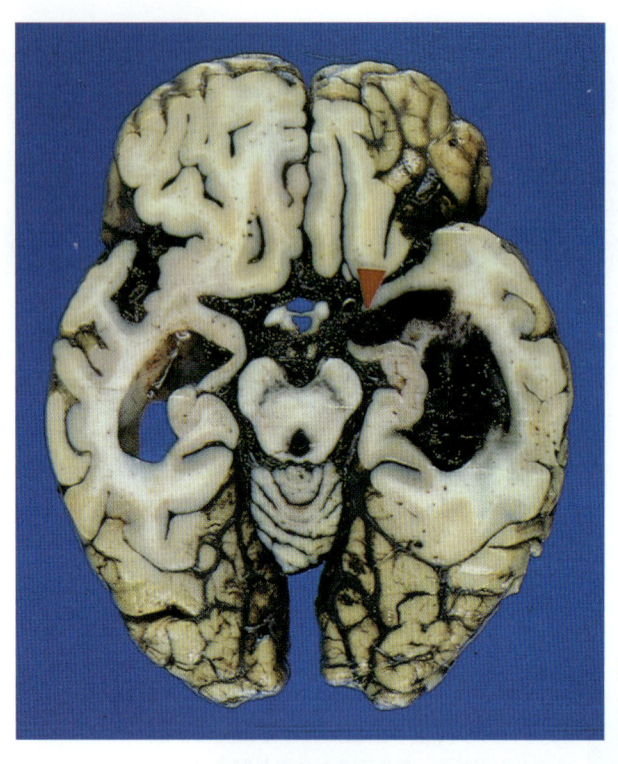

**図 7-13　クモ膜下出血における血腫の伸展**
大脳の水平断面．側頭葉前部（▲）から側脳室下角に破綻して脳室内血腫を形成した例．

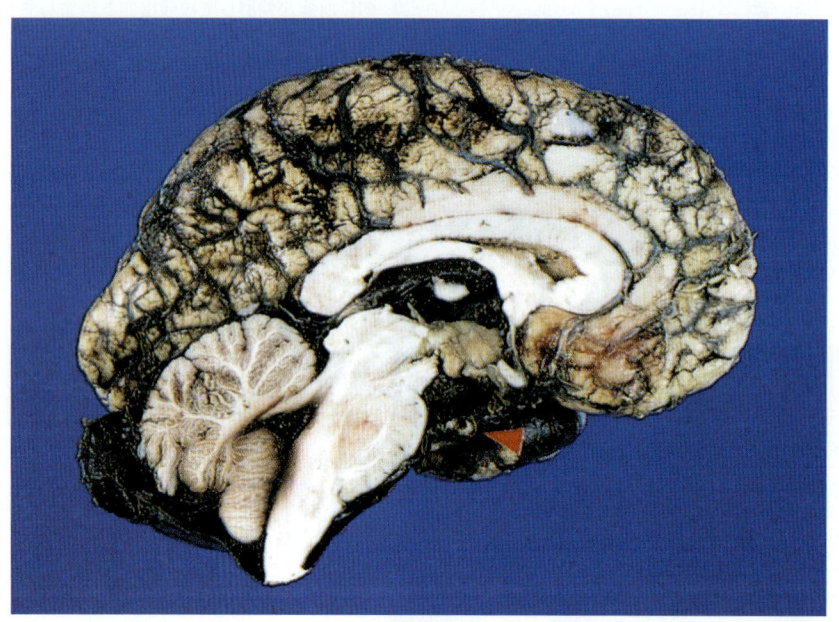

**図 7-14　クモ膜下出血における血腫の伸展**
脳の正中矢状断面．小脳テント付着部（▲）から後頭蓋窩にかけて脳表に血腫を形成した例．第 4 脳室 4th ventricle・中脳水道 cerebral aqueduct・第 3 脳室 3rd ventricle の順に逆流して非穿破性に脳室内血腫を形成している．

これは CT 上で被殻出血と誤診しやすいので，注意が必要である．
　クモ膜下出血がときに脳室へ穿破することはよく知られている（第 3 章）．図 7-12 は前頭葉（①）に入り込み，さらに側脳室前角（②）に破れて脳室内血腫となり，同時に透明中隔腔（③）の血腫を形成した例である．図 7-13 のように側頭葉の前部から側脳室下角に入ったり，側頭葉の下面から側脳室三角部に穿破したりすることもある．
　テント下のクモ膜下出血では，非穿破性の脳室内出血がよくみられる．図 7-14 では，小脳テント付着

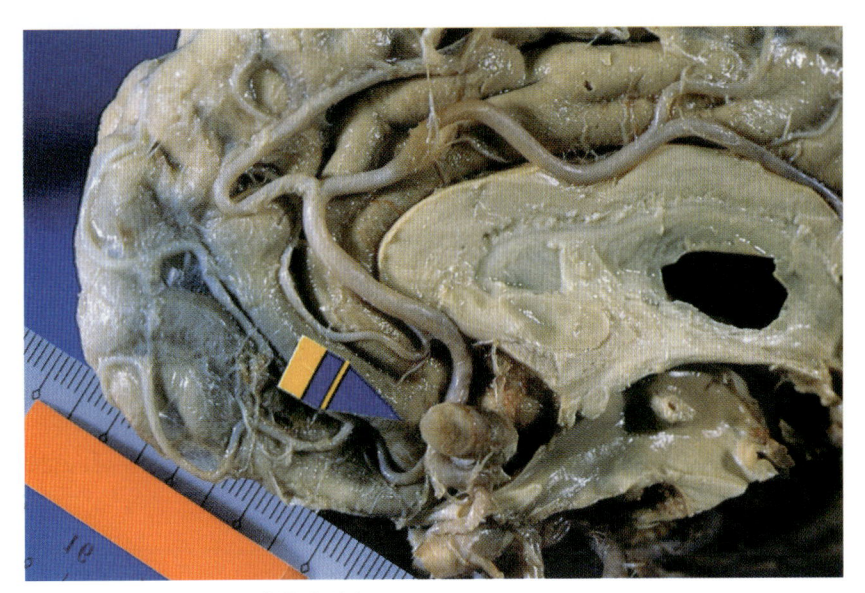

**図 7-15　前交通動脈の囊状動脈瘤**
大脳の内側面．前交通動脈 anterior communicating artery に未破裂動脈瘤（▲）が位置する．

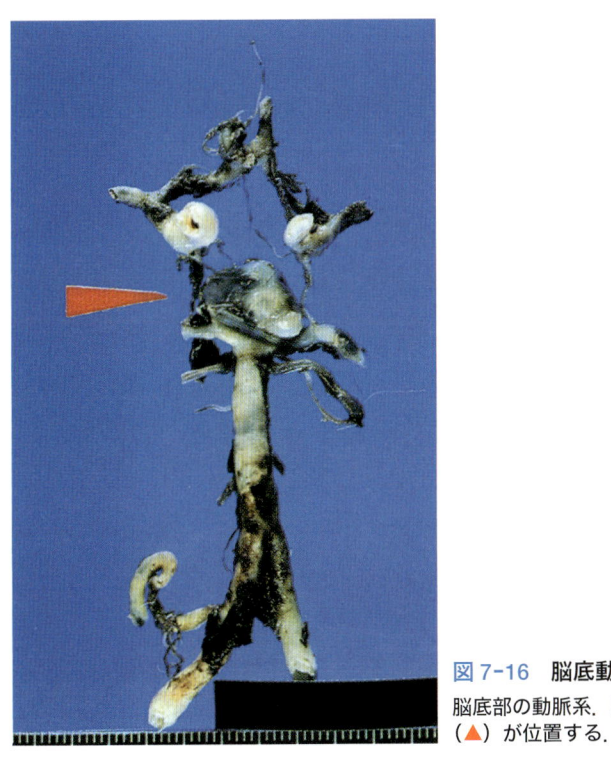

**図 7-16　脳底動脈先端の囊状動脈瘤**
脳底部の動脈系．脳底動脈先端 top of the basilar artery に動脈瘤（▲）が位置する．

部から後頭蓋窩にかけて脳表に血腫を形成し，その一部が第 4 脳室・中脳水道・第 3 脳室へと逆流する．脳室内出血を伴うクモ膜下出血の 1/3 以上は，非穿破性のものである．

## 頭蓋内動脈瘤の種類

　クモ膜下出血の原因となる代表的疾患が頭蓋内動脈瘤 intracranial aneurysm の破裂である（前述）．頭蓋内動脈瘤には囊状動脈瘤・紡錘状動脈瘤のほかに，特殊なものとして感染性動脈瘤・外傷後動脈瘤などがある．代表的な動脈瘤である囊状動脈瘤と紡錘状動脈瘤を以下に供覧する．

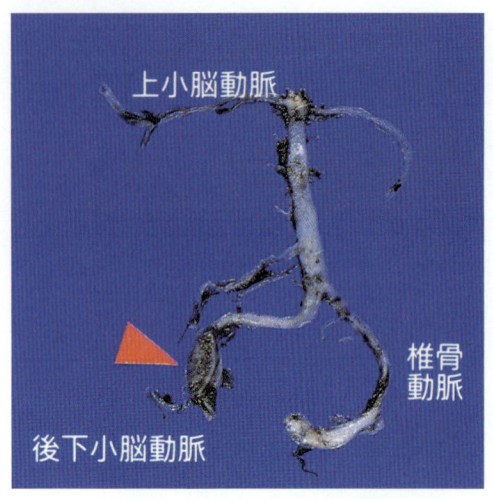

第 I 部　脳血管障害の病理学　Part I　Pathology of Cerebrovascular Disorders

**図 7-17　椎骨動脈の紡錘状動脈瘤**
椎骨脳底動脈系．椎骨動脈 vertebral artery に動脈瘤（▲）が位置する．

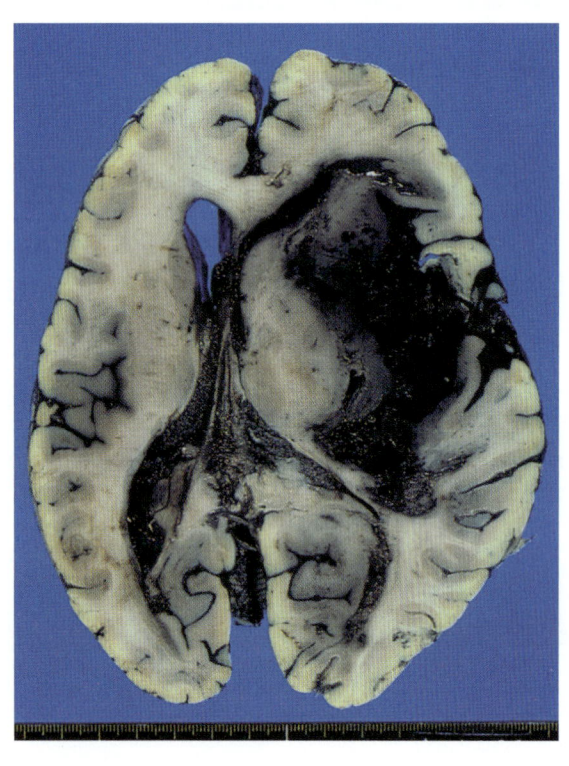

**図 7-18　クモ膜下出血の合併症**
大脳の水平断面．大脳鎌下方ヘルニア subfalcine hernia（いわゆる midline shift）がみられる．島表面すなわち外側溝（Sylvius 裂）内に血腫が伸展して被殻出血と誤診しやすい例．

　囊状動脈瘤（図 7-15）は動脈の分岐部に多く発生し，囊状に膨らんでいる．その頚は細い場合も太い場合もある．また，血管壁は中膜が欠損していることは判明しているが，発生原因は不明である．比較的稀なものとして図 7-16 のような脳底動脈 basilar artery 先端部の動脈瘤がある．これはクリップの跡からわかるように，囊状動脈瘤の頚が広い例である．
　紡錘状動脈瘤は動脈の一部分が全体的に膨らんでくるもので，その形状からの命名である．図 7-17 に椎骨動脈 vertebral artery にできたものを示す．原因としては，動脈硬化性や解離性などがいわれている．

## 動脈瘤性クモ膜下出血の合併症

　合併症としては，脳ヘルニア・二次性脳幹出血・脳内血腫・脳室穿破・血管攣縮・正常圧水頭症などが挙げられる．これらの主なものを示す．
　テント切痕ヘルニアのうち海馬鈎ヘルニアは稀であるが，海馬傍回ヘルニアはよくみられる．図 7-18

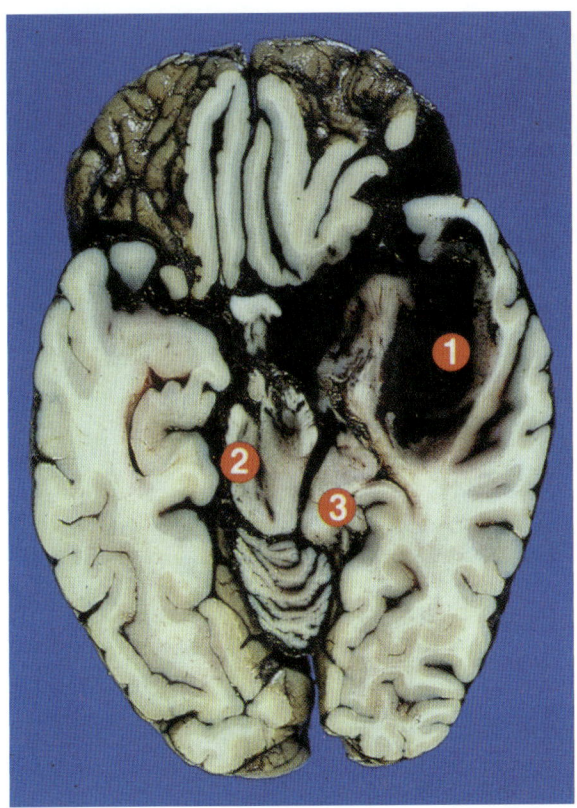

図 7-19　クモ膜下出血の合併症
大脳の水平断面．下方へのテント切痕ヘルニア downward transtentorial hernia がみられる．
① 脳内血腫 intracerebral hematoma
② 二次性脳幹出血 secondary brainstem hemorrhage
③ 海馬傍回ヘルニア parahippocampal hernia

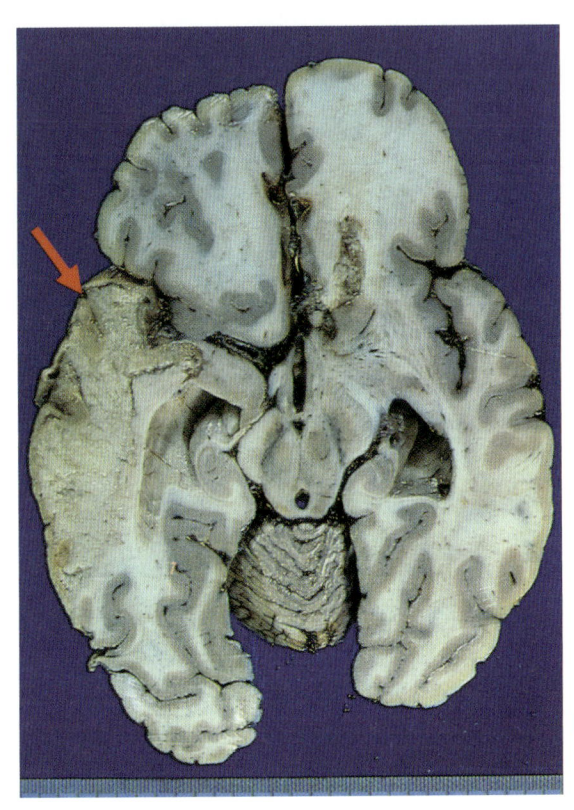

図 7-20　クモ膜下出血の合併症
大脳の水平断面．中大脳動脈 middle cerebral artery の血管攣縮による梗塞（↑）．

のように，中大脳動脈 middle cerebral artery の動脈瘤破裂では病巣側の大脳半球が反対側へ押される大脳鎌下方ヘルニア（いわゆる midline shift）が認められる．大後頭孔への小脳扁桃ヘルニアはときどきみられるものである．テント上の動脈瘤破裂では，脳ヘルニアにより二次性脳幹出血（Duret 出血）を起こす

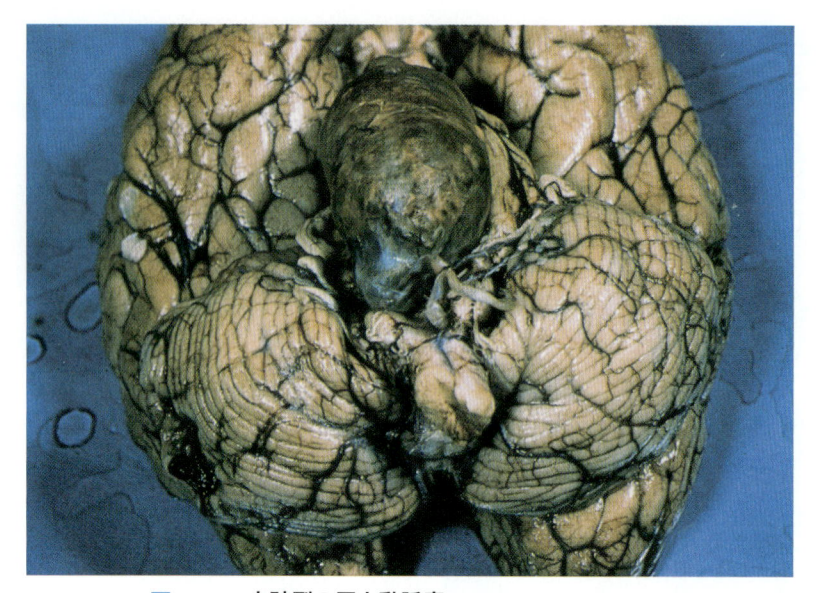

第 I 部　脳血管障害の病理学　Part I　Pathology of Cerebrovascular Disorders

**図 7-21　未破裂の巨大動脈瘤**
脳の底面．脳底動脈 basilar artery にある巨大動脈瘤の例．

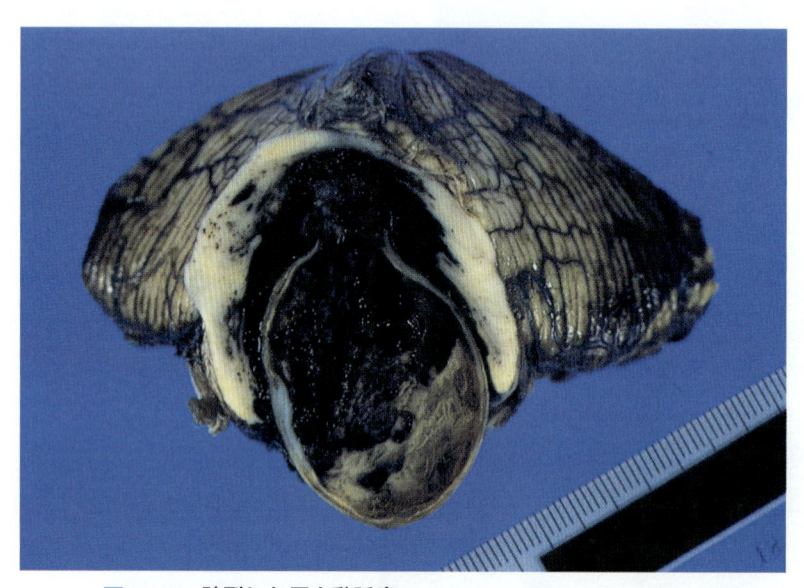

**図 7-22　破裂した巨大動脈瘤**
橋・小脳の横断面．脳底動脈 basilar artery にある巨大動脈瘤の例．
動脈瘤は背側に破裂している．

ことがある．これら脳ヘルニアについては第 4 章を参照してほしい．
　図 7-19 のように，脳内血腫の形成はときどき観察でき，脳室（①）へ穿破することも稀ではない．図 7-19 ではそのほかに二次性脳幹出血（②）と海馬傍回ヘルニア（③）がみられる．
　クモ膜下出血に伴う血管攣縮が発生することがある．図 7-20 は前交通動脈 anterior communicating artery の動脈瘤で，内科的治療により一度は軽快しつつあったが，2 週間後に再出血して，緊急手術後 4 日目に中大脳動脈 middle cerebral artery の血管攣縮を起こして死亡した剖検例である．中大脳動脈の分布領域に梗塞巣がみられる．
　正常圧水頭症はクモ膜下出血に続発することで知られる（第 8 章）．

## 頭蓋内動脈瘤の特異な例

図7-21に呈示したのは，脳底動脈 basilar artery の未破裂の巨大動脈瘤 giant aneurysm の剖検例である．直径3 cm の動脈瘤のために，橋はほぼ全体が隠れている．

図7-22に呈示したのは別の例で，脳底動脈の破裂した巨大動脈瘤の剖検例である．脳幹小脳と動脈瘤との位置関係をみてほしい．動脈瘤は背側に破裂している． （症例22-1は366頁参照）

### 引用文献

1) Locksley HB：Report on the cooperative study of intracranial aneurysms and subarachnoid hemorrhage. Section V, Part I. Natural history of subarachnoid hemorrhage, intracranial aneurysms and arteriovenous malformations. Based on 6368 cases in the cooperative study. J Neurosurg 25：219-239, 1966.
2) Rinkel GJ, van Gijn J, Wijdicks EF：Subarachnoid hemorrhage without detectable aneurysm. A review of the causes. Stroke 24：1403-1409, 1993.
3) McDonald CA, Korb M：Intracranial aneurysms. Arch Neurol Psychiatry 42：298-328, 1939.
4) Morgagni G, 1761［文献3］．
5) Biumi, 1778［文献3］．
6) Feigin VL, Rinkel GJE, Lawes CMM, Algra A, Bennett DA, van Gijn J, Anderson CS：Risk factors for subarachnoid hemorrhage. An updated systematic review of epidemiological studies. Stroke 36：2773-2780, 2005.
7) Hunt WE, Kosnik EJ：Timing and perioperative care in intracranial aneurysm surgery. Clin Neurosurg 21：79-89, 1974.
8) Beck DW, Adams HP, Flamm ES, Godersky JC, Loftus CM：Combination of aminocaproic acid and nicardipine in treatment of aneurysmal subarachnoid hemorrhage. Stroke 19：63-67, 1988.
9) Drake CG et al：Report of World Federation of Neurological Surgeons Committee on a universal subarachnoid hemorrhage grading scale. J Neurosurg 68：985-986, 1988.
10) Fisher CM, Kistler JP, Davis JM：Relation of cerebral vasospasm to subarachnoid hemorrhage visualized by computerized tomographic scanning. Neurosurgery 6：1-9, 1980.
11) Teasedale G, Jannett B：Assessment of coma and impaired consciousness. A practical scale. Lancet 2：81-84, 1974.
12) Adams HP Jr, Kassell NF, Torner JC, Sahs AL：CT and clinical correlations in recent aneurysmal subarachnoid hemorrhage：A preliminary report of the Cooperative Aneurysm Study. Neurology 33：981-988, 1983.

# 第8章
# 他の脳血管障害

## Chapter 8
## Other Cerebrovascular Disorders

## 特殊なクモ膜下出血・脳内出血

クモ膜下出血あるいは脳内出血のうち動脈瘤の破裂以外による特殊なもの，すなわち脳血管奇形・Willis動脈輪閉塞症・脳アミロイドアンギオパチーについて以下に述べる．

### 脳血管奇形

脳血管奇形 vascular malformation は，クモ膜下出血ないし脳内出血を起こす疾患の中では比較的若い人に多い疾患であるといえる．脳血管奇形は動静脈奇形 arterio-venous malformation・毛細血管奇形 capillary malformation・静脈奇形 venous malformation・海綿状血管奇形 cavernous vessel malformation に分類するのが一般的である．

図 8-1 は大脳動静脈奇形 cerebral arterio-venous malformation の例で，動脈系に造影剤が入っており，白くみえる．脳の一部を切り取ってあるので，中大脳動脈 middle cerebral artery の枝から血液供給を受けている動脈とも静脈とも判定できない奇形血管や，拡張した下吻合静脈 inferior anastomotic vein（Labbé静脈 vein of Labbé）などが確認できる．なお，動静脈奇形はテント上に発生するものが大部分である．

図 8-2a は小脳動静脈奇形 cerebellar arterio-venous malformation の例である．右小脳半球の表面には怒張した静脈が認められる．テント下膨隆性病変 infratentorial expanding lesion がもたらす大後頭孔ヘルニ

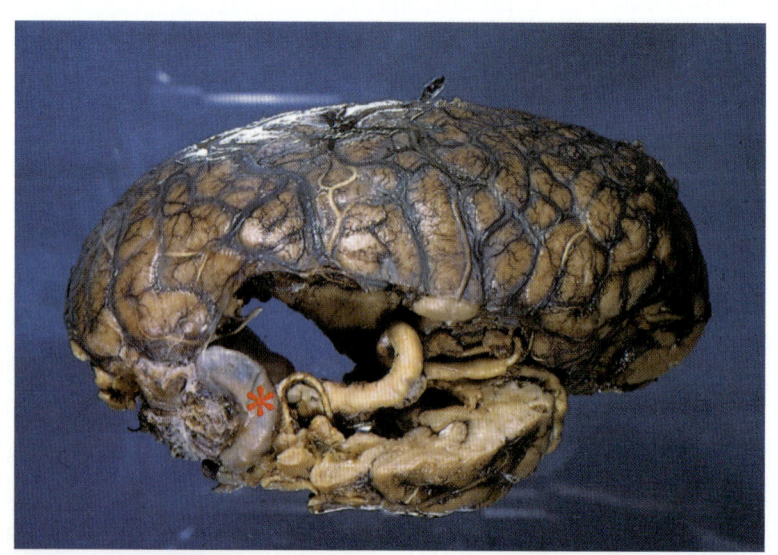

**図 8-1 大脳動静脈奇形**
大脳の右外側面（右側頭葉の一部を切り取ってある）．異常に拡張した動脈とは別に，拡張した下吻合静脈 inferior anastomotic vein すなわち Labbé 静脈 vein of Labbé （＊）が確認できる．

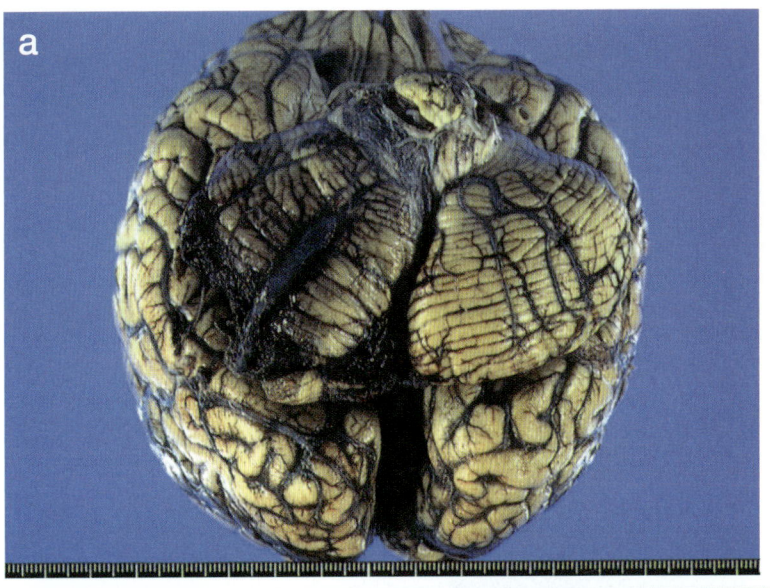

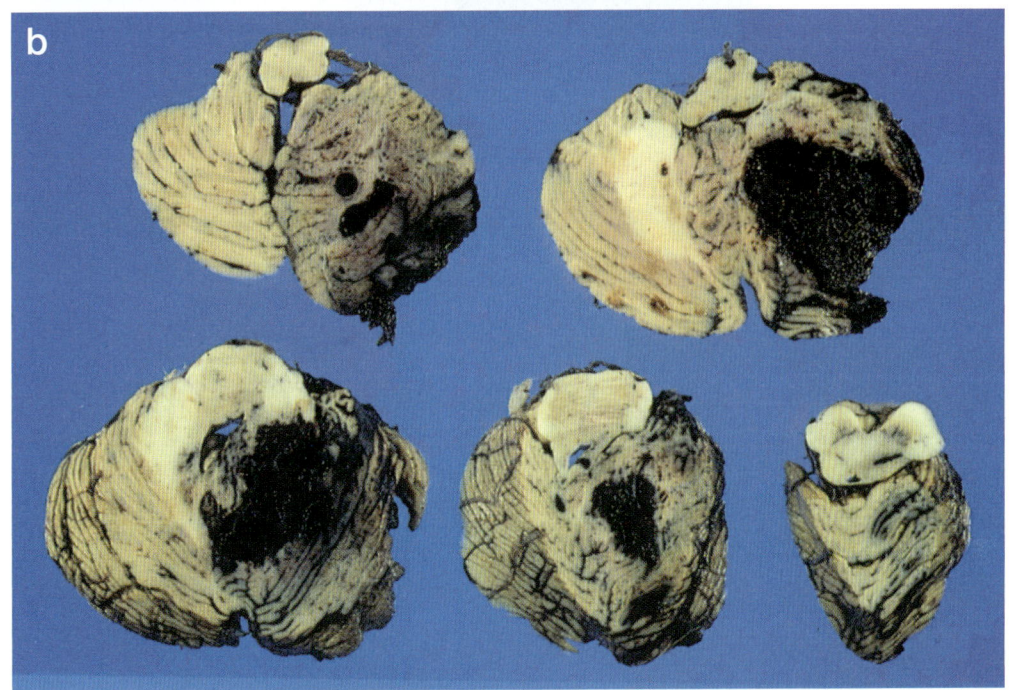

図 8-2　小脳動静脈奇形
　a：小脳の後下面．拡張した異常血管を認める．
　b：脳幹・小脳の連続横断面．動静脈奇形からの出血．

ア foramen magnum hernia（小脳扁桃ヘルニア tonsilar herniation）が観察でき，上方へのテント切痕ヘルニア upward transtentorial herniation もみられる（第 4 章）．横断面（図 8-2b）では，右小脳半球内に出血病巣と怒張した血管腔が認められる．

　図 8-3 は珍しい中脳動静脈奇形 mesencephalic arterio-venous malformation の例である．中脳の中央部分に小血腫がみられ，組織学的に動脈とも静脈とも判定できない血管が認められる．

(症例 22-2 は 367 頁参照)

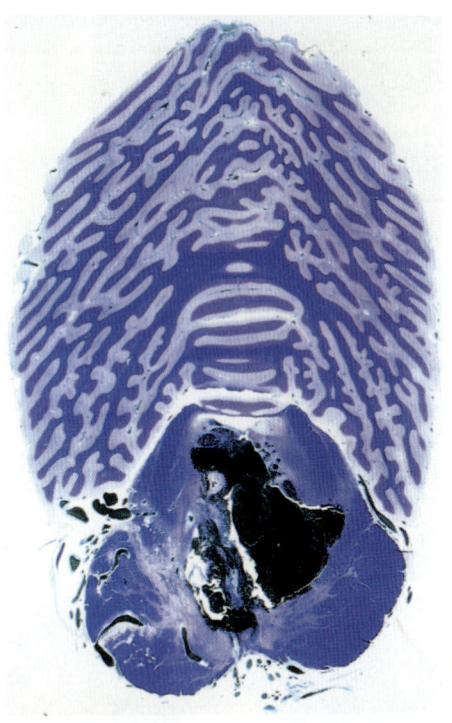

**図 8-3　中脳動静脈奇形**
Klüver-Barrera 法．中脳・小脳の横断面切片．出血塊と異常血管を認める．

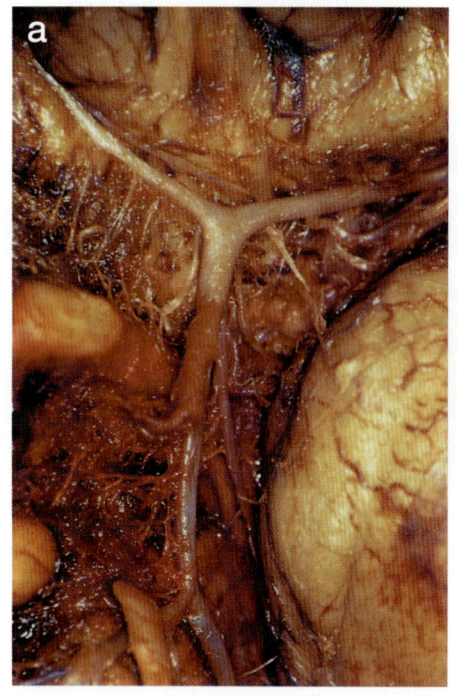

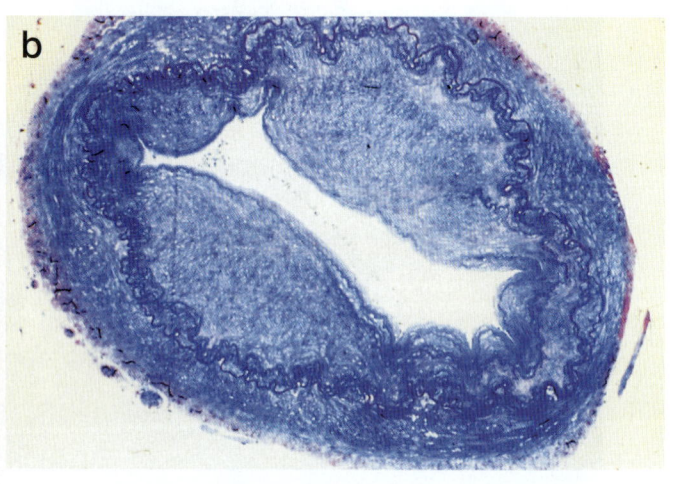

**図 8-4　Willis 動脈輪閉塞症**
a：内頚動脈 internal carotid artery と分枝．脳血管撮影の「もやもや」像に対応する多数の小動脈（内頚動脈系の分枝）が確認できる．
b：Toluidine blue 染色．中大脳動脈 middle cerebral artery の横断面切片．内膜の著しい肥厚による動脈内腔の狭窄がみられる．

## Willis 動脈輪閉塞症

　Willis 動脈輪閉塞症 occlusion of the circle of Willis* は日本で発見された疾患で[1]，もやもや病 moyamoya disease という別名でも知られている．この別名は，増殖した小動脈が脳血管撮影で「もやもや」像を示すことから命名された[2]．Willis 動脈輪閉塞症は，小児では一過性脳虚血発作などで発症するものが多いが，

---

＊Thomas Willis（1621-1675，イングランドの解剖学者・内科医）については抄伝 9-3 を参照．

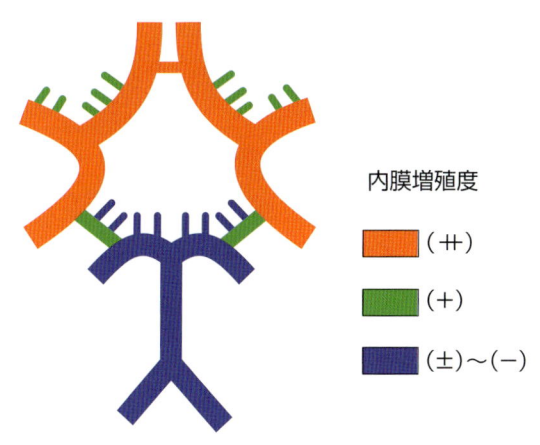

**図 8-5　Willis 動脈輪閉塞症における内膜肥厚**
動脈系の模式図．内膜肥厚は内頚動脈系に著しく，椎骨・脳底動脈系にはほとんど変化がみられない．

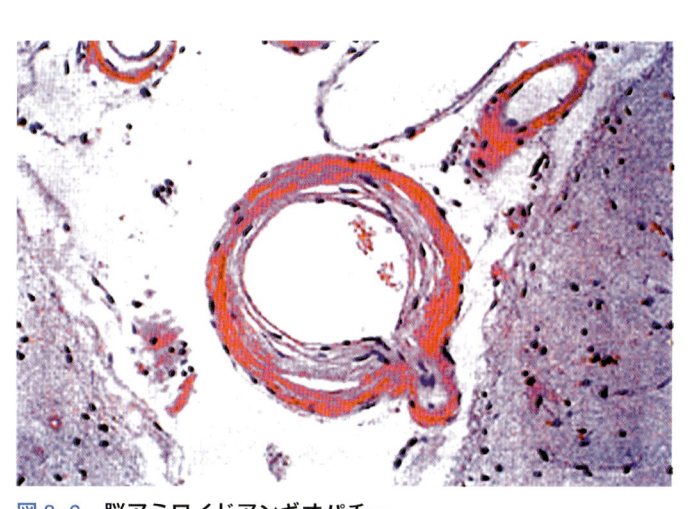

**図 8-6　脳アミロイドアンギオパチー**
Congo red 染色．クモ膜下腔の小動脈（当時 東京都老人総合研究所神経病理，水谷俊雄博士より提供）．中膜にアミロイドの沈着がみられる．

成人ではクモ膜下出血あるいは脳内出血を起こすものが多くみられる．なお，もやもや病については現在では解釈がやや拡大され，Willis 動脈輪閉塞症以外の疾患をも含むことが多い．

●症例概略：22 歳，女性．急激な発症で救急入院し，脳血管撮影で典型的な「もやもや」像が確認されている．剖検脳はグルタール固定のために淡褐色調であるが，本例ではクモ膜下腔の出血はわずかで，脳内にも出血がある．内頚動脈 internal carotid artery・中大脳動脈 middle cerebral artery・前大脳動脈 anterior cerebral artery は細く索状になっている（図 8-4a）が，反対にそれらの分枝はほとんどが拡張している．分枝が「もやもや」像に対応する多数の小動脈である．中大脳動脈の染色切片（図 8-4b）では，動脈内膜の著しい肥厚と動脈内腔の顕著な狭窄が観察された．

本疾患の原因は不明である．動脈内膜の肥厚は図 8-5 に示すように，大脳動脈輪 circulus arteriosus cerebri（Willis 動脈輪 circle of Willis）のうち内頚動脈系とその分枝に著しく，椎骨脳底動脈系にはほとんど変化を認めない．

## 脳アミロイドアンギオパチー

脳内出血，とくに皮質下出血を起こす原因に脳アミロイドアンギオパチー cerebral amyloid angiopathy があり，脳表に破綻してクモ膜下出血を起こす例もある．図 8-6 にクモ膜下腔の小動脈の中膜にアミロイド沈着が観察された例を示す．

Alzheimer 病 Alzheimer's disease[3)~5)]では脳アミロイドアンギオパチーを認めることがしばしばある[6)]．脳実質と髄膜の血管にアミロイドが沈着しており，その成分は Alzheimer 病ならばアミロイドβ蛋白質である．アミロイドβ蛋白質は，Alzheimer 病の大脳皮質に特異的に出現する老人斑 senile plaque[7)]の主要な成分としても有名である[8)9)]（その分子構造はわずかに異なるものが複数知られ，沈着の様相も異なる）．

老人斑へのアミロイド沈着がかつて記載されてから[10)]，高齢者の脳血管にもアミロイド沈着がしばしば観察されると判明し[11)]，Congo 好性アンギオパチー congophilic angiopathy[12)]（アミロイドアンギオパチーと同義）と命名された歴史がある．認知症 dementia[†]として知られる Alzheimer 病ではあるが，頭蓋内出血の原因にもなり得ると留意してほしい．

また，Alzheimer 病と関連しない脳アミロイドアンギオパチーも存在する．

---

† 167 頁脚注を参照．

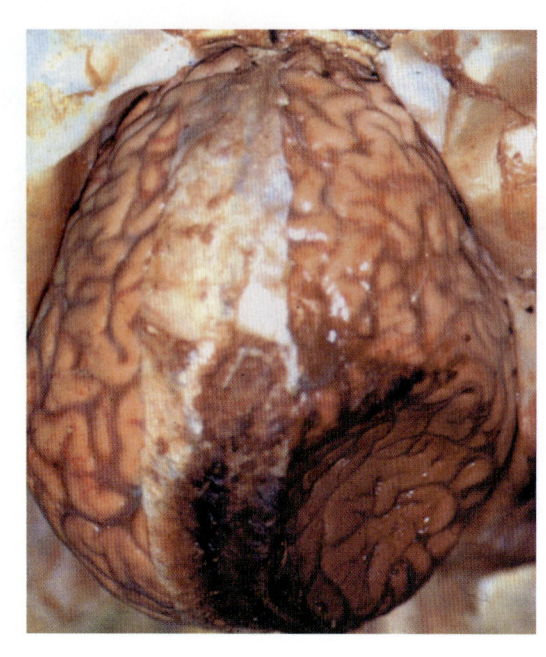

図 8-7　急性硬膜外血腫
大脳の上面．右頭頂部の硬膜外血腫による圧迫所見が脳に認められる．

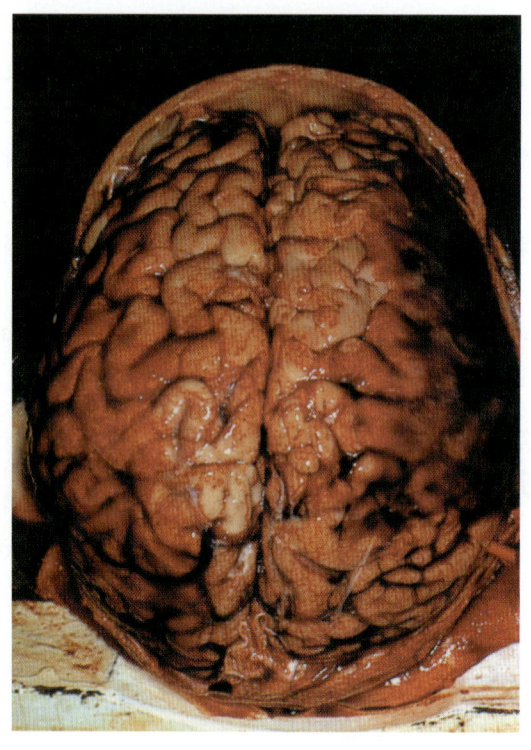

図 8-8　急性硬膜下血腫
大脳の上面．開頭時に血腫は大部分が流出している．

## 急性硬膜外血腫

　急性硬膜外血腫 acute epidural hematoma は頭蓋冠と硬膜との間に出血する疾患であり，頭部外傷に続発して発症するものが多い．急性硬膜外血腫の責任血管は硬膜動脈であり，そのほとんどが中硬膜動脈 middle meningeal artery であると考えられる（第 19 章）．
　図 8-7 は解剖実習で発見された例で，頭蓋冠の内面に血腫があり，硬膜外から脳を圧迫している．中硬膜動脈を損傷したために出血したものである．

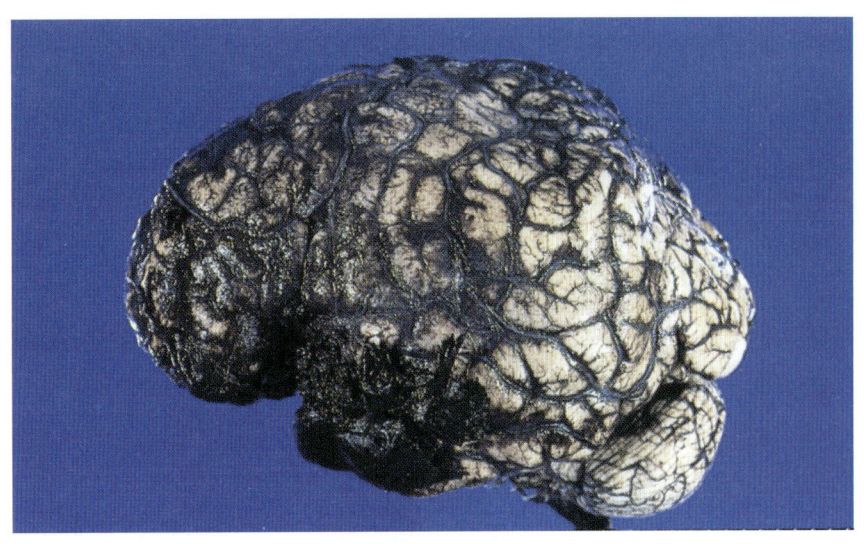

**図 8-9　外傷性急性硬膜下血腫**
脳の左外側面．側頭極近傍から前頭葉眼窩面の硬膜下血腫．交通事故での頭部外傷．

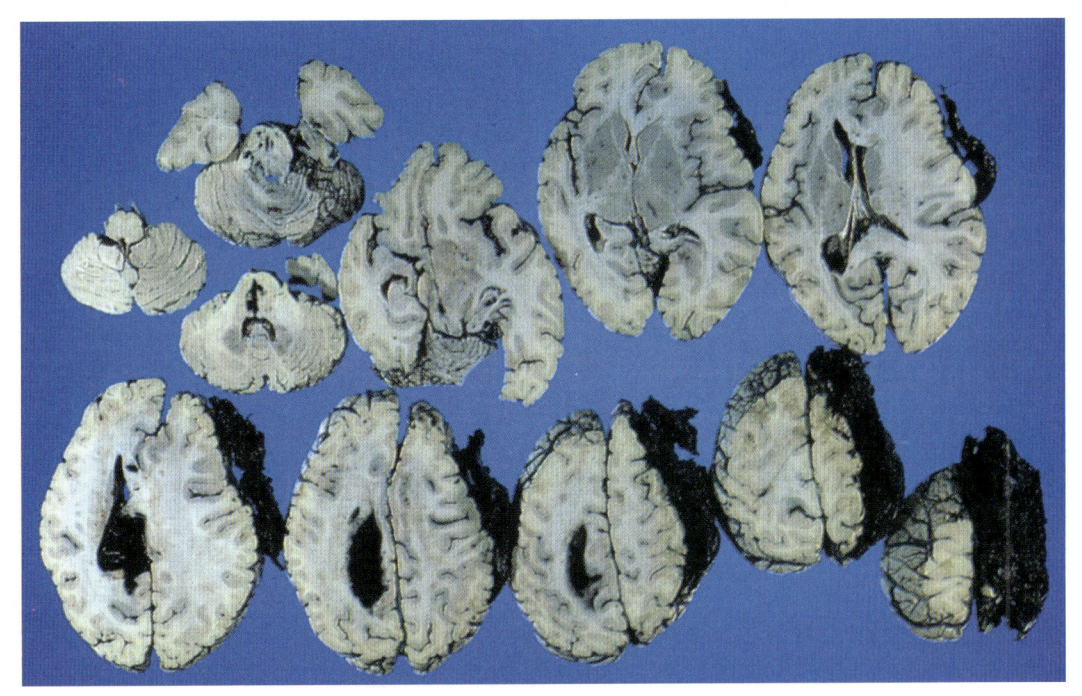

**図 8-10　出血傾向による急性硬膜下血腫**
脳の連続水平断面．

# 急性硬膜下血腫

　急性硬膜下血腫 acute subdural hematoma は硬膜とクモ膜との間に出血する疾患で，頭部外傷などによる上大脳静脈 superior cerebral veins（bridging veins の主なもの）の損傷によって発症する場合が多いと考えられている（第 16 章）．急性期死亡の剖検例では，開頭後に硬膜を切開すると血腫は流れてしまい，脳表に確認できないこともある．図 8-8 では両側の大脳半球外側面に急性硬膜下血腫が認められる．図 8-9 は交通事故での頭部外傷による急性硬膜下血腫例である．脳摘出時に血腫は大部分が流れているが，固定

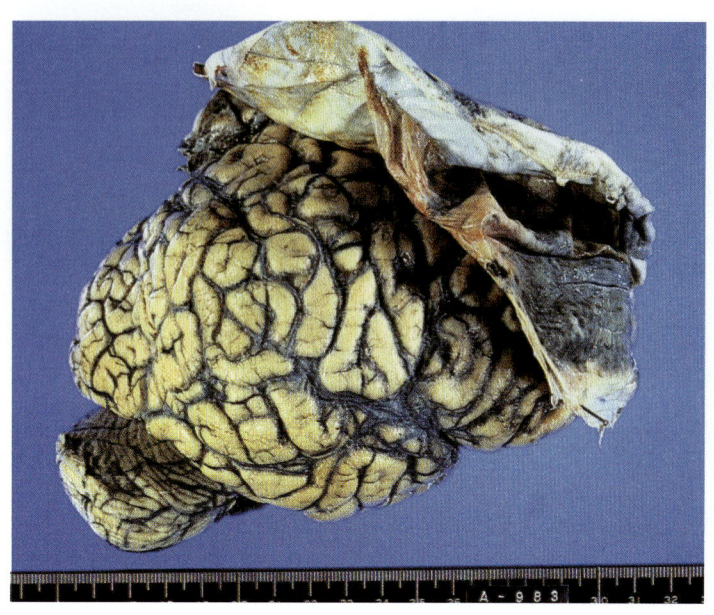

第 I 部　脳血管障害の病理学　Part I　Pathology of Cerebrovascular Disorders

**図 8-11　慢性硬膜下血腫**
脳の右外側面．前頭葉表面の硬膜下に被膜に包まれた血腫がある．

後の脳にもわずかに付着している．また，多くは大脳半球の腫脹が著しく，大脳鎌下方の中心ヘルニアや，反対側の大脳半球にも圧迫による出血巣などが認められることがある．そのほか，いろいろな出血傾向のために硬膜下血腫を起こすこともある．

- **症例概略**：65 歳，女性．慢性腎不全．出血傾向がもたらした急性硬膜下血腫で死亡．水平断面（図 8-10）では，右大脳半球が血腫により圧迫されている様子がよくわかる．また，反対側の大脳半球にも血腫がみられ，下方へのテント切痕ヘルニアによる二次性脳幹出血（Duret 出血）も認められる．

## 慢性硬膜下血腫

　硬膜とクモ膜の間にゆっくりと血腫を形成してくるものを，慢性硬膜下血腫 chronic subdural hematoma という．頭部外傷後何カ月かを経て発症するものが多いが，外傷の既往がはっきりしなくても発症することがある．一般的に，頭部が前後方向に急に激しく動かされるような場合に発症するとされ，上大脳静脈 superior cerebral veins（いわゆる bridging veins）が破綻して発症することが多い．

　図 8-11 に示すように，慢性硬膜下血腫は時間の経過とともに結合線維性の膜で被われる．被膜は厚いものから気づかないほど薄いものまであり，その厚さはいろいろである．発症直後は血腫であるが，徐々に血液成分がなくなり硬膜下滑液囊腫 subdural hygroma（硬膜下水腫 subdural hydroma）の状態へと移行する．

## 硬膜静脈洞血栓症

　頭蓋内出血のうち静脈性出血は比較的稀な疾患であるが，硬膜静脈洞血栓症 dural sinus thrombosis では高頻度に起こる．図 8-12 は上矢状静脈洞血栓症 superior sagittal sinus thrombosis の例で，上矢状静脈洞に流入する上大脳静脈 superior cerebral veins の一部に静脈の怒張と出血が認められる．

## 縊死脳

　縊死脳 hanging suicide brain の剖検所見を詳しく記載した報告は，調査した範囲では発見できなかった．

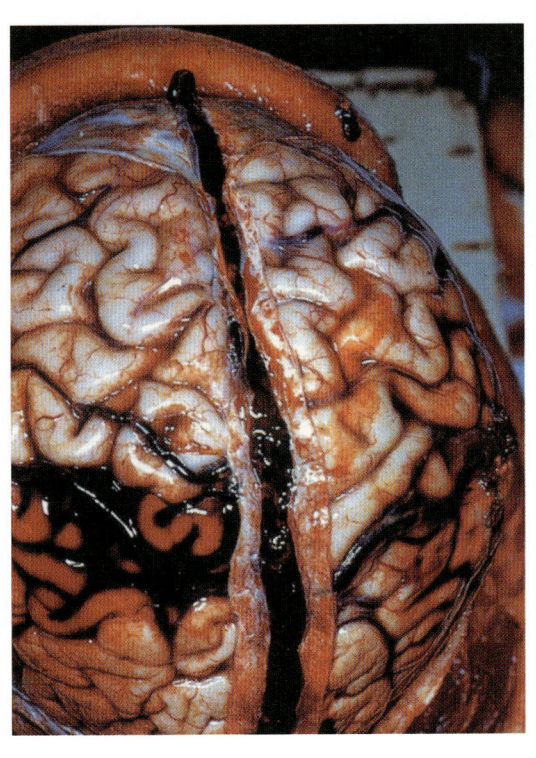

**図 8-12　上矢状静脈洞血栓症と静脈性出血**
大脳の上面．上矢状静脈洞 superior sagittal sinus に血栓が形成され，上大脳静脈 superior cerebral veins から出血している．

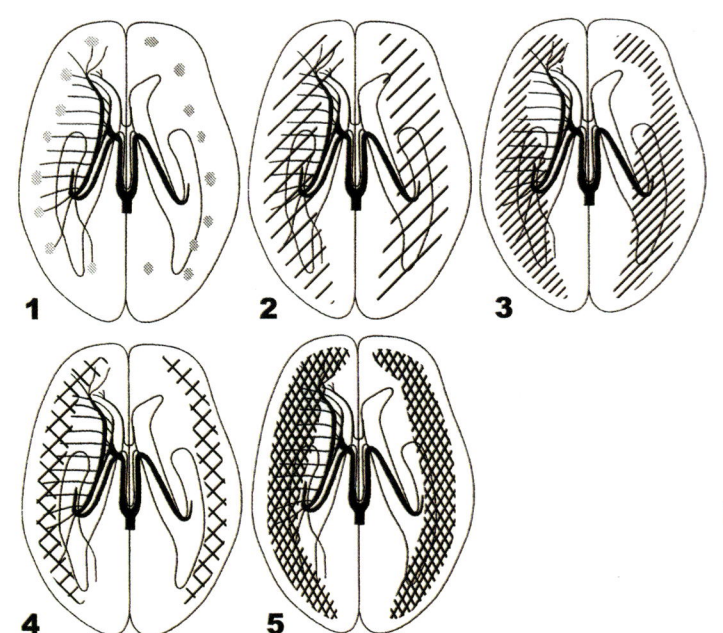

**図 8-13　縊死脳の進行期分類**
半卵円中心 centrum semiovale の病理学的変化の模式図．静脈周囲の虚血巣（1），軽度腫脹巣（2），高度腫脹巣（3），軽度破壊巣（4），高度破壊巣（5）へ順次進行する．

　縊死脳は脳血管障害の範疇に含まれ，主として大脳髄質が障害される静脈性病変がみられる．
　第16章に詳しく記述するように，大脳の静脈系は深部静脈系と表在静脈系に大別される．縊首後即死するに至らなかった縊死脳の剖検例を集めたところ[13]，前後方向に長い左右対称性の病変を両側の半卵円中心 centrum semiovale に共通して生ずると判明した．病変を生じた部位は，大脳の深部静脈系（とくに内大脳静脈系）と表在静脈系の灌流領域境界に当たることから，縊死脳の病変は venous watershed lesion といえる．全体的な経過は図 8-13 に示したように，縊首によって内頚静脈系の血流不全が生じ，灌流領域境界の①虚血による静脈周囲の小さな髄鞘変性（図 8-14），②軽度腫脹巣（図 8-15），③高度腫脹巣（図 8-16），④壊死軟化による軽度破壊巣（図 8-17），⑤高度破壊巣（標本作成が困難）へ順次進行するものと理解できる．

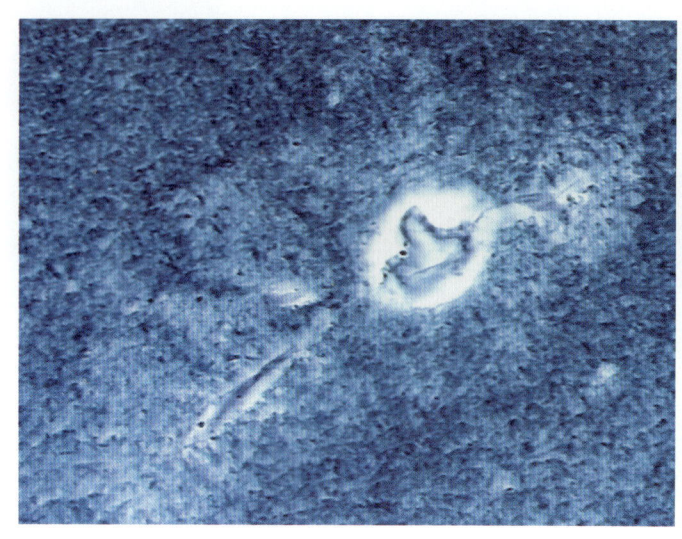

図 8-14　縊死脳の静脈周囲の虚血巣
Klüver-Barrera 法．大脳髄質の静脈周囲に限局する顕微鏡的髄鞘変性．両側の大脳髄質にみられる．

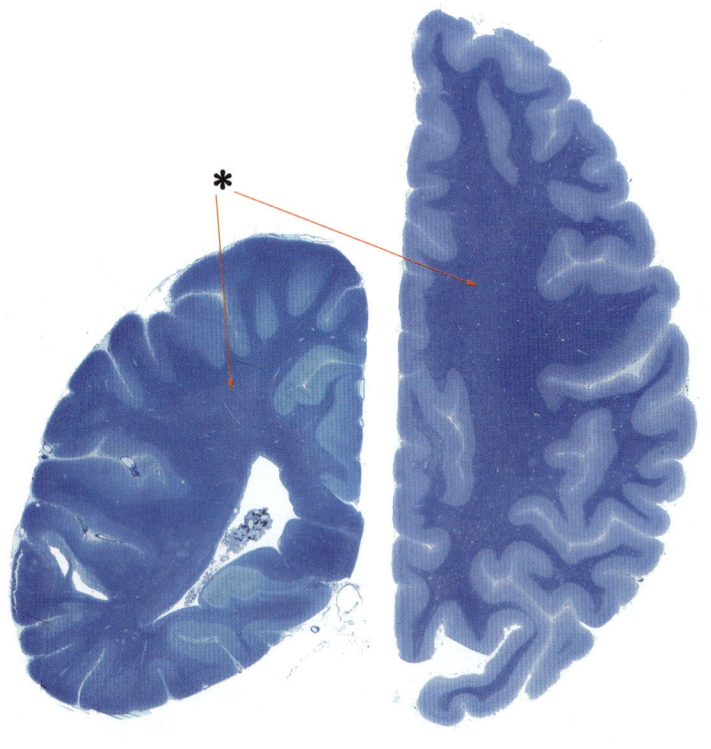

図 8-15　縊死脳の軽度腫脹巣
Klüver-Barrera 法．大脳の前額断面切片（左）・水平断面切片（右）．両側大脳半球の半卵円中心 centrum semiovale の髄鞘がわずかに淡明化している（＊）．

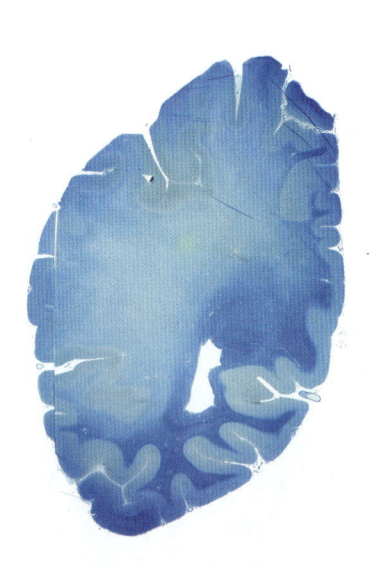

図 8-16　縊死脳の高度腫脹巣
Klüver-Barrera 法．大脳の前額断面切片．大脳が腫脹して髄鞘の淡明化が著しい．この変化は両側大脳半球にみられる．

## 正常圧水頭症

　正常圧水頭症 normal pressure hydrocephalus[14)15)]は，クモ膜下出血（第7章）の後遺症と位置づけられてきた[16)〜18)]．症候学的には認知症・歩行障害・失禁が3主徴とされている．脳室拡大をきたしながら頭蓋内圧は正常範囲内にあるとして命名され（後に頭蓋内圧は変動すると判明した[19)20)]），脳室腹腔シャントによって神経症候が改善し得る．Weed 説[21)〜23)]（脳脊髄液はクモ膜顆粒を経て硬膜静脈洞に排泄されるとする説）を採用して，クモ膜下出血では脳脊髄液に混入した血液成分がクモ膜顆粒 arachnoid granulations（Pacchioni 小体 Pacchionian bodies）へ到達し，髄膜炎では炎症がクモ膜顆粒まで波及し，脳脊髄液の排泄

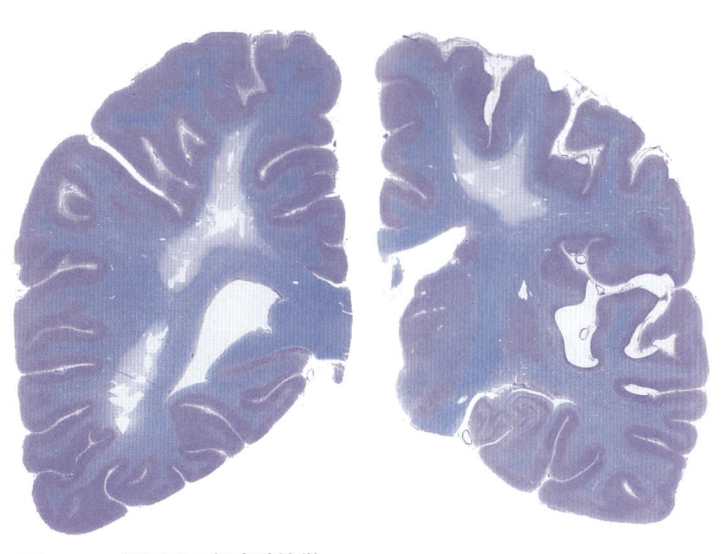

**図 8-17　縊死脳の軽度破壊巣**
LPH 染色．大脳の前額断面切片．両側の大脳髄質の深部が破壊されて空洞が形成されつつある．

を障害して正常圧水頭症を起こす機序が推定されてきた．しかしながら，この解釈は近年大きく揺らいでいる[24)～32)]．脳脊髄液の産生と排泄については第 2 章を参照のこと．

また，クモ膜下出血や髄膜炎とは関連しない正常圧水頭症も存在する（特発性正常圧水頭症 idiopathic normal pressure hydrocephalus）．

鑑別診断として Binswanger 病（後述）が挙げられる[33)]．

## 血管性認知症

血管性認知症 vascular dementia† は単一の疾患ではなく，脳梗塞に関連する認知症や Binswanger 病など複数の疾患から構成される包括的な概念である[8)9)34)35)]．認知症をきたす脳梗塞には，多発性梗塞 multiple infarcts（多発梗塞性認知症 multi-infarct dementia[36)37)]）・strategically placed infarcts[38)39)]・ラクナ梗塞 lacunar infarcts[40)～42)] など（第 5 章）があるという．大脳皮質の多発性微小塞栓症 multiple microembolism により緩徐進行性の認知症を呈することも皆無ではない[43)]．また，認知症をきたす脳内出血もあり，前頭葉萎縮を呈する陳旧性視床出血の例を掲載してある（第 6 章）．認知症をきたし得る障害部位については，今後大いに研究の余地があろう．

---

† 現在では dementia は「認知症」と和訳される．しかし，明治期に dementia は「痴狂」と和訳されることが多かった．東京帝国大学教授呉　秀三（1865-1932，日本の精神科医・医学史家）は彼自身も一度採用した「痴狂」という訳語に異を唱え，1908 年（明治 41 年）頃から「痴呆」へ置換した[46)]．呉は広島藩医呉　黄石の四男で幕府蕃書調所教授箕作阮甫（1799-1863）の外孫という出自からか[46)～48)]，漢文や外国語の素養に恵まれ，「狂」という字を忌避して「早発痴狂」を「早発性痴呆 dementia praecox」（「精神分裂病 schizophrenia」「統合失調症 schizophrenia」の旧称），「麻痺狂」を「麻痺性痴呆 dementia paralytica」（進行麻痺 progressive paralysis の別称），「躁鬱狂」を「躁鬱病 manic-depressive illness」に置換するなど新規訳語を次々と提唱したのである[46)]．呉の精神科医への影響力は大きかったが，新規訳語はすぐには浸透しなかったらしい．その裏には，内務省の官僚が公文書の病名誤記とみなして呉に抵抗した事実が潜んでいたという[46)]．当時は「麻痺性痴呆」「早発性痴呆」など若年ないし中年の「痴呆」患者が多かった．

その後，「痴呆」は dementia の訳語として徐々に定着していった．しかし，Alzheimer 病など高齢の「痴呆」患者の増加に伴い，侮蔑的な意味合いを含むとして近年問題視されるようになった．そこで，厚生労働省の主導により 2004 年（平成 16 年）末頃から「認知症」へ急速に置換され[49)]，現在に至っている．

ちなみに，dementia はラテン語の *dementia* を借用したもので，英語やドイツ語などの医学用語として 19 世紀末頃から世界的に浸透している．

血管性認知症と Alzheimer 病 Alzheimer disease が共存する例もある[8)9)].　　（症例 21-5 は 357 頁参照）

## ■ Binswanger 病 ■

Binswanger 病 Binswanger's disease[44)]は血管性認知症に含まれる．皮質下動脈硬化性脳症 subcortical arteriosclerotic encephalopathy[45)]という別称を有しており，大脳の皮質下髄質のびまん性虚血性変化を主として細動脈硬化 arteriolosclerosis を認めるのが病理学的定義であるとされる．大脳髄質の粗鬆化から萎縮へと移行して脳室の拡大をきたす．大脳の皮質下髄質の動脈については第 10 章を参照．

鑑別診断として正常圧水頭症（前述）が挙げられる[33)]．

### ■ 引用文献 ■

1) Kudo T：Spontaneous occlusion of the circle of Willis. A disease apparently confined to Japanese. Neurology 18：485-496, 1968.
2) Suzuki J, Takaku A：Cerebrovascular "moyamoya" disease. Disease showing abnormal net-like vessels in base of brain. Arch Neurol 20：288-299, 1969.
3) Alzheimer A：Über eine eigenartige Erkrankung der Hirnrinde. Allgemeine Zeitschr Psychiatr 64：146-148, 1907.
4) Alzheimer A：Ueber eine eigenartige Erkrankung der Hirnrinde. Centralblatt Nervenh Psychiatr 30：177-179, 1907.
5) Stelzmann RA, Schnitzlein HN, Murtagh FR：An English translation of Alzheimer's 1907 paper, "Über eine eigenartige Erkankung der Hirnrinde". Clin Anat 8：429-431, 1995.
6) Esiri MM, Wilcock GK：Cerebral amyloid angiopathy in dementia and old age. J Neurol Neurosurg Psychiatry 49：1221-1226, 1986.
7) Blocq P, Marinesco G：Sur les lésions et la pathogénie de l'épilepsie dite essentielle. Semaine Méd 12：445-446, 1892.
8) Mirra SS, Hyman BT：Ageing and dementia. In：Graham DI, Lantos PL（eds）. Greenfield's neuropathology, 7th ed, vol 2. Arnold, London-New York-New Delhi, 2002, pp 195-271.
9) Lowe J, Mirra SS, Hyman BT, Dickson DW：Ageing and dementia. In：Love S, Louis DN, Ellison DW（eds）. Greenfield's neuropathology, 8th ed, vol 1. Hodder Arnold, London, 2008, pp 1031-1152.
10) Divry P, 1927［文献 34, 35］．
11) Scholz W：Studien zur Pathologie der Hirngefäße. II. Die drusige Entartung der Hirnarterien und -capillaren. Zeitschr Gesamte Neurol Psychiatr 162：694-715, 1938.
12) Pantelakis S：Un type particulier d'angiopathie sénile du système nerveux central：l'angiopathie congophile. Topographie et fréquence. Monatsschr Psychiatr Neurol 128：219-256, 1954.
13) He HJ, Goto N, Goto J, Ezure H, Takaoki E：Distributions of lesions in hanging suicide brains. Okajimas Folia Anat Jpn 78：253-258, 2002.
14) Hakim S, Adams RD：The special clinical problem of symptomatic hydrocephalus with normal cerebrospinal fluid pressure. Observation on cerebrospinal fluid hydrodynamics. J Neurol Sci 2：307-327, 1965.
15) Adams RD, Fisher CM, Hakim S, Ojemann RG, Sweet WH：Symptomatic occult hydrocephalus with "normal" cerebrospinal-fluid pressure. A treatable syndrome. N Engl J Med 273：117-126, 1965.
16) Bagley C Jr：Blood in the cerebrospinal fluid. Resultant functional and organic alterations in the central nervous system. B. clinical data. Arch Surg 17：39-81, 1928.
17) Bagley C Jr, Thompson RK, Crosby RMN：Distention of the subarachnoid space with cerebrospinal fluid in infants; Enlargement of the head and spasticity; Surgical correction. Ann Surg 129：662-676, 1949.
18) Foltz EL, Ward AA Jr：Communicating hydrocephalus from subarachnoid bleeding. J Neurosurg 13：546-566, 1956.
19) Symon L, Dorsch NWC, Stephens RJ：Pressure waves in so-called low-pressure hydrocephalus. Lancet 2：1291-1292, 1972.
20) Symon L, Dorsch NWC：Use of long-term intracranial pressure measurement to assess hydrocephalic patients prior to shunt surgery. J Neurosurg 42：258-273, 1975.
21) Cushing H：Studies on cerebro-spinal fluid. I. Introduction. J Med Res 31：1-19, 1914.
    Weed LH：Studies on cerebro-spinal fluid. No. II. The theories of drainage of cerebro-spinal fluid with an analysis of the methods of investigation. J Med Res 31：21-49, 1914.
    Weed LH：Studies on cerebro-spinal fluid. No. III. The pathways of escape from the subarachnoid spaces with particular reference to the arachnoid villi. J Med Res 31：51-91, 1914.
    Weed LH：Studies on cerebro-spinal fluid. No. IV. The dual source of cerebro-spinal fluid. J Med Res 31：93-118, 1914.
    Wegefarth P：Studies on cerebro-spinal fluid. No. V. The drainage of intra-ocular fluids. J Med Res 31：119-147, 1914.
    Wegefarth P：Studies on cerebro-spinal fluid. No. VI. The establishment of drainage of intra-ocular and intracranial fluids into the venous system. J Med Res 31：149-166, 1914.

Wegefarth P, Weed LH：Studies on cerebro-spinal fluid. No. VII. The analogous processes of the cerebral and ocular fluids. J Med Res 31：167-176, 1914.
22) Weed LH：The absorption of cerebrospinal fluid into the venous system. Am J Anat 31：191-221, 1923.
23) Weed LH：Meninges and cerebrospinal fluid. J Anat 72：181-215, 1938.
24) Greitz D：Cerebrospinal fluid circulation and associated intracranial dynamics. A radiologic investigation using MR imaging and radionuclide cisternography. Acta Radiol Suppl 386：1-23, 1993.
25) Greitz D, Franck A, Nordell B：On the pulsatile nature of intracranial and spinal CSF-circulation demonstrated by MR imaging. Acta Radiol 34：321-328, 1993.
26) Greitz D, Hannerz J, Rähn T, Bolander H, Ericsson A：MR imaging of cerebrospinal fluid dynamics in health and disease. On the vascular pathogenesis of communicating hydrocephalus and benign intracranial hypertension. Acta Radiol 35：204-211, 1994.
27) Greitz D, Hannerz J：A proposed model of cerebrospinal fluid circulation：Observations with radionuclide cisternography. AJNR Am J Neuroradiol 17：431-438, 1996.
28) Greitz D, Greitz T, Hindmarsh TV：A new view on the CSF-circulation with the potential for pharmacological treatment of childfood hydrocephalus. Acta Pædiatr 86：125-132, 1997.
29) Greitz D, Greitz T：The pathogenesis and hemodynamics of hydrocephalus. Proposal for a new understanding. Int J Neuroradiol 3：367-375, 1997.
30) Greitz D：Radiological assessment of hydrocephalus：new theories and implications for therapy. Neurosurg Rev 27：145-165, 2004.
31) Egnor M：Radiological assessment of hydrocephalus：new theories and implications for therapy. Neurosurg Rev 27：166, 2004.
Raybaud C：Radiological assessment of hydrocephalus：new theories and implications for therapy. Neurosurg Rev 27：167, 2004.
32) Greitz D：Paradigm shift in hydrocephalus research in legacy of Dandy's pioneering work：rationale for third ventriculostomy in communicating hydrocephalus. Childs Nerv Syst 23：487-489, 2007.
33) Fisher CM：Binswanger's encephalopathy：a review. J Neurol 236：65-79, 1989.
34) Tomlinson BE：Ageing and the dementias. In：Adams JH, Duchen LW（eds）. Greenfield's neuropathology, 5th ed. Edward Arnold, London-Melbourne-Auckland, 1992, pp 1284-1410.
35) Esiri MM, Hyman BT, Beyreuther K, Masters CL：Ageing and dementia. In：Graham DI, Lantos PL（eds）. Greenfield's neuropathology, 6th ed, vol 2. Arnold, London-Sydney-Auckland, 1997, pp 153-233.
36) Hachinski VC, Lassen NA, Marshall J：Multi-infarct dementia. A cause of mental deterioration in the elderly. Lancet 2：207-210, 1974.
37) Hachinski VC, Iliff LD, Zilhka E, Du Boulay GH, McAllister VL, Marshall J, Ross Russell RW, Symon L：Cerebral blood flow in dementia. Arch Neurol 32：632-637, 1975.
38) Tatemichi TK, Desmond DW, Prohovnik I, Cross DT, Gropen TI, Mohr JP, Stern Y：Confusion and memory loss from capsular genu infarction：A thalamocortical disconnection syndrome？ Neurology 42：1966-1979, 1992.
39) Tatemichi TK, Desmond DW, Prohovnik I：Strategic infarcts in vascular dementia. A clinical and brain imaging experience. Arzneimittelforschung 45：371-385, 1995.
40) Fisher CM：Lacunes：Small, deep cerebral infarcts. Neurology 15：774-784, 1965.
41) Fisher CM：The arterial lesions underlying lacunes. Acta Neuropathol 12：1-15, 1969.
42) Fisher CM：Lacunar strokes and infarcts：A review. Neurology 32：871-876, 1982.
43) Ishikawa A, Kakita A, Goto J, Tanaka H, Takahashi H：Slowly progressive dementia and multiple cerebral cortical infarctions following mitral valve replacement. Clin Neuropathol 20：239-242, 2001.
44) Binswanger O：Die Abgrenzung der allgemeinen progressiven Paralyse. Berl Klin Wochenschr 31：1103-1105, 1137-1139, 1180-1186, 1894.
45) Olszewski J：Subcortical arteriosclerotic encephalopathy. Review of the literature on the so-called Binswanger's disease and presentation of two cases. World Neurol 3：359-375, 1962.
46) 呉博士伝記編纂会（編）：呉秀三小伝．私家版，1933．
47) 呉　建（編）：呉　文聰．私家版，1920．
48) 大塚恭男：呉秀三．所収：臼井勝美，高村直助，鳥海　靖，由井正臣（編）．日本近現代人名辞典．吉川弘文館，東京，2001, p 388.
49) http://www.mhlw.go.jp/shingi/2004/12/s1224-17.html　　2014 年 8 月接続

# 第Ⅱ部
# 脳・脊髄血管の解剖学
## part Ⅱ
## anatomy of cerebrospinal vessels

# 第9章
# 内頚動脈と椎骨動脈

Chapter 9
Internal Carotid Artery and Vertebral Artery

## 中枢神経系の動脈血供給の原則

　脳と脊髄の動脈血供給 arterial supply は部位により多少の差はあるが，原則として3つの領域に分けることができる．それは**正中領域** median area・**外側領域** lateral area・**背側領域** dorsal area である（図9-1左側）．また，大脳や延髄などのように4つの領域に分けられる部位もあり，このような場合は外側領域の一部分を独立させて**内側領域** medial area とする（図9-1右側）．

　これらの領域に分布する動脈をそれぞれ**正中枝** median branch・**外側枝** lateral branch・**背側枝** dorsal branch・**内側枝** medial branch と定義する．脳と脊髄がほぼ左右対称なので，これらの枝にはそれぞれ1対があるが，正中枝はときとして無対の枝から左右に分布することがある．

　後藤[1)2)]は上記の「中枢神経系の動脈血供給の原則」を1971年から提唱しており，この原則が中枢神経系の各区分において成立していることを，染色切片標本を用いて確かめている．脳と脊髄の動脈系を理解するためには，この原則は重要と考える．

　脳・脊髄の区分別の動脈血供給を一覧表にしておく[1)2)]（表9-1）．ちなみに，本書の重要な柱を成す脳の動脈系における血管分布領域 vascular territory という概念は，1870年代まで遡り得る[3)〜6)]．

　一般的に脳の動脈は**終動脈** end-artery（図9-2）であるといわれるが，形態学的な追究では終脳の外套

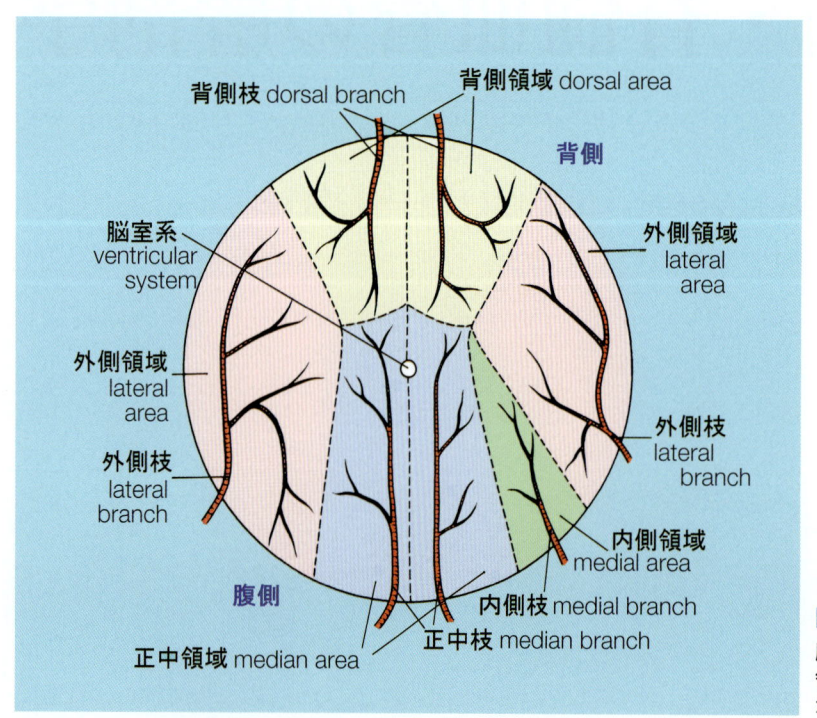

**図9-1　中枢神経系の動脈血供給の原則**
脳は動脈血供給の観点から3領域あるいは4領域に分けられる．脊髄は動脈血供給の観点から3領域に分けられる．

## 第9章　内頚動脈と椎骨動脈　Chapter 9　Internal Carotid Artery and Vertebral Artery

表 9-1　中枢神経系の区分別動脈血供給

| 部位 | | 正中領域 | 内側領域 | 外側領域 | 背側領域 |
|---|---|---|---|---|---|
| 終脳 | | | | | |
| | 外套 | 前大脳動脈 | 前脈絡叢動脈 | 中大脳動脈 | 後大脳動脈 |
| | 大脳核 | 前内側中心枝<br>（前線条体動脈） | 淡蒼球枝<br>後扁桃体枝 | 外側中心枝<br>（レンズ核線状体動脈） | 外側後脈絡叢枝 |
| 間脳 | | 視床下部枝<br>後内側中心枝<br>（視床穿通動脈） | 外側膝状体枝 | 視床膝状体枝 | 内側後脈絡叢枝<br>視床枕枝 |
| 中脳 | | 正中中脳枝 | —— | 外側中脳枝 | 背側中脳枝 |
| 後脳 | | | | | |
| | 橋 | 正中橋枝 | —— | 外側橋枝 | 背側橋枝 |
| | 小脳 | —— | —— | —— | 上小脳動脈<br>前下小脳動脈<br>後下小脳動脈 |
| 延髄 | | 正中延髄枝 | 内側延髄枝 | 外側延髄枝 | 背側延髄枝 |
| 脊髄 | | 中心動脈 | —— | 周辺動脈 | 後索動脈 |

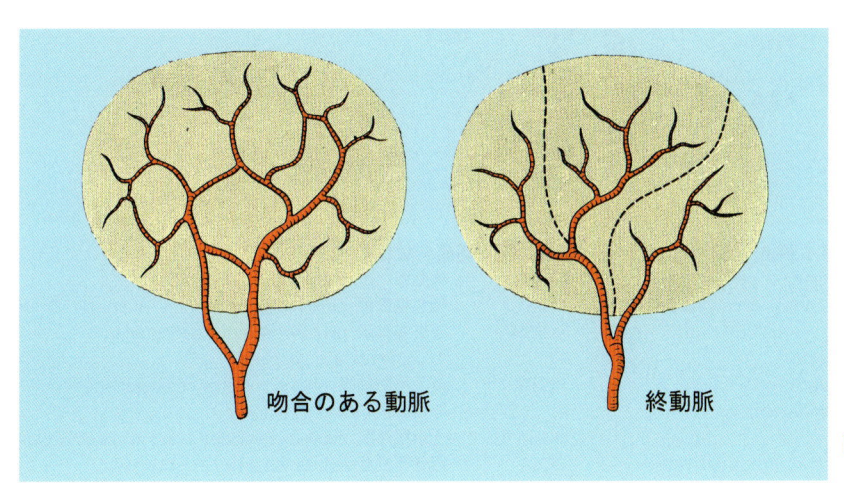

図 9-2　吻合のある動脈と終動脈
［藤田, 2003（出典 a）を改変］

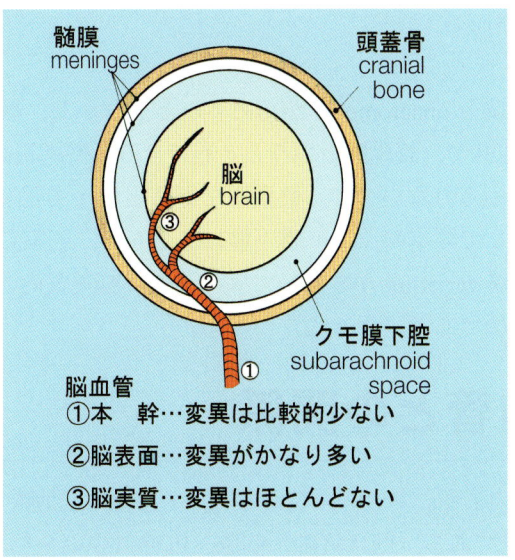

図 9-3　脳血管の変異

脳血管
①本　幹…変異は比較的少ない
②脳表面…変異がかなり多い
③脳実質…変異はほとんどない

第Ⅱ部　脳・脊髄血管の解剖学　Part Ⅱ　Anatomy of Cerebrospinal Vessels

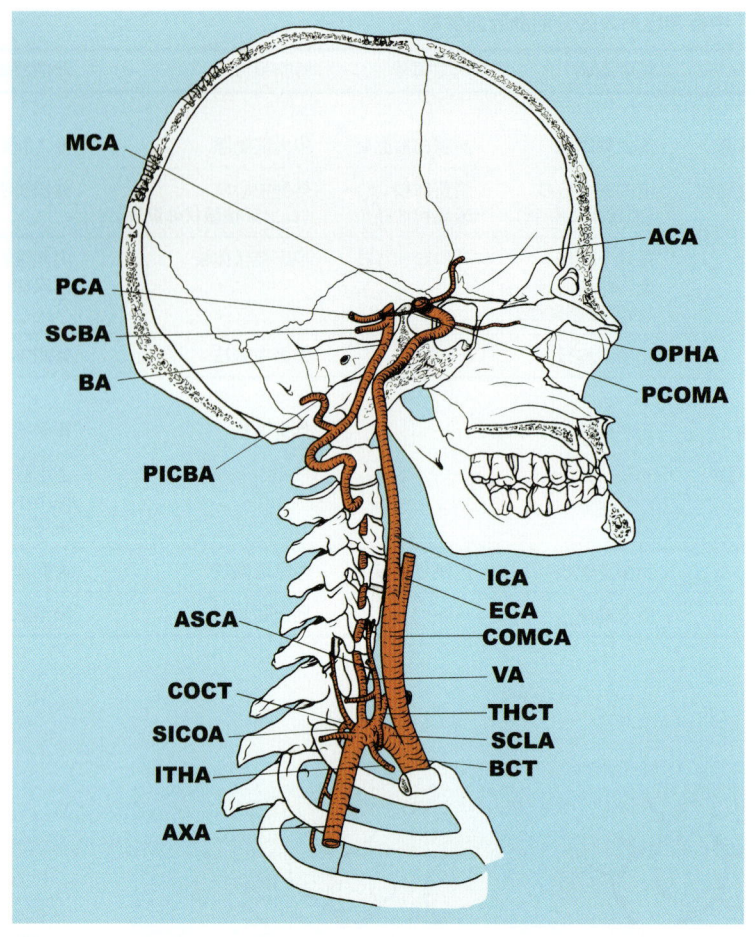

**図 9-4　内頸動脈と椎骨動脈**
頭蓋腔へ分布する動脈系の右側面像．第 1 頸椎（環椎）の横突孔が前方に開く切痕をなした例．

| | | | | | |
|---|---|---|---|---|---|
| ACA | 前大脳動脈 | anterior cerebral artery *A. cerebri anterior* | OPHA | 眼動脈 | ophthalmic artery *A. ophthalmica* |
| ASCA | 上行頸動脈 | ascending cervical artery *A. cervicalis ascendens* | PCA | 後大脳動脈 | posterior cerebral artery *A. cerebri posterior* |
| AXA | 腋窩動脈 | axillary artery *A. axillaris* | PCOMA | 後交通動脈 | posterior communicating artery *A. communicans posterior* |
| BA | 脳底動脈 | basilar artery *A. basilaris* | PICBA | 後下小脳動脈 | posterior inferior cerebellar artery *A. cerebelli inferior posterior* |
| BCT | 腕頭動脈 | brachiocephalic trunk *Truncus brachiocephalicus* | SCBA | 上小脳動脈 | superior cerebellar artery *A. cerebelli superior* |
| COCT | 肋頸動脈 | costocervical trunk *Truncus costocervicalis* | SCLA | 鎖骨下動脈 | subclavian artery *A. subclavia* |
| COMCA | 総頸動脈 | common carotid artery *A. carotis communis* | SICOA | 最上肋間動脈 | supreme intercostal artery *A. intercostalis suprema* |
| ECA | 外頸動脈 | external carotid artery *A. carotis externa* | | | |
| ICA | 内頸動脈 | internal carotid artery *A. carotis interna* | THCT | 甲状頸動脈 | thyrocervical trunk *Truncus thyreocervicalis* |
| ITHA | 内胸動脈 | internal thoracic artery *A. thoracica interna* | VA | 椎骨動脈 | vertebral artery *A. vertebralis* |
| MCA | 中大脳動脈 | middle cerebral artery *A. cerebri media* | | | |

と小脳には太い部分でも，むしろ豊富な吻合 anastomosis が認められる．しかし，機能的には神経組織は急激な循環障害には対処しにくいという意味で，終動脈ということもできる（機能的終動脈 functional end-artery）．他方，脳幹では動脈性吻合が認められないので，終動脈であるといって差しつかえない．

脳に分布する動脈系は，頭蓋腔に入るまでの本幹，クモ膜下腔にあるもの，脳実質内のものに分けることができる．クモ膜下腔にある動脈は変異 variation がきわめて多く，逆に脳実質内の動脈は変異がきわめて少ない．頭蓋外の本幹も変異は比較的稀である（図 9-3）．

## 脳の区分と脳血管との関係

頭蓋腔の内容を養う動脈には，図 9-4 のように 2 つの系統がある．それは内頸動脈 internal carotid artery の系統と椎骨動脈 vertebral artery の系統である．脳は終脳・間脳・脳幹（中脳・橋・延髄）・小脳に分け

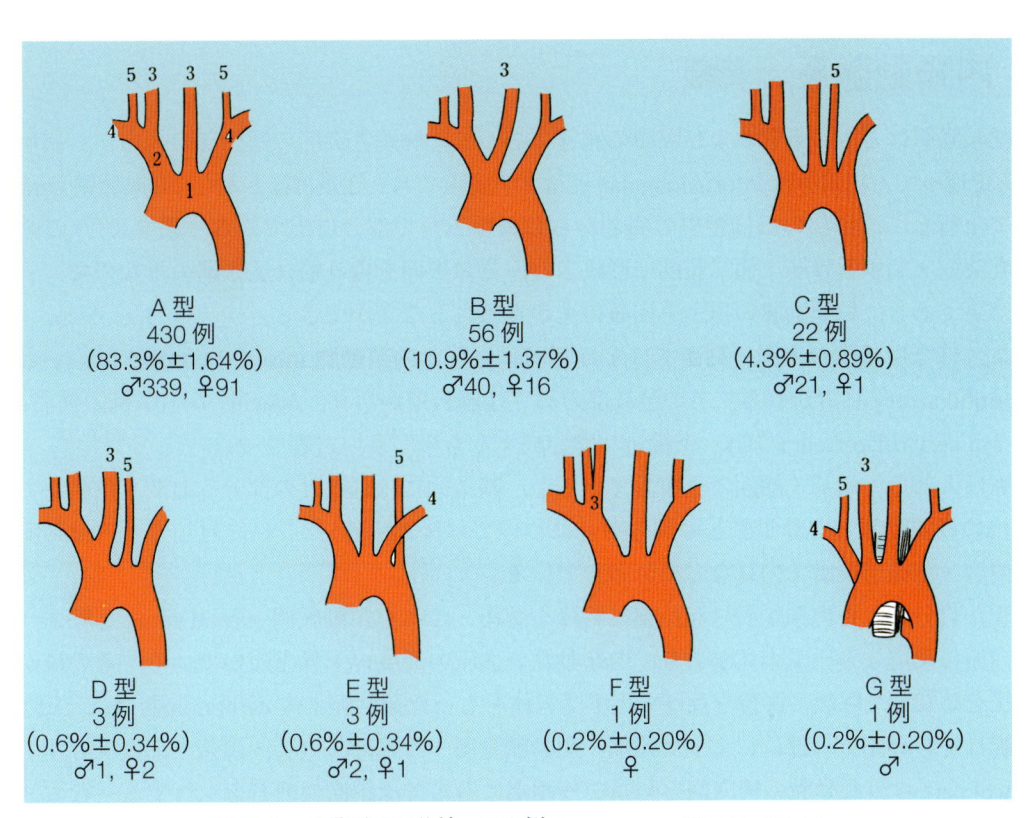

**図 9-5　大動脈弓の分岐　516 例** [Adachi, 1928（出典 b）を改変]
Adachi 分類の A 型～G 型.
1　大動脈弓　aortic arch　*Arcus aortae*
2　腕頭動脈　brachiocephalic trunk　*Truncus brachiocephalicus*
3　総頚動脈　common carotid artery　*A. carotis communis*
4　鎖骨下動脈　subclavian artery　*A. subclavia*
5　椎骨動脈　vertebral artery　*A. vertebralis*

られる．その中で脳幹と小脳，それに終脳の一部は椎骨動脈系の供給を受けており，残りの大部分の終脳は内頚動脈系が分布している．

　生命の維持に特に重要な部位である脳幹が，椎骨動脈系によって養われ，その椎骨動脈は頚部を通るときに，後述のように深い部分を，しかも頚椎の横突孔を順次通過することは意義のあることであろう．

　ただし，後大脳動脈が内頚動脈から分岐する例（後述する胎児型後大脳動脈）では，中脳・間脳の多くは内頚動脈系の供給を受けることになる（第 20 章）．

## 頭蓋腔に達するまでの経路

　内頚動脈系と椎骨動脈系は，いずれも大動脈弓 aortic arch の分枝からの血流を受けている．

　この大動脈弓の分枝は総頚動脈 common carotid artery と鎖骨下動脈 subclavian artery で，左右で分岐の状態が異なっている．右側では腕頭動脈 brachiocephalic trunk の枝として，左側では大動脈弓の直接枝として，それぞれ右胸鎖関節の高さと，左腕頭静脈 left brachiocephalic vein の後方で総頚動脈と鎖骨下動脈が始まっている．

　Adachi[7]は，大動脈弓の分岐の形態によって 7 つの型に分けた（図 9-5）．これを Adachi 分類 Adachi's classification と呼ぶ（Adachi 分類は多くの解剖学的部位にある）．これによれば，左右の総頚動脈と鎖骨下動脈が上記のような分岐の形態を示すもの（Adachi A 型 Adachi's type A）は，日本人 516 例の観察で 430 例（83.3%）を占めるという．

（抄伝 9-1 は 176 頁参照）

## 内頚動脈系

両側の総頚動脈はともに気管および喉頭の側壁に沿って，胸鎖乳突筋の起始部の後方から肩甲舌骨筋の上腹の後ろを通って，内頚静脈 internal jugular vein の内側をこれと迷走神経とともに頚動脈鞘 carotid sheath に包まれて上行して，頚部のほぼ中央の高さから頚動脈三角の部分に出てくる（図 9-6）．この頚動脈三角は胸鎖乳突筋・肩甲舌骨筋・顎二腹筋で形成され，その表面を覆う筋は広頚筋のみなので，三角の位置の確認が容易であり，総頚動脈の拍動を皮膚の上から触れることができる．

その次に，ほぼ甲状軟骨上縁の高さでほとんど同じ直径の**内頚動脈 internal carotid artery** と外頚動脈 external carotid artery に分かれる．この分岐部の高さは個人差があり，Adachi[7]の 107 例の検討によると，第 4 頚椎 4th cervical vertebra（C4）上縁辺りで分岐するものが多い（表 9-2）．

外頚動脈は大部分の頭部・顔面に分布しているが，基本的には脳以外の部分へ血液を供給している（外頚動脈分枝の後頭動脈と椎骨動脈との間の吻合については後述する）．これに対して，内頚動脈は脳を始め，眼窩内容・前頭部皮膚・内耳などに分布している．

総頚動脈から分かれた内頚動脈は起始部に膨隆を認め，これを頚動脈洞 carotid sinus と呼ぶ．この部分には血管内圧に反応する圧受容体があり，内頚動脈の血圧の過度の上昇を防いでいる．そのほか，血液の化学的性状を感知して呼吸に影響を及ぼす化学受容体をもった頚動脈小体 carotid body もこの部分にある．

内頚動脈はその経路上の部位によって頚部・頚動脈管部・海綿静脈洞部・頭蓋内部に区分するが，まず頚部 cervical part は外頚動脈の後内側を咽頭の外側端に沿って深頚筋の前方を上行する．なお，深頚筋と内頚動脈の間には，舌咽神経およびその下神経節，副神経，舌下神経，上頚神経節（交感神経幹）などがみられる．

### 抄伝 9-1　足立文太郎（あだち ぶんたろう）

Adachi こと足立文太郎（1865-1945）は日本の解剖学者・人類学者である．1865 年（慶応元年）6 月 15 日に伊豆国の天城湯ヶ島で足立長造の長男として誕生．1894 年（明治 27 年）に帝国大学（東京帝国大学の前身）医科を卒業し，解剖学講座の助手となった．1898 年に岡山の第三高等学校医学部（岡山医科大学の前身）教授に就任．1899～1904 年にドイツの Straßburg（現在はフランス領 Strasbourg）大学へ留学し，解剖学教授 Gustav Albert Schwalbe（1844-1916）に師事した．帰国直後の 1904 年から京都帝国大学教授に就任して，医科大学解剖学講座を担当．1921 年（大正 10 年）から京都帝国大学医学部長を務め，1925 年に定年退官．留学中の 1900 年に筋の変異の統計学的な人種差を最初に報告したことから軟部人類学の創始者として世界的に知られ，定年後に著書「Das Arteriensystem der Japaner」（日本人の動脈系，1928 年）と「Das Venensystem der Japaner」（日本人の静脈系，全 2 巻，1933～1940 年）を出版した．1927 年（昭和 2 年）から大阪高等医学専門学校（大阪医科大学の前身）の校長に就き，1930 年に帝国学士院恩賜賞を受賞した．1932 年に校長を退職．太平洋戦争中の 1945 年（昭和 20 年）4 月 1 日に京都で死去，享年 79 歳．

弟子に長谷部言人（1882-1969，解剖学者・人類学者，抄伝 9-2）がいる．

師に当たる Schwalbe は Jena 大学・Königsberg（現在はロシア領 Kaliningrad）大学・Straßburg 大学の解剖学教授を歴任．味蕾（Schwalbe 小体）・前庭神経内側核（Schwalbe 核）などに名を残したほか，筋肉や動脈系の変異に関する人類学的統計調査を提唱し，Neanderthal 人の骨学研究でも知られた．同じ Schwalbe 門下の兄弟弟子に北京原人の世界的権威 Franz Weidenreich（1873-1948，ドイツの解剖学者・人類学者）がいる．Weidenreich は足立とは旧知で，血液学から人類学へ転向した．Straßburg 大学・Heidelberg 大学の解剖学教授や Frankfurt am Main 大学の人類学教授を歴任した後，1934 年にアメリカへ亡命して Chicago 大学の解剖学客員教授に就任．1935 年に北京の中国地質調査所へ招聘されて，北京原人の骨学研究に没頭していたが，1941 年に戦雲漂う中国を離れて New York のアメリカ自然誌博物館に移った．

若年時代の足立は，母方伯父に当たる医師井上 潔の援助を受けて育った．井上家は天城湯ヶ島で代々続く医師一族である．足立は 1935 年（昭和 10 年）に潔の曾孫井上 靖（1907-1991）を長女ふみの婿とした．靖は陸軍軍医井上隼雄（婿，後に陸軍軍医監）と八重（潔の孫娘）の長男として 1907 年（明治 40 年）5 月 6 日に北海道上川郡旭川町で誕生．九州帝国大学法文学部英文学科を中退して転学し，1936 年（昭和 11 年）に京都帝国大学文学部哲学科を卒業．大阪毎日新聞の勤務を経て，後年有名な小説家となった．1950 年に芥川賞を受賞．　　　　　　（文献欄参照[32]～[41]）

第9章　内頚動脈と椎骨動脈　Chapter 9 Internal Carotid Artery and Vertebral Artery

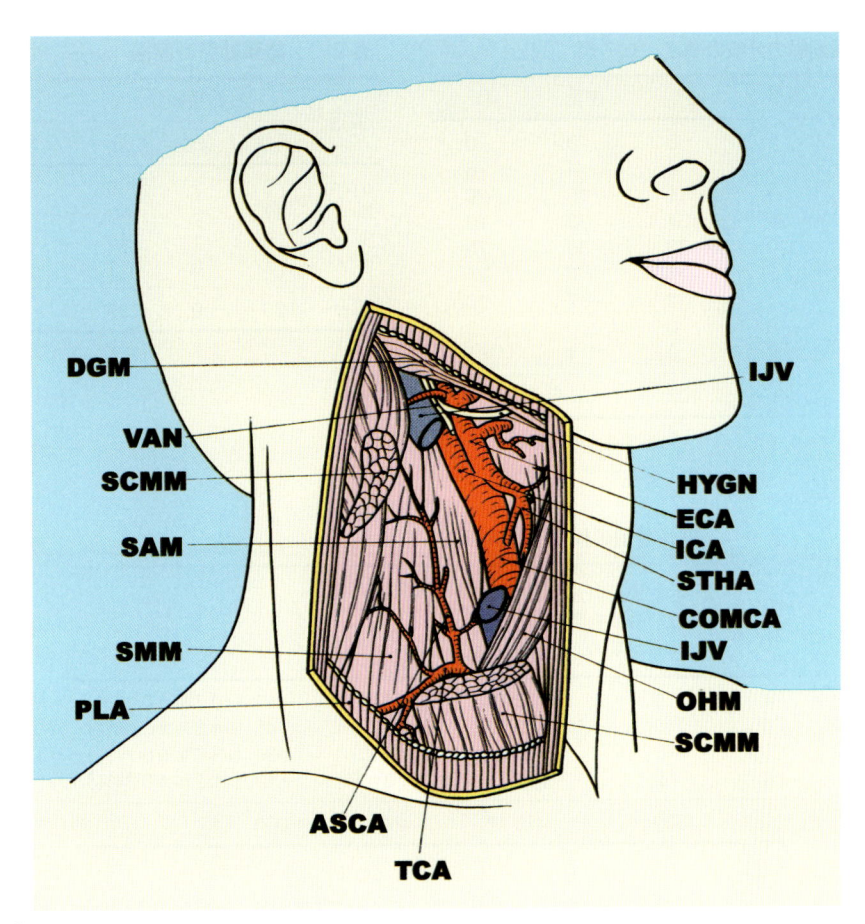

**図 9-6　頚動脈三角**

| | | | | |
|---|---|---|---|---|
| ASCA | 上行頚動脈 ascending cervical artery A. cervicalis ascendens | | SAM | 前斜角筋 scalenus anterior muscle M. scalenus anterior (scalenus anterior) |
| COMCA | 総頚動脈 common carotid artery A. carotis communis | | SCMM | 胸鎖乳突筋 sternocleidomastoideus muscle M. sternocleidomastoideus (sternocleidomastoideus) |
| DGM | 顎二腹筋 digastricus muscle M. digastricus (digastricus) | | SMM | 中斜角筋 scalenus medius muscle M. scalenus medius (scalenus medius) |
| ECA | 外頚動脈 external carotid artery A. carotis externa | | STHA | 上甲状腺動脈 superior thyroid artery A. thyreoidea superior |
| HYGN | 舌下神経 hypoglossal nerve N. hypoglossus | | TCA | 頚横動脈 transverse cervical artery A. transversa colli |
| ICA | 内頚動脈 internal carotid artery A. carotis interna | | VAN | 迷走神経 vagus nerve N. vagus |
| IJV | 内頚静脈 internal jugular vein V. jugularis interna | | | |
| OHM | 肩甲舌骨筋 omohyoideus muscle M. omohyoideus (omohyoideus) | | | |
| PLA | 広頚筋 platysma Platysma | | | |

　頭蓋底に達した内頚動脈は頚静脈孔の前内側から始まる，側頭骨の中を通る頚動脈管（第17章を参照）を前上内方に進んで頭蓋腔の硬膜外の部分に至る．ここまでの経路を頚動脈管部 carotid canal part といい，その間に鼓室粘膜などに頚鼓小管枝 caroticotympanic branches・翼突管枝 pterygoid canal branch などの小枝を出している．

　ここで，総頚動脈について Adachi[7] のデータによって検討してみよう．

　まず，総頚動脈の直径はいずれも頚静脈洞より上方での計測で**表 9-3** のように約 7 mm のものが多い．その左右差は 55 例中，左右同大のもの 33 例，右の太いもの 13 例，左の太いもの 9 例なので，左右差のないものが多いようである．総頚動脈の長さは平均値で右 92.5 mm，左 120.8 mm であるが，516 例中 1 例にわずか 5 mm のものがあったと記載している．

　Bankl[8] は脳梗塞の剖検例のうち約 2% が総頚動脈起始部の閉塞，約 7% が内頚動脈起始部の閉塞によるとする（第3章）．一過性脳虚血発作の臨床例では，内頚動脈起始部の内腔狭窄が有名である（第5章，第20章）．

（**余録 9-1** は 178 頁参照）

## 表9-2 内頚・外頚動脈の分岐の高さ 107例 [Adachi, 1928]

| 分岐部位 | 男性 | 女性 | 右側 | 左側 | 計 |
|---|---|---|---|---|---|
| C2 | 0 | 0 | 0 | 0 | 0 |
|  | 7 | 1 | 4 | 4 | 8 |
| C3 | 17 | 9 | 11 | 15 | 26 |
|  | 50 | 20 | 34 | 36 | 70 |
| C4 | 65 | 10 | 40 | 35 | 75 |
|  | 19 | 5 | 15 | 9 | 24 |
| C5 | 9 | 1 | 3 | 7 | 10 |
|  | 0 | 0 | 0 | 0 | 0 |
| C6 | 1 | 0 | 0 | 1 | 1 |
| 計 | 168 | 46 | 107 | 107 | 214 |

※ C3～C4椎間あるいはC4椎体の高さで分岐するものが多い．

## 表9-3 総頚動脈の直径 [Adachi, 1928]

| 直径 | 右総頚動脈 | | | 左総頚動脈 | | |
|---|---|---|---|---|---|---|
|  | 男性 | 女性 | 計 | 男性 | 女性 | 計 |
| 6 mm | 3 | 2 | 5 | 3 | 3 | 6 |
| 7 | 17 | 6 | 23 | 17 | 3 | 20 |
| 8 | 9 | 1 | 10 | 7 | 1 | 8 |
| 9 | 1 | 0 | 1 | 0 | 0 | 0 |
| 計 | 30 | 9 | 39 | 27 | 7 | 34 |

## 表9-4 椎骨動脈の横突孔進入部位 500例 [Adachi, 1928]

| 横突孔進入部位 | 右椎骨動脈が右鎖骨下動脈から分岐 | 左椎骨動脈が | | 計 |
|---|---|---|---|---|
|  |  | 左鎖骨下動脈から分岐 | 大動脈から分岐 |  |
| C4 | 5 | 0 | 2 | 7（ 0.7%±0.26%） |
| C5 | 18 | 9 | 18 | 45（ 4.5%±0.66%） |
| C6 | 475 | 457 | 4 | 936（93.6%±0.77%） |
| C7 | 2 | 7 | 3 | 12（ 1.2%±0.34%） |
| 計 | 500 | 473 | 27 | 1,000 |

## 椎骨動脈系

　両側の鎖骨下動脈の基部からは，図9-4のように甲状頚動脈 thyrocervical trunk，肋頚動脈 costocervical trunk，などとともに**椎骨動脈 vertebral artery** が分岐している．この椎骨動脈は前斜角筋と頚長筋の一部で形成される斜角筋椎骨角を通って上行し，第5頚椎 5th cervical vertebra（C5）または第6頚椎 6th cervical vertebra（C6）の横突孔に入る．Adachi[7]の500例の観察によると，表9-4のように第6頚椎の横突孔に入るものが大部分であり，類似の傾向は Yamakiら[9] の515例の観察でもみられる．

　さらに，椎骨動脈は各頚椎の横突孔を順にくぐって上行し，第1頚椎 1st cervical vertebra（C1）つまり環椎 atlas の上方に達する．環椎の横突孔が前方に開く切痕をなす例もある[10)11]．いずれの場合でも環椎の上方で後内方に転じて，環椎の椎骨動脈溝に沿って走り，環椎と後頭骨の間からその間に張る後環椎後頭膜と硬膜を貫き，さらにクモ膜を貫いてクモ膜下腔に入り，大後頭孔から頭蓋腔に入っている．

　頭蓋腔に入るまでの椎骨動脈を頚部 cervical part と呼んで，これを3つに区分する．すなわち，横突孔までの横突前部 pretransverse part，横突孔を順次上行する横突部 transverse part，環椎上面に沿って走る環椎部 atlantal part の3つである．頭蓋腔内での左右の椎骨動脈の太さの比較については後述する．

　外頚動脈 external carotid artery 分枝の後頭動脈 occipital artery と椎骨動脈環椎部との間に解剖学的吻合

---

### 余録9-1　総頚動脈・内頚動脈の閉塞

　臨床的に総頚動脈ないしは内頚動脈に閉塞が起こると，次のような症状を呈する．前駆症状は稀ではあるが，頭痛・めまい・傾眠状態・精神錯乱などを観察することがある．若年者では無症状のこともあるが，一般症状としては通常は頭痛・嘔吐・痙攣などが現われ，昏迷や昏睡に陥ることが多い．局所症状としては，初期から片麻痺 hemiplegia や不全片麻痺 hemiparesis がみられ，病巣側の黒内障 amaurosis（眼動脈の閉塞症状）や共同偏視が観察できる．優位半球が侵されると失語 dysphasia/aphasia が現われる．具体的な症例は第5章と第20章を参照のこと．

があることは意外に知られていない．放射線学的には稀とされてきたが[12)13)]，Jimbo ら[14)]が調べたところでは，解剖体 22 例のうち直接吻合（Jimbo 1 型吻合 Jimbo's type 1 anastomosis）が 8 例，後頭下筋群の中を通る網状吻合（Jimbo 2 型吻合 Jimbo's type 2 anastomosis）が 6 例に認められた．

なお，頻度は明らかではないが，一側に 2 本の椎骨動脈を認めることがある．

Bankl[8)]は脳梗塞の剖検例のうち約 5%が椎骨動脈環椎部の閉塞によるとする（第 3 章）．

（**余録 9-2** は下記参照）

# 頭蓋腔内での走行

頭蓋腔内における内頸動脈と椎骨動脈の走行について，以下に述べる．



## 内頸動脈系

頸動脈管を通り頭蓋腔硬膜外まで達した**内頸動脈 internal carotid artery** は蝶形骨のトルコ鞍の外側に位置する頸動脈溝に沿って両側とも動眼神経・滑車神経・眼神経（三叉神経の第 1 枝）・上顎神経（三叉神経の第 2 枝）・外転神経などとともに海綿静脈洞 cavernous sinus の中を前進する（図 9-7）．この部分

**余録 9-2**

**鎖骨下動脈盗血症候群**

鎖骨下動脈が椎骨動脈を分岐する近位で閉塞すると，臨床的には鎖骨下動脈盗血症候群 subclavian steal syndrome がみられる（図 9-余録 2）．患側の椎骨動脈で血流が逆行しており，患側の鎖骨下動脈から橈骨・尺骨動脈にかけて脈波が反対側よりも遅延する．Contorni[42)]が 1960 年，Reivich ら[43)]が 1961 年にいずれも血管撮影法を用いて記載し，後に鎖骨下動脈盗血症候群として有名になった[44)〜47)]．ただし，すでに 19 世紀には類似症例の報告がみられるという[48)49)]．運動により患側上肢が酸素消費量を増大させると，反対側の椎骨動脈からの動脈血が患側の椎骨動脈を側副循環の経路として患側の鎖骨下動脈に横盗りされ，椎骨脳底動脈循環不全（**余録 9-3**）を呈する．次いで，その状態が続いて日数が経つと，患側上肢の脱力や筋萎縮が起こってくる．

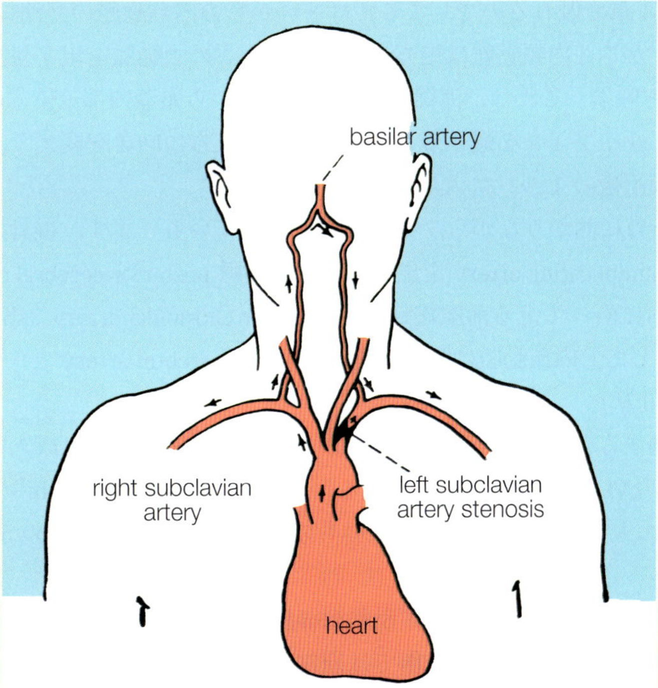


**図 9-余録 2　鎖骨下動脈盗血症候群** ［Toole と Patel, 1967（出典 c）を改変］

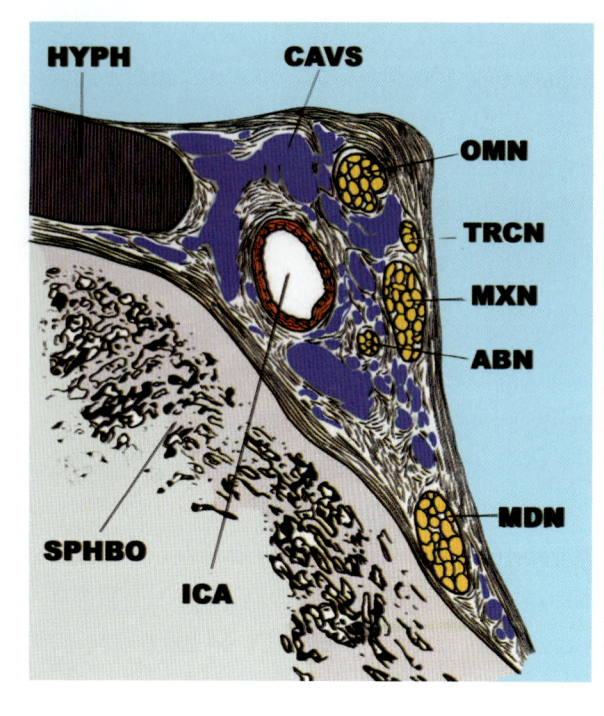

第Ⅱ部　脳・脊髄血管の解剖学　Part II　Anatomy of Cerebrospinal Vessels

図 9-7　海綿静脈洞
前額断面．
| | | |
|---|---|---|
| ABN | 外転神経 | abducens nerve/abducent nerve *N. abducens* |
| CAVS | 海綿静脈洞 | cavernous sinus *Sinus cavernosus* |
| HYPH | 下垂体 | hypophysis *Hypophysis cerebri* (pituitary gland *Glandula pituitaria*) (pituitary body) |
| ICA | 内頚動脈 | internal carotid artery *A. carotis interna* |
| MDN | 下顎神経 | mandibular nerve *N. mandibularis* |
| MXN | 上顎神経 | maxillary nerve *N. maxillaris* |
| OMN | 動眼神経 | oculomotor nerve *N. oculomotorius* |
| SPHBO | 蝶形骨 | sphenoid bone *Os sphenoidale* |
| TRCN | 滑車神経 | trochlear nerve *N. trochlearis* |

を海綿静脈洞部 cavernous part といって，その間に小脳テントへ内側テント枝 medial tentorial branch および外側テント枝 lateral tentorial branch を，三叉神経節（半月神経節あるいは Gasser 神経節 Gasserian ganglion ともいう）と下垂体にそれぞれ三叉神経節枝 trigeminal ganglionic branch と下下垂体枝 inferior hypophysial branch（第 11 章，第 16 章）を出すほか，付近の硬膜にも細枝を送っている．

　海綿静脈洞については第 17 章で述べることにして，内頚動脈は頚動脈溝に沿って約 1.5 cm 前方へ走行してから，視神経管の後方，前床突起の内方で海綿静脈洞から立ち上がり，硬膜を貫通するとすぐに前方の視神経管の中へ眼動脈 ophthalmic artery を出して眼窩内容と前頭部の皮膚に血流を送っている．硬膜を貫いて頭蓋腔に入った内頚動脈を頭蓋内部 intracranial part（脳部 cerebral part）と呼ぶ．

　眼動脈については第 14 章で触れるので，ここではそれからの内頚動脈の経路について述べよう．

　海綿静脈洞から立ち上がると内頚動脈は後方に屈曲する．この眼動脈を出す付近の膝状の屈曲を示す部分をサイフォン siphon と呼ぶ．これは，海綿静脈洞部遠位部から頭蓋内部近位部に相当し，放射線学的に命名されたものである．サイフォンを過ぎると，内頚動脈は上方に向きを変えて，クモ膜を貫いて視交叉の外方で交叉槽（クモ膜下槽の 1 つ）に入る．

　それから，しだいに外方に曲がりながら，次の 2 枝を出している．まず，椎骨動脈系との吻合枝である後交通動脈 posterior communicating artery を出して後大脳動脈 posterior cerebral artery（後述）と連絡し，次にそのやや外側で視索に沿って走る前脈絡叢動脈 anterior chorioidal artery（第 11 章）を後方へ分岐する（図 9-8〜9-10）．そして，内頚動脈は前大脳動脈 anterior cerebral artery と中大脳動脈 middle cerebral artery に分かれる（第 10 章）．

　内頚動脈の太さを計測する場合には交叉槽の部位が選ばれる．その直径は成人で 2〜7 mm と左が太く，その差は 0.5〜1.0 mm[15]ないし 1.3 mm[16]といわれる．しかし，Hasebe（Adachi[7]に収載）が実施した左右の比較では 78 例中，右の太いもの 11 例，左の太いもの 13 例，左右同大のもの 54 例で，左右差はないという．

　Bankl[8]は脳梗塞の剖検例のうち約 9％が内頚動脈海綿静脈洞部の閉塞，約 13％が内頚動脈頭蓋内部の閉塞によるとする（第 3 章）．一過性脳虚血発作では通常，病巣側の一過性黒内障（一過性単眼盲）がみられる．それは内頚動脈がアテローム斑による狭窄を生じやすい血管であり，なおかつ眼動脈が内頚動脈の分枝だからである（第 5 章，第 14 章，第 20 章）．

（抄伝 9-2 は 181 頁参照）

## 椎骨動脈系

他方，大後頭孔から頭蓋腔に入った**椎骨動脈 vertebral artery** は延髄の外側から前面に沿って，後頭骨との間を上前内方に走り，舌下神経管の内孔の前方を通って左右の動脈がしだいに近づいて，やがて斜台の下縁（バジオン basion あるいは基底点）から上方の位置において，延髄上端の付近で左右の椎骨動脈が合わさって1本の**脳底動脈 basilar artery** となる．大後頭孔から入って脳底動脈になるまでの椎骨動脈を頭蓋内部 intracranial part と呼んで，頸部 cervical part（前述）と区別する．

椎骨動脈の頭蓋内部の枝としては，頭蓋腔に入るすぐ前に硬膜枝 meningeal branch が出ており，後頭蓋窩の硬膜と後頭骨に分布しているが，主要な枝はさらにその上方の舌下神経管の内孔の近くを通るときに後方へ分岐する後下小脳動脈 posterior inferior cerebellar artery である（図9-8）．

そのほか，大後頭孔の付近で椎骨動脈から分岐しても頭蓋腔には入らない枝がある．1つは前脊髄動脈 anterior spinal artery で，延髄前面を尾側に下がり，途中で左右が合わさって前正中裂に沿って走り，上部頸髄（第3頸髄C3～第4頸髄C4）にまで達する．また，椎骨動脈がクモ膜を貫いてすぐに左右1対の後脊髄動脈 posterior spinal artery が始まっていて，これは延髄から脊髄の後外側溝の付近を下行している．

椎骨動脈の太さは大後頭孔付近の部分で計測されることが多く，成人では直径2～3 mm[17]である．若年者の方が左右差は著明であって，動脈硬化 arteriosclerosis が起こってくると差がなくなるともいわれる．Hasebe（Adachi[7]に収載）によると，81例中，右の太いもの12例，左の太いもの40例，左右同大のもの29例で，やや左の太い傾向がある．さらに亀山[18]は左右差で2倍以上の太さのあるものは165例中，右の太いもの12例，左の太いもの39例と報告している．したがって，やや左が太い傾向があるといえようか．この椎骨動脈の非対称性は古くから指摘されていた[19]．

脳底動脈は橋の脳底溝に沿って橋と斜台の間のクモ膜下腔を前上方に走り，トルコ鞍の鞍背の上端部の後方で左右の後大脳動脈 posterior cerebral artery に分かれて終わっている．この脳底動脈は全長約3 cmで，ほぼ橋底部の長さに一致している．

椎骨動脈や脳底動脈に変異 variation を認めることは比較的多く，後藤[2]が解剖実習で調べたところ，40例中の5例に脳底動脈の窓形成 fenestration，1例に椎骨動脈の重複 duplication を観察している（図9-11）．前者は発生学的に2本の動脈が融合して脳底動脈を形成する際の遺残であろう[20]．後者は椎骨動脈が舌下

---

### 抄伝 9-2　長谷部言人（はせべ ことんど）

Hasebe こと長谷部言人（1882-1969）は日本の解剖学者・人類学者である．1882年（明治15年）6月10日に東京府麹町区麹町で誕生．1906年に東京帝国大学医科を卒業，解剖学講座教授小金井良精（1858-1944）に師事した．1907年に小金井の推薦で，京都帝国大学の解剖学講座教授足立文太郎（1865-1945，抄伝9-1）の助手となり，1908年に京都帝国大学助教授（医科大学解剖学講座）に昇任．1913年（大正2年）に新潟医学専門学校（新潟医科大学の前身）教授に就任し，解剖学を担当．1915年からミクロネシア文部省調査隊に参加するとともに東北帝国大学助教授（医科大学解剖学講座）に就任．日本各地の遺跡発掘を積極的に行い，古人類学的研究に没頭していく．1920年に東北帝国大学教授に昇任し，医学部解剖学講座を担当．1921～1922年にドイツのMünchen 大学に留学し，人類学教授Rudolf Martin（1864-1925）に師事した．1927～1929年（昭和2～4年）にもミクロネシア文部省調査隊に参加．足立の著書「Das Arteriensystem der Japaner」（日本人の動脈系，1928年）のうち，頭蓋内の動脈系を分担した事実は意外に知られていない．1933～1935年に東北帝国大学医学部長を務めた．1938年に東京帝国大学教授（理学部動物学科人類学講座）へ転任し，1939年に理学部人類学科を創設して学科主任となった．太平洋戦争中の1943年に定年退官．動物考古学にも造詣が深かった．直良信夫（1902-1985，考古学者）が1931年に発見し1945年の空襲で焼失させた化石人骨を石膏模型で再検討して，1948年にNipponanthropus akashiensis（明石原人）と命名し，後年の論争の種を蒔いた．1949年に著書「日本民族の成立」を出版．1969年（昭和44年）12月3日に死去，享年87歳．

師に当たるMartin はスイスのZürich 大学の人類学教授を経て，München 大学の人類学教授．フランス人類学の影響を受けて頭蓋計測・骨計測に詳しく，その頭蓋計測法は後に世界標準となった．　　　　　（文献欄参照[50]～[53]）

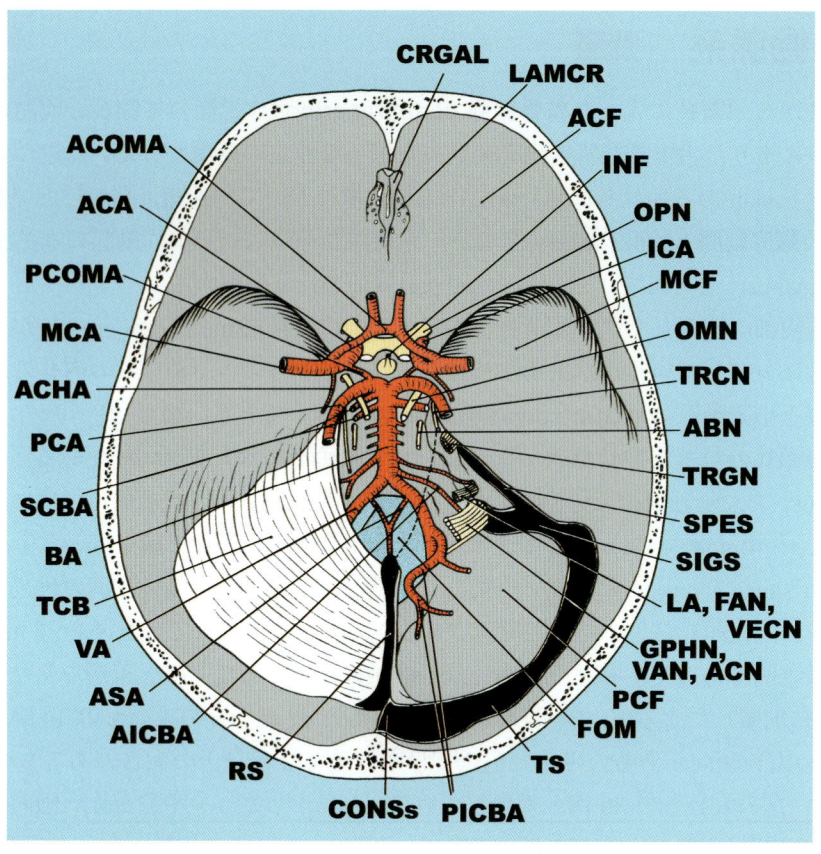

第Ⅱ部　脳・脊髄血管の解剖学　Part II　Anatomy of Cerebrospinal Vessels

**図 9-8　内頭蓋底の脳神経・頭蓋内血管**

| | | | | |
|---|---|---|---|---|
| ABN | 外転神経 abducens nerve N. abducens | | MCF | 中頭蓋底 middle cranial fossa Fossa cranii media |
| ACA | 前大脳動脈 anterior cerebral artery A. cerebri anterior | | OMN | 動眼神経 oculomotor nerve N. oculomotorius |
| ACF | 前頭蓋底 anterior cranial fossa Fossa cranii anterior | | OPN | 視神経 optic nerve N. opticus |
| ACHA | 前脈絡叢動脈 anterior chorioidal artery/anterior choroidal artery A. chorioidea anterior | | PCA | 後大脳動脈 posterior cerebral artery A. cerebri posterior |
| ACN | 副神経 accessory nerve N. accessorius | | PCF | 後頭蓋底 posterior cranial fossa Fossa cranii posterior |
| ACOMA | 前交通動脈 anterior communicating artery A. communicans anterior | | PCOMA | 後交通動脈 posterior communicating artery A. communicans posterior |
| AICBA | 前下小脳動脈 anterior inferior cerebellar artery A. cerebelli inferior anterior | | PICBA | 後下小脳動脈 posterior inferior cerebellar artery A. cerebelli inferior posterior |
| ASA | 前脊髄動脈 anterior spinal artery A. spinalis anterior | | RS | 直静脈洞 rectal sinus Sinus rectus（straight sinus） |
| BA | 脳底動脈 basilar artery A. basilaris | | SCBA | 上小脳動脈 superior cerebellar artery A. cerebelli superior |
| CONSs | 静脈洞交会 confluence of sinuses Confluens sinuum | | SIGS | S 状静脈洞 sigmoidal sinus Sinus sigmoideus |
| CRGAL | 鶏冠 crista galli Crista galli | | SPES | 上錐体静脈洞 superior petrosal sinus Sinus petrosus superior |
| FAN | 顔面神経 facial nerve N. facialis | | |  |
| FOM | 大後頭孔 foramen magnum Foramen magnum | | TCB | 小脳テント tentorium cerebelli Tentorium cerebelli（cerebellar tent） |
| GPHN | 舌咽神経 glossopharyngeal nerve N. glossophryngeus | | TRCN | 滑車神経 trochlear nerve N. trochlearis |
| ICA | 内頸動脈 internal carotid artery A. carotis interna | | TRGN | 三叉神経 trigeminal nerve N. trigeminus |
| INF | 漏斗 infundibulum Infundibulum | | TS | 横静脈洞 transverse sinus Sinus transversus |
| LA | 迷路動脈 labyrinthine artery A. labyrinthi（internal auditory artery） | | VA | 椎骨動脈 vertebral artery A. vertebralis |
| LAMCR | 篩板 lamina cribrosa Lamina cribrosa（cribriform plate） | | VAN | 迷走神経 vagus nerve N. vagus |
| MCA | 中大脳動脈 middle cerebral artery A. cerebri media | | VECN | 内耳神経 vestibulocochlear nerve N. vestibulocochlearis（前庭蝸牛神経） |

神経によって分けられたものである．

　椎骨脳底動脈系の主要な分枝に前下小脳動脈 anterior inferior cerebellar artery と迷路動脈 labyrinthine artery，それに上小脳動脈 superior cerebellar artery などがある（図 9-8〜9-10，9-12）．

　前二者の分枝にはいろいろな形態があって（第 13 章），おのおのが脳底動脈から直接枝として分かれることもあり，共通枝を形成してから 2 枝に分岐することもある．ときには椎骨動脈から共通枝や直接枝が出るなどと，分岐の形態が一定ではない．この前下小脳動脈と迷路動脈の起始の解剖学的多様性は，前下

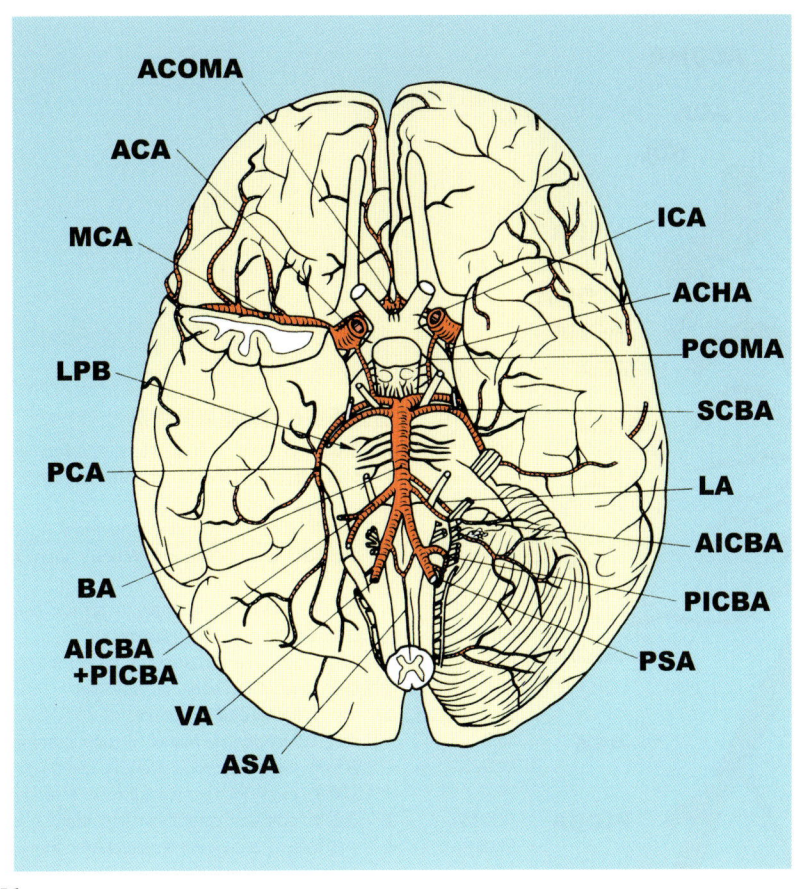

### 図9-9 脳底面の動脈

| | | | |
|---|---|---|---|
| ACA | 前大脳動脈 anterior cerebral artery *A. cerebri anterior* | LPB | 外側橋枝 lateral pontine branch *R. pontis lateralis* |
| ACHA | 前脈絡叢動脈 anterior chorioidal artery/anterior choroidal artery *A. chorioidea anterior* | MCA | 中大脳動脈 middle cerebral artery *A. cerebri media* |
| | | PCA | 後大脳動脈 posterior cerebral artery *A. cerebri posterior* |
| ACOMA | 前交通動脈 anterior communicating artery *A. communicans anterior* | PCOMA | 後交通動脈 posterior communicating artery *A. communicans posterior* |
| AICBA | 前下小脳動脈 anterior inferior cerebellar artery *A. cerebelli inferior anterior* | PICBA | 後下小脳動脈 posterior inferior cerebellar artery *A. cerebelli inferior posterior* |
| ASA | 前脊髄動脈 anterior spinal artery *A. spinalis anterior* | PSA | 後脊髄動脈 posterior spinal artery *A. spinalis posterior* |
| BA | 脳底動脈 basilar artery *A. basilaris* | SCBA | 上小脳動脈 superior cerebellar artery *A. cerebelli superior* |
| ICA | 内頚動脈 internal carotid artery *A. carotis interna* | VA | 椎骨動脈 vertebral artery *A. vertebralis* |
| LA | 迷路動脈 labyrinthine artery *A. labyrinthi* (internal auditory artery) | | |

小脳動脈の閉塞で前庭・聴覚障害をきたすとは限らないという事実を説明している[21)~23)]（第14章）.

なお，前下小脳動脈はいずれの走行であっても外転神経の腹側を通るものが大部分で，このことはHasebe[7)]も指摘している.

上小脳動脈は橋の上端の近くで，左右1ないし2対の枝として脳底動脈から分岐をする．そして，脳底動脈は終枝である左右1対の後大脳動脈 posterior cerebral artery に分かれて終わっている．なお，動眼神経と滑車神経は上小脳動脈と後大脳動脈に挟まれる.

後大脳動脈の起始部と内頚動脈の間には後交通動脈による吻合がある（後述）.

脳底動脈の直径は，成人では 2.5～3.5 mm[24)]，2.5～8.0 mm（平均 4.4 mm）[25)]，3.3～3.5 mm[26)]といわれ，片側の椎骨動脈の1～2倍の太さである．その長さは約 30 mm と考えてよく，Hasebe[7)]によれば，83 例の日本人についての計測でその長さは 19～39 mm であり，通常は 25～30 mm であるという（表9-5）.

椎骨・脳底動脈が何らかの循環障害をきたして，脳幹小脳の梗塞を起こすことがある（第5章）．Bankl[8)]は脳梗塞の剖検例のうち約7％が脳底動脈の閉塞によるとする（第3章）． **（余録9-3 は185頁参照）**

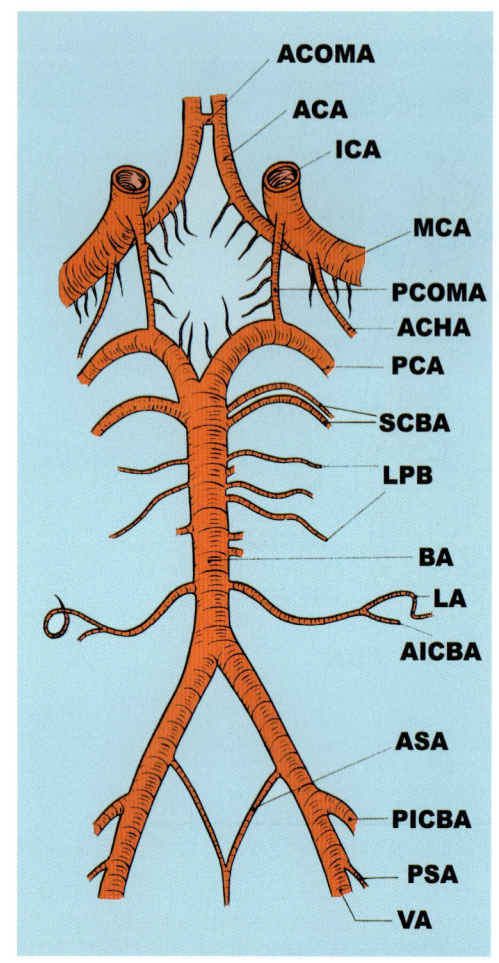

### 図9-10 大脳動脈輪と椎骨脳底動脈系

| | | |
|---|---|---|
| ACA | 前大脳動脈 | anterior cerebral artery A. cerebri anterior |
| ACHA | 前脈絡叢動脈 | anterior chorioidal artery/anterior choroidal artery A. chorioidea anterior |
| ACOMA | 前交通動脈 | anterior communicating artery A. communicans anterior |
| AICBA | 前下小脳動脈 | anterior inferior cerebellar artery A. cerebellaris inferior anterior |
| ASA | 前脊髄動脈 | anterior spinal artery A. spinalis anterior |
| BA | 脳底動脈 | basilar artery A. basilaris |
| ICA | 内頚動脈 | internal carotid artery A. carotis interna |
| LA | 迷路動脈 | labyrinthine artery A. labyrinthi (internal auditory artery) |
| LPB | 外側橋枝 | lateral pontine branch R. pontis lateralis |
| MCA | 中大脳動脈 | middle cerebral artery A. cerebri media |
| PCA | 後大脳動脈 | posterior cerebral artery A. cerebri posterior |
| PCOMA | 後交通動脈 | posterior communicating artery A. communicans posterior |
| PICBA | 後下小脳動脈 | posterior inferior cerebellar artery A. cerebelli inferior posterior |
| PSA | 後脊髄動脈 | posterior spinal artery A. spinalis posterior |
| SCBA | 上小脳動脈 | superior cerebellar artery A. cerebelli superior |
| VA | 椎骨動脈 | vertebral artery A. vertebralis |

### 表9-5 脳底動脈の長さ 83例 [Adachi, 1928]

| 長さ | 男性 | 女性 | 計 |
|---|---|---|---|
| 19〜21 mm | 1 | 2 | 3 |
| 22〜24 | 11 | 3 | 14 |
| 25〜27 | 22 | 8 | 30 |
| 28〜30 | 14 | 10 | 24 |
| 31〜33 | 7 | 1 | 8 |
| 34〜36 | 3 | 0 | 3 |
| 37〜39 | 1 | 0 | 1 |
| 計 | 59 | 24 | 83 |

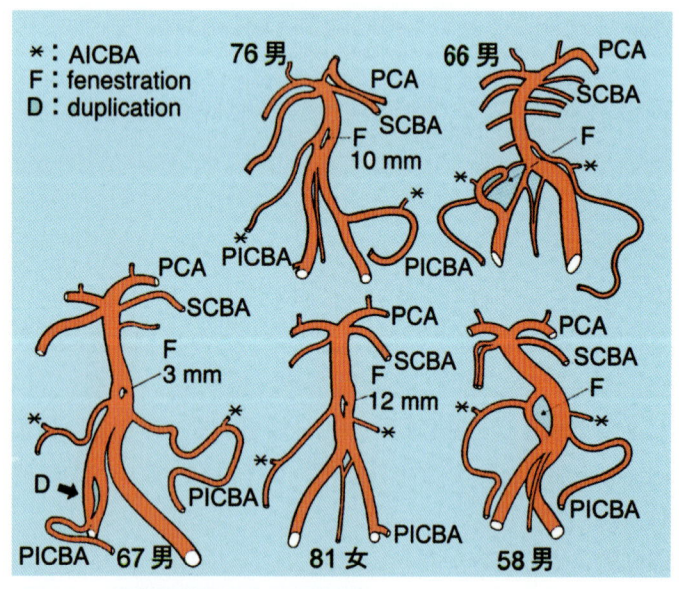

### 図9-11 椎骨脳底動脈系の変異の例

窓形成 fenestration（F）や重複 duplication（D）があり得る．

| | | |
|---|---|---|
| AICBA | 前下小脳動脈 | anterior inferior cerebellar artery A. cerebelli inferior anterior |
| PCA | 後大脳動脈 | posterior cerebral artery A. cerebri posterior |
| PICBA | 後下小脳動脈 | posterior inferior cerebellar artery A. cerebelli inferior posterior |
| SCBA | 上小脳動脈 | superior cerebellar artery A. cerebelli superior |

**表 9-6　後交通動脈の欠損**
[Baker ら, 1963]

| 動脈 | 例数 |
|---|---|
| 右後交通動脈 | |
| 　欠損 | 3　（ 1.10%） |
| 　痕跡的 | 42　（15.20%） |
| 左後交通動脈 | |
| 　欠損 | 1　（ 0.04%） |
| 　痕跡的 | 19　（ 7.00%） |
| 両側後交通動脈 | |
| 　欠損/痕跡的 | 15　（ 5.90%） |
| 両側後交通動脈 | |
| 　存在 | 195　（70.09%） |
| 計 | 275 |

※ 脳梗塞のない剖検例について検討した．

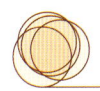

# Willis 動脈輪

脳に分布する動脈は，脳底部のトルコ鞍の付近で内頚動脈系と椎骨動脈系との間に連絡があり，さらに左右の内頚動脈系の間にも交通がある．これらは互いに連絡して輪状になり，一種の吻合を形成している．これを**大脳動脈輪 circulus arteriosus cerebri（Willis 動脈輪 circle of Willis）**と呼ぶ（図 9-10）．以下に，これについてもう少し説明を加える．

## 後交通動脈

交叉槽の内頚動脈 internal carotid artery および椎骨動脈系の終枝である後大脳動脈 posterior cerebral artery との間には，左右 1 対の**後交通動脈 posterior communicating artery** がある．この動脈の形態はいろいろあり，直径の太いもの，細いもの，痕跡的なもの，あるいは欠損するものなどさまざまである．

後交通動脈の太いものでは，後大脳動脈の起始部が逆にきわめて細いか，ときには欠損するものがあり，あたかも内頚動脈から後大脳動脈が分岐しているかのようにみえることがある．このような形態を胎児型後大脳動脈 fetal posterior cerebral artery と呼称し[20)27)~29)]，Hasebe[7)]によれば日本人の剖検脳 83 例 166 半球中の 30 半球（18.1%）に観察されるという．第 20 章に胎児型後大脳動脈の症例を呈示したので，参照してほしい．一方，Baker ら[30)]は剖検脳（脳梗塞のないもの）275 例の観察で後交通動脈の欠損または痕跡的なものについて調べ，表 9-6 のような結果を得ている．

### 余録 9-3　椎骨脳底動脈循環不全

椎骨脳底動脈循環不全 vertebro-basilar insufficiency は，椎骨脳底動脈領域の循環障害により一過性に出現する．椎骨脳底動脈系の最末梢の分枝は後大脳動脈なので，視覚領野（有線領）の虚血症状である閃輝暗点 scintillating scotoma，視野の一部に像の変形や不自然な物体などが現われる視力障害がみられ得る．めまい vertigo（迷路動脈の虚血症状）・浮動感 dizziness や起立性調節障害様の症状を訴えたり，いわゆる drop attack を起こす場合もある．頭部の回旋や頚部の後屈姿勢により，椎骨動脈が圧迫されて発症することが多い．ヒステリーの失立失歩 astasia-abasia とは，虚血症状の有無で鑑別が可能である．最近は椎骨脳底動脈一過性脳虚血発作 vertebro-basilar transient ischemic attack とも呼び，bow hunter 卒中 bow hunter's stroke[54)~57)]・頚椎症性疾患[54)58)59)]・Powers 症候群 Powers' syndrome[60)]が有名．

なお，椎骨脳底動脈系 vertebro-basilar system の虚血が脚光を浴びるのは意外にも 20 世紀半ば以降であって，Kubik と Adams[61)]による 1946 年の詳細な報告がその契機となった（頭部回旋によるめまいはそれ以前に記載がある[62)63)]）．

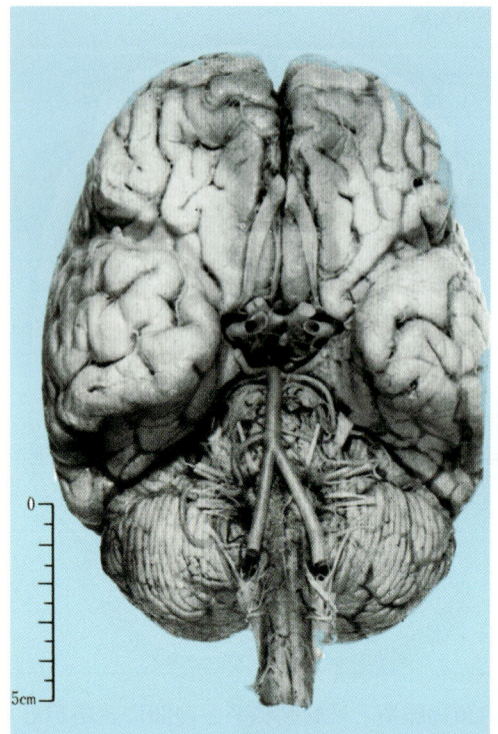

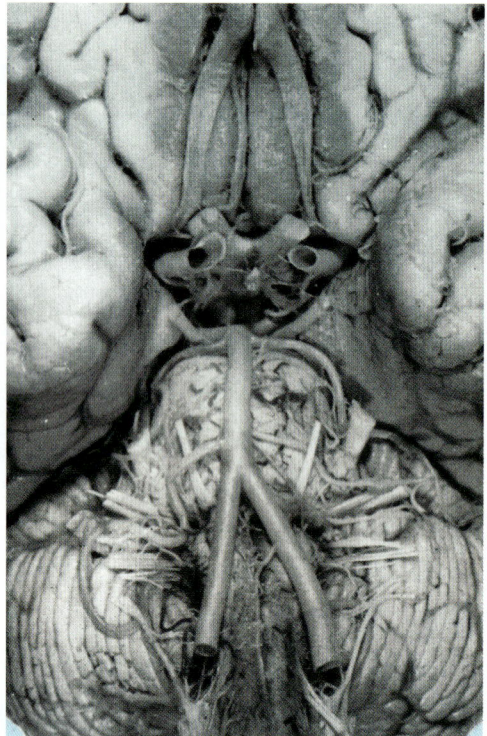

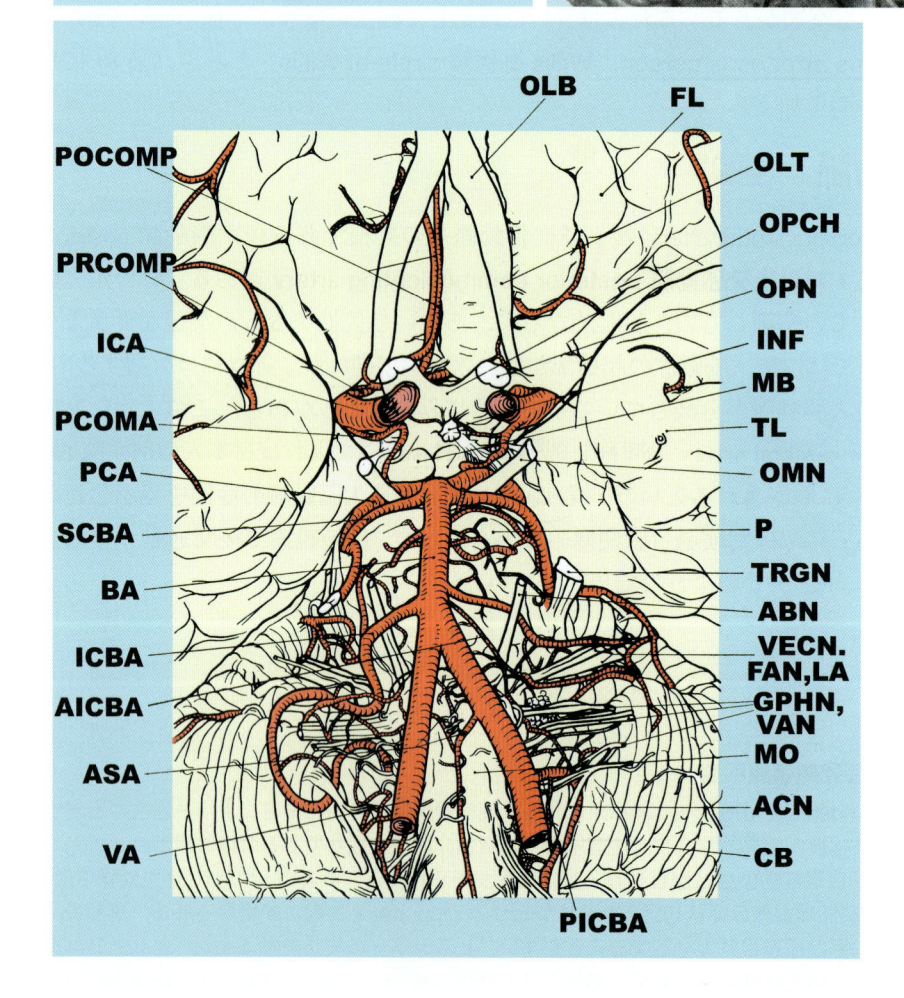

第Ⅱ部　脳・脊髄血管の解剖学　Part II　Anatomy of Cerebrospinal Vessels

| | |
|---|---|
| POCOMP | OLB |
| PRCOMP | FL |
| ICA | OLT |
| PCOMA | OPCH |
| PCA | OPN |
| SCBA | INF |
| BA | MB |
| ICBA | TL |
| AICBA | OMN |
| ASA | P |
| VA | TRGN |
| | ABN |
| | VECN. FAN, LA |
| | GPHN, VAN |
| | MO |
| | ACN |
| | CB |
| | PICBA |

#### 図 9-12　脳底部の動脈と脳神経
下小脳動脈は前下小脳動脈と後下小脳動脈の共通幹．

| | | |
|---|---|---|
| ABN | 外転神経 | abducens nerve/abducent nerve *N. abducens* |
| ACN | 副神経 | accessory nerve *N. accessorius* |
| AICBA | 前下小脳動脈 | anterior inferior cerebellar artery *A. cerebelli inferior anterior* |
| ASA | 前脊髄動脈 | anterior spinal artery *A. spinalis anterior* |
| BA | 脳底動脈 | basilar artery *A. basilaris* |
| CB | 小脳 | cerebellum *Cerebellum* |
| FL | 前頭葉 | frontal lobe *Lobus frontalis* |
| FAN | 顔面神経 | facial nerve *N. facialis* |
| GPHN | 舌咽神経 | glossopharyngeal nerve *N. glossopharyngeus* |
| ICA | 内頚動脈 | internal carotid artery *A. carotis interna* |
| ICBA | 下小脳動脈 | inferior cerebellar artery *A. cerebelli inferior* |
| INF | 漏斗 | infundibulum *Infundibulum* |
| LA | 迷路動脈 | labyrinthine artery *A. labyrinthi* (internal auditory artery) |
| MB | 乳頭体 | mamillary body/mammillary body *Corpus mamillare* |
| MO | 延髄 | medulla oblongata *Medulla oblongata* |
| OLB | 嗅球 | olfactory bulb *Bulbus olfactorius* |
| OLT | 嗅索 | olfactory tract *Tractus olfactorius* |
| OMN | 動眼神経 | oculomotor nerve *N. oculomotorius* |
| OPCH | 視交叉 | optic chiasma/optic chiasm *Chiasma opticum* |
| OPN | 視神経 | optic nerve *N. opticus* |
| P | 橋 | pons *Pons* |
| PCA | 後大脳動脈 | posterior cerebral artery *A. cerebri posterior* |
| PCOMA | 後交通動脈 | posterior communicating artery *A. communicans posterior* |
| PICBA | 後下小脳動脈 | posterior inferior cerebellar artery *A. cerebelli inferior posterior* |
| POCOMP | 前大脳動脈の交通後部 | postcommunicating part of anterior cerebral artery *A. cerebri anterior [Pars postcommunicalis]* |
| PRCOMP | 前大脳動脈の交通前部 | precommunicating part of anterior cerebral artery *A. cerebri anterior [Pars precommunicalis]* |
| SCBA | 上小脳動脈 | superior cerebellar artery *A. cerebelli superior* |
| TL | 側頭葉 | temporal lobe *Lobus temporalis* |
| TRGN | 三叉神経 | trigeminal nerve *N. trigeminus* |
| VA | 椎骨動脈 | vertebral artery *A. vertebralis* |
| VAN | 迷走神経 | vagus nerve *N. vagus* |
| VECN | 内耳神経 | vestibulocochlear nerve *N. vestibulocochlearis* （前庭蝸牛神経） |

## 前交通動脈

そのほか，左右の内頚動脈系の間にも連絡がある．交叉槽で内頚動脈から分かれた前大脳動脈 anterior cerebral artery は視交叉の前方から左右のものが並んで大脳縦裂の中に入るが（図 9-10），このときに左右間に，**前交通動脈 anterior communicating artery** と呼ばれるきわめて短い吻合を形成する．この吻合の形態は変異に富み[19)31)]，互いに接するような長さのない側側吻合もあれば，一定の長さ（0.1〜3 mm）を有することもある．その数も 1〜3 本を認め，血管の直径も一定しない．網状の形態を示す例すらある．

## Willis 動脈輪の変異と臨床

大脳動脈輪は前述のように一種の吻合であり，仮にその一部に閉塞が起こっても，急激な発症でなければ循環障害に対処し得るような形態をとっているわけである．

図 9-13 に，Hasebe[7)]の調べた 83 例の Willis 動脈輪およびこれに接続する動脈の模式図を掲げておく．
頭蓋内動脈瘤の好発部位は Willis 動脈輪とその近傍の動脈であり（第 3 章），クモ膜下出血の主な原因は頭蓋内動脈瘤の破裂である（第 7 章）．特発性 Willis 動脈輪閉塞症の脳血管撮影では側副血行路が特徴的な「もやもや」像を呈することが知られている（第 8 章）．胎児型後大脳動脈については前述した．

（**余録 9-4** は下記；**抄伝 9-3** は 191 頁参照）

### 余録 9-4　Willis 動脈輪閉塞症

Willis 動脈輪閉塞症 occlusion of the circle of Willis（もやもや病 moyamoya disease）は原因不明の疾患である．女性に多く，15 歳以下の発症が約半数を占め，小児期発症と成人期発症の 2 群に分かれる．小児期発症の例では脳虚血症候を示し，成人期発症の例ではクモ膜下出血ないし脳内出血を呈する．病理学的には内頚動脈の末梢部から前大脳動脈・中大脳動脈の起始部にかけて狭窄ないし閉塞所見があり，その部位を中心として Willis 動脈輪周辺に小動脈が多数みられる．これは一種の側副血行路といえる．Kudo[64)]はその病態が Willis 動脈輪の閉塞であると報告した．一方，もやもや病という別名は，脳血管造影により小動脈が多数造影された「もやもや」像が得られることから，Suzuki と Takaku[65)]が命名した．具体的な症例は第 8 章を参照のこと．

なお，現在ではもやもや病という病名は拡大解釈されてきており，Willis 動脈輪閉塞症以外の「もやもや」像を呈する疾患にも使用される場合がある．

第Ⅱ部　脳・脊髄血管の解剖学　Part II　Anatomy of Cerebrospinal Vessels

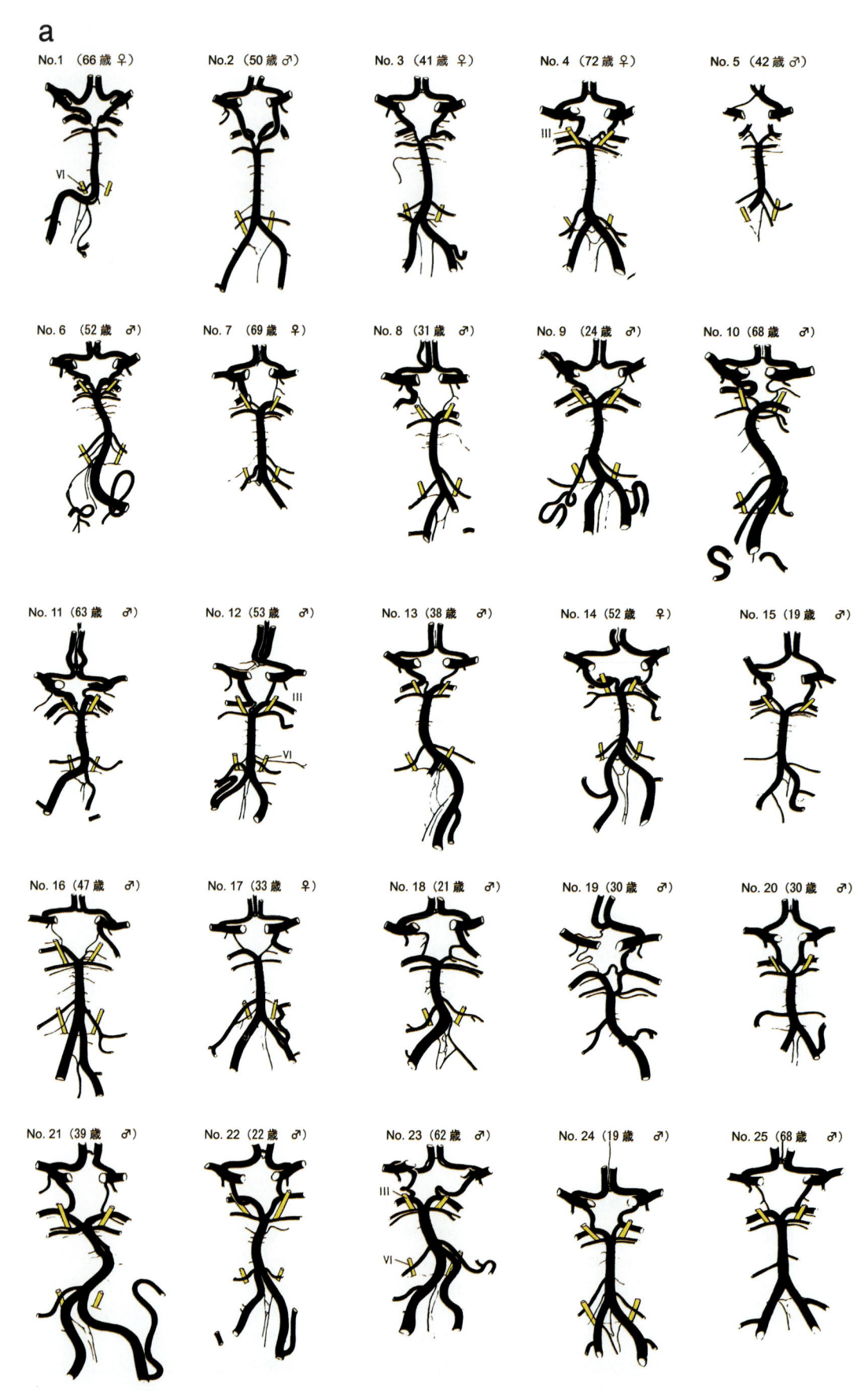

**図 9-13　Hasebe による脳底部の動脈の変異　83 例**　[Adachi, 1928（出典 b）を改変]
　a：83 例のうちの症例 1〜25．

第 9 章　内頸動脈と椎骨動脈　Chapter 9　Internal Carotid Artery and Vertebral Artery

b

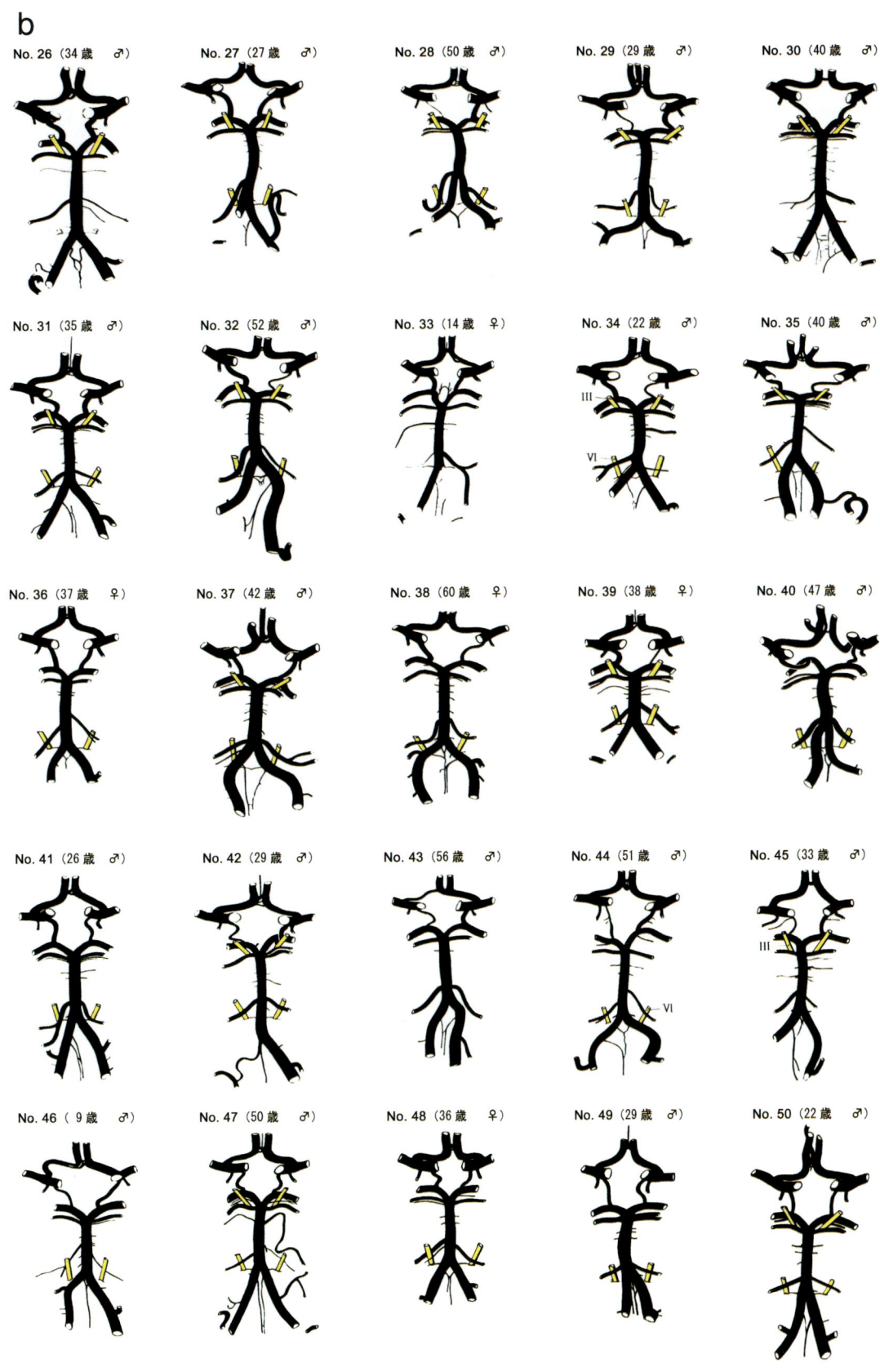

No. 26（34 歳　♂）　No. 27（27 歳　♂）　No. 28（50 歳　♂）　No. 29（29 歳　♂）　No. 30（40 歳　♂）

No. 31（35 歳　♂）　No. 32（52 歳　♂）　No. 33（14 歳　♀）　No. 34（22 歳　♂）　No. 35（40 歳　♂）

No. 36（37 歳　♀）　No. 37（42 歳　♂）　No. 38（60 歳　♀）　No. 39（38 歳　♀）　No. 40（47 歳　♂）

No. 41（26 歳　♂）　No. 42（29 歳　♂）　No. 43（56 歳　♂）　No. 44（51 歳　♂）　No. 45（33 歳　♂）

No. 46（9 歳　♂）　No. 47（50 歳　♂）　No. 48（36 歳　♀）　No. 49（29 歳　♂）　No. 50（22 歳　♂）

b：83 例のうちの症例 26～50.

第Ⅱ部 脳・脊髄血管の解剖学　Part Ⅱ　Anatomy of Cerebrospinal Vessels

c

No. 51（33歳 ♂）　No. 52（31歳 ♀）　No. 53（26歳 ♂）　No. 54（54歳 ♀）　No. 55（63歳 ♂）

No. 56（24歳 ♀）　No. 57（35歳 ♂）　No. 58（34歳 ♂）　No. 59（40歳 ♀）　No. 60（52歳 ♀）

No. 61（20歳 ♀）　No. 62（85歳 ♂）　No. 63（45歳 ♂）　No. 64（27歳 ♂）　No. 65（18歳 ♂）

No. 66（27歳 ♂）　No. 67（51歳 ♀）　No. 68（40歳 ♂）　No. 69（41歳 ♂）　No. 70（44歳 ♂）

No. 71（75歳 ♂）　No. 72（44歳 ♂）　No. 73（27歳 ♂）　No. 74（32歳 ♀）

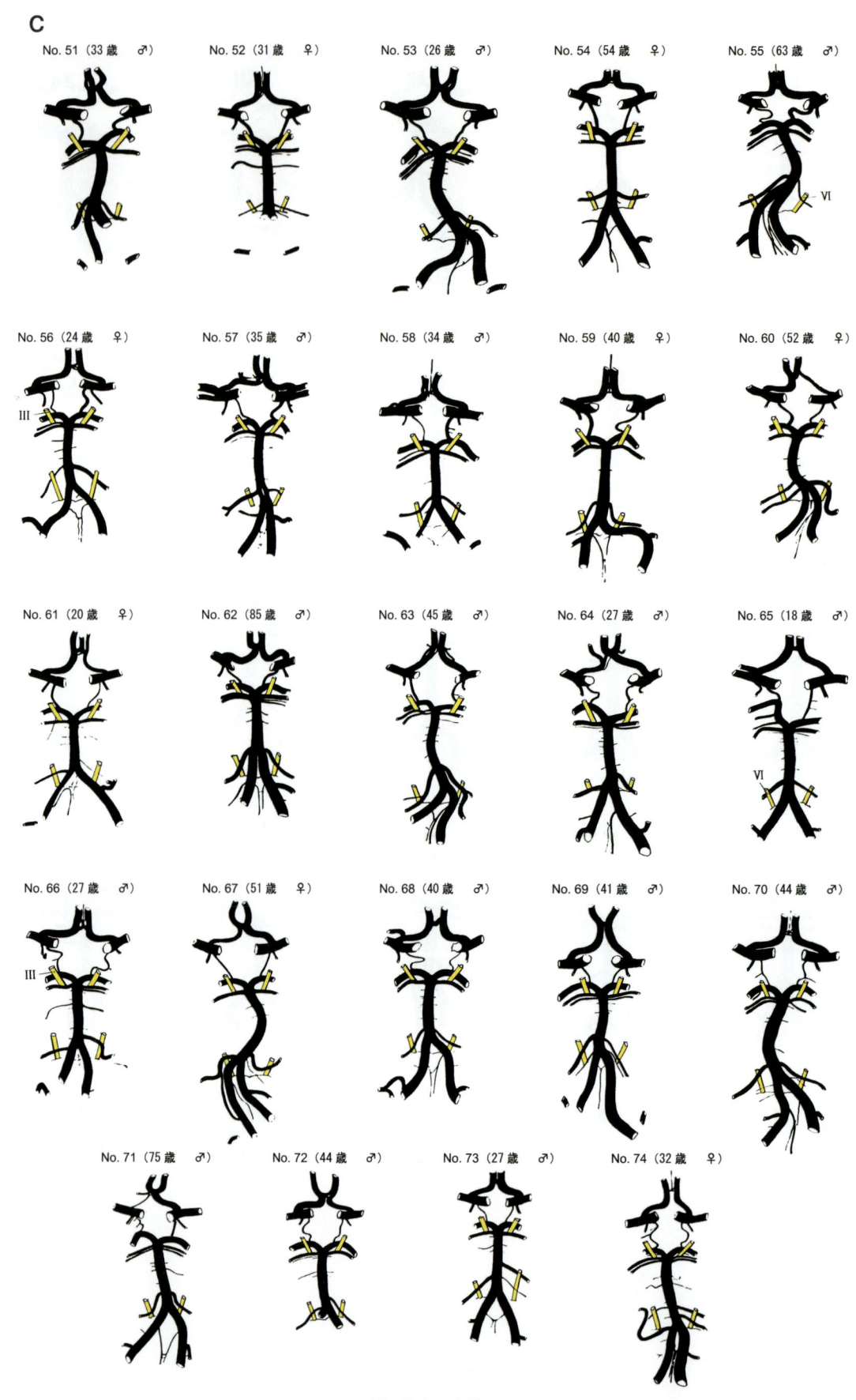

c：83例のうちの症例51〜74．

第 9 章　内頚動脈と椎骨動脈　Chapter 9　Internal Carotid Artery and Vertebral Artery

d

No. 75 (28 歳　♀)　No. 76 (69 歳　♀)　No. 77 (27 歳　♂)　No. 78 (79 歳　♀)

No. 79 (64 歳　♂)　No. 80 (26 歳　♂)　No. 81 (28 歳　♀)　No. 82 (60 歳　♂)　No. 83 (38 歳　♀)

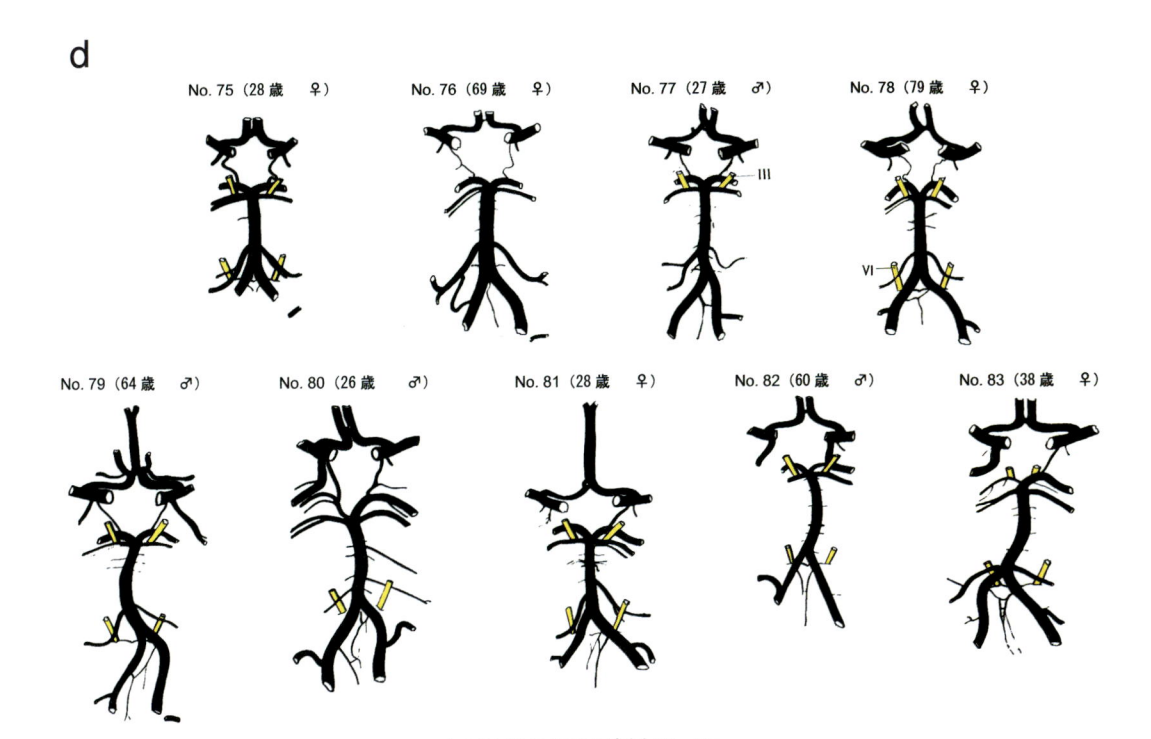

d：83 例のうちの症例 75〜83．

### 引用文献

1) 小島徳造（監修），後藤　昇：脳・脊髄血管の解剖．医歯薬出版，東京，1971．
2) 後藤　昇：脳血管の解剖．血管障害の理解のために．メディカルトリビューン，東京，1986．
3) Heubner O：Zur Topographie der Ernährungsgebiete der einzelnen Hirnarterien. Centralblatt Med Wiss 10：817-821, 1872.
4) Duret H：Sur la distribution des artères nourricières du bulbe rachidien. Arch Physiol Norm Pathol (Paris) 5：97-114, 1873.
5) Duret H：Recherches anatomiques sur la circulation de l'encéphale. Arch Physiol Norm Pathol (Paris) 1：60-91, 316-353, 664-693, 919-957, 1874.
6) Toole JF：A history of cerebrovascular disease since the Renaissance. In：Roach ES, Bettermann K, Biller J. Toole's cerebrovascular disorders, 6th ed. Cambridge University Press, Cambridge-New York-Melbourne-Madrid-Cape Town-Singapore-São Paulo-Delhi-Dubai-Tokyo, 2010, pp 1-12.
7) Adachi B：Das Arteriensystem der Japaner. Verlag der Kaiserlich-Japanische Universität zu Kyoto, Kyoto, 1928.
8) Bankl H：Über die Bedeutung der Arteriosklerose für die Entstehung zerebraler Gefäßverschlüsse. Wien Klin Wochenschr 81：447-449, 1969.

### 抄伝 9-3　Willis, Thomas

　Thomas Willis（1621-1675）はイングランドの解剖学者・内科医である．1621 年 1 月 27 日にイングランドの Wiltshire の Great Bedwyn に誕生．Oxford 大学に 1636 年に入学して古典と医学を学んだ．清教徒革命の際は王党派として戦い，その忠誠が報われて王政復古の 1660 年から母校 Oxford 大学の自然哲学教授に就任している（同年，亡命していた英国国王 Charles 2 世が即位）．1662 年に Royal Society の創立に参加．ヒト脳の解剖学的研究の先駆者であり，ラテン語の著書「Cerebri anatome」（解剖脳，1664 年）の中で脳神経を再分類（滑車神経を脳神経に加え，副神経脊髄根（Willis 副神経）を最初に記載）し，脳底部動脈系を詳しく形態学的に記載（右総頚動脈の閉塞例を解剖し，大脳動脈輪（Willis 動脈輪）の意義を記述）した．そして，1666 年に London で内科医として開業し，英国国王 Charles 2 世の侍医にまで昇り詰めたのである．重症筋無力症・噴門アカラシア・糖尿病（ヨーロッパで初記載）・糖尿病性ニューロパチーなど多くの疾患を記載し，内科医としても名声を博した．1675 年 11 月 11 日に London で死去，享年 54 歳．
　Willis はイングランドに貢献した偉大な人物とされ，遺体は London の Westminster 修道院の中央床下に埋葬された．なお，Willis は「神経学 neurology」という造語の生みの親でもある．

（文献欄参照[66]〜[80]）

9) Yamaki K, Saga T, Hirata T, Sakaino M, Nohno M, Kobayashi S, Hirao T : Anatomical study of the vertebral artery in Japanese adults. Anat Sci Int 81 : 100-106, 2006.
10) Le Minor J-M, Trost O : Bony ponticles of the atlas (C1) over the groove for the vertebral artery in humans and primates : Polymorphism and evolutionary trends. Am J Phys Anthropol 125 : 16-29, 2004.
11) Billmann F, Le Minor J-M : Transverse foramen of the atlas (C1) anteriorly unclosed. A misknown human variant and its evolutionary significance. Spine (Phila) 34 : E422-E426, 2009.
12) Richter HR : Collaterals between the external carotid artery and the vertebral artery in cases of thrombosis of the internal carotid artery. Acta Radiol 40 : 108-112, 1953.
13) Schechter MM : The occipital-vertebral anastomosis. J Neurosurg 21 : 758-762, 1964.
14) Jimbo H, Matsumoto K, Goto N : Anatomical study of occipitovertebral anastomosis. Showa Univ J Med Sci 6 : 41-47, 1994.
15) Krupachev IF, Metal'nikova NN, 1950 [Blinkov SM, Glezer II : The human brain in figures and tables. A quantitative handbook. Haigh B (transl). Basic Books/Plenum Press, New York, 1968].
16) Neimanis G, 1956 [Blinkov SM, Glezer II, 1968, 前掲書].
17) Alexander L, Putnum TJ : Pathologic alterations of cerebral vascular patterns. Res Publ Assoc Res Nerv Ment Dis 18 : 471-543, 1938.
18) 亀山正邦：脳底部動脈 variation の臨床病理学的意義．神経研究の進歩 5 : 758-767, 1961.
19) Stopford JSB : The arteries of the pons and medulla oblongata. J Anat Physiol 50 : 131-164, 255-280, 1916 ; J Anat 51 : 250-277, 1917.
20) Padget DH : The development of the cranial arteries in the human embryo. Contrib Embryol 32 : 205-261, 1948.
21) Goodhart SP, Davison C : Syndrome of the posterior inferior and anterior inferior cerebellar arteries and their branches. Arch Neurol Psychiatry 35 : 501-524, 1936.
22) Adams RD : Occlusion of the anterior inferior cerebellar artery. Arch Neurol Psychiatry 49 : 765-770, 1943.
23) Lee H, Kim JS, Chung E-J, Yi H-A, Chung I-S, Lee S-R, Shin J-Y : Infarction in the territory of anterior inferior cerebellar artery. Spectrum of audiovestibular loss. Stroke 40 : 3745-3751, 2009.
24) Metal'nikova MM, 1950 [Blinkov SM, Glezer II, 1968, 前掲書].
25) Truscott BL : Preliminary anatomical studies of collateral circulation within the circle Willis and its major vessels. Anat Rec 121 : 421, 1955.
26) 向井紀二：脳血管の構築学的特性――病理学的見地から．神経研究の進歩 5 : 290-316, 1961.
27) Williams DJ : The origin of the posterior cerebral artery. Brain 59 : 175-180, 1936.
28) Seydel HG : The diameters of the cerebral arteries of the human fetus. Anat Rec 150 : 79-88, 1964.
29) van Overbeeke JJ, Hillen B, Tulleken CAF : A comparative study of the circle of Willis in fetal and adult life. The configuration of the posterior bifurcation of the posterior communicating artery. J Anat 176 : 45-54, 1991.
30) Baker AB, Dahl E, Sandler B : Cerebrovascular disease. Etiological factors in cerebral infarction. Neurology 13 : 445-454, 1963.
31) Kamath S : Observations on the length and diameter of vessels forming the circle of Willis. J Anat 133 : 419-423, 1981.
32) 寺田和夫：足立文太郎の人類学．科学 51 : 464-466, 1981.
33) 井上 靖, 井上ふみ（談）：日独医学界の巨星 足立文太郎．知識（40）: 296-307, 1985.
34) 小宮 彰：十九世紀人類学と近代日本――足立文太郎を中心として．東京女子大学比較文化研究所紀要 53 : 21-37, 1992.
35) 島田和幸：足立文太郎教授の解剖学教科書．解剖学雑誌 71 : 133-134, 1996.
36) 本宮かをる，オルリー R : 足立文太郎のひとと業績について．日本医史学雑誌 45 : 270-271, 1999.
37) 大塚恭男：足立文太郎．所収：臼井勝美, 髙村直助, 鳥海 靖, 由井正臣（編）．日本近現代人名辞典．吉川弘文館, 東京, 2001, p 25.
38) 磯貝英夫：井上靖．所収：臼井勝美, 髙村直助, 鳥海 靖, 由井正臣（編）．日本近現代人名辞典．吉川弘文館, 東京, 2001, p 108.
39) Olry R, Lellouch A : Le système artériel du Japonais Buntaro Adachi : un sens nouveau à l'anatomie comparée. Hist Sci Méd 37 : 89-94, 2003.
40) 島田和幸：明治期の解剖学書――足立文太郎訳による局所解剖学図譜．形態科学 7 : 1-6, 2003.
41) Watanabe K, Shoja MM, Loukas M, Tubbs RS : Buntaro Adachi (1865-1945) : Japanese master of human anatomic variation. Clin Anat 25 : 957-960, 2012.
42) Contorni L : Il circolo collaterale vertebro-vertebrale nella obliterazione dell'arteria succlavia alla sua origine. Minerva Chir 15 : 268-271, 1960.
43) Reivich M, Holling HE, Roberts B, Toole JF : Reversal of blood flow through the vertebral artery and its effect on cerebral circulation. N Engl J Med 265 : 878-885, 1961.
44) Anonymous : A new vascular syndrome—"the subclavian steal". N Engl J Med 265 : 912-913, 1961.
45) Toole JF : Reversed vertebral-artery flow. Subclavian-steal syndrome. Lancet 1 : 872-873, 1964.
46) Toole JF, Patel AN : Cerebrovascular disorders. With sections on applied vascular anatomy and physiology of the brain and spinal cord. McGraw-Hill (Blakiston Division), New York-Toronto-Sydney-London, 1967.

47) Fields WS, Lemak NA：Joint study of extracranial arterial occlusion. VII. Subclavian steal—a review of 168 cases. JAMA 222：1139-1143, 1972.
48) Fields WS：Reflections on "the subclavian steal". Stroke 1：320-324, 1970.
49) Contorni L：The true story of the "subclavian steal syndrome" or "Harrison and Smyth's syndrome". J Cardiovasc Surg (Torino) 14：408-417, 1973.
50) 篠崎信男：長谷部言人先生の思出話．人類学雑誌 78：87-89, 1970.
51) 鈴木　尚：故 長谷部言人先生．解剖学雑誌 46：369-370, 1971.
52) 江坂輝彌（編）：日本考古学選集 15．長谷部言人集．築地書館，東京，1975.
53) 鈴木　尚：長谷部言人．所収：臼井勝美，高村直助，鳥海　靖，由井正臣（編）．日本近現代人名辞典．吉川弘文館，東京，2001，p 827.
54) Tissington Tatlow WF, Bammer HG：Syndrome of vertebral artery compression. Neurology 7：331-340, 1957.
55) Toole JF, Tucker SH：Influence of head position upon cerebral circulation. Studies on blood flow in cadavers. Arch Neurol 2：616-623, 1960.
56) Brown BSJ, Tissington Tatlow WF：Radiographic studies of the vertebral arteries in cadavers. Effects of position and traction on the head. Radiology 81：80-88, 1963.
57) Sorensen BF：Bow hunter's stroke. Neurosurgery 2：259-261, 1978.
58) Hutchinson EC, Yates PO：The cervical portion of the vertebral artery. A clinico-pathological study. Brain 79：319-331, 1956.
59) Sheehan S, Bauer RB, Meyer JS：Vertebral artery compression in cervical spondylosis. Arteriographic demonstration during life of vertebral artery insufficiency due to rotation and extension of the neck. Neurology 10：968-986, 1960.
60) Powers SR Jr, Drislane TM, Nevins S：Intermittent vertebral artery compression: a new syndrome. Surgery 49：257-264, 1961.
61) Kubik CS, Adams RD：Occlusion of the basilar artery—a clinical and pathological study. Brain 69：73-121, 1946.
62) de Kleyn A, Nieuwenhuyse P：Schwindelanfälle und Nystagmus bei einer bestimmten Stellung des Kopfes. Acta Otolaryngol 11：155-157, 1927.
63) de Kleyn A, Versteegh C：Über verschiedene Formen von Ménières Syndrom. Dtsch Zeitschr Nervenheilk 132：157-189, 1933.
64) Kudo T：Spontaneous occlusion of the circle of Willis. A disease apparently confined to Japanese. Neurology 18：485-496, 1968.
65) Suzuki J, Takaku A：Cerebrovascular "moyamoya" disease: Disease showing abnormal net-like vessels in base of brain. Arch Neurol 20：288-299, 1969.
66) Adams EW：Founders of modern medicine—I. Thomas Willis, M.A., M.D.(A.D. 1621-1675). Med Library Hist J 1：264-270, 1903.
67) Fitzwilliams DCL：Thomas Willis. Med World 65：528-534, 1946.
68) Wells WA：Dr. Thomas Willis (1621-1675). A great seventeenth century English anatomist and clinician who anticipated many modern discoveries. Laryngoscope 59：287-305, 1949.
69) Feindel W：Thomas Willis (1621-1675)—the founder of neurology. Can Med Assoc J 87：289-296, 1962.
70) Anonymous：Thomas Willis (1621-1675). JAMA 186：948-949, 1963.
71) 後藤　昇：Thomas Willis. Clinical Neuroscience 16：956, 1998.
72) Hughes JT：Thomas Willis (1621-1675). J Neurol 247：151-152, 2000.
73) Pearce JMS：Historical note. The circle of Willis (1621-75). J Neurol Neurosurg Psychiatry 69：86, 2000.
74) Dalley AF 2nd：Thomas Willis 1621-1675. Clin Anat 15：2-3, 2002.
75) Williams AN：Thomas Willis' understanding of cerebrovascular disorders. J Stroke Cerebrovasc Dis 12：280-284, 2003.
76) Molnár Z：Thomas Willis (1621-1675), the founder of clinical neuroscience. Nat Rev Neurosci 5：329-335, 2004.
77) 佐野　豊：神経科学——形態学的基礎．間脳［2］視床上部，視床下域，視覚系．医学書院，東京，2007, p 276.
78) Rengachary SS, Xavier A, Manjila S, Smerdon U, Parker B, Hadwan S, Guthikonda M：The legendary contributions of Thomas Willis (1621-1675): the arterial circle and beyond. Historical vignette. J Neurosurg 109：765-775, 2008.
79) http://en.wikipedia.org/wiki/Thomas_Willis　2014 年 8 月接続
80) http://www.whonamedit.com/doctor.cfm/336.html　2014 年 8 月接続

### 図の出典

a) 藤田恒太郎：人体解剖学，改訂第 42 版．南江堂，東京，2003（図 9-2 の原図）．
b) 文献 7（図 9-5, 9-13 の原図）．
c) 文献 46（図 9-余録 2 の原図）．

# 第 10 章
# 大脳皮質・大脳髄質の動脈系

Chapter 10

Arterial System of the Cerebral Cortex and Cerebral Medullary Substance

## 大脳動脈

終脳の外套は，主として左右 3 対の大脳動脈 cerebral arteries の主幹によって動脈血の供給がなされている（図 10-1）．それは，
①前大脳動脈 anterior cerebral artery
②中大脳動脈 middle cerebral artery
③後大脳動脈 posterior cerebral artery
であり，これら以外には前脈絡叢動脈 anterior chorioidal artery が外套の一部に分布している．

これら大脳動脈の主幹を「中枢神経系の動脈血供給の原則」（第 9 章）に当てはめると，前大脳動脈が

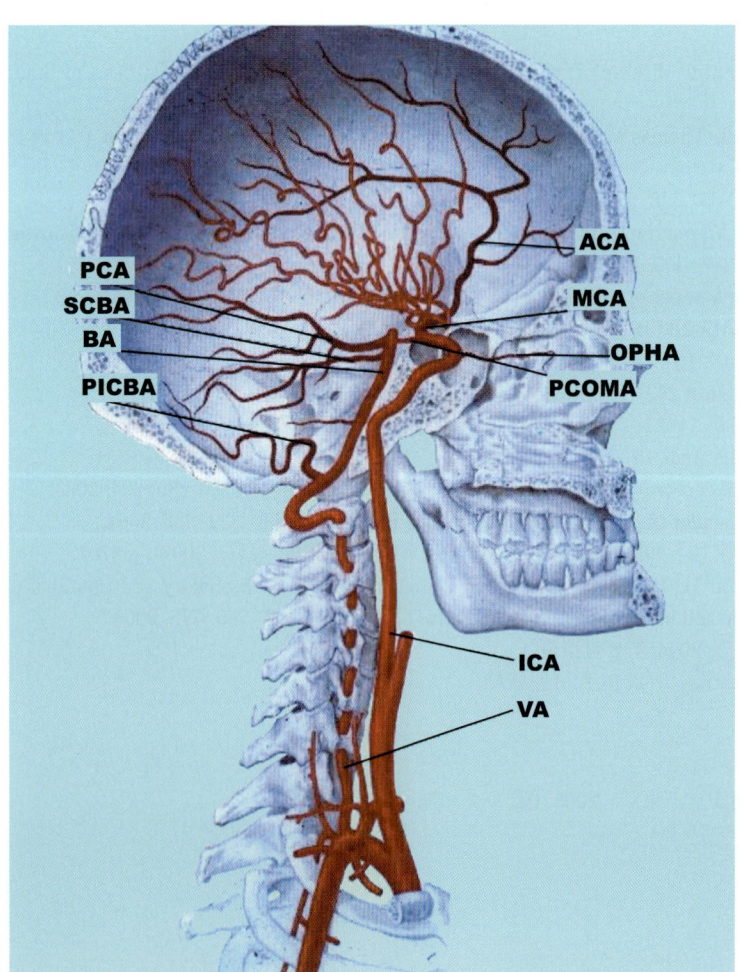

**図 10-1　大脳動脈と小脳動脈**
頭蓋腔へ分布する動脈系の右側面像．

| | | |
|---|---|---|
| ACA | 前大脳動脈 | anterior cerebral artery *A. cerebri anterior* |
| BA | 脳底動脈 | basilar artery *A. basilaris* |
| ICA | 内頚動脈 | internal carotid artery *A. carotis interna* |
| MCA | 中大脳動脈 | middle cerebral artery *A. cerebri media* |
| OPHA | 眼動脈 | ophthalmic artery *A. ophthalmica* |
| PCA | 後大脳動脈 | posterior cerebral artery *A. cerebri posterior* |
| PCOMA | 後交通動脈 | posterior communicating artery *A. communicans posterior* |
| PICBA | 後下小脳動脈 | posterior inferior cerebellar artery *A. cerebelli inferior posterior* |
| SCBA | 上小脳動脈 | superior cerebellar artery *A. cerebelli superior* |
| VA | 椎骨動脈 | vertebral artery *A. vertebralis* |

第 10 章　大脳皮質・大脳髄質の動脈系　Chapter 10　Arterial System of the Cerebral Cortex and Cerebral Medullary Substance

正中領域，中大脳動脈が外側領域，後大脳動脈が背側領域，前脈絡叢動脈が内側領域をそれぞれ養うことになるわけである（図 10-2, 10-3）．ちなみに，これら主幹を皮質枝 cortical branches と呼ぶ．

　大脳皮質は部位によってその機能が異なる．Penfield と Rasmussen[1]はヒト大脳皮質の機能局在を解明しており，そのデータを基に脳図[2]を描くことができる（図 10-4）．とりわけ，体運動領野 somatomotor area（中心前回 precentral gyrus）と体知覚領野 somatosensory area（中心後回 postcentral gyrus）とは臨床的にきわめて重要であり，詳細な機能局在が判明している（図 10-5）．ほかに臨床的に重要な部位に，視覚を司る視覚領野 visual area（有線領 area striata），聴覚を司る聴覚領野 auditory area（Heschl 回 Heschl's gyrus），言語を司る運動性言語領野 motor speech area（Broca 領野 Broca's area）と感覚性言語領野 sensory speech area（Wernicke 領野 Wernicke's area）などがある．一方，機能が確認されていない領野も少なくないが，詳しくは他書に譲りたい．

　また，大脳皮質は部位によって顕微形態学的にも異なる．Flechsig は髄鞘発生の観点から，Brodmann は細胞構築の観点から，大脳皮質の形態学的な差異を表わす脳図を作成している．

　大脳皮質の機能局在と大脳動脈それぞれの分布領域とを比較してほしい．

（**余録 10-1** は下記，**10-2** は 198 頁参照；**抄伝 10-1** は下記，**10-2**，**10-3** は 197 頁，**10-4**，**10-5**，**10-6** は 200 頁，**10-7** は 201 頁参照）

---

**余録 10-1　大脳動脈梗塞**

　大脳動脈梗塞 cerebral artery infarctions は，①前大脳動脈梗塞 anterior cerebral artery infarction，②中大脳動脈梗塞 middle cerebral artery infarction，③後大脳動脈梗塞 posterior cerebral artery infarction に分類される．各大脳動脈の領域の梗塞は，他のクモ膜下腔の動脈に比較して症候学的な普遍性が高く，それぞれの大脳動脈に対応した特徴的な症候を観察できる．大脳皮質の機能局在（図 10-4）と中心前回・中心後回の機能局在（図 10-5）を示しておく．

---

**抄伝 10-1　Penfield, Wilder Graves**

　Wilder Graves Penfield（1891-1976）はアメリカ出身のカナダの神経外科医である．1891 年 1 月 26 日に Washington 州の Spokane で誕生．貧しい家庭に育ち，Rhodes 奨学金を得て Princeton 大学で哲学を，イングランドの Oxford 大学 Merton College に留学して医学を学んだ．1917 年に帰国して Johns Hopkins 大学医学部へ転学し，1918 年に卒業した．医師になって外科学を専攻し，Harvard 大学の外科学教授 Harvey Williams Cushing（1869-1939）に師事して神経外科学を学んだ．その後は母校である Oxford 大学の生理学教授 Sir Charles Scott Sherrington（1857-1952）の下に再留学して神経生理学を学び，London の Queen Square 国立病院で神経学 fellow を務めた．さらにアメリカ・スペイン・ドイツを遍歴して外科学・神経組織学などの研鑽を積んだ．1928 年に同僚とともにカナダ Quebec 州の Royal Victoria 病院と Montreal 総合病院へと移り，McGill 大学の教員を兼ねた．1933 年に McGill 大学の神経学・神経外科学教授に昇任，翌 1934 年には McGill 大学 Montreal 神経学研究所を創設した（1934 年にカナダに帰化した）．

　弟子の Theodore Brown Rasmussen（1910-2002，**抄伝 10-2**）と組んでヒト大脳皮質の機能局在を解明し，共著「The cerebral cortex of man」（ヒトの大脳皮質，1950 年）を執筆出版したことで著名．脳腫瘍のほか，てんかんの外科的治療にも詳しかった．1954 年に教授を引退，1960 年に所長も引退．1976 年 4 月 5 日に Montreal の Royal Victoria 病院で胃癌のため死去，享年 85 歳．

　Cushing の兄弟弟子 Walter Edward Dandy（1886-1946，アメリカの神経外科医，**抄伝 16-5**）は Penfield と同窓．

（文献欄参照[7]～[38]）

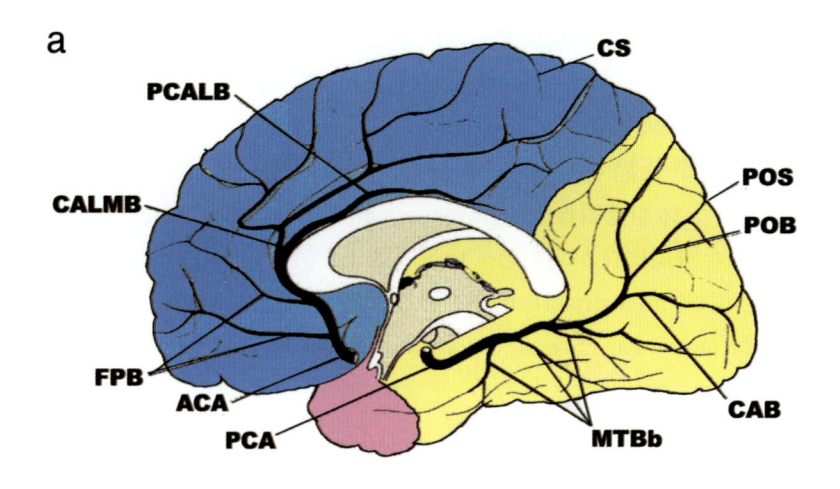

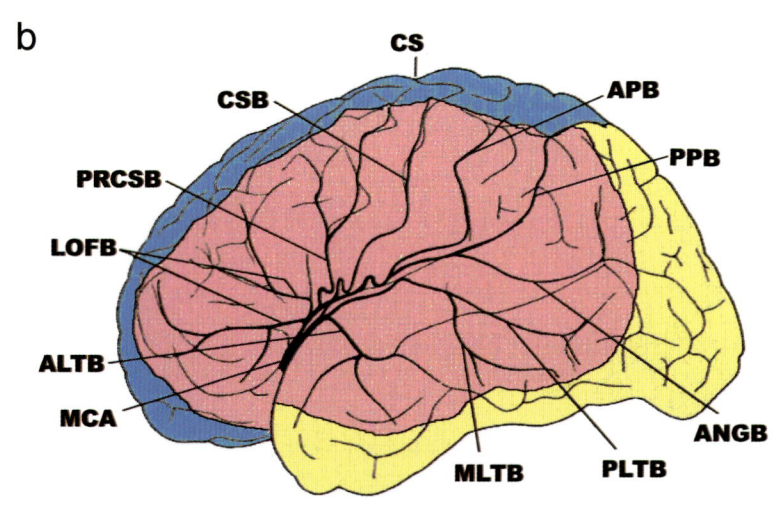

### 図10-2 大脳動脈皮質枝の分布領域

**a**：右大脳半球の内側面．青色は前大脳動脈 anterior cerebral artery（正中領域 median area），桃色は中大脳動脈 middle cerebral artery（外側領域 lateral area），黄色は後大脳動脈 posterior cerebral artery（背側領域 dorsal area）．

| | | | |
|---|---|---|---|
| ACA | 前大脳動脈 anterior cerebral artery *A. cerebri anterior* | MTBb | 内側側頭枝 medial temporal branches *Rami temporales mediales* |
| CAB | 鳥距枝 calcarine branch *R. calcarinus* | | |
| CALMB | 脳梁縁枝 callosomarginal branch *R. callosomarginalis*（脳梁縁動脈 callosomarginal artery *A. callosomarginalis*） | PCA | 後大脳動脈 posterior cerebral artery *A. cerebri posterior* |
| | | PCALB | 脳梁周囲枝 pericallosal branch *R. pericallosus*（脳梁周囲動脈 pericallosal artery *A. pericallosus*） |
| CS | 中心溝 central sulcus *Sulcus centralis* | | |
| FPB | 前頭極枝 frontopolar branch *R. frontopolaris*（前頭極動脈 frontopolar artery *A. frontopolaris*） | POB | 頭頂後頭枝 parietooccipital branch *R. parietooccipitalis* |
| | | POS | 頭頂後頭溝 parietooccipital sulcus *Sulcus parietooccipitalis* |

**b**：左大脳半球の外側面．青色は前大脳動脈 anterior cerebral artery（正中領域 median area），桃色は中大脳動脈 middle cerebral artery（外側領域 lateral area），黄色は後大脳動脈 posterior cerebral artery（背側領域 dorsal area）．

| | | | |
|---|---|---|---|
| ALTB | 前外側側頭枝 anterior lateral temporal branch *R. temporalis lateralis anterior* | MCA | 中大脳動脈 middle cerebral artery *A. cerebri media* |
| ANGB | 角回枝 angular branch *R. angularis* | MLTB | 中外側側頭枝 middle lateral temporal branch *R. temporalis lateralis medius* |
| APB | 前頭頂枝 anterior parietal branch *R. parietalis anterior*（中心後溝枝 postcentral sulcal branch *R. sulci postcentralis*） | PLTB | 後外側側頭枝 posterior lateral temporal branch *R. temporalis lateralis posterior* |
| CS | 中心溝 central sulcus *Sulcus centralis* | PPB | 後頭頂枝 posterior parietal branch *R. parietalis posterior* |
| CSB | 中心溝枝 central sulcal branch *R. sulci centralis*（Rolando動脈 Rolandic artery *A. Rolandica*） | PRCSB | 中心前溝枝 precentral sulcal branch *R. sulci precentralis* |
| LOFB | 外側眼窩前頭枝 lateral orbitofrontal branch *R. orbitofrontalis lateralis* | | |

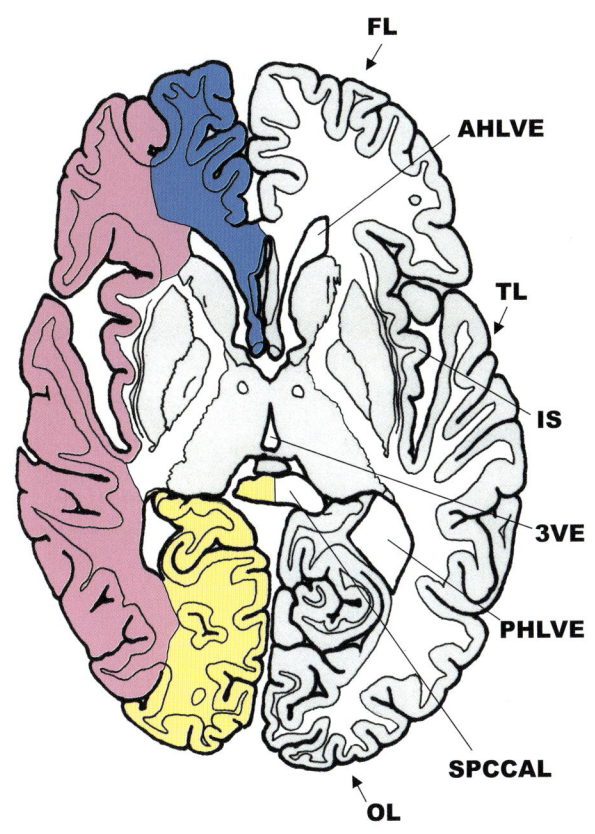

第 10 章　大脳皮質・大脳髄質の動脈系　Chapter 10　Arterial System of the Cerebral Cortex and Cerebral Medullary Substance

**図 10-3　大脳動脈皮質枝の分布領域**

大脳の水平断面．青色は前大脳動脈 anterior cerebral artery（正中領域 median area），桃色は中大脳動脈 middle cerebral artery（外側領域 lateral area），黄色は後大脳動脈 posterior cerebral artery（背側領域 dorsal area）．

| | | |
|---|---|---|
| 3VE | 第 3 脳室 | 3rd ventricle *Ventriculus tertius* |
| AHLVE | 側脳室前角 | anterior horn of lateral ventricle *Cornu anterius ventriculi laterale* |
| FL | 前頭葉 | frontal lobe *Lobus frontalis* |
| IS | 島 | insula *Insula* |
| | （島葉 | insular lobe *Lobus insulae*） |
| | （Reil 島 | island of Reil *Insula Reili*） |
| OL | 後頭葉 | occipital lobe *Lobus occipitalis* |
| PHLVE | 側脳室後角 | posterior horn of lateral ventricle *Cornu posterius ventriculi laterale* |
| SPCCAL | 脳梁膨大 | splenium of corpus callosum *Splenium corporis callosi* |
| TL | 側頭葉 | temporal lobe *Lobus temporalis* |

---

### 抄伝 10-2　Rasmussen, Theodore Brown

　Theodore Brown Rasmussen（1910-2002）はアメリカ出身のカナダの神経外科医である．1910 年 4 月 28 日に Utah 州の Provo で誕生．父は解剖学者 Andrew Theodore Rasmussen（1883-1955，後に Minnesota 大学の解剖学教授），母は Gertrude Brown である．Minnesota 大学で医学を学んで，1934 年に医師となった．卒業後研修の過程にて 1939 年からカナダの McGill 大学 Montreal 神経学研究所の神経外科医 Wilder Graves Penfield（1891-1976，抄伝 10-1）に師事して，神経外科医の道を選んだ．陸軍医療部隊に勤務した後，Montreal 神経学研究所に復職して McGill 大学の神経学・神経外科学講師．1947 年にアメリカの Chicago 大学の神経外科学教授に就任したが，1954 年に McGill 大学の神経学・神経外科学教授に転任し，Montreal 神経学研究所の副所長を兼ねた．1960 年に Penfield の後任として所長に昇任した．

　Penfield と組んでヒト大脳皮質の機能局在を解明し，共著「The cerebral cortex of man」（ヒトの大脳皮質，1950 年）を執筆出版したことで著名．てんかんの外科的治療で知られ，Rasmussen 症候群に名を残した．1972 年に所長を引退．2002 年 1 月 23 日にカナダの Calgary で前立腺癌のため死去，享年 91 歳． 　　　　　　（文献欄参照[40]〜[43]）

---

### 抄伝 10-3　Heschl, Richard Ladislaus

　Richard Ladislaus Heschl（1824-1881）はオーストリアの病理学者である．1824 年 7 月 5 日に Steiermark の Fürstenfeld 近郊の Welsdorf で誕生．Wien 大学で医学を学び，1850 年から母校の病理解剖学教授 Carl Rokitansky（1804-1878）に師事した．1854 年に Olmütz（現在はチェコ領 Olomouc）大学の教授に就任し，Kraków（現在はポーランド領）大学・Graz 大学の教授を経て，1875 年に Rokitansky の後任として Wien 大学の病理解剖学教授に転任．聴覚領野として後年脚光を浴びる横側頭回（Heschl 回）に名を残した．1881 年 5 月 26 日に Wien で死去，享年 56 歳．

　師に当たる Rokitansky は「Handbuch der pathologischen Anatomie」（病理解剖学ハンドブック，全 3 巻，1842-1846 年）を執筆出版．30,000 体を超える病理解剖を行ったといわれ，心内膜炎の組織に細菌を証明し，胆嚢の Rokitansky-Aschoff 洞や食道の Rokitansky 憩室などに名を残した．病理学者の傍ら上院議員を経て貴族に列し，Carl von Rokitansky 男爵となった．なお，Heschl の後任は Rokitansky の弟子 Hans Kundrat（1845-1893），Graz 大学の病理学教授を経て Wien 大学に復帰．リンパ肉腫に造詣が深かった． 　　　　　　（文献欄参照[44]）

> **余録 10-2**　**Brodmann 脳図と電気刺激**
>
> 　Korbinian Brodmann（1868-1918，抄伝 10-7）はドイツの神経内科医・精神科医・神経解剖学者で，ヒト大脳皮質全域の染色切片を作成して細胞構築 cytoarchitecture の差異を明らかにし，大脳皮質の地図[39]を作成した（図 10-余録 2）．これが現在でも通用する Brodmann 脳図である．Penfield と Rasmussen[1)2)]が記載した電気刺激によるヒト大脳皮質の機能局在（図 10-4）と完全には一致しておらず，また機能不明の領野が依然存在する．
>
> 　なお，Wilder Graves Penfield（1891-1976，抄伝 10-1）と Theodore Brown Rasmussen（1910-2002，抄伝 10-2）はアメリカ出身のカナダの神経外科医で，覚醒した術中患者において大脳皮質の機能局在を電気生理学的に解明した．

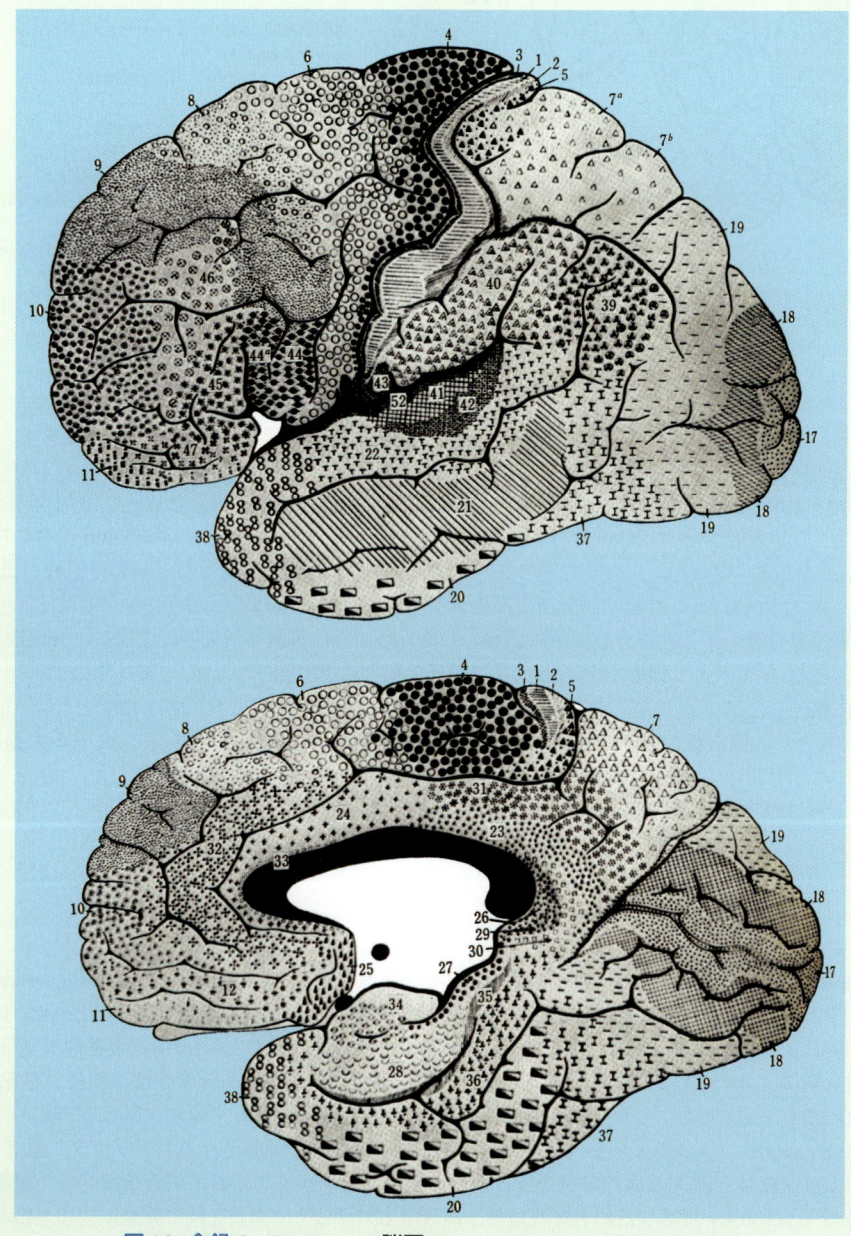

**図 10-余録 2　Brodmann 脳図** [Brodmann, 1909（出典 d）を改変]
左大脳半球の外側面（上），右大脳半球の内側面（下）．

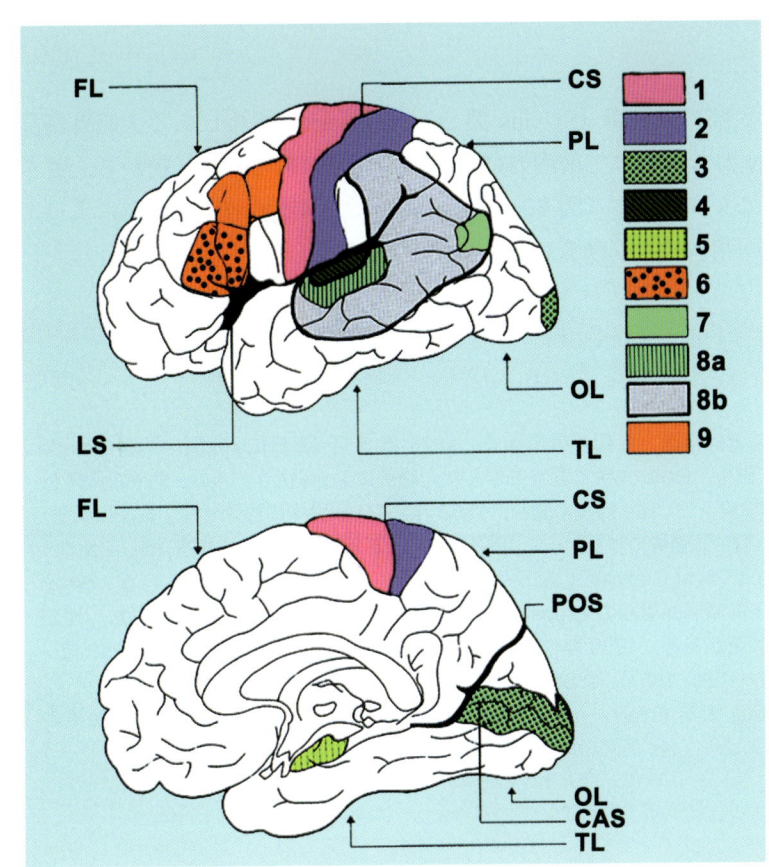

## 第 10 章　大脳皮質・大脳髄質の動脈系　Chapter 10　Arterial System of the Cerebral Cortex and Cerebral Medullary Substance

**図 10-4　大脳皮質の機能局在**

左大脳半球の外側面（上），右大脳半球の内側面（下）．
Penfield と Rasmussen（文献 1）を基に作成．

1　体運動領野　somatomotor area
2　体知覚領野　somatosensory area
3　視覚領野　visual area
4　聴覚領野　auditory area
　　（Heschl 回　Heschl's gyrus）
5　嗅覚領野　olfactory area
6　運動性言語領野　motor speech area
　　（Broca 領野　Broca's area）
7　視覚性言語領野　visual speech area
8a　感覚性言語領野　sensory speech area
　　（Wernicke 領野　Wernicke's area）
8b　感覚性失語と関連する領域　field associated with sensory dysphagia
9　前頭葉眼運動領域　frontal eye field
CAS　鳥距溝　calcarine sulcus　Sulcus calcarinus
CS　中心溝　central sulcus　Sulcus centralis
FL　前頭葉　frontal lobe　Lobus frontalis
LS　外側溝　lateral sulcus　Sulcus lateralis
　　（Sylvius 裂　Sylvian fissure　Fissura Sylvii）
OL　後頭葉　occipital lobe　Lobus occipitalis
PL　頭頂葉　parietal lobe　Lobus parietalis
POS　頭頂後頭溝　parietooccipital sulcus　Sulcus parietooccipitalis
TL　側頭葉　temporal lobe　Lobus temporalis

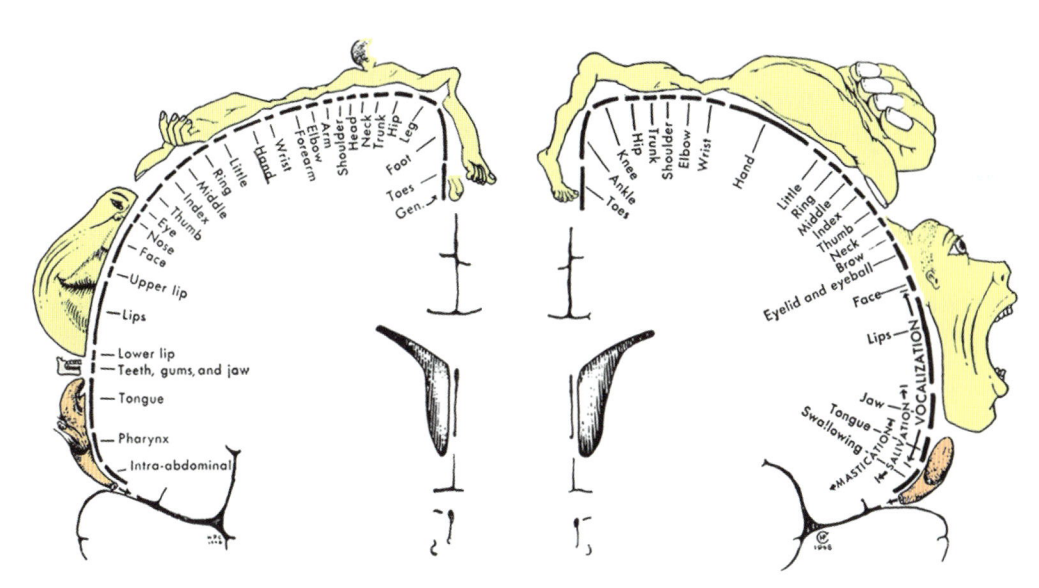

**図 10-5　中心前回・中心後回の機能局在**　[Penfield と Rasmussen, 1950（出典 a）を改変]
右側が中心前回（体運動領野 somatomotor area）の機能局在を示した「運動の小人 motor homunculus」
で，左側が中心後回（体知覚領野 somatosensory area）の機能局在を示した「知覚の小人 sensory homunculus」．

## 前大脳動脈

**前大脳動脈** anterior cerebral artery は大脳の外側溝（Sylvius 裂 Sylvian fissure）の中にある大脳外側窩槽の深部で内頚動脈 internal carotid artery から分かれて前内方に走り，視交叉の前方の交叉槽から，さらに大脳縦裂の中へ左右の動脈が寄り添って入っていく（図 10-6）．この部分で前述の前交通動脈によって左右の連絡をしてから，大脳縦裂の中を両側の前大脳動脈が並行して走る．

---

**抄伝 10-4　Broca, Pierre Paul**

Pierre Paul Broca（1824-1880）はフランスの外科医・人類学者である．1824 年 6 月 28 日に Aquitaine の Gironde 県 Sainte-Foy-la-Grande で医師の息子として誕生．Paris 大学で医学を学んだ．恩師に Paris 大学 Charité 病院の臨床外科学教授 Pierre Nicolas Gerdy（1797-1856）がいる．Bicêtre 病院に勤め，1868 年に Paris 大学の臨床外科学教授に就任．
頭蓋計測を始めたフランス人類学の創始者で，脳や頭蓋骨に詳しかった．霊長類脳の比較解剖学に興味を持ち，同じ Sainte-Foy-la-Grande 出身の解剖学者・動物学者 Louis Pierre Gratiolet（1815-1865，抄伝 20-1）との論争で知られる．Broca 失語（運動性失語）を 1861 年に記載して，下前頭回弁蓋部の Broca 領野（運動性言語領野）の発見者となった．理想体重（Broca 指数）を計算．動脈瘤に関する大著がある．1880 年 7 月 9 日に Paris で心臓病のため死去，享年 56 歳．
Broca の岳父 Jean Guillaume Auguste Lugol（1786-1851）は Saint-Louis 病院の内科医．Lugol 液を創製した．
長男の Auguste Broca（1859-1924）は Paris 大学 Enfants-malades 病院の小児外科学・整形外科学教授．次男の Elie André Broca（1863-1925）は Paris 大学 Saint-Louis 病院の医用物理学教授．（文献欄参照[45]～[56]）

---

**抄伝 10-5　Wernicke, Carl**

Carl Wernicke（1848-1905）はドイツの神経内科医・精神科医である．1848 年 5 月 15 日に Schlesien（現在はポーランド領 Śląsk）の Tarnowitz で誕生．Breslau（現在はポーランド領 Wrocław）大学で医学を学んだ．母校の精神医学教授 Heinrich Neuman（1814-1884）に師事し，Wien（オーストリア領）大学の精神医学教授 Theodor Hermann Meynert（1833-1892，抄伝 1-5）や Berlin 大学の精神医学教授 Karl Friedrich Otto Westphal（1833-1890）にも師事した．1885 年に Breslau 大学の神経学・精神医学教授に就任し，1904 年に Halle 大学の精神医学・神経学教授に転任．
1874 年に 26 歳で Wernicke 失語（感覚性失語）を記載し，上側頭回の Wernicke 領野（感覚性言語領野）の発見者として一躍著名となった．Wernicke-Mann 肢位・Wernicke 脳症（Korsakoff 症候群と同一疾患）などに名を残した．1905 年 6 月 15 日に Thüringen の森で自転車事故のため死去，享年 57 歳．
Wernicke の後任は Gabriel Anton（1858-1933，ボヘミアの神経内科医・精神科医）．Meynert に師事した兄弟弟子で，Innsbruck（オーストリア領）大学・Graz（オーストリア領）大学の精神医学教授を経て Halle 大学に転任．病態失認の一型 Anton 症候群を記載した．（文献欄参照[57]～[63]）

---

**抄伝 10-6　Flechsig, Paul Emil**

Paul Emil Flechsig（1847-1929）はドイツの精神科医・神経解剖学者・神経病理学者である．1847 年 6 月 29 日に Sachsen の Zwickau で誕生．1865～1870 年に Leipzig 大学で医学を学んだ．在学中から組織学的手技を学んで研究を開始しており，外科軍医として 2 年間出征した後，1872 年に病理学講座に入った．このときすでに髄鞘発生 myelinogenesis として後年知られる研究構想を得ており，同年の学会で予備的発表を行った．母校の生理学教授 Carl Friedrich Wilhelm Ludwig（1816-1895）に嘱望され，1873 年に生理学講座へ移った．1877 年に Leipzig 大学精神医学講座の開設が決定して准教授に任命されたが，精神医学に疎いことを自覚し，各地の精神病院を視察して数年を費やした．1882 年には精神病院を開設．1884 年に Leipzig 大学の精神医学教授に昇任．1894～1895 年には Leipzig 大学総長も務めた．
髄鞘発生という手法を駆使して錐体路の走行を解明し，大脳皮質の体運動領野を形態学的に同定した．内包を前脚・膝・後脚に区分した．髄鞘発生の差異を調べて大脳皮質の地図を作成し，脊髄側索の Flechsig 路や脊髄後索の Flechsig 卵円野などに名を残した．1921 年に教授を引退．1929 年 7 月 22 日に死去，享年 82 歳．
弟子の Emil Kraepelin（1856-1926，精神科医）は Dorpat（現在はエストニア領 Tartu）大学・Heidelberg 大学・München 大学の精神医学教授を歴任．精神医学書の執筆と改訂で知られる．弟子の Samuel Alexander Kinnier Wilson（1878-1937，英国の神経内科医）は London 大学 King's College の神経学教授．Wilson 病を記載した．（文献欄参照[64]～[67]）

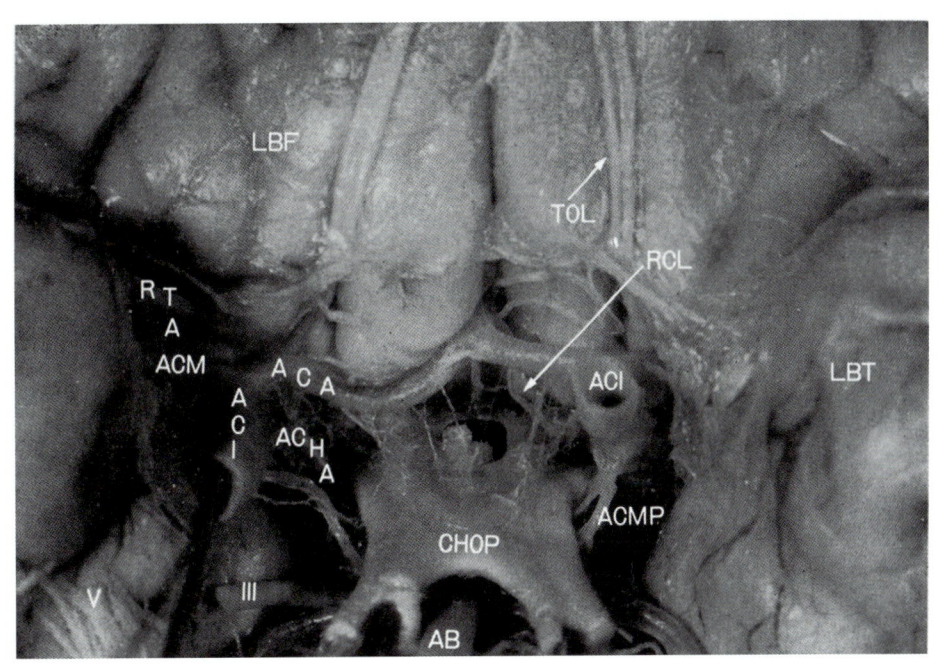

第10章　大脳皮質・大脳髄質の動脈系　Chapter 10　Arterial System of the Cerebral Cortex and Cerebral Medullary Substance

**図 10-6　交叉槽の動脈**

| | | | | |
|---|---|---|---|---|
| III | 動眼神経 oculomotor nerve *N. oculomotorius* | | CHOP | 視交叉 optic chiasma/optic chiasm *Chiasma opticum* |
| V | 三叉神経 trigeminal nerve *N. trigeminus* | | LBF | 前頭葉 frontal lobe *Lobus frontalis* |
| AB | 脳底動脈 basilar artery *A. basilaris* | | LBT | 側頭葉 temporal lobe *Lobus temporalis* |
| ACA | 前大脳動脈 anterior cerebral artery *A. cerebri anterior* | | RCL | 前内側中心枝の長枝 long branch of anterior medial central branches *Rami centrales mediales anterior [R. longus]*（Heubner 反回動脈 Heubner's recurrent artery） |
| ACHA | 前脈絡叢動脈 anterior chorioidal artery/anterior choroidal artery *A. chorioidea anterior* | | | |
| ACI | 内頚動脈 internal carotid artery *A. carotis interna* | | RTA | 前外側側頭枝 anterior lateral temporal branch *R. temporalis lateralis anterior* |
| ACM | 中大脳動脈 middle cerebral artery *A. cerebri media* | | TOL | 嗅索 olfactory tract *Tractus olfactorius* |
| ACMP | 後交通動脈 posterior communicating artery *A. communicans posterior* | | | |

　前大脳動脈は前交通動脈を境として交通前部 precommunicating part と交通後部 postcommunicating part（外套部 pallial part）に分けることができる．交通前部は片側がきわめて細いことがあるが，このような場合でも交通後部は左右が同じ太さのものが多い．臨床的に片側の頚動脈撮影で左右の交通後部が造影されるものの中には，このような例が含まれる可能性がある．

　前大脳動脈は，大脳縦裂の中に入ると上方に走って脳梁膝の下面に達すると前方に屈曲して，そのあとは脳梁周囲にある脳梁槽の中を脳梁を取り巻くような形で後方に走り，脳梁膨大の付近にまで達する（図10-2, 10-7, 10-8）．この脳梁に沿って走る部分を**脳梁周囲枝 pericallosal branch**（脳梁周囲動脈 pericallosal artery）という．この動脈からはいくつかの枝が分かれるが，そのうち脳梁膝付近で前方に前頭極に向かって分岐する**前頭極枝 frontopolar branch**（前頭極動脈 frontopolar artery）と，それより末梢から分かれて

> **抄伝 10-7**　Brodmann, Korbinian
>
> 　Korbinian Brodmann（1868-1918）はドイツの神経内科医・精神科医・神経解剖学者である．1868 年 11 月 17 日に Württemberg は Hohenzollern の Liggersdorf で誕生．München 大学・Würzburg 大学・Berlin 大学・Freiburg im Breisgau 大学を遍歴して医学を学んだ．その後は Lausanne（スイス領）大学・München 大学・Leipzig 大学などで研鑽を積み，Jena 大学では精神医学教授 Otto Ludwig Binswanger（1852-1929）に師事した．1901 年から Oskar Vogt（1870-1959，神経内科医・神経解剖学者）の神経生物学実験所（1902 年から Berlin 大学傘下）で研究に没頭し，その成果を論文や 1909 年の著書で世に問うた．1910 年に Tübingen 大学，1916 年に Halle の病院と遍歴の末，1918 年に Emil Kraepelin（1856-1926，精神科医）の招きを受けて München のドイツ精神医学研究所の組織脳図学部門長に就任した．
> 　中心前回と中心後回の細胞構築が異なることを証明し，細胞構築の差異を調べて大脳皮質の地図を作成（Brodmann 脳図）．1918 年 8 月 22 日に München で肺炎に起因する敗血症のため死去，享年 49 歳． （文献欄参照[68]～[77]）

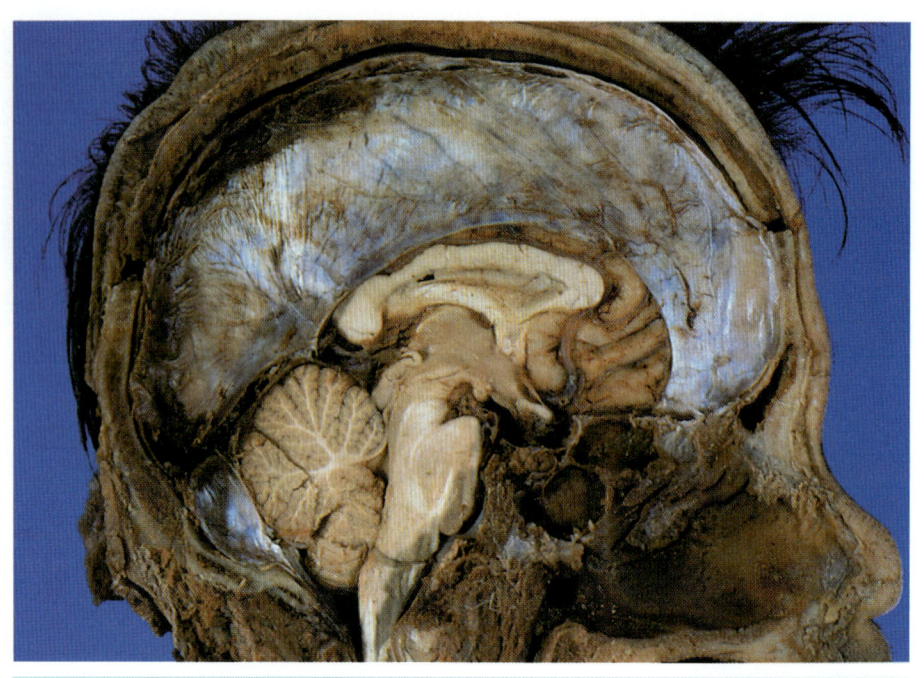

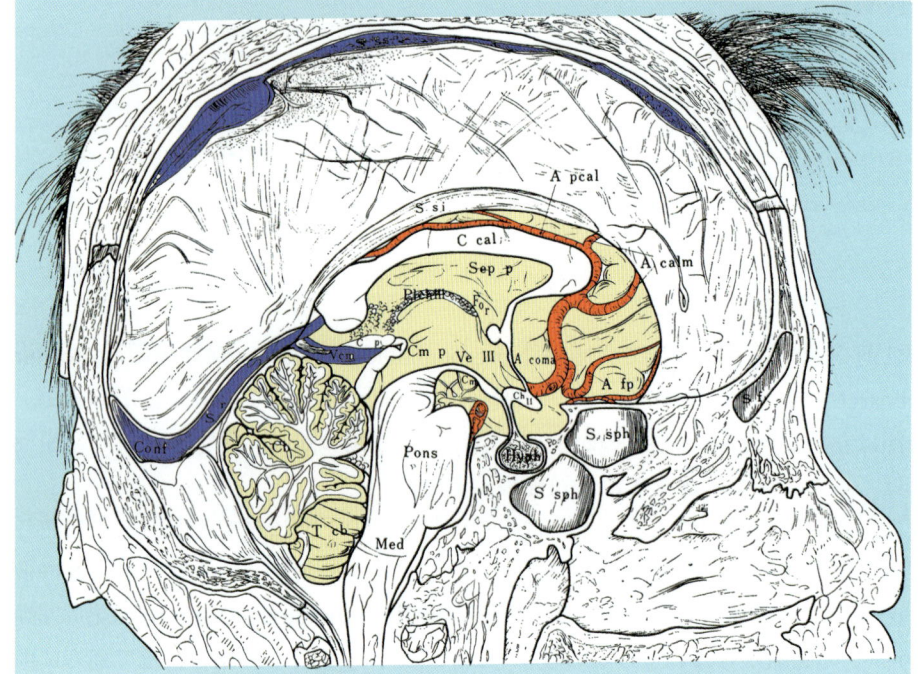

**図10-7　頭部の正中矢状断面**
頭部左側．大脳鎌 falx cerebri と前大脳動脈 anterior cerebral artery の位置関係を示す．

帯状溝に沿って走る**脳梁縁枝 callosomarginal branch**（脳梁縁動脈 callosomarginal artery）は常にみられるものである（図10-7）．そして，これらの枝からの細枝は大脳半球内側面だけではなく，外側面にも現われる（図10-2，10-8）．なお，前大脳動脈に属する小さな分枝の中には，ときに反対の大脳半球に分布

> **余録 10-3**　前大脳動脈の閉塞
>
> 　前大脳動脈が閉塞した症例では，一般症状（意識障害・頭痛・嘔吐・痙攣など）のほかに，中心前回・中心後回の上内側端や中心傍小葉が侵されるために病巣と反対側の下肢の単麻痺 monoplegia と軽い知覚鈍麻 hypesthesia という特徴的な臨床症候がみられることが多い（図10-8，10-9）．

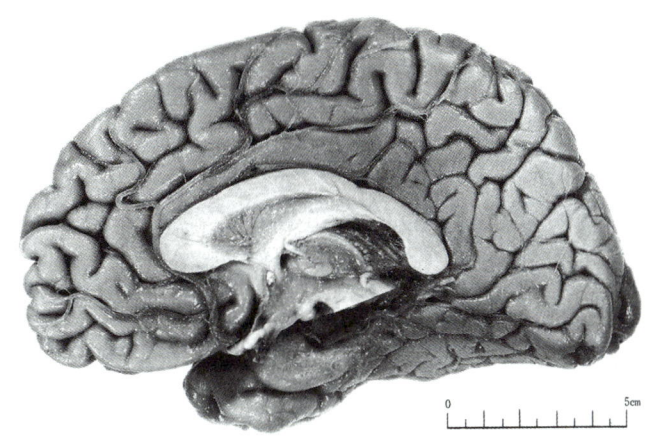

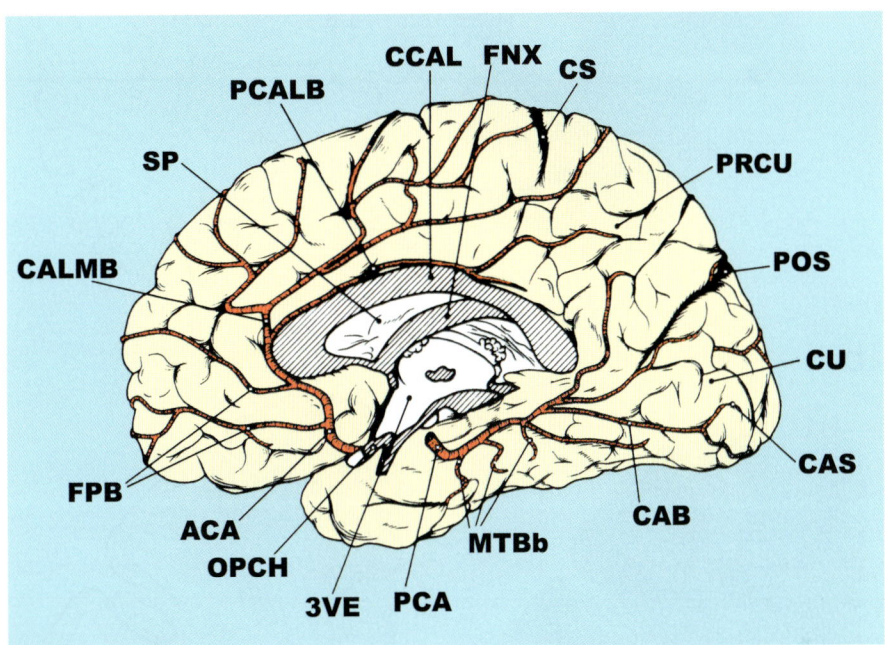

#### 図10-8　前大脳動脈と後大脳動脈の形態

右大脳半球の内側面．

| | | | |
|---|---|---|---|
| 3VE | 第3脳室 3rd ventricle *Ventriculus tertius* | FPB | 前頭極枝 frontopolar branch *R. frontopolaris* |
| ACA | 前大脳動脈 anterior cerebral artery *A. cerebri anterior* | | （前頭極動脈 frontopolar artery *A. frontopolaris*） |
| CAB | 鳥距枝 calcarine branch *R. calcarinus* | MTBb | 内側側頭枝 medial temporal branches *Rami temporales mediales* |
| CALMB | 脳梁縁枝 callosomarginal branch *R. callosomarginalis* | OPCH | 視交叉 optic chiasma/optic chiasm *Chiasma opticum* |
| | （脳梁縁動脈 callosomarginal artery *A. callosomarginalis*） | PCA | 後大脳動脈 posterior cerebral artery *A. cerebri posterior* |
| CAS | 鳥距溝 calcarine sulcus *Sulcus calcarinus* | PCALB | 脳梁周囲枝 pericallosal branch *R. pericallosus* |
| CCAL | 脳梁 corpus callosum *Corpus callosum* | | （脳梁周囲動脈 pericallosal artery *A. pericallosa*） |
| CS | 中心溝 central sulcus *Sulcus centralis* | POS | 頭頂後頭溝 parietooccipital sulcus *Sulcus parietooccipitalis* |
| CU | 楔部 cuneus *Cuneus* | PRCU | 楔前部 precuneus *Precuneus* |
| FNX | 脳弓 fornix *Fornix* | SP | 透明中隔 septum pellucidum *Septum pellucidum* |

するものがある．このような対側への分布が正中枝にしばしばみられることは第9章で述べた．

ちなみに外科学用語では，前大脳動脈の交通前部を A1 segment，交通後部に属する前交通動脈の分岐部から脳梁縁枝の分岐部までを A2 segment，同じく脳梁周囲枝を A3 segment と定義しているが，解剖学的区分とは一致しないこともある．

前大脳動脈（交通後部）の分布領域は大脳半球内側面の前 2/3 とそれに続く外側面の辺縁部の大脳皮質（灰白質）およびその深部の髄質（白質）であり，この領域には眼窩回の内側部・直回・梁下野・帯状回・上前頭回・中心前回の内側部・中心傍小葉・楔前部の一部などの皮質と，その深部の髄質などがある．そのほか脳梁の大部分が含まれている（図 10-2，10-8）．

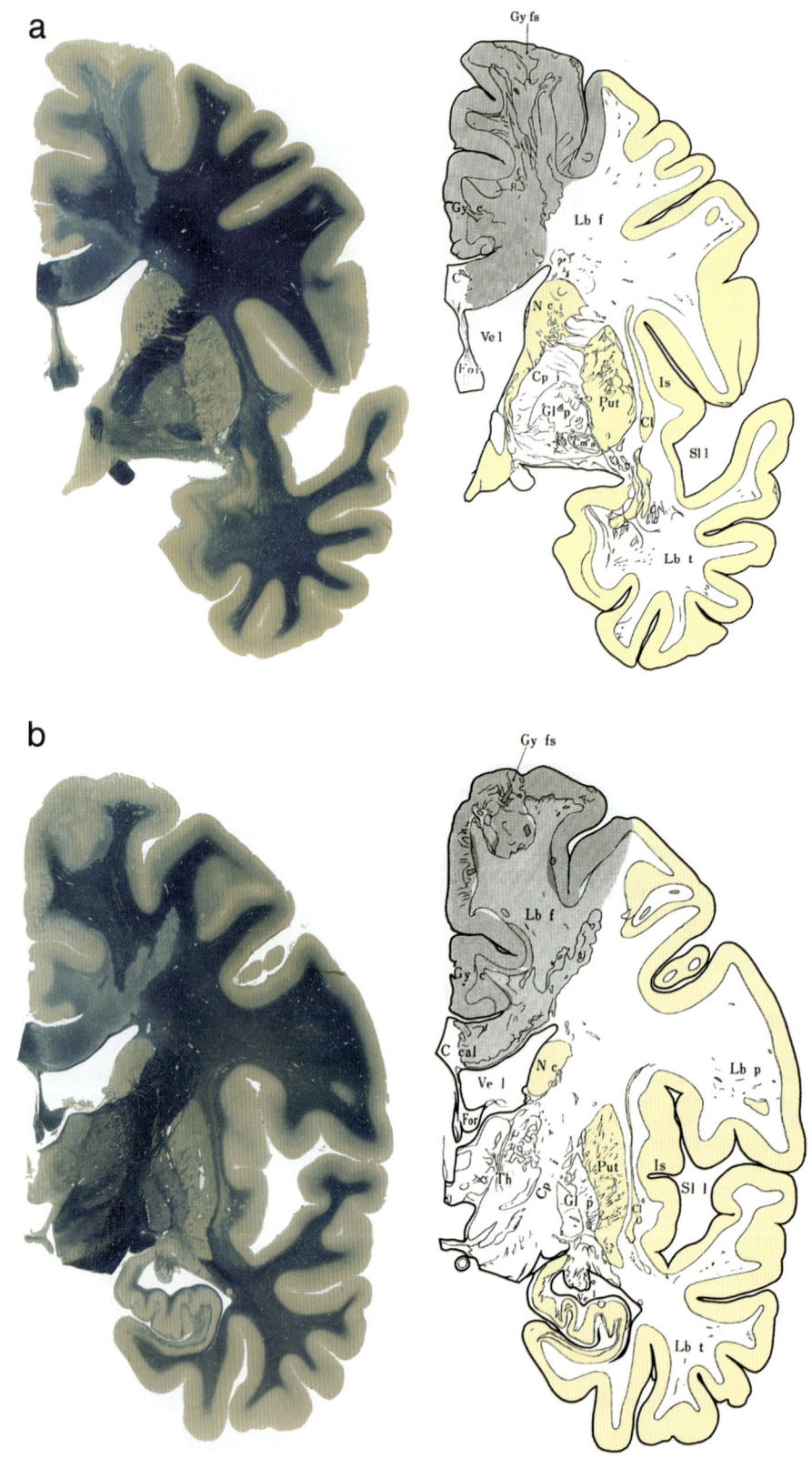

## 図10-9 前大脳動脈の循環障害

a：Kultschizky 髄鞘染色．室間孔を通る前額断面切片．前大脳動脈 anterior cerebral artery の分布領域の梗塞巣．

b：Kultschizky 髄鞘染色．視床下核を通る前額断面切片．前大脳動脈 anterior cerebral artery の分布領域の梗塞巣．

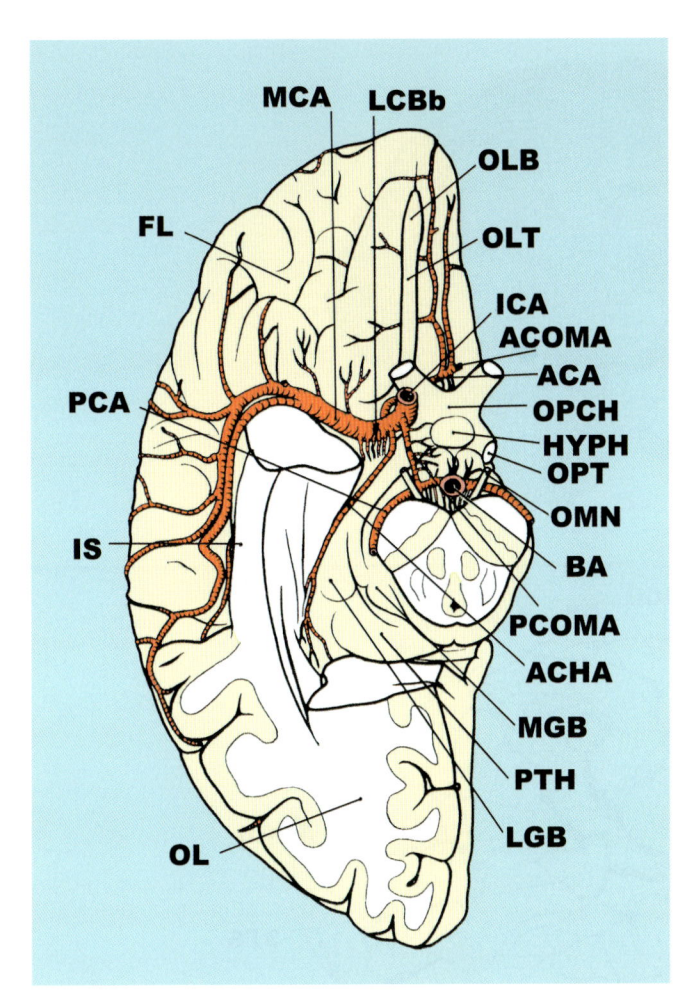

図 10-10　中大脳動脈と前脈絡叢動脈の形態
[Spalteholz と Spanner, 1961（出典 b）を改変]
右大脳半球の底面（側頭葉と後頭葉の一部を切り取ってある）．

| | | |
|---|---|---|
| ACA | 前大脳動脈 | anterior cerebral artery A. cerebri anterior |
| ACHA | 前脈絡叢動脈 | anterior chorioidal artery/anterior choroidal artery A. chorioidea anterior |
| ACOMA | 前交通動脈 | anterior communicating artery A. communicans anterior |
| BA | 脳底動脈 | basilar artery A. basilaris |
| FL | 前頭葉 | frontal lobe Lobus frontalis |
| HYPH | 下垂体 | hypophysis Hypophysis cerebri （pituitary gland Glandula pituitaria）（pituitary body） |
| ICA | 内頚動脈 | internal carotid artery A. carotis interna |
| IS | 島 | insula Insula （島葉 insular lobe Lobus insulae）（Reil 島 island of Reil Insula Reili） |
| LCBb | 外側中心枝 | lateral central branches Rami centrales laterales |
| LGB | 外側膝状体 | lateral geniculate body Corpus geniculatum laterale |
| MCA | 中大脳動脈 | middle cerebral artery A. cerebri media |
| MGB | 内側膝状体 | medial geniculate body Corpus geniculatum mediale |
| OL | 後頭葉 | occipital lobe Lobus occipitalis |
| OLB | 嗅球 | olfactory bulb Bulbus olfactorius |
| OLT | 嗅索 | olfactory tract Tractus olfactorius |
| OMN | 動眼神経 | oculomotorius N. oculomotorius |
| OPCH | 視交叉 | optic chiasma/optic chiasm Chiasma opticum |
| OPT | 視索 | optic tract Tractus opticus |
| PCA | 後大脳動脈 | posterior cerebral artery A. cerebri posterior |
| PCOMA | 後交通動脈 | posterior communicating artery A. communicans posterior |
| PTH | 視床枕 | pulvinar thalami Pulvinar thalami （後核 posterior nucleus Nucleus posterior） |

　図 10-9 のように，前大脳動脈が何らかの循環障害をきたして，前大脳動脈分布領域の梗塞を起こすことがある．ただし，前大脳動脈梗塞は多いものではなく，Bankl[3]は脳梗塞の剖検例のうち約 2% が前大脳動脈の閉塞によるとする（第 3 章）．

（**余録 10-3** は 202 頁参照）

## ■ 前脈絡叢動脈 ■

　**前脈絡叢動脈 anterior chorioidal artery** も大脳に分布している．前脈絡叢動脈の皮質枝（大脳皮質と皮質下髄質に分布する枝）はわずかに鉤枝 uncal branches および歯状回枝 dentate gyrus branches があるのみで，それぞれ鉤と歯状回に分布している．前脈絡叢動脈の走行については第 11 章を参照のこと．

## ■ 中大脳動脈 ■

　大脳外側窩槽の深部で，内頚動脈が前大脳動脈を出した残りの部分が**中大脳動脈 middle cerebral artery** である（図 10-6，10-10）．同槽を外方へと走り（蝶形骨部 sphenoidal part），島の表面で多数の枝に分かれて（島部 insular part），外側溝すなわち Sylvius 裂から脳表に出て（弁蓋部 opercular part），脳の外側面を走る（皮質部 cortical part）．脳の表面を走っているこれらの枝から分かれた細枝が大脳溝に入り，皮質を貫いてこれに分布して，一部はさらに髄質にまで入っていく．

　ちなみに外科学用語では，中大脳動脈の蝶形骨部を M1 segment，島部を M2 segment，弁蓋部を M3 segment，皮質部を M4 segment と定義しているが，解剖学的区分とは一致しないこともある．

　中大脳動脈の蝶形骨部は，大脳外側窩槽の中を sphenoidal ridge に沿って走行する．ここで sphenoidal ridge とは蝶形骨小翼の後縁が形成する鋭い稜線の名称で，前頭蓋窩と中頭蓋窩の移行部にある．臨床的には重要な部位であるが，奇妙なことに Basel 解剖学名 Basle Nomina Anatomica（BNA）・Jena 解剖学名 Jena

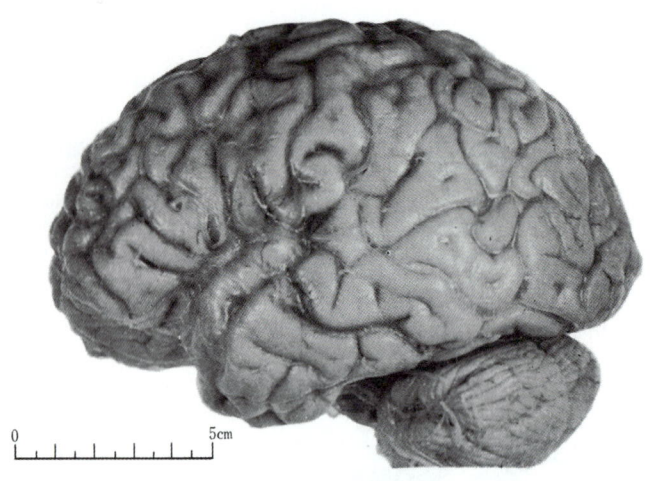

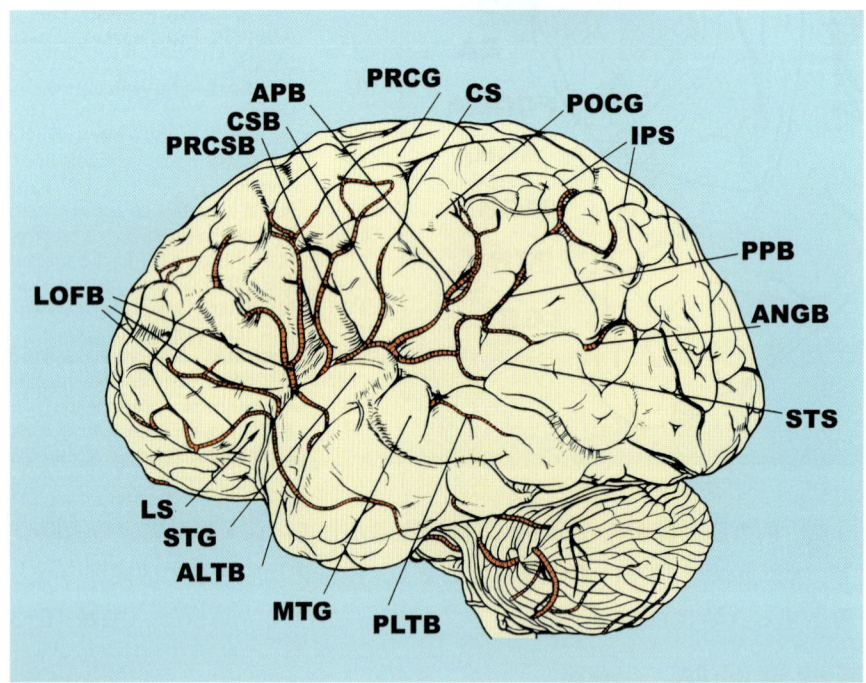

**図 10-11　中大脳動脈の形態**

左大脳半球の外側面．中大脳動脈 middle cerebral artery の分枝が観察できる．

| | | | | |
|---|---|---|---|---|
| ALTB | 前外側頭枝 anterior lateral temporal branch R. temporalis lateralis anterior | | MTG | 中側頭回 middle temporal gyrus Gyrus temporalis medius |
| ANGB | 角回枝 angular branch R. angularis | | PLTB | 後外側頭枝 posterior lateral temporal branch R. temporalis lateralis posterior |
| APB | 前頭頂枝 anterior parietal branch R. parietalis anterior | | POCG | 中心後回 postcentral gyrus Gyrus postcentralis |
| CS | 中心溝 central sulcus Sulcus centralis | | PPB | 後頭頂枝 posterior parietal branch R. parietalis posterior |
| CSB | 中心溝枝 central sulcal branch R. sulci centralis （Rolando動脈 Rolandic artery A. Rolandica） | | PRCG | 中心前回 precentral gyrus Gyrus precentralis |
| | | | PRCSB | 中心前溝枝 precentral sulcal branch R. sulci precentralis |
| IPS | 頭頂間溝 intraparietal sulcus Sulcus intraparietalis | | STG | 上側頭回 superior temporal gyrus Gyrus temporalis superior |
| LOFB | 外側眼窩前頭枝 lateral orbitofrontal branch R. orbitofrontalis lateralis | | STS | 上側頭溝 superior temporal sulcus Sulcus temporalis superior |
| LS | 外側溝 lateral sulcus Sulcus lateralis （Sylvius裂 Sylvian fissure Fissura Sylvii） | | | |

Nomina Anatomica（JNA）・Paris解剖学名 Parisiensia Nomina Anatomica（PNA）・解剖学用語 Terminologia Anatomica のいずれにも収録されず，正式な和名もない（蝶形骨稜 sphenoidal crest は異なる部位の名称）．

中大脳動脈は大脳半球外側面の大部分の皮質とその深部の髄質とを栄養している（図10-2，10-11）．

外側溝の中では島（Reil 島）に島枝 insular branches を分岐しており，外側溝の中で枝分かれして大脳外側面に出てくる枝は図10-11のように，

①外側眼窩前頭枝 oribitofrontal branch

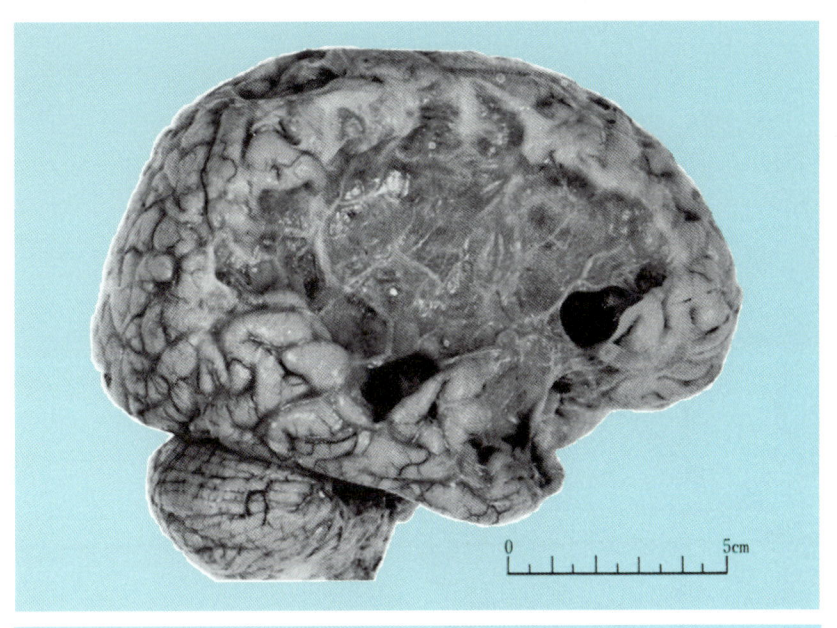

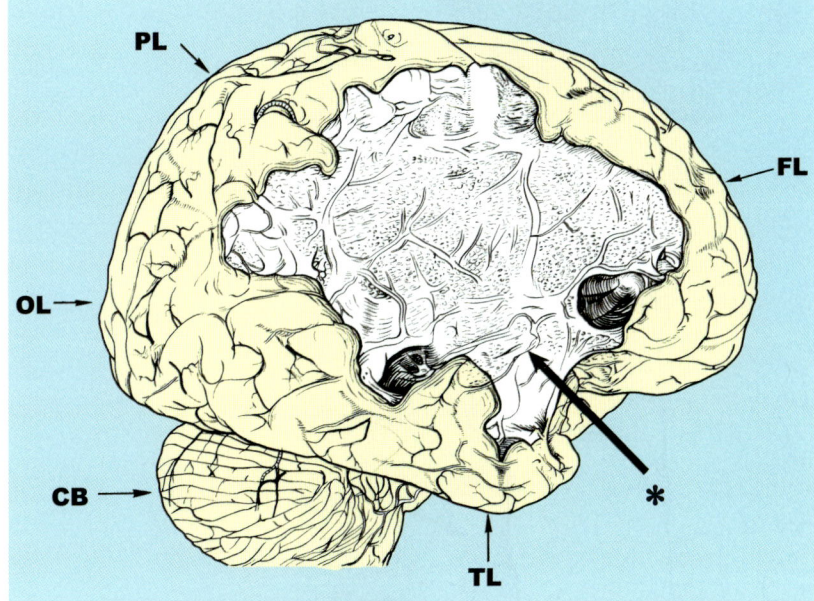

### 図10-12 右中大脳動脈の循環障害
右大脳半球の外側面．中大脳動脈 middle cerebral artery の分布領域の梗塞巣．
- CB 小脳 cerebellum *Cerebellum*
- FL 前頭葉 frontal lobe *Lobus frontalis*
- OL 後頭葉 occipital lobe *Lobus occipitalis*
- PL 頭頂葉 parietal lobe *Lobus parietalis*
- TL 側頭葉 temporal lobe *Lobus temporalis*
- ＊ 梗塞巣 infarct

②中心前溝枝 precentral sulcal branch

③中心溝枝 central sulcal branch

④前頭頂枝 anterior parietal branch（中心後溝枝 postcentral branch）

⑤後頭頂枝 posterior parietal branch

⑥角回枝 angular branch（後頭頂枝の分枝の場合がある）

⑦後外側側頭枝 posterior lateral temporal branch

⑧中外側側頭枝 middle lateral temporal branch

⑨前外側側頭枝 anterior lateral temporal branch

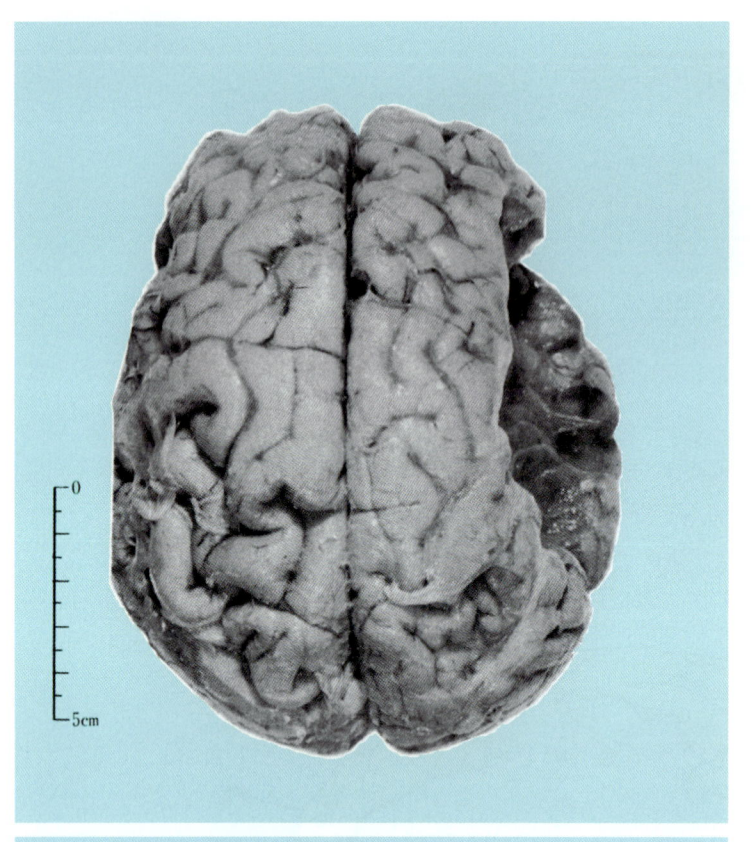

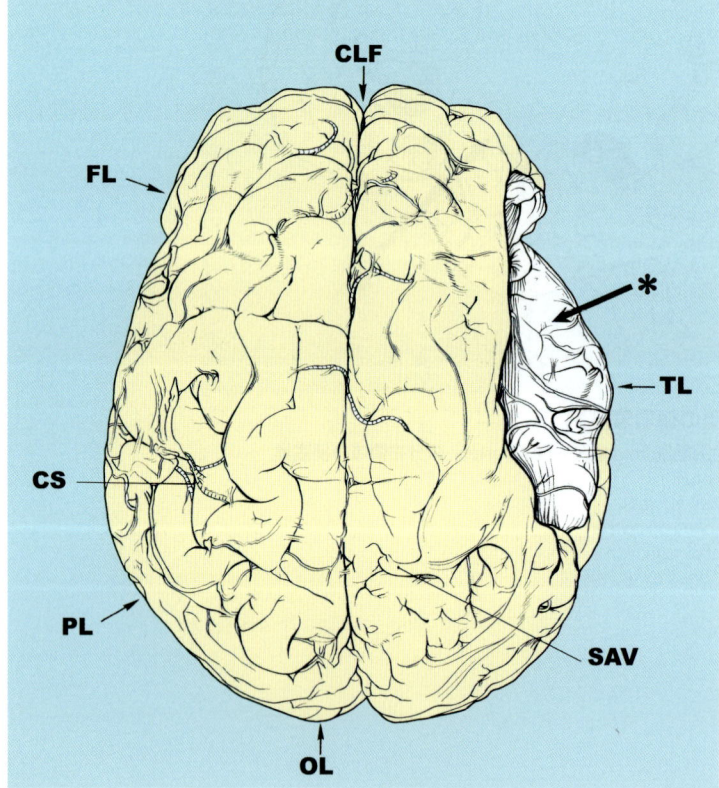

第Ⅱ部　脳・脊髄血管の解剖学　Part Ⅱ　Anatomy of Cerebrospinal Vessels

**図 10-13　右中大脳動脈の循環障害**

大脳の上面．中大脳動脈 middle cerebral artery の分布領域の梗塞巣．

| | | |
|---|---|---|
| CLF | 大脳縦裂 | cerebral longitudinal fissure *Fissura longitudinalis cerebri* |
| CS | 中心溝 | central sulcus *Sulcus centralis* |
| FL | 前頭葉 | frontal lobe *Lobus frontalis* |
| OL | 後頭葉 | occipital lobe *Lobus occipitalis* |
| PL | 頭頂葉 | parietal lobe *Lobus parietalis* |
| SAV | 上吻合静脈 | superior anastomotic vein *V. anastomotica superior* （Trolard 静脈　vein of Trolard） |
| TL | 側頭葉 | tempral lobe *Lobus temporalis* |
| ＊ | 梗塞巣 | infarct |

と命名することができる．

　中大脳動脈の皮質部の分布領域には次のような部位が含まれる．前頭葉の中では中および下前頭回，眼窩回の外側面，中心前回の大部分があり，頭頂葉では中心後回の大部分，下頭頂小葉（縁上回および角回）がある．側頭葉では上側頭回および中側頭回が含まれる（図 10-10，10-11）．

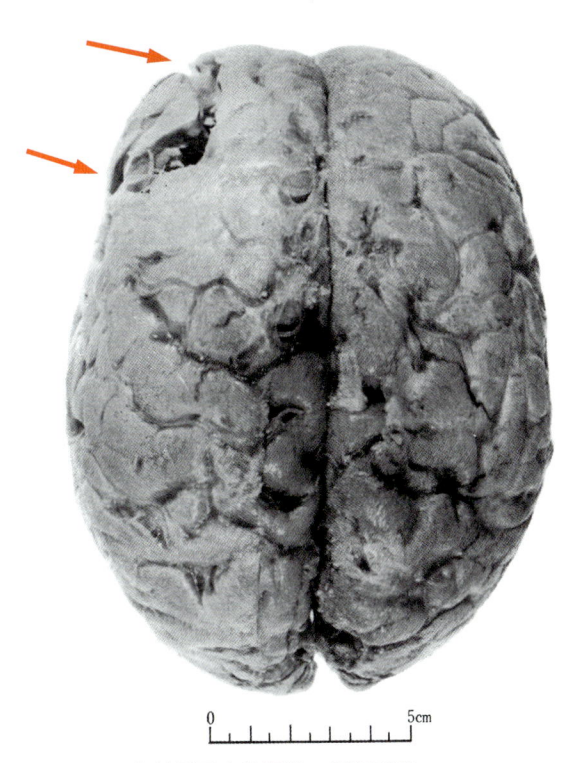

第10章　大脳皮質・大脳髄質の動脈系　Chapter 10　Arterial System of the Cerebral Cortex and Cerebral Medullary Substance

**図 10-14　左外側眼窩前頭枝の循環障害**
大脳の上面．中前頭回の梗塞巣（↑）．外側眼窩前頭枝 lateral orbitofrontal branch は中大脳動脈の分枝である．

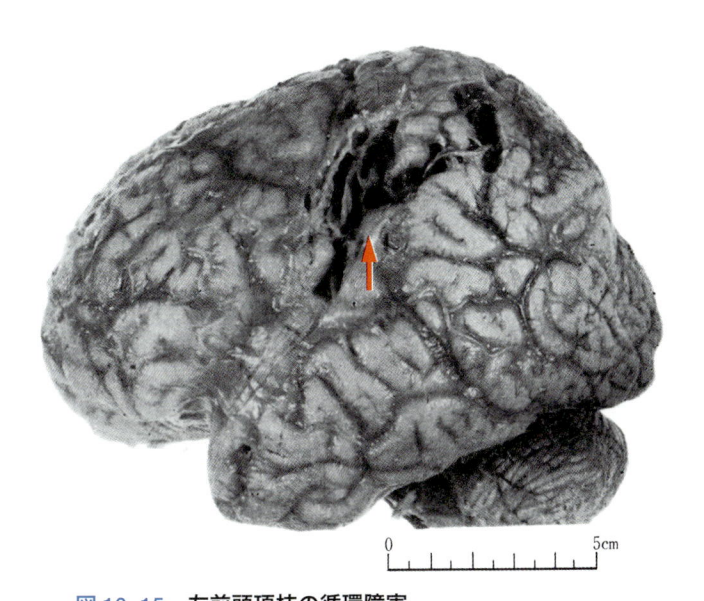

**図 10-15　左前頭頂枝の循環障害**
左大脳半球の外側面．中心後回下部から下頭頂小葉にかけての梗塞巣（↑）．前頭頂枝 anterior parietal branch は中大脳動脈の分枝である．

　図 10-12，10-13 のように，中大脳動脈が何らかの循環障害をきたして，中大脳動脈分布領域の梗塞を起こすことがある．Bankl[3)]は脳梗塞の剖検例のうち約46％が中大脳動脈の閉塞によるとする（第3章）．中大脳動脈梗塞については第5章に詳しく記載してあるので，参照してほしい．中大脳動脈の分枝である外側眼窩前頭枝および前頭頂枝の循環障害の例を図 10-14，10-15 に示す．

（**余録 10-4**，**抄伝 10-8** は下記参照）

第Ⅱ部　脳・脊髄血管の解剖学　Part II　Anatomy of Cerebrospinal Vessels

## ■ 後大脳動脈 ■

　中脳の前方で脳底動脈の終枝として始まるのが**後大脳動脈 posterior cerebral artery** で，中脳の周囲の迂回槽の中を小脳テントの遊離縁に沿って後方に向かう．その途中でテント切痕（Pacchioni 孔）を通過して側頭葉底面に内側側頭枝 medial temporal branches（前内側側頭枝 anterior medial temporal branch，中間内側側頭枝 intermediate medial temporal branch，後内側側頭枝 posterior medial temporal branch）を出している．さらに，脳梁膨大の下方の大大脳静脈槽で後大脳動脈は 2 本の終枝となる．これらは頭頂後頭溝と鳥距溝の付近を走る頭頂後頭枝 parietooccipital branch と鳥距枝 calcarine branch であり，両者を合わせて後頭枝 occipital branches という．頭頂後頭枝からは脳梁膨大の背面に向かって後脳梁枝 posterior callosal branch を出している．

---

### 余録 10-4　中大脳動脈の閉塞

　中大脳動脈の主幹部の閉塞では，意識障害などの一般症状を経た後，中心前回・中心後回の大部分が侵されるために反対側の片麻痺 hemiplegia・片側知覚消失 hemianesthesia，さらに視放線の障害による反対側の同名半盲 homonymous hemianopsia/homonymous hemianopia などの臨床症候が現われてくる．優位半球の場合は，言語領野が侵されるために運動性・感覚性失語が共存する全失語 global dysphasia/global aphasia と，頭頂葉症状の失認 agnosia・失行 apraxia・失書 agraphia などが加わる．また，同時に中心枝（第 11 章）が閉塞した例では反対側の片麻痺のほかに，かなり日数が経ってから線条体の傷害による振戦や他の不随意運動などが現われる．具体的な症例は第 20 章を参照のこと．

　中大脳動脈の分枝の閉塞で主なものは，以下の通り．

①外側眼窩前頭枝の循環障害では，優位半球であれば下前頭回弁蓋部にある運動性言語領野 motor speech area（Broca 領野 Broca's area）が障害され，運動性失語 motor dysphasia/motor aphasia（Broca 失語 Broca's dysphasia/Broca's aphasia[78)～80)]）をみる（図 10-14）．Pierre Paul Broca（1824-1880，抄伝 10-4）はフランスの外科医・人類学者．

②中心前溝枝や中心溝枝の循環障害では，反対側の上肢を主とした片麻痺 hemiplegia，ときには単麻痺 monoplegia が起こり，中心溝枝の場合はそのほかに知覚障害を合併する．

③前頭頂枝の循環障害では，中心後回から下頭頂小葉にかけての梗塞巣ができて，反対側に顔面から上肢にかけての知覚障害や失認・失行などの頭頂葉症状をみる（図 10-15）．

④後頭頂枝，とくに角回枝では頭頂葉と後頭葉の境界に病巣が生じ，Gerstmann 症候群 Gerstmann's syndrome[81)82)]，すなわち左右認識障害・手指失認・計算不能・失書・失行などの症候が現われる．別名を頭頂葉・後頭葉症候群 parieto-occipital syndrome といい，優位半球の場合はとくに著明である．両側角回の血管障害では，眼球運動は正常なのに視野内の標的に固視できない皮質性固視障害を起こす．稀な症候で，Bálint 症候群 Bálint's syndrome[83)84)] と呼ぶ．

　Josef Gerstmann（1887-1969）はオーストリアの神経内科医で，後にアメリカへ亡命．Rudolph Bálint こと Rezsö Bálint（1874-1929）はハンガリーの神経内科医・精神科医．

---

### 抄伝 10-8　Rolando, Luigi

　Luigi Rolando（1773-1831）はイタリアの解剖学者・内科医である．1773 年 6 月 16 日に Piemonte の Torino で誕生．Torino 大学で医学を学んだ．1802 年に Piemonte は Napoleon の統治するフランスに併合され，Torino に宮廷を置く Sardegna 国王（Savoia 公爵・Piemonte 公爵を兼ねる）Vittorio Emanuele 1 世は Sardegna 島の Sassari へ亡命した．Rolando は，1804 年に臨時宮廷の膝下 Sassari 大学の実地医学教授に招聘されたが，黄熱病の流行に伴って Firenze で足止めされ，1807 年の Sassari 赴任まで解剖学研究の日々を過ごした．戦争終結に伴い宮廷が Torino に復帰したため，1814 年に Torino 大学の解剖学教授に転任．脳や脊髄の解剖学に造詣が深く，脊髄後角の Rolando 膠様質などに名を残した．1831 年 4 月 20 日に胃癌のため死去，享年 57 歳．

　大学での講義で大脳の中心溝について述べたため，François Leuret（1797-1851，フランスの精神科医）が 1839 年に中心溝を Rolando 裂 Rolandic fissure と命名した．そのため，中大脳動脈の分枝である中心溝枝を Rolando 動脈 Rolandic artery，中心溝に沿って走る静脈を Rolando 静脈 Rolandic vein と呼称するが，これらは普遍的に存在するわけではない．さらに，中心溝の記載それ自体も Félix Vicq d'Azyr（1748-1794，フランスの内科医・解剖学者，抄伝 1-5）に先取権があるので，Rolando 動脈や Rolando 静脈という呼称はあまり適切とはいえない．　　　　　　　　　　　　（文献欄参照[85)～89)]）

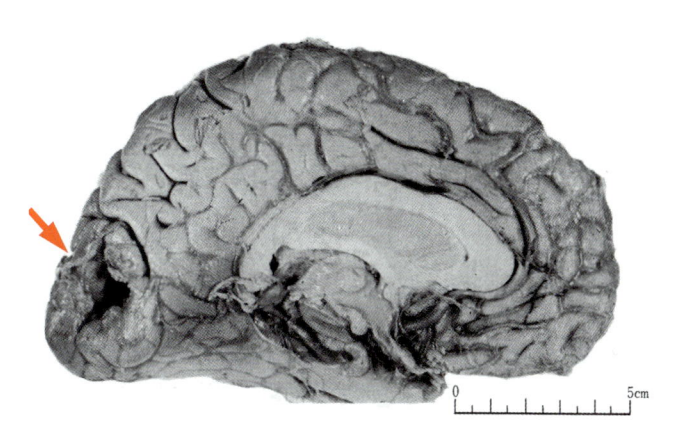

**図 10-16　左鳥距枝の循環障害**
左大脳半球の内側面．有線領の梗塞巣（↑）．鳥距枝 calcarine branch は後大脳動脈の分枝である．

　後大脳動脈の基幹部には内頸動脈との間に後交通動脈があることは前に述べたが，この分岐部を境にして後大脳動脈を交通前部 precommunicating part と交通後部 postcommunicating part に分ける．片側の後交通動脈が太くて同側の後大脳動脈の交通前部が欠損するか，またはきわめて細い場合を胎児型後大脳動脈と呼ぶが，これについては別に述べた（第 9 章，第 20 章）．
　ちなみに外科学用語では，後大脳動脈の交通前部を P1 segment，交通後部に属する後交通動脈の分岐部から頭頂後頭枝の分岐部までを P2 segment，同じく鳥距枝を P3 segment と定義しているが，解剖学的区分とは一致しないこともある．
　後大脳動脈の分布領域には，海馬傍回・内側および外側後頭側頭回・下側頭回・帯状回峡・楔部・楔前部の一部・外側後頭回などの皮質および皮質下髄質，それに脳梁膨大などが含まれる（図 10-2，10-8）．
　後大脳動脈が何らかの循環障害をきたして，後大脳動脈分布領域の梗塞を起こすことがある．その 1 例として，下方へのテント切痕ヘルニアで後大脳動脈の圧迫が起きた症例を前に呈示した（第 4 章，第 5 章，第 6 章）．Bankl[3] は脳梗塞の剖検例のうち約 7％が後大脳動脈の閉塞によるとする（第 3 章）．後大脳動脈の分枝の中では，鳥距枝の循環障害が起こりやすい（図 10-16）．　　　　　　（**余録 10-5** は下記参照）

## 余録 10-5　後大脳動脈の閉塞

　後大脳動脈の主幹部の閉塞では，一般症状（頭痛・意識障害・嘔吐・痙攣など）のほか，反対側の片麻痺 hemiplegia（通常は一過性），視床の循環障害による反対側の片側知覚消失 hemianesthesia，視覚領野や視放線の障害による反対側の同名半盲 homonymous hemianopsia/homonymous hemianopia などの臨床症候が現われてくる．症例により，同側の小脳症状や反対側の硬直・振戦・舞踏病様運動などをみる．優位半球の場合は，稀に感覚性失語 sensory dysphagia/sensory aphasia（Wernicke 失語 Wernicke's dysphasia/Wernicke's aphasia[90]）が加わる例をみるが，上側頭回の感覚性言語領野 sensory speech area（Wernicke 領野 Wernicke's area）は直接障害されてはいない．Carl Wernicke（1848-1905，**抄伝 10-5**）はドイツの神経内科医・精神科医．
　後大脳動脈の分枝の中では，鳥距枝に循環障害が起こりやすい（図 10-16）．後大脳動脈の分布領域の最末梢に該当するためであろう．臨床症状は，視覚領野 visual area（有線領 area striata）とその下の大脳髄質を走る視放線 optic radiation（Gratiolet 視放線 Gratiolet's optic radiation，第 20 章）が侵されるため，反対側の同名半盲が現われる．
　閃輝暗点 scintillating scotoma とは，中心視野付近がキラキラ光りながら扇状に移動していく現象が一過性（数分〜数十分）に出現するもので，視覚領野の虚血症状である．後大脳動脈が完全に閉塞すれば，閃輝暗点とはならずに皮質盲を呈する．皮質盲 cortical blindness は視覚領野（有線領）の梗塞でみられ，両側性病巣の場合は全盲となる．しかし，通常であれば対光反射はある．ちなみに，両側性病巣による皮質盲がありながら，それを否定する現象を Anton 症候群 Anton's syndrome[91][92] と呼ぶ．Gabriel Anton（1858-1933，ボヘミアの神経内科医・精神科医）が記載した現象であり，症候群とはいうものの病態失認 anosognosia の一型とされる．

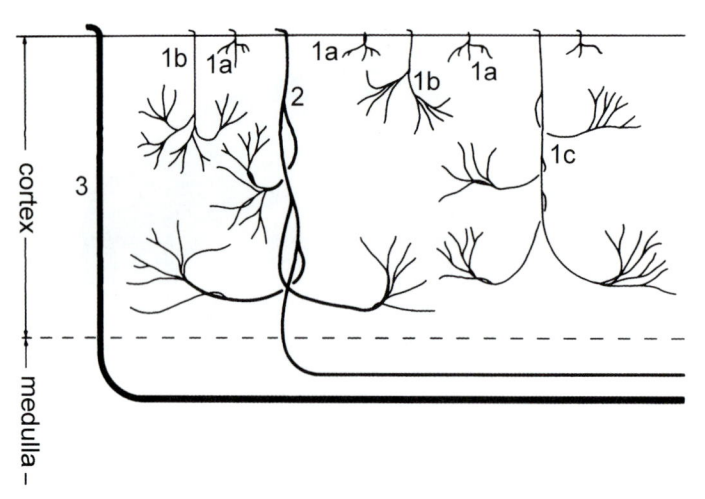

**図 10-17　大脳動脈皮質枝の微細構造** [Akima ら, 1986（出典 c）]

Akima らは artery や branch（例えば cortical artery や superficial cortical branch など）を用いているが，これらは大脳動脈の皮質枝 cortical branch 末端近傍の分枝であり，大脳皮質の表層から深層に向かって入っていくので，その形態から penetrator に変更する．

| | | |
|---|---|---|
| 1 | 皮質穿通枝 | cortical penetrators |
| 　1a | 浅皮質穿通枝 | superficial cortical penetrators |
| 　1b | 中間皮質穿通枝 | intermediate cortical penetrators |
| 　1c | 深皮質穿通枝 | deep cortical penetrators |
| 2 | 皮質下穿通枝 | subcortical penetrators |
| 3 | 髄質穿通枝 | medullary penetrators |

## 大脳動脈皮質枝の微細構造

　大脳の大部分（終脳と間脳）を養う動脈は皮質枝 cortical branches と中心枝 central branches とに分けられ，皮質枝は終脳の外套（大脳皮質と皮質下髄質）に分布し，中心枝は大脳核と間脳に分布している．このうち皮質枝は，前述のように 3 対の大脳動脈（前大脳動脈・中大脳動脈・後大脳動脈）のそれぞれ主幹をなしており，分岐しつつクモ膜下腔を走行した後，多数の細枝が表面から外套に入っていき実質内動脈となる．

　Akima ら[4]は軟 X 線撮影，透過標本，Gallyas 鍍銀標本，合成樹脂注入後の走査電子顕微鏡法を併用して研究を行い，外套の実質内動脈を微細構造により 3 種類に分類している（図 10-17）．それは，①大脳皮質の浅層に分布する皮質穿通枝 cortical penetrators（さらに浅皮質穿通枝 superficial cortical penetrators・中間皮質穿通枝 intermediate cortical penetrators・深皮質穿通枝 deep cortical penetrators とに分ける），②大脳皮質の深層と大脳髄質の浅層に分布する皮質下穿通枝 subcortical penetrators，③大脳髄質の深層に直接分布する髄質穿通枝 medullary penetrators，の 3 種類である．この知見は，外套の動脈血供給を考える上で重要である．なお，外套の実質内動脈の微細構造については Romanul[5]も言及している．

　大脳髄質の血管を調べた基礎的な研究はほとんどない．そこで後藤[6]のデータを示しておく．後藤は大脳半球の連続矢状断面切片（40 μm 厚）を作成し，Klüver-Barrera 染色を行い，このうち 3 枚のほぼ等間隔の切片を抜き出した．そして，顕微鏡下で大脳髄質にある動脈と静脈を調べた．切片当たりの平均血管数は 1,805 本で，その内訳は動脈 23.4％，静脈 76.6％であり，葉別の 100 mm$^2$ 当たりの血管数は図 10-18 に示すように，動脈では頭頂葉・後頭葉・前頭葉の順に多く，側頭葉でもっとも少なかった．ちなみに，静脈では後頭葉・側頭葉・頭頂葉の順に多く，前頭葉でもっとも少なかった．血管内径は動脈が 60～200 μm，静脈が 50～350 μm で，動静脈伴行はほとんどみられなかった．

　皮質下髄質の細動脈硬化と側脳室の拡大がみられる認知症があり，Binswanger 病と呼ぶ（第 8 章）．

第 10 章　大脳皮質・大脳髄質の動脈系　Chapter 10　Arterial System of the Cerebral Cortex and Cerebral Medullary Substance

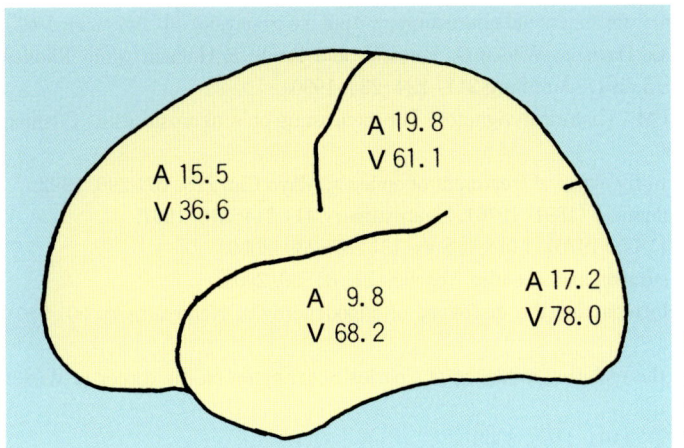

**図 10-18　大脳髄質の動脈数・静脈数**
大脳髄質の矢状断面切片における 100 mm² 当たりの血管数を葉別に算出した．
A　動脈　artery　*Arteria*
V　静脈　vein　*Vena*

### 引用文献

1) Penfield W, Rasmussen T：The cerebral cortex of man. A clinical study of localization of function. Macmillan, New York, 1950.
2) 後藤　昇，後藤　潤：脳機能局在．リハビリテーション医学 38：296-302, 2001.
3) Bankl H：Über die Bedeutung der Arteriosklerose für die Entstehung zerebraler Gefäßverschlüsse. Wien Klin Wochenschr 81：447-449, 1969.
4) Akima M, Nonaka H, Kagesawa M, Tanaka K：A study on the microvasculature of the cerebral cortex. Fundamental architecture and its senile changes in the frontal cortex. Lab Invest 55：482-489, 1986.
5) Romanul F, 1970［Ferrer I, Kaste M, Kalimo H：Vascular diseases. In：Love S, Louis DN, Ellison DW (eds). Greenfield's neuropathology, 8th ed, vol 1. Hodder Arnold, London, 2008, pp 121-240］.
6) 後藤　昇：血管構築からみた皮質下血管性病変発生の素地．高血圧性脳出血の治療 6：39-49, 1991.
7) Jackson IJ：Wilder G. Penfield：A brief biographical sketch. Clin Neurosurg 4：1-10, 1956.
8) Rasmussen T：Dr. Wilder Penfield. Surg Neurol 1：67-68, 1973.
9) Anonymous：Obituary notices. Wilder Penfield. Br Med J 1：1079, 1976.
10) Feindel W：Tribute to Dr. Wilder Penfield. 1891-1976. Can J Neurol Sci 3：vi, 1976.
11) Feindel W, Bensley EH：Obituaries. Wilder Penfield：so much remains to temper his loss. Can Med Assoc J 114：1158-1159, 1976.
12) Rasmussen T：Wilder Penfield, 1891-1976. J Neurosurg 45：248-250, 1976.
13) Carney A：Doctor Wilder Penfield—the man the M.N.H. nurses remember. J Neurosurg Nurs 8：169-173, 1976.
14) Anonymous：Obituary. Wilder Graves Penfield. Lancet 1：868-869, 1976.
15) Pandya S：Obituary. Dr. Wilder Penfield, 1891-1976. Neurol India 24：V-VI, 1976.
16) Feindel W：Obituaries. Wilder Graves Penfield. 1891-1976. Trans Am Neurol Assoc 101：309-310, 1976.
17) Glees P：Obituary. Dr. Wilder Penfield（26. 1. 1891—5. 4. 1976）. Acta Neurochir（Wien）36：143-146, 1977.
18) Shephard DAE：The vision of Wilder Penfield. Can Med Assoc J 116：1335-1336, 1339, 1977.
19) Bell RE：Wilder Penfield：his legacy to neurology. Introduction. Can Med Assoc J 116：1365, 1977.
　　Feindel W：Wilder Penfield：his legacy to neurology. To praise an absent friend. Can Med Assoc J 116：1365-1367, 1977.
　　Evans JP：Wilder Penfield：his legacy to neurology. Exciting beginnings. Can Med Assoc J 116：1367, 1977.
　　Robb JP：Wilder Penfield：his legacy to neurology. The institute and hospital. Can Med Assoc J 116：1368-1369, 1977.
　　Rasmussen TB：Wilder Penfield：his legacy to neurology. Surgical treatment of epilepsy. Can Med Assoc J 116：1369-1370, 1977.
　　McNaughton FL：Wilder Penfield：his legacy to neurology. Impact on medical neurology. Can Med Assoc J 116：1370, 1977.
　　Jasper HH：Wilder Penfield：his legacy to neurology. The centrencephalic system. Can Med Assoc J 116：1371-1372, 1977.
　　Elliott KAC：Wilder Penfield：his legacy to neurology. Neurochemistry. Can Med Assoc J 116：1372-1373, 1977.
　　Hebb D：Wilder Penfield：his legacy to neurology. The frontal lobe. Can Med Assoc J 116：1373-1374, 1977.
　　Milner B：Wilder Penfield：his legacy to neurology. Memory mechanisms. Can Med Assoc J 116：1374-1376, 1977.
　　Stevenson L：Wilder Penfield：his legacy to neurology. Novelist and historian. Can Med Assoc J 116：1376-1377, 1977.
20) Feindel W：Wilder Penfield（1891-1976）：The man and his work. Neurosurgery 1：93-100, 1977.
21) Eccles J, Feindel W：Wilder Graves Penfield. 26 January 1891—5 April 1976. Biogr Mem Fellows R Soc 24：473-513, 1978.
22) Feindel W：The contributions of Wilder Penfield to the functional anatomy of the human brain. Hum Neurobiol 1：231-234, 1982.

23) Feindel W : Wilder Penfield (1891-1976). A protagonist for functional neurosurgery. Appl Neurophysiol 50: 347-354, 1987.
24) Brown IW Jr : The amazing adventures of Wilburt C. Davison, Wilder G. Penfield, and Emile F. Holman while Rhodes scholars in medicine at Oxford during World War I, 1913-1917. Ann Surg 211: 224-234, 1990.
25) Rossitch E Jr, Moore MR, Alexander E 3rd, Black PM : Historical vignette. The neurosurgeon's neurosurgeon: Cushing operates on a Penfield. Surg Neurol 33: 150-153, 1990.
26) Kyle RA, Shampo MA : Wilder Penfield—contributor to the surgical treatment of epilepsy. Mayo Clin Proc 67: 596, 1992.
27) Horwiz NH : Library: Historical perspective. Wilder Penfield (1891-1976). Neurosurgery 41: 314-318, 1997.
28) Brookes J, Chaney J, Wu D, Zack B : Wilder Penfield (1891-1976). J Invest Surg 13: 237-239, 2000.
29) Ruelland JG : Wilder G. Penfield (1891-1976), neurosurgeon and scientist. Vesalius 11: 64-69, 2005.
30) Gill AS, Binder DK : Wilder Penfield, Pío del Río-Hortega, and the discovery of oligodendroglia. Neurosurgery 60: 940-948, 2007.
31) Feindel W : The physiologist and the neurosurgeon: the enduring influence of Charles Sherrington on the career of Wilder Penfield. Brain 130: 2758-2765, 2007.
32) Todman D : Wilder Penfield (1891-1976). J Neurol 255: 1104-1105, 2008.
33) Gavrus D : Men of dreams and men of action: neurologists, neurosurgeons, and the performance of professional identity, 1920-1950. Bull Hist Med 85: 57-92, 2011.
34) Blum A : A bedside conversation with Wilder Penfield. CMAJ 183: 745-746, 2011.
35) Hammond I : Remembering Dr. Wilder Penfield. CMAJ 183: 1627, 2011.
　Walcott DB : Remembering Dr. Wilder Penfield. CMAJ 183: 1627, 2011.
36) http://en.wikipedia.org/wiki/Wilder_Penfield　2014年8月接続
37) http://psychology.wikia.com/wiki/Wilder_Penfield　2014年8月接続
38) http://www.whonamedit.com/doctor.cfm/3099.html　2014年8月接続
39) Brodmann K : Vergleichende Lokalisationslehre der Großhirnrinde in ihren Prinzipien dargestellt auf Grund des Zellenbaues. Verlag von Johann Ambrosius Barth, Leipzig, 1909.
　(Brodmann K : Brodmann's localisation in the cerebral cortex. The principles of comparative localisation in the cerebral cortex based on cytoarchitectonics. Garey LJ (transl). Springer Science+Business Media, New York, 2006)
40) Gray C : Profile. Theodore Brown Rasmussen. Can Med Assoc J 126: 202, 1982.
41) Feindel W : Historical vignette. Theodore Brown Rasmussen (1910-2002): epilepsy surgeon, scientist, and teacher. J Neurosurg 98: 631-637, 2003.
42) Stahnisch FW, Nakashima AS : Theodore Brown Rasmussen (1910-2002). J Neurol 260: 2694-2696, 2013.
43) http://www.whonamedit.com/doctor.cfm/2423.html　2014年8月接続
44) http://en.wikipedia.org/wiki/Richard_L._Heschl　2014年8月接続
45) Stone JL : Historical vignette. Paul Broca and the first craniotomy based on cerebral localization. J Neurosurg 75: 154-159, 1991.
46) Jay V : Pierre Paul Broca. Arch Pathol Lab Med 126: 250-251, 2002.
47) Finger S : Paul Broca (1824-1880). J Neurol 251: 769-770, 2004.
48) Androutsos G, Diamantis A : Paul Broca (1824-1880): founder of anthropology, pioneer of neurology and oncology. J BUON 12: 557-564, 2007.
49) Rössner S : Stephan's corner. Paul Pierre Broca (1824-1880). Obes Rev 8: 277, 2007.
50) Lorch MP : The merest logomachy: The 1868 Norwich discussion of aphasia by Hughlings Jackson and Broca. Brain 131: 1658-1670, 2008.
51) Pearce JMS : Broca's aphasiacs. Eur Neurol 61: 183-189, 2009.
52) Clarac F, Barbara J-G, Broussolle E, Poirier J : Figures and institutions of the neurological sciences in Paris from 1800 to 1950. Introduction and part I: Neuroanatomy. Rev Neurol (Paris) 168: 2-14, 2012.
53) 萬年 甫, 岩田 誠 (編訳): 神経学の源流3. ブロカ. 東京大学出版会, 東京, 1992.
54) http://en.wikipedia.org/wiki/Paul_Broca　2014年8月接続
55) http://psychology.wikia.com/wiki/Pierre_Paul_Broca　2014年8月接続
56) http://www.whonamedit.com/doctor.cfm/1982.html　2014年8月接続
57) Lanczik M, Keil G : Carl Wernicke's localization theory and its significance for the development of scientific psychiatry. Hist Psychiatry 2: 171-180, 1991.
58) Ljungberg L : Carl Wernicke and Sergei Korsakoff: fin de siècle innovators in neuropsychiatry. J Hist Neurosci 1: 23-27, 1992.
59) Krahl A, Schifferdecker M, Beveridge A : Historical vignette. Carl Wernicke and the concept of 'elementary symptom'. Hist Psychiatry 9: 503-508, 1998.
60) Pillmann F : Carl Wernicke (1848-1905). J Neurol 250: 1390-1391, 2003.
61) http://en.wikipedia.org/wiki/Carl_Wernicke　2014年8月接続
62) http://psychology.wikia.com/wiki/Carl_Wernicke　2014年8月接続

63) http://www.whonamedit.com/doctor.cfm/927.html　　2014 年 8 月接続
64) Nielsen JM：The myelogenetic studies of Paul Frechsig. Bull Los Angel Neurol Soc 28：127-134, 1963.
65) 佐野　豊：神経科学——形態学的基礎 II．脊髄・脳幹．金芳堂，京都，1999，pp 186-187．
66) http://en.wikipedia.org/wiki/Paul_Flechsig　　2014 年 8 月接続
67) http://www.whonamedit.com/doctor.cfm/3146.html　　2014 年 8 月接続
68) Weber MM：Psychiatric research and science policy in Germany. The history of the Deutsche Forschungsanstalt für Psychiatrie（German Institute for Psychiatric Research）in Munich from 1917 to 1945. Hist Psychiatry 11：235-258, 2000.
69) Pearce JMS：Historical note. Brodmann's cortical maps. J Neurol Neurosurg Psychiatry 76：259, 2005.
70) Strotzer M：One century of brain mapping using Brodmann areas. Clin Neuroradiol 19：179-186, 2009.
71) Olry R, Haines DE：Korbinian Brodmann：The Victor Hugo of cytoarchitectonic brain maps. J Hist Neurosci 19：195-198, 2010.
72) Orly R：Korbinian Brodmann（1868-1918）. J Neurol 257：2112-2113, 2010.
73) Zilles K, Amunts K：Centenary of Brodmann's map—conception and fate. Nat Rev Neurosci 11：139-145, 2010.
74) Loukas M, Pennell C, Groat C, Tubbs RS, Cohen-Gadol AA：Korbinian Brodmann（1868-1918）and his contributions to mapping the cerebral cortex. Neurosurgery 68：6-11, 2011.
75) http://en.wikipedia.org/wiki/Korbinian_Brodmann　　2014 年 8 月接続
76) http://psychology.wikia.com/wiki/Korbinian_Brodmann　　2014 年 8 月接続
77) http://www.whonamedit.com/doctor.cfm/1264.html　　2014 年 8 月接続
78) Broca PP：Perte de la parole, ramollissement chronique et destruction partielle du lobe antérieur gauche du cerveau. Bull Soc Anthropol（Paris）2：235-238, 1861.
　　（http://psychclassics.yorku.ca/Broca/perte.htm　　2014 年 8 月接続）
　　（http://psychclassics.yorku.ca/Broca/perte-e.htm　　2014 年 8 月接続）
79) Broca P：Remarques sur le siége de la faculté du langage articulé, suivies d'une observation d'aphémie（perte de la parole）. Bull Soc Anat（Paris）6：330-357, 1861.
　　（http://psychclassics.yorku.ca/Broca/aphemie.htm　　2014 年 8 月接続）
　　（http://psychclassics.yorku.ca/Broca/aphemie-e.htm　　2014 年 8 月接続）
80) Dronkers NF, Plaisant O, Iba-Zizen MT, Cabanis EA：Paul Broca's historic cases：high resolution MR imaging of the brains of Leborgne and Lelong. Brain 130：1432-1441, 2007.
81) Gerstmann J：Fingeragnosie. Eine umschriebene Störung der Orientierung am eigenen Körper. Wien Klin Wochenschr 37：1010-1012, 1924.
82) Gerstmann J：Syndrome of finger agnosia, disorientation for right and left, agraphia and acalculia. Local diagnostic value. Arch Neurol Psychiatry 44：398-408, 1940.
83) Bálint R：Seelenlähmung des "Schauens", optische Ataxie, räumliche Störung der Aufmerksamkeit. Monatsschr Psychiatr Neurol 25：51-81, 1909.
84) Holmes GM：Disturbances of visual orientation. Br J Ophthalmol 2：449-468, 506-516, 1918.
85) Manni E：Luigi Rolando. 1773-1831. Exp Neurol 38：1-5, 1973.
86) Lambiase M：Luigi Rolando and anatomy of the nervous system at the dawn of the 19th century. Acta Neurol（Napoli）14：265-269, 1992.
87) Caputi F, Spaziante R, de Divitiis E, Nashold BS Jr：Historical vignette. Luigi Rolando and his pioneering efforts to relate structure to function in the nervous system. J Neurosurg 83：933-937, 1995.
88) Sammet K：Luigi Rolando（1773-1831）. J Neurol 254：404-405, 2007.
89) http://en.wikipedia.org/wiki/Luigi_Rolando　　2014 年 8 月接続
90) Wernicke C, 1874［文献 57, 60］．
91) Anton G：Blindheit nach beiderseitiger Gehirnerkrankung mit Verlust der Orientierung im Raume. Mittheilungen 33：41-46, 1896.
92) Anton G：Ueber die Selbstwahrnehmung der Herderkrankungen des Gehirns durch den Kranken bei Rindenblindheit und Rindentaubheit. Arch Psychiatr Nervenkr 32：86-127, 1899.

### 図の出典

a) 文献 1（図 10-5 の原図）．
b) Spalteholz W, Spanner R：Handatlas der Anatomie des Menschen, 16te Auflage, II. Scheltema & Holkema NV, Amsterdam, 1961（図 10-10 の原図）．
c) 文献 4（図 10-17）．
d) 文献 39（図 10-余録 2）．

# 第 11 章
# 大脳核・間脳の動脈系

Chapter 11
Arterial System of the Cerebral Nuclei and Diencephalon

## 中心枝について

　大脳（終脳と間脳）を養う動脈には，終脳の外套（大脳皮質と大脳髄質）に分布する皮質枝 cortical branches と，大脳核と間脳に分布する中心枝 central branches とがある．このうち，3 対の大脳動脈（前大脳動脈・中大脳動脈・後大脳動脈）の主幹である皮質枝については，第 10 章で述べた．

　これら 3 対の大脳動脈からは，皮質枝とは別にそれぞれ中心枝が出ている．さらに，後述する前脈絡叢動脈からも中心枝が出ている．そこで，前大脳動脈・中大脳動脈・後大脳動脈・前脈絡叢動脈のそれぞれの中心枝に養われる 4 領域を図示しておく（図 11-1）．ちなみに，大脳核・間脳においても「中枢神経系の動脈血供給の原則」（第 9 章）を当てはめることができる．前大脳動脈中心枝が正中領域，中大脳動脈中心枝が外側領域，前脈絡叢動脈中心枝が内側領域を栄養するが，後大脳動脈中心枝には正中・外側・背側領域を養う枝がそれぞれ存在する．中心枝各枝の名称は重要であるから，表 11-1 に列記しておく．

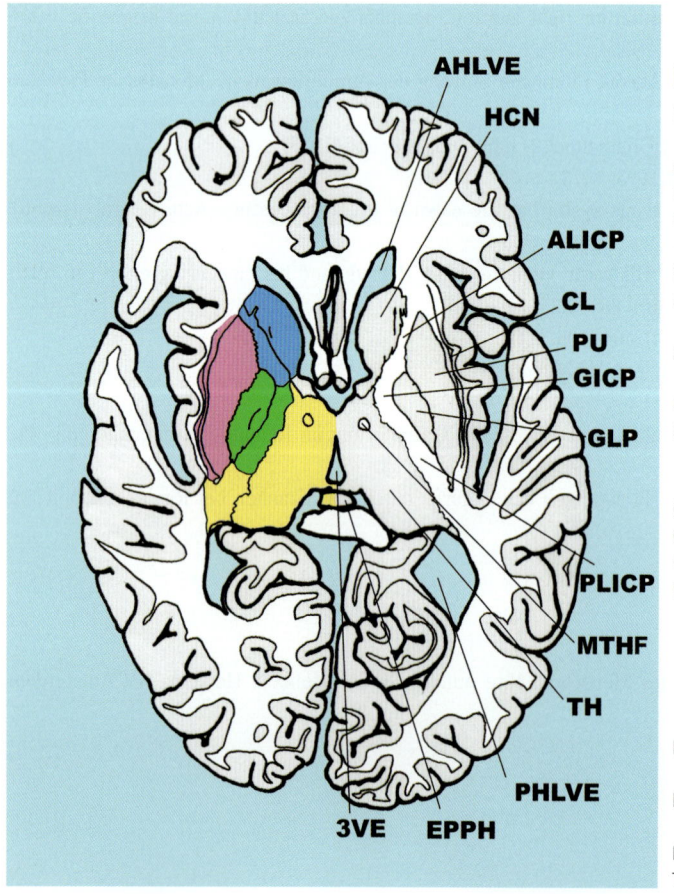

#### 図 11-1　大脳動脈中心枝の分布領域

大脳の水平断面．青色は前大脳動脈 anterior cerebral artery（正中領域 median area），桃色は中大脳動脈 middle cerebral artery（外側領域 lateral area），黄色は後大脳動脈 posterior cerebral artery（正中・外側・背側領域 median, lateral and dorsal areas），緑色は前脈絡叢動脈 anterior chorioidal artery（内側領域 medial area）．

| | | |
|---|---|---|
| 3VE | 第 3 脳室 | 3rd ventricle *Ventriculus tertius* |
| AHLVE | 側脳室前角 | anterior horn of lateral ventricle *Cornu anterius ventriculi laterale* |
| ALICP | 内包前脚 | anterior limb of internal capsule *Crus anterius capsulae internae* |
| CL | 前障 | claustrum *Claustrum* |
| EPPH | 松果体 | epiphysis *Epiphysis cerebri* (pineal gland *Glandula pinealis*) (pineal body *Corpus pineale*) |
| GICP | 内包膝 | genu of internal capsule *Genu capsulae internae* |
| GLP | 淡蒼球 | globus pallidus *Globus pallidus* |
| HCN | 尾状核頭 | head of caudate nucleus *Caput nuclei caudati* |
| MTHF | 乳頭視床束 | mamillothalamic fasciculus/mammillothalamic fasciculus *Fasciculus mamillothalamicus* (mamillothalamic tract/mammillothalamic tract) (Vicq d'Azyr 束 bundle of Vicq d'Azyr) |
| PHLVE | 側脳室後角 | posterior horn of lateral ventricle *Cornu posterius ventriculi laterale* |
| PLICP | 内包後脚 | posterior limb of internal capsule *Crus posterius capsulae internae* |
| PU | 被殻 | putamen *Putamen* |
| TH | 視床 | thalamus *Thalamus* |

### 表 11-1　大脳動脈中心枝の分類

| 分岐元 | 中心枝 | 動脈血供給の原則 |
|---|---|---|
| 前大脳動脈 | 前内側中心枝　anterior medial central branches　*Rami centrales mediales anteriores* | 正中領域 |
| | ├ 前内側中心枝の短枝　short branches of anterior medial central branches　*Rami centrales mediales anteriores [Rami breves]* | |
| | └ 前内側中心枝の長枝　long branch of anterior medial central branches　*Rami centrales mediales anteriores [R. longus]* * | |
| 中大脳動脈 | 外側中心枝　lataral central branches　*Rami centrales laterales*† | 外側領域 |
| | ├ 外側中心枝の外側枝　lateral branches of lateral central branches　*Rami centrales laterales [Rami laterales]* | |
| | └ 外側中心枝の内側枝　medial branches of lateral central branches　*Rami centrales laterales [Rami mediales]* | |
| 後大脳動脈 | 後内側中心枝　posterior medial central branches　*Rami centrales mediales posteriores*‡ | 正中領域 |
| | 外側後脈絡叢枝　lateral posterior chorioidal branches/lateral posterior choroidal branches　*Rami chorioidei posteriores laterales* | 外側領域 |
| | 内側後脈絡叢枝　medial posterior chorioidal branch/medial posterior choroidal branch　*R. chorioideus posterior medialis* | 背側領域 |
| | 視床枕枝　pulvinar branches　*Rami pulvinares* | 背側領域 |
| | 視床膝状体枝　thalamogeniculate branch　*R. thalamogeniculatus* | 外側領域 |
| 後交通動脈 | 視床下部枝　hypothalamic branches　*Rami hypothalamici* | 正中領域 |
| | ├ 灰白隆起枝　tuber cinereum branches　*Rami tuberis cinerei* | |
| | ├ 前乳頭体枝　anterior mamillary branches/anterior mammillary branches　*Rami corporis mamillares anteriores* | |
| | └ 上下垂体枝　superior hypophysial branches/superior hypophyseal branches　*Rami hypophysiales superiores* | |
| | 視交叉枝　chiasmatic branches　*Rami chiasmatici* | 正中領域 |
| 前脈絡叢動脈 | 淡蒼球枝　globus pallidus branches　*Rami globi pallidi* | 内側領域 |
| | 後扁桃体枝　posterior amygdaloid branches/posterior amygdaloidal branches　*Rami corporis amygdaloidei posteriores* | 内側領域 |
| | 外側膝状体枝　lateral geniculate branches　*Rami corporis geniculati lterale* | 内側領域 |

\* Heubner 反回動脈 Heubner's recurrent artery の別称がある.
† 外側線条体動脈 lateral striate arteries，外側線条体枝 lateral striate branches，レンズ核線条体動脈 lenticulostriate arteries，レンズ核線条体枝 lenticulostriate branches などの別称があるほか，その一枝について Charcot 脳出血動脈 Charcot's artery of cerebral hemorrhage *artère de l'hemorrhagie cérébrale de Charcot* と異称することがある.
‡ Foix 視床穿通動脈 thalamoperforating arteries of Foix *artères thalamoperforées de Foix* の別称がある.

　中心枝の太さをその直径で比較すると，Krupachev[1]および Metal'nikova[2]の成人例での数値では，前内側中心枝 0.3〜0.8 mm ないし 0.6〜1.0 mm，外側中心枝 0.1〜0.5 mm ないし 0.06〜1.3 mm，後内側中心枝 0.4〜0.8 mm，外側後脈絡叢枝 0.3〜0.9 mm，前脈絡叢動脈から間脳および大脳核に向かう枝は 0.05〜0.6 mm である．向井[3]は外側中心枝の平均は 384 μm と報告している．

## 前脈絡叢動脈

　**前脈絡叢動脈** anterior chorioidal artery は脳の動脈の中でも特異な動脈といえよう．図 11-2 のように，前脈絡叢動脈は大脳外側窩槽の深部で後交通動脈の分岐部のやや外側の内頚動脈から分岐し（第 10 章），視索に沿って視索と側頭葉の間の迂回槽を後外方へ走り，外側膝状体の下外方近傍に達して細枝に分かれ，外側後脈絡叢枝 lateral posterior chorioidal artery（後大脳動脈の分枝）の細枝と吻合する[4,5]．

　前脈絡叢動脈は 3 対の大脳動脈と同じように大脳の皮質と髄質に小さな皮質枝を送る一方，大脳核と間脳の一部分にも中心枝を送っている．この動脈が内頚動脈より分かれてから最初に出す中心枝は，淡蒼球枝 globus pallidus branches である．この枝は視索を貫いて，または視索の内側から脳の実質内に入って，淡蒼球の内側部分を養い，さらに内包後脚を通って視床腹側核に分布している（図 11-3）．

　次に，扁桃体に後扁桃体枝 posterior amygdaloid branches を出して，その後半部分を養う．なお，扁桃体の前半部分には中大脳動脈の中心枝が分布している（後述）．

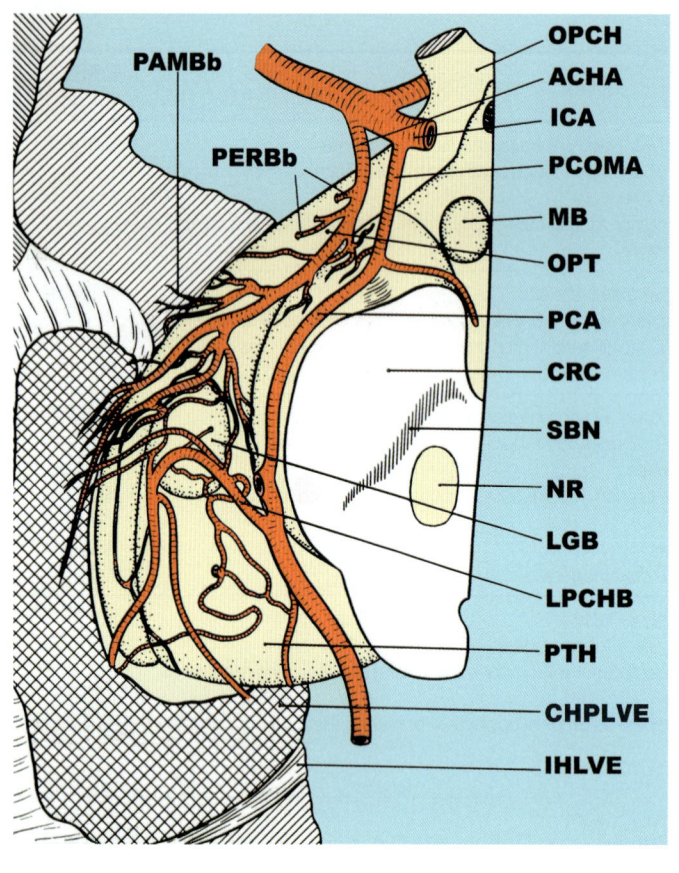

**図 11-2　前脈絡叢動脈** [Abbie, 1933（出典 a）を改変]
胎児型後大脳動脈の症例．内側後脈絡叢枝の記載なし．

| | | |
|---|---|---|
| ACHA | 前脈絡叢動脈 | anterior chorioidal artery/anterior choroidal artery *A. chorioidea anterior* |
| CHPLVE | 側脳室脈絡叢 | choroid plexus of lateral ventricle/choroid plexus of lateral ventricle *Plexus chorioideus ventriculi lateralis* |
| CRC | 大脳脚 | crus cerebri *Crus cerebri* |
| ICA | 内頚動脈 | internal carotid artery *A. carotis interna* |
| IHLVE | 側脳室下角 | inferior horn of lateral ventricle *Cornu inferius ventriculi laterale* |
| LGB | 外側膝状体 | lateral geniculate body *Corpus geniculatum laterale* |
| LPCHB | 外側後脈絡叢枝 | lateral posterior chorioidal branch/lateral posterior choroidal branch *R. chorioideus posterior lateralis* |
| MB | 乳頭体 | mamillary body/mammillary body *Corpus mamillare* |
| NR | 赤核 | nucleus ruber *Nucleus ruber* (red nucleus) |
| OPCH | 視交叉 | optic chiasma/optic chiasm *Chiasma opticum* |
| OPT | 視索 | optic tract *Tractus opticus* |
| PAMBb | 後扁桃体枝 | posterior amygdaloid branches/posterior amygdaloidal branches *Rami amygdaloidei posteriores* |
| PCA | 後大脳動脈 | posterior cerebral artery *A. cerebri posterior* |
| PCOMA | 後交通動脈 | posterior communicating artery *A. communicans posterior* |
| PERBb | 穿通枝 | perforating branches |
| PTH | 視床枕 | pulvinar thalami *Pulvinar thalami* (後核 posterior nucleus *Nucleus posterior*) |
| SBN | 黒質 | substantia nigra *Substantia nigra* |

外側膝状体の近くになると多くの枝に分かれて，その一部が外側膝状体の外側部分，視放線の起始部などに分布する．これを外側膝状体枝 lateral geniculate branches という．

そのほかの枝は外側膝状体の外方に向かって走り，名称に違わず側脳室下角の脈絡叢に枝を与えている．また，この枝からは尾状核尾にも枝を送っている（尾状核尾枝 cauda nuclei caudati branches）．

以上が大脳核・間脳への分布であるが，そのほか，中脳上端部でも大脳脚・黒質・赤核の一部などに大脳脚枝 peduncular branches を送り，その一部はさらに上方に走って視床下核に分布している（視床下核枝 subthalamic nucleus branches，図 11-3b）．

前脈絡叢動脈の皮質枝には鉤枝 uncal branches や歯状回枝 dentate gyrus branches があり，それぞれ海馬鉤と歯状回に分布していることは前に述べた（第 10 章）．　　　　　　　　　　　　　　　　（余録 11-1 は下記参照）

## 大脳核の動脈血供給

大脳核には扁桃体・線条体・淡蒼球がある．線条体は内包の線維により被殻と尾状核に分かれる．淡蒼

> **余録 11-1　前脈絡叢動脈の閉塞**
>
> 前脈絡叢動脈の閉塞では前脈絡叢動脈症候群 anterior chorioidal artery syndrome を生ずる．病巣と反対側の片麻痺・片側知覚消失・同名半盲を呈するものとされ[4)5)13)]，Monakow 症候群 Monakow's syndrome とも呼ぶ[14)]．
> 片麻痺 hemiplegia は大脳脚上端または内包の障害によるもの，片側知覚消失 hemianesthesia は内包後脚後部の破壊によるものである．同名半盲 homonymous hemianopsia/homonymous hemianopia は視放線 optic radiation（Gratiolet 視放線 Gratiolet's optic radiation，第 20 章）起始部・外側膝状体・視索などの循環障害によって起きる．
> Constantin von Monakow（1853–1930）はロシア出身のスイスの神経内科医・神経解剖学者・神経病理学者．

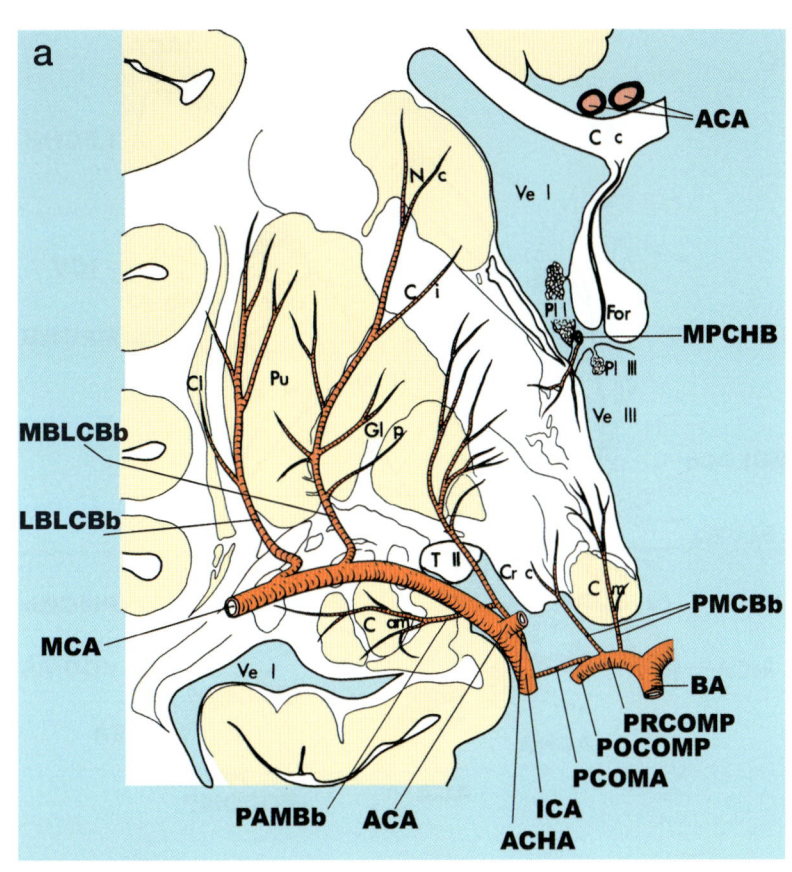

第 11 章　大脳核・間脳の動脈系　Chapter 11　Arterial System of the Cerebral Nuclei and Diencephalon

### 図 11-3　大脳核・間脳の動脈血供給
a：扁桃体を通る大脳（一部）の前額断面．

| | | | |
|---|---|---|---|
| ACA | 前大脳動脈 anterior cerebral artery A. cerebri anterior | PAMBb | 後扁桃体枝 posterior amygdaloid branches/posterior amygdaloidal branches Rami amygdaloidei posteriores |
| ACHA | 前脈絡叢動脈 anterior chorioidal artery/anterior choroidal artery A. chorioidea anterior | PCOMA | 後交通動脈 posterior communicating artery A. communicans posterior |
| BA | 脳底動脈 basilar artery A. basilaris | | |
| ICA | 内頚動脈 internal carotid artery A. carotis interna | PMCBb | 後内側中心枝 posterior medial central branches Rami centrales mediales posteriores |
| LBLCBb | 外側中心枝の外側枝 lateral branch of lateral central branches Rami centrales laterales [R. lateralis] | | （Foix 視床穿通動脈 thalamoperforating arteries of Foix） |
| MBLCBb | 外側中心枝の内側枝 medial branch of lateral central branches Rami centrales mediales [R. medialis] | POCOMP | 後大脳動脈の交通後部 postcommunicating part of posterior cerebral artery A. cerebri posterior [Pars postcommunicalis] |
| MCA | 中大脳動脈 middle cerebral artery A. cerebri media | PRCOMP | 後大脳動脈の交通前部 precommunicating part of posterior cerebral artery A. cerebri posterior [Pars precommunicalis] |
| MPCHB | 内側後脈絡叢枝 medial posterior chorioidal branch/medial posterior choroidal branch R. chorioideus posterior medialis | | |

球は内節と外節に分かれる．

## 扁桃体

扁桃体の動脈分布であるが，前半部には中大脳動脈からの前扁桃体枝 anterior amygdaloid branches が，後半部には前脈絡叢動脈からの後扁桃体枝 posterior amygdaloid branches がそれぞれ分布している．

## 線条体など

線条体の大部分（被殻と尾状核体），淡蒼球の外側部，前障へは同系統の動脈が分布する（図 11-3a，11-4）．大脳外側窩槽で中大脳動脈から分かれる**外側中心枝 lateral central branches**（外側線条体動脈 lateral striate arteries, 外側線条体枝 lateral striate branches, レンズ核線条体動脈 lenticulostriate arteries, レンズ核線条体枝 lenticulostriate branches などの別称がある）がこの領域を養っている．なお，そのうちの一枝を **Charcot 脳出血動脈 Charcot's artery of cerebral hemorrhage** artère de l'hemorrhagie cérébrale de b：視床を通る大脳（一部）の前額断面．

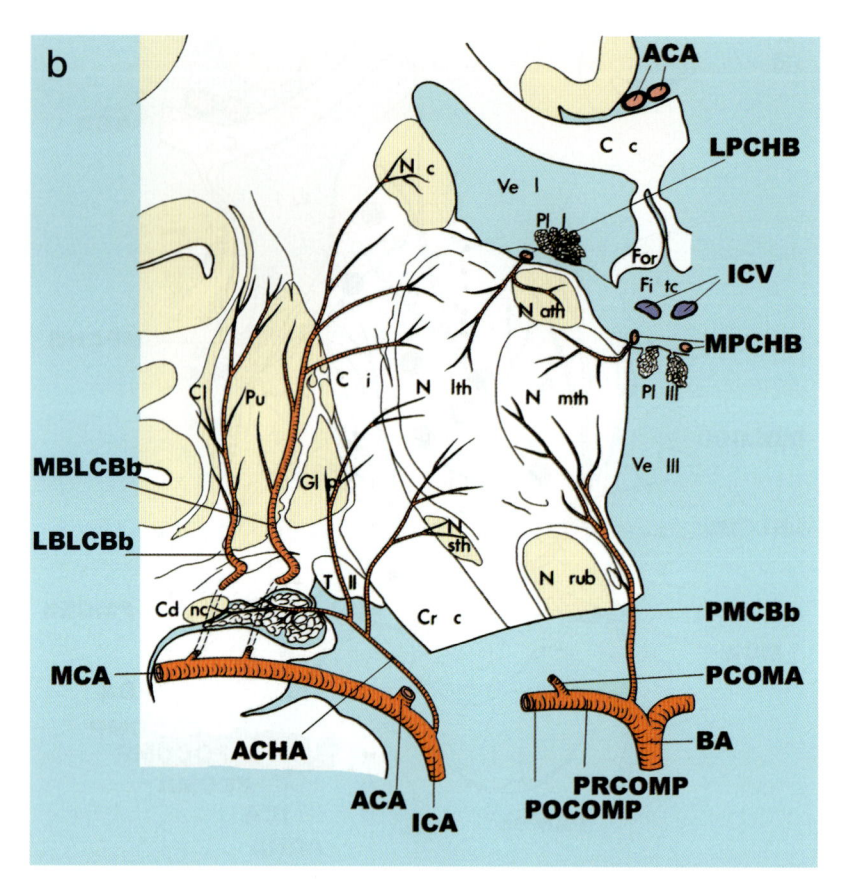

| | | | |
|---|---|---|---|
| ACA | 前大脳動脈 anterior cerebral artery *A. cerebri anterior* | MPCHB | 内側後脈絡叢枝 medial posterior chorioidal branch/medial posterior choroidal branch *R. chorioideus posterior medialis* |
| ACHA | 前脈絡叢動脈 anterior chorioidal artery/anterior choroidal artery *A. chorioidea anterior* | | |
| BA | 脳底動脈 basilar artery *A. basilaris* | PCOMA | 後交通動脈 posterior communicating artery *A. communicans posterior* |
| ICA | 内頚動脈 internal carotid artery *A. carotis interna* | | |
| ICV | 内大脳静脈 internal cerebral vein *V. cerebri interna* | PMCBb | 後内側中心枝 posterior medial central branches *Rami centrales mediales posteriores* （Foix 視床穿通動脈 thalamoperforating arteries of Foix） |
| LBLCBb | 外側中心枝の外側枝 lateral branch of lateral central branches *Rami centrales laterales [R. lateralis]* | | |
| LPCHB | 外側後脈絡叢枝 lateral posterior chorioidal branch/lateral posterior choroidal branch *R. chorioideus posterior lateralis* | POCOMP | 後大脳動脈の交通後部 postcommunicating part of posterior cerebral artery *A. cerebri posterior [Pars postcommunicalis]* |
| MBLCBb | 外側中心枝の内側枝 medial branch of lateral central branches *Rami centrales laterales [R. medialis]* | PRCOMP | 後大脳動脈の交通前部 precommunicating part of posterior cerebral artery *A. cerebri posterior [Pars precommunicalis]* |
| MCA | 中大脳動脈 middle cerebral artery *A. cerebri media* | | |

*Charcot* と異称することがある．外側中心枝は中大脳動脈から分岐するときに本幹の血流とは逆の方向への分岐（逆行性分岐）をするのが特徴で，細い多数（片側約 10 本）の小枝である．これらの小枝は上行して前有孔質（図 11-5）の外側部分を経て内部に入ると，被殻の前下方からその外表を取り囲むようにして，同時にだんだんと前後に扇状に開きながら上外方に進み，AP 線（前交連と後交連を結ぶ線）の高さの水平断面を過ぎると，そのまま被殻外表付近を走る動脈と，被殻の中に入り込んでその内部を走る動脈とに分かれるようになる（図 11-3）．

これらをそれぞれ外側中心枝の**外側枝 lateral branches** と**内側枝 medial branches** と呼んでいる[6)7)]．外側枝は被殻の外表部分・外包・前障などに分布し，内側枝は被殻の大部分と淡蒼球の外側部分，さらに内包を超えて尾状核体を養う（図 11-3）．なお，近年では外側中心枝の外側枝・内側枝をそれぞれ，外側レンズ核線条体動脈 lateral lenticulostriate arteries・内側レンズ核線条体動脈 medial lenticulostriate arteries と表記する事例もみられる[8)9)]．

外側中心枝を立体的に捉えてみると，外側枝・内側枝いずれも側面では上行するに従って前後に扇状に

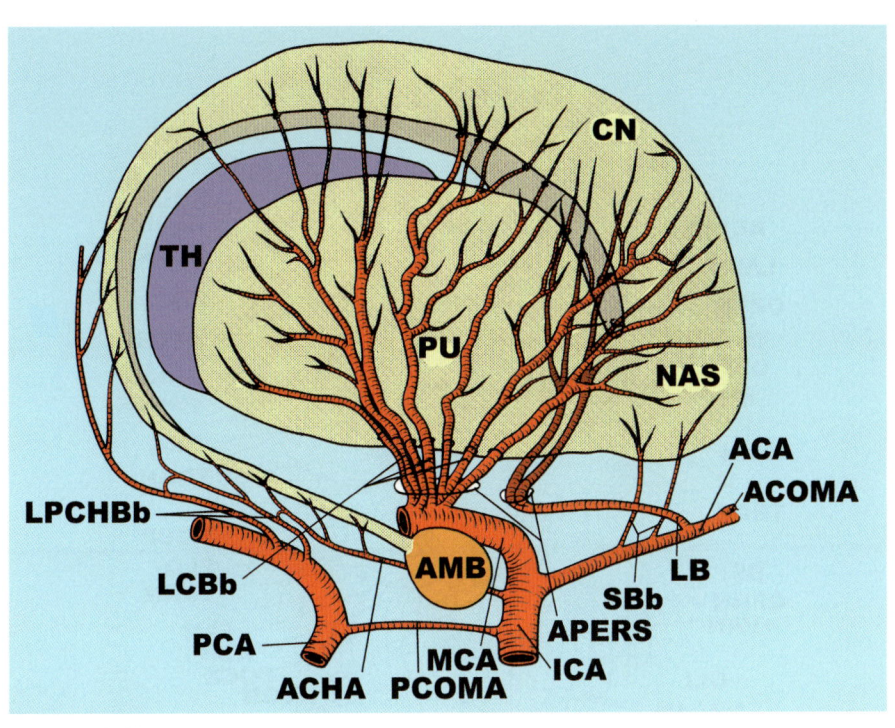

### 図 11-4　線条体の動脈血供給

右側面像.

| | | | | |
|---|---|---|---|---|
| ACA | 前大脳動脈 anterior cerebral artery *A. cerebri anterior* | | LCBb | 外側中心枝 lateral central branches *Rami centrales laterales* |
| ACHA | 前脈絡叢動脈 anterior chorioidal artery/anterior choroidal artery *A. chorioidea anterior* | | LPCHBb | 外側後脈絡叢枝 lateral posterior chorioidal branches/lateral posterior choroidal branches *Rami chorioidei posteriores laterales* |
| ACOMA | 前交通動脈 anterior communicating artery *A. communicans anterior* | | MCA | 中大脳動脈 middle cerebral artery *A. cerebri media* |
| AMB | 扁桃体 amygdaloid body *Corpus amygdaloideum* (amygdala) | | NAS | 側坐核 nucleus acumbens septi *Nucleus acumbens septi* |
| APERS | 前有孔質 anterior perforated substance *Substantia perforata anterior* | | PCA | 後大脳動脈 posterior cerebral artery *A. cerebri posterior* |
| | | | PCOMA | 後交通動脈 posterior communicating artery *A. communicans posterior* |
| CN | 尾状核 caudate nucleus *Nucleus caudatus* | | PU | 被殻 putamen *Putamen* |
| ICA | 内頚動脈 internal carotid artery *A. carotis interna* | | SBb | 前内側中心枝の短枝 short branches of anterior medial central branches *Rami centrales mediales anterior [Rami breves]* |
| LB | 前内側中心枝の長枝 long branch of anterior medial central branches *Rami centrales mediales anterior [R. longus]* (Heubner 反回動脈 Heubner's recurrent artery) | | TH | 視床 thalamus *Thalamus* |

開き（図 11-4），前後方向では外方に向かって突出した弧状を描く（図 11-3）．

外側中心枝は被殻出血の責任血管である（第 6 章）．とくに，外側中心枝の外側枝はしばしば前障被殻型の被殻出血を起こすことで知られる．ここでは，比較的珍しい外側中心枝の外側枝の循環障害による梗塞例を図 11-6 に示しておく．なお，外側中心枝はラクナ梗塞の責任血管の 1 つでもある（第 5 章）．

（余録 11-2 は下記参照；抄伝 11-1 は 224〜225 頁参照）

---

### 余録 11-2　Charcot 脳出血動脈

外側中心枝は脳内出血 intracerebral hemorrhage を起こしやすい動脈であり，その一枝を Charcot 脳出血動脈とも異称する．これは Jean Martin Charcot（1825-1893，フランスの神経内科医・精神科医，抄伝 11-1）と Charles Joseph Bouchard（1837-1915，フランスの病理学者・内科医）の報告に由来する[15]．外側中心枝の破綻は被殻出血 putaminal hemorrhage をきたし内包後脚を侵すため，錐体路の障害による片麻痺 hemiplegia や，脊髄視床路・三叉神経視床路など知覚伝導路の破壊による片側知覚消失 hemianesthesia が起き得る．具体的な症例は第 21 章を参照．Charcot と Bouchard の説によれば，被殻出血は外側中心枝の脳内微小動脈瘤（Charcot-Bouchard 動脈瘤）の破綻によるものという．

なお，Charcot と Bouchard は外側中心枝を 2 群に分けておらず，外側枝と内側枝とに分けたのは後藤[6,7]である．

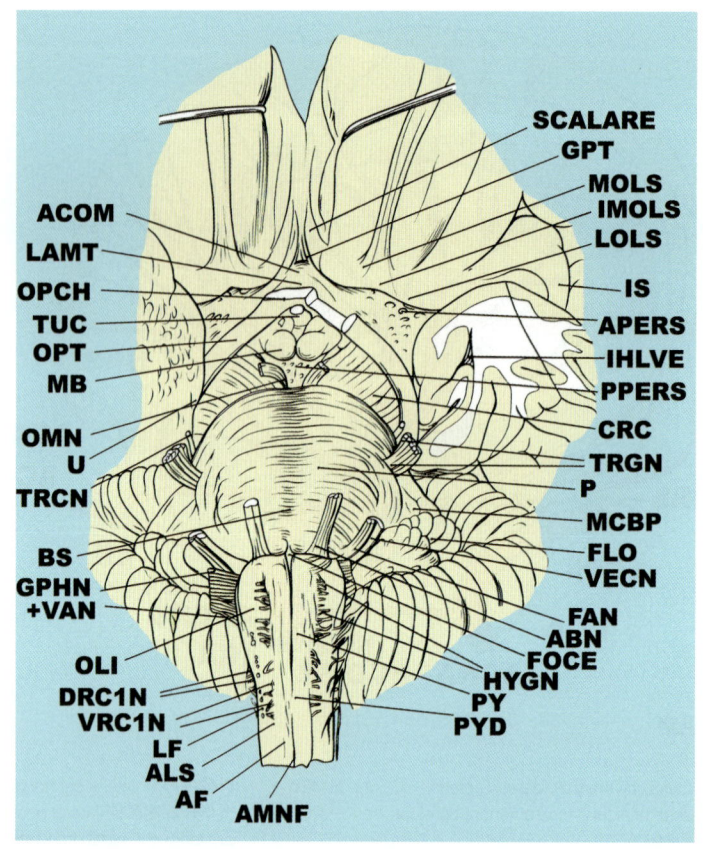

**図 11-5 前有孔質・後有孔質・脳幹** ［Spalteholz と Spanner, 1961（出典 b）を改変］

前有孔質に外側中心枝 lateral central branches と前内側中心枝の長枝 long branch of anterior medial central branches（Heubner 反回動脈 Heubner's recurrent artery）が，後有孔質に後有孔質を経る動脈 arteries into the posterior perforated substance が穿通する．

| | | | | |
|---|---|---|---|---|
| ABN | 外転神経 abducens nerve/abducent nerve N. abducens | | LF | 側索 lateral funiculus Funiculus lateralis |
| ACOM | 前交連 anterior commissure Commissura anterior | | LOLS | 外側嗅条 lateral olfactory stria Stria olfactoria lateralis |
| AF | 前索 anterior funiculus Funiculus anterior | | MB | 乳頭体 mamillary body/mammillary body Corpus mamillare |
| ALS | 前外側溝 anterior lateral sulcus Sulcus lateralis anterior | | MCBP | 中小脳脚 middle cerebellar peduncle Pedunculus cerebellaris medius |
| AMNF | 前正中裂 anterior median fissure Fissura mediana anterior | | MOLS | 内側嗅条 medial olfactory stria Stria olfactoria medialis |
| APERS | 前有孔質 anterior perforated substance Substantia perforata anterior | | OLI | オリーブ olive Oliva |
| BS | 脳底溝 basilar sulcus Sulcus basilaris | | OMN | 動眼神経 oculomotor nerve N. oculomotorius |
| CRC | 大脳脚 crus cerebri Crus cerebri | | OPCH | 視交叉 optic chiasma/optic chiasm Chisma opticum |
| DRC1N | 第 1 頚神経の後根 dorsal root of 1st cervical nerve N. cervicalis I [Radix dorsalis] | | OPT | 視索 optic tract Tractus opticus |
| FAN | 顔面神経 facial nerve N. facialis | | P | 橋 pons Pons |
| FLO | 片葉 flocculus Flocculus | | PPERS | 後有孔質 posterior perforated substance Substantia perforata posterior |
| FOCE | 盲孔 foramen caecum/foramen cecum Foramen caecum/Foramen cecum | | PY | 錐体 pyramis Pyramis |
| GPHN | 舌咽神経 glossopharyngeal nerve N. glossopharyngeus | | PYD | 錐体交叉 pyramidal decussation Decussatio pyramidum |
| GPT | 終板傍回 gyrus paraterminalis Gyrus paraterminalis | | SCALARE | 梁下野 subcallosal area Area subcallosa |
| HYGN | 舌下神経 hypoglossal nerve N. hypoglossus | | TRCN | 滑車神経 trochlear nerve N. trochlearis |
| IHLVE | 側脳室下角 inferior horn of lateral ventricle Cornu inferius ventriculi laterale | | TRGN | 三叉神経 trigeminal nerve N. trigeminus |
| IMOLS | 中間嗅条 intermediate olfactory stria Stria olfactoria intermedia | | TUC | 灰白隆起 tuber cinereum Tuber cinereum |
| IS | 島 insula Insula （島葉 insular lobe Lobus insulae）（Reil 島 island of Reil Insula Reili） | | U | 鈎 uncus Uncus |
| | | | VAN | 迷走神経 vagus nerve N. vagus |
| | | | VECN | 内耳神経 vestibulocochlear nerve N. vestibulocochlearis（前庭蝸牛神経） |
| LAMT | 終板 lamina terminalis Lamina terminalis | | VRC1N | 第 1 頚神経の前根 ventral root of 1st cervical nerve N. cervicalis I [Radix ventralis] |

## 尾状核頭

尾状核の中でも尾状核頭の動脈分布は異なっている．これを養うのは前交通動脈の付近で前大脳動脈から分岐している**前内側中心枝** anterior medial central branches の**長枝** long branch（Heubner 反回動脈

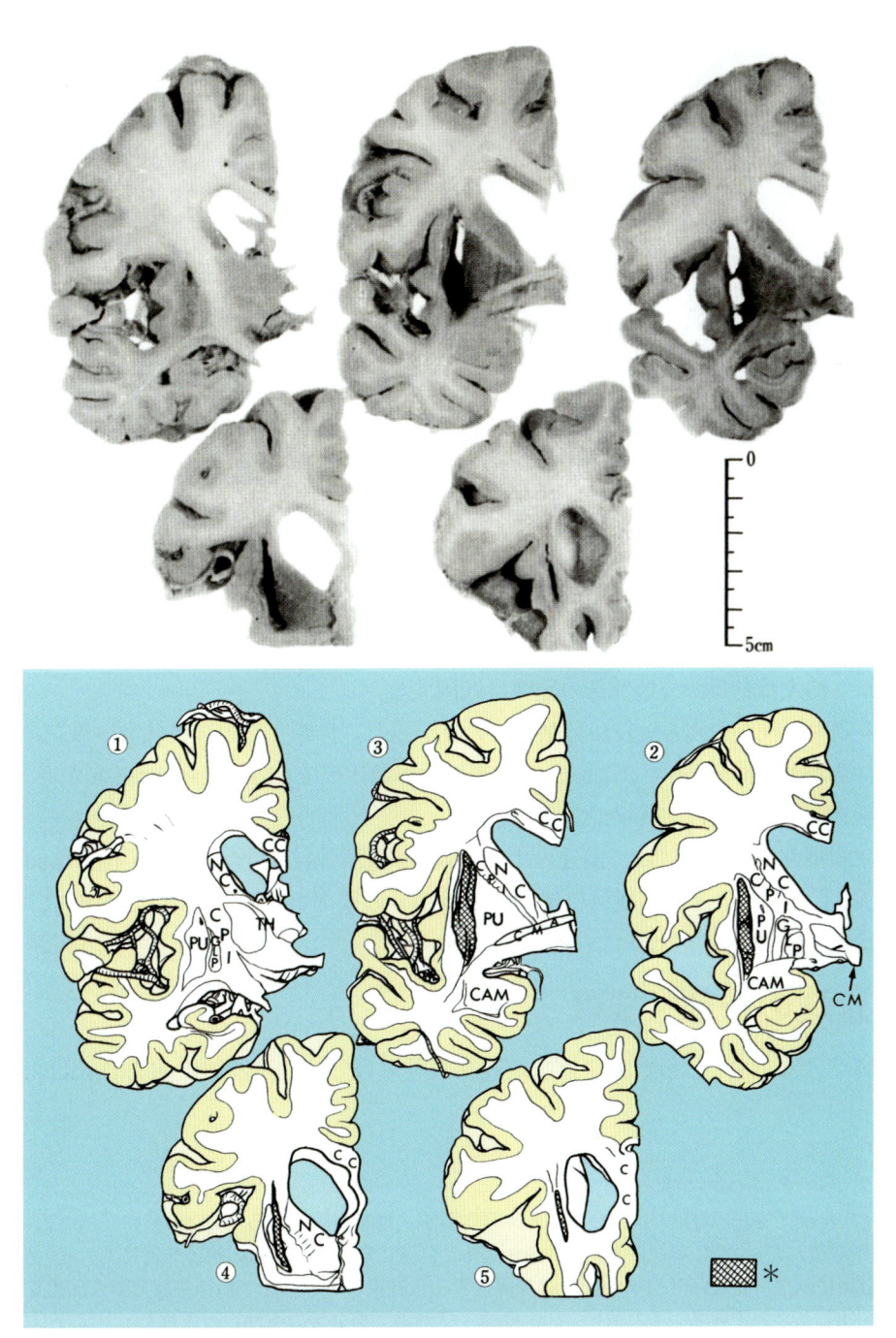

**図11-6　左外側中心枝の外側枝の循環障害**
大脳の前額連続断面．比較的珍しい前障・外包・被殻外側部の梗塞巣（＊）．外側中心枝の外側枝 lateral branches of lateral central branches は中大脳動脈の分枝である．

Heubner's recurrent artery の別称がある）で，これが交叉槽の中を後外方に戻り，前有孔質（図11-5）の内側部分から2～3本の細枝に分かれて脳実質内に入り，尾状核頭と淡蒼球の前端部に分布する．この枝も立体的に捉えてみると，前有孔質の部分を要として上前方に進むにつれて前後に扇状に拡がり，外側中心枝に比較して前内方に位置している（図11-4）．Heubner 反回動脈の循環障害による尾状核頭の梗塞例を図11-7 に示す．ちなみに，尾状核頭の梗塞では特徴的な口頬舌ジスキネジー orobuccolingual dyskinesia（口頬舌などの不随意運動の一種）がみられる．

　前内側中心枝には Heubner 反回動脈の経路の長さに比べて走行の短い細枝がある．この枝を**前内側中心枝** anterior medial central branches の**短枝** short branches という（図11-4）．短枝は前大脳動脈の交通前部から起こって，視交叉や終板などに分布し，一部は Broca 嗅覚十字路 *carrefour olfactif de Broca* などの

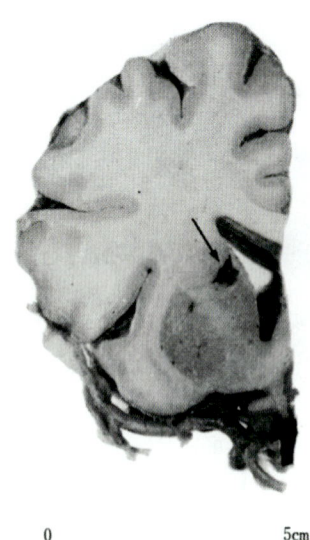

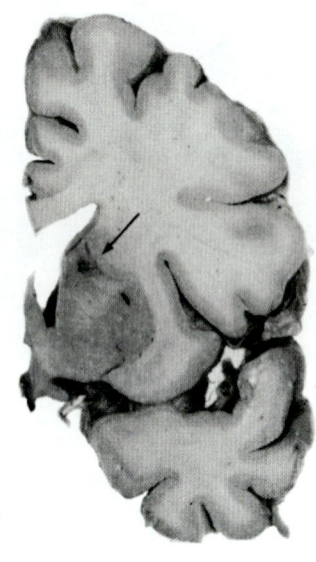

**図11-7　左前内側中心枝の長枝の循環障害**
大脳の前額断面（左大脳半球の同一割面を左右に開いたもの）．尾状核頭の梗塞巣（↑）．前内側中心枝の長枝 long branch of anterior medial central branches（Heubner 反回動脈 Heubner's recurrent artery）は前大脳動脈の分枝である．

皮質を貫いて側坐核に分布している．図11-8 に側坐核の梗塞例を示すが，これが前内側中心枝の短枝の循環障害であり，前大脳動脈の交通前部の閉塞に起因する．

かつては前内側中心枝を長枝と短枝に分類していなかった．分類したのは後藤[6)7)]である．前内側中心枝の別称として前線条体動脈 anterior striate artery や内側線条体枝 medial striate branch があったが，これらは主に Heubner 反回動脈を指していたと考える．

尾状核尾の側頭葉部分の前部には，前述のように前脈絡叢動脈の分枝（尾状核尾枝 cauda nuclei caudati branches）が分布している．また，尾状核尾の側頭葉部分の後部から頭頂葉部分にかけては外側後脈絡叢枝の分枝（尾状核尾枝）が養う（図11-4）．

（抄伝11-2 は 227 頁参照）

## 淡蒼球の一部

淡蒼球の内側部分は，すでに触れたように前脈絡叢動脈の分枝（淡蒼球枝 globus pallidus branches）で

### 抄伝11-1　Charcot, Jean Martin

　Jean Martin Charcot（1825-1893）はフランスの神経内科医・精神科医である．1825年11月29日に Paris に誕生．Paris 大学で医学を学んだ．1862年から Paris の Salpêtrière 病院に勤務し，多数の弟子を育てた．1872年に Paris 大学の病理解剖学教授に就任，1882年に Paris 大学の神経病学初代教授に転任した．精神疾患と神経疾患を最初に区別し，臨床神経学を創始したことで著名．それ故に，Salpêtrière 病院は「神経学の聖地」とされた．ヒステリーの神経症候学に興味をもつ傍ら，多発性硬化症・筋萎縮性側索硬化症（Charcot病）・Charcot-Marie-Tooth病・脊髄癆など神経疾患の研究に邁進．脳内出血が外側中心枝に多発する事実を指摘し，その原因を脳内微小動脈瘤（Charcot-Bouchard 動脈瘤）の破裂とみなした．最晩年は狭心症に苦しみ，1893年8月16日に死去．享年67歳．

　高名な弟子が多い．Charles Joseph Bouchard（1837-1915，病理学者・内科医）は 1879年に Paris 大学 Bicêtre 病院の一般病理学教授．Charcot-Bouchard 動脈瘤を記載した．Fulgence Raymond（1844-1910，神経内科医）は Charcot の後任として 1894年に Paris 大学 Salpêtrière 病院の神経病学教授．Raymond-Céstan 症候群を記載した．Paul Marie Louis Pierre Richer（1849-1933，解剖学者・内科医・芸術家）は 1903年に École des Beaux-Arts の美術解剖学教授．人体の写真・絵画・彫刻の権威．Édouard Brissaud（1852-1909，病理学者・神経内科医）は Paris 大学 Saint-Antoine 病院の医学史教授次いで医学病理学教授．Brissaud 反射・Brissaud-Sicard 症候群などを記載した．Pierre Marie（1853-1940，神経内科医）は Bicêtre 病院の内科部長を経て，1918年に Paris 大学 Salpêtrière 病院の神経病学教授．Charcot-Marie-Tooth 病・Marie 失調症などを記載した．Joseph Jules François Félix Babinski（1857-1932，神経内科医）は Pitié 病院の内科部長．Babinski 反射・Babinski-Nageotte 症候群・Babinski 型病態失認などを記載した．

　なお，Salpêtrière 病院の神経病学教授の席は Charcot の没後，Raymond を経て，1911年に Charcot の弟子ではない Joseph Jules Dejerine（1849-1917，スイス出身のフランスの神経内科医）が占めたが，1918年に Dejerine とは犬猿の仲だった Marie が 64 歳で襲い，Georges Charles Guillain（1876-1961，神経内科医，抄伝22-1）に受け継がれた．

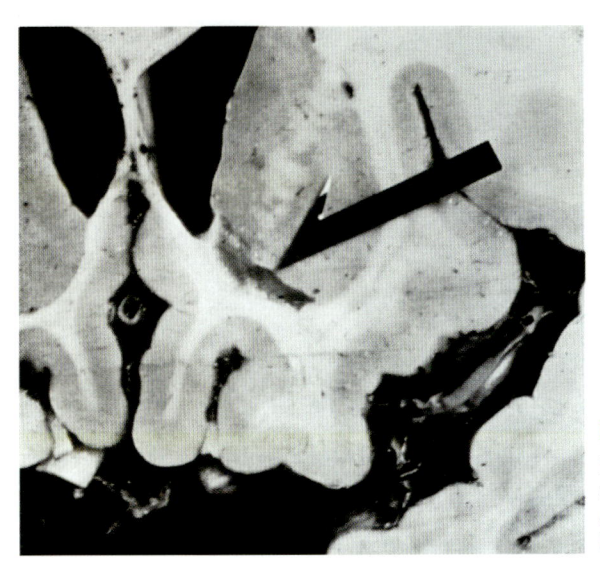

第11章　大脳核・間脳の動脈系　Chapter 11　Arterial System of the Cerebral Nuclei and Diencephalon

**図 11-8　前内側中心枝の短枝の循環障害**

大脳の前額断面．前大脳動脈の交通前部 precommunicating part of anterior cerebral artery の閉塞による側坐核の梗塞巣（↑）．前内側中心枝の短枝 short branches of anterior medial central branches は前大脳動脈の分枝である．

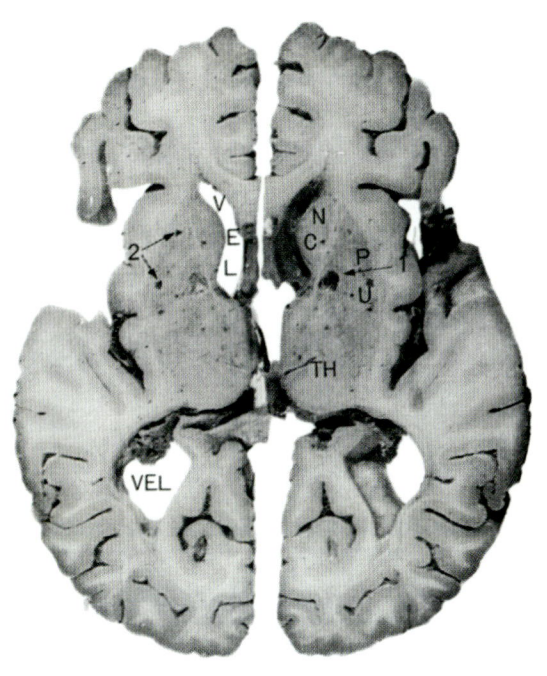

**図 11-9　右大脳核の多発性小梗塞**

大脳の水平断面（右大脳半球の同一割面を左右に開いたもの）．ラクナ梗塞（1）の責任血管である淡蒼球枝 globus pallidus branches は前脈絡叢動脈の分枝である．ラクナ梗塞（2）の責任血管である外側中心枝 lateral central branches は中大脳動脈の分枝である．
NC　尾状核　caudate nucleus　*Nucleus caudatus*
PU　被殻　putamen　*Putamen*
TH　視床　thalamus　*Thalamus*
VEL　側脳室　lateral ventricle　*Ventriculus lateralis*

　Henri Duret（1849-1921，外科医，抄伝 11-3）は Lille カソリック大学の外科学教授．Duret 出血を記載した．Vladimir Mikhailovich Bekhterev（1857-1927，ロシアの神経内科医・精神科医）は 1855 年に帰国し，Kazan 大学の精神病学教授，1893 年に St. Petersburg 軍医大学校の神経・精神病学教授，1918 年に Petrograd 大学の心理学・反射学教授を歴任．Bekhterev 反射・Bekhterev 核・Bekhterev 束などを記載し，反射学を創始した．Alfred Binet（1857-1911，心理学者）は 1892 年に Sorbonne の生理心理学研究所へ移り，1895 年には研究所長に昇任．知能検査の創始者となった．Pierre Marie Félix Janet（1859-1947，心理学者・精神科医）は 1898 年に Paris 大学 Sorbonne 校の心理学講師に転出し，1902 年に Collège de France の実験・比較心理学教授に就任．解離・ヒステリー・被害妄想などの治療に携わり，その心理学的分析は後年再評価された．Sigmund Freud（1856-1939，オーストリアの精神科医）は帰国した後，精神分析学の創始者として 20 世紀の思想的潮流を形成した．晩年は英国へ亡命．彼らもまた Charcot の弟子である．
　三浦謹之助（1864-1950，日本の内科医）は 1892 年（明治 25 年）に最晩年の Charcot の下へ 1 年間留学し，帰国後の 1895 年から帝国大学（後に東京帝国大学）の内科学教授．日本へ Salpêtrière 学派神経学を紹介した．
　息子の Jean Baptiste Étienne Auguste Charcot（1867-1936）も弟子だが，神経内科医から海洋探検家に転身．海軍で南極探検を 2 度指揮した．南極半島を測量し，Charcot 島を発見．アイスランド沖で遭難死．　　　　（文献欄参照[16]〜[64]）

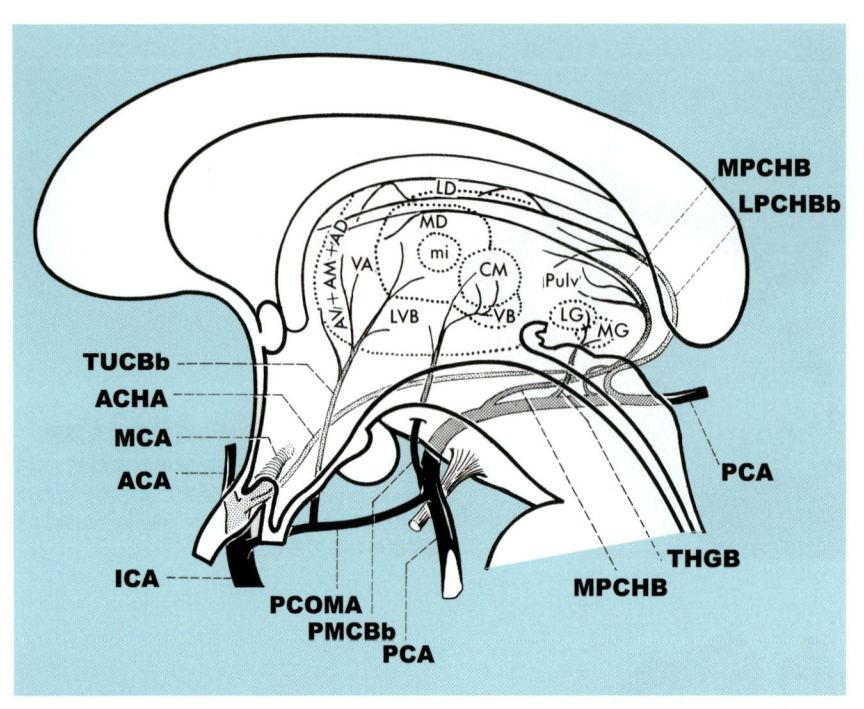

第Ⅱ部　脳・脊髄血管の解剖学　Part II　Anatomy of Cerebrospinal Vessels

図 11-10　視床を栄養する動脈　[Yakovlev, 1969（出典 c）を改変]
視床の動脈分布の模式図．視床の分類は現行とは異なる．Duret（文献 11）や Galloway と Greitz（文献 12）を基に改変．

| | | | |
|---|---|---|---|
| ACA | 前大脳動脈 anterior cerebral artery *A. cerebri anterior* | CM | 中心内側核 central medial nucleus *Nucleus medialis centralis* |
| ACHA | 前脈絡叢動脈 anterior chorioidal artery/anterior choroidal artery *A. chorioidea anterior* | | （中心正中核 centromedian nucleus *Nucleus centromedianus*） |
| ICA | 内頸動脈 internal carotid artery *A. carotis interna* | LD | 背側外側核 dorsal lateral nucleus *Nucleus lateralis dorsalis* |
| LPCHBb | 外側後脈絡叢枝 lateral posterior chorioidal branches/lateral posterior choroidal branches *Rami chorioidei posteriores laterales* | LG | 外側膝状体 lateral geniculate body *Corpus geniculatum laterale* |
| MCA | 中大脳動脈 middle cerebral artery *A. cerebri media* | LVB | 中間腹側核 intermediate ventral nucleus *Nucleus ventralis intermedius* |
| MPCHB | 内側後脈絡叢枝 medial posterior chorioidal branch/medial posterior choroidal branch *R. chorioideus posterior medialis* | MD | 視床内側核 medial thalamic nucleus *Nucleus medialis thalami* |
| PCA | 後大脳動脈 posterior cerebral artery *A. cerebri posterior* | | （背側内側核 dorsal medial nucleus *Nucleus medialis dorsalis*） |
| PCOMA | 後交通動脈 posterior communicating artery *A. communicans posterior* | MG | 内側膝状体 medial geniculate body *Corpus geniculatum mediale* |
| PMCBb | 後内側中心枝 posterior medial central branches *Rami centrales mediales posteriores*（Foix 視床穿通動脈 thalamoperforating arteries of Foix） | mi | 視床間橋 interthalamic adhesion *Adhesio interthalamica*（中間質 massa intermedia *Massa intermedia*） |
| THGB | 視床膝状体枝 thalamogeniculate branch *R. thalamogeniculatus* | Pulv | 視床枕 pulvinar thalami *Pulvinar thalami*（後核 posterior nucleus *Nucleus posterior*） |
| TUCBb | 灰白隆起枝 tuber cinereum branches *Rami tuberis cinerei* | VA | 前腹側核 anterior ventral nucleus *Nucleus ventralis anterior* |
| AV＋AM＋AD | 視床前核 anterior thalamic nuclei *Nuclei anteriores thalami* | VB | 後腹側核 posterior ventral nucleus *Nucleus ventralis posterior* |

養われている（図 11-3）．この動脈の循環障害による淡蒼球の内側部分のラクナ梗塞例を図 11-9 に示しておく．

## 間脳の動脈血供給

　間脳は左右の終脳の間にあり，視床・視床腹部（視床下核と不確帯）・視床下部・視床後部（外側膝状体と内側膝状体）・視床上部に分けられる．その大部分を占めるのが視床と視床下部である（第 1 章）．間脳は後大脳動脈・後交通動脈・前脈絡叢動脈から血液の供給を受けている．
　まず，後大脳動脈からの分枝には中脳の前方から間脳に分布するものと，中脳の後方から分布するもの

第 11 章　大脳核・間脳の動脈系　Chapter 11　Arterial System of the Cerebral Nuclei and Diencephalon

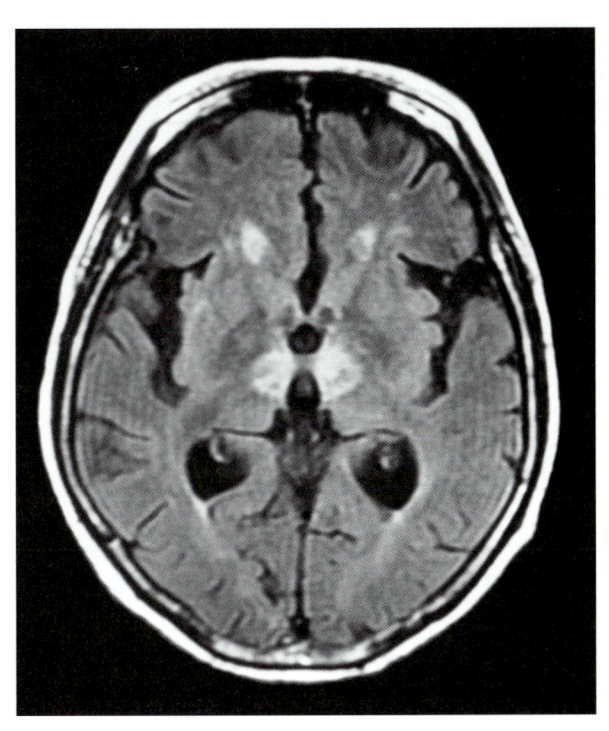

**図 11-11　後内側中心枝の循環障害**
MRI による頭部の水平断面（島村記念病院，島村英雄会長より提供）．74 歳女性（第 15 病日）．Foix 視床穿通動脈症候群を呈した例．梗塞巣の責任血管である後内側中心枝 posterior medial central branches（Foix 視床穿通動脈 thalamoperforating arteries of Foix）は後有孔質を経る動脈 arteries into the posterior perforated substance の左右第 1 枝に分類される血管で，後大脳動脈の分枝である．

とがある．ここで，これらの分枝に「中枢神経系の動脈血供給の原則」（第 9 章）を当てはめてみると，中脳前方から分布するものは正中領域を養い，中脳後方から分布するものは外側領域あるいは背側領域を養うことになるわけである．間脳を養う複数の動脈を図示しておく（**図 11-10**）．

## ■ 後大脳動脈からの正中領域の分枝 ■

中脳前方から後上方の間脳におもむく動脈には**後内側中心枝 posterior medial central branches**（**Foix 視床穿通動脈 thalamoperforating arteries of Foix**　*artères thalamoperforées de Foix* の別称がある＊）があり，脚間槽で後大脳動脈 posterior cerebral artery の起始部（すなわち交通前部）から分かれている．

後内側中心枝は片側 2〜4 本存在し，後有孔質を経る動脈 arteries into the posterior perforated substance の第 1 枝（第 12 章）に分類される[6)7)10)]．後内側中心枝は後有孔質（**図 11-5**）を経て脳実質内に入ると，

### 抄伝 11-2　Heubner, Johann Otto Leonhard

　Johann Otto Leonhard Heubner（1843-1926）はドイツの内科医・小児科医である．1843 年 1 月 21 日に Sachsen で誕生．Leipzig 大学で医学を学んだ．母校の内科学教授 Carl Reinhold August Wunderlich（1815-1877）に師事した．1873 年に Leipzig 大学の内科学准教授に就任したが，その頃から小児科学の確立に傾斜していく．1894 年に Berlin 大学の Charité 病院に転じて小児科医 Eduard Heinrich Henoch（1820-1910）の後継となり，ドイツ最初の小児科学教授に就任．とりわけ小児の感染症に詳しかった．若い頃は脳血管の研究を行い，1872 年に脳の血管分布領域という概念を唱えたほか，動脈にベルリン青を注入する手法を用いて前内側中心枝の長枝（Heubner 反回動脈）の走行を解明した．1913 年に教授を引退し，Adalbert Czerny（1863-1941）に席を譲った．1926 年 10 月 17 日に死去，享年 83 歳．
　師に当たる Wunderlich は Tübingen 大学・Leipzig 大学の内科学教授を歴任．体温表を作成し，ヒトの正常体温が平均約 37 度である事実を発見．精神病にも造詣が深かった．なお，Heubner の後任 Czerny は Breslau（現在はポーランド領 Wrocław）大学・Straßburg（現在はフランス領 Strasbourg）大学の小児科学教授を経て Berlin 大学に転任．新生児の栄養と代謝に詳しかった．　　　　　　　　　　　　　　　　　　　　　　　　　　（文献欄参照[65)〜68)]）

---

＊　後内側中心枝を，Duret[11)] は後内視床動脈 *artère optique interne postérieure/artère interne et postérieure de la couche optique*（1874 年），Foix と Hillemand[69)] は視床穿通枝 *pédicule thalamo-perforé*（1925 年）と呼んだ．

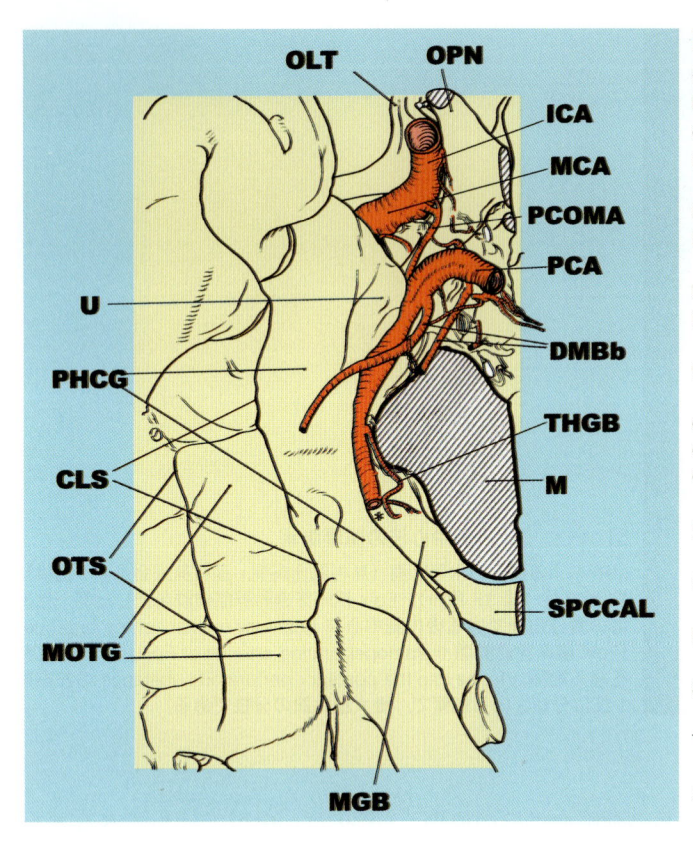

### 図 11-12　迂回槽を走る後大脳動脈

後大脳動脈の切断部（＊）より末梢からも皮質枝 cortical branches や中心枝 central branches が分枝している．

| | | |
|---|---|---|
| CLS | 側副溝 | collateral sulcus *Sulcus collateralis* |
| DMBb | 背側中脳枝 | dorsal mesencephalic branches *Rami mesencephalici dorsales* |
| ICA | 内頚動脈 | internal carotid artery *A. carotis interna* |
| M | 中脳 | mesencephalon *Mesencephalon* (midbrain) |
| MCA | 中大脳動脈 | middle cerebral artery *A. cerebri media* |
| MGB | 内側膝状体 | medial geniculate body *Corpus geniculatum mediale* |
| MOTG | 内側後頭側頭回 | medial occipitotemporal gyrus *Gyrus occipitotemporalis medialis* |
| OLT | 嗅索 | olfactory tract *Tractus olfactorius* |
| OPN | 視神経 | optic nerve *N. opticus* |
| OTS | 後頭側頭溝 | occipitotemporal sulcus *Sulcus occipitotemporalis* |
| PCA | 後大脳動脈 | posterior cerebral artery *A. cerebri posterior* |
| PCOMA | 後交通動脈 | posterior communicating artery *A. communicans posterior* |
| PHCG | 海馬傍回 | parahippocampal gyrus *Gyrus parahippocampalis* |
| SPCCAL | 脳梁膨大 | splenium of corpus callosum *Splenium corporis callosi* |
| THGB | 視床膝状体枝 | thalamogeniculate branch *R. thalamogeniculatus* |
| U | 鉤 | uncus *Uncus* |

乳頭体と赤核の間を通って上方に進み，第3脳室壁から脳実質内に約5mm位入った部分を，細枝を分岐しながら前後に並んで脳弓柱後方を上行する．この中心枝は前有孔質から入る中心枝（前内側中心枝の長枝と外側中心枝）とは異なり，上行するにつれて外側へと倒れつつ前後に扇状に拡がっている．扇の要の部分には後有孔質が位置する．その分布領域は主として視床腹部と視床内側核の下部であり，そのほか視床中間腹側核や視床背側外側核などの一部にも枝を送っている（図11-3）．

ここで，両側の後内側中心枝の梗塞例における頭部MRI（第15病日）を図11-11に示しておく．これがFoix視床穿通動脈症候群であって，後藤[6)7)10)]が1971年から提唱してきた後有孔質動脈症候群の一種である（第12章）．後内側中心枝の分布領域が水平断面でよくわかると思う．

なお，乳頭体に分布する乳頭体枝 mamillary branches には前乳頭体枝と後乳頭体枝があり，前者が主要動脈で後交通動脈から分岐している（後述）．一方，後乳頭体枝 posterior mamillary branches は後内側中心枝と同様，脚間槽で後大脳動脈の交通前部から分かれると，後有孔質には入らないまま乳頭体の後面から内部に入り，その後半部分に分布する．

（抄伝11-3は229頁，11-4は230頁参照）

## 後大脳動脈からの外側・背側領域の分枝

中脳後方から間脳に分布する動脈は次の通りで，いずれも後大脳動脈 posterior cerebral artery が迂回槽の中を走って中脳外側に達するあたりから分岐している（図11-12）．

①外側後脈絡叢枝 lateral posterior chorioidal branches
②内側後脈絡叢枝 medial posterior chorioidal branch
③視床枕枝 pulvinar branches
④視床膝状体枝 thalamogeniculate branch

この外側後脈絡叢枝と内側後脈絡叢枝を区別する分類はDuret[11)]やGallowayとGreitz[12)]に基づく．

**外側後脈絡叢枝 lateral posterior chorioidal branches** は元々2枝からなる例が多く[12)]，中脳外側の迂回槽で後大脳動脈から分かれるといずれも外方に走り，側脳室下角の脈絡組織に入る．1枝は前脈絡叢動脈

第 11 章　大脳核・間脳の動脈系　Chapter 11　Arterial System of the Cerebral Nuclei and Diencephalon

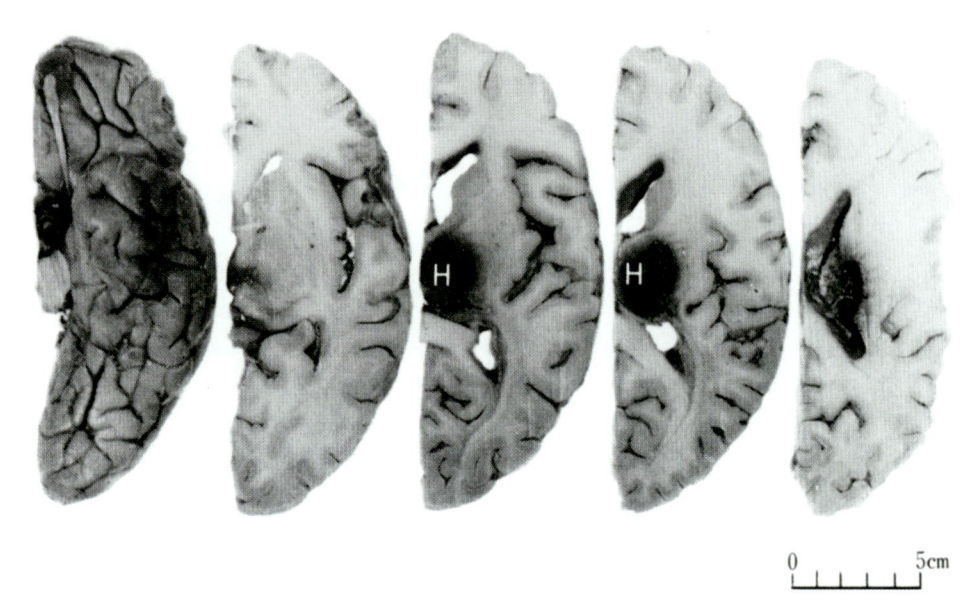

**図 11-13　左視床出血**
左大脳半球の連続水平断面．出血（H）の責任血管は同定できない．

と細枝同士で吻合しながら後進へ転じ[4)5)]，間脳の動脈血供給には関与しない．他の 1 枝は後上方に進んで側脳室の脈絡組織の中に入り，緩やかに前進へ転じつつ側脳室中心部の脈絡叢のほか視床の背側外側核・視床前核などに枝を与えながら室間孔へ達し，内側後脈絡叢枝と吻合する（第 14 章）．

なお，室間孔 interventricular foramen（Monro 孔 foramen of Monro）の部位からは透明中隔の中を前方に走る左右 1 対の透明中隔枝 septum pellucidum branches という小枝が分岐している．

**内側後脈絡叢枝 medial posterior chorioidal branch** は迂回槽で後大脳動脈から分かれると，脳梁膨大の下方にある大大脳静脈槽の中に入り，松果体の上外側に達して視床上部を養い，ここから第 3 脳室脈絡組織に包まれて第 3 脳室の天井裏に当たる大脳横裂（終脳間脳裂）を前進し，室間孔の部分から側脳室の脈絡組織内へ走って，後外方から前進してくる外側後脈絡叢枝と吻合する（第 14 章）．その経路において，まず後交連に 8〜10 本の細枝を送り，松果体にはその背外側から入り込む枝を，手綱の部分からは視床の中へ入る枝をそれぞれ分岐する．この視床の中に入る枝は手綱三角を通って手綱核を養い，3 つの枝に分かれる．第 1 の枝は第 3 脳室壁の近くを前進して視床内側核の上部に分布する．第 2 の枝は外方に走って中心内側核（中心正中核）の内側部分に，第 3 の枝は後方に走って視床枕の内側部分に血液を供給する．また，内側後脈絡叢枝は第 3 脳室脈絡叢のほか，脳弓の一部，視床前核などへも細枝を送っている．

**視床枕枝 pulvinar branches** には内側後脈絡叢枝から分岐するもののほかに後大脳動脈からの直接の枝

---

**抄伝 11-3**　　**Duret, Henri**

　Henri Duret（1849-1921）はフランスの外科医である．1849 年 7 月 7 日に Normandie の Condé-sur-Noireau で誕生．Caen 大学で医学を学び，1870〜1871 年の普仏戦争で外科助手として従軍した．その後は Paris 大学に移り，Pitié 病院の臨床外科学教授 Aristide A. S. Verneuil（1823-1895）に師事する傍ら，Salpêtrière 病院の病理解剖学教授（後年に神経病学教授）Jean Martin Charcot（1825-1893，抄伝 11-1）の薫陶も受けた．1885 年に Lille カソリック大学の外科学教授に就任．後に医学部長を務めた．1914〜1918 年の第一次世界大戦では赤十字病院群を組織した．
　脳血管の解剖学や脳・頭部の外科学に造詣が深く，近代的な神経外科の先駆者とみなし得る．脳の血管分布領域という概念を唱えた 1873〜1874 年の浩瀚な論文 2 篇のほか，「Études expérimentales et cliniques sur les traumatismes cérébraux」（脳外傷の実験的・臨床的検討，1878 年），「Les tumeurs de l'encéphale」（脳の腫瘍，1905 年），「Traumatismes cranio-cérébraux」（頭蓋・脳の外傷，1922 年）など著作が多い．二次性脳幹出血（Duret 出血）という名を冠した病態がある．1921 年 4 月 7 日に死去，享年 71 歳．

（文献欄参照[70)〜72)]）

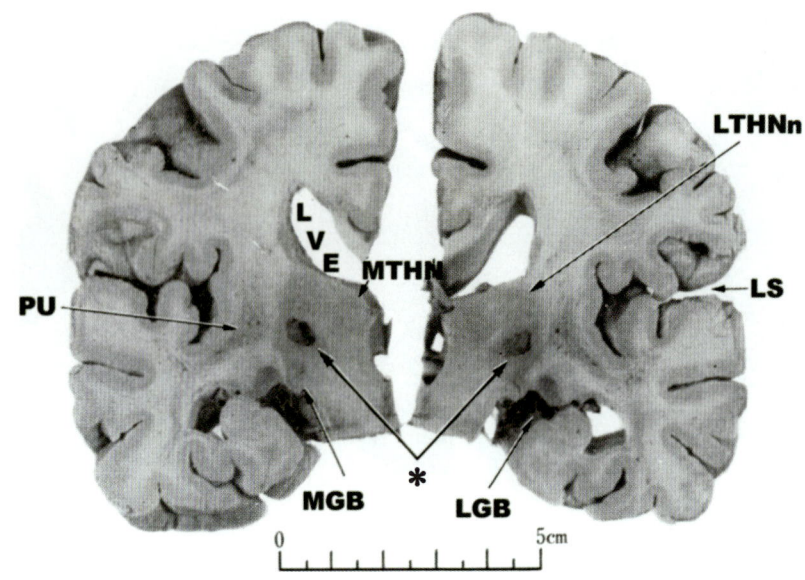

**図 11-14　右視床膝状体枝の循環障害**

大脳の前額断面（右大脳半球の同一割面を左右に開いたもの）．視床膝状体枝 thalamogeniculate branch は後大脳動脈の分枝である．

| | | |
|---|---|---|
| LGB | 外側膝状体 | lateral geniculate body *Corpus geniculatum laterale* |
| LS | 外側溝 | lateral sulcus *Sulcus lateralis* |
| | (Sylvius 裂 | Sylvian fissure *Fissura Sylvii*) |
| LTHNn | 視床外側核 | lateral thalamic nuclei *Nuclei laterales thalami* |
| LVE | 側脳室 | lateral ventricle *Ventriculus lateralis* |
| MGB | 内側膝状体 | medial geniculate body *Corpus geniculatum mediale* |
| MTHN | 視床内側核 | medial thalamic nucleus *Nucleus medialis thalami* |
| PU | 被殻 | putamen *Putamen* |
| ＊ | 梗塞巣 | infarcts |

　もある．これは視床枕（後核）の表面から内部に入り込む多数の細枝で視床枕の外側部分を養っている．

　**視床膝状体枝** thalamogeniculate branch[†]は，**図 11-12** のように迂回槽で後大脳動脈から単数ないし複数の分枝として分かれるとそのまま後方に走り，内側膝状体のたかまりに達するまでに 2〜3 本の枝（細い枝を含めると 4〜5 本のこともある）に分岐して内側膝状体の外側部分から外側膝状体との間の部分を貫いて上行し（内側および外側膝状体の間に，太い枝で入り込んでから細枝に分岐することもある），その間に内側膝状体の全体と外側膝状体の内側部分（外側部分は前脈絡叢動脈の分布領域）に枝を与えている．そして，さらに上行して視床に入り，内側のものは中心正中核の外側部分に，外側のものは内包のレンズ核後部の内側に沿って走り，視床外側核の後部（後内側腹側核・後外側腹側核・背側外側核の一部など）に分布する．

> **抄伝 11-4**　Foix, Charles
>
> 　Charles Foix（1882-1927）はフランスの神経内科医である．1882 年 2 月 1 日に Béarn の Salies-de-Béarn で内科医の息子として誕生．Paris 大学で医学を学んだ．第一次世界大戦で前線の軍務に就き，帰還後に Paris の Salpêtrière 病院で神経病学教授 Pierre Marie（1853-1949）に師事した．つまり臨床神経学の創始者 Jean Martin Charcot（1825-1893，**抄伝 11-1**）の孫弟子に当たる．1923 年に Paris 大学准教授となり，Ivry 病院に勤務する傍ら Salpêtrière 病院や Beaujon 病院でも教えたが，脳血管の解剖学や脳血管障害の症候学に長け，博識で知られていた．後内側中心枝を視床穿通枝と呼称したことは有名（Foix 視床穿通動脈）．Parkinson 病で黒質病変を指摘した．上赤核症候群（Chiray-Foix-Nicolesco 症候群）・Foix-Chavany-Marie 症候群・Foix-Alajouanine 病・海綿静脈洞外側壁症候群（Foix 第 2 症候群）など名を冠した疾患がある．1927 年 3 月 22 日に急性腹症のため死去．享年 45 歳．　　　　　　　　　　　　　　　　　　　（文献欄参照55)73)〜77)）

---

† 視床膝状体枝を，Duret[11)]は後外視床動脈 *artères optiques externes postérieures/artères externes et postérieures de la couche optique*（1874 年），Foix と Hillemand[69)]は視床膝状体枝 *pédicule thalamo-genouillé*（1925 年）と呼んだ．

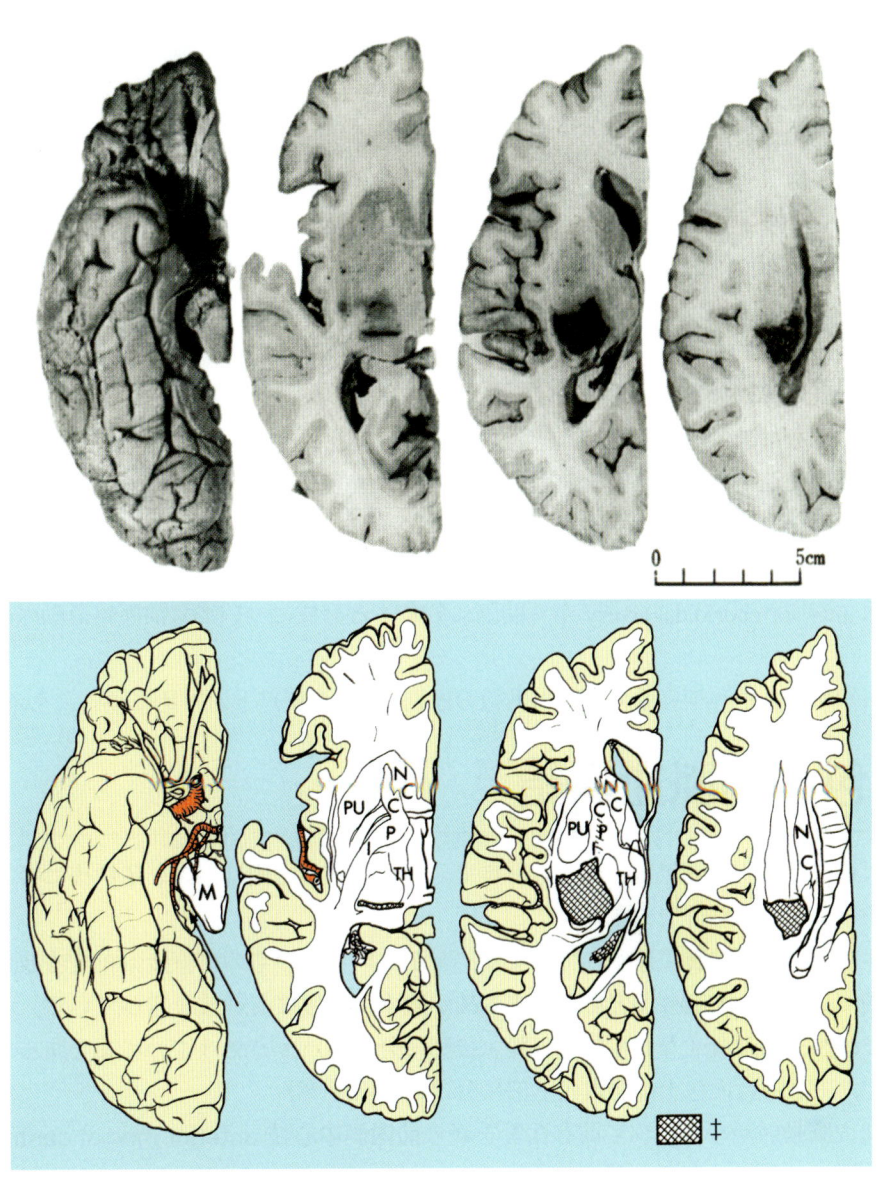

第 11 章　大脳核・間脳の動脈系　Chapter 11　Arterial System of the Cerebral Nuclei and Diencephalon

図 11-15　右視床膝状体枝の循環障害
右大脳半球の連続水平断面．右視床外側部の梗塞巣（‡）．視床膝状体枝 thalamogeniculate branch は後大脳動脈の分枝である．

　なお，後大脳動脈から直接分岐する無名の細枝が，視床膝状体枝とは別個にそれぞれ内側膝状体・外側膝状体に分布している[§]．

　視床出血の責任血管は，後外側型が視床膝状体枝，背内側型が内側後脈絡叢枝，背外側型が視床枕枝である（第 6 章）．しかしながら，大型の視床出血では責任血管が同定できないことも多々ある（図 11-13）．また，視床に分布する動脈は，梗塞の原因ともなり得る（第 5 章）．図 11-14，11-15 に示すような視床膝状体枝の循環障害による梗塞例では，視床痛を特徴とする Dejerine-Roussy 症候群がみられ得る．

**（余録 11-3 は 232 頁参照）**

## 後交通動脈からの分枝

　後交通動脈 posterior communicating artery からの分枝にも間脳に分布する枝がある．後交通動脈から片

---

[§] 内側膝状体・外側膝状体にそれぞれ分布する無名の細枝（後大脳動脈の直接の分枝）を，Duret[11]は併せて膝状体動脈 *arères des corps genouillés*（1874 年）と呼んだ．この呼称は後世に伝承されていない．

側あたり数本の分枝が出て上方に走り，視索のすぐ内側で灰白隆起の最外側端の部分を貫いて視床下部に分布する．視床下部に分布するのは視床下部枝 hypothalamic branches であるが，その多くはこれら後交通動脈から出て灰白隆起を貫通する灰白隆起枝 tuber cinereum branches に当たる．

下垂体に分布する動脈には，上下垂体枝 superior hypophysial branches と下下垂体枝がある．上下垂体枝は，後交通動脈から分岐する視床下部枝の分枝あるいは後交通動脈からの直接枝であり，下垂体門脈系に流入する重要な動脈である（第16章の図を参照）．ちなみに，下下垂体枝は内頚動脈の海綿静脈洞部からの直接枝である（第9章）．

後交通動脈からは前乳頭体枝 anterior mamillary branches が分岐するが，これが乳頭体を養う主要動脈である．ちなみに，乳頭体に分布する動脈には，ほかに後乳頭体枝（後大脳動脈の分枝）がある．

視床下部の前端部分には，内頚動脈・前大脳動脈からの細枝で養われる領域（終板の付近）がわずかにある．これら細枝は交叉槽で内頚動脈・前大脳動脈から分岐している（第10章）．

## 前脈絡叢動脈からの分枝

前脈絡叢動脈 anterior chorioidal artery から間脳に分布する分枝については前脈絡叢動脈の項を参照してほしい．

中心枝の分布領域と「中心神経系の動脈血供給の原則」（第9章）との対比についても前述した．

# 内包の動脈血供給

内包はレンズ核を「内側から包んでいる」白質で，さらにその内側は視床と尾状核に接していて，主として投射線維からなる大線維群である．

内包に分布する動脈は灰白質に比較して少なく，しかも内包そのものに直接分布する枝はまずみることがない．一般的に，間脳・大脳核などを栄養する枝が途中で内包にも細枝を送っている．

内包は上方では3つの部分すなわち前脚・膝・後脚に分かれ，下方では1つにまとまって中脳の大脳脚に連続していて，それぞれ内包上部と内包下部に分けた（第1章）．

前脚には，前大脳動脈から分かれて前有孔質を経る**前内側中心枝** anterior medial central branches の**長枝** long branch（Heubner 反回動脈 Heubner's recurrent artery の別称がある）が，尾状核頭へと分布

### 余録 11-3　視床膝状体枝の閉塞

視床膝状体枝の閉塞の際に認められる臨床症候とは，何よりも知覚障害である．それは病巣と反対側の片側知覚消失 hemianesthesia で，表在知覚と深部知覚の両方が同時に損なわれる．深部知覚障害の結果として四肢の位置異常（位置が定まらない）がみられ，その代表的なものが視床手 thalamic hand である．そのほかに激しい自発性の疼痛があり，きわめて耐えがたくかつ鎮痛剤を投与しても効きにくい．この痛みを視床痛 thalamic pain という．さらには，これらを総称して視床性過剰反応 thalamic over-reaction という．

以上のような知覚障害があれば，視床外側核の後部（後外側腹側核）に傷があることが疑われ，視床症候群 thalamic syndrome すなわち Dejerine-Roussy 症候群 Dejerine-Roussy syndrome[78] と呼んでよい．そのほか反対側の急速に回復する片麻痺，軽度の片側失調，麻痺肢の舞踏病アテトーゼ様運動，同名半盲などがみられ得る．

視床出血の視床外側核に始まる症例（後外側型）では，内包後脚の破壊を合併して片麻痺 hemiplegia を起こしやすい．具体的な症例は第6章や第21章を参照のこと．

ここに述べたように，視床膝状体枝の循環障害では視床の症候が前景に立っていて，膝状体の症候は文献の記載ではときに同名半盲 homonymous hemianopsia/homonymous hemianopia（外側膝状体または視放線の傷）がみられるが，聴覚障害（内側膝状体の傷）はみられないようである．

なお，視床痛は後に視床外病変でも生じ得ると判明したため[79]，近年では central post-stroke pain ともいう[80)81]．

Joseph Jules Dejerine（1849-1917）はスイス出身のフランスの神経内科医．Gustav Roussy（1874-1948）はスイス出身のフランスの神経病理学者・神経内科医．

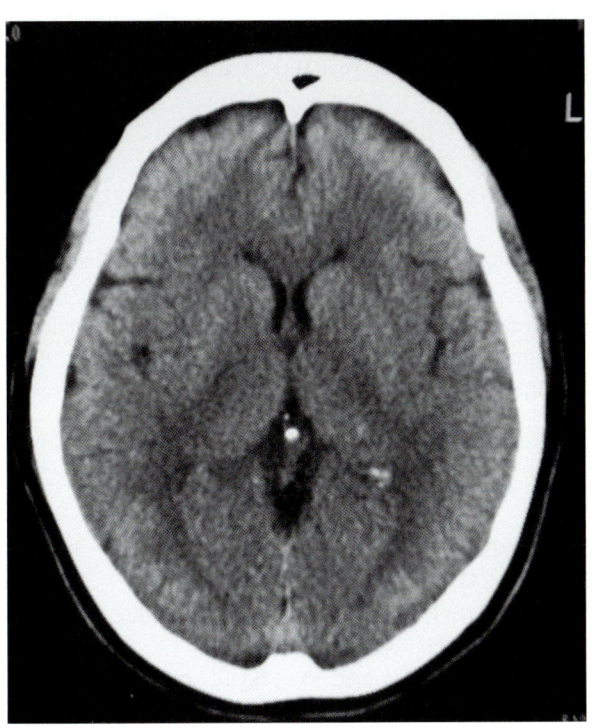

第 11 章　大脳核・間脳の動脈系　Chapter 11　Arterial System of the Cerebral Nuclei and Diencephalon

**図 11-16　右淡蒼球枝の循環障害**
CT による頭部の水平断面（島村記念病院，島村英雄会長より提供）．41 歳女性（発症後 8 年経過）．右内包後脚の一部に梗塞巣を認めた例．梗塞巣の責任血管である淡蒼球枝 globus pallidus branches は前脈絡叢動脈の分枝である．梗塞巣が限局的であることから，本例は淡蒼球枝の一分枝の梗塞であると考える．なお，本例では両側前頭葉皮質の軽度委縮と左被殻のラクナ梗塞もみられる．

する際に細枝を送っている．

　膝と内包下部前内側端には後大脳動脈の交通前部から分岐する**後内側中心枝 posterior medial central branches**（**Foix 視床穿通動脈 thalamoperforating arteries of Foix** *artères thalamoperforées de Foix* の別称がある*）が後有孔質を経て視床に分布する途中で，小さな枝を分岐しているのを認める．

　後脚の下方部分とそれに続く内包下部の大部分は，前脈絡叢動脈からの分枝である**淡蒼球枝 globus pallidus branches** で養われる（図 11-16）．

　後脚の上部では，中大脳動脈の分枝である**外側中心枝 lateral central branches**（外側線条体動脈 lateral striate arteries，外側線条体枝 lateral striate branches，レンズ核線条体動脈 lenticulostriate arteries，レンズ核線条体枝 lenticulostriate branches などの別称がある）の**内側枝 medial branches** が，前有孔質を貫いて被殻・淡蒼球などに分布し，さらに内包を横切って尾状核への細枝を出している（図 11-3）．

　内包レンズ核後部には，後大脳動脈の分枝の**視床膝状体枝 thalamogeniculate branch**†が内側膝状体・外側膝状体・視床外側核の一部などとともにこの部分を養っている．ここは視放線・聴放線などの知覚系線維の交錯する場所なので，Charcot 知覚十字路 *carrefour sensitif de Charcot* ともいう．

### 引用文献

1) Krupachev IF, 1952［Blinkov SM, Glezer II：The human brain in figures and tables. A quantitative handbook. Haigh B (transl). Basic Books/Plenum Press, New York, 1968］．
2) Metal'nikova MM, 1950［Blinkov SM, Glezer II, 1968, 前掲書］．
3) 向井紀二：脳血管の構築学的特性——病理学的見地から．神経研究の進歩 5：290-316, 1961.
4) Abbie AA：The clinical significance of the anterior choroidal artery. Brain 56：233-246, 1933.
5) Abbie AA：The blood supply of the lateral geniculate body, with a note on the morphology of the choroidal arteries. J Anat 67：491-521, 1933.
6) 小島徳造（監修），後藤　昇：脳・脊髄血管の解剖．医歯薬出版，東京，1971.
7) 後藤　昇：脳血管の解剖．血管障害の理解のために．メディカルトリビューン，東京，1986.
8) Ghika JA, Bogousslavsky J, Regli F：Deep perforators from the carotid system. Template of the vascular territories. Arch

＊ 227 頁脚注を参照．
† 230 頁脚注を参照．

Neurol 47: 1097-1100, 1990.
9) Chung C-S, Caplan LR, Yamamoto Y, Chang HM, Lee S-J, Song H-J, Lee H-S, Shin H-K, Yoo K-M: Striatocapsular haemorrhage. Brain 123: 1850-1862, 2000.
10) 後藤　昇：脳の血管系の形態学的研究．後有孔質を経る動脈の分布と後有孔質動脈症候群の提唱について．日大医学雑誌 30: 983-1000, 1971.
11) Duret H: Recherches anatomiques sur la circulation de l'encéphale. Arch Physiol Norm Pathol (Paris) 1: 60-91, 316-353, 664-693, 919-957, 1874.
12) Galloway JR, Greitz T: The medial and lateral choroid arteries. An anatomic and roentgenographic study. Acta Radiol 53: 353-366, 1960.
13) Foix C, Chavany JA, Hillemand P, Schiff-Wertheimer S, 1925 [Decroix JP, Graveleau P, Masson M, Cambier J: Infarction in the territory of the anterior choroidal artery. A clinical and computerized tomographic study of 16 cases. Brain 109: 1071-1085, 1986; Bruno A, Graff-Radford NR, Biller J, Adams HP Jr: Anterior choroidal artery territory infarction: a small vessel disease. Stroke 20: 616-619, 1989].
14) von Monakow C, 1905 [文献 4, 5].
15) Charcot JM, Bouchard C: Nouvelles recherches sur la pathogénie de l'hémorrhagie cérébrale. Arch Physiol Norm Pathol (Paris) 1: 110-127, 643-665, 725-734, 1868.
16) Mackay FH, Legrand E: Jean Martin Charcot. 1825-1893. Arch Neurol Psychiatry 34: 390-400, 1935.
17) Hossack JC: Medico-literary. Jean Marie Charcot. Manit Med Rev 31: 241-244, 1951.
18) Tomlinson JC, Haymaker W: Jean-Martin Charcot (1825-1893). AMA Arch Neurol Psychiatry 77: 44-48, 1957.
19) Morgenstern L: Jean-Martin Charcot and "Charcot's fever". N Engl J Med 261: 36-37, 1959.
20) Schneck JM: Jean-Martin Charcot and the history of experimental hypnosis. J Hist Med Allied Sci 16: 297-305, 1961.
21) Thorburn AL: Jean Martin Charcot, 1825-1893. An appreciation. Br J Vener Dis 43: 77-80, 1967.
22) Miller H: Three great neurologists. Proc R Soc Med 60: 399-405, 1967.
23) Satran R: Joseph Babinski in the competitive examination (agrégation) of 1892. Bull N Y Acad Med 50: 626-635, 1974.
24) Satran R: Fulgence Raymond, the successor of Charcot. Bull N Y Acad Med 50: 931-942, 1974.
25) Iragui VJ: The Charcot-Bouchard controversy. Arch Neurol 43: 290-295, 1986.
26) Goetz CG: Charcot and the Salpêtrière: Ambulatory automatisms. Neurology 37: 1084-1088, 1987.
27) Goetz CG: The Salpêtrière in the wake of Charcot's death. Arch Neurol 45: 444-447, 1988.
28) Ekbom K: The man behind the syndrome: Jean-Martin Charcot. J Hist Neurosci 1: 39-45, 1992.
29) Brais B: Jean Martin Charcot and aphasia: treading the line between experimental physiology and pathological anatomy. Brain Lang 45: 511-530, 1993.
30) 三浦義彰：Jean-Martin Charcot と三浦謹之助．II．三浦謹之助の生涯．臨床神経学 33: 1255-1258, 1993.
31) 安藝基雄：シャルコーの時代と三浦謹之助．臨床神経学 33: 1259-1264, 1993.
32) ジャン-マルタン・シャルコー没後百年記念会（編）：シャルコーの世紀．臨床神経学の父 ジャン-マルタン・シャルコー没後百年記念講演会．メディカルレビュー社，東京-大阪，1994.
33) White MB: Jean-Martin Charcot's contributions to the interface between neurology and psychiatry. Can J Neurol Sci 24: 254-260, 1997.
34) Jay V: The legacy of Jean-Martin Charcot. Arch Pathol Lab Med 124: 10-11, 2000.
35) Goetz CG: Battle of titans: Charcot and Brown-Séquard on cerebral localization. Neurology 54: 1840-1847, 2000.
36) Haas LF: Neurological stamp. Jean Martin Charcot (1825-93) and Jean Baptiste Charcot (1867-1936). J Neurol Neurosurg Psychiatry 71: 524, 2001.
37) Teive HAG, Munhoz RP, Barbosa ER: Little-known scientific contributions of J-M Charcot. Clinics 62: 211-214, 2007.
38) Tan SY, Shigaki D: Medicine in stamps. Jean-Martin Charcot (1825-1893): pathologist who shaped modern neurology. Singapore Med J 48: 383-384, 2007.
39) 江口重幸：シャルコー．力動精神医学と神経病学の歴史を遡る．勉誠出版，東京，2007.
40) Clanet M: Jean-Martin Charcot. 1825-1893. Int MS J 15: 59-61, 2008.
41) Bogousslavsky J, Walusinski O, Veyrunes D: Crime, hysteria and belle époque hypnotism: the path traced by Jean-Martin Charcot and Georges Gilles de la Tourette. Eur Neurol 62: 193-199, 2009.
42) Bogousslavsky J, Moulin T: From alienism to the birth of modern psychiatry: a neurological story? Eur Neurol 62: 257-263, 2009.
43) Silvester A: Jean Martin Charcot (1825-93) and John Hughlings Jackson (1835-1911): neurology in France and England in the 19th century. J Med Biogr 17: 210-213, 2009.
44) Bouchara C, Mazet P, Cohen D: Jean Martin Charcot, 1825-1893: Did he anticipate Freud's first topology? Am J Psychiatry 167: 387, 2010.
45) Bogousslavsky J, Paciaroni M: Did Jean-Martin Charcot contribute to stroke? Eur Neurol 64: 27-32, 2010.
46) Régnier C: Gunpowder, madness, and hysteria: the birth of neurology in France. Medicographia 32: 310-318, 2010.
47) Kumar DR, Aslinia F, Yale SH, Mazza JJ: Jean-Martin Charcot: The father of neurology. Clin Med Res 9: 46-49, 2011.

48) Vein AA：Jean-Martin Charcot at the birth of Russian neurology. Eur Neurol 65：75-81, 2011.
49) Tatu L, Bogousslavsky J：The impossible succession of Charcot—the quest for a suitable heir. Eur Neurol 65：193-197, 2011.
50) Bogousslavsky J, Walusinski O, Moulin T：Alfred Vulpian and Jean-Martin Charcot in each other's shadow? From Castor and Pollux at la Salpêtrière to neurology forever. Eur Neurol 65：215-222, 2011.
51) Tatu L：Édouard Brissaud, Fulgence Raymond and the succession of Charcot. Front Neurol Neurosci 29：52-60, 2011.
52) Paciaroni M, Bogousslavsky J：Jules Joseph Déjerine versus Pierre Marie. Front Neurol Neurosci 29：162-169, 2011.
53) Bogousslavsky J：Sigmund Freud's evolution from neurology to psychiatry. Evidence from his La Salpêtrière library. Neurology 77：1391-1394, 2011.
54) Teive HAG, Munhoz RP, Simões JC：Charcot's son, commander Jean-Baptiste Charcot：from neurology to "Pourquoi Pas?" Arq Neuropsiquiatr 70：305-307, 2012.
55) Broussolle E, Poirier J, Clarac F, Barbara J-G：Figures and institutions of the neurological sciences in Paris from 1800 to 1950. Part III：Neurology. Rev Neurol (Paris) 168：301-320, 2012.
56) Poirier J, Clarac F, Barbara J-G, Broussolle E：Figures and institutions of the neurological sciences in Paris from 1800 to 1950. Part IV：Psychiatry and psychology. Rev Neurol (Paris) 168：389-402, 2012.
57) アッカークネヒト EH：パリ、病院医学の誕生．革命暦第三年から二月革命へ．舘野之男（訳）．みすず書房，東京，2012．
58) Johnson JK, Lorch M, Nicolas S, Graziano A：Jean-Martin Charcot's role in the 19th century study of music aphasia. Brain 136：1662-1670, 2013.
59) Joshi VR, Poojary VB：Jean Martin Charcot (1825-1893). J Assoc Physicians India 62：77-78, 2014.
60) ディディ=ユベルマン G：ヒステリーの発明 上．シャルコーとサルペトリエール写真図像集．谷川多佳子，和田ゆりえ（訳）．みすず書房，東京，2014．
61) ディディ=ユベルマン G：ヒステリーの発明 下．シャルコーとサルペトリエール写真図像集．谷川多佳子，和田ゆりえ（訳）．みすず書房，東京，2014．
62) http://en.wikipedia.org/wiki/Jean-Martin_Charcot　　2014 年 8 月接続
63) http://psychology.wikia.com/wiki/Jean-Martin_Charcot　　2014 年 8 月接続
64) http://www.whonamedit.com/doctor.cfm/19.html　　2014 年 8 月接続
65) Haroun RI, Rigamonti D, Tamargo RJ：Historical vignette. Recurrent artery of Heubner：Otto Heubner's description of the artery and his influence on pediatrics in Germany. J Neurosurg 93：1084-1088, 2000.
66) Pearce JMS：Heubner's artery. Eur Neurol 54：112-114, 2005.
67) http://en.wikipedia.org/wiki/Otto_Heubner　　2014 年 8 月接続
68) http://www.whonamedit.com/doctor.cfm/1491.html　　2014 年 8 月接続
69) Foix C, Hillemand P：Les artères de l'axe encéphalique jusqu'au diencéphale inclusivement. Rev Neurol (Paris) 2：705-739, 1925.
70) Feinsod M, Soustiel JF：Henri Duret (1849-1921). J Neurol 258：1732-1733, 2011.
71) http://en.wikipedia.org/wiki/Henri_Duret　　2014 年 8 月接続
72) http://www.whonamedit.com/doctor.cfm/3619.html　　2014 年 8 月接続
73) Caplan LR：Charles Foix—the first modern stroke neurologist. Stroke 21：348-356, 1990.
74) Tatu L, Moulin T, Monnier G：The discovery of encephalic arteries. From Johann Jacob Wepfer to Charles Foix. Cerebrovasc Dis 20：427-432, 2005.
75) Caplan LR：Charles Foix (1882-1927). J Neurol 257：1941-1942, 2010.
76) http://en.wikipedia.org/wiki/Charles_Foix　　2014 年 8 月接続
77) http://www.whonamedit.com/doctor.cfm/1477.html　　2014 年 8 月接続
78) Dejerine J, Roussy G：Le syndrome thalamique (1). Rev Neurol (Paris) 14：521-532, 1906.
79) Foix C, Chavany JA, Lévy M：Syndrome pseudo-thalamique d'origine pariétale. Lésion de l'artère du sillon interpariétal. Rev Neurol (Paris) 1：68-76, 1927.
80) Leijon G, Boivie J, Johansson I：Central post-stroke pain—neurological symptoms and pain characteristics. Pain 36：13-25, 1989.
81) Leijon G, Boivie J：Central post-stroke pain—a controlled trial of amitriptyline and carbamazepine. Pain 36：27-36, 1989.

### 図の出典

a) 文献 4, 5（図 11-2 の原図）．
b) Spalteholz W, Spanner R：Handatlas der Anatomie des Menschen, 16te Auflage, II. Scheltema & Holkema NV, Amsterdam, 1961（図 11-5 の原図）．
c) Yakovlev PI：Localization of lesions of the thalamus. In：Haymaker W et al. Bing's local diagnosis in neurological diseases, 15th ed. CV Mosby, St Louis, 1969, pp 441-464（図 11-10 の原図）．

# 第 12 章
# 脳幹の動脈系

Chapter 12
Arterial System of the Brainstem

## 脳幹の動脈について

　脳幹の動脈の走行および分布に関する研究は 100 年以上前から行われてきた．初期は肉眼的観察のみであり，脳表面の動脈走行の研究が中心であった．以来，現在に至るまで数多くの研究があるが，その中でも 2 篇の業績は脳血管の研究史上，とくに注目に値する．

　その第一は，脳幹を養う小動脈を 3 種類に分類した Foix と Hillemand[1] の 1925 年の業績である．小動脈 3 種類の呼称は，
a）長周辺動脈 *artère circonférentielle longue*
b）短周辺動脈 *artère circonférentielle courte*
c）傍正中動脈 *artère paramédiane*

という（図 12-1）．当時としては画期的な観察および分類ではあったものの，現在では，①クモ膜下腔の動脈には変異 variation が多い，②脳幹を立体的に観察していない，などの理由で採用には適していない．

　その第二は，動脈内の色素注入法を用いた Gillilan[2] の 1964 年の業績である．すでに Foix と Hillemand によってわずかに示された脳幹の動脈系における血管分布領域 vascular territory という概念を，Gillilan は明確なものとした（図 12-2）．色素注入法は脳の構造との関連がよく分からないという難点があるものの，血管分布領域という基本的な考え方それ自体は現在まで受け継がれている．

　後藤[3][4]は 1971 年から「中枢神経系の動脈血供給の原則」（第 9 章）を提唱しており，これが脳幹でも成立していることを，光学顕微鏡下で連続染色切片標本を用いて確かめた．それは，中枢神経系が動脈血供給の上から正中領域・外側領域・背側領域の 3 領域，一部ではこれらに内側領域を加えた 4 領域に分けられるという原則である．

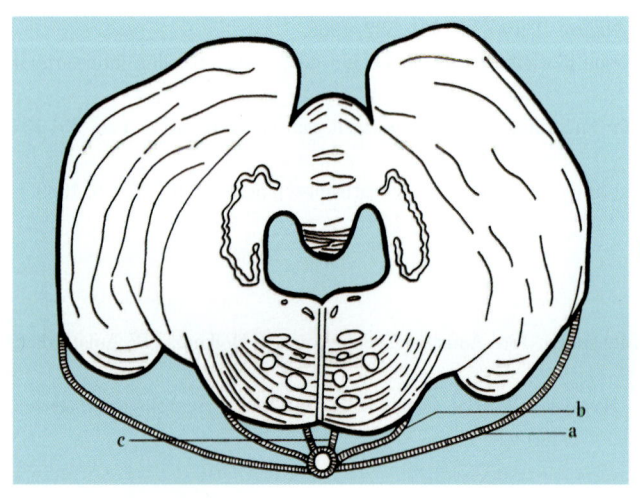

**図 12-1　3 種類の脳幹の分布動脈**
[Foix と Hillemand, 1925（出典 a）を改変]
クモ膜下腔における走行から，脳幹を栄養する動脈を 3 種類に分類した．脳幹の動脈系に血管分布領域という概念を明確には適用していなかった 1925 年の誤った分類．なお，脳の動脈系における血管分布領域という概念は，1870 年代まで遡り得る．
a　長周辺動脈　*artère circonférentielle longue*
b　短周辺動脈　*artère circonférentielle courte*
c　傍正中動脈　*artère paramédiane*

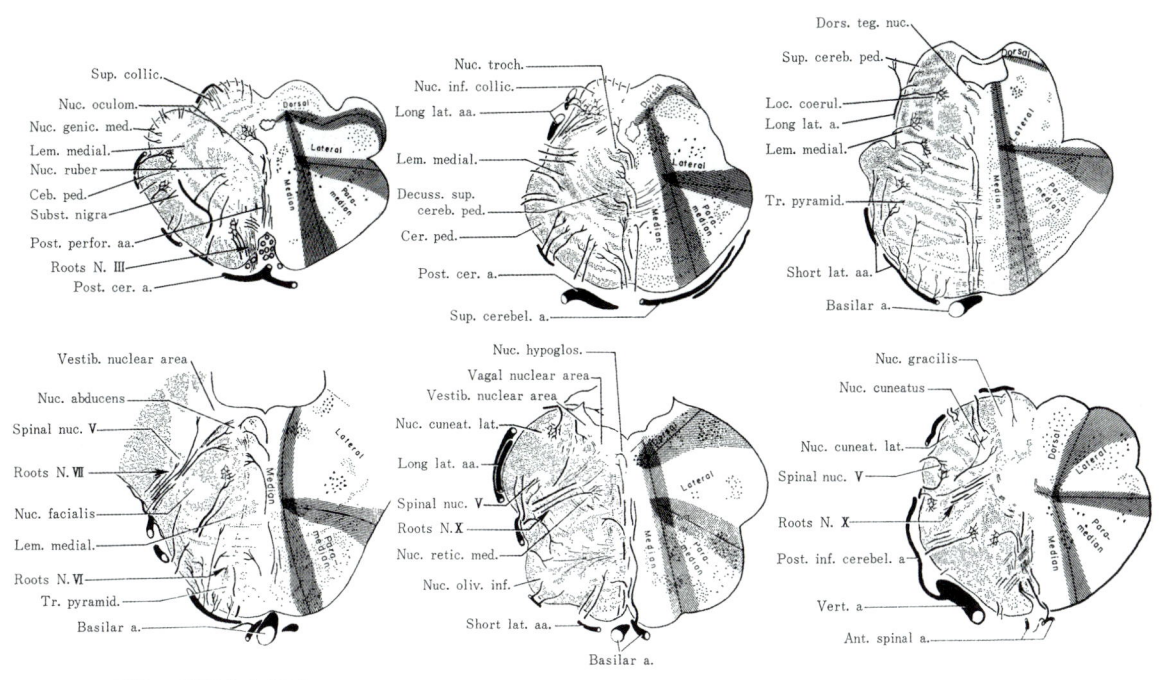

**図 12-2　脳幹の動脈分布領域** [Gillilan, 1964（出典 b）]
動脈血供給の観点から，脳幹を 4 領域（正中領域 median area・傍正中領域 paramedian area・外側領域 lateral area・背側領域 dorsal area）に分けた 1964 年の概念図．しかしながら，現在では脳幹は一部しか 4 領域に分けられないと判明している．

ちなみに，Foix と Hillemand の旧式の分類を踏襲してクモ膜下腔の動脈分枝ごとに神経症候を捉えようとする書籍が，残念ながら今なお出版されている[5)~8)]．

脳幹の区分ごとに動脈血供給について解説する．

## 中脳の動脈血供給

中脳を養う動脈は後大脳動脈，上小脳動脈および前脈絡叢動脈である．動脈分布の上から中脳を 3 領域，すなわち正中領域・外側領域・背側領域に分けることができる（図 12-3）．

### 正中領域

正中領域は，後大脳動脈の交通前部から分岐する細枝が脚間窩（左右の大脳脚 crus cerebri の間）から後有孔質を経て入り，血液を供給しており，この動脈を**正中中脳枝** median mesencephalic branches と名づける．そのうち中脳上部の正中領域に分布するものを上正中中脳枝，中脳下部のものを下正中中脳枝と呼ぶことにする．

**上正中中脳枝** superior median mesencephalic branches は後有孔質から入ると背方に向かうが，その経路上に 2 種類の枝がある（図 12-3a）．1 つは縫線の近傍を走っていて，両側の赤核の間を通って内側縦束を抜け，動眼神経核に達し，さらに中脳水道の周囲の中心灰白質に分布するものである．ほかの 1 つは後有孔質から入ると黒質内側部を通って赤核の外側を回り，中心被蓋路を抜けているものである．第 5 章には上正中中脳枝の循環障害の剖検例を呈示したが，臨床的には Benedikt 症候群を呈する．

**下正中中脳枝** inferior median mesencephalic branches にも同じようにその走行上 2 種類の枝がある（図 12-3b）．1 つは両側の白核（上小脳脚の交叉より上方の線維束）の間を通り，内側縦束を抜けて動眼神経核の下端部と滑車神経核に枝を与えて，中心灰白質に達するものである．もう 1 つは動眼神経根が大脳脚内側面に現われる付近で後有孔質を貫き，黒質内側部を経て白核の外側を回り，中心被蓋路を抜けているものである．Dejerine[9)]によれば，臨床的に下正中中脳枝の分布領域に一致した症候を示すものが存在

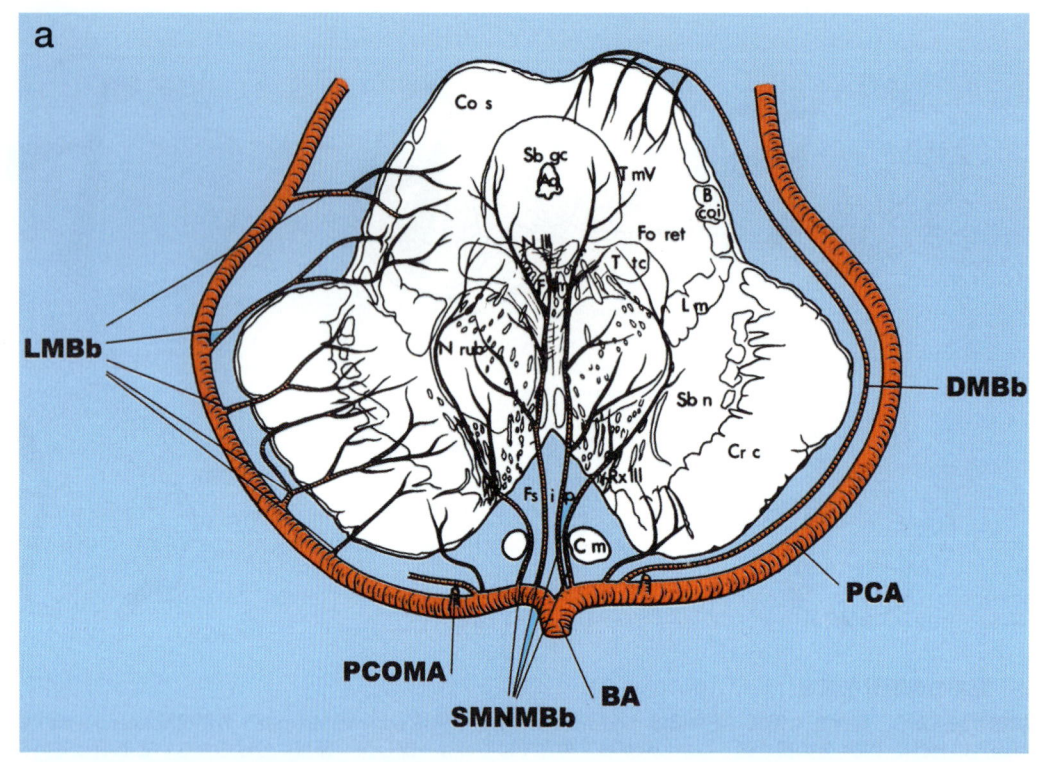

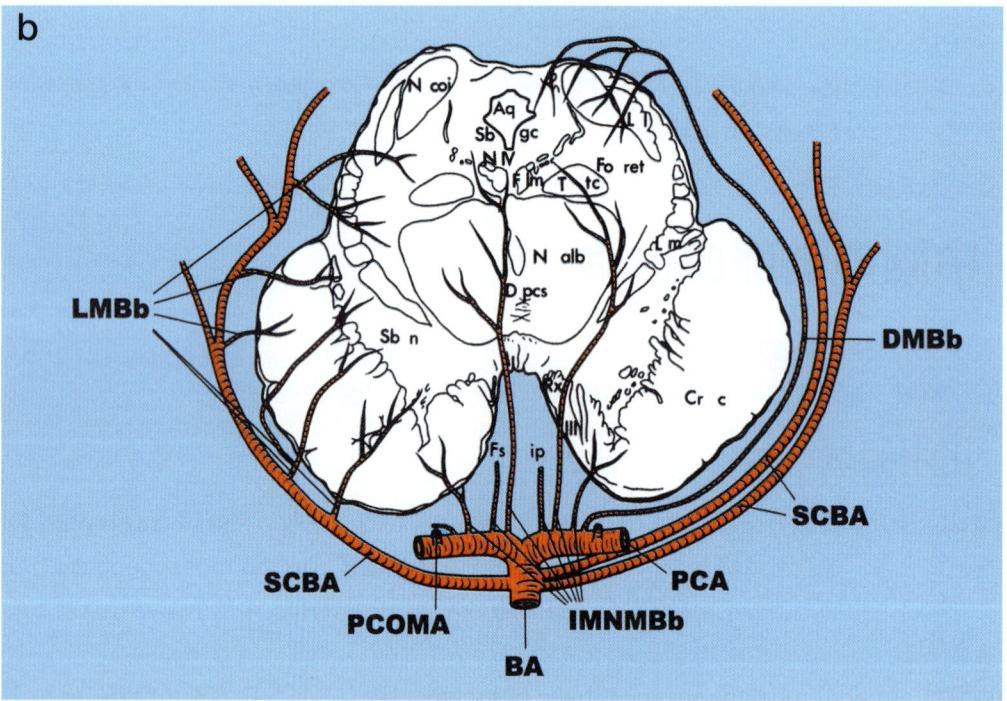

**図12-3 中脳の動脈血供給**

a，b：中脳上丘（a）・中脳下丘（b）レベルの横断面．中脳は3領域に分けられる．それは正中領域 median area・外側領域 lateral area・背側領域 dorsal area である．

| | | |
|---|---|---|
| BA | 脳底動脈 | basilar artery *A. basilaris* |
| DMBb | 背側中脳枝 | dorsal mesencephalic branches *Rami mesencephalici dorsales* |
| | （中脳蓋枝 | tectum mesencephalici branches *R. tecti mesencephalici*） |
| IMNMBb | 下正中中脳枝 | interior median mesencephalic branches *Rami mesencephalici mediani inferiores* |
| LMBb | 外側中脳枝 | lateral mesencephalic branches *Rami mesencephalici laterales* |
| PCA | 後大脳動脈 | posterior cerebral artery *A. cerebri posterior* |
| PCOMA | 後交通動脈 | posterior communicating artery *A. communicans posterior* |
| SCBA | 上小脳動脈 | superior cerebellar artery *A. cerebelli superior* |
| SMNMBb | 上正中中脳枝 | superior median mesencephalic branches *Rami mesencephalici mediani superiores* |

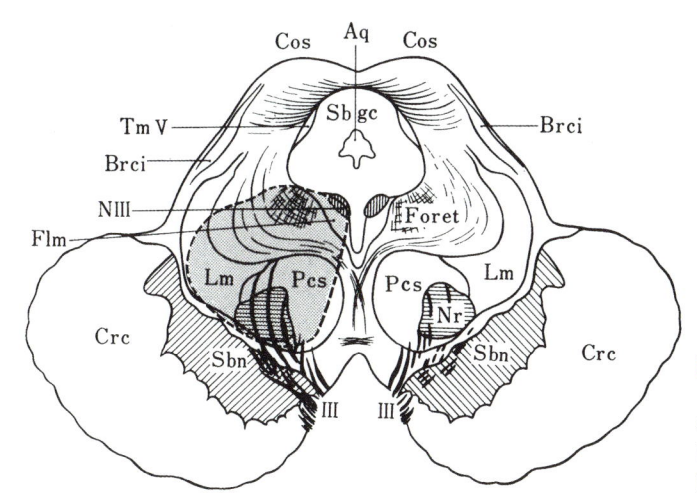

### 図 12-4　下正中中脳枝の領域の病変
[Dejerine, 1914（出典 c）]

中脳の横断面．下正中中脳枝 inferior median mesencephalic branches の領域に一致した病変分布を示す例がある．臨床的には Claude 症候群を呈する．

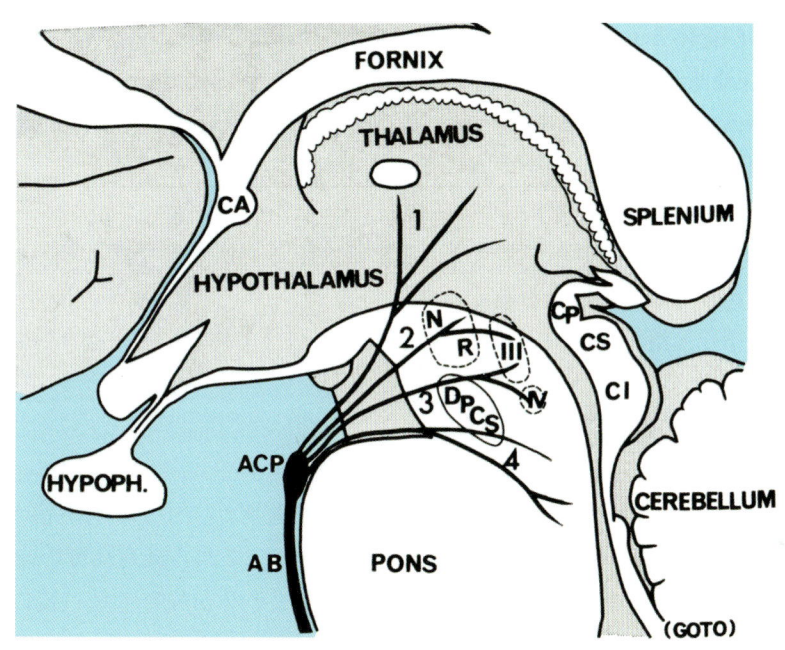

### 図 12-5　後有孔質を経る動脈

間脳・中脳・橋の正中矢状断面の概念図．後有孔質を経る動脈 arteries into the posterior perforated substance は正中枝に属し，4 群に分類できる（1～4）．

1. 後内側中心枝　posterior medial central branches　*Rami centrales mediales posteriores*
   （Foix 視床穿通動脈　thalamoperforating arteries of Foix）
2. 上正中中脳枝　superior median mesencephalic branches　*Rami mesencephalici mediani superiores*
3. 下正中中脳枝　inferior median mesencephalic branches　*Rami mesencephalici mediani inferiores*
4. 上橋被蓋枝　superior pontine tegmental branches　*Rami tegmentales pontis superiores*

し（図 12-4），これを Claude 症候群と呼ぶ．

　上記の分布領域のほかに，大脳脚の内側端は正中中脳枝の一部が分布しているので，これも正中領域に入る（図 12-3）．

　中脳の上端部では，間脳に分布する後内側中心枝で養われる正中領域があり，後有孔質から入ると赤核と乳頭体の間を通って間脳に入る際に，赤核上端部をはじめ，その付近の中脳正中領域に分布する（図 12-5）．

　中脳下端部でも上端部と同じように，橋被蓋に分布する正中橋枝の 1 つの上橋被蓋枝（後述）によって

養われる正中領域（主に上小脳脚交叉の一部分）がある（図 12-5）． 　　　（**余録 12-1** は下記参照）

## 外側領域

外側領域は中脳の外側面から入り込んでいる多数の小動脈で養われる．これらの動脈を**外側中脳枝 lateral mesencephalic branches** といい，中脳上部では後大脳動脈から，中脳下部では上小脳動脈からの分枝が分布している．ただし，中脳下部の腹側部分は後大脳動脈からの分枝で養われる部分がある．

この外側領域に含まれるものは大脳脚と黒質とのそれぞれ内側端を除いた部分，内側毛帯，下丘腕，網様体などがある（図 12-3）．

中脳の上端部では前脈絡叢動脈で養われる外側領域がわずかながらある．前脈絡叢動脈の項で述べたように，この動脈はもともと間脳と終脳に分布するものであるが，中脳では大脳脚・黒質・赤核などの上端部を養っている．

## 背側領域

背側領域は中脳蓋（四丘体ともいう）に相当していて，これには外側領域とは別の動脈が分布する．脚間窩槽で後大脳動脈の交通前部（ときに交通後部）から分岐する**背側中脳枝 dorsal mesencephalic branches**（中脳蓋枝 tectum mesencephalici branches とも呼ばれ，その本幹を四丘体動脈 quadrigeminal artery と異称する）が，中脳の周囲にある迂回槽の中を後方に走って中脳蓋の表面に達すると，多くの小枝に分かれて内部に入り，中脳の背側領域に分布している．

背側中脳枝には片側 2～3 本の枝があり，ほぼ上丘を養う枝と下丘を養う枝とに分けられる．下丘に分布する枝は上小脳動脈から分岐する場合もある．

背側領域には上丘・下丘・滑車神経根・滑車神経交叉などが含まれている（図 12-3）．

# 後有孔質を経る動脈

後大脳動脈 posterior cerebral artery の起始部から分岐する小動脈が，中脳の脚間窩から後有孔質を経て脳実質内に入り，間脳・中脳・橋のそれぞれ一部に分布している．これら後有孔質を経る動脈 arteries into the posterior perforated substance は 4 種類に分けられる[3)4)10)]．そのうち第 1 枝（後内側中心枝 posterior medial central branches）は間脳，第 2 枝（上正中中脳枝 superior median mesencephalic branches）と第 3 枝（下正中中脳枝 inferior median mesencephalic branches）は中脳，第 4 枝（正中橋枝 median pontine branches に分類される上橋被蓋枝 superior tegmental branches）は橋のそれぞれ正中領域に分布している

---

**余録 12-1** 　**正中中脳症候群**

中脳の正中領域の循環障害では正中中脳症候群 median mesencephalic syndromes がみられる．これには 2 つの症候群があり，いずれも後有孔質動脈症候群に含まれる（**余録 12-2**）．

**Benedikt 症候群**：上正中中脳枝の循環障害では，主として赤核・動眼神経核・動眼神経根が障害されるため，Benedikt 症候群 Benedikt's syndrome[12)]（赤核症候群 syndrome du noyau rouge）を呈する．その臨床症状として，病巣と反対側の企図振戦を伴う錐体外路性片麻痺 extrapyramidal hemiplegia，病巣側の動眼神経麻痺 oculomotor palsy/oculomotor paralysis（眼瞼下垂を含む）がみられる．第 5 章を参照のこと．

**Claude 症候群**（図 12-4）：下正中中脳枝の循環障害では，赤核下端・白核・動眼神経下部・動眼神経根・滑車神経核が侵されるため，Claude 症候群 Claude's syndrome[13)14)]（下赤核症候群 syndrome inférieur du noyau rouge）を呈する．臨床的には，病巣側の動眼神経麻痺，反対側の滑車神経麻痺 trochlear palsy/trochlear paralysis，共同運動障害（asynergy, ataxia, astasia, adiadochokinesis）などがみられる．

Moritz Benedikt（1835-1920）はハンガリー出身のオーストリアの神経内科医・神経病理学者．Henri Jules Claude（1869-1945）はフランスの精神科医・神経内科医．

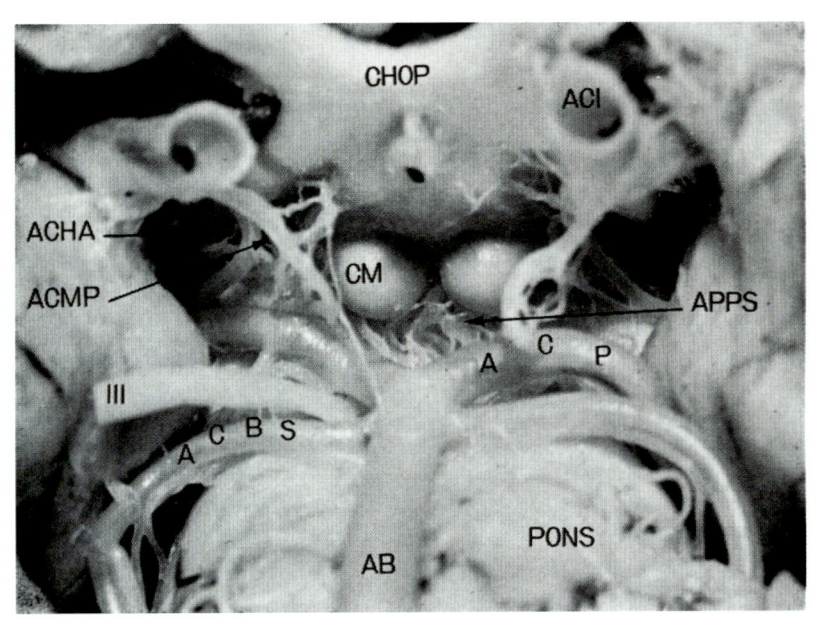

図12-6　後有孔質を経る動脈

脳の底面．

| | | | |
|---|---|---|---|
| III | 動眼神経 oculomotor nerve *N. oculomotorius* | ACP | 後大脳動脈 posterior cerebral artery *A. cerebri posterior* |
| AB | 脳底動脈 basilar artery *A. basilaris* | APPS | 後有孔質を経る動脈 arteries into the posterior perforated substance |
| ACBS | 上小脳動脈 superior cerebellar artery *A. cerebelli superior* | | |
| ACHA | 前脈絡叢動脈 anterior chorioidal artery/anterior choroidal artery *A. chorioidea anterior* | CHOP | 視交叉 optic chiasma/optic chiasm *Chiasma opticum* |
| ACI | 内頚動脈 internal carotid artery *A. carotis interna* | CM | 乳頭体 mamillary body/mammillary body *Corpus mamillare* |
| ACMP | 後交通動脈 posterior communicating artery *A. communicans posterior* | PONS | 橋 pons *Pons* |

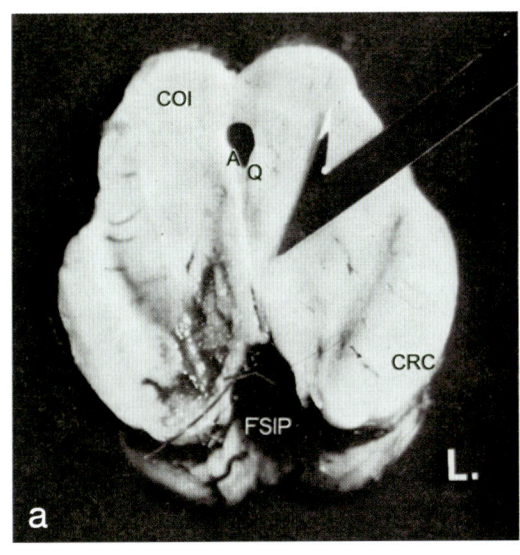

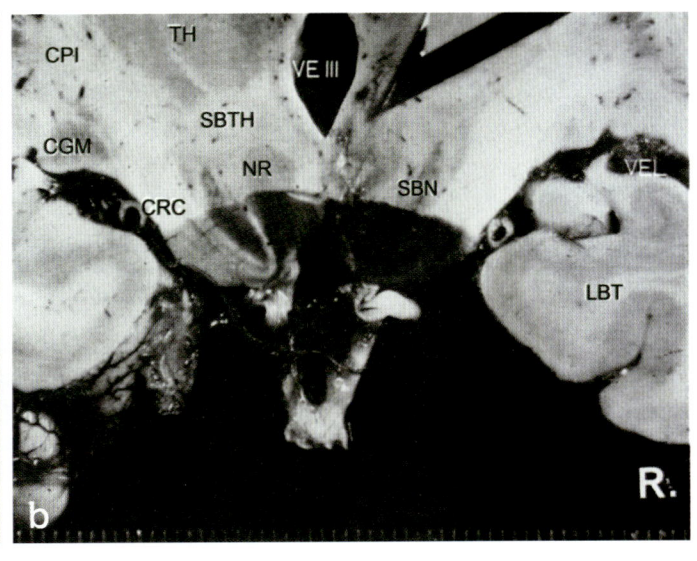

図12-7　後有孔質動脈症候群

a：中脳の横断面（当時 近畿大学医学部第二病理，橋本重夫教授より提供）．45歳男性．複視を訴え，右動眼神経麻痺と左半身の失調症がみられ，Claude症候群の診断で加療した．発症後1カ月で意識障害が出現し，昏睡状態となって死亡した．剖検では中脳正中領域から視床内側核下部にかけての梗塞巣（↑）がみられた．後有孔質を経る動脈 arteries into the posterior perforated substance の右第1〜3枝にわたる梗塞である．

b：中脳・間脳の前額断面（当時 近畿大学医学部第二病理，橋本重夫教授より提供）．45歳男性．後有孔質を経る動脈 arteries into the posterior perforated substance の右第1〜3枝にわたる梗塞である．

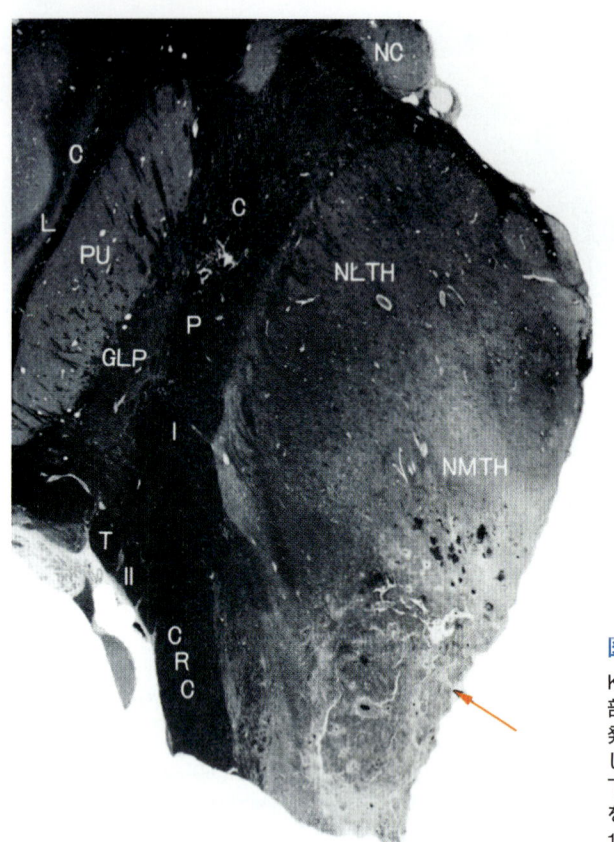

**図12-8 後有孔質動脈症候群の切片**

Klüver-Barrera 法．中脳・間脳の前額断面切片（当時 九州大学医学部脳研病理，立石 潤教授より提供）．37 歳男性．まず複視を訴え，発症の 1 カ月後から両側の眼球運動障害と右半身の運動障害が出現した．2 カ月半後に死亡．剖検では，中脳正中領域から視床内側核下部にかけて小出血斑を伴った梗塞巣（↑）がみられた．後有孔質を経る動脈 arteries into the posterior perforated substance の左第 1 枝と左右第 2～4 枝の梗塞である．

（図 12-5，12-6）．したがって，これらの動脈はすべて正中枝 median branch に分類される．その詳細は，第 1 枝については間脳（第 11 章），第 2 枝と第 3 枝については中脳，第 4 枝については橋の動脈血供給の項を参照してほしい．

後有孔質を経る動脈あるいはその一部が血管障害を起こしたものについて，後藤[3)4)10)]は後有孔質動脈症

---

**余録 12-2　後有孔質動脈症候群**

後有孔質を経る動脈は，いずれも正中領域に分布している．後藤[3)4)10)]はこれら後有孔質を経る動脈を連続切片により観察して，①後内側中心枝（Foix 視床穿通動脈[1)]）・②上正中中脳枝・③下正中中脳枝・④上橋被蓋枝の 4 種類に分類し，さらに「後有孔質を経る動脈の循環障害による症候」に対しては後有孔質動脈症候群 syndromes of arteries into the posterior perforated substance という包括的呼称を提唱してきた．その部分症として Foix 視床穿通動脈症候群（①の循環障害）・Benedikt 症候群（②の循環障害）・Claude 症候群（③の循環障害）・上橋被蓋症候群（④の循環障害）の 4 つが存在し，それら症候のいくつかの組み合わせあるいは 4 つ全てがみられ得る．以下にそれぞれの症候を記載する．

Foix 視床穿通動脈症候群 syndrome of the thalamoperforating arteries of Foix は小脳症状（dysmetry, adiadochokinesis など）・眼振を呈する（Chiray-Foix-Nicolesco 症候群 Chiray-Foix-Nicolesco syndrome[15)16)]（上赤核症候群 syndrome supérieur du noyau rouge）はその部分症）．Benedikt 症候群 Benedikt's syndrome[12)]は動眼神経麻痺のほか，企図振戦を伴う錐体外路性片麻痺を呈する（余録 12-1）．Claude 症候群 Claude's syndrome[13)14)]は動眼神経麻痺・滑車神経麻痺・小脳症状（asynergy, ataxia, astasia, adiadochokinesis など）を呈する（余録 12-1）．上橋被蓋症候群 superior pontine tegmental syndrome は Raymond-Céstan 症候群 Raymond-Céstan syndrome[17)]（余録 12-3）に含まれるもので，小脳症状・仮性球麻痺・中枢性顔面神経麻痺を呈する．

そのほか，網様体の障害による意識障害が特徴的で，無動性無言 akinetic mutism が観察されることもある（図 12-7，12-8）．具体的な症例は第 20 章を参照のこと．

なお，両側傍正中視床梗塞症候群 syndrome of bilateral paramedian thalamic infarction[18)]（左右①の循環障害）や中脳動脈症候群 syndrome of the mesencephalic artery[19)]（②③の循環障害）は後有孔質動脈症候群の一種であり，脳底動脈先端症候群 top of the basilar syndrome[20)]は後大脳動脈の循環障害をも含み得る広範かつ曖昧な概念である．

候群 syndromes of arteries into the posterior perforated substance という包括的呼称を 1971 年から提唱してきた．後有孔質動脈症候群については図 12-7, 12-8 に剖検例を呈示した．さらに，第 5 章と第 11 章にも症例がある．前述した上正中中脳枝および下正中中脳枝の循環障害もまた，後有孔質動脈症候群の一種である．

(**余録 12-2** は 242 頁参照)

# 橋の動脈血供給

　橋 Pons は脳底動脈・上小脳動脈・前下小脳動脈・後下小脳動脈・椎骨動脈・迷路動脈などで養われている．

　動脈支配の上から橋は正中領域・外側領域・背側領域の 3 領域に分けられる．また，上下方向でも動脈分布の形態に差があるので，おのおの脳幹の長軸方向に 3 つの領域に分けて，吻側から順に上部領域・中部領域・下部領域として説明をしたい（図 12-9）．

## ■ 正中領域 ■

　橋の正中領域では，橋底部（橋腹側部）と橋被蓋（橋背側部）で動脈血供給の様子が異なる．ここでは，連続切片で追求した所見を述べることにする（図 12-10, 12-11）．

　上部領域は橋のほぼ上半分に相当していて，その橋底部では脳底動脈から分かれる正中橋枝 median pontine branches が脳底溝の部分から橋の内部に入り込んでいる．ところが，橋被蓋には後大脳動脈の交通前部から分岐した正中橋枝が，脚間窩の後有孔質のもっとも尾側の部分を経て橋被蓋と橋底部の境界を後下方に下がり，この領域に血液を供給している．

　橋の上半分の正中領域に分布するこれらの 2 枝には以前には名称がなかったので，それぞれを**上橋底枝** superior basilar branches，**上橋被蓋枝** superior tegmental branches と呼ぶことにしている（図 12-5, 12-9, 12-10, 12-11）．

　Dejerine[9] によれば，臨床的に上橋底枝の分布領域に一致した症候を示すものが存在する（図 12-12）．第 5 章と図 12-13 には上橋底枝の循環障害の剖検例を呈示した．一方，前述したように上橋被蓋枝（後有孔質を経る動脈の第 4 枝）の循環障害では，臨床的に Raymond-Céstan 症候群を呈する．さらに Dejerine[9] によれば，上橋底枝と上橋被蓋枝の 2 つの領域に一致した症候がみられることもあり得る（図 12-14）．

　橋の下半分を 2 つに分けて中部領域と下部領域とすると，中部領域では橋底部と橋被蓋とが同じ枝で栄養されている．この枝を**中橋枝** middle pontine branches とする（図 12-9c, 12-10）．これは脳底動脈から分かれるとすぐに脳底溝の部分から橋の内部に入り，橋底部を貫いてこれを養い，橋被蓋に分布して第 4 脳室底の灰白質にまで達する．

　下部領域の動脈血供給は上部領域と類似している．橋底部と橋被蓋は動脈血供給が異なっており，前者

---

**余録 12-3** **Raymond-Céstan 症候群**

　Raymond と Céstan[17] の原著では結核腫が橋上部被蓋にみられた．橋底部の破壊がわずかなので，四肢麻痺はあっても軽度である．上小脳脚交叉と中心被蓋路の傷害により，両側性の小脳症状と，発症の数日後から口蓋ミオクローヌス palatal myoclonus が現われる（Guillain-Mollaret 三角の破壊）．Raymond-Céstan 症候群 Raymond-Céstan syndrome を呈する例のうち，上橋被蓋枝の循環障害ならば上橋被蓋症候群 superior pontine tegmental syndrome と呼ぶ（**余録 12-2**）．外側橋枝の分布領域にまで病巣が拡大すれば，脊髄視床路や内側毛帯の傷害により反対側の知覚障害が現われる．

　Raymond と Céstan の原著に記載はないが，本病巣では皮質核路のうちの顔面神経核に投射する交叉神経線維のみが傷害され，両側顔面の下半分の麻痺（両側性中枢性顔面神経麻痺 bilateral central facial palsy）が起きる[21]．

　Fulgence Raymond（1844-1910）はフランスの神経内科医で，臨床神経学の創始者 Jean Martin Charcot（1825-1893, **抄伝 11-1**）の弟子．Étienne Jacques Marie Raymond Céstan（1872-1934）もフランスの神経内科医．

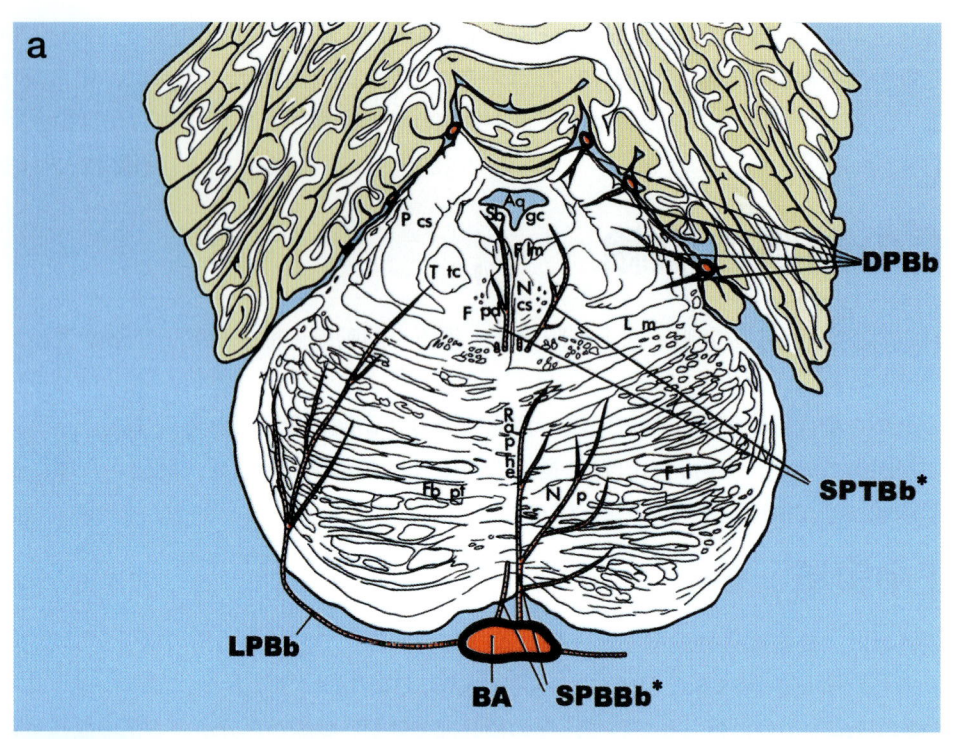

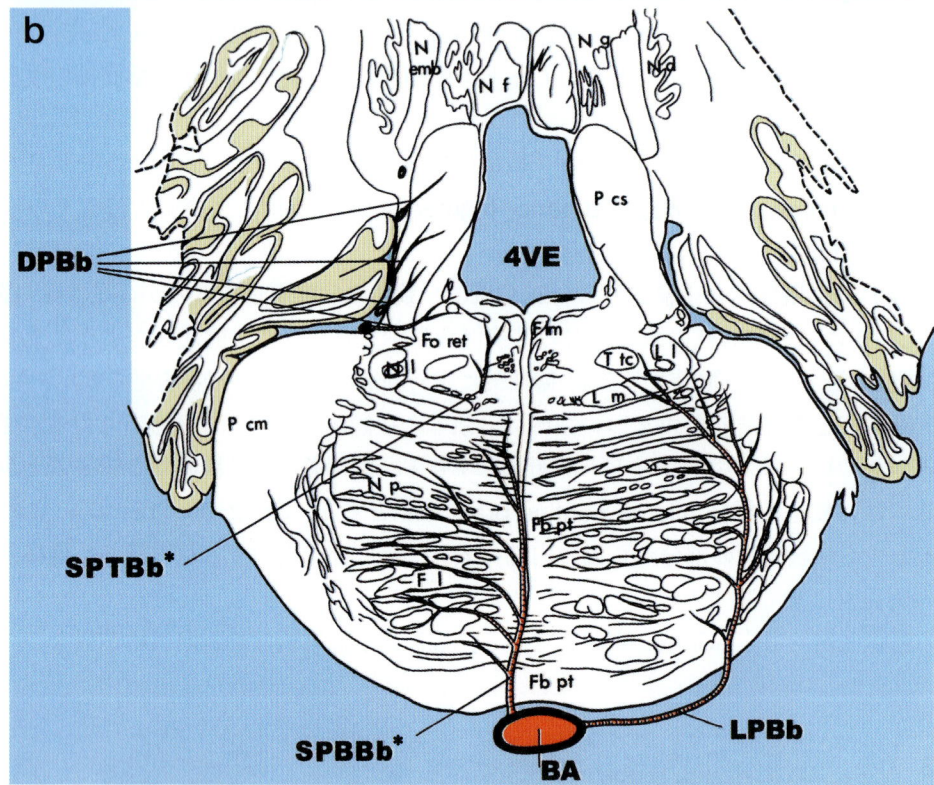

第Ⅱ部　脳・脊髄血管の解剖学　Part II　Anatomy of Cerebrospinal Vessels

#### 図 12-9　橋の動脈血供給

a，b：橋上部の横断面．橋は 3 領域に分けられる．それは正中領域 median area・外側領域 lateral area・背側領域 dorsal area である．ちなみに，脳底動脈から分岐して橋の表面を外側へ走行する動脈をかつて橋枝 Rami ad pontem と呼んだが，明確な定義はない．

| | | |
|---|---|---|
| 4VE | 第 4 脳室 | 4th ventricle *Ventriculus quartus* |
| BA | 脳底動脈 | basilar artery *A. basilaris* |
| DPBb | 背側橋枝 | dorsal pontine branches *Rami pontis dorsales* |
| LPBb | 外側橋枝 | lateral pontine branches *Rami pontis laterales* |
| SPBBb | 上橋底枝 | superior pontine basilar branches *Rami basilares pontis superiores* |
| SPTBb | 上橋被蓋枝 | superior pontine tegmental branches *Rami tegmentales pontis superiores* |
| ＊ | 正中橋枝 | median pontine branches *Rami pontis mediani* |

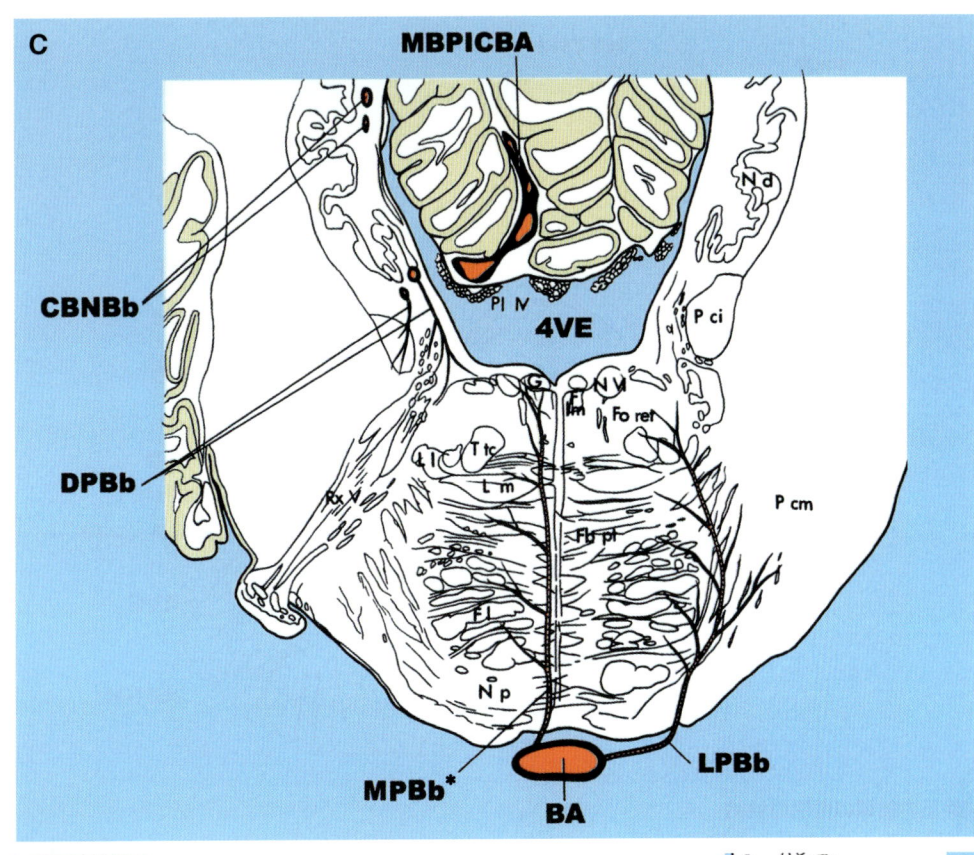

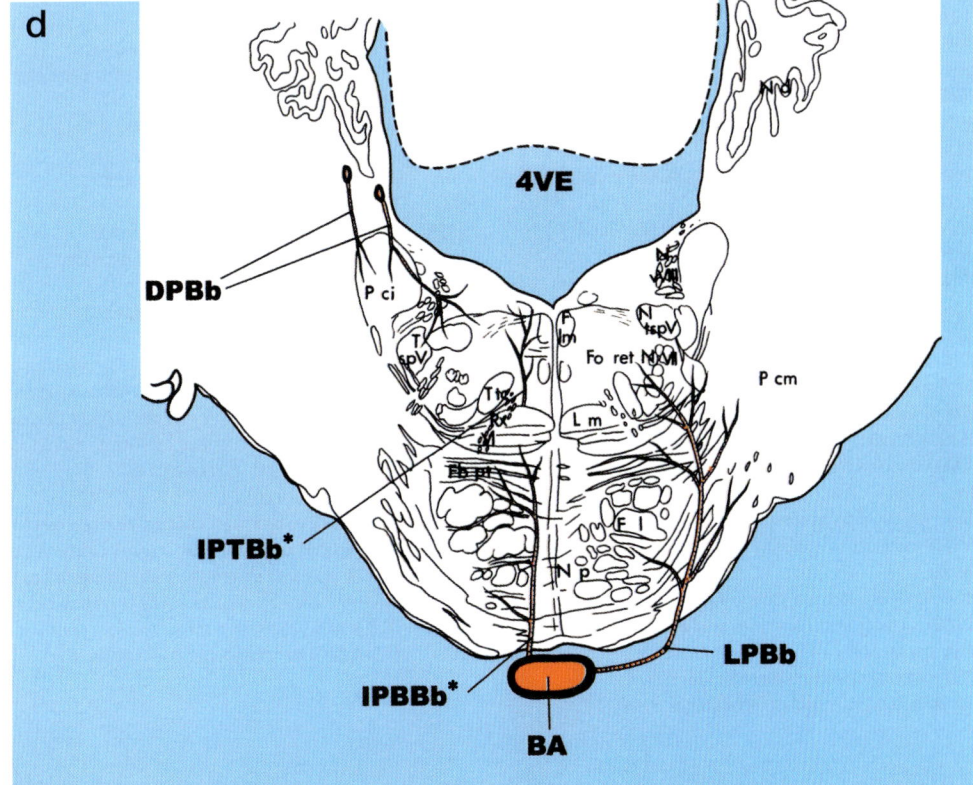

c，d：橋中部（c）・橋下部（d）の横断面．橋は3領域に分けられる．それは正中領域 median area・外側領域 lateral area・背側領域 dorsal area である．

| | | | |
|---|---|---|---|
| 4VE | 第4脳室 4th ventricle *Ventriculus quartus* | IPTBb | 下橋被蓋枝 inferior pontine tegmental branches *Rami tegmentales pontis inferiores* |
| BA | 脳底動脈 basilar artery *A. basilaris* | | |
| CBNBb | 小脳核枝 cerebellar nuclear branches *Rami nucleori cerebellares* | LPBb | 外側橋枝 lateral pontine branches *Rami pontis laterales* |
| | | MPBb | 中橋枝 middle pontine branches *Rami pontis medii* |
| DPBb | 背側橋枝 dorsal pontine branches *Rami pontis dorsales* | MBPICBA | 後下小脳動脈の内側枝 medial branch of posterior inferior cerebellar artery *A. cerebelli inferior posterior [R. medialis]* |
| IPBBb | 下橋底枝 inferior pontine basilar branches *Rami basilares pontis inferiores* | | |
| | | ＊ | 正中橋枝 median pontine branches *Rami pontis mediani* |

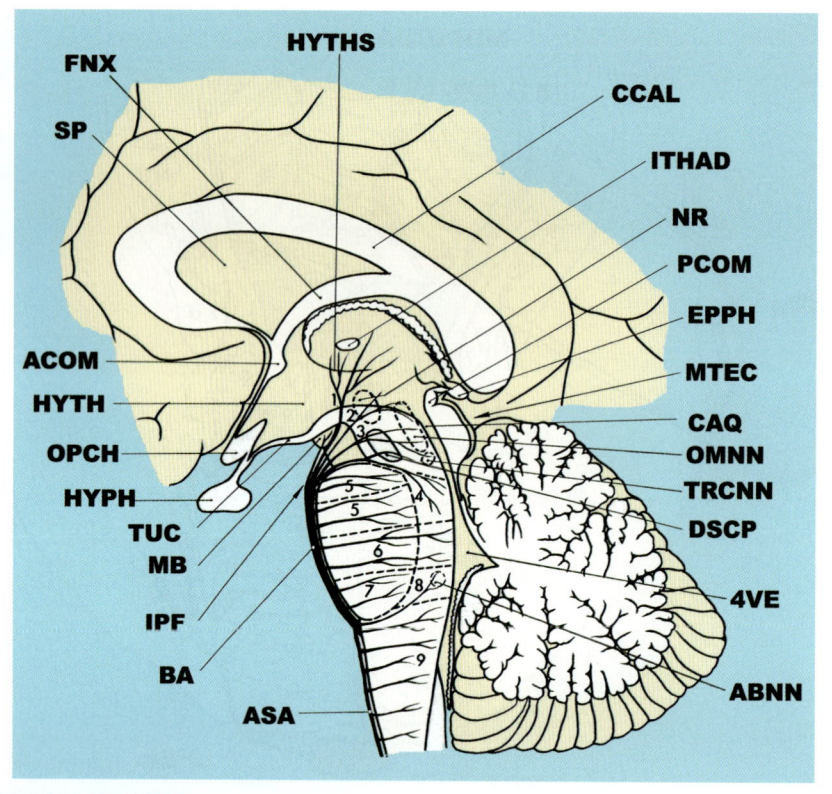

### 図 12-10　脳幹正中領域の動脈血供給

正中矢状断面．後有孔質を経る動脈 arteries into the posterior perforated substance（1〜4）は後有孔質に入る正中枝の総称である．
正中橋枝 median pontine branches（4〜8）は橋の正中枝の総称である．

| | | | | |
|---|---|---|---|---|
| 1 | 後内側中心枝 posterior medial central branches *Rami centrales mediales posteriores*（Foix 視床穿通動脈 thalamoperforating arteries of Foix） | | CCAL | 脳梁 corpus callosum *Corpus callosum* |
| 2 | 上正中中脳枝 superior median mesencephalic branches *Rami mesencephalici mediani superiores* | | DSCP | 上小脳脚交叉 decussation of superior cerebellar peduncle *Decussatio pedunculorum cerebellarium superiorum* |
| 3 | 下正中中脳枝 inferior median mesencephalic branches *Rami mesencephalici mediani inferiores* | | EPPH | 松果体 epiphysis *Epiphysis cerebri*（pineal gland *Glandula pinealis*）（pineal body *Corpus pineale*） |
| 4 | 上橋被蓋枝 superior pontine tegmental branches *Rami tegmentales pontis superiores* | | FNX | 脳弓 fornix *Fornix* |
| 5 | 上橋底枝 superior pontine basilar branches *Rami basilares pontis superiores* | | HYPH | 下垂体 hypophysis *Hypophysis cerebri*（pituitary gland *Glandula pituitaria*）（pituitary body） |
| 6 | 中橋枝 middle pontine branches *Rami pontis medii* | | HYTH | 視床下部 hypothalamus *Hypothalamus* |
| 7 | 下橋底枝 inferior pontine basilar branches *Rami basilares pontis inferiores* | | HYTHS | 視床下溝 hypothalamic sulcus *Sulcus hypothalamicus* |
| 8 | 下橋被蓋枝 inferior pontine tegmental branches *Rami tegmentales pontis inferiores* | | IPF | 脚間窩 interpeduncular fossa *Fossa interpeduncularis* |
| 9 | 正中延髄枝 median medullary branches *Rami medullares mediani* | | ITHAD | 視床間橋 interthalamic adhesion *Adhesio interthalamica* |
| 4VE | 第4脳室 4th ventricle *Ventriculus quartus* | | MB | 乳頭体 mamillary body/mammillary body *Corpus mamillare* |
| ABNN | 外転神経核 abducens nucleus/abducent nerve *Nucleus nervi abducentis* | | MTEC | 中脳蓋 mesencephalic tectum *Tectum mesencephali* |
| ACOM | 前交連 anterior commissure *Commissura anterior* | | NR | 赤核 nucleus ruber *Nucleus ruber*（red nucleus） |
| ASA | 前脊髄動脈 anterior spinal artery *A. spinalis anterior* | | OMNN | 動眼神経核 oculomotor nucleus *Nucleus nervi oculomotorii* |
| BA | 脳底動脈 basilar artery *A. basilaris* | | OPCH | 視交叉 optic chiasma/optic chiasm *Chiasma opticum* |
| CAQ | 中脳水道 cerebral aqueduct *Aqueductus cerebri*（Sylvius 水道 Sylvian aqueduct *Aqueductus Sylvii*） | | PCOM | 後交連 posterior commissure *Commissura posterior* |
| | | | SP | 透明中隔 septum pellucidum *Septum pellucidum* |
| | | | TRCNN | 滑車神経核 trochlear nucleus *Nucleus nervi trochlearis* |
| | | | TUC | 灰白隆起 tuber cinereum *Tuber cinereum* |

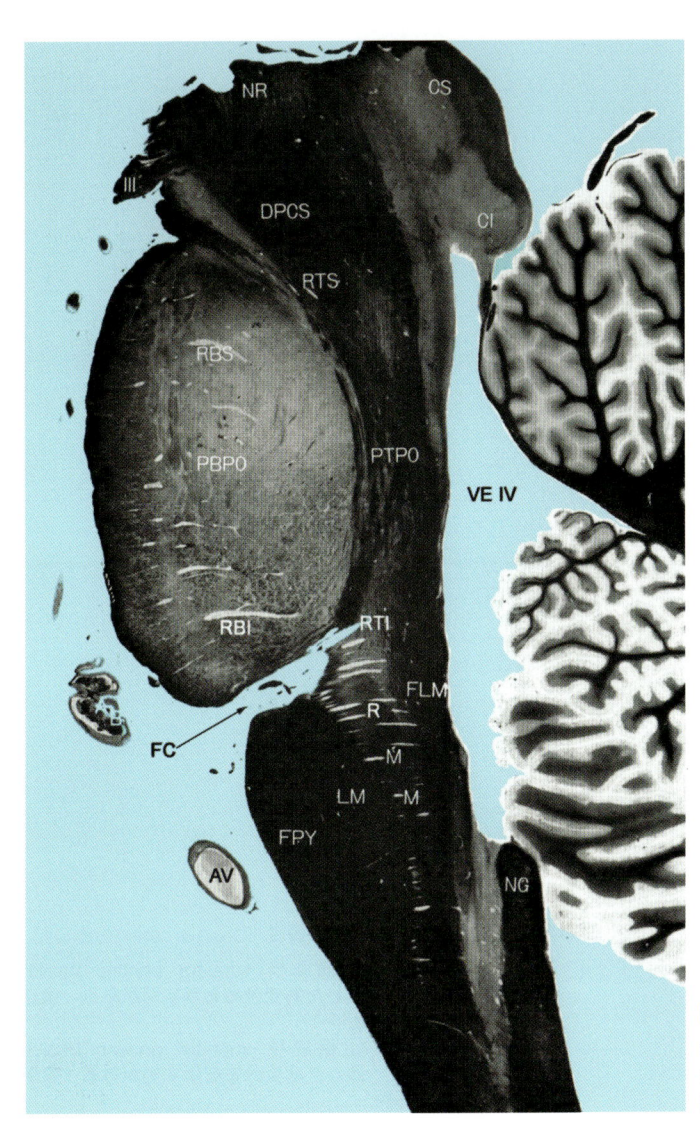

**図12-11 脳幹の正中枝**
Pal-Carmine法．脳幹の正中矢状断面切片．正中橋枝 median pontine branches と正中延髄枝 median medullary branches が観察できる．

へは脳底溝から，後者へは盲孔を通じていずれも脳底動脈から分かれた細枝が背方に向かって走って，これらの領域に動脈血を供給している．これらの枝をそれぞれ**下橋底枝 inferior basilar branches**，**下橋被蓋枝 inferior tegmental branches** と呼ぶことにしている（図12-9d，12-10，12-11）．

Dejerine[9]によれば，臨床的に下橋底枝・下橋被蓋枝の2つの領域に一致した症候がみられることもあり得る（図12-15）．

以上述べてきた枝はいずれも橋正中領域に分布する正中橋枝 median pontine branches であるが，いささか繁雑になったのでこれを整理してみると，表12-1のようになる．

次に，橋正中領域に含まれる構造物については，橋底部では上部・中部・下部領域による差が少ないが，橋被蓋では各領域で，とりわけ下部領域で異なっている．

橋底部の正中領域では，縦束（皮質脊髄路＋皮質核路＋皮質橋路）の内側部分，横橋線維および橋核の内側部分などのほか，下部領域では外転神経根がある．

橋被蓋の正中領域では，網様体の内側部分と内側縦束は上部・中部・下部の全領域にみられるが，そのほかの構造物は部位によって異なっている．

上部領域では縦束の背内側の部分（Riley[11]によれば皮質核路が通るという）が上橋被蓋枝で養われ，中部から下部領域では外転神経核，外転神経根，顔面神経膝および台形体が中枝または下橋被蓋枝の領域であり，下部領域では内側毛帯が下橋被蓋枝の供給下にある．

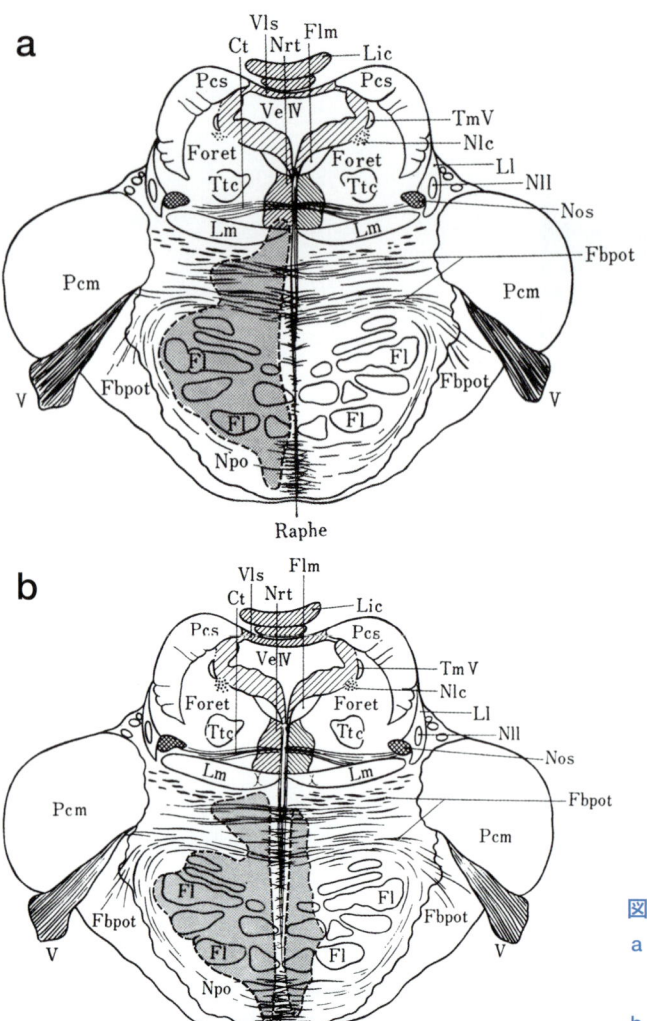

**図12-12　上橋底枝の領域の病変** [Dejerine, 1914（出典 c）]

a：橋上部の横断面．上橋底枝 superior pontine basilar branches の領域に一致した病変分布を示す例がある．病変が正中面を超えない例．

b：橋上部の横断面．上橋底枝 superior pontine basilar branches の領域に一致した病変分布を示す例がある．病変が正中面を超える例．

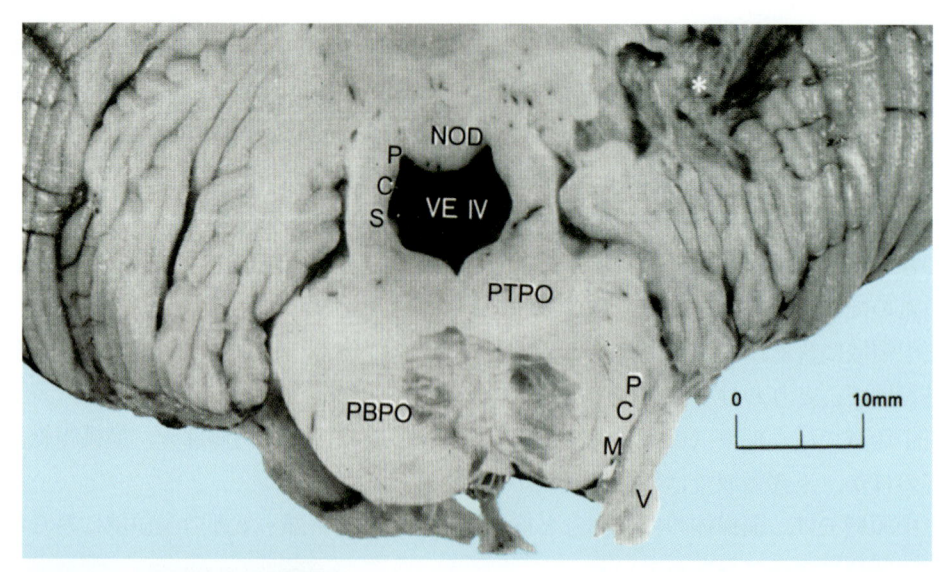

**図12-13　上橋底枝の循環障害**

橋の横断面（当時　日本大学医学部第二病理，登坂　朗博士より提供）．26歳男性．脳底動脈血栓症 basilar artery thrombosis による正中橋枝 median pontine branches の循環障害．本図では上橋底枝 superior pontine basilar branches の領域が梗塞を呈している．上小脳動脈の中間枝の領域にも別の血栓による梗塞巣（＊）がある．

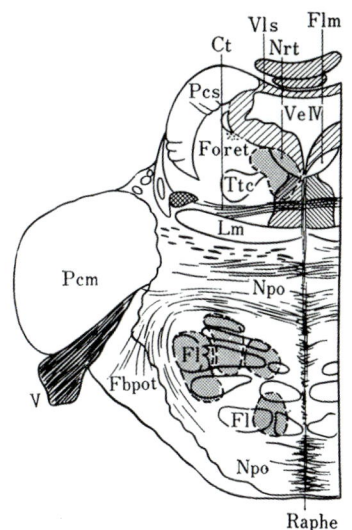

**図 12-14　上橋底枝・上橋被蓋枝の領域の病変** [Dejerine, 1914（出典 c）]

橋上部の横断面．上橋底枝 superior pontine basilar branches と上橋被蓋枝 superior pontine tegmental branches の 2 領域のいずれにも小病変を有する例がある．

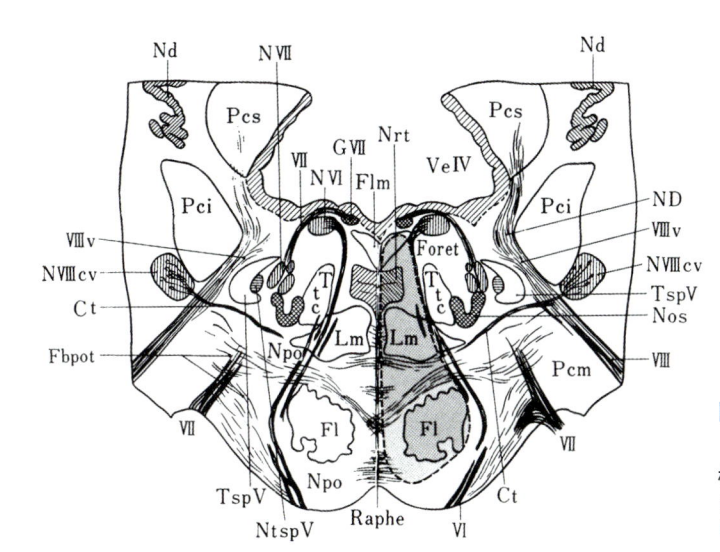

**図 12-15　下橋底枝・下橋被蓋枝の領域の病変**
[Dejerine, 1914（出典 c）]

橋下部の横断面．下橋底枝 inferior pontine basilar branches と下橋被蓋枝 inferior pontine tegmental branches の 2 領域に一致した病変分布を示す例がある．

表 12-1　正中橋枝の分類

| 領域 | 部位 | 分岐元 | 正中橋枝 median pontine branches<br>*Rami pontis mediani* |
|---|---|---|---|
| 橋正中領域の上半分<br>上部領域 | 橋底部 | 脳底動脈 | 上橋底枝 superior pontine basilar branches<br>*Rami basilares pontis superiores* |
|  | 橋被蓋 | 後大脳動脈<br>あるいは脳底動脈 | 上橋被蓋枝 superior pontine tegmental branches<br>*Rami tegmentales pontis superiores* |
| 橋正中領域の下半分<br>中部領域 |  | 脳底動脈 | 中橋枝 middle pontine branches *Rami pontis medii* |
| 下部領域 | 橋底部 | 脳底動脈 | 下橋底枝 inferior pontine basilar branches<br>*Rami basilares pontis inferiores* |
|  | 橋被蓋 | 脳底動脈 | 下橋被蓋枝 inferior pontine tegmental branches<br>*Rami tegmentales pontis inferiores* |

　原発性橋出血は被蓋橋底型と被蓋型に分けられるが，そのうち被蓋橋底型の責任血管は正中橋枝である（第 5 章）．　　　　　　　　　　　　　　　　　　　　　　　　　　　　**（余録 12-3** は 243 頁参照）

## ■　外側領域　■

　橋の外側領域になると，正中領域にみられたような動脈血供給の特異性は少なくなる．

表12-2 外側橋枝の分類

| 領域 | 分岐元 | 外側橋枝 lataral pontine branches<br>*Rami pontis laterales* |
|---|---|---|
| 橋外側領域の上半分<br>上部領域 | 上小脳動脈<br>あるいは脳底動脈 | 上外側橋枝 superior lateral pontine branches<br>*Rami pontis laterales superiores* |
| 橋外側領域の下半分<br>中部領域 | 脳底動脈 | 中外側橋枝 middle lataral pontine branches<br>*Rami pontis laterales medii* |
| 下部領域 | （不定）＊ | 下外側橋枝 inferior lataral pontine branches<br>*Rami pontis laterales inferiores* |

＊ 前下小脳動脈，迷路動脈，前下小脳動脈と迷路動脈の共通枝，脳底動脈など

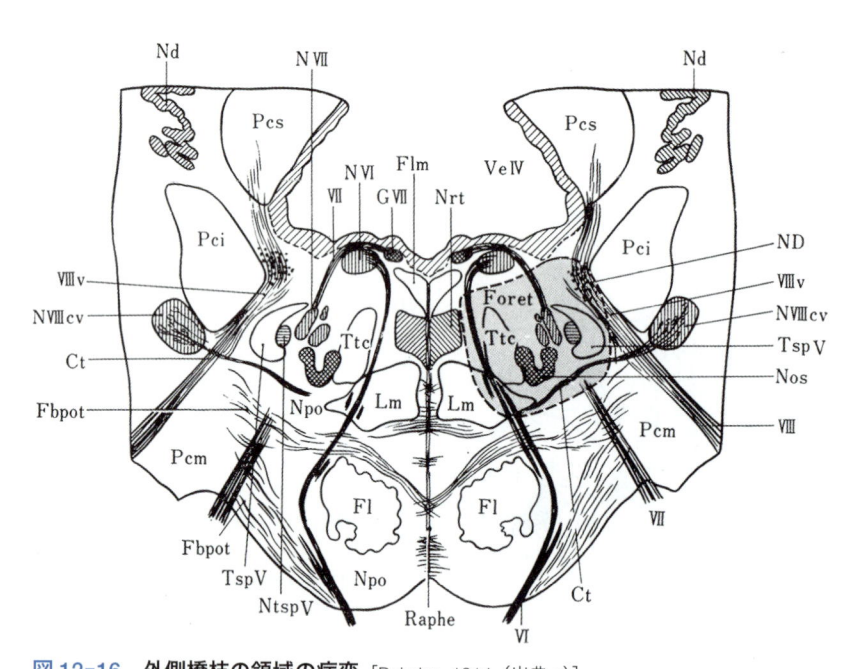

図12-16 外側橋枝の領域の病変 ［Dejerine, 1914（出典 c）］
橋下部の横断面．外側橋枝 lateral pontine branches の領域の一部（深部）に一致した病変分布を示す例がある．

橋底部と橋被蓋とは同じ枝で養われ，前者では外側部分，後者ではその腹外側部分に分布している（図12-9）．この枝も呼名がなかったので**外側橋枝 lateral pontine branches** と名づけている．

上部領域では，外側橋枝は上小脳動脈あるいは脳底動脈から分岐し，橋外側領域へ分布する．中部領域では，外側橋枝は脳底動脈から分かれ橋表面を外方に1〜2 cm走ってから橋外側領域を栄養している．下部領域では，外側橋枝は前下小脳動脈，迷路動脈，前下小脳動脈と迷路動脈の共通枝，脳底動脈などから分岐している．ちなみに，外側橋枝のうち脳底動脈から分岐するものをかつて橋枝 *Rami ad pontem* と呼称したが，明確な定義があるわけではない（混乱をきたすので使用しない方がよい）．それぞれの外側橋枝の分布を整理してみると，表12-2 のようになる．

橋外側領域に含まれる構造物は縦束の外側部分，橋核の外側部分，横橋線維の一部分，中小脳脚，内側毛帯と台形体，中心被蓋路，外側毛帯，網様体の腹外側部分などがある．また，橋上部領域から中部領域にかけては三叉神経根が，橋下部領域では顔面神経核・顔面神経根・三叉神経脊髄路・三叉神経脊髄路核が存在している．

Dejerine[9]によれば，臨床的に外側橋枝の分布領域の一部（深部）に一致した症候を示すものが存在する（図12-16）．

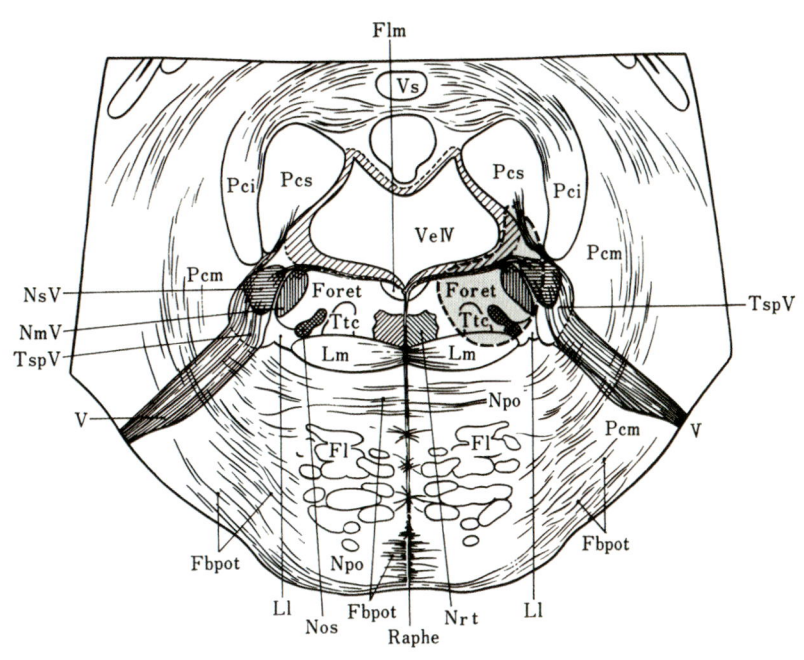

**図 12-17　背側橋枝の領域の病変**　[Dejerine, 1914（出典 c）]
橋中部の横断面．背側橋枝 dorsal pontine branches の領域に一致した病変分布を示す例がある．

　原発性橋出血は被蓋橋底型と被蓋型に分けられるが，そのうち被蓋型の責任血管は外側橋枝である（第5章）．
　　　　　　　　　　　　　　　　　　　　　　　　　　（**余録 12-4** は下記参照，**12-5** は 252 頁参照）

## ■　背側領域　■

　橋の背側領域は正中領域あるいは外側領域に比較すると小さな領域である．
　橋はもともと小脳とともに後脳の一部分であり，後脳の背側領域の大部分が小脳である．小脳の動脈血供給については第 13 章で取り上げるので，ここでは触れない．
　小脳以外の後脳，すなわち橋ではその背側領域は橋被蓋の背外側のきわめて小さな部分でしかない．そのほか，菱脳峡にある上小脳脚の一部もこの橋背側領域に含める．
　この小さな橋背側領域に分布する動脈は上小脳動脈の枝である．上小脳動脈の走行については第 13 章を参照してほしい．
　中脳の背側で上小脳動脈から分かれる枝に小脳核枝 nuclei cerebelli branches とともに上小脳脚と小脳の間に垂直に下がって歯状核門の腹側部分を通ってくる枝がある．これを**背側橋枝 dorsal pontine branches**（図 12-9）といい，これが橋の背側領域を養う．
　この領域に含まれる構造物としては，上小脳脚・外側毛帯の吻側部分・三叉神経中脳路・三叉神経中脳

### 余録 12-4　Millard-Gubler 症候群

　橋の下部領域外側部分の病巣によって，病巣側の顔面神経麻痺 oculomotor palsy/oculomotor paralysis・外転神経麻痺 abducens palsy/abducens paralysis と反対側の片麻痺を生じる．これが，原著の Millard-Gubler 症候群 Millard-Gubler syndrome（中交代性片麻痺 middle alternating hemiplagia）である．19 世紀中頃に脳幹の動脈分布形態の知識はなかったにもかかわらず，下外側橋枝の循環障害と推定できる脳幹梗塞の症例を 1856 年に Millard[22)23)] が初めて報告し，同じ頃に Gubler[24)] が詳細な観察を行っている．その後，Millard-Gubler 症候群は原著から離れて解釈が拡大されてしまい，今では様々な症候の組み合わせがある（**余録 12-5**）．
　Auguste Louis Jules Millard（1830-1915）と Adolphe Marie Gubler（1821-1879）はフランスの内科医．

路核・青斑核・三叉神経主知覚核・三叉神経運動核・下小脳脚・前庭神経核などがある．

Dejerine[9]によれば，臨床的に背側橋枝の分布領域に一致した症候を示すものが存在する（図 12-17）．

# 延髄の動脈血供給

延髄には，椎骨動脈・脳底動脈・前下小脳動脈・後下小脳動脈・前脊髄動脈・後脊髄動脈などの各動脈からの細枝が分布している．

動脈血供給という点から延髄は，正中領域・内側領域・外側領域・背側領域の4領域に分けることができる．

## 正中領域

延髄の正中領域を養うのは前正中裂に沿って走る前脊髄動脈で，延髄上端では脳底動脈や椎骨動脈から血液を供給されている．これらの動脈からほぼ直角に分岐して前正中裂の中に入る枝を**正中延髄枝 median medullary branches** と呼称する．この枝は縫線に沿って脳幹の軸に垂直にほぼ一定の間隔で背方に進み，延髄上端では第4脳室壁まで，延髄下端では中心管の周囲の中心灰白質までの部分を養っている（図 12-10，12-11，12-18）．

この領域に含まれる構造物には錐体束・内側毛帯と毛帯交叉・背前束・内側縦束・舌下神経核・舌下神経根・内側副オリーブ核・弓状核などがある．そのほか，延髄下端では錐体交叉もこの領域にある．

Dejerine[9]によれば，臨床的に正中延髄枝の分布領域に一致した症候を示すものが存在し（図 12-19），これを Dejerine 症候群と呼ぶ．図 12-20 には Dejerine 症候群を呈した正中延髄枝の循環障害の剖検例を呈示した．

（**余録 12-6** は下記参照）

## 内側領域

延髄では内側領域がある（図 12-18a）．この領域には脳底動脈・椎骨動脈・前下小脳動脈などの分枝が，延髄の前外側溝，オリーブ後溝あるいはオリーブの表面などから細い動脈が入っている．この枝は**内側延髄枝 medial medullary branches** で，主にオリーブ核に分布する．したがって，内側領域はオリーブ核の

---

**余録 12-5** 側方注視麻痺

Millard[22)23)] や Gubler[24] による Millard-Gubler 症候群（**余録 12-4**）の報告後，1859 年に側方注視麻痺 lateral gaze palsy を合併した症例を Foville[25] が呈示した（Millard-Gubler-Foville 症候群 Millard-Gubler-Foville syndrome）．一方では単独の側方注視麻痺のみを示す症例も存在し，これを後に Foville 症候群 Foville's syndrome と呼称するようになった．

すなわち，Foville 症候群は原著から離れて側方注視麻痺を指すようになって，中脳型・上橋型・下橋型の3型に分類された．Millard-Gubler-Foville 症候群は下橋型に相当する．下橋型の側方注視麻痺については，Foville 自身は内側縦束の障害とみなしたが，現在では傍正中橋網様体 paramedian pontine reticular formation（PPRF）の病巣と解釈する．

Achille Louis François Foville（1831-1887）はフランスの精神科医．

---

**余録 12-6** Dejerine 症候群

延髄の正中領域の循環障害は，臨床的に Dejerine 症候群 Dejerine's syndrome[9)26)]（正中延髄症候群 median medullary syndrome・舌下神経性交代性片麻痺 hypoglossal alternating hemiplegia・下交代性片麻痺 inferior alternating hemiplegia・オリーブ間症候群 interolivary syndrome ともいう）を呈する（図 12-19，12-20）．舌下神経核および舌下神経根などの傷による病巣側の舌下神経麻痺 hypoglossal palsy/hypoglossal paralysis のほかに，錐体路の傷による病巣と反対側の片麻痺，内側毛帯の傷による病巣と反対側の深部知覚障害などが観察される．両側性の病巣を認めることもある．

Joseph Jules Dejerine（1849-1917）はスイス出身のフランスの神経内科医．

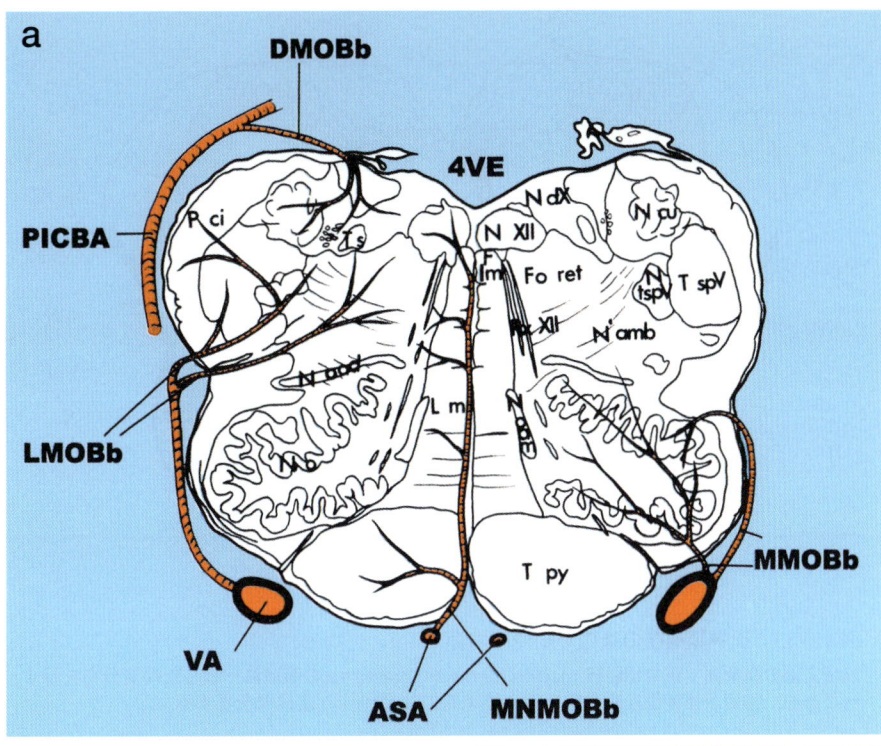

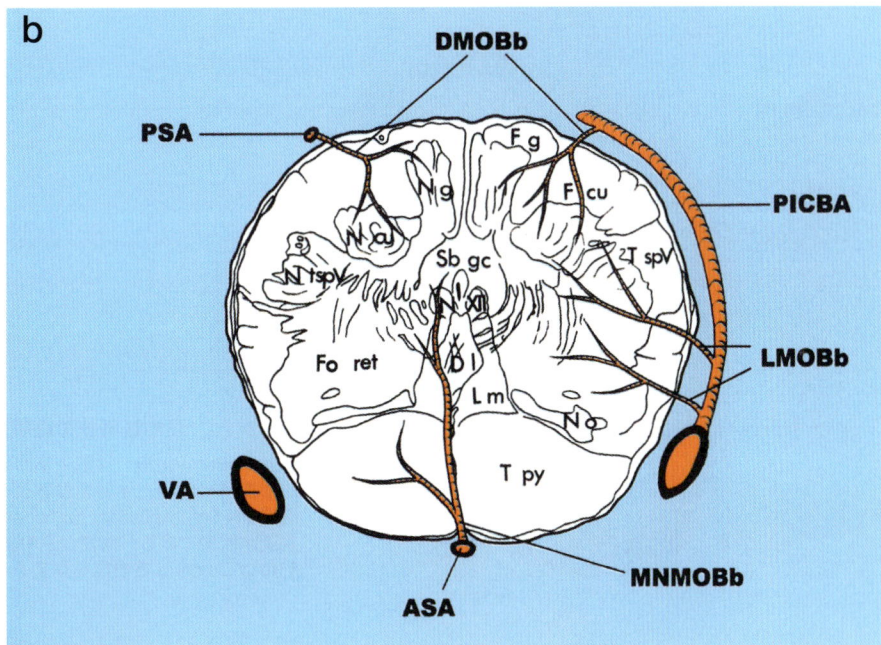

#### 図 12-18　延髄の動脈血供給

a：延髄上部の横断面．延髄のオリーブ核のある部分は 4 領域に分けられる．それは正中領域 median area・内側領域 medial area・外側領域 lateral area・背側領域 dorsal area である．
b：延髄下部の横断面．延髄のオリーブ核のない部分は 3 領域に分けられる．それは正中領域 median area・外側領域 lateral area・背側領域 dorsal area である．

| | | |
|---|---|---|
| 4VE | 第 4 脳室 | 4th ventricle *Ventriculus quartus* |
| ASA | 前脊髄動脈 | anterior spinal artery *A. spinalis anterior* |
| DMOBb | 背側延髄枝 | dorsal medullary branches *Rami medullares dorsales* |
| LMOBb | 外側延髄枝 | lateral medullary branches *Rami medullares laterales* |
| MMOBb | 内側延髄枝 | medial medullary branches *Rami medullares mediales* |
| MNMOBb | 正中延髄枝 | median medullary branches *Rami medullares mediani* |
| PICBA | 後下小脳動脈 | posterior inferior cerebellar artery *A. cerebelli inferior posterior* |
| PSA | 後脊髄動脈 | posterior spinal artery *A. spinalis posterior* |
| VA | 椎骨動脈 | vertebral artery *A. vertebralis* |

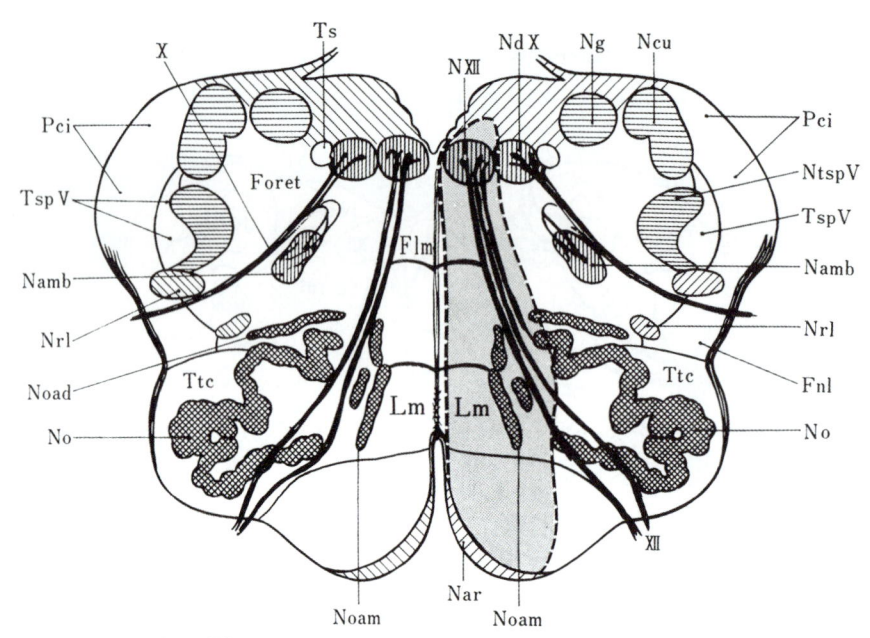

**図12-19 正中延髄枝の領域の病変** [Dejerine, 1914（出典 c）]
延髄上部の横断面．正中延髄枝 median medullary branches の領域に一致した病変分布を示す例がある．病変が正中面を超えない例．臨床的には Dejerine 症候群を呈する．

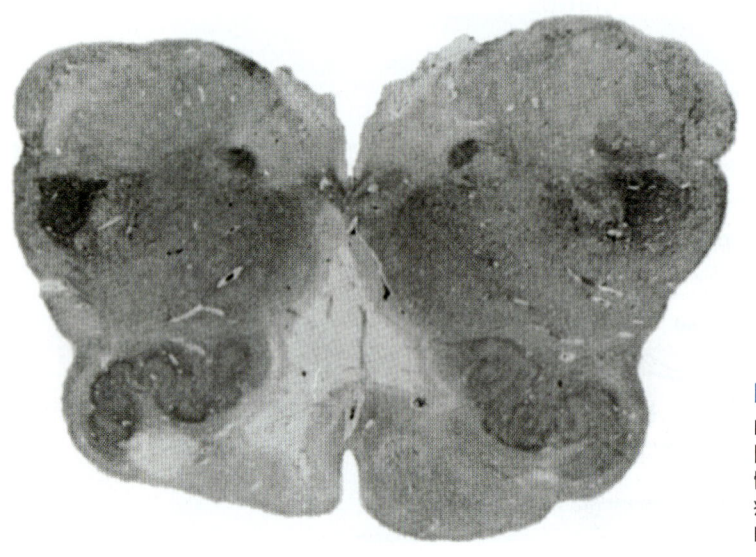

**図12-20 正中延髄枝の循環障害**
Klüver-Barrera 法．延髄の横断面（当時 日本大学医学部神経内科，水谷智彦教授より提供）．正中延髄枝 median medullary branches の領域に一致した病変が観察できる．病変が正中面を超える例．臨床的には Dejerine 症候群を呈する．

ある高さ（延髄尾側端を除く大部分）にだけある．

## 外側領域

延髄の外側領域は椎骨動脈，一部では前下小脳動脈や後下小脳動脈から分岐している**外側延髄枝 lateral medullary branches**（図12-18）によって動脈血を供給されている．この枝はオリーブ後溝から延髄内に入り，背内方に走って外側領域に分布する．

この領域には三叉神経脊髄路・三叉神経脊髄路核・舌咽神経根・迷走神経根・副神経延髄根・疑核・網様体・内弓状線維・外側網様核・下小脳脚の腹側部分・脊髄視床路などがある．

第5章には外側延髄枝の循環障害の剖検例を呈示した．臨床的には外側延髄症候群を呈する．Dejerine[9]によれば，臨床的に外側延髄枝の分布領域に一致した症候を示すものが存在する（図12-21）．

（**余録12-7** は 255 頁，**12-8** は 256 頁参照）

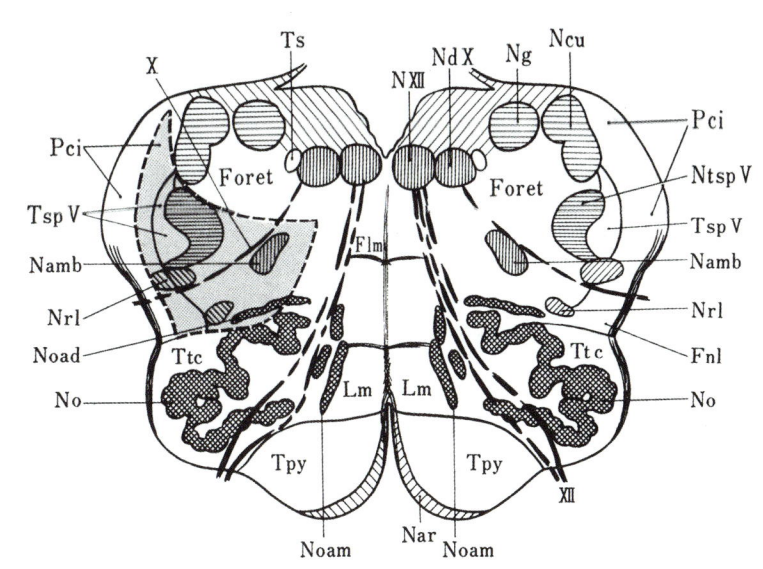

**図 12-21　外側延髄枝の領域の病変**
[Dejerine, 1914（出典 c）]
延髄上部の横断面．外側延髄枝 lateral medullary branches の領域に一致した病変分布を示す例がある．

## 背側領域

延髄の背側領域には後下小脳動脈が延髄の背面を上行するときに細枝を多数出しており，延髄下端では後脊髄動脈からの枝もある．

これらの枝を**背側延髄枝 dorsal medullary branches**（図 12-18）といって，延髄上部では第 4 脳室ヒモの外側から延髄内部に入り，延髄下部では後外側溝から入っている．

延髄背側領域には薄束核（Goll 核）・楔状束核（Burdach 核）などの後索核，薄束（Goll 束）・楔状束（Burdach 束）などの後索のほか，延髄上部では蝸牛神経背側核・前庭神経下核・前庭神経内側核・迷走神経背側核・孤束・孤束核・下小脳脚の背側部分などの構造物がある．

### 余録 12-7　外側延髄症候群

延髄の外側領域の病巣では，脊髄視床路と交叉前の三叉神経視床路または三叉神経脊髄路・三叉神経脊髄路核が傷害され，解離性交叉性知覚消失 dissociated alternating anesthesia がみられる．舌咽神経・迷走神経・副神経延髄根などの神経核（迷走神経背側核・疑核など）が侵される球麻痺 bulbar palsy/bulbar paralysis（嚥下障害，咽頭・軟口蓋の麻痺，声帯麻痺など）や，下小脳脚・内弓状線維の傷害による病巣側の小脳失調 cerebellar ataxia が観察できる．

外側延髄症候群 lateral medullary syndrome（オリーブ後方症候群 retroolivary syndrome）のおそらく最初の臨床例が Marcet[27]による 1811 年の記載で，スイスの内科医 Gaspard Vieusseux（1746-1814）の自己体験を代理で報告したものである．その後，1880 年代に至り Senator[28)29]が剖検例を記載した．Avellis[30]が 1891 年に検討した片側の喉頭麻痺 laryngeal palsy/laryngeal paralysis の臨床 150 例中 5 例は中枢性で，その 1 例を典型例として詳述した．Wallenberg[31)32]は 1895 年と 1901 年に片側喉頭麻痺例のそれぞれ臨床観察と剖検の詳細な報告を行った．しかし，Wallenberg は延髄病変が「後下小脳動脈の塞栓症」によると主張しており（余録 13-1），現在の知見からすれば普遍的とはいえない．Adolf Wallenberg（1862-1949）はドイツの内科医で，晩年に英国次いでアメリカへ亡命．

外側延髄症候群という概念を提唱したのは，1925 年の Foix ら[33]や 1930 年の Merritt と Finland[34]である．ここにも Charles Foix（1882-1927，フランスの神経内科医，**抄伝 11-4**）の足跡が認められる．その後 1961 年に至り，多数の症例を用いた Fisher ら[35]の見事な研究が長年の論争を決着に導いた．すなわち，外側延髄症候群の剖検 16 例のうち 14 例は血管障害によるもので，そのうち 12 例で椎骨動脈の閉塞が観察された．後下小脳動脈の閉塞は 2 例のみであった．臨床例は Marcet や Avellis が，剖検例は Senator がすでに報告しており，加えて Wallenberg の解釈に普遍性はなかったわけであるから，Wallenberg に先取権は微塵もなく，国際的には 20 世紀半ば以降ほぼ黙殺されてしまった．要するに，いわゆる「Wallenberg 症候群 Wallenberg's syndrome」は，Foix らや Merritt と Finland が提唱して Fisher らが証明したように外側延髄症候群と呼ぶのが正しい．具体的な症例は第 20 章を参照のこと．

ちなみに，日本最初の神経外科学講座を新潟大学に創設した中田瑞穂（1893-1975，日本の神経外科医）が，1953 年に外側延髄症候群の自己体験を報告している[36)37]．

第Ⅱ部　脳・脊髄血管の解剖学　Part Ⅱ　Anatomy of Cerebrospinal Vessels

### 余録 12-8　外側延髄症候群との鑑別を要する症候群

延髄の外側領域の循環障害では，亜型ないしそれ以外の類似の症候群があり，外側延髄症候群 lateral medullary syndrome（余録 12-7）との鑑別を要する一連の症候がみられる．これには以下のようなものがある．

**Avellis 症候群**：Avellis の原著は臨床観察のみであるが，延髄の疑核が侵されて，病巣側の軟口蓋と声帯の麻痺がみられる．傷がきわめて小さいと疑核だけのこともあるが，これが大きな病巣になると脊髄視床路・三叉神経脊髄路・三叉神経脊髄路核が侵され，脊髄空洞症型の解離性知覚障害や病巣側顔面・反対側半身の交叉性知覚消失を伴うことがある．Avellis 症候群 Avellis' syndrome を記載した Georg Avellis（1864-1916）はドイツの耳鼻咽喉科医．

**Schmidt 症候群**：延髄から脊髄にかけて疑核ないしはその神経根が侵されるため，病巣側の軟口蓋と声帯の麻痺に加えて，僧帽筋と胸鎖乳突筋の麻痺が現われる．ただし，脳血管障害では多発性の傷を考えるほうが妥当である．Schmidt 症候群 Schmidt's syndrome を記載した Adolf Schmidt（1865-1918）はドイツの内科医．

**Jackson 症候群**（図 12-余録 8a）：病巣がやや大きくて，疑核だけでなく舌下神経根にも及ぶと，病巣側の軟口蓋・声帯・僧帽筋・胸鎖乳突筋などの麻痺に加えて，舌の麻痺と萎縮がみられる．ただし，この Jackson 症候群 Jackson's syndrome は単一の脳血管障害では起こり得ないもので，かならず多発性の病巣を考えるべきである．そのほか，病巣が拡大して錐体路が巻き込まれ，反対側の片麻痺が現われることもあり得る．John Hughlings Jackson（1835-1911）は英国の神経内科医．

**Babinski-Nageotte 症候群**（図 12-余録 8b）：椎骨動脈の分布領域に限局した多発性の病巣により，反対側に片麻痺（錐体路）と片側知覚脱失（脊髄視床路），病巣側には側方突進 lateropulsion を伴う片側の協働収縮不能 asynergy（下小脳脚または弓状線維）のほか，Horner 症候群 Horner's syndrome（延髄網様体の外側部分）などが現われる．これを Babinski-Nageotte 症候群 Babinski-Nageotte syndrome といい，外側領域のはかに正中領域と内側領域の病巣をも合併する．Joseph Jules François Félix Babinski（1857-1932）はフランスの神経内科医で，臨床神経学の創始者 Jean Martin Charcot（1825-1893，抄伝 11-1）の弟子．Jean Nageotte（1866-1948）はフランスの神経解剖学者．

**Céstan-Chenais 症候群**：病巣側の顔面（三叉神経脊髄路と三叉神経脊髄路核）と反対側の体幹・上下肢（脊髄視床路）の特徴ある知覚障害すなわち交叉性温痛覚消失，病巣側の嗄声・咽喉頭筋群の麻痺・舌根部の知覚や味覚の消失（疑核・孤束・孤束核・舌咽神経根・迷走神経根），病巣側の運動失調（下小脳脚と弓状線維），病巣側の Horner 症候群（延髄網様体の外側部分）などの症候が出現する．Céstan-Chenais 症候群 Céstan-Chenais syndrome を記載した Étienne Jacques Marie Raymond Céstan（1872-1934）はフランスの神経内科医．同じく Louis Jean Chenais（1872-1950）はフランスの内科医．

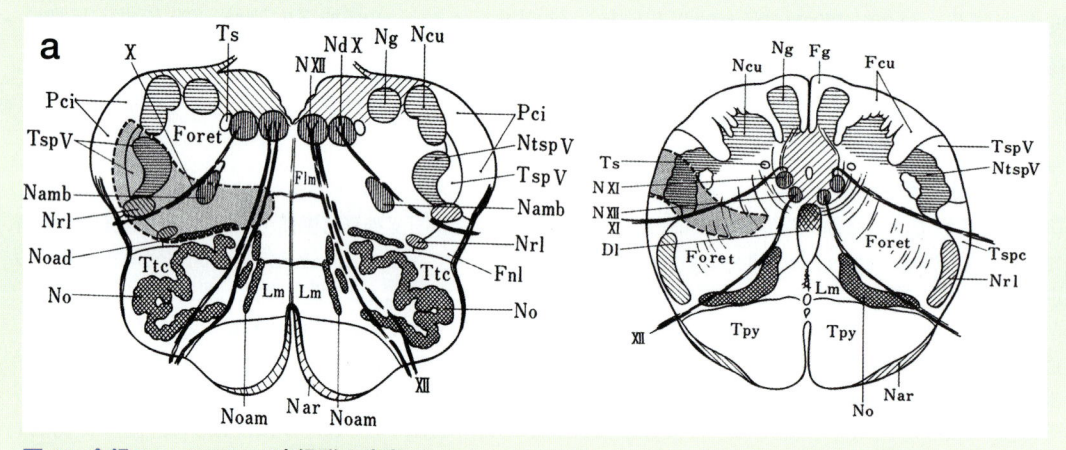

**図 12-余録 8a　Jackson 症候群の病変**［Dejerine, 1914（出典 c）］
延髄上部・下部の横断面．外側延髄枝 lateral medullary branches の領域に一致した上下に長い病変分布を示す．

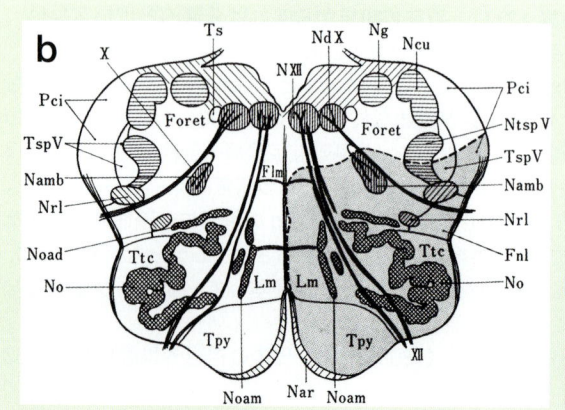

**図 12-余録 8b　Babinski-Nageotte 症候群の病変**［Dejerine, 1914（出典 c）］
延髄上部の横断面．正中・内側・外側延髄枝 median, medial and lateral medullary branches の 3 領域（おおむね椎骨動脈 vertebral artery の領域）に一致した病変分布を示す．

## 引用文献

1) Foix C, Hillemand P：Les artères de l'axe encéphalique jusqu'au diencéphale inclusivement. Rev Neurol (Paris) 2：705-739, 1925.
2) Gillilan LA：The correlation of the blood supply to the human brain stem with clinical brain stem lesions. J Neuropathol Exp Neurol 23：78-108, 1964.
3) 小島德造（監修），後藤　昇：脳・脊髄血管の解剖．医歯薬出版，東京，1971.
4) 後藤　昇：脳血管の解剖．血管障害の理解のために．メディカルトリビューン，東京，1986.
5) Toole JF et al：Cerebrovascular disorders, 3rd ed. Raven Press, New York, 1984.
6) Toole JF：Cerebrovascular disorders, 4th ed. Raven Press, New York, 1990.
7) Toole JF et al：Cerebrovascular disorders, 5th ed. Lippincott Williams & Wilkins, Philadelphia-Baltimore-New York-London-Buenos Aires-Hong Kong-Sydney-Tokyo, 1999.
8) Roach ES, Bettermann K, Biller J：Toole's cerebrovascular disorders, 6th ed. Cambridge University Press, Cambridge-New York-Melbourne-Madrid-Cape Town-Singapore-São Paulo-Delhi-Dubai-Tokyo, 2010.
9) Dejerine J：Séminologie des affections du système nerveux. Masson, Paris, 1914.
10) 後藤　昇：脳の血管系の形態学的研究．後有孔質を経る動脈の分布と後有孔質動脈症候群の提唱について．日大医学雑誌 30：983-1000, 1971.
11) Riley HA：An atlas of the basal ganglia, brain stem and spinal cord：Based on myelin-stained material. Williams & Wilkins, Baltimore, 1943.
（Hafner, New York, 1960 復刻）
12) Benedikt M：Tremblement avec paralysie croisée du moteur oculaire commun. Bull Méd (Paris) 3：547-548, 1889.
13) Claude H：Syndrome pédonculaire de la région du noyau rouge. Rev Neurol (Paris) 23：311-313, 1912.
14) Claude H, Loyez M：Ramollissement du noyau rouge. Rev Neurol (Paris) 24：49-51, 1912.
15) Chiray P, Foix C, Nicolesco I：Hémitremblement du type de la sclérose en plaques, par lésion rubro-thalamo sous-thalamique. Syndrome de la région supéro-externe du noyau rouge, avec atteinte silencieuse ou non du thalamus. Rev Neurol (Paris) 39：304-310, 1923.
16) Chiray P, Foix C, Nicolesco I：Hémitremblement du type de la sclérose en plaques par lésion rubro-thalamo-sous-thalamique. Syndrome de la région supéro-externe du noyau rouge avec atteinte silencieuse ou non du thalamus. Ann Méd 14：173-191, 1923.
17) Raymond F, Céstan R, 1903 ［Silverman IE, Liu GT, Volpe NJ, Galetta SL：The crossed paralyses. The original brain-stem syndromes of Millard-Gubler, Foville, Weber, and Raymond-Cestan. Arch Neurol 52：635-638, 1995］.
18) Guberman A, Stuss D：The syndrome of bilateral paramedian thalamic infarction. Neurology 33：540-546, 1983.
19) Segarra JM：Cerebral vascular disease and behavior. I. The syndrome of the mesencephalic artery (basilar artery bifurcation). Arch Neurol 22：408-418, 1970.
20) Caplan LR："Top of the basilar" syndrome. Neurology 30：72-79, 1980.
21) 後藤　昇：臨床家のための顔面神経の解剖．Facial Nerve Research 25：3-7, 2005.
22) Millard A, 1856 ［Silverman IE, Liu GT, Volpe NJ, Galetta SL, 1995, 前掲論文］.
23) Millard A：A monsieur le rédacteur en chef de la Gazette Hebdomadaire. Gaz Hebdomadaire Méd Chir (Paris) 3：816-818, 1856.
24) Gubler A：De l'hémiplégie alterne envisagée comme signe de lésion de la protubérance annulaire et comme prevue de la décussation des nerfs faciaux. Gaz Hebdomadaire Méd Chir (Paris) 3：749-754, 789-792, 811-816, 1856.
25) Foville ALF：Note sur une paralysie peu connue de certains muscle de l'œil, et sa liaison avec quelques points de l'anatomie et la physiologie de la protubérance annulaire. Gaz Hebdomadaire Méd Chir (Paris) 6：146-150, 1859.
26) Spiller WG：The symptom-complex of a lesion of the uppermost portion of the anterior spinal and adjoining portion of the vertebral arteries. J Nerv Ment Dis 35：775-778, 1908.
27) Marcet A：History of a singular nervous or paralytic affection, attended with anomalous morbid sensations. Med Chir Trans 2：217-235, 1811.
28) Senator H：Apoplectische Bulbärparalyse mit wechselständiger Empfindungslähmung. Arch Psychiatr Nervenkr 11：713-726, 1881.
29) Senator H：Zur Diagnostik der Herderkrankungen in der Brücke und dem verlängerten Mark. Arch Psychiatr Nervenkr 14：643-668, 1883.
30) Avellis G：Klinische Beiträge zur halbseitigen Kehlkopflähmung. Berl Klin 15：1-26, 1891.
31) Wallenberg A：Acute Bulbäraffection (Embolie der Art. cerebellar. post. inf. sinistr.?). Arch Psychiatr Nervenkr 27：504-540, 1895.
32) Wallenberg A：Anatomischer Befund in einem als "acute Bulbäraffection (Embolie der Art. cerebellar. post. inf. sinistr.?)" beschriebenen Falle. Arch Psychiatr Nervenkr 34：923-959, 1901.
33) Foix C, Hillemand P, Schalit I：Sur le syndrome latéral du bulbe et l'irrigation du bulbe supérieur. L'artère de la fossette latérale du bulbe. Le syndrome dit de la cérébelleuse inférieure. Territoire de ces artères. Rev Neurol (Paris) 1：160-179,

1925.
34) Merritt H, Finland M：Vascular lesions of the hind-brain.（Lateral medullary syndrome.）Brain 53：290-305, 1930.
35) Fisher CM, Karnes WE, Kubik CS：Lateral medullary infarction―the pattern of vascular occlusion. J Neuropathol Exp Neurol 20：323-379, 1961.
36) 中田瑞穂：私自身の体験した一延髄発症の観察手記．新潟医学会雑誌 67：797-816, 1953.
37) 生田房弘：日本の脳研究者たち X．中田瑞穂 1893-1975 年．Brain Medical 4：240-246, 1992.

■■■ **図の出典** ■■■

a) 文献 1（図 12-1 の原図）．
b) 文献 2（図 12-2）．
c) 文献 9（図 12-4, 12-12, 12-14〜12-17, 12-19, 12-21, 12-余録 8）．

# 第 13 章
# 小脳の動脈系

## Chapter 13
## Arterial System of the Cerebellum

## 小脳動脈

　小脳は椎骨脳底動脈系の 3 対の小脳動脈 cerebellar arteries，すなわち，
①上小脳動脈 superior cerebellar artery
②前下小脳動脈 anterior inferior cerebellar artery
③後下小脳動脈 posterior inferior cerebellar artery
で養われている．これら小脳動脈はしばしば分岐の部位で命名されがちであるが，普遍性を持たないので，次のようにその分布領域で命名するほうが正しいと考える．小脳テントに接した小脳上面に分布するものは上小脳動脈，側頭骨錐体の後面に対応した前下面に分布するものは前下小脳動脈，後頭骨に面した後下面に分布するものが後下小脳動脈と呼ぶのが妥当であろう（図 13-1）．その理由は，小脳動脈のクモ膜下腔での走行にはきわめて変異が多いからである（図 13-2）．

　小脳動脈は，「中枢神経系の動脈血供給の原則」（第 9 章）に照らしてみれば，すべて後脳の背側領域に分布する背側枝 dorsal branch に属する．

　小脳動脈の直径は Bryusova[1]，Krupachev[2]，Vladimirova[3]，Ogneva[4] によれば，上小脳動脈 1.5〜2.8 mm，前下小脳動脈 1.0〜3.0 mm，後下小脳動脈 1.0〜4.0 mm という．向井[5] によれば，上小脳動脈 1,000〜2,000 μm，前下小脳動脈 800 μm，後下小脳動脈 1,000〜2,000 μm という．ただし，これらの計測値は小脳動脈のそれぞれの定義がはっきりしないので，上小脳動脈以外の 2 枝についてはそれらの定義が明確とならない限り，その信頼度は低い．

（**余録 13-1** は 260 頁，**13-2** は 262 頁参照）

### 小脳上面

　**上小脳動脈 superior cerebellar artery** は，後大脳動脈のすぐ尾側で左右 1 ないし 2 対が脳底動脈から分かれ，後大脳動脈との間に動眼神経を挟むようにして，橋底部の隆起の上端部分に沿って迂回槽 cisterna ambiens の中を中脳蓋下端に向かい滑車神経に沿って後方に走る（第 9 章）．その間に小脳上面に 3 対の枝を出して小脳皮質とその深部の髄質を栄養している．この 3 対の枝はいわば「皮質枝」に相当するもので外側枝 lateral branch・中間枝 intermediate branch・内側枝 medial branch と呼ばれ，前二者は小脳半球に，後者は小脳虫部に分布している．図 13-3 に，上小脳動脈の中間枝の循環障害の剖検例を呈示した．

　このほかに，上小脳動脈は中脳蓋の下端の部分で上小脳脚と小脳の間に下方へ垂直に走る一側数本の枝を分岐している．これには 2 種の枝がある．1 つは小脳核枝 nuclei cerebelli branches で，小脳核（歯状核・栓状核・球状核・室頂核）を養っている．ただし，歯状核の下端には後述のごとく，後下小脳動脈からの分枝が加わっていることが多い．もう 1 つは背側橋枝 dorsal pontine branches で，橋背側領域に分布する（第 12 章）．

　上小脳動脈はしばしば片側に 2 本あるものをみる（図 13-2）．このような例は亀山[6] によれば，165 例中，右側 12 例，左側 13 例，両側 2 例の計 27 例（16.4％）という．

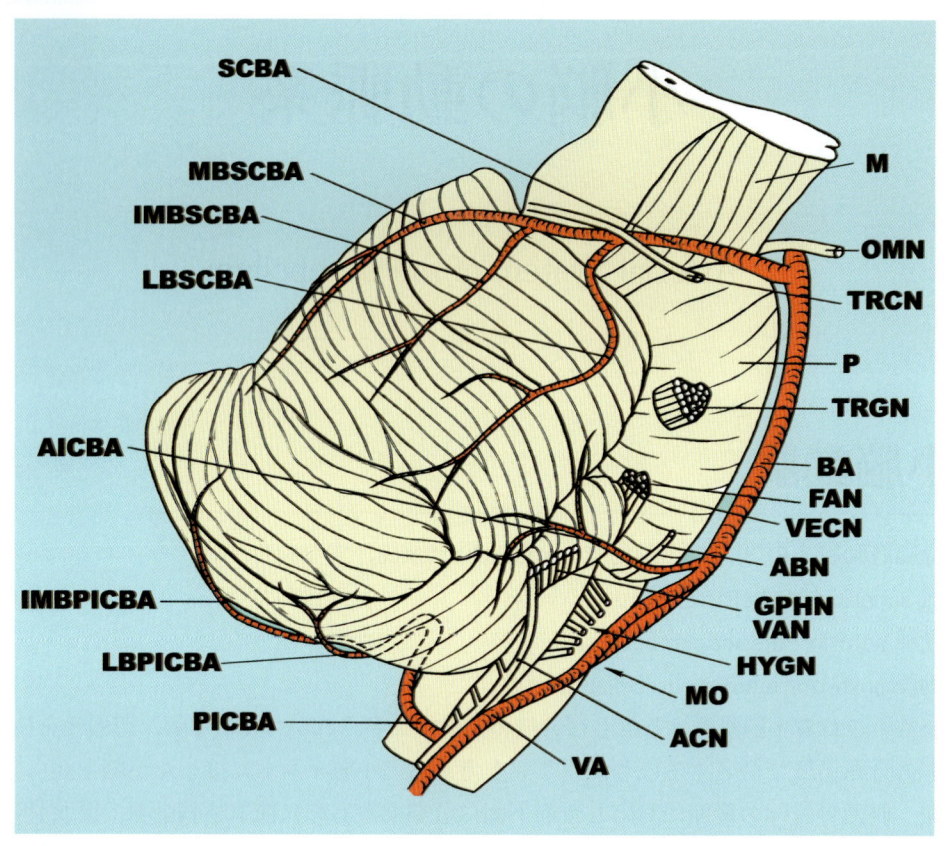

### 図13-1　小脳動脈

脳幹・小脳の右外側面．後下小脳動脈 posterior inferior cerebellar artery には外側枝と中間枝のほかに内側枝 medial branch がある．

| | | | |
|---|---|---|---|
| ABN | 外転神経 abducens nerve/abducent nerve *N. abducens* | M | 中脳 mesencephalon *Mesencephalon* (midbrain) |
| ACN | 副神経 accessory nerve *N. accessorius* | | |
| AICBA | 前下小脳動脈 anterior inferior cerebellar artery *A. cerebelli inferior anterior* | MBSCBA | 上小脳動脈の内側枝 medial branch of superior cerebellar artery *A. cerebelli superior [R. medialis]* |
| BA | 脳底動脈 basilar artery *A. basilaris* | MO | 延髄 medulla oblongata *Medulla oblongata* |
| FAN | 顔面神経 facial nerve *N. facialis* | OMN | 動眼神経 oculomotor nerve *N. oculomotorius* |
| GPHN | 舌咽神経 glossopharyngeal nerve *N. glossopharyngeus* | P | 橋 pons *Pons* |
| HYGN | 舌下神経 hypoglossal nerve *N. hypoglossus* | PICBA | 後下小脳動脈 posterior inferior cerebellar artery *A. cerebelli inferior posterior* |
| IMBPICBA | 後下小脳動脈の中間枝 intermediate branch of posterior inferior cerebellar artery *A. cerebelli inferior posterior [R. intermedius]* | SCBA | 上小脳動脈 superior cerebellar artery *A. cerebelli superior* |
| IMBSCBA | 上小脳動脈の中間枝 intermediate branch of superior cerebellar artery *A. cerebelli superior [R. intermedius]* | TRCN | 滑車神経 trochlear nerve *N. trochlearis* |
| | | TRGN | 三叉神経 trigeminal nerve *N. trigeminus* |
| LBPICBA | 後下小脳動脈の外側枝 lateral branch of posterior inferior cerebellar artery *A. cerebelli inferior posterior [R. lateralis]* | VA | 椎骨動脈 vertebral artery *A. vertebralis* |
| | | VAN | 迷走神経 vagus nerve *N. vagus* |
| LBSCBA | 上小脳動脈の外側枝 lateral branch of superior cerebellar artery *A. cerebelli superior [R. lateralis]* | VECN | 内耳神経 vestibulocochlear nerve *N. vestibulocochlearis* (前庭蝸牛神経) |

### 余録13-1　小脳動脈症候群の誤り

　上小脳動脈症候群 superior cerebellar artery syndrome，前下小脳動脈症候群 anterior inferior cerebellar artery syndrome，後下小脳動脈症候群 posterior inferior cerebellar artery syndrome という疾患単位とそれらの症候を記した書籍がある[9)〜12)]．しかしながら，後藤[13)]の観察では小脳動脈はきわめて変異が多い（**図13-2**）．上小脳動脈は左右1本ずつ，片側が1本で他側が2本，左右2本ずつとまちまちである．前下小脳動脈が迷路動脈と共通枝を形成する例や別々の例，前下小脳動脈と後下小脳動脈が分類できない例，分岐部位も椎骨動脈の大後頭孔近くより分かれる例から椎骨動脈の上端近くや脳底動脈より分かれる例まで，変異に富む．他方，脳幹への分枝を出す部位もいろいろな例があり，小脳の表面で吻合を形成するものも少なくない．よって，血管症候としての独立性には疑問点がきわめて多い．Wallenberg が「後下小脳動脈の塞栓症」による延髄病変を記載した論文[14)15)]は，後に根本から誤りであるとして紙屑同然とみなされ，国際的には20世紀半ばから「Wallenberg 症候群 Wallenberg's syndrome」という呼称は使用されなくなった．今日では，代わりに外側延髄症候群 lateral medullary syndrome という呼称が普遍的となっている（**余録12-7**）．

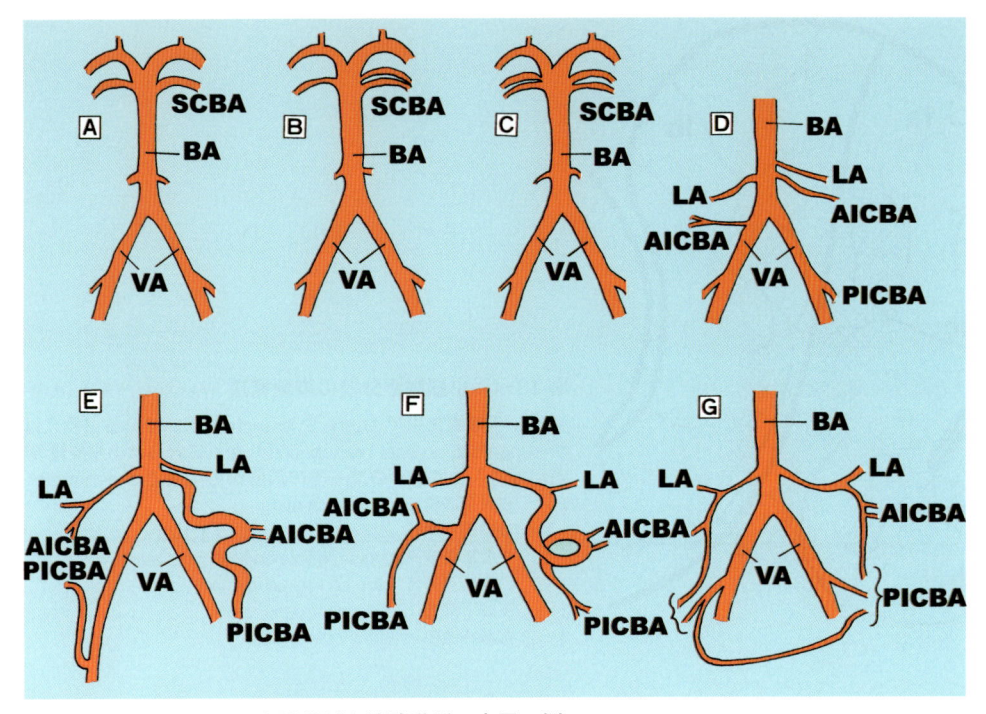

第 13 章　小脳の動脈系　Chapter 13　Arterial System of the Cerebellum

図 13-2　小脳動脈と迷路動脈の変異の例

SCBA　上小脳動脈　superior cerebellar artery　A. cerebelli superior
BA　　脳底動脈　basilar artery　A. basilaris
VA　　椎骨動脈　vertebral artery　A. vertebralis
LA　　迷路動脈　labyrinthine artery　A. labyrinthi
　　　　　　　（internal auditory artery）
AICBA　前下小脳動脈　anterior inferior cerebellar artery　A. cerebelli inferior anterior
PICBA　後下小脳動脈　posterior inferior cerebellar artery　A. cerebelli inferior posterior

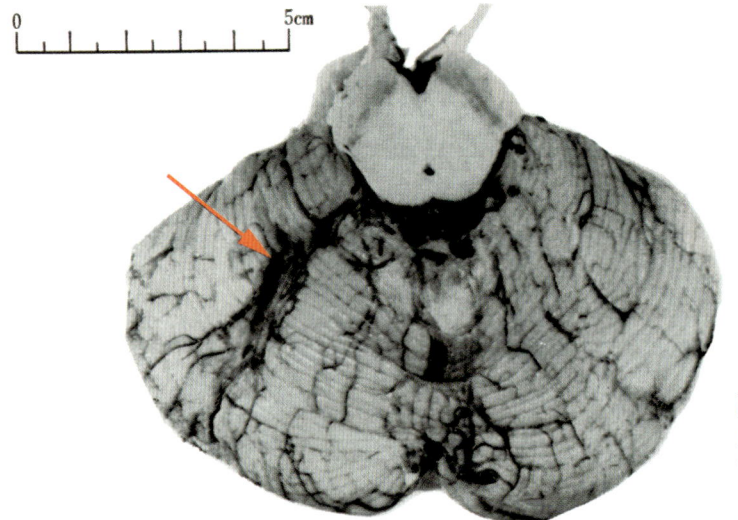

図 13-3　上小脳動脈の中間枝の循環障害
左小脳半球の上面（当時 日本大学医学部第二病理，登坂　朗博士より提供）．26 歳男性．上小脳動脈の中間枝 intermediate branch of superior cerebellar artery 領域の梗塞巣（↑）は線状に陥凹している．

Bankl[7]は脳梗塞の剖検例のうち約 0.4％が上小脳動脈の閉塞によるとする（第 3 章）．小脳出血の責任血管は上小脳動脈あるいはその分枝であることが多いとされるが，その理由ははっきりしない（第 5 章）．

## ■　小脳前下面　■

**前下小脳動脈 anterior inferior cerebellar artery** は脳底動脈ないし椎骨動脈からの直接枝として，または迷路動脈（第 14 章）との共通枝として始まる（第 9 章）．いずれの場合でも外転神経の腹側を通ることは前に述べた．通常は，一側 1 本で外方に向かって走り，小脳の前下面の皮質と髄質とを栄養している．

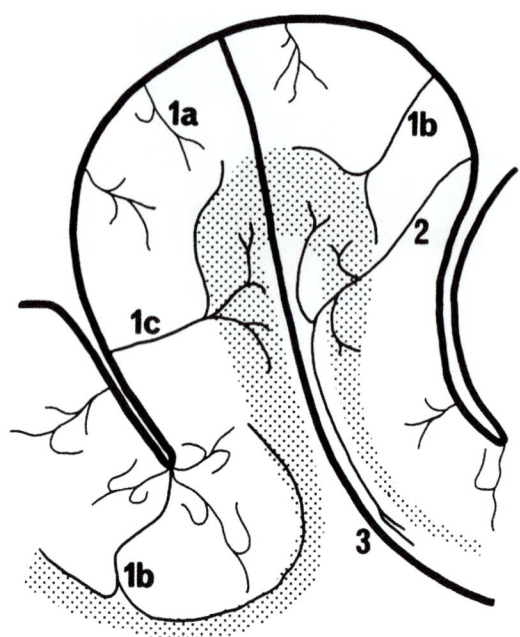

**図13-4　小脳動脈分枝の微細構造** [Akima ら, 1987（出典 a）]

Akima らは論文中で artery や branch を用いている（例えば cortical artery や superficial cortical branch など）が，これらは小脳皮質の表層から深層に向かって入っていくので，その形態から本書では penetrator に変更する．

1　皮質穿通枝　cortical penetrators
1a　浅皮質穿通枝　superficial cortical penetrators
1b　中間皮質穿通枝　intermediate cortical penetrators
1c　深皮質穿通枝　deep cortical penetrators
2　皮質下穿通枝　subcortical penetrators
3　髄質穿通枝　medullary penetrators

小脳動脈 3 対の中ではもっとも細く，分布範囲も狭い．なお，小脳の前下面が後下小脳動脈からの分枝によって養われることがある．このような場合はとくに前下小脳動脈と名づけるべき動脈を欠くことが多く，後述のように後下小脳動脈との共通枝を形成している．

迷路動脈を前下小脳動脈の分枝とする向きがあるが，実際には異なる症例も少なくない（図 13-2）．

## 小脳後下面

**後下小脳動脈** posterior inferior cerebellar artery は大後頭孔の付近で椎骨動脈から分岐することが多いが，ときに脳底動脈から直接枝として，あるいは前下小脳動脈との共通枝として（第 9 章）始まっている．また，かなりの頻度で後下小脳動脈が小脳前下面でループを描くことがある（第 9 章）．このような場合には前述のように前下小脳動脈を欠いていて，小脳前下面にも細い分枝を送っているのが一般的である．その場合，小脳前下面と後下面が共通の枝で養われることになり，厳密には前下小脳動脈または後下小脳動脈のいずれの名称も当てはまらないので，小脳の下面（前下面と後下面）に分布するとの意を含めて，**下小脳動脈** inferior cerebellar artery とでもしたらよいであろう（第 9 章）．

珍しいとはいえ，後下小脳動脈が環椎と軸椎の間で椎骨動脈から分岐して，脊柱管の中に入ってその中を上行し，大後頭孔から頭蓋腔に入ることもある．

いずれにしても，そのあと延髄の外側から背側に回り，上方に曲がって延髄背面を左右の動脈が並んで小脳延髄槽の中を上行して，延髄中央の高さで後方に屈曲し，しだいに延髄から離れて小脳谷の中を後方に走っている．その間に小脳半球に外側枝 lateral branch と中間枝 intermediate branch を与え，小脳虫部に

### 余録 13-2　フランスにおける小脳動脈の分類

フランスの医学者たちはかつて小脳動脈を，

①上小脳動脈　*artère cérébelleuse supérieure*
②中小脳動脈　*artère cérébelleuse moyenne*
③下小脳動脈　*artère cérébelleuse inférieure*

に分類していた[16)〜18)]．これは，脳幹の軸方向に対してその分岐部および分布領域から上・中・下に分けたものであるが，現在の呼称はフランス流より適切でその分布領域をよく表わしていると考える．ちなみに，「中小脳動脈」は前下小脳動脈，「下小脳動脈」は後下小脳動脈と同一である．

内側枝 medial branch を与えている．

　後下小脳動脈からは，前述のように小脳核の一部（歯状核の下端）にも枝を出している（歯状核枝 nucleus dentatus branch）．

　Bankl[7]は脳梗塞の剖検例のうち約 0.6% が後下小脳動脈の閉塞によるとする（第 3 章）．

## 小脳動脈分枝の微細構造

　大脳動脈皮質枝の分枝を微細構造により皮質穿通枝・皮質下穿通枝・髄質穿通枝に分類できることは前に述べた（第 10 章）．同様に，小脳においても皮質と髄質に分布する小脳動脈の分枝を分類できる．小脳動脈は分岐しつつクモ膜下腔を走行した後，多数の細枝が表面から小脳皮質に入って実質内動脈となる．つまり，小脳動脈の分枝の多くは「皮質枝」に相当する．

　Akima ら[8]は透過標本，Gallyas 鍍銀標本，合成樹脂注入後の走査電子顕微鏡法を併用して研究を行い，表面から小脳皮質へ入る実質内動脈を微細構造により 3 種類に分類している（図 13-4）．それは，①小脳皮質の分子層と顆粒層に分布する皮質穿通枝 cortical penetrators（さらに浅皮質穿通枝 superficial cortical penetrators・中間皮質穿通枝 intermediate cortical penetrators・深皮質穿通枝 deep cortical penetrators とに分ける），②小脳皮質の顆粒層と小脳髄質の浅層に分布する皮質下穿通枝 subcortical penetrators，③小脳髄質の深層に直接分布する髄質穿通枝 medullary penetrators，の 3 種類である．

### 引用文献

1) Bryusova SS, 1938 ［Blinkov SM, Glezer II：The human brain in figures and tables. A quantitative handbook. Haigh B (transl). Basic Books/Plenum Press, New York, 1968］．
2) Krupachev IF, 1950 ［Blinkov SM, Glezer II, 1968，前掲書］．
3) Vladimirova VG, 1950 ［Blinkov SM, Glezer II, 1968，前掲書］．
4) Ogneva SM, 1950 ［Blinkov SM, Glezer II, 1968，前掲書］．
5) 向井紀二：脳血管の構築学的特性――病理学的見地から．神経研究の進歩 5：290-316, 1961.
6) 亀山正邦：脳底部動脈 variation の臨床病理学的意義．神経研究の進歩 5：758-767, 1961.
7) Bankl H：Über die Bedeutung der Arteriosklerose für die Entstehung zerebraler Gefäßverschlüsse. Wien Klin Wochenschr 81：447-449, 1969.
8) Akima M, Nonaka H, Kagesawa M, Tanaka K：A study on the microvasculature of the cerebellar cortex. The fundamental architecture and its senile change in the cerebellar hemisphere. Acta Neuropathol 75：69-76, 1987.
9) Toole JF et al：Cerebrovascular disorders, 3rd ed. Raven Press, New York, 1984.
10) Toole JF：Cerebrovascular disorders, 4th ed. Raven Press, New York, 1990.
11) Toole JF et al：Cerebrovascular disorders, 5th ed. Lippincott Williams & Wilkins, Philadelphia-Baltimore-New York-London-Buenos Aires-Hong Kong-Sydney-Tokyo, 1999.
12) Roach ES, Bettermann K, Biller J：Toole's cerebrovascular disorders, 6th ed. Cambridge University Press, Cambridge-New York-Melbourne-Madrid-Cape Town-Singapore-São Paulo-Delhi-Dubai-Tokyo, 2010.
13) 後藤　昇：小脳血管の解剖学．神経内科 30：121-126, 1989.
14) Wallenberg A：Acute Bulbäraffection (Embolie der Art. cerebellar. post. inf. sinistr.?). Arch Psychiatr Nervenkr 27：504-540, 1895.
15) Wallenberg A：Anatomischer Befund in einem als "acute Bulbäraffection (Embolie der Art. cerebellar. post. inf. sinistr.?)" beschriebenen Falle. Arch Psychiatr Nervenkr 34：923-959, 1901.
16) Duret H：Sur la distribution des artères nourricières du bulbe rachidien. Arch Physiol Norm Pathol (Paris) 5：97-114, 1873.
17) Foix C, Hillemand P：Les artères de l'axe encéphalique jusqu'au diencéphale inclusivement. Rev Neurol (Paris) 2：705-739, 1925.
18) Masquin P, Trelles JO：Précis d'anatomo-physiologie normale et pathologique du système nerveux central, 4e éd. Doin-Deren, Paris, 1966.

### 図の出典

a) 文献 8（図 13-4）．

# 第 14 章
# 脈絡叢・眼窩・内耳の動脈系

Chapter 14
Arterial System of the Chorioid Plexuses, Orbit and Inner Ear

## 脈絡叢の動脈血供給

　脈絡叢は終脳の中にある側脳室 lateral ventricle，左右の間脳の間にある第 3 脳室 3rd ventricle，菱脳の中にある第 4 脳室 4th ventricle などの脳室系の中にあり，それぞれ
①側脳室脈絡叢 chorioid plexus of lateral ventricle
②第 3 脳室脈絡叢 chorioid plexus of 3rd ventricle
③第 4 脳室脈絡叢 chorioid plexus of 4th ventricle
と呼ぶ．脈絡叢そのものについては第 2 章も参照してほしい．これら脈絡叢に分布する動脈は図 14-1，14-2 のように数種類あるので，表 14-1 に列記した．その分類は Duret[1]や Galloway と Greitz[2]に従う．これらの動脈は，一般的に太い本幹が脈絡叢に直接入り込むことはなく，本幹は脈絡組織に包まれてクモ膜下腔 subarachnoid space に面して走行していて，その分岐が脈絡叢内に入っていく．

### 前脈絡叢動脈

　**前脈絡叢動脈** anterior chorioidal artery は交叉槽で内頚動脈 internal carotid artery から分岐して，視索に沿って後外方へ走り，側脳室下角の近傍（正確には側脳室下角脇の中二階廊下に相当する視索と側頭葉との間の迂回槽の一部）を側脳室下角の脈絡叢に細枝を与えつつ後方へ進み，外側膝状体の下外方近傍に達して外側後脈絡叢枝と細枝同士で吻合する[3,4]．前脈絡叢動脈の走行と分岐は第 11 章も参照のこと．

### 外側後脈絡叢枝

　**外側後脈絡叢枝** lateral posterior choroidal branches は 2 枝からなる例が多く[2]，いずれも中脳の後外方で後大脳動脈 posterior cerebral artery から分岐して外方へ走る．1 枝は前脈絡叢動脈と細枝同士で吻合しつつ後進へ転じ，側脳室下角の脈絡叢に細枝を与える（第 11 章）．他の 1 枝は側脳室下角の後部の脈絡叢に細枝を与えつつ後内上方へ進み，緩やかに前進へ転じながら側脳室の近傍（正確には側脳室の床下に相当する大脳横裂）を走り，側脳室中心部の脈絡叢に細枝を与えつつ前方へ進んで室間孔 interventricular foramen（Monro 孔 foramen of Monro）へ達し，内側後脈絡叢枝と吻合する．

### 内側後脈絡叢枝

　**内側後脈絡叢枝** medial posterior chorioidal branch は中脳の後方で後大脳動脈 posterior cerebral artery から分岐して，大大脳静脈槽を経て松果体の外側から第 3 脳室の近傍（正確には第 3 脳室の天井裏に相当する大脳横裂）に入り，第 3 脳室脈絡叢に包まれる（第 11 章）．次いで第 3 脳室脈絡叢に細枝を与えつつ前方へ進んで室間孔（Monro 孔）へ達し，外側後脈絡叢枝と吻合する．

　なお，第 6 章と第 21 章には内側後脈絡叢枝の分枝から第 3 脳室へ出血したと思しき珍しい症例を呈示してあるので参照してほしい．

## 第14章　脈絡叢・眼窩・内耳の動脈系　Chapter 14　Arterial System of the Chorioid Plexuses, Orbit and Inner Ear

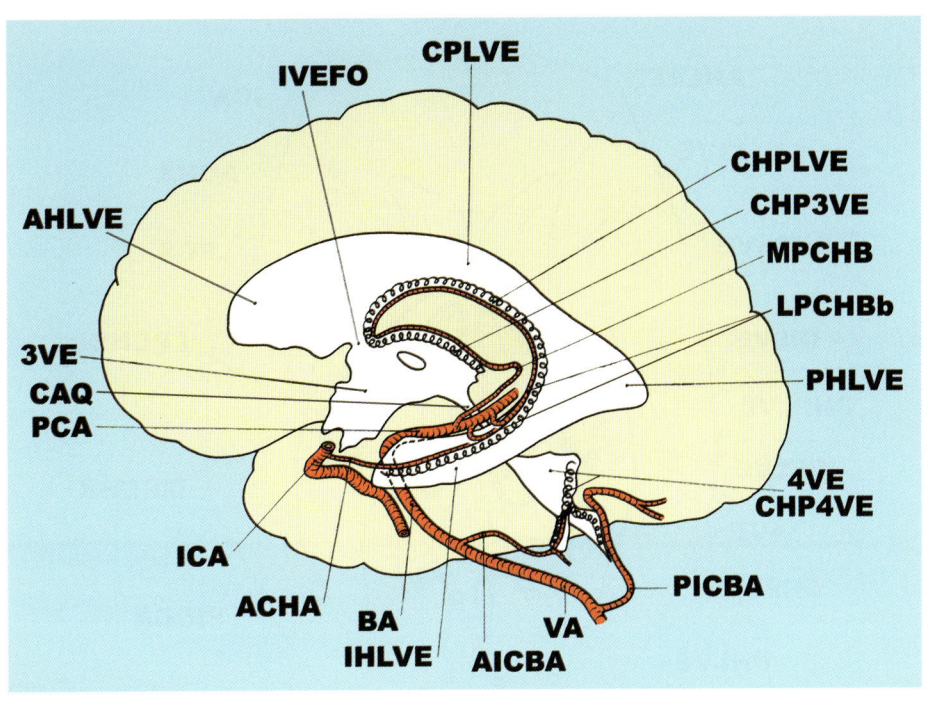

### 図 14-1　脈絡叢の動脈血供給
脳室系の側面投影図.

| | | | |
|---|---|---|---|
| 3VE | 第3脳室 3rd ventricle *Ventriculus tertius* | CPLVE | 側脳室中心部 central part of lateral ventricle *Pars centralis ventriculi lateralis* |
| 4VE | 第4脳室 4th ventricle *Ventriculus quartus* | ICA | 内頚動脈 internal carotid artery *A. carotis interna* |
| ACHA | 前脈絡叢動脈 anterior chorioidal artery/anterior choroidal artery *A. chorioidea anterior* | IHLVE | 側脳室下角 inferior horn of lateral ventricle *Cornu inferius ventriculi laterale* |
| AHLVE | 側脳室前角 anterior horn of lateral ventricle *Cornu anterius ventriculi laterale* | IVEFO | 室間孔 interventricular foramen *Foramen interventriculare* (Monro孔 foramen of Monro *Foramen Monroi*) |
| AICBA | 前下小脳動脈 anterior inferior cerebellar artery *A. cerebelli inferior anterior* | LPCHBb | 外側後脈絡叢枝 lateral posterior chorioidal branches/lateral posterior choroidal branches *Rami chorioidei posteriores laterales* |
| BA | 脳底動脈 basilar artery *A. basilaris* | MPCHB | 内側後脈絡叢枝 medial posterior chorioidal branch/medial posterior choroidal branch *R. chorioideus posterior medialis* |
| CAQ | 中脳水道 cerebral aqueduct *Aqueductus cerebri* (Sylvius水道 Sylvian aqueduct *Aqueductus Sylvii*) | PCA | 後大脳動脈 posterior cerebral artery *A. cerebri posterior* |
| CHP3VE | 第3脳室脈絡叢 chorioid plexus of 3rd ventricle/choroid plexus of 3rd ventricle *Plexus chorioideus ventriculi tertii* | PHLVE | 側脳室後角 posterior horn of lateral ventricle *Cornu posterius ventriculi laterale* |
| CHP4VE | 第4脳室脈絡叢 chorioid plexus of 4th ventricle/choroid plexus of 4th ventricle *Plexus chorioideus ventriculi quarti* | PICBA | 後下小脳動脈 posterior inferior cerebellar artery *A. cerebelli inferior posterior* |
| CHPLVE | 側脳室脈絡叢 chorioid plexus of lateral ventricle/choroid plexus of lateral ventricle *Plexus chorioideus ventriculi lateralis* | VA | 椎骨動脈 vertebral artery *A. vertebralis* |

### 表 14-1　脈絡叢に分布する動脈の分類

| 脳室 | 分岐元 | 脈絡叢に分布する動脈 |
|---|---|---|
| 側脳室下角の前端 | 内頚動脈 | 前脈絡叢動脈 anterior chorioidal artery/anterior choroidal artery *A. chorioidea anterior* |
| 側脳室の大部分 | 後大脳動脈 | 外側後脈絡叢枝 lateral posterior chorioidal branches/lateral posterior choroidal branches *Rami chorioidei posteriores laterales* |
| 第3脳室 | 後大脳動脈 | 内側後脈絡叢枝 medial posterior chorioidal branch/medial posterior choroidal branch *R. chorioideus posterior medialis* |
| 第4脳室 | 後下小脳動脈および前下小脳動脈 | 第4脳室脈絡叢枝 4th ventricular chorioidal branches/4th ventricular choroidal branches *Rami chorioidei ventriculi quarti* |

## 第4脳室脈絡叢枝

**第4脳室脈絡叢枝** 4th ventricular chorioidal branches は細枝数本で，延髄背面を後下小脳動脈 posterior inferior cerebellar artery が上方に走る間に背側延髄枝（第12章）とともに分岐し，第4脳室脈絡叢を養う．

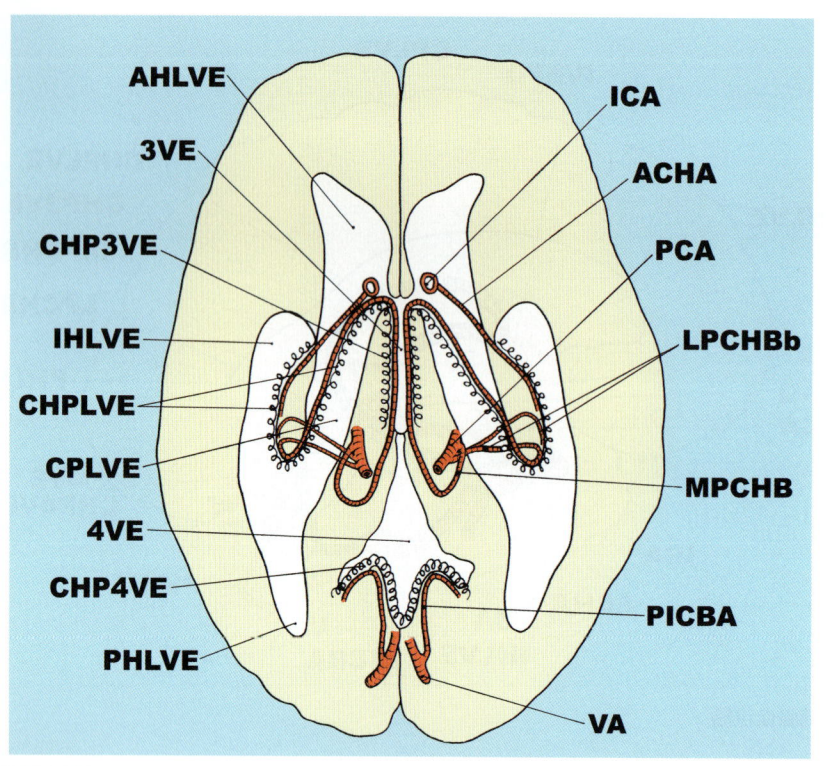

第Ⅱ部　脳・脊髄血管の解剖学　Part II　Anatomy of Cerebrospinal Vessels

**図 14-2　脈絡叢の動脈血供給**
脳室系の上面投影図．

| | | | | |
|---|---|---|---|---|
| 3VE | 第 3 脳室 3rd ventricle *Ventriculus tertius* | | ICA | 内頚動脈 internal carotid artery *A. carotis interna* |
| 4VE | 第 4 脳室 4th ventricle *Ventriculus quartus* | | IHLVE | 側脳室下角 inferior horn of lateral ventricle *Cornu inferius ventriculi laterale* |
| ACHA | 前脈絡叢動脈 anterior chorioidal artery/anterior choroidal artery *A. chorioidea anterior* | | LPCHBb | 外側後脈絡叢枝 lateral posterior chorioidal branches/lateral posterior choroidal branches *Rami chorioidei posteriores laterales* |
| AHLVE | 側脳室前角 anterior horn of lateral ventricle *Cornu anterius ventriculi laterale* | | MPCHB | 内側後脈絡叢枝 medial posterior chorioidal branch/medial posterior choroidal branch *R. chorioideus posterior medialis* |
| CHP3VE | 第 3 脳室脈絡叢 chorioid plexus of 3rd ventricle/choroid plexus of 3rd ventricle *Plexus chorioideus ventriculi tertii* | | PCA | 後大脳動脈 posterior cerebral artery *A. cerebri posterior* |
| CHP4VE | 第 4 脳室脈絡叢 chorioid plexus of 4th ventricle/choroid plexus of 4th ventricle *Plexus chorioideus ventriculi quarti* | | PHLVE | 側脳室後角 posterior horn of lateral ventricle *Cornu posterius ventriculi laterale* |
| CHPLVE | 側脳室脈絡叢 chorioid plexus of lateral ventricle/choroid plexus of lateral ventricle *Plexus chorioideus ventricularis lateralis* | | PICBA | 後下小脳動脈 posterior inferior cerebellar artery *A. cerebelli inferior posterior* |
| CPLVE | 側脳室中心部 central part of lateral ventricle *Pars centralis ventriculi lateralis* | | VA | 椎骨動脈 vertebral artery *A. vertebralis* |

なお，第 4 脳室外側口 lateral aperture of 4th ventricle（Luschka 孔 foramen of Luschka）に沿って前下小脳動脈 anterior inferior cerebellar artery からも第 4 脳室脈絡叢枝という細枝が加わっている．

## 眼動脈と迷路動脈

脳の動脈としては重要かつ特殊なものが 2 つある．それは，
①眼動脈 ophthalmic artery
②迷路動脈 labyrinthine artery
である．これらの動脈はいずれも頭蓋腔内で始まって頭蓋腔外に出て，脳以外の部位に分布している．

### 眼動脈

**眼動脈 ophthalmic artery** は内頚動脈が海綿静脈洞から立ち上がって硬膜を貫いた部分，すなわちサイフォン siphon の部分から前方に分岐する（図 14-3，14-4）．そして，視神経の下方に位置しつつ視神経管の中を通って眼窩に入り，眼窩内容を養って，さらに一部は眼窩を出て眼瞼・鼻背・前額部などの皮膚

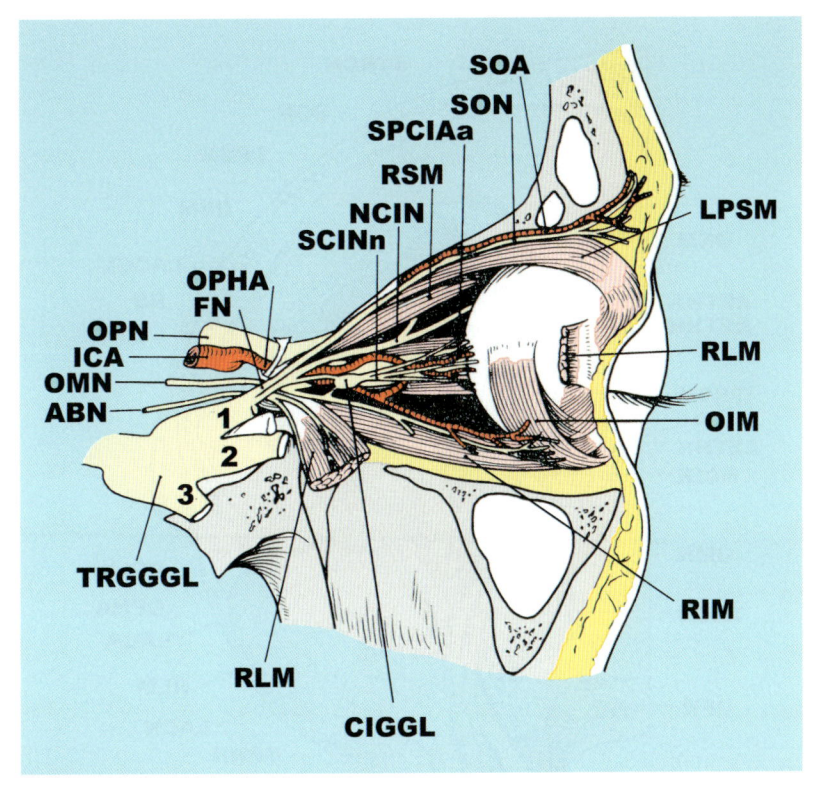

第14章　脈絡叢・眼窩・内耳の動脈系　Chapter 14　Arterial System of the Chorioid Plexuses, Orbit and Inner Ear

**図 14-3　眼窩の動脈・神経**［Corning, 1923（出典 a）を改変］
右眼窩の外側面．

| | | | |
|---|---|---|---|
| 1 | 眼神経 ophthalmic nerve N. ophthalmicus | OPN | 視神経 optic nerve N. opticus |
| 2 | 上顎神経 maxillary nerve N. maxillaris | RIM | 下直筋 rectus inferior muscle M. rectus inferior (rectus inferior) |
| 3 | 下顎神経 mandibular nerve N. mandibularis | RLM | 外側直筋 rectus lateralis muscle M. rectus lateralis (rectus lateralis) |
| ABN | 外転神経 abducens nerve/abducent nerve N. abducens | RSM | 上直筋 rectus superior muscle M. rectus superior (rectus superior) |
| CIGGL | 毛様体神経節 ciliary ganglion Ganglion ciliare | SCINn | 短毛様体神経 short ciliary nerves Nervi ciliares breves |
| FN | 前頭神経 frontal nerve N. frontalis | SOA | 眼窩上動脈 supraorbital artery A. supraorbitalis |
| ICA | 内頸動脈 internal carotid artery A. carotis interna | SON | 眼窩上神経 supraorbital nerve N. supraorbitalis |
| LPSM | 上眼瞼挙筋 levator palpebrae superioris muscle M. levator palpebrae superioris (levator palpebrae superioris) | SPCIAa | 短後毛様体動脈 short posterior ciliary arteries Arteriae ciliares posteriores breves |
| NCIN | 鼻毛様体神経 nasociliary nerve N. nasociliaris | TRGGGL | 三叉神経節 trigeminal ganglion Ganglion trigeminale (半月神経節 semilunar ganglion Ganglion semilunare) (Gasser 神経節 Gasserian ganglion) |
| OIM | 下斜筋 obliquus inferior muscle M. obliquus inferior (obliquus inferior) | | |
| OMN | 動眼神経 oculomotor nerve N. oculomotorius | | |
| OPHA | 眼動脈 ophthalmic artery A. ophthalimica | | |

へ分布する．視神経と網膜が発生学的には「脳の突起」であり，組織学的にも中枢神経組織に属するように，眼動脈もまた脳の動脈とみなし得る．その解剖学については Hayreh と Dass など[5)6)]が詳しい．

　**網膜中心動脈 retinal central artery** は眼窩尖で眼動脈から分岐し，眼球の後方約 15 mm（成書によれば約 12.5 mm[7)〜12)]あるいは約 12 mm[10)〜13)]）で下内方から鞘を貫通して視神経の内部に入り，その中軸を進んで視神経乳頭で 7 種の枝に分かれ，網膜中心静脈の根に伴行しつつ網膜へ分布する．検眼鏡 ophthalmoscope（Helmholtz[14)]が発明）を使用したり，眼底写真を撮影したりすれば，眼底に分布する網膜中心動脈の分枝を容易に観察できる（図 14-5）．眼科医は網膜中心動脈の分枝と網膜の形態学的変化を観察して，高血圧や細動脈硬化の程度を評価している（Keith-Wagener-Barker 分類 Keith-Wagener-Barker classification[15)]，Scheie 分類 Scheie's classificatoin[16)]）．

　ちなみに，検眼鏡は精密な光学機器と思われているが，意外にも自宅で作製可能なものらしい[17)]．

　眼動脈や網膜中心動脈の閉塞では，病巣側の黒内障が起きる．次に，一過性脳虚血発作では通常，病巣側の一過性黒内障（一過性単眼盲）がみられる．それは眼動脈が，アテローム斑による内腔狭窄を生じやすい内頸動脈の分枝だからである（第 5 章，第 9 章，第 20 章）．　　　　　　　　　　（抄伝 14-1 は 270 頁参照）

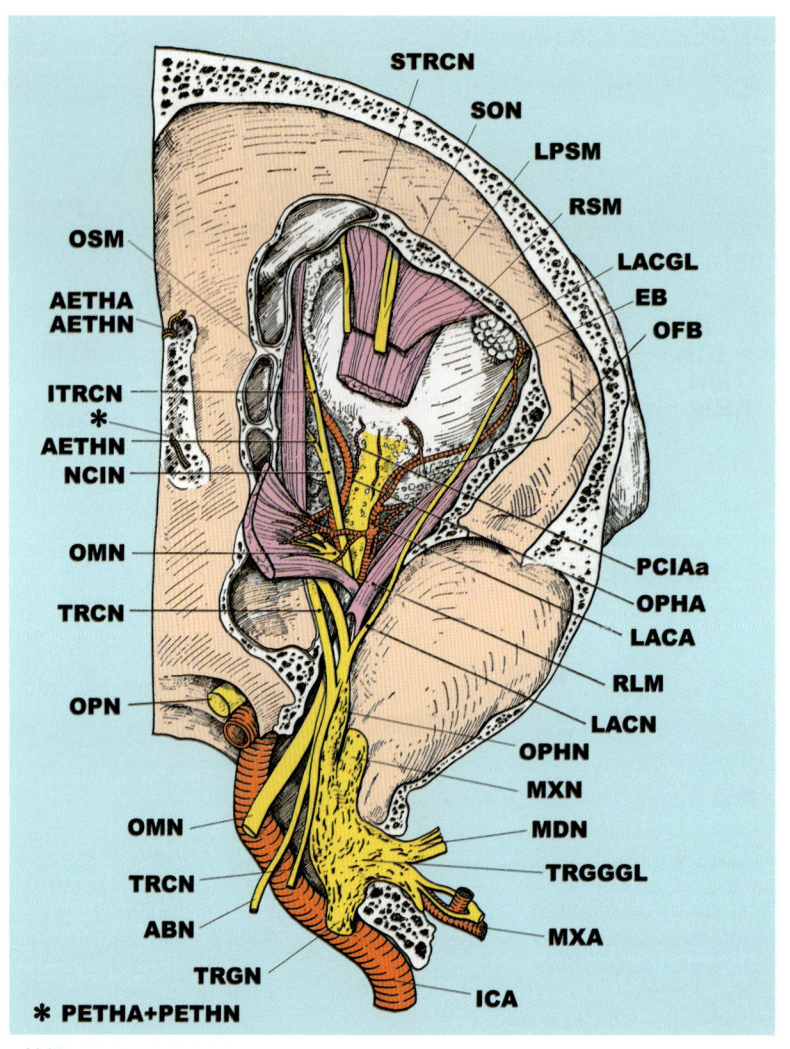

図14-4 眼窩の動脈・神経 ［浦, 1966（出典 b）を改変］
右眼窩の上面.

| | | | | |
|---|---|---|---|---|
| ABN | 外転神経 abducens nerve/abducent nerve N. abducens | | OPN | 視神経 optic nerve N. opticus |
| AETHA | 前篩骨動脈 anterior ethmoidal artery A. ethmoidalis anterior | | OSM | 上斜筋 obliquus superior muscle M. obliquus superior (obliquus superior) |
| AETHN | 前篩骨神経 anterior ethmoidal nerve N. ethmoidalis anterior | | PCIAa | 後毛様体動脈 posterior ciliary arteries Arteriae ciliares posteriores |
| EB | 眼球 eyeball Bulbus oculi | | PETHA | 後篩骨動脈 posterior ethmoidal artery A. ethmoidalis posterior |
| ICA | 内頸動脈 internal carotid artery A. carotis interna | | PETHN | 後篩骨神経 posterior ethmoidal nerve N. ethmoidalis posterior |
| ITRCN | 滑車下神経 infratrochlear nerve N. infratrochlearis | | RLM | 外側直筋 rectus lateralis muscle M. rectus lateralis (rectus lateralis) |
| LACA | 涙腺動脈 lacrimal artery A. lacrimalis | | RSM | 上直筋 rectus superior muscle M. rectus superior (rectus superior) |
| LACGL | 涙腺 lacrimal gland Glandura lacrimalis | | SON | 眼窩上神経 supraorbital nerve N. supraorbitalis |
| LACN | 涙腺神経 lacrimal nerve N. lacrimalis | | STRCN | 滑車上神経 supratrochlear nerve N. supratrochlearis |
| LPSM | 上眼瞼挙筋 levator palpebrae superioris muscle M. levator palpebrae superioris (levator palpebrae superioris) | | TRCN | 滑車神経 trochlear nerve N. trochlearis |
| MDN | 下顎神経 mandibular nerve N. mandibularis | | TRGGGL | 三叉神経節 trigeminal ganglion Ganglion trigeminale (半月神経節 semilunar ganglion Ganglion semilunare) (Gasser 神経節 Gasserian ganglion) |
| MXA | 顎動脈 maxillary artery A. maxillaris （上顎動脈） | | TRGN | 三叉神経 trigeminal nerve N. trigeminus |
| MXN | 上顎神経 maxillary nerve N. maxillaris | | | |
| NCIN | 鼻毛様体神経 nasociliary nerve N. nasociliaris | | | |
| OFB | 眼窩脂肪体 orbital fat body Corpus adiposum orbitae | | | |
| OMN | 動眼神経 oculomotor nerve N. oculomotorius | | | |
| OPHA | 眼動脈 ophthalmic artery A. ophthalmica | | | |
| OPHN | 眼神経 ophthalmic nerve N. ophthalmicus | | | |

## 迷路動脈

**迷路動脈** labyrinthine artery は脳底動脈からの直接枝として，あるいは前下小脳動脈などとの共通枝として始まる（第9章，第13章）．稀ながら椎骨動脈から分岐することもある．いずれも外方に走って顔面

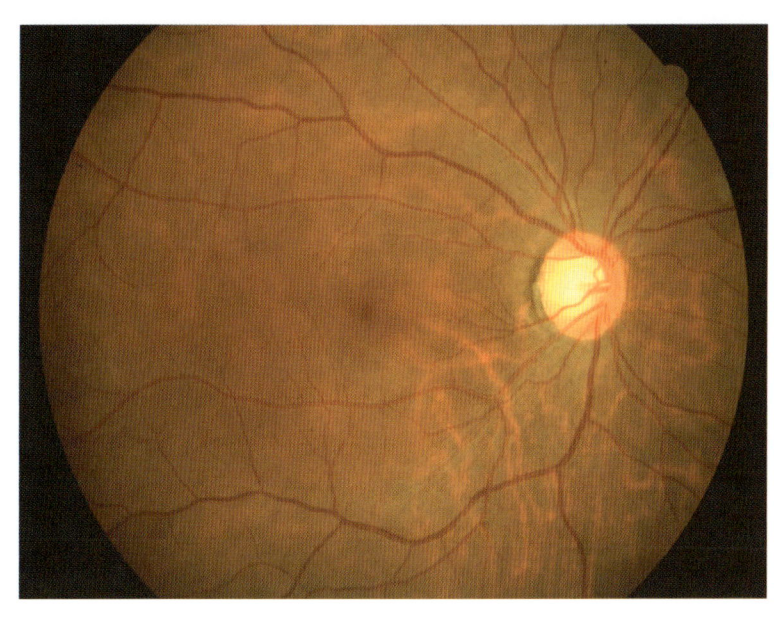

第 14 章　脈絡叢・眼窩・内耳の動脈系　Chapter 14　Arterial System of the Chorioid Plexuses, Orbit and Inner Ear

図 14-5　眼底

正常右眼の眼底写真（当時 日本大学医学部眼科，石川　弘博士より提供）．網膜中心動脈 retinal central artery の分枝と網膜中心静脈 retinal central vein の根とが観察できる．ヒトの脳血管を容易に直接観察できる唯一の部位である．

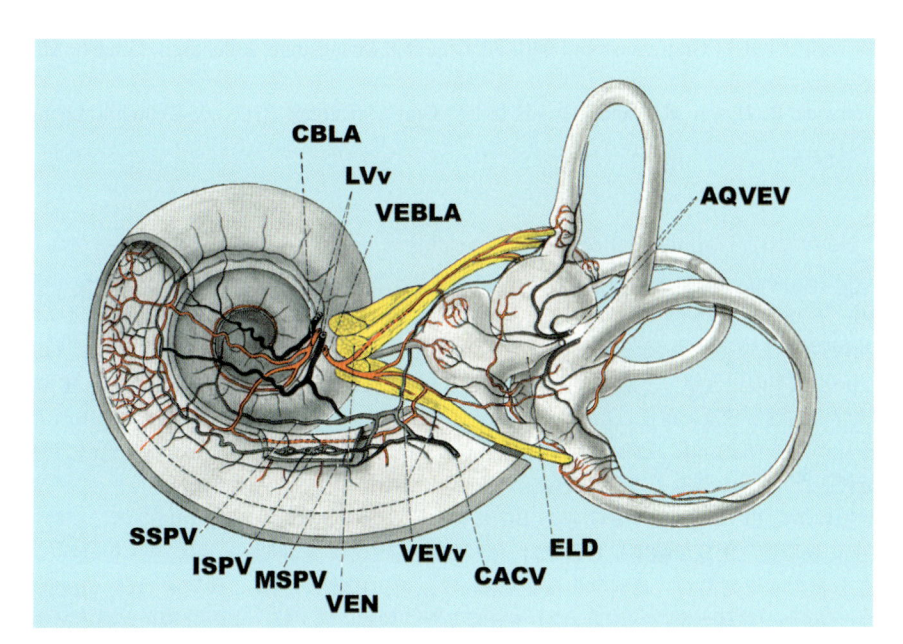

図 14-6　内耳の動脈・静脈・神経　[森ら，1982（出典 c）を改変]
右内耳の内側面．

| | | | | |
|---|---|---|---|---|
| AQVEV | 前庭水管静脈 aqueductus vestibuli vein *V. aqueductus vestibuli* | | LVv | 迷路静脈 labyrinthine veins *Venae labyrinthi* |
| CACV | 蝸牛小管静脈 canaliculus cochleae vein *V. canaliculi cochleae* | | MSPV | 蝸牛軸ラセン静脈 modiolar spiral vein *V. spiralis modioli* |
| CBLA | 迷路動脈の蝸牛枝 cochlear branch of labyrinthine artery *A. labyrinthi*［*R. cochlearis*］ | | SSPV | 上ラセン静脈 superior spiral vein *V. spiralis superior* |
| | | | VEBLA | 迷路動脈の前庭枝 vestibular branch of labyrinthine artery *A. labyrinthi*［*R. vestibularis*］ |
| | （cochlear branch of internal auditory artery） | | | （vestibular branch of internal auditory artery） |
| | （総蝸牛動脈 common cochlear artery *A. cochleae communis*） | | | （前前庭動脈 anterior vestibular artery *A. vestibuli anterior*） |
| ELD | 内リンパ管 endolymphatic duct *Ductus endolymphaticus* | | VEN | 前庭神経 vestibular nerve *N. vestibularis* |
| ISPV | 下ラセン静脈 inferior spiral vein *V. spiralis inferior* | | VEVv | 前庭静脈 vestibular veins *Venae vestibulares* |

## 余録 14-1　難聴と迷路動脈循環不全

突発性難聴 sudden deafness[22)23)] は通常原因不明とされているが，その一因に急激な迷路動脈循環不全 labyrinthine artery insufficiency による内耳の循環障害がある[20)23)]．ちなみに，原因として循環障害のほか，ウイルス感染症・膜迷路破綻・第二鼓膜破綻・自己免疫疾患などが推測されており，難聴をきたす内耳神経の神経鞘腫などの除外も重要である．

神経・内耳神経と一緒に内耳道に入り，内耳神経とともに内耳（前庭と蝸牛）へと分布する．内耳神経は前庭神経と蝸牛神経に分かれるが，迷路動脈もまた前庭枝 vestibular branch（前前庭動脈 anterior vestibular artery）と蝸牛枝 cochlear branch（総蝸牛動脈 common cochlear artery）に分かれる例が多い[18]（図 14-6）．

前下小脳動脈領域の梗塞例で前庭・聴覚障害をきたす例ときたさない例がみられる事実は[19)～21)]，迷路動脈の起始の解剖学的多様性を示唆している（第 13 章）． **（余録 14-1 は 269 頁参照）**

### ■ 引用文献

1) Duret H：Recherches anatomiques sur la circulation de l'encéphale. Arch Physiol Norm Pathol（Paris）1：60-91, 316-353, 664-693, 919-957, 1874.
2) Galloway JR, Greitz T：The medial and lateral choroid arteries. An anatomic and roentgenographic study. Acta Radiol 53：353-366, 1960.
3) Abbie AA：The clinical significance of the anterior choroidal artery. Brain 56：233-246, 1933.
4) Abbie AA：The blood supply of the lateral geniculate body, with a note on the morphology of the choroidal arteries. J Anat 67：491-521, 1933.
5) Hayreh SS, Dass R：The ophthalmic artery. Br J Ophthalmol 46：65-98, 165-185, 212-247, 1962.
6) Singh S, Dass R：The central artery of the retina. Br J Ophthalmol 44：193-212, 280-299, 1960.
7) Davies DV（ed）：Gray's anatomy, 34th ed. Descriptive and applied. Longmans, London, 1967.
8) Warwick R, Williams PL（eds）：Gray's anatomy, 35th ed. Longman, Edinburgh, 1973.
9) Williams PL, Warwick R（eds）：Gray's anatomy, 36th ed. Churchill Livingstone, Edinburgh-London-Melbourne-New York, 1980.
10) Williams PL, Warwick R, Dyson M, Bannister LH（eds）：Gray's anatomy, 37th ed. Churchill Livingstone, Edinburgh-

---

**抄伝 14-1　Helmholtz, Hermann Ludwig Ferdinand von**

Hermann Ludwig Ferdinand von Helmholtz（1821-1894）はドイツの生理学者・物理学者である．1821 年 8 月 31 日に Potsdam で誕生．Friedrich Wilhelm 軍医学校で医学を学び，1842 年に卒業した．Potsdam に戻り外科軍医となったが，Berlin 大学の解剖学・生理学教授 Johannes Peter Müller（1801-1858）に師事した．1849 年に Königsberg（現在はロシア領 Kaliningrad）大学の生理学・一般病理学准教授となり，1855 年に Bonn 大学の解剖学・生理学教授，1858 年には Heidelberg 大学の生理学教授に就任した．ところが，1869 年頃からは物理学へ転向して，1871 年に Berlin 大学の物理学教授に転任．1877～1888 年に Berlin 大学総長を務め，1888 年に Berlin の Charlottenberg に新設された物理工学研究所の所長に転任した．1894 年 9 月 8 日に Berlin で脳内出血のため死去，享年 73 歳．

筋肉の活動や動物の熱発生の研究から 1847 年のエネルギー保存則の発見に至った．1850 年に初めて神経伝導速度を測定した．1851 年に検眼鏡（眼底の観察）と眼球計（眼球の曲率測定）を発明し，眼科学・神経学に貢献．1863 年に内耳蝸牛の周波数分析機序を考察し，耳科学の基礎を築いた．視力調節や色覚の研究を行い，1867 年に「Handbuch der physiologischen Optik」（生理光学ハンドブック）を出版した．色覚に赤・緑・青の 3 原色があるとする説は Helmholtz が検証発展させたもので，Young-Helmholtz 説として現在知られている．物理学者に転身後は電磁気学や熱力学の研究を行い，晩年には気象学にも参入するなど，複数の分野で業績を残した．

弟子には Nobel 物理学賞受賞者を筆頭に高名な物理学者が少なくないが，ここでは生理学者を挙げておく．Wilhelm Maximilian Wundt（1832-1920，生理学者・心理学者）は医学部から転出し，Zürich（スイス領）大学・Leipzig 大学の哲学教授を歴任．実験心理学の創始により世界的に知られ，Leipzig 大学で心理学者を多数育てた．William James（1842-1910，アメリカの哲学者・心理学者）は Harvard 大学の哲学教授・心理学教授．医学から心理学・哲学へ転向し，実用主義の思想で著名．Sir David Ferrier（1843-1926，英国の病理学者・生理学者）は London 大学 King's College の法医学教授・神経病理学教授．留学中は Helmholtz や Wundt に師事して生理学を学び，帰国してから医学部へ進学した．神経病理学専攻の傍ら，各種動物の大脳皮質機能局在を実験生理学的に解明した．Siegmund Exner-Ewarten（1846-1926，オーストリアの生理学者）は Wien 大学の生理学教授．視覚・書字などの実験生理学に詳しかった．Arthur Peter König（1856-1901，生理学者）は先天性後弯を患っていたが，Berlin 大学で生理光学を発展させ，Helmholtz 没後の 1896 年に「Handbuch der physiologischen Optik」を改訂出版した．

同じ Müller 門下の兄弟弟子には，Friedrich Gustav Jakob Henle（1809-1885，解剖学者・病理学者），Theodor Schwann（1810-1882，ドイツ出身のベルギーの生理学者・解剖学者，**抄伝 1-16**），Carl Bogislaus Reichert（1811-1884，解剖学者・発生学者），Emil Du Bois-Reymond（1818-1896，生理学者），Rudolf Ludwig Karl Virchow（1821-1902，病理学者・人類学者），Wilhelm His, Sr.（1831-1904，スイス出身のドイツの解剖学者・発生学者，**抄伝 1-10**），Ernst Heinrich Philipp August Haeckel（1834-1919，解剖学者・動物学者）など逸材が多い． （文献欄参照[22)～41)]）

第 14 章　脈絡叢・眼窩・内耳の動脈系　Chapter 14　Arterial System of the Chorioid Plexuses, Orbit and Inner Ear

London-Melbourne-New York, 1989.
11) Williams PL et al (eds)：Gray's anatomy, 38th ed. The anatomical basis of medicine and surgery. Churchill Livingstone, New York-Edinburgh-London-Tokyo-Madrid-Melbourne, 1995.
12) Standring S et al (eds)：Gray's anatomy, 39th ed. The anatomical basis of clinical practice. Churchill Livingstone/Elsevier, Edinburgh-London-New York-Oxford-Philadelphia-St Louis-Sydney-Toronto, 2005.
13) Standring S et al (eds)：Gray's anatomy, 40th ed. The anatomical basis of clinical practice. Churchill Livingstone/Elsevier, 2008.
14) Helmholtz H, 1851［文献 17］.
15) Keith NM, Wagener HP, Barker NW：Some different types of essential hypertension：Their course and prognosis. Am J Med Sci 197：332-343, 1939.
16) Scheie HG：Evaluation of ophthalmoscopic changes of hypertension and arteriolar sclerosis. AMA Arch Ophthalmol 49：117-138, 1953.
17) Armour RH：Manufacture and use of home made ophthalmoscopes：a 150th anniversary tribute to Helmholtz. BMJ 321：1557-1559, 2000.
18) Nabeya D：A study in the comparative anatomy of the blood-vascular system of the internal ear in Mammalia and in Homo (Japanese). Acta Sch Med Univ Imperialis Kioto 6：1-132, 1923.
19) Goodhart SP, Davison C：Syndrome of the posterior inferior and anterior inferior cerebellar arteries and their branches. Arch Neurol Psychiatry 35：501-524, 1936.
20) Adams RD：Occlusion of the anterior inferior cerebellar artery. Arch Neurol Psychiatry 49：765-770, 1943.
21) Lee H, Kim JS, Chung E-J, Yi H-A, Chung I-S, Lee S-R, Shin J-Y：Infarction in the territory of anterior inferior cerebellar artery. Spectrum of audiovestibular loss. Stroke 40：3745-3751, 2009.
22) de Kleyn A：Sudden complete or partial loss of function of the octavus-system in apparently normal persons. Acta Otolaryngol 32：407-429, 1944.
23) Rasmussen H：Sudden deafness. Acta Otolaryngol 37：65-70, 1949.
24) Mendenhall TC：The centenary of the birth of Hermann von Helmholtz. Science 54：163-164, 1921.
25) Livingston RB：Hermann von Helmholtz and the conservation of energy, a centenary note. Stanford Med Bull 5：182-184, 1947.
26) Anonymous：Hermann Ludwig Ferdinand von Helmholtz. JAMA 185：964-965, 1963.
27) Turner RS：The Ohm-Seebeck dispute, Hermann von Helmholtz, and the origins of physiological acoustics. Br J Hist Sci 10：1-24, 1977.
28) Turner RS：Hermann von Helmholtz and the empiricist vision. J Hist Behav Sci 13：48-58, 1977.
29) Roman F：Hermann von Helmholtz. Br J Ophthalmol 77：514, 1993.
30) Dubb A：Hermann von Helmholtz (1821-1894). Adler Mus Bull 20：10-12, 1994.
31) Letocha C：Hermann von Helmholtz：a century later. Arch Ophthalmol 112：1525, 1994.
32) Wade NJ：Hermann von Helmholtz (1821-1894). Perception 23：981-989, 1994.
33) Haas LF：Neurological stamp. Hermann von Helmholtz (1821-94). J Neurol Neurosurg Psychiatry 64：787, 1994.
34) Haas LF：Neurological stamp. Hermann von Helmholtz (1821-94). J Neurol Neurosurg Psychiatry 65：766, 1995.
35) Ravin JG：Sesquicentennial of the ophthalmoscope. Arch Ophthalmol 117：1634-1638, 1999.
36) Applebaum EL：Hermann von Helmholtz：A giant of science who cast his shadow on otolaryngology. Laryngoscope 111：937-939, 2001.
37) Debru C：Helmholtz and the psychophysiology of time. Sci Context 14：471-492, 2001.
38) Keeler CR：The ophthalmoscope in the lifetime of Hermann von Helmholtz. Arch Ophthalmol 120：194-201, 2002.
39) Hachmeister JE：An abbreviated history of the ear：From renaissance to present. Yale J Biol Med 76：81-86, 2003.
40) Tan SY, Shigaki D：Medicine in stamps. Hermann von Helmholtz (1821-1894)：inventor of the ophthalmoscope. Singapore Med J 47：359-360, 2006.
41) 佐野　豊：神経科学――形態学的基礎．間脳［2］視床上部，視床下域，視覚系．医学書院，東京，2007, pp 168-169.
42) http://en.wikipedia.org/wiki/Hermann_von_Helmholtz　2014 年 8 月接続
43) http://psychology.wikia.com/wiki/Hermann_von_Helmholtz　2014 年 8 月接続

### 図の出典

a) Corning HK：Lehrbuch der topographischen Anatomie für Studierende und Ärzte, 14te & 15te Auflage. Verlag von JF Bergmann, München, 1923（図 14-2 の原図）．
b) 浦　良治：実習 人体解剖図譜．南江堂，東京-京都，1966（図 14-3 の原図）．
c) 森　於菟, 平沢　興, 小川鼎三, 森　優, 岡本道雄, 大内　弘, 森　富, 山田英智, 山元寅男, 養老孟司：解剖学，改訂第 11 版，第 3 巻．金原出版，東京，1982（図 14-5 の原図）．

# 第 15 章
# 脊髄の動脈系

## Chapter 15
## Arterial System of the Spinal Cord

## 脊柱管に達するまでの経路

脊髄は成人では 40〜45 cm の長さがあるので，これに分布する動脈も脊髄の部位によって異なる．

脊髄枝 spinal branches に至る動脈の経路を，**表 15-1** に列記しておく．これら脊髄枝は分岐元によって，①大動脈弓 aortic arch（左側）あるいは腕頭動脈 brachiocephalic trunk（右側），②胸大動脈 thoracic aorta，③腹大動脈 abdominal aorta，④内腸骨動脈 internal iliac artery から分かれるものの 4 種類に大別できる．脊髄枝は 31 対 62 本あり，体節性脊髄枝 segmental spinal branches とも呼ぶ．

**表 15-1　脊髄枝に至る動脈の経路**

大動脈弓　aortic artch　*Arcus aortae*（左側）あるいは
腕頭動脈　brachiocephalic trunk　*Truncus brachiocephalicus*（右側）＊
　→　鎖骨下動脈　subclavian artery　*A. subclavia*
　　　→　椎骨動脈　vertebral artery　*A. vertebralis*
　　　　　→　**脊髄枝**　spinal branch　*R. spinalis*
　　　→　甲状頸動脈　thyrocervical trunk　*Truncus thyreocervicalis*
　　　　　→　上行頸動脈　ascending cervical artery　*A. cervicalis ascendens*
　　　　　　　→　**脊髄枝**　spinal branch　*R. spinalis*
　　　→　肋頸動脈　costocervical trunk　*Truncus costocervicalis*
　　　　　→　最上肋間動脈　supreme intercostal artery　*A. intercostalis suprema*†
　　　　　　　→　**脊髄枝**　spinal branch　*R. spinalis*

胸大動脈　thoracic aorta　*Aorta thoracica*
　→　肋間動脈　intercostal arteries　*Arteriae intercostales*
　　　→　背枝　dorsal branch　*R. dorsalis*
　　　　　→　**脊髄枝**　spinal branch　*R. spinalis*
　→　肋下動脈　subcostal artery　*A. subcostalis*
　　　→　背枝　dorsal branch　*R. dorsalis*
　　　　　→　**脊髄枝**　spinal branch　*R. spinalis*

腹大動脈　abdominal aorta　*Aorta abdominalis*
　→　腰動脈　lumbar arteries　*Arteriae lumbales*
　　　→　**脊髄枝**　spinal branch　*R. spinalis*

内腸骨動脈　internal iliac artery　*A. iliaca interna*
　→　腸腰動脈　iliolumbar artery　*A. iliolumbalis*
　　　→　腰枝　lumbar branch　*R. lumbalis*
　　　　　→　**脊髄枝**　spinal branch　*R. spinalis*
　→　外側仙骨動脈　lateral sacral branch　*R. sacralis lateralis*
　　　→　**脊髄枝**　spinal branch　*R. spinalis*

＊ 左右で分岐の形態が異なり，左側では大動脈弓から直接の分枝として左鎖骨下動脈が出るが，右側では大動脈弓から腕頭動脈を経て右鎖骨下動脈が分岐する．
† 第 1・第 2 肋間動脈に分岐してから脊髄枝を出している．

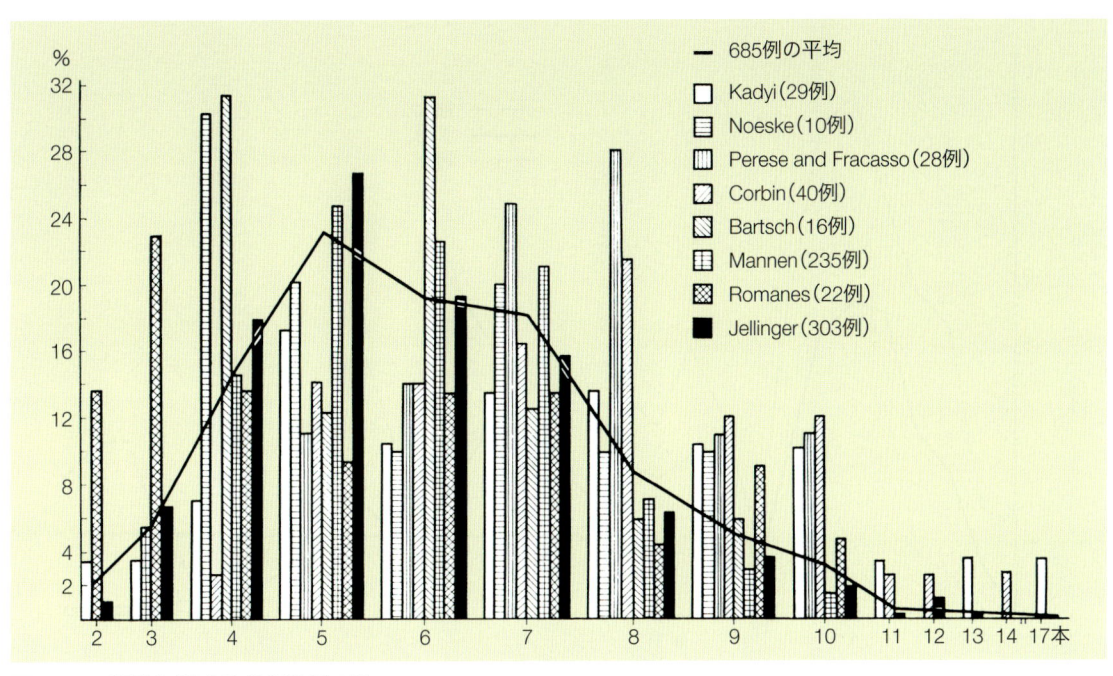

図15-1 **脊髄に達する前根動脈の数** [Jellinger, 1966（出典 a）を改変]
脊髄685標本の文献学的検討．Kadyi 29例，Noeske 10例，PereseとFracasso 28例，Corbin 40例，Bartsch 16例，Mannen 235例，Romanes 22例，Jellinger 303例．

## 脊髄枝

　**脊髄枝** spinal branches（脊髄動脈 spinal arteries）は椎間静脈 intervertebral veins（体節静脈の一部）に対応する体節動脈の一部で，31対62本存在する．その中でもとくに発達した約1/3の枝（萬年と三木[1]によれば平均24本）が前根あるいは後根に沿って脊髄表面に達する．これらの前根・後根に沿って走る動脈を，それぞれ**前根動脈** anterior radicular artery・**後根動脈** posterior radicular artery という．これらは脊髄表面に達すると上下に連絡して縦の吻合を形成し，さらにその分枝が脊髄内に入り込んでいる．一方，残り約2/3の脊髄枝では，それぞれ前根動脈・後根動脈は前根あるいは後根（脊髄神経節を含む）に分布して終わってしまい，いずれも脊髄までは到達しない．Jellinger[2]の303例の検討によれば，脊髄に達する前根動脈は2〜13本（平均5.6本），同じく後根動脈は8〜28本（平均約16本）しかないという．脊髄に達する前根動脈・後根動脈についての詳細は，図15-1〜15-3を参照してほしい．
　ここで注目すべきは，前根動脈や後根動脈の中にとくに太いものが存在することである．前根動脈では図15-4のように，その頻度は第9胸髄Th9〜第10胸髄Th10付近，および第2腰髄L2付近が高く，二峰性の分布を示している．この第9胸髄Th9〜第3腰髄L3までの間にみられるとくに太い前根動脈を，**大前根動脈** great anterior radicular artery（**Adamkiewicz動脈** Adamkiewicz's artery）と呼ぶ．
　後根動脈では図15-5に示すように，第11胸髄Th11〜第2腰髄L2付近にとくに太い**大後根動脈** great posterior radicular artery がある．
　脊髄表面に達した前後の根動脈はそれぞれ上行枝と下行枝の2枝に分かれる．これらは互いに吻合して，脊髄全長にわたって縦走する一次縦吻合を3ヵ所に形成している．それは，前正中裂に沿った1本の縦吻合と，後外側溝に沿った左右1対の縦吻合である．前者を**前脊髄動脈** anterior spinal artery，後者を**後脊髄動脈** posterior spinal artery という．一般に前者のほうが後者よりも太く，その走行にも恒常性がある（図15-6，15-7）．
　また，前脊髄動脈に連絡する前根動脈の中で，とくに太くて血流の豊富なことをうかがわせるものは第6頸髄C6〜第7頸髄C7，第9胸髄Th9〜第10胸髄Th10，第2腰髄L2の高さの動脈で，これらに比較

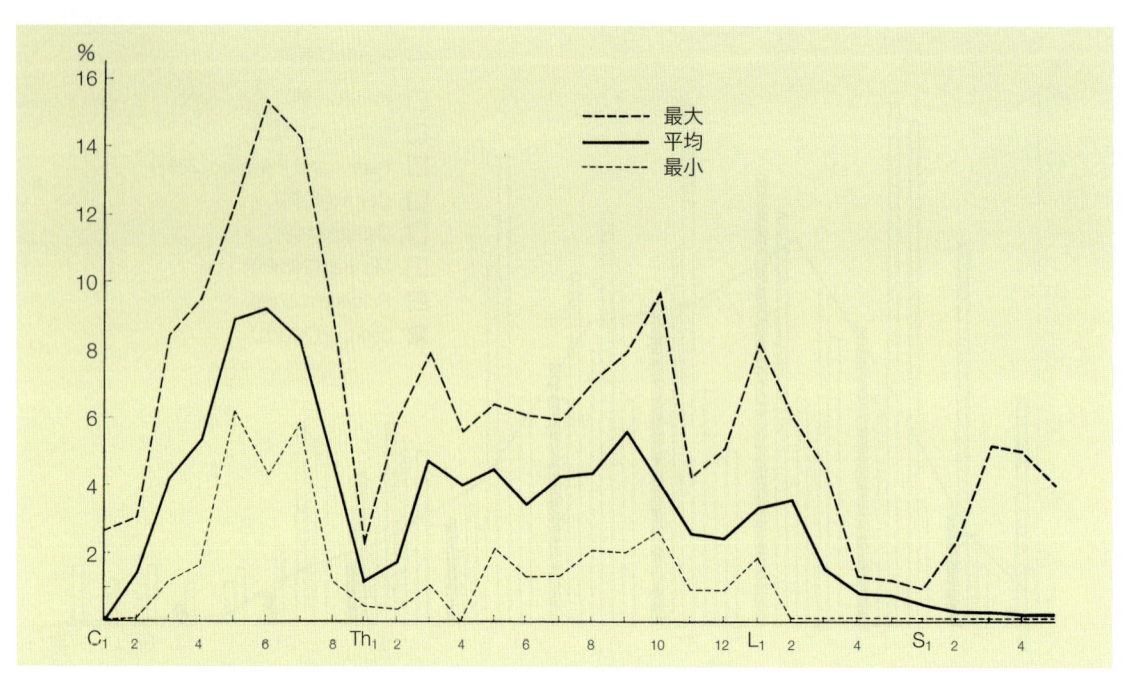

**図15-2 脊髄に達する前根動脈の髄節別分布** [Jellinger, 1966（出典 a）を改変]
脊髄700標本の文献学的検討．Kadyi 29例，Miyadi 58例，Noeske 8例，Perese と Fracasso 28例，Bartsch 16例，Mannen 235例，Jellinger 303例．

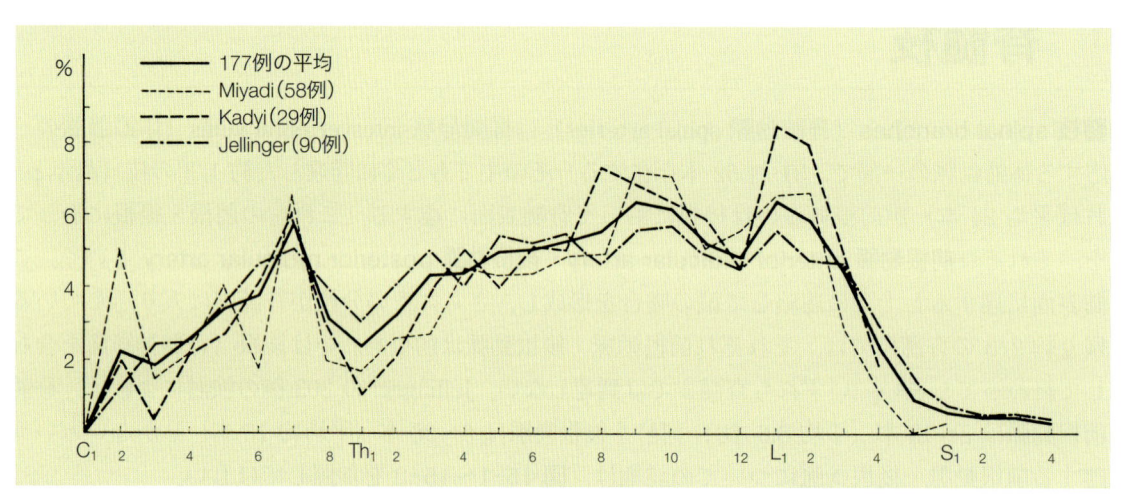

**図15-3 脊髄に達する後根動脈の髄節別分布** [Jellinger, 1966（出典 a）を改変]
脊髄177標本の文献学的検討．Miyadi 58例，Kadyi 29例，Jellinger 90例．

すれば，他の枝はあっても細い．

前脊髄動脈の上端は延髄前面で椎骨動脈から分岐している．この部分の形態は大友[3]が400例の剖検例の統計を出している．それによると，前脊髄動脈が左右の椎骨動脈から分岐した後にそれらが合わさって前正中裂に沿って下る型は75.2％にみられ，片側の椎骨動脈のみから出る型は15.3％，片側から分岐していて同時に他側に痕跡様のものを認める型は9.5％であるという．

一方，後脊髄動脈の上端は延髄後面で椎骨動脈，ときに後下小脳動脈からの連絡がある．

前脊髄動脈と後脊髄動脈の間には，これらにほぼ直角に多数の側枝を出して互いに連絡する動脈がある．これを**冠状動脈** coronary arteries（心臓にも同名の動脈がある）という．この動脈を vasocorona と呼ぶ研究者もある[4]．

さらにこの冠状動脈も上下に細い二次縦吻合を形成して互いに連絡している．

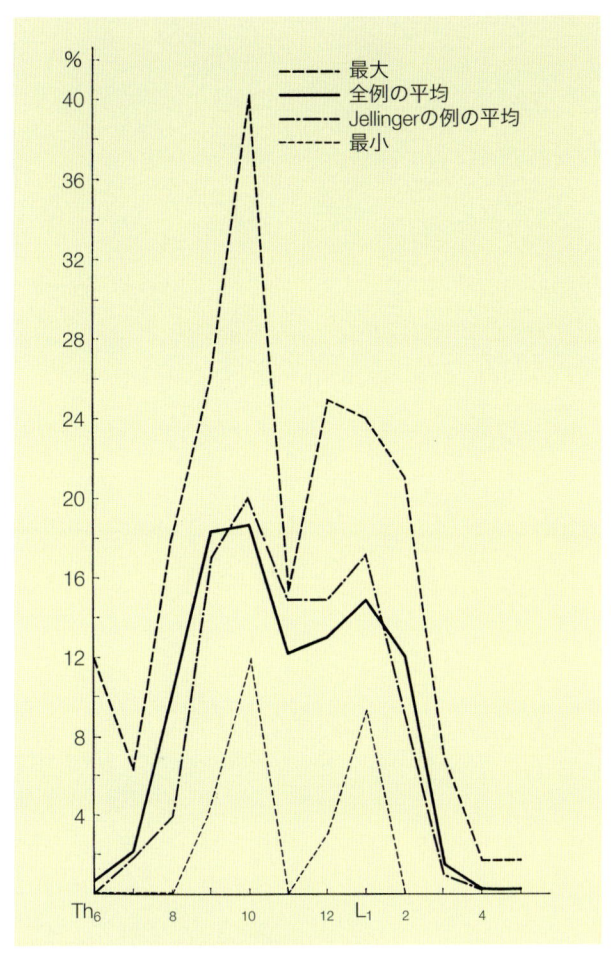

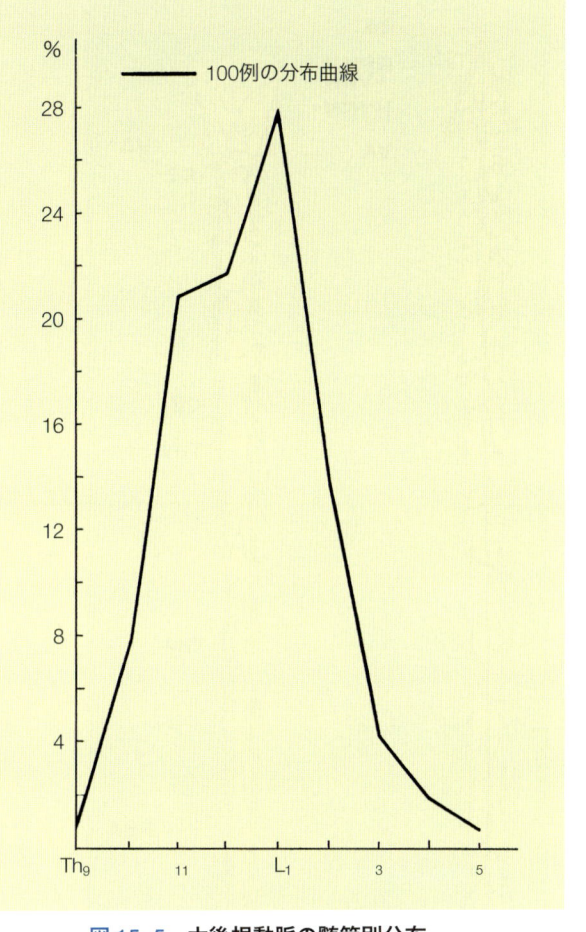

**図 15-4　大前根動脈の髄節別分布**
[Jellinger, 1966（出典 a）を改変]

脊髄 761 標本の文献学的検討．Kadyi 29 例，Miyadi 58 例，Roll 17 例，Perese と Fracasso 28 例，Bartsch 16 例，Corbin 42 例，Mannen 235 例，Romanes 22 例，Jellinger 314 例．

**図 15-5　大後根動脈の髄節別分布**
[Jellinger, 1966（出典 a）を改変]

脊髄 100 標本の検討．

　以上で述べた動脈の太さ（直径）について文献から計測値を拾ってみると，Perese と Fracasso[5]によれば，前根動脈および後根動脈の直径は 150～1,200 μm，前脊髄動脈は頚髄では 400 μm，腰髄では 1,250 μm に達するという．Jellinger[2]は前脊髄動脈の直径は頚髄で 500 μm まで，胸髄で 340 μm まで，腰髄では 1,000 μm 以上のものがあるといい，また，後脊髄動脈についても頚髄 150～260 μm，胸髄 50～130 μm，腰髄 100～200 μm であると記載している．大友[3]は延髄前面で左右の前脊髄動脈が合流する付近で計測を行い，外径 0.2～0.4 mm と報告している．

(抄伝 15-1 は下記参照)

### 抄伝 15-1　Adamkiewicz, Albert Wojciech

　Albert Wojciech Adamkiewicz（1850-1921）はポーランドの病理学者・内科医である．1850 年 8 月 11 日にプロイセンの Zerkow（現在はポーランド領 Żerków）で内科医の息子として誕生．当時はポーランドが列強に分割され消滅していた時代である．プロイセンの Breslau（現在はポーランド領 Wrocław）大学で医学を学んだ．恩師に生理学教授 Rudolf Peter Heinrich Heidenhain（1834-1897）がいる．プロイセンの軍務に短期間就いたが，1871 年から Würzburg 大学の解剖病理学教授 Friedrich Daniel von Recklinghausen（1833-1910），1873 年から Königsberg（現在はロシア領 Kaliningrad）大学の生理学・臨床医学教授 Wilhelm von Wittich（1821-1884），1877 年から Berlin 大学 Charité 病院の精神医学教授 Carl Friedrich Otto Westphal（1833-1890）に師事した．1880 年にオーストリアの Kraków（現在はポーランド領）大学の一般・実験病理学教授に就任．脳・脊髄血管の研究を主に行い，大前根動脈（Adamkiewicz 動脈）に名を残した．1892 年に寄生虫発癌説の提唱を理由に教授職を追われ，オーストリアの Wien へ移り Rothschild ユダヤ病院の内科医として余生を過ごした．1921 年 10 月 31 日に Wien で死去，享年 71 歳．

（文献欄参照[19]～[26]）

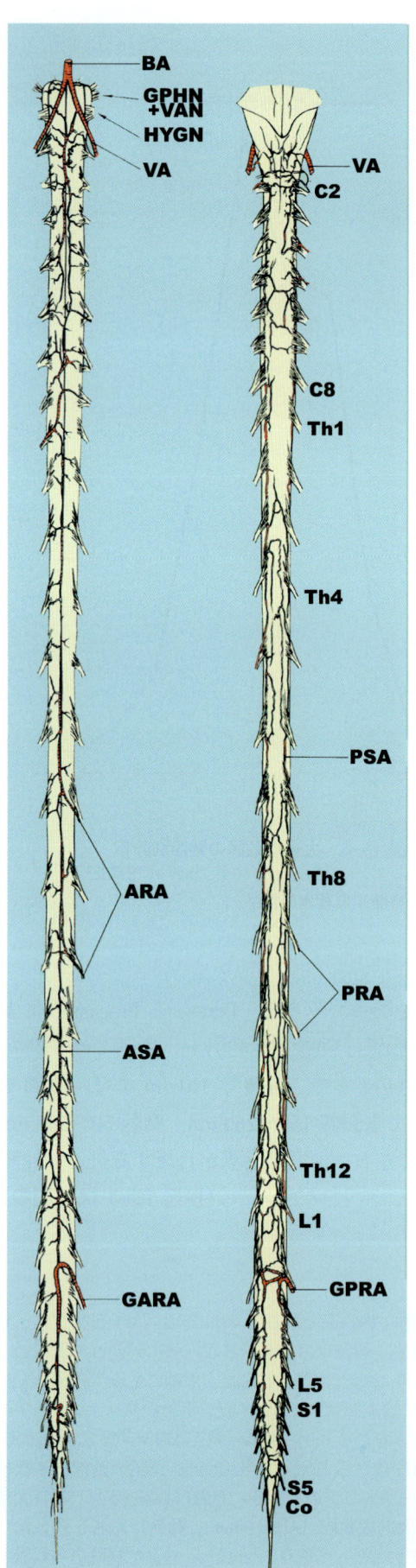

第Ⅱ部　脳・脊髄血管の解剖学　Part II　Anatomy of Cerebrospinal Vessels

**図15-6　脊髄表面の動脈**　[児玉と小川, 1974（出典 b）を改変]
脊髄前面（左）と脊髄後面（右）．

| | | |
|---|---|---|
| ARA | 前根動脈 | anterior radicular artery A. radicularis anterior |
| ASA | 前脊髄動脈 | anterior spinal artery A. spinalis anterior |
| BA | 脳底動脈 | basilar artery A. basilaris |
| GARA | 大前根動脈 | great anterior radicular artery A. radicularis anterior magna（Adamkiewicz動脈 Adamkiewicz's artery） |
| GPHN | 舌咽神経 | glossopharyngeal nerve N. glossopharyngeus |
| GPRA | 大後根動脈 | great posterior radicular artery A. radicularis posterior magna |
| HYGN | 舌下神経 | hypoglossal nerve N. hypoglossus |
| PRA | 後根動脈 | posterior radicular artery A. radicularis posterior |
| PSA | 後脊髄動脈 | posterior spinal artery A. spinalis posterior |
| VA | 椎骨動脈 | vertebral artery A. vertebralis |
| VAN | 迷走神経 | vagus nerve N. vagus |

# 脊髄の動脈血供給

脊髄内の分布動脈は図15-8のように，前脊髄動脈と後脊髄動脈のほか，前脊髄動脈・後脊髄動脈の間の側枝でこれらをつなぐような形で脊髄の表面を走っている冠状動脈（前述）も関与している．

脊髄は，前脊髄動脈あるいは後脊髄動脈の分枝である中心動脈・冠状動脈・後索動脈の3領域に分けることができる．これら3領域を「中枢神経系の動脈血供給の原則」（第9章）に当てはめれば，それぞれ正中領域・外側領域・背側領域ということになる．中心動脈・周辺動脈・後索動脈がそれぞれ，正中枝・外側枝・背側枝に相当することはいうまでもない．

これらの分布領域の間には重複があり，脊髄横断面で約1/3は重複しているといわれる．

## ■ 正中領域 ■

前脊髄動脈からは前正中裂の中に**中心動脈 central artery**（溝動脈 sulcal artery という別称もある）が直角に分岐している．

中心動脈は1髄節当たり平均6.3本，脊髄全体で約200本といわれ[1]，前正中裂から入ると中心管の前方で外方に曲がり，左あるいは右の半側の脊髄灰白質に交互に分布する．ときに，Y字型分岐をして両側の灰白質に分布することもある．図15-9に示すように，中心動脈の数は頸膨大および腰膨大で多い[2]．

中心動脈の分布範囲は灰白質の大部分（後角尖と後角頭を除いた部分）と前索および側索などの一部分である．この領域に含まれる構造物をやや詳しく挙げると，灰白質では前角（前柱）・中間質中心部・中間質外側部・側角（頸髄下部と胸髄のみにあり，側柱ともいう），後角底・後角頸などがあり，白質では前索の内側部（前皮質脊髄路・内側縦束・視蓋脊髄路・内側網様体脊髄路などが通る），白前交連，固有側索，外側皮質脊髄路の大部分，外側網様体脊髄路などがある．

中心動脈の太さについて触れておくと，その直径は$180\,\mu m$[6)7)]，$240\,\mu m$[8)9)]，$250\sim300\,\mu m$[10)11)]と報告者によって多少の開きがある．

（**余録 15-1** は下記参照）

## ■ 外側領域 ■

脊髄表面を横走する冠状動脈からは，求心性すなわち脊髄内部に向かって**周辺動脈 peripheral arteries**（辺縁動脈 marginal arteries）が多数出ていて，白質（前索内側部と後索を除く）に分布している．しかし，脳に比べて脊髄の外側領域はとくに白質ばかりのためか，周辺動脈は貧弱である．

この領域に含まれる伝導路には，前脊髄視床路・前庭脊髄路・三角路（Helweg三角路）・脊髄小脳路・外側脊髄視床路・脊髄視蓋路・外側皮質脊髄路の表在部などがある．

## ■ 背側領域 ■

後脊髄動脈からの動脈分布は主に後索（薄束と楔状束）・後角尖（終帯，別称を Lissauer 縁帯）後角頭・側索の背側辺縁部などである．この後脊髄動脈からの分枝にはこれまで呼称がなかったので[12)13)]，本書では**後索動脈 posterior funicular arteries** という呼称を使用する．

---

### 余録 15-1　前脊髄動脈症候群

前脊髄動脈の閉塞による症候を前脊髄動脈症候群 anterior spinal artery syndrome[27)]といい，急激な対麻痺・知覚障害（温痛覚消失）・膀胱直腸障害などが現われる．これらの症候は前脊髄動脈の分枝である中心動脈と周辺動脈の分布領域の症候に一致する．対麻痺 paraplegia は脊髄側索を通る皮質脊髄路の，温痛覚消失 thermoanesthesia and analgesia は脊髄前側索を通る脊髄視床路の症候であり，いずれも障害部位以下の症候がみられる．膀胱直腸障害については未解明ではあるが，Onufrowicz核（仙髄前角に存在する）へ投射する下行路の症候である可能性を指摘しておく．

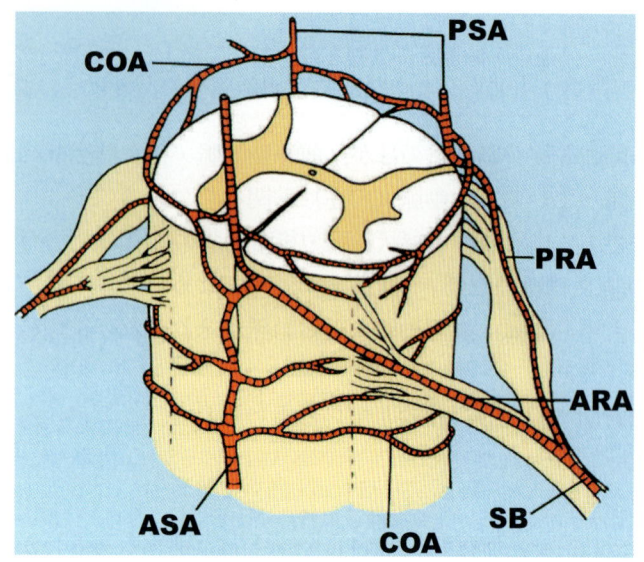

### 図15-7　脊髄表面の動脈

脊髄の分節．

| | | |
|---|---|---|
| ARA | 前根動脈 | anterior radicular artery　*A. radicularis anterior* |
| ASA | 前脊髄動脈 | anterior spinal artery　*A. spinalis anterior* |
| COA | 冠状動脈 | coronary artery　*A. coronaria* |
| PRA | 後根動脈 | posterior radicular artery　*A. radicularis posterior* |
| PSA | 後脊髄動脈 | posterior spinal artery　*A. spinalis posterior* |
| SB | 脊髄枝 | spinal branch　*R. spinalis* |
| | | （脊髄動脈　spinal artery　*A. spinalis*） |

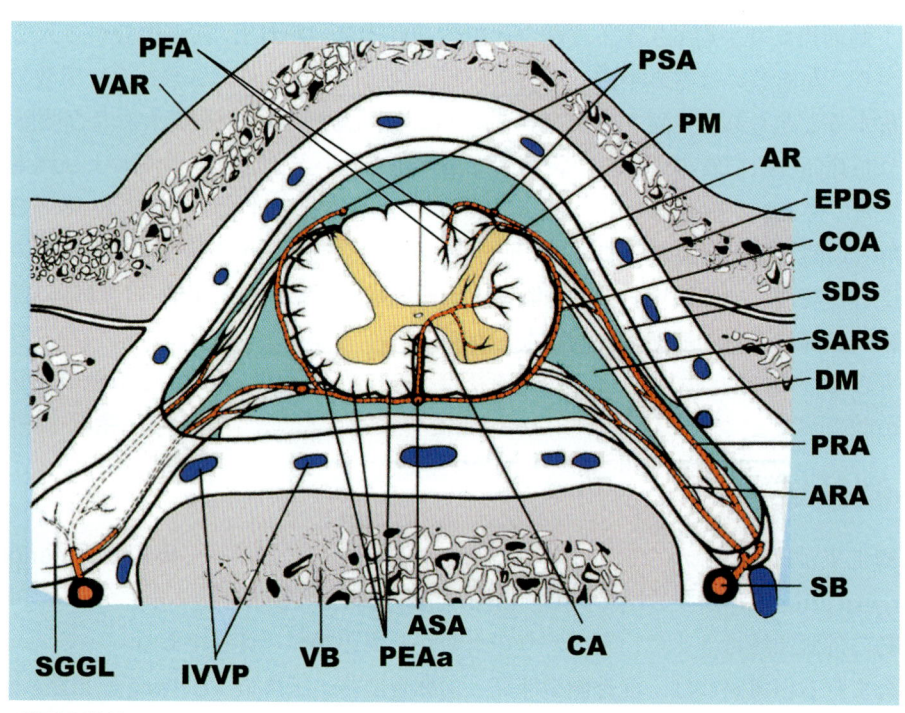

### 図15-8　脊髄の動脈血供給

脊髄の横断面．脊髄は3領域に分けられる．それは正中領域 median area（中心動脈）・外側領域 lateral area（周辺動脈）・背側領域 dorsal area（後索動脈）である．

| | | |
|---|---|---|
| AR | クモ膜 | arachnoid membrane　*Arachnoidea (arachnoid)* |
| ARA | 前根動脈 | anterior radicular artery　*A. radicularis anterior* |
| ASA | 前脊髄動脈 | anterior spinal artery　*A. spinalis anterior* |
| CA | 中心動脈 | central artery　*A. centralis* |
| COA | 冠状動脈 | coronary artery　*A. coronaria* |
| DM | 硬膜 | dura mater　*Dura mater* |
| EPDS | 硬膜外腔 | epidural space　*Cavum epidulare* |
| IVVP | 内椎骨静脈叢 | internal vertebral venous plexus　*Plexus venosi vertebrales interni* |
| PEAa | 周辺動脈 | peripheral arteries　*Arteriae peripherales* |
| PFA | 後索動脈 | posterior funicular artery　*A. funiculi posterior* |
| PM | 軟膜 | pia mater　*Pia mater* |
| PRA | 後根動脈 | posterior radicular artery　*A. radicularis posterior* |
| PSA | 後脊髄動脈 | posterior spinal artery　*A. spinalis posterior* |
| SARS | クモ膜下腔 | subarachnoid space　*Cavum subarachnoideale* |
| SB | 脊髄枝 | spinal branch　*R. spinalis* |
| | | （脊髄動脈　spinal artery　*A. spinalis*） |
| SDS | 硬膜下腔 | subdural space　*Cavum subdurale* |
| SGGL | 脊髄神経節 | spinal ganglion　*Ganglion spinale* |
| VAR | 椎弓 | vertebral arch　*Arcus vertebrae* |
| VB | 椎体 | vertebral body　*Corpus vertebrae* |

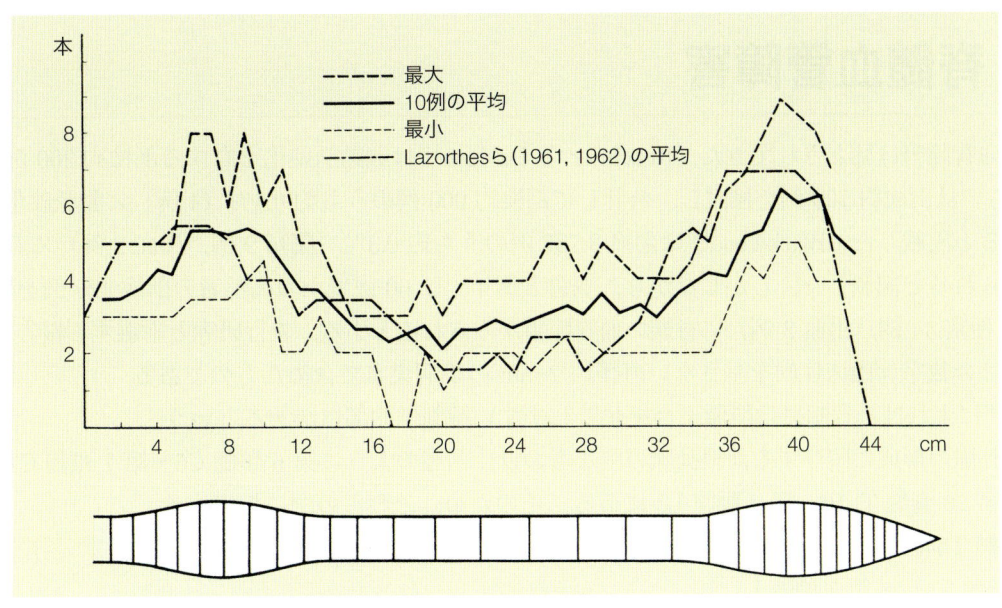

第 15 章　脊髄の動脈系　Chapter 15　Arterial System of the Spinal Cord

図 15-9　脊髄の長さ当たりの中心動脈の数　[Jellinger, 1966（出典 a）を改変]

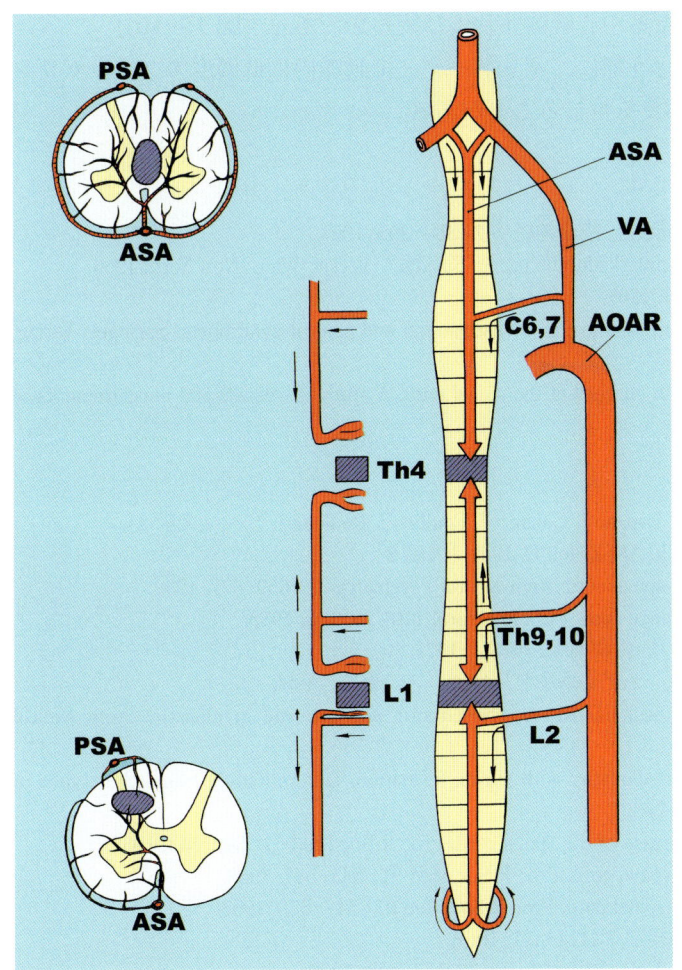

凡例：最大／10 例の平均／最小／Lazorthes ら（1961, 1962）の平均

図 15-10　循環不全を起こしやすい脊髄の部位
レベルでは第 4 胸髄と第 1 腰髄．横断面では中心管周囲と後角頚．Bolton（文献 18）を基に作成．
AOAR　大動脈弓　aortic arch　*Arcus aortae*
ASA　　前脊髄動脈　anterior spinal artery　*A. spinalis anterior*
PSA　　後脊髄動脈　posterior spinal artery　*A. spinalis posterior*
VA　　　椎骨動脈　vertebral artery　*A. vertebralis*

# 脊髄血管障害

脊髄の血管障害は稀とされてきた．KeschnerとDavison[14]は脳動脈硬化を有する剖検約200例，次いでDavisonら[15]は剖検約700例を検討し，合計して剖検約900例のうち約0.4％（4例）に動脈硬化性脊髄症がみられると記載した．Blackwood[16]は剖検3,737例のうち約0.3％（閉塞9例，出血2例）に脊髄の血管障害がみられると記載した．しかしながら，豊倉と萬年[17]は60歳以上の高齢者の剖検420例を検討して，約11％（梗塞44例，出血2例）に脊髄の血管障害がみられるとする，先行研究と乖離する報告を行った．ただし，この数字は臨床症候を呈さない直径約2 mmの小病巣まで含めたものである．

Bolton[18]によれば，脊髄には循環不全を起こしやすい解剖学的部位があるという．

前脊髄動脈の形成に関与する前根動脈の主なものは，前述のように第6頸髄C6〜第7頸髄C7，第9胸髄Th9〜第10胸髄Th10，第2腰髄L2にある．そのため，それらの間に相当する

①第4胸髄Th4，
②第12胸髄Th12〜第1腰髄L1

は血流のもっとも乏しいレベルとなり，後脊髄動脈の分布領域との境界に循環不全を起こしやすい（**図15-10**）．また，脊髄横断面で循環不全を起こしやすい部位は，中心動脈（前脊髄動脈の分枝）および後索動脈（後脊髄動脈の分枝）の分布領域境界に当たる中心管周囲および後角頚である（**図15-10**）．

防腐処置目的で解剖体のホルマリン注入を行う際に，イリゲーターで動脈内に低濃度のホルマリン（10％以下）を注入すると，上記の部位に固定不良を生じることがある．

## 引用文献

1) 萬年　甫，三木成夫：脊髄血管の解剖——その史的展望．臨床神経学 7: 380-395, 1967.
2) Jellinger K：Zur Orthologie und Pathologie der Rückenmarksdurchblutung. Springer-Verlag, Wien-New York, 1966.
3) 大友英一：脊髄の血行動態．臨床神経学 7: 410-423, 1967.
4) Thron AK：Vascular anatomy of the spinal cord: Neuroradiological investigations and clinical syndromes. Springer-Verlag, Wien-New York, 1988.
5) Perese DM, Fracasso JE：Anatomical considerations in surgery of the spinal cord. A study of vessels and measurements of the cord. J Neurosurg 16: 314-325, 1959.
6) Kadyi H, 1889 [文献2].
7) Charpy A, 1921 [文献2].
8) Lazorthes G, Amaral-Gomes F, Bastide G, Campan L, Espano J, Gaubert J, Poulhes J, Rouleau J, 1961 [文献2].
9) Lazorthes G, Poulhes J, Bastide G, Rouleau J, Chancolle AR, Zadeh O, 1962 [文献2].
10) Suh TH, Alexander L：Vascular system of the human spinal cord. Arch Neurol Psychiatry 41: 659-677, 1939.
11) Gillilan LA：The arterial blood supply of the human spinal cord. J Comp Neurol 110: 75-103, 1958.
12) 小島徳造（監修），後藤　昇：脳・脊髄血管の解剖．医歯薬出版，東京，1971.
13) 後藤　昇：脳血管の解剖．血管障害の理解のために．メディカルトリビューン，東京，1986.
14) Keschner M, Davison C：Myelitic and myelopathic lesions. III. Arteriosclerotic and arteritic myelopathy. Arch Neurol Psychiatry 29: 702-725, 1933.
15) Davison C, Brock S, Goodhart SP：Atherosclerotic myelopathy with syrinx formation. Differentiation from other types of syringomyelia. Arch Neurol Psychiatry 50: 565-574, 1943.
16) Woollam DHM, Millen JW：Discussion on vascular disease of the spinal cord. Proc R Soc Med 51: 540-543, 1958.
    Blackwood W：Discussion on vascular disease of the spinal cord. Proc R Soc Med 51: 543-547, 1958.
    Pennybacker J：Discussion on vascular disease of the spinal cord. Proc R Soc Med 51: 547-550, 1958.
17) 豊倉康夫，萬年　徹：脊髄血管障害の病理．臨床神経学 7: 424-431, 1967.
18) Bolton B：The blood supply of the human spinal cord. J Neurol Psychiatry 2: 137-148, 1939.
19) Milen MT, Bloom DA, Culligan J, Murasko K：Albert Adamkiewicz (1850-1921)—his artery and its significance for the retroperitoneal surgeon. World J Urol 17: 168-170, 1999.
20) Pawlina W, Maciejewska I：Albert Wojciech Adamkiewicz 1850-1921. Clin Anat 15: 318-320, 2002.
21) Kowalczyk J：Albert Wojciech Adamkiewicz and his artery. S Afr Med J 92: 702, 2002.
22) Skalski JH, Zembala M：Albert Wojciech Adamkiewicz: the discoverer of the variable vascularity of the spinal cord. Ann

Thorac Surg 80: 1971-1975, 2005.
23) Skalski JH: Albert Wojciech Adamkiewicz (1850-1921). J Neurol 254: 818-819, 2007.
24) Manjila S, Haroon N, Parker B, Xavier AR, Guthikonda M, Rengachary SR: Albert Wojciech Adamkiewicz (1850-1921): unsung hero behind the eponymic artery. Neursurg Focus 26: E2, 2009.
25) http://en.wikipedia.org/wiki/Albert_Wojciech_Adamkiewicz　2014年8月接続
26) http://www.whonamedit.com/doctor.cfm/1997.html　2014年8月接続
27) Spiller WG: Thrombosis of the cervical anterior median spinal artery; syphilitic acute anterior poliomyelitis. J Nerv Ment Dis 36: 601-613, 1909.

### 図の出典
a) 文献2（図15-1〜15-5，15-9の原図）．
b) 児玉作左衛門，小川鼎三：人体局所解剖図譜Ⅳ．中枢神経系．金原出版，東京-大阪-京都，1974（図15-6の原図）．

# 第 16 章
# 脳の静脈系

Chapter 16
Venous System of the Brain

## 脳の静脈血灌流の分類

脳の静脈血灌流を，**頚静脈孔** jugular foramen を通って内頚静脈 internal jugular vein に流れるものと，頚静脈孔以外の経路によるものとに分け，前者をさらに大脳静脈系と脳幹小脳静脈系に分類する．そして，大脳静脈系をその灌流領域から，表在静脈系と深部静脈系に分ける．

なお，脳の静脈系には四肢の静脈系にみられるような弁装置（静脈弁 venous valve）はなく，身体各部の静脈系と同じように動脈系に比べて変異が多い．ここでは比較的頻度の高いものの形態について記述していきたいと思う．

（**余録 16-1** は下記参照）

## 大脳の表在静脈系

大脳静脈系のうち，表在静脈系は大脳皮質および皮質下髄質の大部分から静脈血を集める系統で，脳の血流の大部分はこの静脈系に灌流している．

大脳の表在静脈系をその静脈血を集める範囲により上部群・中部群・下部群に分ける．

### 上部群

硬膜静脈洞の1つである上矢状静脈洞 superior sagittal sinus（第17章）に流入する大脳の静脈系が上部群で，これらの静脈を**上大脳静脈** superior cerebral veins と呼んでおり，大脳外側面の上半部および内側面の一部の皮質と，その皮質下髄質から静脈血を集めている（図 16-1～16-3）．

この上大脳静脈の一部には，上矢状静脈洞に流れ込む直前で著明に拡大するものが多く，後藤[1)2)]はこの膨らみを大脳静脈膨大部 ampullae of cerebral veins（図 16-4）と呼んできた．大脳静脈膨大部は，前頭葉と頭頂葉の移行部すなわち中心溝の付近でよく認められ，その中にクモ膜顆粒 arachnoid granulations（Pacchioni 小体 Pacchionian bodies）が入り込んでいる（第2章）．ちなみに，大脳静脈膨大部については venous lacunae という表現もあるが，大脳静脈に固有な構造の呼称として適当ではないと考える．実は，1935年の Jena 解剖学名 Jena Nomina Anatomica（JNA）では硬膜静脈洞の一部とみなされて静脈洞外側凹窩 *Lacunae laterales sinuum* と呼ばれたが，1955年の Paris 解剖学名 Parisiensia Nomina Anatomica（PNA）では削除された経緯がある．解剖学用語 Terminologia Anatomica では lateral lacunae（*Lacunae laterales*）と

---

**余録 16-1**　静脈血灌流

医学用語では，venous drainage の訳に静脈血「灌流」を用いるのが適切であり，静脈血「還流」や静脈血「環流」は誤訳といえる．「灌」は細流が集まって注ぐ意で，静脈の血流を表わすのにふさわしい．これに対して，「還」は流れが戻る意，「環」は流れが環状をなす意であるから，いずれも静脈の血流を表現するのに適切な漢字とはいえない．

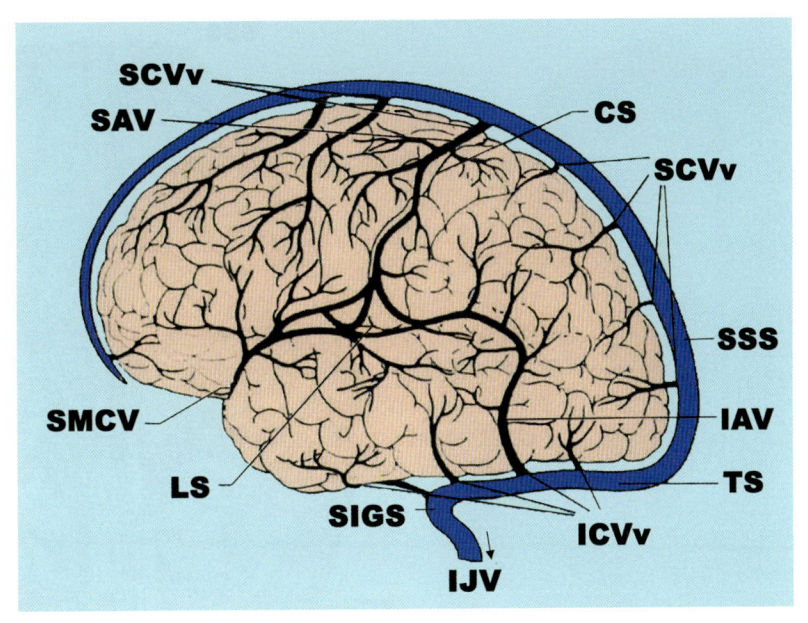

### 図 16-1　大脳の表在静脈系

大脳の左外側面.

| | | | |
|---|---|---|---|
| CS | 中心溝 cental sulcus *Sulcus centralis* | SCVv | 上大脳静脈 superior cerebral veins *Venae cerebri superiores* |
| IAV | 下吻合静脈 inferior anastomotic vein *V. anastomotica inferior* (Labbé 静脈 vein of Labbé) | SMCV | 浅中大脳静脈 superficial middle cerebral vein *V. cerebri media superficialis* |
| ICVv | 下大脳静脈 inferior cerebral veins *Venae cerebri inferiores* | SIGS | S 状脈洞 sigmoid sinus *Sinus sigmoideus* |
| IJV | 内頚静脈 internal jugular vein *V. jugularis interna* | SSS | 上矢状静脈洞 superior sagittal sinus *Sinus sagittalis superior* |
| LS | 外側溝 lateral sulcus *Sulcus lateralis* (Sylvius 裂 Sylvian fissure *Fissura Sylvii*) | TS | 横静脈洞 tranverse sinus *Sinus transversus* |
| SAV | 上吻合静脈 superior anastomotic vein *V. anastomotica superior* (Trolard 静脈 vein of Trolard) | | |

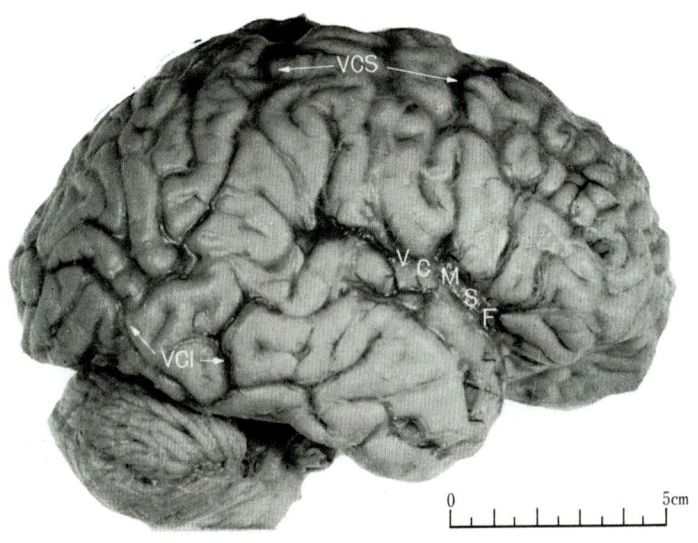

### 図 16-2　大脳の表在静脈系

脳の右外側面.

- VCI　下大脳静脈 inferior cerebral veins *Venae cerebri inferiores*
- VCMSF　浅中大脳静脈 superficial middle cerebral vein *V. cerebri media superficialis*
- VCS　上大脳静脈 superior cerebral veins *Venae cerebri superiores*

して復活[3)〜5)].

　急性および慢性硬膜下血腫の破損血管部位は，上大脳静脈の上矢状静脈洞への流入部すなわち bridging veins が大部分と考える（第 8 章）．図 16-5 に両側性の慢性硬膜下血腫の剖検例を示す．

（**余録 16-2** は 284 頁参照）

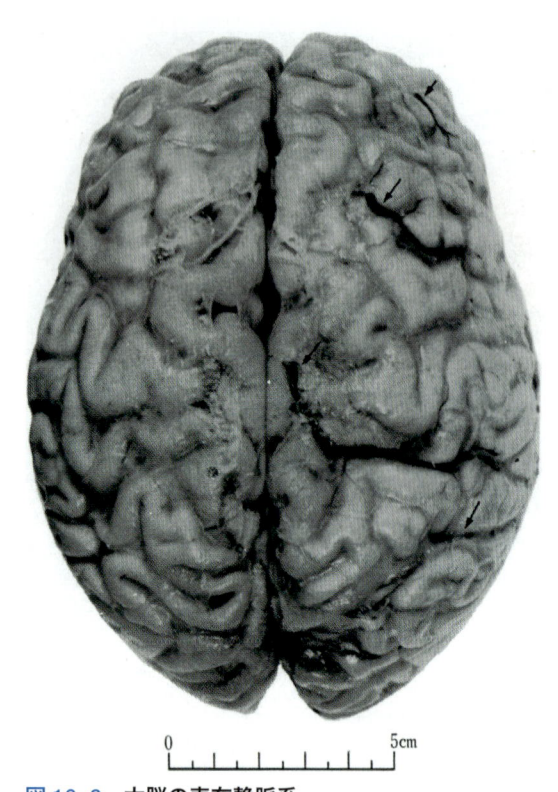

## 第Ⅱ部　脳・脊髄血管の解剖学　Part II　Anatomy of Cerebrospinal Vessels

**図 16-3　大脳の表在静脈系**
大脳の上面．上大脳静脈 superior cerebral veins（↑）が観察できる．

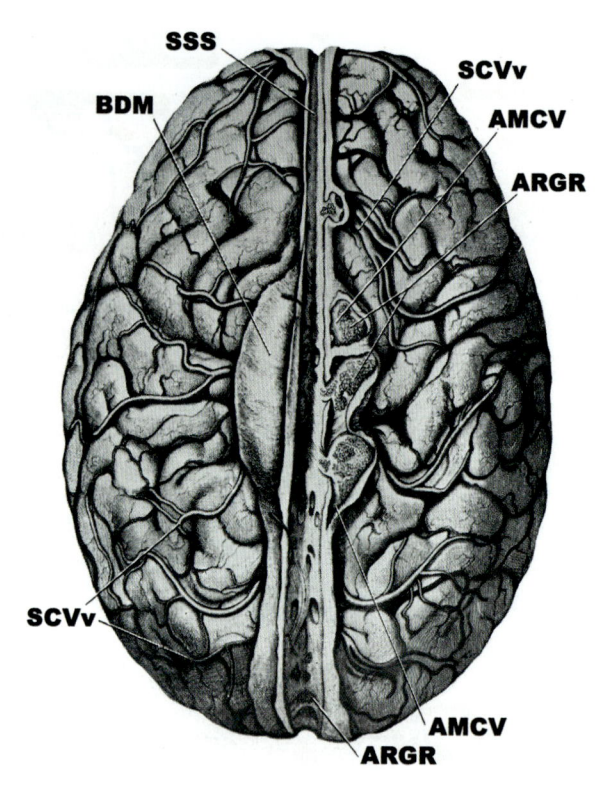

**図 16-4　大脳の表在静脈系および上矢状静脈洞**
［Hochstetter, 1937（出典 a）を改変］
大脳の上面．
AMCV　大脳静脈膨大部 ampulla of cerebral vein *Ampulla venae cerebri*
ARGR　クモ膜顆粒 arachnoid granulations *Granulationes arachnoideales*
（Pacchioni 小体 Pacchionian bodies）
BDM　硬膜膨隆 bulging of dura mater *Bulgam durae matris*
SCVv　上大脳静脈 superior cerebral veins *Venae cerebri superiores*
SSS　上矢状静脈洞 superior sagittal sinus *Sinus sagittalis superior*

## 中部群

外側溝（Sylvius 裂）に沿って走っている**浅中大脳静脈 superficial middle cerebral vein** に流入する領域の静脈系が中部群で，外側溝を囲む前頭葉と頭頂葉の下半，側頭葉の上半，島などの大脳皮質およびその皮質下髄質から静脈血を集めている（図 16-1〜16-3）．灌流領域は中大脳動脈の分布領域と比べてはるかに狭い．浅中大脳静脈は 1〜3 本を認め，その静脈血は蝶形骨小翼の sphenoidal ridge の下面に沿って走る蝶形頭頂静脈洞 sphenoparietal sinus（Breschet 静脈洞 sinus of Breschet *sinus de Breschet*）を経て，海綿静脈洞 cavernous sinus に流れ込んでいる（第 17 章）．

### 余録 16-2　硬膜下血腫と bridging veins

大脳の表在静脈系が硬膜静脈洞に流入する部分は，あたかも脳と硬膜静脈洞をつなぐ橋 bridge のような形態なので，bridging veins と呼ばれている．これら bridging veins は大脳縦裂に沿った大脳上面，側頭極の付近，後頭葉と側頭葉の移行部などにみられる．頭部外傷の際に，外力による前後方向への脳の動きが bridging veins の可動範囲を超えると，その静脈壁が破綻損傷して硬膜下腔に出血し，急性硬膜下血腫 acute subdural hematoma を形成する．
急性硬膜下血腫では時間の経過とともに周囲に被膜（カプセル）が形成され，慢性硬膜下血腫 chronic subdural hematoma（図 16-5）に移行する．慢性硬膜下血腫は頭蓋内膨隆性病変 intracranial expanding lesion の一種で，頭蓋腔内で被膜を通して脳脊髄液を吸収して容積が拡大する結果，脳を圧排して脳ヘルニア cerebral hernia をきたし得る（第 4 章）．

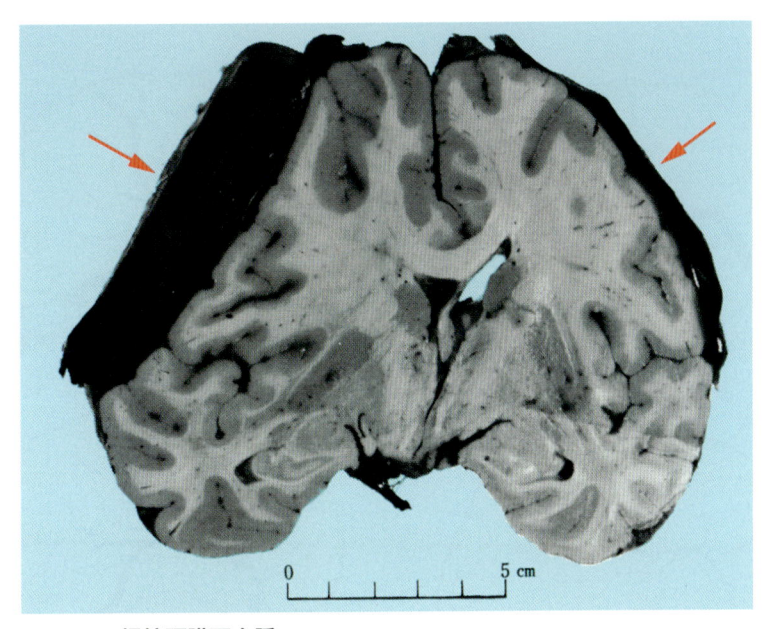

**図 16-5　慢性硬膜下血腫**
大脳の前額断面．両側の硬膜下腔に血腫（↑）がみられ，大脳半球の圧迫と midline shift（大脳鎌下方ヘルニア subfalcine hernia）が明らかである．

## ■ 下部群 ■

側頭葉と後頭葉の両葉の下面と，それに続く外側面の下部などから静脈血を集めているのが下部群で，これらを**下大脳静脈** inferior cerebral veins という（図 16-1～16-3）．これらは主に横静脈洞 transverse sinus（第 17 章）へ流れている．下大脳静脈の横静脈洞への流入部もまた bridging veins である．

## ■ 吻合静脈について ■

大脳表在静脈系の上部群・中部群・下部群の相互間には吻合が豊富である．その中でも浅中大脳静脈系と上矢状静脈洞とを結ぶ太い静脈（上大脳静脈の中の 1 本）を**上吻合静脈** superior anastomotic vein（**Trolard 静脈** vein of Trolard *veine de Trolard*）という（図 16-1）．これに対して，浅中大脳静脈系と横静脈洞とをつなぐ太い静脈（下大脳静脈の中の 1 本で，側頭葉と後頭葉の移行部付近を走行し，横静脈洞の前端に入るものが多い）を**下吻合静脈** inferior anastomotic vein（**Labbé 静脈** vein of Labbé *veine de Labbé*）と呼ぶ（図 16-1）．大脳の表在静脈系では吻合静脈により側副循環が容易に行われる．

Kawamata ら[6]は 122 剖検例 244 大脳半球の肉眼観察から，表在静脈系の形態を Ⅰa，Ⅰb，Ⅰc，Ⅱa，Ⅱb，Ⅱc，Ⅲ，Ⅳの 8 つの型に分類した（図 16-6）．この浅中大脳静脈・Trolard 静脈・Labbé 静脈の太さに基づいた Kawamata 分類 Kawamata's classification は，臨床的な有用性が高い．多くを占める型は 244 大脳半球中，浅中大脳静脈と Trolard 静脈が太いⅡc 型が 66 半球（27.0%），3 静脈ともに太いⅢ型が 58 半球（23.8%），浅中大脳静脈と Labbé 静脈が太いⅡb 型が 48 半球（19.7%）であり，これら 3 つの型だけで 172 大脳半球となり約 70% を占めた．一方，3 静脈ともに欠損あるいは痕跡的なⅣ型も存在しており，18 半球（7.4%）を数えた．

表在静脈系の直径は，上部群の上矢状静脈洞に入る近傍での計測では前頭葉で 0.5～2.0 mm，頭頂葉で 2～3 mm であるという[7]．吻合静脈もまた直径 2～3 mm のものが多い．しかし，後藤[1)2)]の観察によれば Trolard 静脈は上矢状静脈洞に流入する直前に著明な拡大を示すものが多く，太いものでは直径 10 mm を超す例もある（大脳静脈膨大部）．Labbé 静脈は横静脈洞に入る直前で直径 2～3 mm のものが多い．

縊死脳での障害部位が，表在静脈系と深部静脈系（のうちの内大脳静脈系）との灌流領域境界に当たる

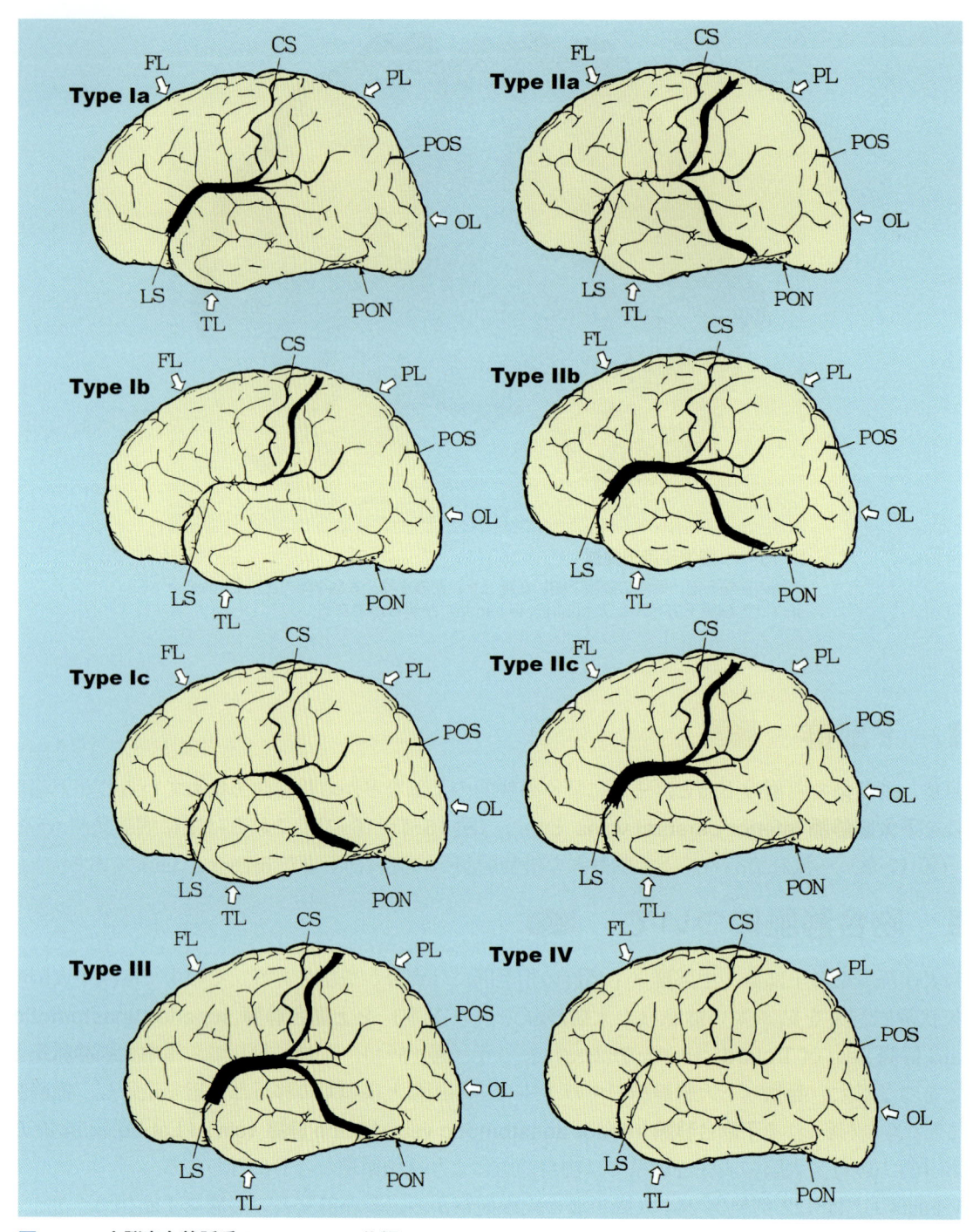

図 16-6　大脳表在静脈系の Kawamata 分類

8 つの型の概念図．浅中大脳静脈 superficial middle cerebral vein，Trolard 静脈 vein of Trolard，Labbé 静脈 vein of Labbé の太さに着目した分類である．122 例 244 大脳半球を調べた内訳は，Ⅰa 型 32 半球（13.1%），Ⅰb 型 5 半球（2.0%），Ⅰc 型 7 半球（2.9%），Ⅱa 型 10 半球（4.1%），Ⅱb 型 48 半球（19.7%），Ⅱc 型 66 半球（27.0%），Ⅲ型 58 半球（23.8%），Ⅳ型 18 半球（7.4%）であった．

CS　中心溝 central sulcus *Sulcus centralis*
FL　前頭葉 frontal lobe *Lobus frontalis*
LS　外側溝 lateral sulcus *Sulcus lateralis*
　　（Sylvius 裂 Sylvian fissure *Fissura Sylvii*）
OL　後頭葉 occipital lobe *Lobus occipitalis*
PL　頭頂葉 parietal lobe *Lobus parietalis*
PON　後頭前切痕 preoccipital notch *Incisura preoccipitalis*
POS　頭頂後頭溝 parietooccipital sulcus *Sulcus parietooccipitalis*
TL　側頭葉 temporal lobe *Lobus temporalis*

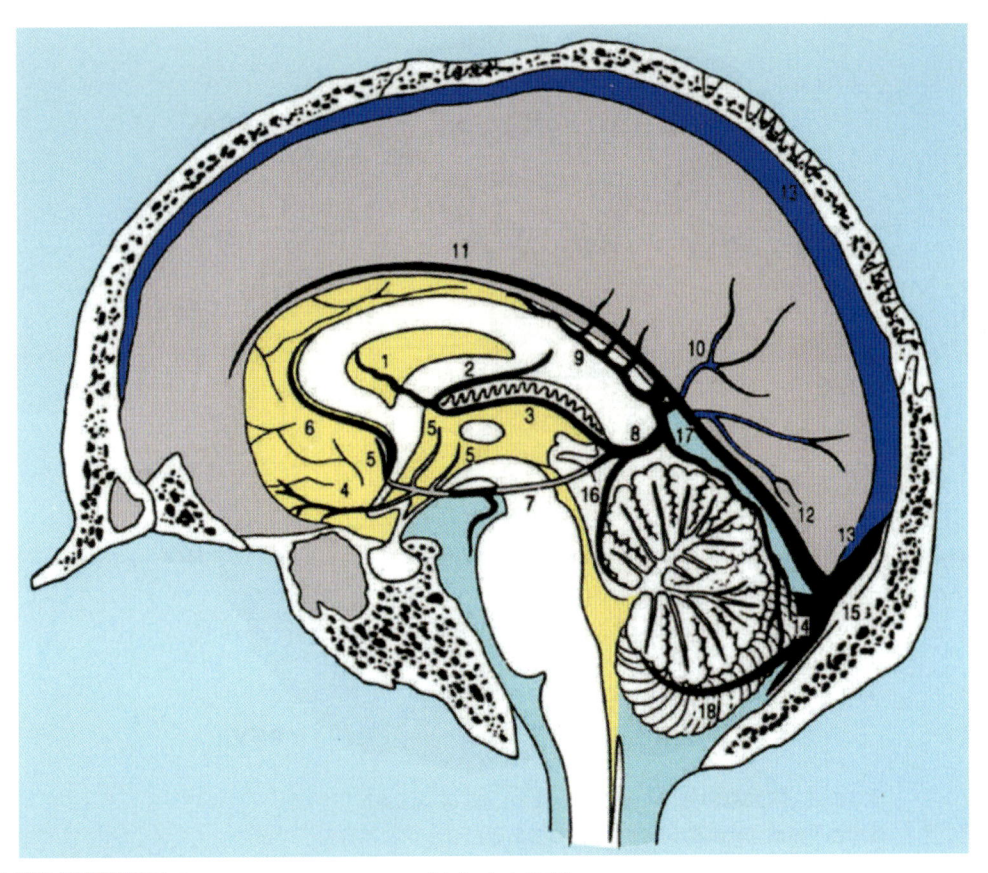

図 16-7　大脳の深部静脈系 [Krayenbühl と Yaşargil, 1965（出典 b）を改変]
頭部の正中矢状断面．前頭葉内側面より灌流する静脈は変異があり，本図では下前頭静脈（4）と前大脳静脈（6）の 2 系統ある．

1　透明中隔静脈　septum pellucidum vein　V. septi pellucidi
　　　　　　　　　（septal vein）
2　分界静脈　terminal vein　V. terminalis
　　（視床線条体静脈　thalamostriate vein　V. thalamostriata）
3　内大脳静脈　internal cerebral vein　V. cerebri interna
4　下前頭静脈　inferior frontal vein　V. frontalis inferior
5　下線条体静脈　inferior striate veins　Venae striatae inferiores
6　前大脳静脈　anterior cerebral vein　V. cerebri anterior
7　脳底静脈　basal vein　V. basalis
　　（Rosenthal 静脈　vein of Rosenthal　V. Rosenthali）
8　大大脳静脈　great cerebral vein　V. cerebri magna
　　（Galenus 静脈　vein of Galenus）
9　後脳梁静脈　posterior callosal vein　V. corporis callosi posterior
10　内側後頭静脈　internal occipital vein　V. occipitalis interna
11　下矢状静脈洞　inferior sagittal sinus　Sinus sagittalis inferior
12　直静脈洞　rectal vein　Sinus rectus
　　（straight sinus）
13　上矢状静脈洞　superior sagittal sinus　Sinus sagittalis superior
14　後頭静脈洞　occipital sinus　Sinus occipitalis
15　静脈洞交会　confluence of sinuses　Confluens sinuum
16　中心前静脈　precentral vein　V. precentralis
17　上虫部静脈　superior vermian vein　V. vermis superior
18　下虫部静脈　inferior vermian vein　V. vermis inferior

大脳髄質であることは前に述べた（第 8 章）．　　　　　　　　　（抄伝 16-1 は下記参照，16-2 は 288 頁参照）

---

### 抄伝 16-1　Trolard, Jean Baptiste Paulin

　Jean Baptiste Paulin Trolard（1842-1910）はフランス領アルジェリアの解剖学者・内科医である．1842 年 11 月 27 日にフランス Ardennes の Sedan で誕生し，幼少期にフランス領アルジェリアに移住したらしい．Ecole préparatoire de Médecine et de Pharmacie d'Alger（フランス本土の Montpellier 大学医学部付属校として 1859 年開校）で医学を学び，内科医となった．1861 年から母校で解剖学を教え始め，1869 年に母校 Ecole préparatoire de Médecine d'Alger の解剖学教授に就任した．脳と頭蓋骨の静脈系に造詣が深く，上吻合静脈（Trolard 静脈）に名を残した．解剖学以外の業績でも知られる．1882 年にアルジェリア再植林連盟を創設し，総裁を 28 年間務めた．1894 年にワクチン製造機関として Institut Pasteur d'Algérie を共同で創設，狂犬病・天然痘・炭疽病・羊痘などのワクチンの製造に尽力し，アルジェリアの衛生学と獣医学に貢献した．1910 年 4 月 13 日に Alger 近郊の Saint-Eugène で死去，享年 67 歳．

（文献欄参照[11]～[13]）

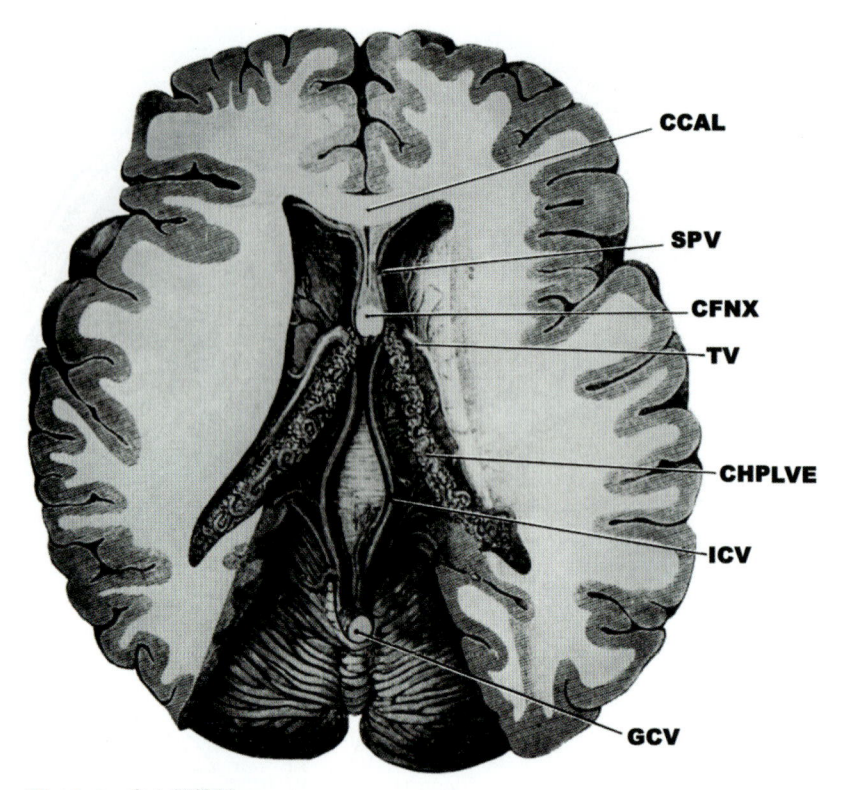

**図 16-8　内大脳静脈** [Hochstetter, 1937（出典 a）を改変]

脳の水平断面（後頭葉の一部を切除してある）.
- CCAL　脳梁　corpus callosum　*Corpus callosum*
- CFNX　脳弓柱　column of fornix　*Columna fornicis*
- CHPLVE　側脳室脈絡叢　chorioid plexus of lateral ventricle/choroid plexus of lateral ventricle
　　　　*Plexus chorioideus ventriculi lateralis*
- GCV　大大脳静脈　great cerebral vein　*V. cerebri magna*
　　　　（Galenus 静脈　vein of Galenus）
- ICV　内大脳静脈　internal cerebral vein　*V. cerebri interna*
- SPV　透明中隔静脈　septum pellucidum vein　*V. septi pellucidi*
　　　　（septal vein）
- TV　分界静脈　terminal vein　*V. terminalis*
　　　　（視床線条体静脈　thalamostriate vein　*V. thalamostriata*）

## 大脳の深部静脈系

大脳静脈系のうち，深部静脈系とは大脳の深部（大脳核・間脳など）からの静脈血を集めて無対の**大大脳静脈 great cerebral vein（Galenus 静脈 vein of Galenus）**に灌流する静脈系をいう（図 16-7，16-8）.
　大大脳静脈は，大脳動脈の中心枝（第 11 章）の分布領域よりもやや広い範囲から静脈血を集めていて，

### 抄伝 16-2　Labbé, Léon/Labbé, Charles

　下吻合静脈（Labbé 静脈）に名を残した Labbé が誰なのかについて，2 つの説がある.
　詭説では Léon Labbé（1832-1916）．フランスの外科医・政治家である．1832 年 9 月 29 日に Normandie の Orne 県 Merlerault で誕生．Paris 大学で医学を学んだ．Beaujon 病院の外科部長に就任し，Paris 大学の外科准教授を併任．Labbé 三角に名を残した．1892 年に Orne 県選出上院議員に転身．1916 年 3 月 21 日に死去，享年 83 歳.
　真説では Charles Labbé（1851-1889）．フランスの解剖学者であり，Léon Labbé の甥（兄 Alexandre Labbé の息子）．1851 年 10 月 8 日に Normandie の Orne 県 Merlerault で誕生．Paris 大学で医学を学び，Beaujon 病院の外科准教授（Hôtel-Dieu を経て 1890 年に Charité 病院の臨床外科学教授となる）Paul Jules Tillaux（1834-1904）の薫陶を受けた．1879 年に上吻合静脈・下吻合静脈を図示した．1882 年まで Paris 大学の解剖実習助手を務めた．1889 年 10 月 22 日に Paris で死去，享年 38 歳.

（文献欄参照[14]～[16]）

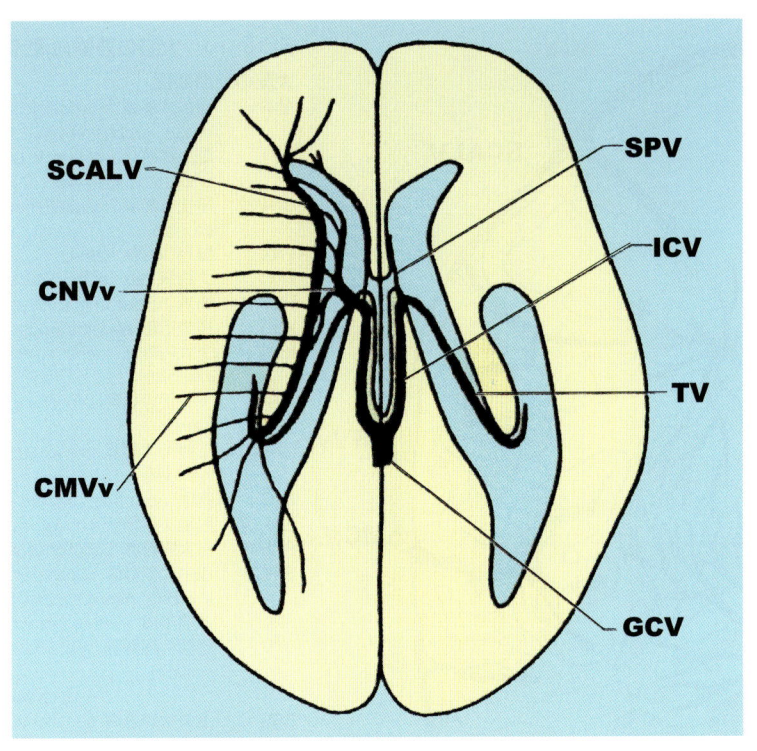

図 16-9　内大脳静脈
大脳の上面投影図.

| | | |
|---|---|---|
| CMVv | 大脳髄質静脈 | cerebral medullary veins *Venae medullares cerebri* |
| CNVv | 尾状核静脈 | caudate nucleus veins *Venae nuclei caudati* |
| GCV | 大大脳静脈 | great cerebral vein *V. cerebri magna*<br>（Galenus 静脈　vein of Galenus） |
| ICV | 内大脳静脈 | internal cerebral vein *V. cerebri interna* |
| SCALV | 脳梁下層静脈 | subcallosal vein *V. strati subcallosi* |
| SPV | 透明中隔静脈 | septum pellucidum vein *V. septi pellucidi*<br>（septal vein） |
| TV | 分界静脈 | terminal vein *V. terminalis*<br>（視床線条体静脈　thalamostriate vein *V. thalamostriata*） |

この灌流領域には大脳核・間脳・皮質下髄質（一部）・中脳などが含まれる．大大脳静脈の太さは直径 0.8〜3.0 mm[8]で個人差が大きい．

大大脳静脈に流入する主な静脈には 2 系統あり，1 つは内大脳静脈系，他の 1 つは脳底静脈系である．

(抄伝 16-3 は下記参照)

## 内大脳静脈系

**内大脳静脈** internal cerebral vein は第 3 脳室の天井裏に当たる大脳横裂（終脳間脳裂）の中を前後に走る 1 対の静脈であり，これは室間孔（Monro 孔）の部分で側脳室に面して走っている**分界静脈 terminal vein**（視床線条体静脈　thalamostriate vein）の続き[9)10)]として始まる（図 16-8〜16-11）．そのほか，この

### 抄伝 16-3　Galenus of Pergamon

Claudius Galenus（AD129-c200/c217）はギリシャ出身の外科医・哲学者である．ローマ帝国領 Pergamon（現在はトルコ領 Bergama）に誕生．青年期にローマ帝国領各地を遍歴し，Alexandria（現在はエジプト領）で医学を学んだ．Pergamon に帰郷して剣闘士付きの外科医となり，生体解剖を含む解剖を行って人体の構造に精通した．後に首都 Roma（現在はイタリア領）に移って皇帝 Marcus Aurelius の侍医を務めた．大大脳静脈（Galenus 静脈）に名を残した．中世に教会が人体解剖を禁止したため，その知識はヨーロッパで長い間珍重された．なお，英語の文章中でもラテン風に Galenus かギリシャ風に Galenos と綴るのが正しく，Galen と書くのは本来誤りである． (文献欄参照[17)〜20)])

### 図16-10 大脳の静脈血灌流

大脳の前額断面．

| | | |
|---|---|---|
| AMVv | 扁桃体静脈 | amygdaloid vein/amygdaloidal veins *Venae corporis amygdaloideae* |
| BV | 脳底静脈 | basal vein *V. basalis* (Rosenthal 静脈 vein of Rosenthal *V. Rosenthali*) |
| CNVv | 尾状核静脈 | caudate nucleus veins *Venae nuclei caudati* |
| FNX | 脳弓 | fornix *Fornix* |
| FXC | 大脳鎌 | falx cerebri *Falx cerebri* |
| HC | 海馬 | hippocampus *Hippocampus* |
| HYTH | 視床下部 | hypothalamus *Hypothalamus* |
| ICVv | 下大脳静脈 | inferior cerebral veins *Venae cerebri inferiores* |
| ISS | 下矢状静脈洞 | inferior sagittal sinus *Sinus sagittalis inferior* |
| ISVv | 下線条体静脈 | inferior striate veins *Venae striatae inferiores* |
| OPT | 視索 | optic tract *Tractus opticus* |
| SCALV | 脳梁下層静脈 | subcallosal vein *V. strati subcallosi* |
| SCV | 上大脳静脈 | superior cerebral vein *V. cerebri superior* |
| SMCV | 浅中大脳静脈 | superficial middle cerebral vein *V. cerebri media superficialis* |
| SP | 透明中隔 | septum pellucidum *Septum pellucidum* |
| SPV | 透明中隔静脈 | septum pellucidum vein *V. septi pellucidi* (septal vein) |
| SSS | 上矢状静脈洞 | superior sagittal sinus *Sinus sagittalis superior* |
| SSVv | 上線条体静脈 | superior striate veins *Venae striatae superiores* |
| TS | 横静脈洞 | transverse sinus *Sinus transversus* |
| TV | 分界静脈 | terminal vein *V. terminalis* (視床線条体静脈 thalamostriate vein *V. thalamostriata*) |
| ＊ | 大脳髄質静脈 | cerebral medullary veins *Venae medullares cerebri* |

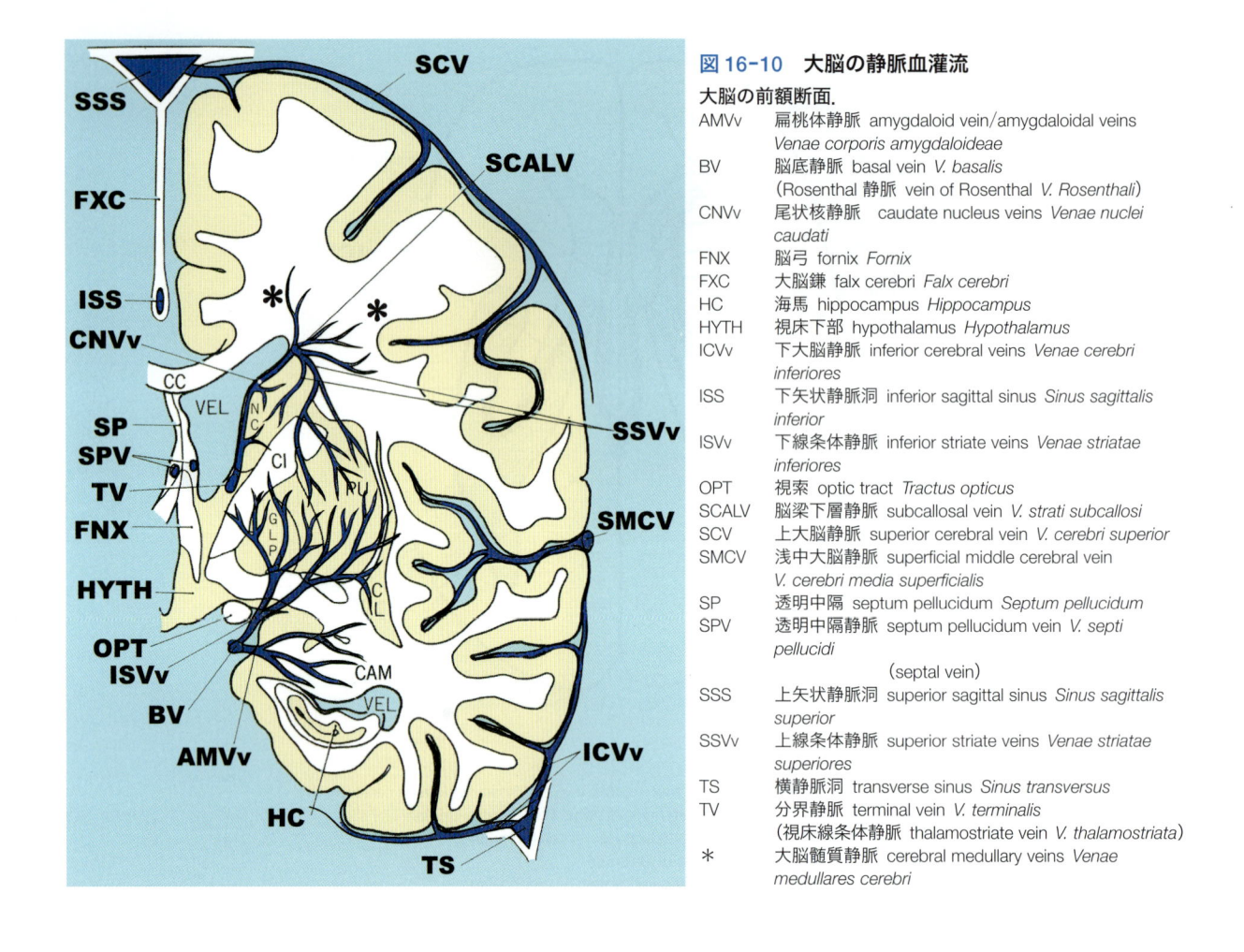

部分では脳梁膝から透明中隔を通ってくる透明中隔静脈 septum pellucidum vein が前方から，後外方からは側脳室脈絡叢からの脈絡叢静脈 chorioidal vein がそれぞれ合流している．

　分界静脈は側脳室に面した尾状核と視床の間の部位で上衣細胞層の下を室間孔に向かって走っていて，尾状核と視床の間を走るために視床線条体静脈ともいわれる．この分界静脈にはさらに尾状核の側脳室に面した表層を通って，多くの細い静脈が流れ込んでいる．この静脈には命名がなされていなかったので，後藤[1)2)]はこれを尾状核静脈 caudate nucleus veins と呼ぶことを提唱してきた．

　分界静脈の灌流領域は尾状核・被殻上部・淡蒼球上部・皮質下髄質の中心部分などであるが，前三者からの静脈血は上線条体静脈 superior striate veins を経て，皮質下髄質の中心部分からの静脈血とともに，脳梁下層（側脳室の上外側端に接して脳梁の下方にある前後に長い白質層）にある静脈に集まってから，前述の尾状核静脈を経て分界静脈に入る．この脳梁下層にある静脈も名称がなかった．そこで，後藤[1)2)]はこれを脳梁下層静脈 subcallosal vein と呼ぶことを提唱してきた．なお，この静脈は前後方向に連なっており，前額断面の脳で静脈系のうっ血の有無をみるには便利である．

　左右の分界静脈はそれぞれ内大脳静脈へと続き，前述のように大脳横裂の中を後方に走り，松果体の後方で左右が合わさって無対の大大脳静脈となる．大脳横裂の中を走る間に，第3脳室の脈絡叢と視床の内側核・後核などの一部分からの静脈血が内大脳静脈に入っている．

　縊死脳での障害部位が，深部静脈系（のうちの内大脳静脈系）と表在静脈系との灌流領域境界に当たる大脳髄質であることは前に述べた（第8章）．

## 脳底静脈系

**脳底静脈** basal vein（Rosenthal 静脈 vein of Rosenthal）は前有孔質の付近から始まって，中脳の外方

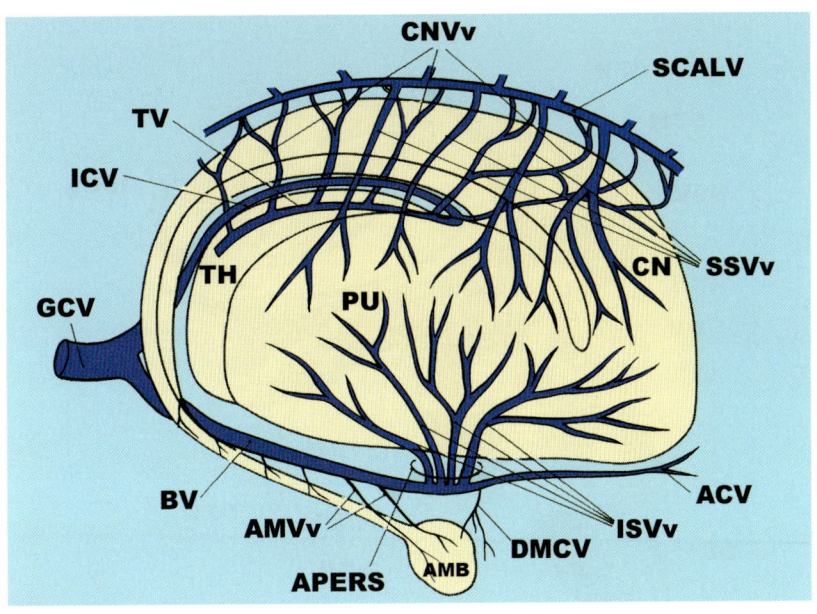

#### 図 16-11　線条体の静脈血灌流

大脳核の右外側面．前頭葉内側面より灌流する静脈は変異があるが，本図では前大脳静脈の1系統のみを掲げてある．

| | | | |
|---|---|---|---|
| ACV | 前大脳静脈 anterior cerebral vein *V. cerebri anterior* | GCV | 大大脳静脈 great cerebral vein *V. cerebri magna* (Galenus 静脈 vein of Galenus) |
| AMB | 扁桃体 amygdaloid body *Corpus amygdaloideum* (amygdala) | ICV | 内大脳静脈 internal cerebral vein *V. cerebri interna* |
| AMVv | 扁桃体静脈 amygdaloid vein/amygdaloidal veins *Venae corporis amygdaloideae* | ISVv | 下線条体静脈 inferior striate veins *Venae striatae inferiores* |
| APERS | 前有孔質 anterior perforated substance *Substantia perforata anterior* | PU | 被殻 putamen *Putamen* |
| BV | 脳底静脈 basal vein *V. basalis* (Rosenthal 静脈 vein of Rosenthal *V. Rosenthali*) | SCALV | 脳梁下層静脈 subcallosal vein *V. strati subcallosi* |
| CN | 尾状核 caudate nucleus *Nucleus caudatus* | SSVv | 上線条体静脈 superior striate veins *Venae striatae superiores* |
| CNVv | 尾状核静脈 caudate nucleus veins *Venae nuclei caudati* | TH | 視床 thalamus *Thalamus* |
| DMCV | 深中大脳静脈 deep middle cerebral vein *V. cerebri media profunda* | TV | 分界静脈 terminal vein *V. terminalis* (視床線条体静脈 thalamostriate vein *V. thalamostriata*) |

の迂回槽の中を後方に走り，中脳の背方で大大脳静脈に入る左右1対の静脈である[7]（図 16-7, 16-10〜16-14）．

　脳底静脈に流れ込むものがいくつかある．前方からは1対の前大脳静脈 anterior cerebral vein が前頭葉内側面の前下方の部分から血液を集め，外方からは島からの島静脈 insular veins の一部が前頭葉・側頭葉の外側窩槽に面した部分からの静脈血とともに深中大脳静脈 deep middle cerebral vein となって，ともに脳底静脈に入る．そのほか，前有孔質を通ってくる静脈があって，これを下線条体静脈 inferior striate veins といい，被殻・淡蒼球・前障などの下半分からの静脈血を集めて下方に走り，前有孔質を経て脳底静脈に合流している．

　脳底静脈が始まってすぐの部分では，視床下部・視床からの静脈が灰白隆起・脚間窩の部分に集まり，

---

#### 抄伝 16-4　Rosenthal, Friedrich Christian

　Friedrich Christian Rosenthal（1780-1829）はドイツの解剖学者・外科医である．1780 年 6 月 3 日に Greifswald で誕生．Greifswald 大学・Jena 大学・Würzburg 大学・Wien（オーストリア領）大学を遍歴して医学を学んだ．Greifswald 大学では解剖学教授 Karl Asmund Rudolphi（1771-1832，寄生虫学の創始者）に師事した．1810 年に Rudolphi が新設の Berlin 大学の解剖学・生理学教授に転任し，Rosenthal を随伴した．当時は嗅覚器の比較など動物学を専攻．1820 年に Greifswald 大学の生理学・解剖学教授に就任．人体解剖学に転向して，蝸牛軸ラセン管（Rosenthal 管）・脳底静脈（Rosenthal 静脈）に名を残した．1829 年 12 月 5 日に Greifswald で結核のため死去，享年 49 歳．

　同じ Rudolphi 門下に Johannes Peter Müller（1801-1858，解剖学者・生理学者）がいる．　　　　　（文献欄参照[21]〜[23]）

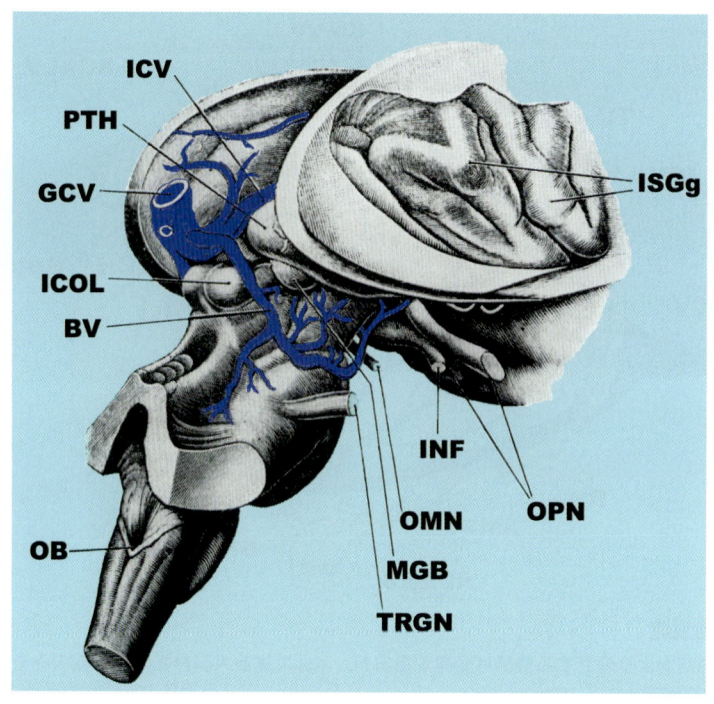

図 16-12　**脳底静脈**［Hochstetter, 1937（出典 a）を改変］
脳幹・間脳の右外側面やや後方（小脳および終脳の大部分を切除してある）．

| | | | |
|---|---|---|---|
| BV | 脳底静脈 basal vein *V. basalis*<br>（Rosenthal 静脈 vein of Rosenthal *V. Rosenthali*） | MGB | 内側膝状体 medial geniculate body *Corpus geniculatum mediale* |
| GCV | 大大脳静脈 great cerebral vein *V. cerebri magna*<br>（Galenus 静脈 vein of Galenus） | OB | 閂（カンヌキ）obex *Obex* |
| | | OMN | 動眼神経 oculomotor nerve *N. oculomotorius* |
| ICOL | 下丘 inferior colliculus *Colliculus inferior* | OPN | 視神経 optic nerve *N. opticus* |
| ICV | 内大脳静脈 internal cerebral vein *V. cerebri interna* | PTH | 視床枕 pulvinar thalami *Pulvinar thalami*<br>（後核 posterior nucleus *Nucleus posterior*） |
| INF | 漏斗 infundibulum *Infundibulum* | TRGN | 三叉神経 trigeminal nerve *N. trigeminus* |
| ISGg | 島回 insular gyri *Gyri insulae* | | |

それぞれ外方に走ってこれに流入している．

それから，脳底静脈は迂回槽を走り，その間には中脳・側脳室下角の脈絡叢・扁桃体などからの静脈血がこれに入っている．

（抄伝 16-4 は 291 頁参照）

## その他の深部静脈系

以上に述べた内大脳静脈と脳底静脈が Galenus 大大脳静脈に入る 2 つの主な静脈である．これら以外に，後頭葉内側面からは内側後頭静脈 medial occipital vein（図 16-7）が，脳梁膨大部からは後脳梁静脈 posterior callosal vein（図 16-7）が，海馬からは海馬静脈 hippocampal veins がいずれも大大脳静脈に注いでいる．鳥距静脈 calcarine vein は，有線領からの静脈血を集めて鳥距溝に沿って走るものをいい，内側後頭静脈に注いでいる．

## 脳幹小脳静脈系

脳幹小脳静脈系は大脳静脈系に対比させるために後藤[1)2)]が用いた用語であって，脳幹と小脳からの静脈血は単一の静脈に流れるわけではない．むしろ，いくつかの硬膜静脈洞に入ったり，脊髄表面の静脈に連絡したりするのが特徴である．

中脳以下の脳幹の内部では，静脈系も動脈系とほぼ類似の走行を示している．しかし，その血流は動脈とは逆向きであり，脳の表面では互いに吻合して網状の連絡をすることが多く，動脈系とはかなりその形態が異なっている．

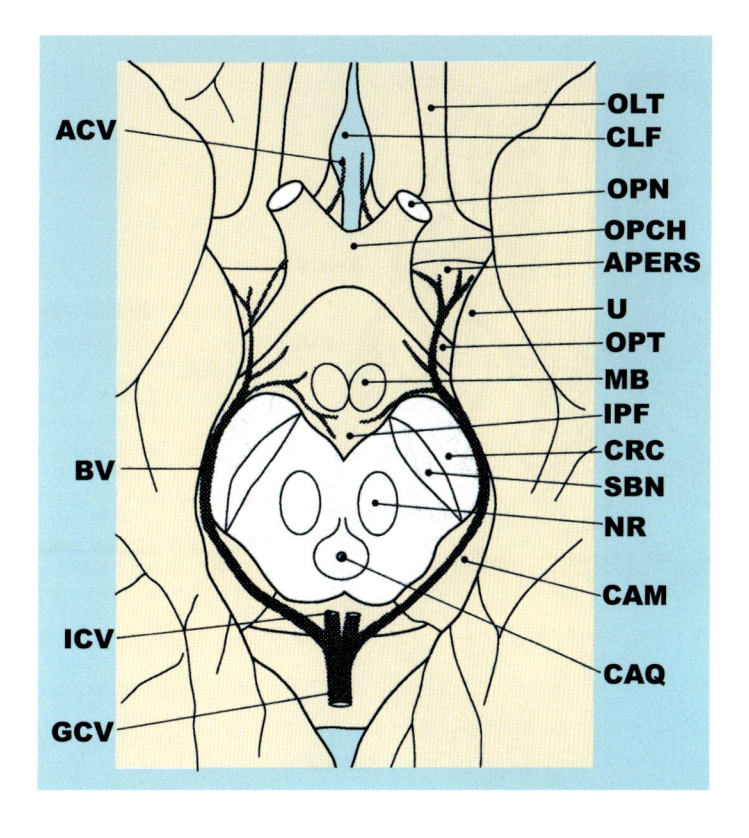

## 図 16-13　脳底静脈

脳の底面（脳幹の大部分を除去してある）．

| | | | | |
|---|---|---|---|---|
| ACV | 前大脳静脈 anterior cerebral vein *V. cerebri anterior* | | ICV | 内大脳静脈 internal cerebral vein *V. cerebri interna* |
| APERS | 前有孔質 anterior perforated substance *Substantia perforata anterior* | | IPF | 脚間窩 interpeduncular fossa *Fossa interpeduncularis* |
| BV | 脳底静脈 basal vein *V. basalis* （Rosenthal 静脈 vein of Rosenthal *V. Rosenthali*） | | MB | 乳頭体 mamillary body/mammillary body *Corpus mamillare* |
| CAM | 迂回槽 cisterna ambiens *Cisterna ambiens* (amibient cistern) | | NR | 赤核 nucleus ruber *Nucleus ruber* (red nucleus) |
| CAQ | 中脳水道 cerebral aqueduct *Aqueductus cerebri* （Sylvius 水道 Sylvian aqueduct *Aqueductus Sylvii*） | | OLT | 嗅索 olfactory tract *Tractus olfactorius* |
| | | | OPCH | 視交叉 optic chiasma/optic chiasm *Chiasma opticum* |
| CLF | 大脳縦裂 cerebral longitudinal fissure *Fissura longitudinalis cerebri* | | OPN | 視神経 optic nerve *N. opticus* |
| | | | OPT | 視索 optic tract *Tractus opticus* |
| CRC | 大脳脚 crus cerebri *Crus cerebri* | | SBN | 黒質 substantia nigra *Substantia nigra* |
| GCV | 大大脳静脈 great cerebral vein *V. cerebri magna* （Galenus 静脈 vein of Galenus） | | U | 鈎 uncus *Uncus* |

## 脳　幹

　中脳では，その表面に出た静脈は主として迂回槽を走る**脳底静脈 basal vein**（Rosenthal **静脈 vein of Rosenthal**）に入っているが（図 16-7，16-11〜16-13），中脳の正中部分からの静脈血を集めて後有孔質から脚間窩に出てくる静脈には，後で述べる橋静脈と吻合するものがある．

　橋内部では静脈は背側から腹側に向かって走り，橋表面に出ると互いに網状に吻合して，やがて三叉神経根の外側に集まる．橋の表面にある網状の静脈を**橋静脈 pontine veins**（図 16-15，16-16）という．三叉神経根の外側に集まった静脈は小脳半球前半からの静脈血（前小脳半球静脈，後述）をも集めて相当な太さになって**錐体静脈 petrosal vein**（Dandy **静脈 Dandy's vein**）と呼ばれ，硬膜を貫いて上錐体静脈洞（第 17 章）に流れ込んでいる（図 16-15，16-16）．

　延髄の静脈も，その内部では動脈とほぼ同様の走行を示し，前正中裂・前外側溝・後外側溝・オリーブ後溝などから延髄表面に出ると網状の吻合をしながら，上方では橋静脈と吻合し，下方では脊髄表面の静脈と連絡がある．この延髄の表面で網状の走行を示す静脈を**延髄静脈 medulla oblongata veins**（図 16-15，16-16）という．

（抄伝 16-5 は 295 頁参照）

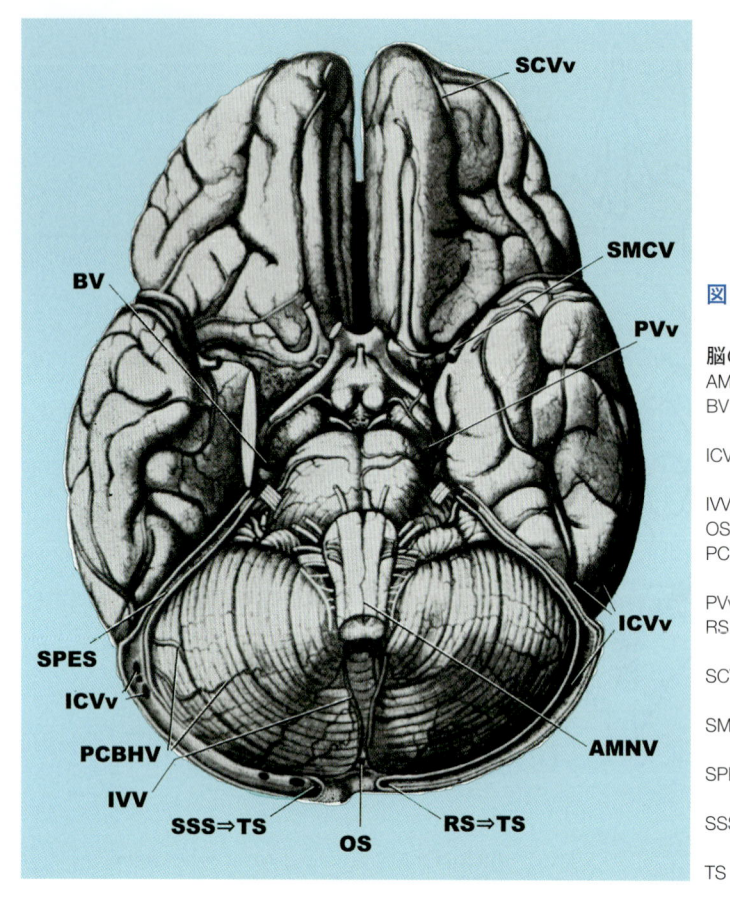

第Ⅱ部　脳・脊髄血管の解剖学　Part Ⅱ　Anatomy of Cerebrospinal Vessels

図 16-14　脳底部の静脈・静脈洞
［Hochstetter, 1937（出典 a）を改変］

脳の底面.

| | | | |
|---|---|---|---|
| AMNV | 前正中静脈 | anterior median vein | *V. mediana anterior* |
| BV | 脳底静脈 | basal vein | *V. basalis* |
| | （Rosenthal 静脈 vein of Rosenthal *V. Rosenthali*） | | |
| ICVv | 下大脳静脈 | inferior cerebral veins | *Venae cerebri inferiores* |
| IVV | 下虫部静脈 | inferior vermian vein | *V. vermis inferior* |
| OS | 後頭静脈洞 | occipital sinus | *Sinus occipitalis* |
| PCBHV | 後小脳半球静脈 | posterior cerebellar hemispheric vein | *V. hemispherii cerebelli posterioris* |
| PVv | 橋静脈 | pontine veins | *Venae pontis* |
| RS | 直静脈洞 | rectal sinus | *Sinus rectus* (straight sinus) |
| SCVv | 上大脳静脈 | superior cerebral veins | *Venae cerebri superior* |
| SMCV | 浅中大脳静脈 | superficial middle cerebral vein | *V. cerebri media superficialis* |
| SPES | 上錐体静脈洞 | superior petrosal sinus | *Sinus petrosus superior* |
| SSS | 上矢状静脈洞 | superior sagittal sinus | *Sinus sagittalis superior* |
| TS | 横静脈洞 | transverse sinus | *Sinus transversus* |

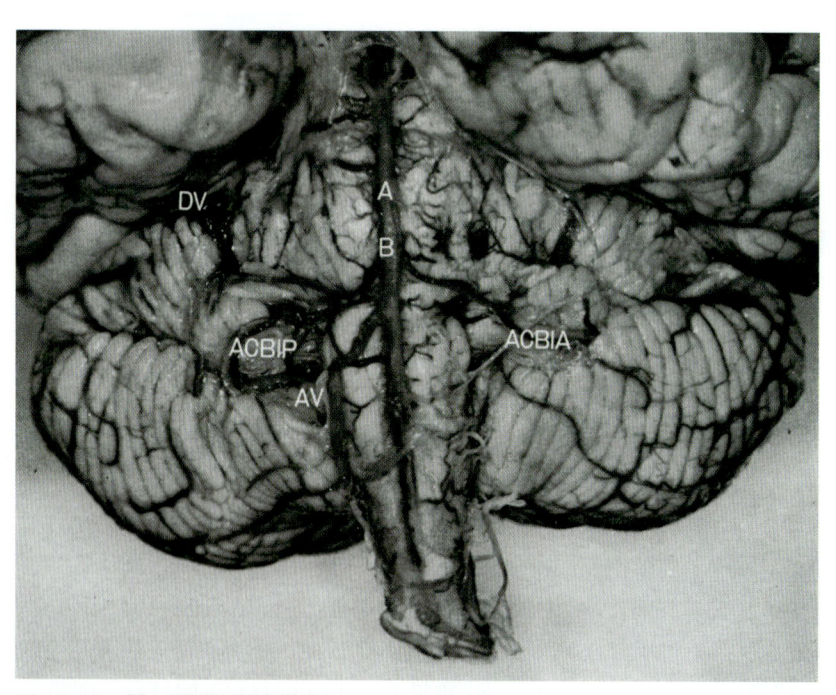

図 16-15　橋・延髄表面の静脈

脳幹小脳の前面．橋・延髄の表面を網状に走る橋静脈 pontine veins と延髄静脈 medulla oblongata veins（medullary veins）がみられる．

| | | | |
|---|---|---|---|
| AB | 脳底動脈 | basilar artery | *A. basilaris* |
| ACBIA | 前下小脳動脈 | anterior inferior cerebellar artery | *A. cerebelli inferior anterior* |
| ACBIP | 後下小脳動脈 | posterior inferior cerebellar artery | *A. cerebelli inferior posterior* |
| AV | 椎骨動脈 | vertebral artery | *A. vertebralis* |
| DV | 錐体静脈 | petrosal vein | *V. petrosa* |
| | （Dandy 静脈 Dandy's vein） | | |

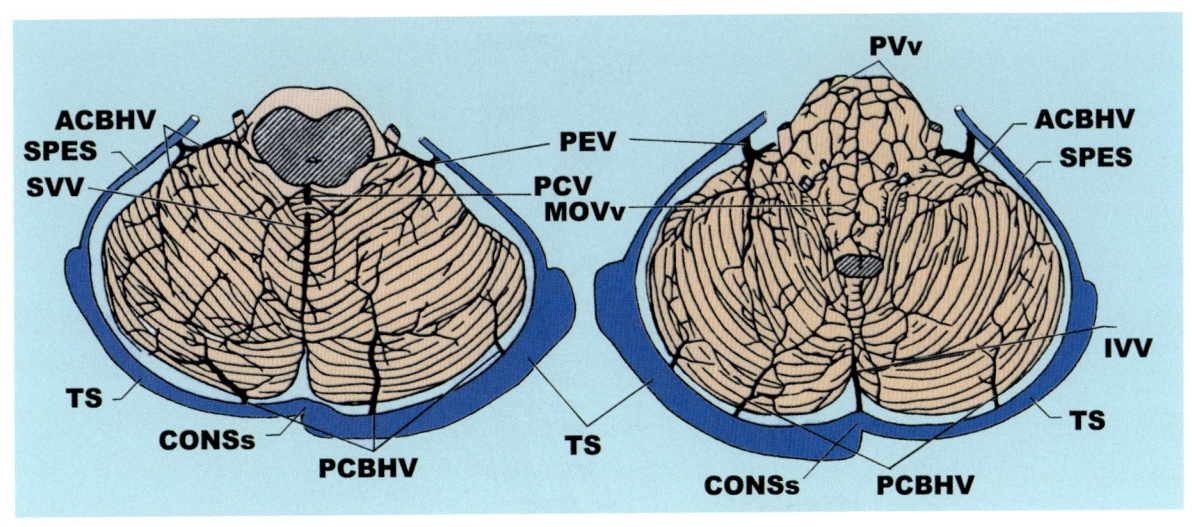

### 図 16-16　脳幹小脳の静脈血灌流

小脳の上面（左）・下面（右）．横静脈洞には左右差が通常みられる．

| | | | |
|---|---|---|---|
| ACBHV | 前小脳半球静脈 anterior cerebellar hemispheric vein V. hemispherii cerebelli anterioris | PCV | 中心前静脈 precentral vein V. precentralis |
| CONSs | 静脈洞交会 confluence of sinuses Confluens sinuum | PEV | 錐体静脈 petrosal vein V. petrosa（Dandy 静脈 Dandy's vein） |
| IVV | 下虫部静脈 inferior vermian vein V. vermis inferior | PVv | 橋静脈 pontine veins Venae pontis |
| MOVv | 延髄静脈 medulla oblongata veins Venae medullae oblongatae（medullary veins） | SPES | 上錐体静脈洞 superior petrosal sinus Sinus petrosus superior |
| PCBHV | 後小脳半球静脈 posterior cerebellar hemispheric vein V. hemispherii cerebelli posterioris | SVV | 上虫部静脈 superior vermian vein V. vermis superior |
| | | TS | 横静脈洞 transverse sinus Sinus transversus |

## 小脳

　**小脳静脈** cerebellar veins には，小脳虫部からの上および下虫部静脈，小脳半球からの上および下小脳半球静脈があるとされているが，後藤の観察ではこの命名がかならずしも妥当ではない．小脳上面の静脈は2つに分けられ，ほぼ前半のものは前方へ，後半のものは後方へ走るのが普通であり，それぞれ小脳前下面の静脈，後下面の静脈と合流してから硬膜静脈洞に入るものが多いようである．そこで後藤[1)2)]は，小脳静脈を上虫部静脈・下虫部静脈・前小脳半球静脈・後小脳半球静脈の4つに分けること（図 16-16）を提唱してきた．

　上虫部静脈 superior vermian vein は小脳虫部の上半部からの静脈血を集めて上方に走る左右1対の静脈で，大大脳静脈（Galenus 静脈）ときに直静脈洞に流入している．山頂・山腹などがこの灌流領域である．

### 抄伝 16-5　Dandy, Walter Edward

　Walter Edward Dandy（1886-1946）はアメリカの神経外科医である．1886年4月6日に Missouri 州の Sedalia で誕生．幼少期に両親に連れられて太西洋を渡り，イングランドは Lancashire の Barrow-in-Furness へ移住した．母国に戻って Missouri 大学で教養を学んだ．卒業後は医学を学ぶべく，イングランドの Oxford 大学に留学したが途中で断念し，アメリカは Baltimore の Johns Hopkins 大学に転学して1910年に卒業．母校の外科学教授 William Stewart Halsted（1852-1922）に師事した．同門の神経外科医 Harvey Williams Cushing（1869-1939，後に Harvard 大学の外科学教授）とはたびたび衝突したらしい．Johns Hopkins 大学に長年勤めたが，外科学員外教授に留まった．頭蓋底外科学と頭蓋内血管外科学の先駆者で，頭蓋内動脈瘤にクリップを掛けた最初の外科医となった．気脳撮影法・脳室造影法を開発，脊椎椎間板ヘルニアの病態を解明した業績でも知られる．集中治療室を創設して，手術後の医療を大きく変えた．錐体静脈（Dandy 静脈）に名を残したほか，その名を冠した第4脳室と小脳の奇形（Dandy-Walker 奇形）でも有名．1946年4月19日に Baltimore の Johns Hopkins 大学病院で心筋梗塞のため死去，享年60歳．

　Cushing の弟子 Lewis Hill Weed（1886-1952，解剖学者・生理学者，抄伝 2-7）や Wilder Graves Penfield（1891-1976，アメリカ出身のカナダの神経外科医，抄伝 10-1）は Dandy と同窓．

（文献欄参照[24]～[39]）

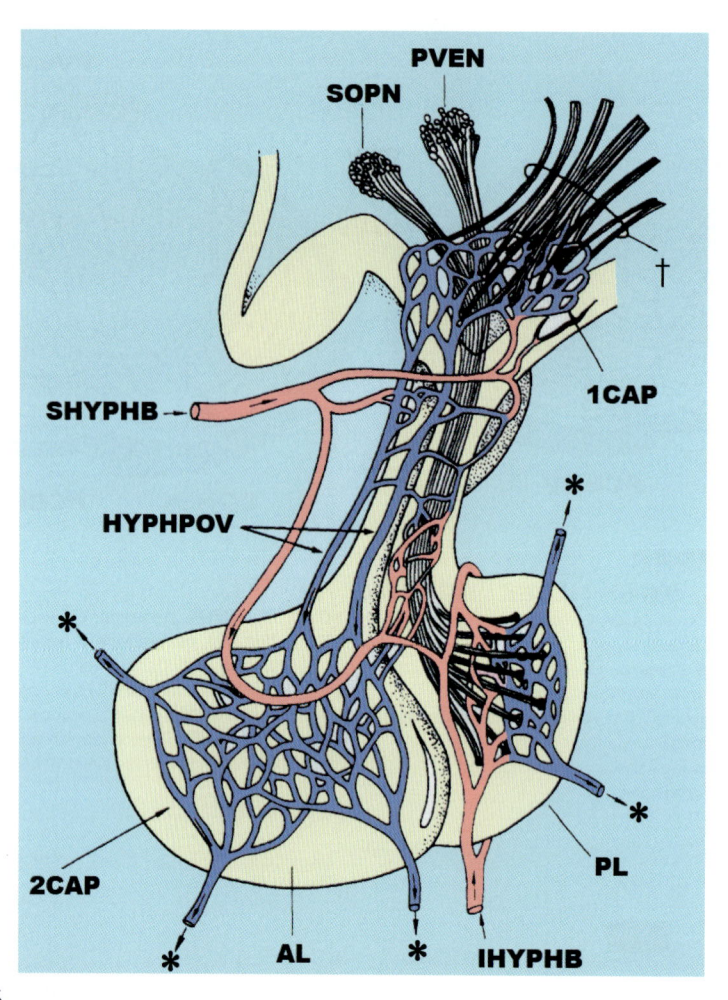

### 図 16-17　下垂体門脈系

下垂体の左側面像．下垂体は英語名称（hypophysis, pituitary gland, pituitary body），ラテン語名称（*Hypophysis cerebri*, *Glandula pituitaria*）ともに複数ある．

| | | | |
|---|---|---|---|
| 1CAP | 下垂体一次毛細血管叢 primary capillary plexus of hypophysis | PL | 下垂体後葉 posterior lobe of hypophysis *Lobus posterior hypophysialis* |
| 2CAP | 下垂体二次毛細血管叢 secondary capillary plexus of hypophysis | | （神経下垂体 neurohypophysis *Neurohypophysis*） |
| AL | 下垂体前葉 anterior lobe of hypophysis *Lobus anterior hypophysialis* | PVEN | 室傍核 paraventricular nucleus *Nucleus paraventricularis* |
| | （腺下垂体 adenohypophysis *Adenohypophysis*） | SHYPHB | 上下垂体枝 superior hypophysial branch/superior hypophyseal branch *R. hypophysialis superior* |
| HYPHPOV | 下垂体門脈 hypophysial portal vein/hypophyseal portal vein *V. portae hypophysialis* | | （上下垂体動脈 superior hypophysial artery/superior hypophyseal artery *A. hypophysialis superior*） |
| IHYPHB | 下下垂体枝 inferior hypophysial branch/inferior hypophyseal branch *R. hypophysialis inferior* | SOPN | 視索上核 supraoptic nucleus *Nucleus supraopticus* |
| | （下下垂体動脈 inferior hypophysial artery/inferior hypophyseal artery *A. hypophysialis inferior*） | * | 下垂体静脈 hypophysial veins/hypophyseal veins *Venae hypophysiales* |
| | | † | 分泌神経細胞 secretory neurons |

　中心前静脈 precentral vein は上虫部静脈の一部であるが，その走行は上髄帆と中心小葉の間を下方から上方に向かって走っていて，小脳小舌・小脳中心小葉・上髄帆などから静脈血を集めて上虫部静脈または大大脳静脈に合流している．

　下虫部静脈 inferior vermian vein は小脳虫部の下半部から，横静脈洞または静脈洞交会（第 17 章）に直接または後小脳半球静脈に合流してから注いでいる．この領域には虫部小節・虫部垂・虫部錐体・虫部隆起・虫部葉・小脳扁桃などが含まれる．

　前小脳半球静脈 anterior cerebellar hemispheric vein は，小脳半球の前部（小脳上面の前半部と小脳前下面）の皮質および髄質からの血液を集めて前述の錐体静脈（Dandy 静脈）に入り，2.0〜2.5 cm 走行したのち硬膜を貫いて上錐体静脈洞に流れるほか，部分的には S 状静脈洞（第 17 章），内頚静脈などに入るものが認められることがある．

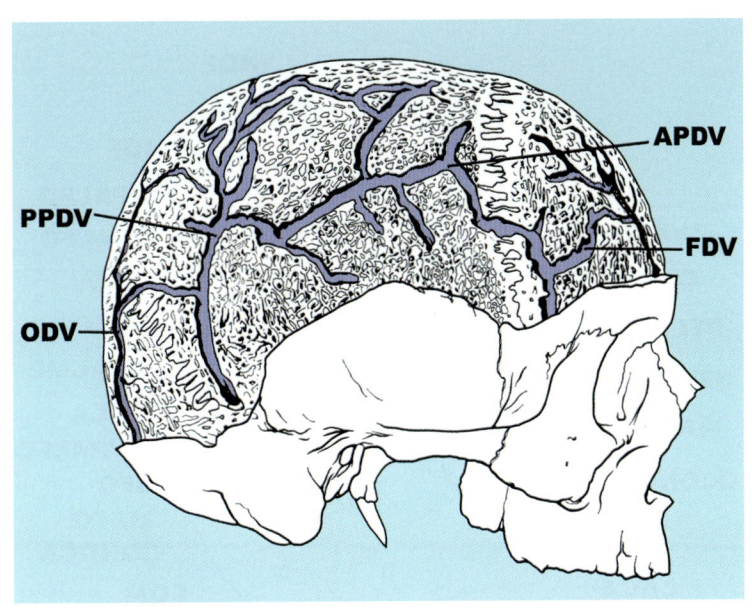

図 16-18　板間静脈　[Spalteholz と Spanner, 1961（出典 c）を改変]
頭蓋冠の右外側面（外板を除去してある）．板間静脈 diploic veins（Breschet 静脈 veins of Breschet）は頭蓋冠の板間層 diploë を走行する．
APDV　前頭頂板間静脈　anterior parietal diploic vein　*V. diploica parietalis anterior*
FDV　　前頭板間静脈　frontal diploic vein　*V. diploica frontalis*
ODV　　後頭板間静脈　occipital diploic vein　*V. diploica occipitalis*
PPDV　後頭頂板間静脈　posterior parietal diploic vein　*V. diploica parietalis posterior*

　後小脳半球静脈 posterior cerebellar hemispheric vein は，小脳半球の後部（小脳上面の後部と小脳下面）の皮質および髄質から静脈血を集めて横静脈洞に流入している．
　これまで述べてきた小脳静脈のほかに，小脳核からの静脈がある．これは歯状核門に集まり，小脳半球と上小脳脚の間を上方に進み，一側1～2本の静脈となって脳底静脈または大大脳静脈に入っていく．この小脳核からの静脈には名称が付されていなかった．そこで，後藤[1)2)]は小脳核静脈 nuclei cerebelli veins という名称を提唱してきた．

## 脈絡叢からの静脈血灌流

　脈絡叢の中で，側脳室中心部の脈絡叢からの静脈血は脈絡叢静脈 chorioidal vein の中に入り，外側後脈絡叢枝とともに前内方に走り，室間孔（Monro 孔）の部位で分界静脈の最前端部に合流している．
　側脳室下角の脈絡叢からは，迂回槽を走行する左右1対の脳底静脈 basal vein（Rosenthal 静脈 vein of Rosenthal）に連絡している．
　第3脳室脈絡叢からの細い静脈は，大脳横裂を走っている1対の内大脳静脈 internal cerebral vein に流入している（前述）．
　第4脳室脈絡叢からは第4脳室外側口に向かって小脳と延髄の間を走り，延髄前面に出てその表面を走る延髄静脈（前述）へ流れるものと，後方へ走って小脳の下虫部静脈（前述）に入るものとがある．

## 下垂体門脈系

　下垂体門脈系 hypophysial portal system について説明する．
　下垂体はしばしば内分泌系に分類され，中枢神経系とはみなされないことも少なくない．しかしながら，下垂体が頭蓋腔に存在していることもあり，血流の点ではここで扱うべきと考える．下垂体は肉眼解剖学

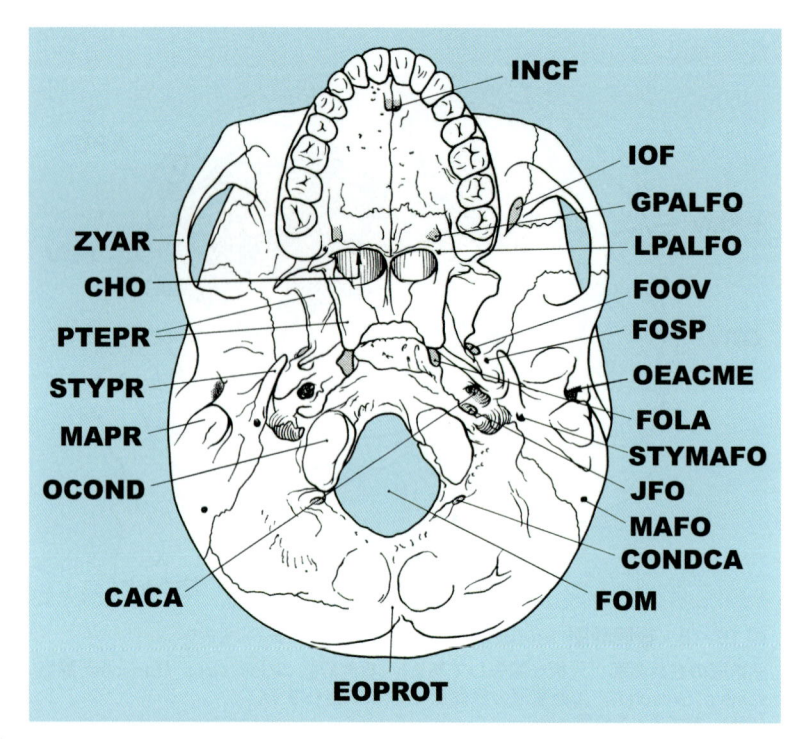

**図 16-19 外頭蓋底** [Spalteholz と Spanner, 1961（出典 c）を改変]

| | | | | |
|---|---|---|---|---|
| CACA | 頸動脈管 carotid canal *Canalis caroticus* | | JFO | 頸静脈孔 jugular foramen *Foramen jugulare* |
| CHO | 後鼻孔 choanae *Choanae* | | LPALFO | 小口蓋孔 lesser palatine foramina *Foramina palatina minora* |
| CONDCA | 顆管 condylar canal *Canalis condylaris* | | MAFO | 乳突孔 mastoid foramen *Foramen mastoideum* |
| EOPROT | 外後頭隆起 external occipital protuberance *Protuberantia occipitalis externa* | | MAPR | 乳様突起 mastoid process *Processus mastoideus* |
| | | | OCOND | 後頭顆 occipital condyle *Condylus occipitalis* |
| FOLA | 破裂孔 foramen lacerum *Foramen lacerum* | | OEACME | 外耳孔 opening of external acoustic meatus *Porus acusticus externus* |
| FOM | 大後頭孔 foramen magnum *Foramen magnum* | | | |
| FOOV | 卵円孔 foramen ovale *Foramen ovale* | | PTEPR | 翼状突起 pterygoid process *Processus pterygoideus* |
| FOSP | 棘孔 foramen spinosum *Foramen spinosum* | | STYMAFO | 茎乳突孔 stylomastoid foramen *Foramen stylomastoideum* |
| GPALFO | 大口蓋孔 greater palatine foramen *Foramen palatinum majus* | | STYPR | 茎状突起 styloid process *Processus styloideus* |
| INCF | 切歯窩 incisive fossa *Fossa incisiva* | | ZYAR | 頬骨弓 zygomatic arch *Arcus zygomaticus* |
| IOF | 下眼窩裂 inferior orbital fissure *Fissura orbitalis inferior* | | | |

的には視床下部に分類され，組織学的には内分泌腺である下垂体前葉と脳に属する下垂体後葉とからなる．

下垂体漏斗の付着部に正中隆起という膨らみがある．下垂体に分布する動脈に視床下部枝に含まれる上下垂体枝 superior hypophysial branches があり（第 11 章），これから分岐した血管は正中隆起内で一次毛細血管叢 primary capillary plexus を形成する．さらに，それらは集まって漏斗内を下行し，下垂体前葉内で二次毛細血管叢 secondary capillary plexus を形成する．この 2 つの血管叢をつないでいる漏斗の部分の静脈を**下垂体門脈 hypophysial portal vein** と呼んでいる（図 16-17）．下垂体門脈系という構造が，下垂体前葉の機能にきわめて重要な役割を果たすことはよく知られている．その役割については生理学の成書を参照してほしい．

下垂体からの静脈血は下垂体静脈 hypophysial veins を経て，海綿静脈洞 cavernous sinus（第 17 章）に灌流している．

## 頸静脈孔以外の経路

内頸静脈が頸静脈孔を経ることはすでに述べた．一方，内頸静脈以外の静脈系の経路には，
①板間静脈 diploic veins によるもの
②導出静脈 emissary veins によるもの
の 2 種類があり，いずれも頸静脈孔を経ていない．これらは外頸静脈・内頸静脈・椎骨静脈・深頸静脈な

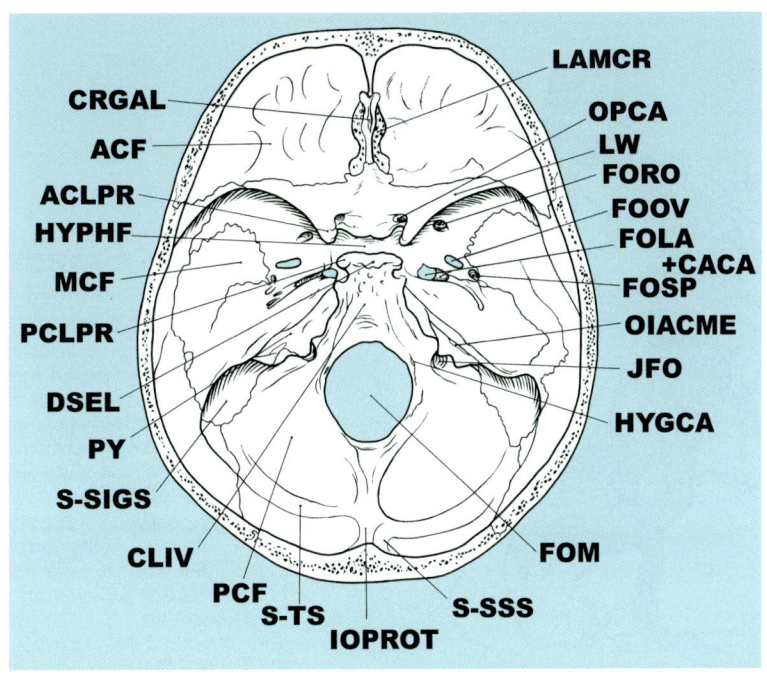

図 16-20 　内頭蓋底　[Spalteholz と Spanner, 1961（出典 c）を改変]

| | | |
|---|---|---|
| ACF | 前頭蓋窩 | anterior cranial fossa *Fossa cranii anterior* |
| ACLPR | 前床突起 | anterior clinoid process *Processus clinoideus anterior* |
| CACA | 頚動脈管 | carotid canal *Canalis caroticus* |
| CLIV | 斜台 | clivus *Clivus* |
| CRGAL | 鶏冠 | crista galli *Crista galli* |
| DSEL | 鞍背 | dorsum sellae *Dorsum sellae* |
| FOLA | 破裂孔 | foramen lacerum *Foramen lacerum* |
| FOM | 大後頭孔 | foramen magnum *Foramen magnum* |
| FOOV | 卵円孔 | foramen ovale *Foramen ovale* |
| FORO | 正円孔 | foramen rotundum *Foramen rotundum* |
| FOSP | 棘孔 | foramen spinosum *Foramen spinosum* |
| HYPHF | 下垂体窩 | hypophysial fossa/hypophyseal fossa *Fossa hypophysialis* |
| HYGCA | 舌下神経管 | hypoglossal canal *Canalis hypoglossi* |
| IOPROT | 内後頭隆起 | internal occipital protuberance *Protuberantia occipitalis interna* |
| JFO | 頚静脈孔 | jugular foramen *Foramen jugulare* |
| LAMCR | 篩板 | lamina cribrosa *Lamina cribrosa*（cribriform plate） |
| LW | 小翼 | lesser wing *Ala minor* |
| MCF | 中頭蓋窩 | middle cranial fossa *Fossa cranii media* |
| OIACME | 内耳孔 | opening of internal acoustic meatus *Porus acusticus internus* |
| OPCA | 視神経管 | optic canal *Canalis opticus* |
| PCF | 後頭蓋窩 | posterior cranial fossa *Fossa cranii posterior* |
| PCLPR | 後床突起 | posterior clinoid process *Processus clinoideus posterior* |
| PY | 錐体 | pyramis *Pyramis* |
| S-SIGS | S 状洞溝 | sulcus for sigmoid sinus *Sulcus sinus sigmoidei* |
| S-SSS | 上矢状洞溝 | sulcus for superior sagittal sinus *Sulcus sinus sagittalis superioris* |
| S-TS | 横洞溝 | sulcus for transverse sinus *Sulcus sinus transversi* |

どに連絡する．脳の静脈系で頚静脈孔を経ないものは，脳全体の血流量のうち 1/4〜1/5 を占めるという．

## ■ 板間静脈 ■

**板間静脈 diploic veins**（Breschet 静脈 veins of Breschet *veines de Breschet*\*）は，頭蓋冠の内板と外板の間にある板間層 diploë を流れる静脈である．板間層には骨組織を含まない腔隙の連続があって，これを板間管 diploic canals（Breschet 管 canals of Breschet *canaux de Breschet*）といい，全体として網状の構造を示しており，その中を板間静脈が通っている．ちなみに板間静脈は静脈弁を欠く静脈で，新生児には認められず，約 2 歳で板間層が出現した後に形成される．

板間静脈については図 16-18 を参照してほしいが，部位によって次のように分けられる．

①前頭板間静脈 frontal diploic vein
②前頭頂板間静脈 anterior parietal diploic vein
③後頭頂板間静脈 posterior parietal diploic vein
④後頭板間静脈 occipital diploic vein

---

\* Gilbert Breschet（1784-1845，フランスの解剖学者・外科医）については抄伝 17-2 を参照．

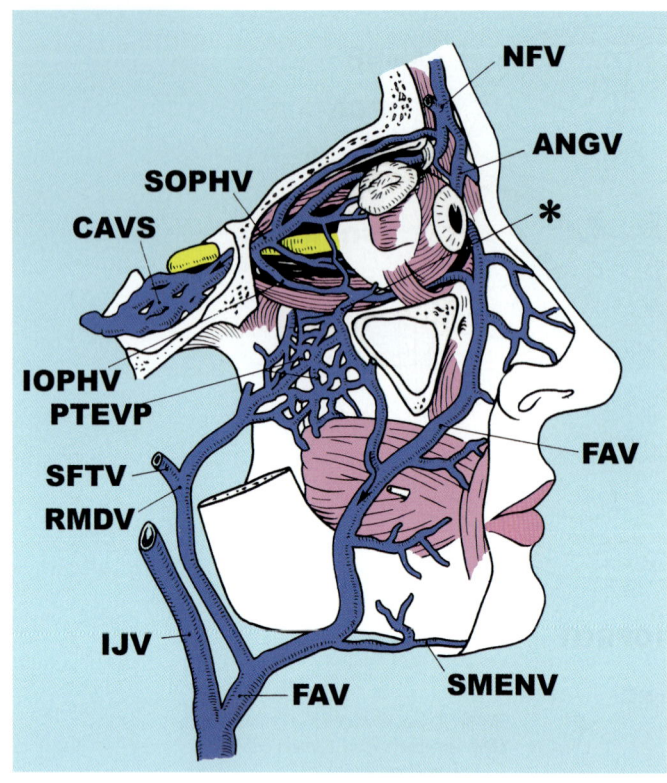

**図16-21　顔面・眼窩の静脈系**
［Corning, 1923（出典 d）を改変］

顔面・眼窩の右外側面．
| | | |
|---|---|---|
| ANGV | 眼角静脈 | angular vein *V. angularis* |
| CAVS | 海綿静脈洞 | cavernous sinus *Sinus cavernosus* |
| FAV | 顔面静脈 | facial vein *V. facialis* |
| IJV | 内頚静脈 | internal jugular vein *V. jugularis interna* |
| IOPHV | 下眼静脈 | inferior ophthalmic vein *V. ophthalmica inferior* |
| NFV | 鼻前頭静脈 | nasofrontal vein *V. nasofrontalis* |
| PTEVP | 翼突筋静脈叢 | pterygoid venous plexus *Plexus venosus pterygoideus* (pterygoid plexus *Plexus pterygoideus*) |
| RMDV | 下顎後静脈 | retromandibular vein *V. retromandibularis* |
| SFTV | 浅側頭静脈 | superficial temporal vein *V. temporalis superficialis* |
| SMENV | オトガイ下静脈 | submental vein *V. submentalis* |
| SOPHV | 上眼静脈 | superior ophthalmic vein *V. ophthalmica superior* |
| ＊ | 下眼静脈と翼突筋静脈叢との吻合 | anastomosis between the inferior ophthalmic vein and the pterygoid venous plexus |

　ちなみに，前頭頂板間静脈と後頭頂板間静脈とは，Paris 解剖学名 Parisiensia Nomina Anatomica（PNA）ではそれぞれ前側頭板間静脈 *V. diploica temporalis anterior* と後側頭板間静脈 *V. diploica temporalis posterior* と記され，解剖学用語 Terminologia Anatomica でも踏襲されている[3)〜5)]．しかし，後藤[1)2)]の観察によれば，これらの静脈はおおむね頭頂骨の中を走っているので，本書では前述の名称を使用する．

　板間静脈は硬膜静脈洞（第17章）と硬膜静脈（第19章）の走行に一致して内板を小さな孔で貫いてこれらの静脈と連絡し，別の部位では同様に外板を貫いて頭蓋皮下の静脈へと続いており，頚静脈孔以外の経路の1つである．

## 導出静脈

　**導出静脈** emissary veins は板間静脈とは異なり，頭蓋腔内外を直接連絡する静脈である．したがって，さらした頭蓋骨では内外を直接結ぶ孔がみられる．導出静脈を以下に列記しておく．

　頭頂導出静脈 parietal emissary vein は，左右の頭頂骨の矢状縫合の両側にある左右1対の頭頂孔を通って，上矢状静脈洞と頭皮の静脈を連絡している．

　乳突導出静脈 mastoid emissary vein は，側頭骨後端で乳様突起の基部後方にある乳突孔（図16-19）を通っている静脈であり，S状静脈洞と後頭静脈 occipital vein を結んでいる．

　後頭導出静脈 occipital emissary vein は外後頭隆起の部分にある小孔を経て，静脈洞交会と後頭静脈をつないでいる．

　顆導出静脈 condylar emissary vein は，環椎との関節を作る後頭顆の後方にある顆管（図16-19）を通る静脈で，一端は頚静脈孔の部分で内頚静脈と，他端は外椎骨静脈叢とを連絡する．この導出静脈の太さは個体差があり，直径2 mm にも及ぶ太いものから，ほとんど痕跡的なものまであり，左右差も著しい．

　破裂孔導出静脈 foramen lacerum emissary vein は，蝶形骨体と側頭骨錐体尖との間に作られる破裂孔（図16-19，16-20）を通っていて，海綿静脈洞と翼突筋静脈叢 pterygoid venous plexus を連絡している．

　舌下神経管静脈叢 venous plexus of hypoglossal canal は，脳底静脈叢（第17章），内頚静脈，椎骨静脈，外椎骨静脈叢などと結んでいて，舌下神経管（図16-20）の硬膜外の部分を通っている．

卵円孔静脈叢 venous plexus of foramen ovale は，下顎神経（三叉神経第 3 枝）とともに卵円孔（図 16-19，16-20）を通って，海綿静脈洞と翼突筋静脈叢を連絡している．

頚動脈管静脈叢 venous plexus of carotid canal は，内頚動脈の周囲を内頚動脈神経叢 internal carotid plexus（頭頚部交感神経系の上顎神経節に由来）とともに頚動脈管（図 16-19，16-20）を通って，海綿静脈洞と翼突筋静脈叢を結んでいる．

## 上眼静脈と迷路静脈

頭蓋腔内容以外の組織から灌流する静脈のうち，頭蓋腔に入ってくるものが 2 つある．それは上眼静脈と迷路静脈である．

### 上眼静脈

1 つは眼窩から上眼窩裂を通って海綿静脈洞に入る**上眼静脈** superior ophthalmic vein（図 16-21）で，眼窩内容以外の前頭部・鼻背・内眼角・鼻腔の上部などからの血流も加わっている．上眼静脈は眼動脈に対応する静脈であり，多くの静脈と連絡を有している．これに灌流する静脈を列記すると，鼻前頭静脈・篩骨静脈・涙腺静脈・眼筋静脈・渦静脈（眼球脈絡膜静脈）・毛様体静脈・強膜上静脈・眼瞼静脈・結膜静脈などがある．

**網膜中心静脈** retinal central vein もまた上眼静脈の根で，網膜中心動脈に対応する静脈である．網膜中心静脈は視神経乳頭付近で 7 種の根が合流しており，それら 7 種の根は網膜に分布する網膜中心動脈の 7 種の枝とそれぞれ伴行している．眼底が脳の血管系を容易に直接観察できる唯一の部位であることは有名である．検眼鏡 ophthalmoscope を用いて眼底を診察したり，または眼底の写真撮影を行ったりすることにより，網膜中心静脈の根を直接観察できる．第 14 章には眼底写真を掲載してあるので参照してほしい．網膜中心静脈は網膜中心動脈に伴行しつつ視神経の中軸を後方へ走り，視神経より出てきて鞘を貫通してから上眼静脈に注いでいる．

眼窩底部からは下眼静脈 inferior ophthalmic vein が起こり，後方に走って大部分が上眼静脈に灌流している（図 16-21）．

なお，下眼静脈の一部は下眼窩裂を経て翼突筋静脈叢 pterygoid venous plexus と吻合を形成し，下顎後静脈 retromandibular vein や顔面静脈 facial vein に連絡することが知られている（図 16-21）．この吻合は導出静脈には含まれないが，機能的には類似している．

### 迷路静脈

もう 1 つは内耳からの静脈血を集めて内耳道を経て，上錐体静脈洞と下錐体静脈洞に入る**迷路静脈** labyrinthine vein である．これは迷路動脈に対応する静脈であるが，その走行が迷路動脈とはやや異なる．迷路静脈は内耳道から頭蓋内に入るが，上眼静脈と同様に硬膜外の位置にあり，硬膜を貫くことはない．ちなみに，第 14 章には迷路静脈が蝸牛および前庭から灌流するさまについて，図を掲載してある．

（**余録 16-3** は下記参照）

---

**余録 16-3**　上眼静脈と迷路静脈

　　上眼静脈と迷路静脈の走行から理解できるように，これらの静脈は頭蓋腔外の炎症などが頭蓋内に波及する代表的な経路として古くから注目されてきた．上眼静脈は面疔 facial furuncle（顔面にできた癤 furuncle）が海綿静脈洞に，迷路静脈は細菌性内耳炎 bacterial labyrinthitis が上錐体静脈洞・下錐体静脈洞に，それぞれ波及する経路としてよく知られている．

## 引用文献

1) 小島徳造（監修），後藤　昇：脳・脊髄血管の解剖．医歯薬出版，東京，1971．
2) 後藤　昇：脳血管の解剖．血管障害の理解のために．メディカルトリビューン，東京，1986．
3) FCAT：Terminologia anatomica. International anatomical terminology. Thieme, Stuttgart-New York, 1998.
4) FIPAT：Terminologia anatomica, 2nd ed. International anatomical terminology. Thieme, Stuttgart-New York, 2011.
5) 日本解剖学会（監修），解剖学用語委員会（編）：解剖学用語，改訂13版．医学書院，東京，2007．
6) Kawamata T, Matsumoto K, Goto N, Kohda M：Morphometric anatomy of superficial cerebral veins and cerebral sulci. Showa Univ J Med Sci 8：103-111, 1996.
7) Petit-Dutaillis D, Delmas A, Pertuiset B, 1950［Blinkov SM, Glezer II：The human brain in figures and tables. A quantitative handbook. Haigh B (transl). Basic Books/Plenum Press, New York, 1968］．
8) Bekov DB, 1956［Blinkov SM, Glezer II, 1968, 前掲書］．
9) 後藤　昇：血管構築からみた皮質下血管性病変発生の素地．高血圧性脳出血の治療 6：39-49, 1991.
10) 後藤　昇：大脳基底核の血管支配．Clinical Neuroscience 7：474-475, 1989.
11) Le Minor J-M：Les anatomistes d'Alger durant la période coloniale française（1830-1962）. Hist Sci Méd 39：385-396, 2005.
12) Loukas M, Shea M, Shea C, Lutter-Hoppenheim M, Zand P, Tubbs RS, Cohen-Gadol AA：Jean Baptiste Paulin Trolard（1842-1910）：his life and contributions to neuroanatomy. Historical vignette. J Neurosurg 112：1192-1196, 2010.
13) http://en.wikipedia.org/wiki/Jean_Baptiste_Paulin_Trolard　2014年8月接続
14) Bartels RHMA, van Overbeeke JJ：Historical vignette. Charles Labbé（1851-1889）. J Neurosurg 87：477-480, 1997.
15) http://en.wikipedia.org/wiki/Léon_Labbé　2014年8月接続
16) http://www.whonamedit.com/doctor.cfm/2934.html　2014年8月接続
17) Haas LF：Neurological stamp. Claudius Galen 131-201 AD. J Neurol Neursurg Psychiatry 54：287, 1991.
18) Toledo-Pereyra LH：Claudius Galenus of Pergamum：Surgeon of gladiators. Father of experimental physiology. J Invest Surg 15：299-301, 2002.
19) Fullerton JB, Silverman ME：Claudius Galen of Pergamum：authority of medieval medicine. Clin Cardiol 32：E82-E84, 2009.
20) http://en.wikipedia.org/wiki/Galen　2014年8月接続
21) Babin E, Haller M：Friedrich-Christian Rosenthal—biographical note. Neuroradiology 11：3-5, 1976.
22) Binder DK, Clusmann H, Schaller C：Friedrich-Christian Rosenthal：surgeon and anatomist. Neurosurgery 59：1328-1333, 2006.
23) http://en.wikipedia.org/wiki/Friedrich_Christian_Rosenthal　2014年8月接続
24) Anonymous：Deaths. Walter Edward Dandy. JAMA 130：1257, 1946.
25) Firor WM：Walter E. Dandy. 1886-1946. Ann Surg 126：581-604, 1947.
26) Campbell E：Walter E. Dandy—surgeon. 1886-1946. J Neurosurg 8：249-262, 1951.
27) Harvey AM：Neurosurgical genius—Walter Edward Dandy. Johns Hopkins Med J 135：358-368, 1974.
28) Rizzoli HV：Walter E. Dandy. 1886-1946. Surg Neurol 2：293-294, 1974.
29) Semmes RE：Walter Dandy, M.D.：His relationship to the Society of Neurological Surgeons. Neurosurgery 4：1-2, 1979.
30) Woodhall B：Walter Dandy, M.D.：Personal reminiscences. Neurosurgery 4：3-6, 1979.
31) Pinkus RL：Innovation in neurosurgery：Walter Dandy in his day. Neurosurgery 14：623-631, 1984.
32) Rizzoli HV：Walter E. Dandy：An historical perspective. Clin Neurosurg 32：3-22, 1985.
33) Kilgore EJ, Elster AD：Walter Dandy and the history of ventriculography. Radiology 194：657-660, 1995.
34) Horwitz NH：Library：Historical perspective. Walter Edward Dandy（1866-1946）. Neurosurgery 40：211-215, 1997.
35) Horwitz NH：Library：Historical perspective. Walter Edward Dandy（1866-1946）. Neurosurgery 40：642-646, 1997.
36) Pearce JMS：Walter Edward Dandy（1866-1946）. J Med Biogr 14：127-128, 2006.
37) http://en.wikipedia.org/wiki/Walter_Dandy　2014年8月接続
38) http://www.whonamedit.com/doctor.cfm/447.html　2014年8月接続
39) http://www.medicalarchives.jhmi.edu/papers/dandy.html　2014年8月接続

## 図の出典

a) Hochstetter F：Toldt：Anatomischer Atlas, 17te Auflage, III. Urgan und Schwarzenberg, Berlin-Wien, 1937（図16-4，16-8，16-12，16-14 の原図）．
b) Krayenbühl H, Yaşargil MG：Die zerebrale Angiographie, 2te Auflage. Lehrbuch für Klinik und Praxis. Georg Thieme Verlag, Stuttgart, 1965（図16-7 の原図）．
c) Sparteholz W, Spanner R：Handatlas der Anatomie des Menschen, 16te Auflage, II. Scheltema & Holkema NV, Amsterdam, 1961（図16-18〜16-20 の原図）．
d) Corning HK：Lehrbuch der topographischen Anatomie für Studierende und Ärzte, 14te & 15te Auflage. Verlag von JF Bergmann, München, 1923（図16-21 の原図）．

# 第 17 章
# 硬膜静脈洞

Chapter 17
Dural Venous Sinuses

## 硬膜静脈洞

　脳の静脈系が脳を離れてから内頚静脈に入るまでの主要経路は硬膜に包まれた硬膜静脈洞 dural venous sinuses で，脳の血管系に特有の形態をなす部分である．その全貌は図 17-1，17-2 に示すように，大脳鎌や小脳テントとの付着部，そしてトルコ鞍周囲・斜台・錐体などにみられる．

　硬膜静脈洞の成り立ちは第 2 章に示したように，もともと 2 葉ある密な結合組織（内葉は硬膜，外葉は頭蓋骨膜）が合わさらないで残った腔隙に血管内皮 endothelium が内腔を覆ったものである．それぞれの硬膜静脈洞について，後藤[1][2]の解剖学的なデータを挙げながら説明を加えたい．

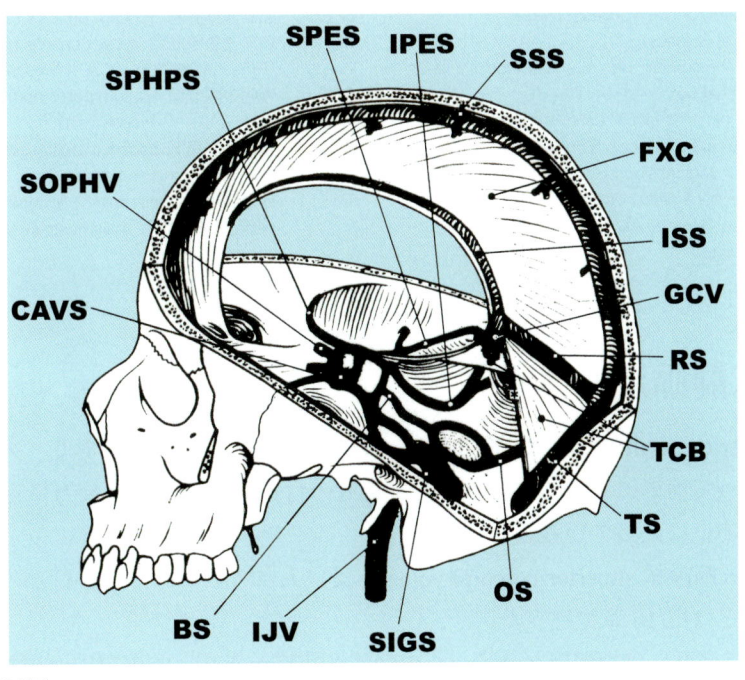

**図 17-1　硬膜と硬膜静脈洞**［Corning, 1923（出典 a）を改変］
頭蓋骨・硬膜静脈洞の左側面像．

| | | | | |
|---|---|---|---|---|
| BS | 脳底静脈 basilar sinus *Sinus basilaris* | | SIGS | S 状静脈洞 sigmoid sinus *Sinus sigmoideus* |
| CAVS | 海綿静脈洞 cavernous sinus *Sinus cavernosus* | | SOPHV | 上眼静脈 superior ophthalmic vein *V. ophthalmica superior* |
| FXC | 大脳鎌 falx cerebri *Falx cerebri* | | SPES | 上錐体静脈洞 superior petrosal sinus *Sinus petrosus superior* |
| GCV | 大大脳静脈 great cerebral vein *V. cerebri magna* （Galenus 静脈 vein of Galenus） | | SPHPS | 蝶形頭頂静脈洞 sphenoparietal sinus *Sinus sphenoparietalis* （Breschet 静脈洞 sinus of Breschet） |
| IJV | 内頚静脈 internal jugular vein *V. jugularis interna* | | SSS | 上矢状静脈洞 superior sagittal sinus *Sinus sagittalis superior* |
| IPES | 下錐体静脈洞 inferior petrosal sinus *Sinus petrosus inferior* | | TCB | 小脳テント tentorium cerebelli *Tentorium cerebelli* （cerebellar tent） |
| ISS | 下矢状静脈洞 inferior sagittal sinus *Sinus sagittalis inferior* | | TS | 横静脈洞 transverse sinus *Sinus transversus* |
| OS | 後頭静脈洞 occipital sinus *Sinus occipitalis* | | | |
| RS | 直静脈洞 rectal sinus *Sinus rectus* （straight sinus） | | | |

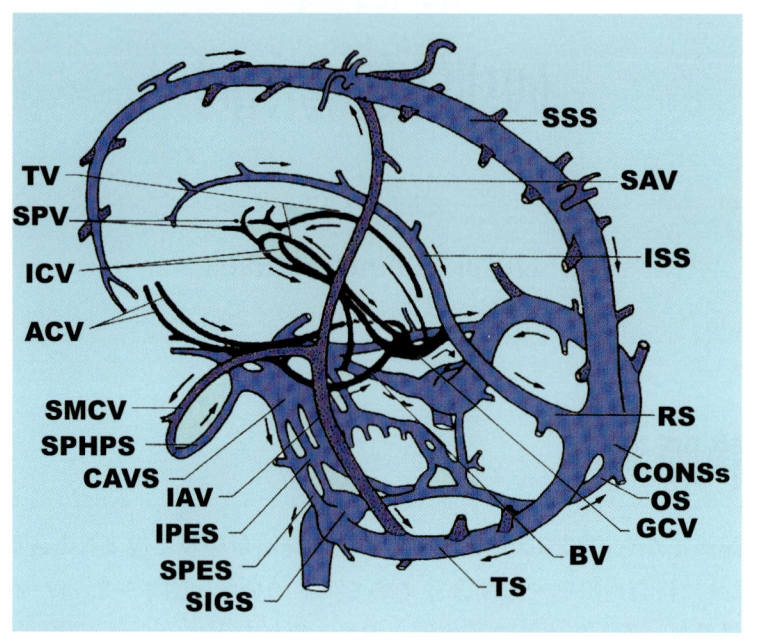

**図 17-2　頭蓋内の静脈系概略**

頭蓋内の静脈系のみの左側面像．

| | | | |
|---|---|---|---|
| ACV | 前大脳静脈 anterior cerebral vein *V. cerebri anterior* | SAV | 上吻合静脈 superior anastomotic vein *V. anastomotica superior* (Trolard 静脈 vein of Trolard) |
| BV | 脳底静脈 basal vein *V. basalis* (Rosenthal 静脈 vein of Rosenthal *V. Rosenthali*) | SIGS | S 状静脈洞 sigmoid sinus *Sinus sigmoideus* |
| CAVS | 海綿静脈洞 cavernous sinus *Sinus cavernosus* | SMCV | 浅中大脳静脈 superficial middle cerebral vein *V. cerebri media superficialis* |
| CONSs | 静脈洞交会 confluence of sinuses *Confluens sinuum* | SPES | 上錐体静脈洞 superior petrosal sinus *Sinus petrosus superior* |
| GCV | 大大脳静脈 great cerebral vein *V. cerebri magna* (Galenus 静脈 vein of Galenus) | SPHPS | 蝶形頭頂静脈洞 sphenoparietal sinus *Sinus sphenoparietalis* (Breschet 静脈洞 sinus of Breschet) |
| IAV | 下吻合静脈 inferior anastomotic vein *V. anastomotica inferior* (Labbé 静脈 vein of Labbé) | SPV | 透明中隔静脈 septum pellucidum vein *V. septi pellucidi* (septal vein) |
| ICV | 内大脳静脈 internal cerebral vein *V. cerebri interna* | SSS | 上矢状静脈洞 superior sagittal sinus *Sinus sagittalis superior* |
| IPES | 下錐体静脈洞 inferior petrosal sinus *Sinus petrosus inferior* | TS | 横静脈洞 transverse sinus *Sinus transversus* |
| ISS | 下矢状静脈洞 inferior sagittal sinus *Sinus sagittalis inferior* | TV | 分界静脈 terminal vein *V. terminalis* (視床線条体静脈 thalamostriate vein *V. thalamostriata*) |
| OS | 後頭静脈洞 occipital sinus *Sinus occipitalis* | | |
| RS | 直静脈洞 rectal sinus *Sinus rectus* (straight sinus) | | |

## 上矢状静脈洞

**上矢状静脈洞** superior sagittal sinus（図 17-1〜17-5）は断面が三角形であり，大脳鎌の中をその頭蓋冠への付着部分に沿って前後に走っている．盲孔と鶏冠の付近から始まって後方に走り，内後頭隆起の部分で静脈洞交会（後述）に入っている．

上矢状静脈洞は上大脳静脈 superior cerebral veins を受け入れていて，その移行部に著明に拡大した大脳静脈膨大部があることは第 16 章で述べた．

そのほか，上矢状静脈洞には板間層と硬膜からの静脈と連絡があり，頭蓋冠内面にある上矢状洞溝 sulcus for superior sagittal sinus にはこれに沿って多数の小孔がみられ，さらに頭頂骨には左右対称的な位置に頭頂導出静脈があって，これに連絡している（第 16 章）．

この静脈洞の前端部では，盲孔を通じて鼻腔の前上部からの前篩骨静脈 anterior ethmoidal vein と連絡がある．

上矢状静脈洞に血栓ができ，それに流入する静脈の一部に怒張と出血を認めることがある（第 8 章）．

（**余録 17-1** は 305 頁参照）

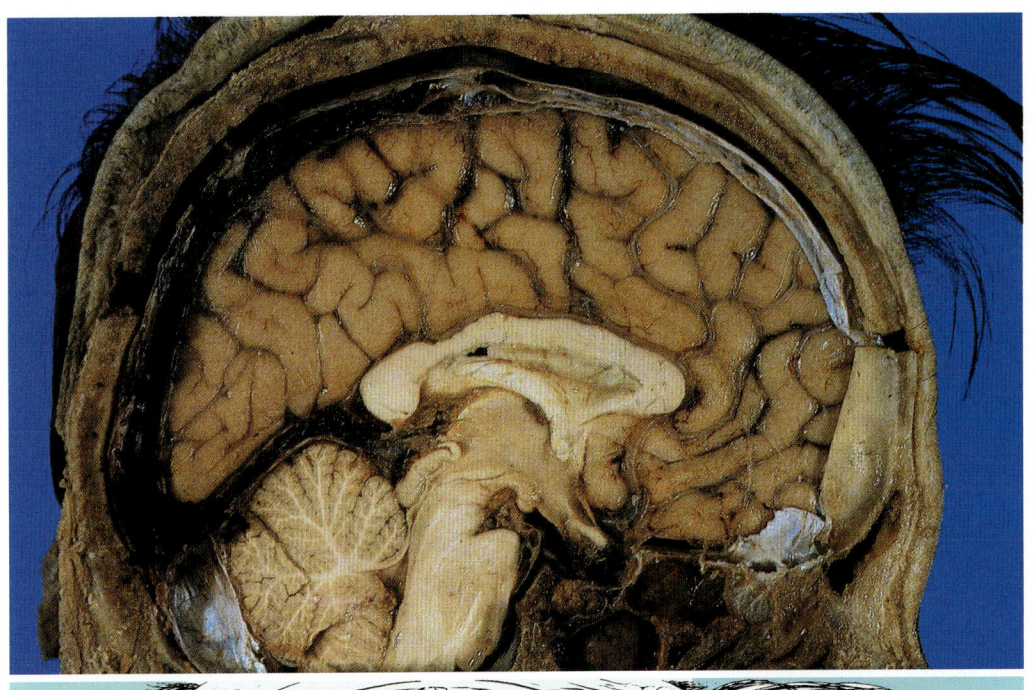

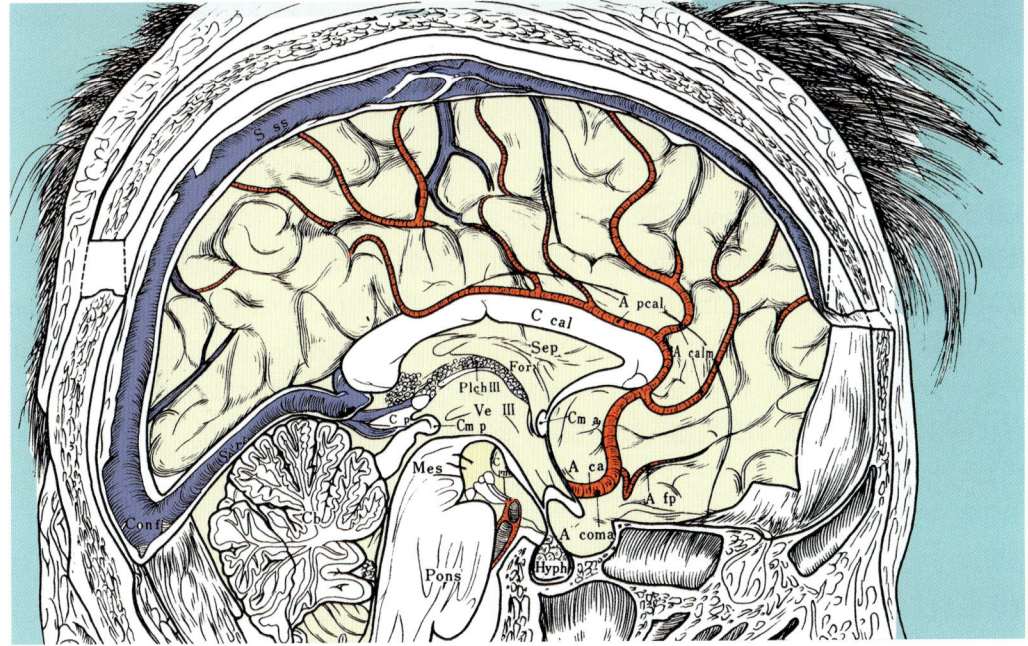

### 図17-3 頭部の正中矢状断面
上矢状静脈洞 superior sagittal sinus と前大脳動脈 anterior cerebral artery の位置関係を示す．大脳鎌は除去してある．

---

#### 余録 17-1　上矢状静脈洞血栓症

　硬膜静脈洞（硬膜静脈洞血栓症 dural sinus thrombosis）のうち上矢状静脈洞（上矢状静脈洞血栓症 superior sagittal sinus thrombosis，第8章）から横静脈洞にかけては血栓形成の好発部位として知られる．その原因は様々であるが[7]，経口避妊薬に起因する例が有名である[8]．静脈系のうっ滞のみならず脳脊髄液の血液中への移行が妨げられ，頭蓋内圧の亢進が起こるので，臨床症状としては頭痛・嘔吐・意識障害・複視などが認められ，乳頭浮腫や網膜出血などの眼底所見がみられる．やがては中心傍小葉から中心前回上部の血流が減少し，下肢に強い弛緩性対麻痺 flaccid paraplegia が出現，後に痙性対麻痺 spastic paraplegia へと移行する．また，ときに下肢の知覚障害を伴う．

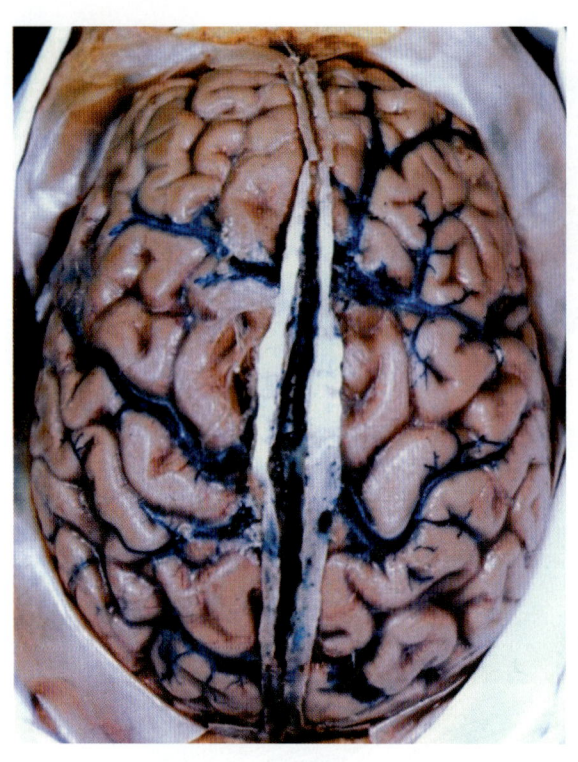

図17-4　大脳と上矢状硬膜洞
大脳の上面（硬膜を切り開いたところ）．切開した上矢状静脈洞 superior sagittal sinus とそれに灌流する上大脳静脈 superior cerebral veins には青い合成樹脂を注入してある．

## 下矢状静脈洞

**下矢状静脈洞** inferior sagittal sinus（図 17-1，17-2，17-5）には個人差があり，後藤[1,2]による157解剖体の観察では肉眼的に3つの型に分類される．それは完全型・不完全型・欠損型である．

完全型は大脳鎌の自由縁のほぼ全長に沿って通っていて，断面では丸い腔をもち（直径約2mmのものが多い），大脳鎌と小脳テントの合わさる部分の前端で直静脈洞と直線的に連なる．この静脈洞の前方では，鼻腔後上方からの後篩骨静脈 posterior ethmoidal vein と後篩骨孔を通じての連絡がある．完全型はおよそ46％にみられ，脳梁と前頭葉内側面の一部から静脈血を受ける（図 17-5a）．

欠損型は肉眼的にまったくその走行を認めないものであって，約39％にみられ，この数値は後藤以外の報告には記載がない．

不完全型は完全型と欠損型の中間にあるもので，走行のきわめて短いもの，大脳鎌の中を細い静脈のみが自由縁を離れて走っているものなどであり，約15％にみられる（図 17-5b）．

完全型以外の型の合計は約54％に達し，これが臨床的に脳血管撮影像の静脈相で下矢状静脈洞が造影されにくい一因でもある．

## 直静脈洞

大脳鎌と左右の小脳テントの移行する部分を内後頭隆起に向かって後下方に走る静脈洞が**直静脈洞** rectal sinus（図 17-1～17-3，17-5）である．第9章・第10章・第16章も参照のこと．直静脈洞は三角形の腔を有し，小脳虫部の上方に位置を占めて静脈洞交会に加わっており，大大脳静脈と下矢状静脈洞（欠損型以外）の静脈血が流入している．竹重[3,4]によれば，大大脳静脈の流入部には弁装置があるという．

## 後頭静脈洞

**後頭静脈洞** occipital sinus（図 17-1，17-2）はきわめて小さな静脈洞で，大後頭孔の付近から始まって後上方に走り，小脳鎌の付着縁を走って静脈洞交会に加わる．第16章も参照してほしい．

また，大後頭孔の部分では硬膜外腔にある内椎骨静脈叢（第18章，第19章）と交通しているのがとき

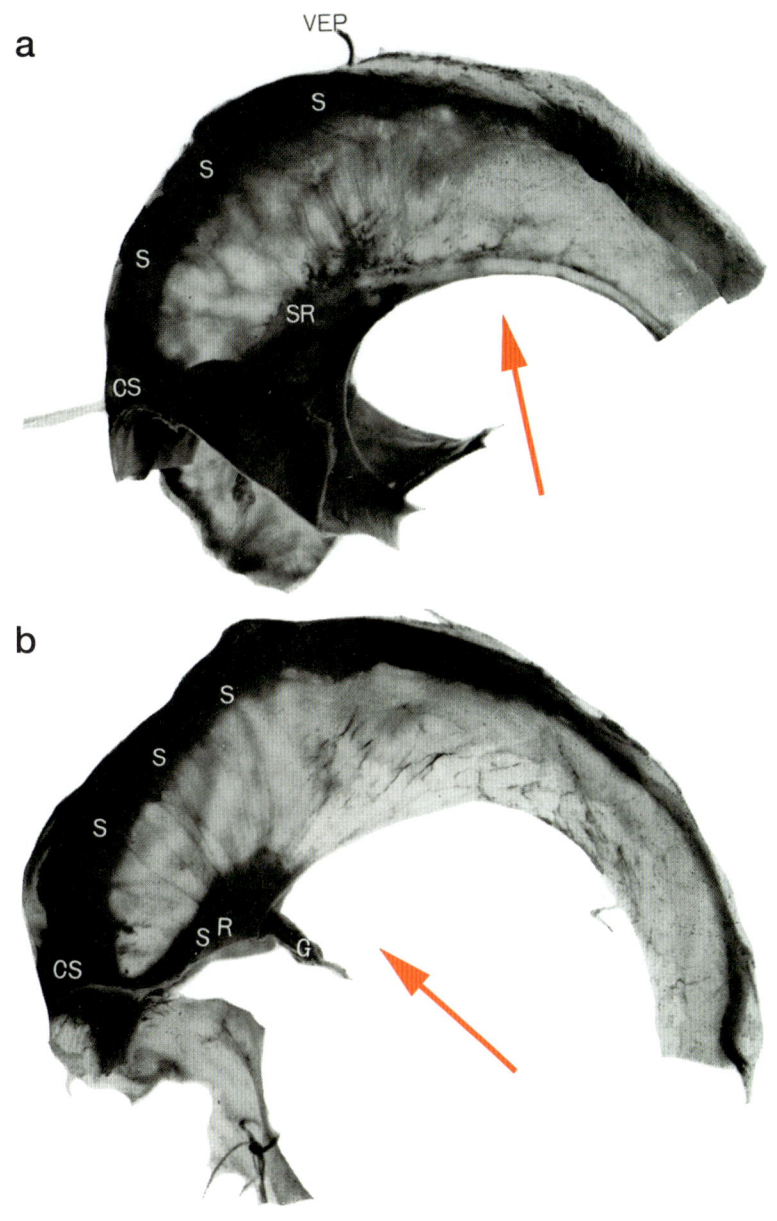

**図 17-5　大脳鎌と硬膜静脈洞**

a：硬膜の右側面の透過光写真．下矢状静脈洞 inferior sagittal sinus が存在（↑）している完全型の例．
b：硬膜の右側面の透過光写真．下矢状静脈洞 inferior sagittal sinus がおおむね欠損（↑）している不完全型の例．

CS　　静脈洞交会　confluence of sinuses　*Confluens sinuum*
G　　 大大脳静脈　great cerebral vein　*V. cerebri magna*
　　　（Galenus 静脈　vein of Galenus）
SR　　直静脈洞　rectal sinus　*Sinus rectus*
　　　　（straight sinus）
SSS　 上矢状静脈洞　superior sagittal sinus　*Sinus sagittalis superior*
VEP　 頭頂導出静脈　parietal emissary vein　*V. emissaria parietalis*

どきみられる．ここに述べたのは，後頭静脈洞が著明に認められる場合であって，後藤[1)2)]によれば 104 例中肉眼的に欠損するもの 19 例（18.3％），存在するもの 85 例（81.7％）で，このうちきわめて細いもの 35 例（直径 1 mm 以下），中ぐらいのもの 45 例（直径 1〜3 mm），きわめて太いもの 5 例（直径 3 mm 以上）であった．すなわち，後頭静脈洞は大多数が直径 1〜2 mm または約 1 mm 程度のものが，2〜3 本存在していた．なお，きわめて太い例の中には，大後頭孔を取り囲んで走り内頸静脈にまで連絡するものが

### 表 17-1　上矢状静脈洞の血流　131 例

| 分類 | 完全左型<br>(左横静脈洞へ) | 不完全左型<br>(主に左横静脈洞へ) | 中間型<br>(両横静脈洞へ) | 不完全右型<br>(主に右横静脈洞へ) | 完全右型<br>(右横静脈洞へ) |
|---|---|---|---|---|---|
| 例数 | 11 例<br>(8.4%) | 10 例<br>(7.6%) | 41 例<br>(31.3%) | 34 例<br>(26.0%) | 35 例<br>(26.7%) |

### 表 17-2　直静脈洞の血流　127 例

| 分類 | 完全左型<br>(左横静脈洞へ) | 不完全左型<br>(主に左横静脈洞へ) | 中間型<br>(両横静脈洞へ) | 不完全右型<br>(主に右横静脈洞へ) | 完全右型<br>(右横静脈洞へ) |
|---|---|---|---|---|---|
| 例数 | 48 例<br>(37.8%) | 9 例<br>(7.1%) | 35 例<br>(27.6%) | 7 例<br>(5.5%) | 28 例<br>(22.0%) |

3 例あった．

## 静脈洞交会

　上矢状静脈洞・直静脈洞・後頭静脈洞はそれぞれ後方に走って内後頭隆起の部分で集まり，硬膜内に**静脈洞交会** confluence of sinuses（図 17-1〜17-3, 17-5），すなわち Herophilus のブドウ酒しぼり *Torcular Herophili* を形成する．言い換えると，脳の大部分の静脈血はほとんどがこの交会を通らなければならないことになる．静脈洞交会については第 9 章も参照のこと．

　解剖学的観察によると，静脈洞交会が解剖学的に真の交会を形成するのはわずかの例だけであって，実際には血液の混合がないものがかなり存在する．後藤[1,2]の観察では，127 例中わずかな連絡も含めて解剖学的な静脈洞交会が 23 例（18.1%）であり，しかもこの部分は単なる腔ではなくて，内部に索状の柱状物が交錯していた．

　上矢状静脈洞の左右の横静脈洞への血流をその直径を測ることで調べてみると[1,2]，表 17-1 のように 5 つの型に分類できる．上矢状静脈洞は右横静脈洞に流れる例が多いようである．これに対して直静脈洞の血流は[1,2]，表 17-2 のようにやはり 5 つの型に分類でき，左横静脈洞に流れる例がわずかに多い．要するに，上矢状静脈洞と直静脈洞はその横静脈洞への入り方が，ほぼ相反することが多い．

（**抄伝 17-1** は下記参照）

---

#### 抄伝 17-1　Herophilus of Chalcedon

　Herophilus of Chalcedon（335-280BC）はギリシャ出身の外科医である．小アジア半島の Chalcedon（現在はトルコ領）で誕生．Ptolemaios 朝エジプトの Alexandria で活躍した．Ptolemaios 朝はギリシャ人の流れを汲む征服王朝であるため，ギリシャ人は当時の Alexandria で高い地位を得ていたらしい．死体を多数解剖し，人体の解剖学的研究を行って，脳・脳髄膜・硬膜静脈洞を最初に記載した．静脈洞交会（Herophilus のブドウ酒しぼり）に名を残した．なお，英語の文章中でもラテン風に Herophilus かギリシャ風に Herophilos と綴るのが一般的である．　　　　　（文献欄参照[9]〜[19]）

## 横静脈洞

**横静脈洞** transverse sinus（図 17-1，17-2）は静脈洞交会の部分から始まって，小脳テントの付着縁に沿って後頭骨と頭頂骨の横洞溝 sulcus for tranverse sinus（第 16 章）を走り，側頭骨岩様部錐体の後外側端に達すると急に下方に向きを変えて，S 状静脈洞となる．横洞溝には上矢状洞溝と同様に，板間静脈と連絡する小孔が多数みられる．第 9 章も参照のこと．

横静脈洞も断面は三角形の腔であって，左右でその太さの異なることが多い．

後藤[1,2]による 132 例の観察では，左右の横静脈洞をその全長の中央部分で比較して，右の太いもの 84 例（63.6％，うち 3 倍以上の太さのもの 25 例），左右同じ太さのもの 30 例（22.7％），左の太いもの 18 例（13.6％，うち 3 倍以上の太さのもの 3 例）で，全体の 2/3 の例では右横静脈洞が太いという結果が得られた．以上の結果は，上矢状静脈洞から右横静脈洞に流れる例が多いという前述のデータと関連する．

臨床的には頭蓋骨の単純 X 線写真側面像でしばしばみられる横洞溝が，その幅によって横静脈洞の太さを推測する上で確実な目安となる．

横静脈洞は途中で，大脳の表在静脈系のうち下部群（下大脳静脈 inferior cerebral veins）から静脈血を受け入れるが，ときに中部群（浅中大脳動脈）をも合流することがある．このほか，小脳から後小脳半球静脈 posterior cerebellar hemispheric vein がこれに流入している．

## S 状静脈洞

**S 状静脈洞** sigmoid sinus（図 17-1，17-2）は側頭骨岩様部錐体の後外側端の部分から横静脈洞の続きとして始まって，後外方から前内方へ緩い S 字（左側は逆 S 字）を描いて側頭骨と後頭骨の S 状洞溝 sulcus for sigmoid sinus に沿って走る．そして，頚静脈孔後半から頭蓋腔を出て，内頚静脈 internal jugular vein へと続く．ちなみに，舌咽神経・迷走神経・副神経は頚静脈孔前半を通る．

S 状静脈洞の腔の断面は D 字形で，その太さには左右差が明確に認められる．後藤[1,2]による 131 例の観察では，右の太いもの 92 例（70.2％，うち 3 倍以上の太さのもの 24 例），左右同じ太さのもの 24 例（18.3％），左の太いもの 15 例（11.5％，うち 3 倍以上の太さのもの 3 例）であり，全体の 2/3 以上の例では右 S 状静脈洞が太いという結果が得られた．以上の結果は，右横静脈洞の太い例が多いという前述のデータと関連する．

前に述べたが，S 状静脈洞には途中で乳突導出静脈が連絡している（第 16 章）．

## 内頚静脈の太さ

解剖学的観察では，意外にも内頚静脈 internal jugular vein は左右差が著しい．後藤[1,2]による 132 例の観察では，頚動脈三角の中央部で左右差を比較すると，右の太いもの 89 例（67.4％，うち 3 倍以上の太さのもの 22 例），左右が同じ太さのもの 27 例（20.5％），左の太いもの 16 例（12.1％，うち 3 倍以上の太さのもの 4 例）で，全体の 2/3 の例では右の内頚静脈が太いという結果であった（表 17-3）．

しかも，この値は S 状静脈洞の太さとも相関があり，S 状静脈洞での左右差と内頚静脈での左右差とは，ほぼ完全に一致して同側が太いという結果が得られた．さらに，上矢状静脈洞との関係でも，内頚静脈の左右差のある例では太い方へ上矢状静脈洞の血流が流れ込んでいる場合が圧倒的に多い．

## 蝶形頭頂静脈洞

**蝶形頭頂静脈洞** sphenoparietal sinus（Breschet 静脈洞 sinus of Breschet *sinus de Breschet*）は蝶形骨小翼の sphenoidal ridge に沿ってその下を内方に走り，海綿静脈洞に連なる．大脳の表在静脈系のうち中部群からの静脈血を受ける浅中大脳動脈 superficial middle cerebral vein（第 16 章）が流入しているほかに，下部群（下大脳静脈）の一部も受け入れることがある．ときに浅中大脳静脈の一部が蝶形頭頂静脈洞に入

表17-3　内頚静脈の左右差　132例

| | 例数 | 内訳 |
|---|---|---|
| 左側の太い例 | 16（12.1%） | |
| 　3倍以上 | | 4（ 3.0%） |
| 　3倍未満 | | 12（ 9.1%） |
| 左右同大の例 | 27（20.5%） | |
| 右側の太い例 | 89（67.4%） | |
| 　3倍未満 | | 67（50.8%） |
| 　3倍以上 | | 22（16.7%） |
| 計 | 132 | |

※ 頚動脈三角の中央部分で左右を比較したもの．

らずに，海綿静脈洞へ直接流入することがある．

　ちなみに，sphenoidal ridge とは蝶形骨小翼の後縁が形成する鋭い稜線の名称で，前頭蓋窩と中頭蓋窩の移行部にある．眼窩回ヘルニア（第4章）など臨床的には重要な部位であるが，奇妙なことに Basel 解剖学名 Basle Nomina Anatomica（BNA）・Jena 解剖学名 Jena Nomina Anatomica（JNA）・Paris 解剖学名 Parisiensia Nomina Anatomica（PNA）・解剖学用語 Terminologia Anatomica のいずれにも収録されず，正式な和名もない（蝶形骨稜 sphenoidal crest は異なる部位の名称）．　　　　　　　　　　　　（抄伝17-2は下記参照）

## 海綿静脈洞

　**海綿静脈洞** cavernous sinus はトルコ鞍の両側にある1対の静脈洞で，その中を線維性結合組織が交錯して多くの小腔に分かれ，海綿状になっているのでこの名称がある．その広がりは上眼窩裂の部分から側頭骨錐体にまで及んでいる．この静脈洞の中の多くの小腔には内皮細胞が覆っていて，しかも互いに連続している．

　海綿静脈洞の中には，内頚動脈・内頚動脈神経叢（交感神経叢）・動眼神経・滑車神経・眼神経（三叉神経第1枝）・上顎神経（三叉神経第2枝）・外転神経などが通っている．それらはいずれも線維性結合組織で包まれて内皮細胞層の外にあり，血流には直接触れていない．海綿静脈洞とその近傍の形態は部位により大きく異なるので，硬膜と静脈洞壁を除去して上面から内部を覗いた図と前額断面の連続染色切片標本から抜粋した写真を呈示する（図17-6，17-7）．詳しくは Swanson[5] や後藤と段[6] を参照のこと．海綿静脈洞症候群では病変の位置のわずかな違いが症候の多様化をもたらすが，それは末梢神経や視神経が錯綜している海綿静脈洞とその近傍の複雑な形態に由来する．

　海綿静脈洞には蝶形頭頂静脈洞（Breschet 静脈洞）と眼窩からの上眼静脈が合流するほか，他の静脈洞とも連絡が豊富である．それらを以下に述べると，

---

**抄伝17-2**　**Breschet, Gilbert**

　Gilbert Breschet（1784-1845）はフランスの解剖学者・外科医である．1784年7月7日に Auvergne の Clermont-Ferrand で誕生．Paris 大学で医学を学んだ．Hôtel-Dieu（Paris の有名病院）では外科医となるべく，Paris 大学の臨床外科学教授 Guillaume Dupuytren 男爵（1777-1835）に師事した．1830年にフランス国王 Louis Philippe の外科侍医に昇り，病理解剖学教授に転じた Jean Cruveilhier（1791-1874）の後任として1836年に Paris 大学の解剖学教授に就任．椎骨静脈叢・頭蓋骨静脈系・内耳の解剖学に造詣が深く，狂犬病など人獣共通感染症にも詳しかった．蝶形頭頂静脈洞（Breschet 静脈洞）・板間静脈（Breschet 静脈）などに名を残した．1845年5月10日に Paris で死去，享年60歳．

　その著書「Recherches anatomiques, physiologiques et pathologiques sur le système veineux et spécialement sur le canaux veineux des os」（静脈系およびとくに骨の静脈管に関する解剖・生理・病理学的研究，1828～1832年）は1940年に至ってようやく脚光を浴びた．

（文献欄参照[20]～[23]）

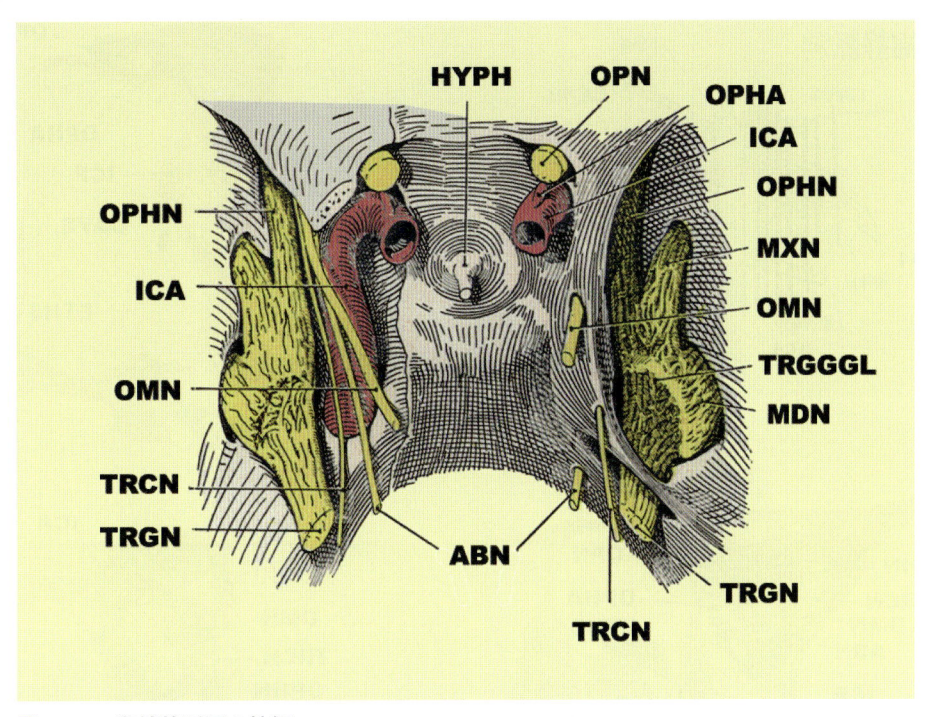

**図 17-6　海綿静脈洞の神経** [Corning, 1923（出典 a）を改変]

海綿静脈洞内部の上面像（左側は硬膜と静脈洞壁を除去してある）．内頚動脈海綿静脈洞部の近傍に末梢神経が錯綜している．なお，視神経は視神経管を通っており，海綿静脈洞を走行していない．

| | | |
|---|---|---|
| ABN | 外転神経 | abducens nerve/abducent nerve *N. abducens* |
| HYPH | 下垂体 | hypophysis *Hypophysis cerebri* |
| | | (pituitary gland *Glandula pituitaria*) |
| | | (pituitary body) |
| ICA | 内頚動脈 | internal carotid artery *A. carotis interna* |
| MDN | 下顎神経 | mandibular nerve *N. mandibularis* |
| MXN | 上顎神経 | maxillary nerve *N. maxillaris* |
| OMN | 動眼神経 | oculomotor nerve *N. oculomotorius* |
| OPHA | 眼動脈 | ophthalmic artery *A. ophthalmica* |
| OPHN | 眼神経 | ophthalmic nerve *N. ophthalmicus* |
| OPN | 視神経 | optic nerve *N. opticus* |
| TRCN | 滑車神経 | trochlear nerve *N. trochlearis* |
| TRGGGL | 三叉神経節 | trigeminal ganglion *Ganglion trigeminale* |
| | | （半月神経節　semilunar ganglion *Ganglion semilunale*） |
| | | （Gasser神経節　Gasserian ganglion *Ganglion Gasseri*） |
| TRGN | 三叉神経 | trigeminal nerve *N. trigeminus* |

①下垂体の前後を通り海綿間静脈叢 intercavernous venous plexus を通じて反対側の海綿静脈洞へ
②上錐体静脈洞（後述）を通じて横静脈洞へ
③下錐体静脈洞（後述）を通じて内頚静脈の最上端へ
④蝶形頭頂静脈洞・浅中大脳静脈・下吻合静脈を通じて横静脈洞へ
⑤蝶形頭頂静脈洞・浅中大脳静脈・上吻合静脈を通じて上矢状静脈洞へ
となる．さらに海綿静脈洞には頭蓋腔外との連絡もある（第 16 章）．それらを以下に述べると，
①上眼窩裂を通る上眼静脈によって眼角静脈・前頭静脈へ
②上眼窩裂を通る上眼静脈から滑車上静脈・前頭静脈へ
③上眼静脈から下眼静脈を経て翼突筋静脈叢へ
④破裂孔導出静脈を通じて翼突筋静脈叢へ
⑤卵円孔静脈叢を経て翼突筋静脈叢へ
⑥頚動脈管神経叢を通じて翼突筋静脈叢へ
となる．なお，導出静脈については，第 16 章でも述べた．

（**余録 17-2** は 314 頁，**17-3**，**17-4** は 315 頁参照）

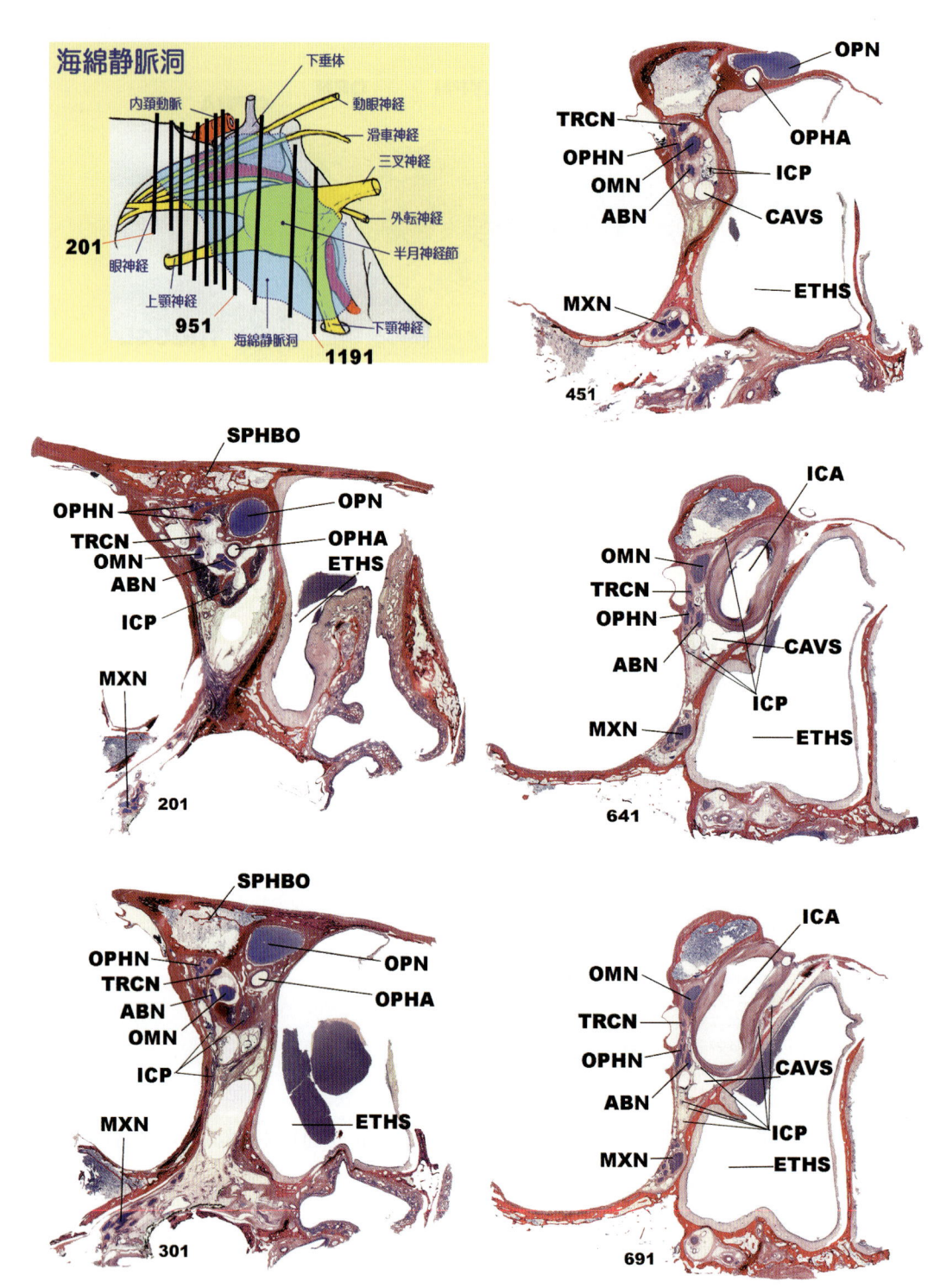

## 図 17-7a 海綿静脈洞

Masson-Goldner-Goto 染色．海綿静脈洞の連続前額断面切片の抜粋（前半）．

| | | | | |
|---|---|---|---|---|
| ABN | 外転神経 abducens nerve/abducent nerve *N. abducens* | | OMN | 動眼神経 oculomotor nerve *N. oculomotorius* |
| CAVS | 海綿静脈洞 cavernous sinus *Sinus cavernosus* | | OPHA | 眼動脈 ophthalmic artery *A. ophthalmica* |
| ETHS | 篩骨洞 ethmoidal sinus *Sinus ethmoidalis* | | OPHN | 眼神経 ophthalmic nerve *N. ophthalmicus* |
| ICA | 内頚動脈 internal carotid artery *A. carotis interna* | | OPN | 視神経 optic nerve *N. opticus* |
| ICP | 内頚動脈神経叢 internal carotid plexus *Plexus caroticus internus* | | SPHBO | 蝶形骨 sphenoid bone *Os sphenoidale* |
| | | | TRCN | 滑車神経 trochlear nerve *N. trochlearis* |
| MXN | 上顎神経 maxillary nerve *N. maxillaris* | | | |

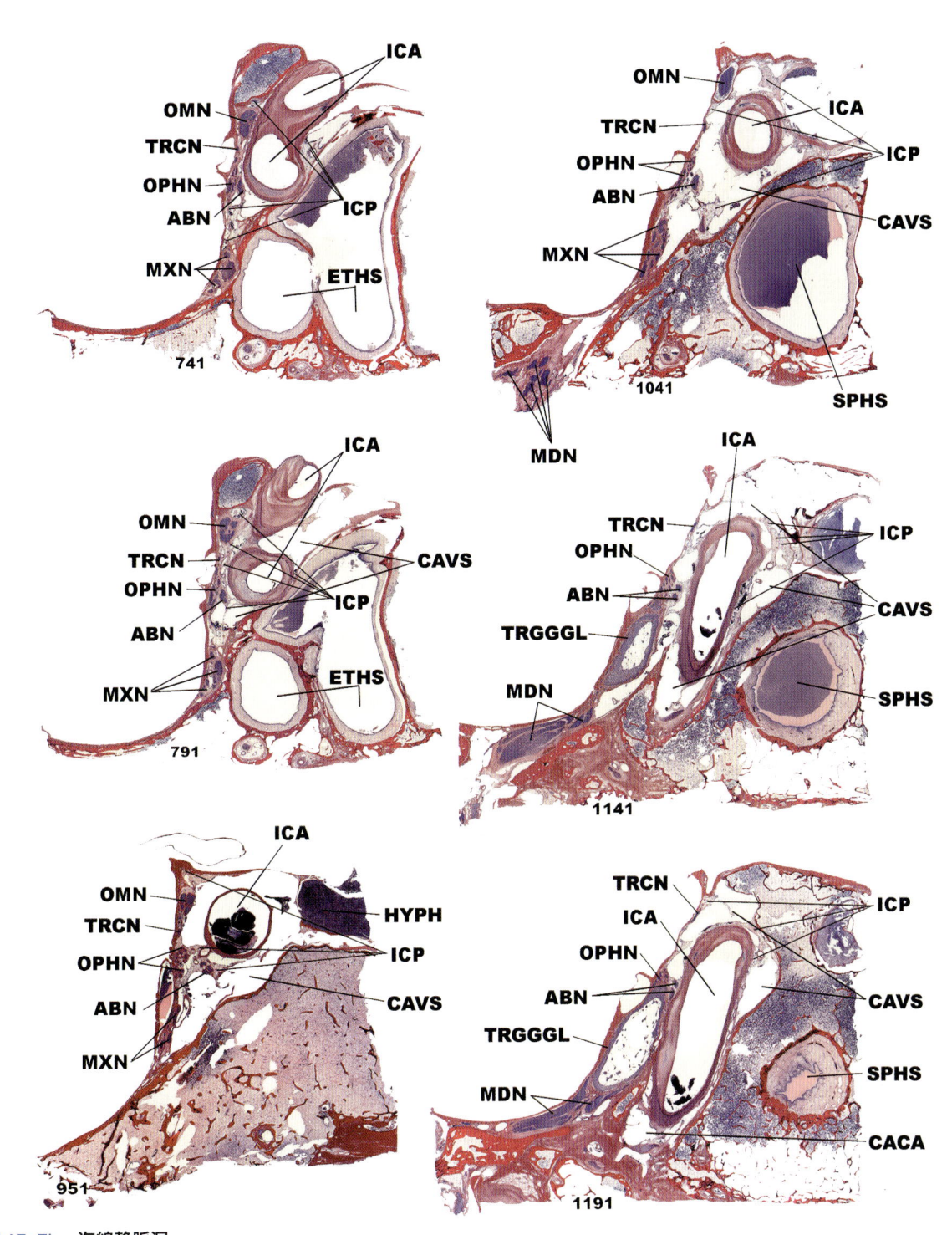

第 17 章 硬膜静脈洞 Chapter 17 Dural Venous Sinuses

**図 17-7b** 海綿静脈洞

Masson-Goldner-Goto 染色．海綿静脈洞の連続前額断面切片の抜粋（後半）．

| | | | | |
|---|---|---|---|---|
| ABN | 外転神経 abducens nerve/abducent nerve *N. abducens* | | MDN | 下顎神経 mandibular nerve *N. mandibularis* |
| CACA | 頸動脈管 carotid canal *Canalis caroticus* | | MXN | 上顎神経 maxillar nerve *N. maxillaris* |
| CAVS | 海綿静脈洞 cavernous sinus *Sinus cavernosus* | | OMN | 動眼神経 oculomotor nerve *N. oculomotorius* |
| ETHS | 篩骨洞 ethmoidal sinus *Sinus ethmoidalis* | | OPHN | 眼神経 ophthalmic nerve *N. ophthalmicus* |
| HYPH | 下垂体 hypophysis *Hypophysis cerebri* | | SPHS | 蝶形骨洞 sphenoidal sinus *Sinus sphenoidalis* |
| | （pituitary gland *Glandula pituitaria*） | | TRCN | 滑車神経 trochlear nerve *N. trochlearis* |
| | （pituitary body） | | TRGGGL | 三叉神経節 trigeminal ganglion *Ganglion trigeminale* |
| ICA | 内頸動脈 internal carotid artery *A. carotis interna* | | | （半月神経節 semilunar ganglion *Ganglion semilunare*） |
| ICP | 内頸動脈神経叢 internal carotid plexus *Plexus caroticus internus* | | | （Gasser 神経節 Gasserian ganglion *Ganglion Gasseri*） |

## 上錐体静脈洞

**上錐体静脈洞** superior petrosal sinus（図 17-1, 17-2）は全長 6 cm くらいの細い静脈洞で，側頭骨岩様部の錐体上縁に圧痕をつけて小脳テントの付着部に沿って走り，海綿静脈洞と横静脈洞をつないでいる．これには，橋と小脳半球前部からの錐体静脈（Dandy 静脈）と内耳からの迷路静脈などが流入している（第 16 章）．第 9 章も参照のこと．

## 下錐体静脈洞

**下錐体静脈洞** inferior petrosal sinus（図 17-1, 17-2）は側頭骨の錐体と後頭骨の底部の境界に沿って，海綿静脈洞と内頚静脈 internal jugular vein の最上端（頚静脈上球 superior bulb of jugular vein）とを結んで

---

### 余録 17-2　海綿静脈洞症候群

　海綿静脈洞の病変が呈する症候を一括して海綿静脈洞症候群 cavernous sinus syndrome という．海綿静脈洞は内部に内頚動脈が通り，その周囲には上頚神経節からの枝である内頚動脈神経叢（交感神経叢）の神経線維があり，内頚動脈の近傍には外転神経がある．海綿静脈洞の外側壁内には動眼神経・滑車神経・眼神経（三叉神経第 1 枝）が通る．海綿静脈洞の中央では前方へ上顎神経（三叉神経第 2 枝）を正円孔に送り，同下方には下顎神経（三叉神経第 3 枝）を卵円孔に送る．海綿静脈洞の後端近くには三叉神経節がある．この海綿静脈洞の複雑な構造が多彩な症候をもたらし得る．
　Adams[24]は 1869 年に内頚動脈海綿静脈洞部の動脈瘤が動眼神経・滑車神経・三叉神経・外転神経を障害した剖検例を記載した．Foix[25)26]は 1920 年と 1922 年に動眼神経・滑車神経・眼神経・外転神経の障害をきたした 2 例を記載し，海綿静脈洞外側壁症候群 syndrome de la paroi externe du sinus caverneux（Foix 第 2 症候群 Foix's syndrome II）と呼称した．そのうち 1 例は剖検例で，縦隔腫瘍の海綿静脈洞近傍への転移であった．なお，近縁概念である上眼窩裂症候群 superior orbital fissure syndrome[27)28]および眼窩尖症候群 orbital apex syndrome[29]も 19 世紀にはすでに記載がみられる．Charles Foix（1882-1927, 抄伝11-4）はフランスの神経内科医．
　一方，Raeder[30)31]は 1924 年までに三叉神経障害と片側の Horner 症候群 Horner's syndrome（内頚動脈神経叢の障害）をきたした 5 例を記載した（傍三叉神経症候群 paratrigeminal syndrome あるいは Raeder 症候群 Raeder's syndrome）．そのうち1例は剖検例で，動眼神経・滑車神経・外転神経の障害をも合併する海綿静脈洞の腫瘍であった．Johan Georg Raeder（1889-1959）はノルウェーの眼科医．
　Jefferson[32]は 1938 年に海綿静脈洞症候群の概念を提唱し，内頚動脈の動脈瘤 16 例を三叉神経分枝の症候により
①前海綿静脈洞症候群 anterior cavernous sinus syndrome（第 1 枝；Foix 第 2 症候群に該当）
②中海綿静脈洞症候群 middle cavernous sinus syndrome（第 1 枝と第 2 枝）
③後海綿静脈洞症候群 posterior cavernous sinus syndrome（第 1 枝〜第 3 枝）
の 3 型に分類した．とはいえ，Jefferson 分類 Jefferson's classification から逸脱する症例は多い．例えば，Parkinson[33]は 1979 年に外転神経麻痺と片側の Horner 症候群をきたしながら三叉神経障害を伴わない症例を想定し，1980 年代に後ら[34]が剖検例（癌の海綿静脈洞への転移による内海綿静脈洞症候群 internal cavernous sinus syndrome）を，Abad ほか複数[35〜38]が臨床例を記載するに至った．つまり，Jefferson 分類は解剖学的分類とはいえない．症候学と放射線学に偏重して顕微解剖学に依拠しない傾向は，海綿静脈洞[39]・上眼窩裂[40〜42]・眼窩尖[43]の病変の部位診断に共通するものであった．そこで，石川[44]は 1996 年に眼窩から海綿静脈洞までを顕微解剖学的に観察して前部（眼窩尖〜視神経管後端）・中部（視神経管後端〜上顎神経海綿静脈洞部）・後部（上顎神経海綿静脈洞部〜海綿静脈洞後端）の 3 つに区分し，Yoshihara ら[45]は 2001 年にその区分に基づいて海綿静脈洞症候群 162 例を
①' 前海綿静脈洞症候群 anterior cavernous sinus syndrome（上眼窩裂・眼窩尖の病変を含む）
②' 中海綿静脈洞症候群 middle cavernous sinus syndrome
③' 後海綿静脈洞症候群 posterior cavernous sinus syndrome（外転神経麻痺と Horner 症候群のみをきたす病変を含む）
④' 全海綿静脈洞症候群 whole cavernous sinus syndrome
に分類し直すことで（Ishikawa 分類 Ishikawa's classification），部位診断の混乱を収拾し分類不能例を激減させた．
　海綿静脈洞症候群の病因は腫瘍・血管障害・外傷・感染症・炎症など多岐に渡る[45)46]．非特異性肉芽腫性炎症による海綿静脈洞症候群が 1954 年と 1961 年に記載され[47〜49]，後に Tolosa-Hunt 症候群 Tolosa-Hunt syndrome（有痛性眼筋麻痺 painful ophthalmoplegia）として有名になった[50]．その病変は海綿静脈洞ないしは上眼窩裂に位置するとされるが，より広範囲に及んで視神経・下顎神経・顔面神経などの障害を合併する症例もある[51]．Eduardo Tolosa（1900-1981）はスペインの神経外科医．William Edward Hunt（1921-1999）はアメリカの神経外科医．

いる．これにも迷路静脈が流入している． （余録 17-5 は 316 頁参照）

## 脳底静脈叢

**脳底静脈叢** basilar venous plexus（図 17-1，17-2）は後頭骨の斜台の上にある網状の静脈叢で，下錐体静脈洞と脊髄硬膜外腔の内椎骨静脈叢などと連絡する．網状の形態でなく，左右の下錐体静脈洞や海綿静脈洞などと連絡するような太い静脈洞の場合は，脳底静脈洞 basilar sinus と呼ぶ方がふさわしい．

### 引用文献

1) 小島徳造（監修），後藤　昇：脳・脊髄血管の解剖．医歯薬出版，東京，1971．
2) 後藤　昇：脳血管の解剖．血管障害の理解のために．メディカルトリビューン，東京，1986．
3) 竹重順夫：脳幹部血行動態に関する静脈系の意義．久留米医学会雑誌 33：245-269, 1970．
4) 竹重順夫：脳静脈系の特異形態とその血行動態．脈管学 10：101-106, 1970．
5) Swanson MW：Neuroanatomy of the cavernous sinus and clinical correlations. Optom Vis Sci 67：891-897, 1990.
6) 後藤　昇，段　俊恵：海綿静脈洞とその周辺構造の解剖．神経内科 44：409-415, 1996．
7) Schell CL, Rathe RJ：Superior sagittal sinus thrombosis. Still a killer. West J Med 149：304-307, 1988.
8) Lorentz IT：Parietal lesion and "Enavid". Br Med J 2：1191, 1962.
9) Dobson JF：Herophilus of Alexandria. Proc R Soc Med 18（Sect Hist Med）：19-32, 1925.
10) Potter P：Herophilus of Chalcedon：An assessment of his place in the history of anatomy. Bull Hist Med 50：45-60, 1976.
11) von Staden H：The discovery of the body：Human dissection and its cultural contexts in ancient Greece. Yale J Biol Med 65：223-241, 1992.
12) James T：Reflection in Chalcedon：Herophilus of Alexandria (c. 300 B.C.). Adler Mus Bull 22：12-13, 1996.
13) Wiltse LL, Pait TG：Herophilus of Alexandria (325-255 B.C.). The father of anatomy. Spine (Phila) 23：1904-1914, 1998.
14) Wills A：Herophilus, Erasistratus, and the birth of neuroscience. Lancet 354：1719-1720, 1999.
15) Olry R, Haines DE：Herophilus' press, torcular and confluens sinuum：a triple mistake. J Hist Neurosci 14：235-237, 2005.
16) Acar F, Naderi S, Guvencer M, Türe U, Arda MN：Herophilus of Chalcedon：A pioneer in neuroscience. Neurosurgery 56：861-867, 2005.
17) Štrkalj G, Chorn D：Herophilus of Chalcedon and the practice of dissection in Hellenistic Alexandria. S Afr Med J 98：86-89, 2008.
18) Bay NS-Y, Bay B-H：Greek anatomist herophilus：the father of anatomy. Anat Cell Biol 43：280-283, 2010.
19) http://en.wikipedia.org/wiki/Herophilos　　2014 年 8 月接続
20) Nathoo N, Caris EC, Wiener JA, Mendel E：History of the vertebral venous plexus and the significant contributions of Breschet and Batson. Neurosurgery 69：1007-1014, 2011.
21) アッカークネヒト EH：パリ、病院医学の誕生．革命暦第三年から二月革命へ．舘野之男（訳）．みすず書房，東京，2012．
22) http://en.wikipedia.org/wiki/Gilbert_Breschet　　2014 年 8 月接続
23) http://www.whonamedit.com/doctor.cfm/2698.html　　2014 年 8 月接続
24) Adams J：A case of aneurysm of internal carotid in the cavernous sinus, causing paralysis of the third, fourth, fifth, and sixth nerves. Lancet 2：768, 1869.

### 余録 17-3　頸動脈海綿静脈洞瘻

頸動脈海綿静脈洞瘻 carotid-cavernous fistula[52]とは，内頸動脈が海綿静脈洞内を通る部分で動静脈瘻を形成した状態をいう．眼球・眼瞼の結膜充血や拍動性の眼球突出のほか，浮腫・静脈怒張・血管雑音・視力障害・外眼筋麻痺 external ophthalmoplegia が現われる．原因は頭部外傷・動脈瘤破裂・動脈硬化など．脳血管撮影により瘻孔部位を確定できる．
ちなみに，1811 年に最初の外科手術例を記載した Benjamin Travers（1783-1858）は英国の外科医．

### 余録 17-4　海綿静脈洞と頭蓋腔外との経路

海綿静脈洞と頭蓋腔外との経路は臨床的には無視できない．下眼静脈と翼突筋静脈叢とは吻合を形成し，翼突筋静脈叢は下顎後静脈や顔面静脈に連絡しており（第 16 章），下眼静脈は上眼静脈を経て海綿静脈洞へと灌流する．よって，眼窩・鼻腔・顔面・副鼻腔・咽頭・歯などの感染症が，上眼静脈を経て海綿静脈洞に波及する可能性がある．
そのほか，海綿静脈洞と内頸動脈海綿静脈洞部の間に頸動脈海綿静脈洞瘻（余録 17-3）を形成して，拍動性の眼球突出をみることがある．なお，海綿静脈洞の形態や連絡は本文に詳しく述べてある．

25) Foix C：Syndrome de la paroi externe du sinus caverneux. Ophtalmoplégie unilatérale a marche repidement progressive. Bull Mem Soc Méd Hôp Paris 44：1355-1361, 1920.
26) Foix C：Syndrome de la paroi externe du sinus caverneux. (Ophtalmoplégie unilatérale à marche rapidement progressive. Algie du territoire de l'ophtalmique.) Amélioration considérable par le traitement radiothérapique. Rev Neurol (Paris) 38：827-832, 1922.
27) Hirschfeld L：Épanchement de sang dans le sinus caverneux du côté gauche diagnostiqué pendant la vie. C R Séances Soc Biol (Paris) 5：138-140, 1858.
28) Rochon-Duvigneaud A：Quelques cas de paralysie de tous les nerfs orbitaires (ophthalmoplégie totale avec amaurose et anesthésie dans le domaine de l'ophthalmique), d'origine syphilitique. Arch Ophtalmol (Paris) 16：746-760, 1896.
29) Trantas A：Ophtalmoplégie totale et autres complications oculaires dans les polysinusites. Arch Ophtalmol (Paris) 13：358-362, 1893.
30) Raeder JG, 1918［文献 31］.
31) Raeder JG："Paratrigeminal" paralysis of oculo-pupillary sympathetic. Brain 47：149-158, 1924.
32) Jefferson G：On the saccular aneurysms of the internal carotid artery in the cavernous sinus. Br J Surg 26：267-302, 1938.
33) Parkinson D：Bernard, Mitchell, Horner syndrome and others? Surg Neurol 11：221-223, 1979.
34) 後藤 昇，石川 弘，小林槇雄，横山英世，根岸壮治：遠隔転移腫瘍による海綿静脈洞症候群の剖検例——内海綿静脈洞症候群．臨床神経学 20：785-792, 1980.
35) Abad JA, Alvarez F, Blazquez MG：An unrecognized neurological syndrome：Sixth-nerve palsy and Horner's syndrome due to traumatic intracavernous carotid aneurysm. Surg Neurol 16：140-144, 1981.
36) Gutman I, Levartovski S, Goldhammer Y, Tadmor R, Findler G：Sixth nerve palsy and unilateral Horner's syndrome. Ophthalmology 93：913-916, 1986.
37) Hartmann B, Kremer I, Gutman I, Krakowski D, Kam J：Cavernous sinus infection manifested by Horner's syndrome and ipsilateral sixth nerve palsy. J Clin Neuroophthalmol 7：223-226, 1987.
38) Striph GG, Burde RM：Abducens nerve palsy and Horner's syndrome revisited. J Clin Neuroophthalmol 8：13-17, 1988.
39) Grimson BS, Thompson HS：Raeder's syndrome. A clinical review. Surv Ophthalmol 24：199-210, 1980.
40) Mortada A：Superior orbital fissure syndrome of uncertain aetiology. Report of ten cases. Br J Ophthalmol 45：662-671, 1961.
41) Lenzi GL, Fieschi C：Superior orbital fissure syndrome. Review of 130 cases. Eur Neurol 16：23-30, 1977.
42) Giaoui L, Lockhart R, Lafitte F, Girard B, Chikani L, Fleuridas G, Bertrand J-C, Guilbert F：Syndrome de la fissure orbitaire supérieure post-traumatique：à propos de 4 cas et revue de la littérature. J Fr Ophtalmol 24：295-302, 2001.
43) Yeh S, Foroozan R：Orbital apex syndrome. Curr Opin Ophthalmol 15：490-498, 2004.
44) 石川 弘：海綿静脈洞の臨床解剖——連続切片標本を中心に．神経眼科 13：357-363, 1996.
45) Yoshihara M, Saito N, Kashima Y, Ishikawa H：The Ishikawa classification of cavernous sinus lesions by clinico-anatomical findings. Jpn J Ophthalmol 45：420-424, 2001.
46) Jefferson G：Concerning injuries, aneurysms and tumours involving the cavernous sinus. Trans Ophthalmol Soc UK 73：117-152, 1953.
47) Tolosa E：Periarteritic lesions of the carotid siphon with the clinical features of a carotid infraclinoidal aneurysm. J Neurol Neurosurg Psychiatry 17：300-302, 1954.
48) Tolosa E, Fuenmayor P, Llovet J：Syndrome du sinus caverneux. Considérations sur ses formes bénignes et spontanément régressives. Rev Otoneuroophtalmol (Paris) 33：365-368, 1961.
49) Hunt WE, Meagher JN, LeFever HE, Zeman W：Painful ophthalmoplegia. Its relation to indolent inflammation of the cavernous sinus. Neurology 11：56-62, 1961.
50) Smith JL, Taxdal DSR：Painful ophthalmoplegia. The Tolosa-Hunt syndrome. Am J Ophthalmol 61：1466-1472, 1966.
51) Kline LB, Hoyt WF：The Tolosa-Hunt syndrome. J Neurol Neurosurg Psychiatry 71：577-582, 2001.
52) Travers B：A case of aneurism by anastomosis in the orbit, cured by the ligature of the common carotid artery. Med Chir Trans 2：1-16, 1811.
53) Gradenigo G, 1904［Felisati D, Sperati G：Gradenigo's syndrome and Dorello's canal. Acta Otorhinolaryngol Ital 29：169-172, 2009］.

### 余録 17-5　Gradenigo 症候群

　急性中耳炎 acute otitis media（通常は細菌感染症で小児に多い）が海綿静脈洞の後方に位置している錐体尖へ波及し，錐体炎 petrositis そのものあるいは上錐体静脈洞や下錐体静脈洞への血栓形成が錐体尖を跨いだ三叉神経本幹と外転神経を障害する例が時折ある．これを Gradenigo 症候群 Gradenigo's syndrome（錐体尖症候群 petrous apex syndrome）と呼ぶ[53]．その症候は中耳炎に続発する病巣側の外転神経麻痺 abducens palsy/abducens paralysis と顔面知覚障害（とくに眼神経領域の疼痛と知覚消失）である．眼神経（三叉神経第 1 枝）領域の知覚が選択的に障害されやすい理由は不明．抗生物質の発見と普及に伴い細菌性錐体炎による Gradenigo 症候群は激減したが，腫瘍や骨折でも生じ得る．
　Giuseppe Gradenigo 伯爵（1859-1926）はイタリアの耳鼻咽喉科医．

■ **図の出典** ■

a) Corning HK：Lehrbuch der topographischen Anatomie für Studierende und Ärzte, 14te & 15te Auflage. Verlag von JF Bergmann, München, 1923（図 17-1，17-6 の原図）.

# 第 18 章
# 脊髄の静脈系

―― Chapter 18 ――
## Venous System of the Spinal Cord

## 内脊髄静脈

脊髄内部の静脈の分布は動脈の場合と類似している．脊髄実質内の静脈を**内脊髄静脈** internal spinal veins と総称し，これを動脈と同じように**中心静脈** central vein・**周辺静脈** peripheral veins・**後索静脈** posterior funicular veins に分ける（図 18-1）．

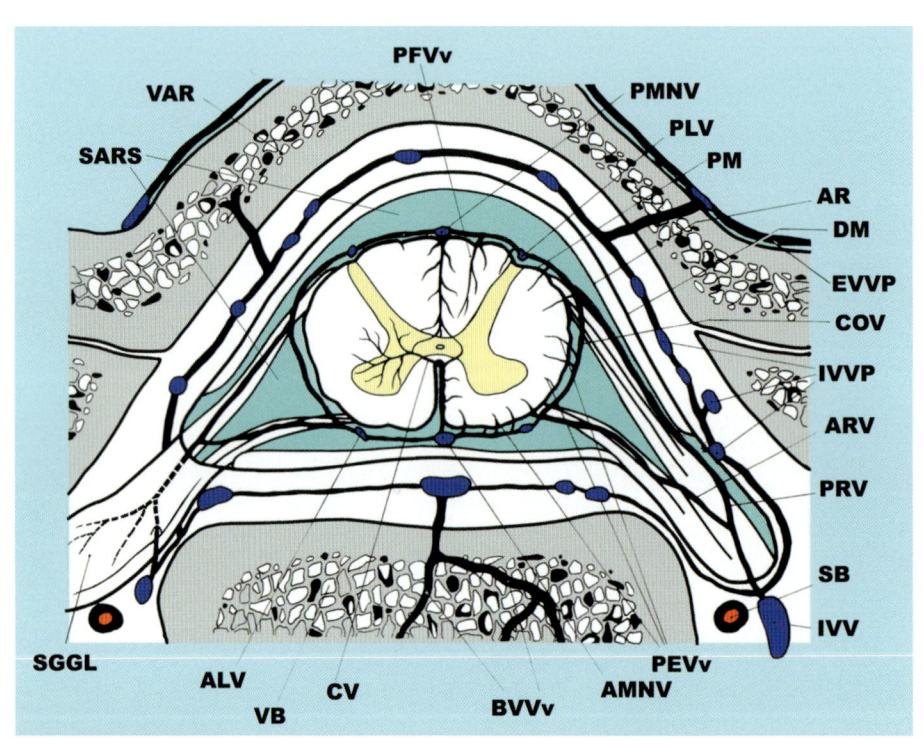

**図 18-1　脊髄・脊柱管の静脈血灌流**

| | | | | |
|---|---|---|---|---|
| ALV | 前外側静脈 anterior lateral vein *V. laterallis anterior* | | PEVv | 周辺静脈 peripheral veins *Venae peripherales* |
| AMNV | 前正中静脈 anterior median vein *V. mediana anterior* | | PFVv | 後索静脈 posterior funicular veins *Venae funiculi posteriores* |
| AR | クモ膜 arachnoid membrane *Arachnoidea* (arachnoid) | | PLV | 後外側静脈 posterior lateral vein *V. laterallis posterior* |
| ARV | 前根静脈 anterior radicular vein *V. radicularis anterior* | | PM | 軟膜 pia mater *Pia mater* |
| BVVv | 椎体静脈 basivertebral veins *Venae basivertebrales* | | PMNV | 後正中静脈 posterior median vein *V. mediana posterior* |
| COV | 冠状静脈 coronary vein *V. coronaria* | | PRV | 後根静脈 posterior radicular vein *V. radicularis posterior* |
| CV | 中心静脈 central vein *V. centralis* | | SARS | クモ膜下腔 subarachnoid space *Cavum subarachnoideale* |
| DM | 硬膜 dura mater *Dura mater* | | SB | 脊髄枝 spinal branch *R. spinalis*（脊髄動脈 spinal artery *A. spinalis*） |
| EVVP | 外椎骨静脈叢 external vertebral venous plexus *Plexus venosi vertebrales externi* | | SGGL | 脊髄神経節 spinal ganglion *Ganglion spinale* |
| IVV | 椎間静脈 intervertebral vein *V. intervertebralis* | | VAR | 椎弓 vertebral arch *Arcus vertebrae* |
| IVVP | 内椎骨静脈叢 internal vertebral venous plexus *Plexus venosi vertebrales interni* | | VB | 椎体 vertebral body *Corpus vertebrae* |

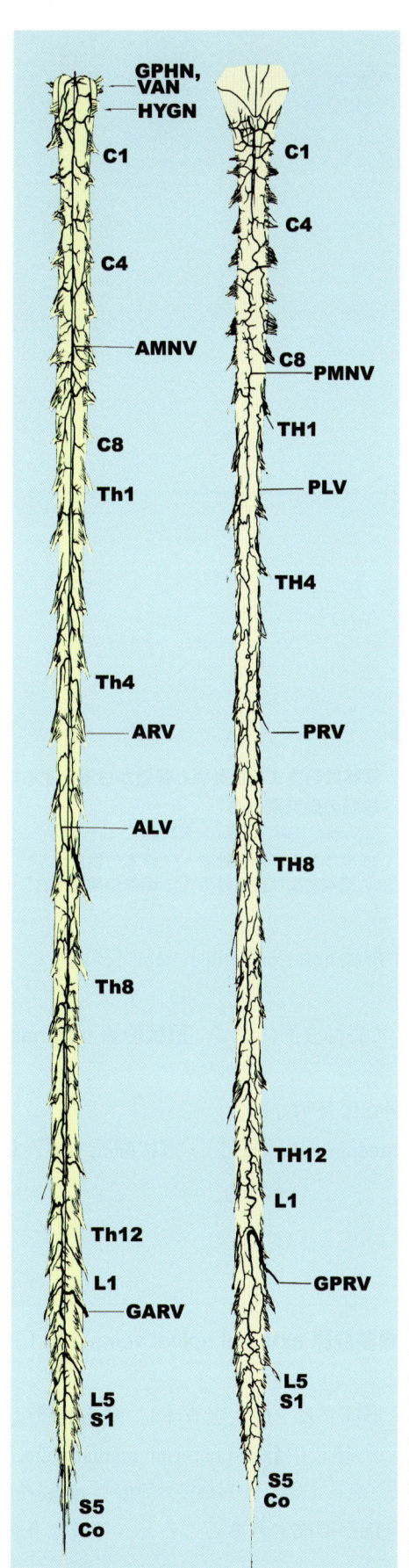

第18章 脊髄の静脈系　Chapter 18　Venous System of the Spinal Cord

**図18-2　脊髄表面の静脈**［児玉と小川, 1974（出典 a）を改変］

脊髄前面（左）と脊髄後面（右）.

| | | |
|---|---|---|
| ALV | 前外側静脈 | anterior lateral vein *V. lateralis anterior* |
| AMNV | 前正中静脈 | anterior median vein *V. mediana anterior* |
| ARV | 前根静脈 | anterior radicular vein *V. radicularis anterior* |
| GARV | 大前根静脈 | great anterior radicular vein *V. radicularis anterior magna* |
| GPHN | 舌咽神経 | glossopharyngeal nerve *N. glossopharyngeus* |
| GPRV | 大後根静脈 | great posterior radicular vein *V. radicularis posterior magna* |
| HYGN | 舌下神経 | hypoglossal nerve *N. hypoglossus* |
| PLV | 後外側静脈 | posterior lateral vein *V. lateralis posterior* |
| PMNV | 後正中静脈 | posterior median vein *V. mediana posterior* |
| PRV | 後根静脈 | posterior radicular vein *V. radicularis posterior* |
| VAN | 迷走神経 | vagus nerve *N. vagus* |

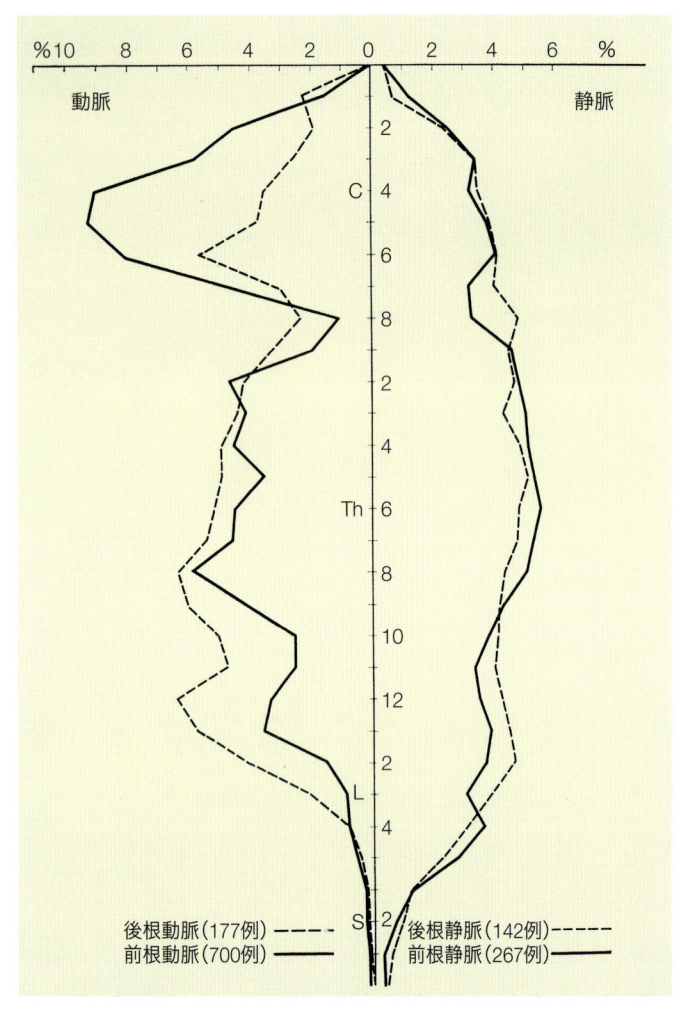

**図18-3 脊髄に到達する根動脈と脊髄から灌流する根静脈の髄節別分布**
[Jellinger, 1966（出典 b）を改変]
前根動脈 700 標本および後根動脈 177 標本の検討（左）．
前根静脈 267 標本および後根静脈 142 標本の検討（右）．

後根動脈（177例）-----　後根静脈（142例）-----
前根動脈（700例）——　前根静脈（267例）——

　中心静脈は主に灰白質から静脈血を集めて，前正中裂から前正中静脈 anterior median vein（後述）に注いでいる．その灌流領域は中心動脈の分布領域よりやや狭い．

　周辺静脈は白質や後角尖などから静脈血を集めて遠中心性に走って脊髄表面に出て，**冠状静脈 coronary veins** に入る．

　中心静脈と周辺静脈との間には吻合があり，とくに中心管の周囲では著明である．

　後索静脈は主に後索から静脈血を集めて，後正中静脈 posterior median vein（後述）・冠状静脈・後外側静脈 posterior lateral vein（後述）に注いでいる．

## 外脊髄静脈

　脊髄表面から各体節の静脈に入るまでの間の静脈を総称して，**外脊髄静脈 external spinal veins**（図18-1，18-2）という．

　脊髄表面を走る冠状静脈は上下に連絡して脊髄周囲で縦走静脈を形成する（最大限 6 本）．縦走静脈は，前正中裂に沿った前正中静脈 anterior median vein，後正中溝に沿った後正中静脈 posterior median vein，前外側溝に沿って走る 1 対の前外側静脈 anterior lateral vein，後外側溝に沿って走る 1 対の後外側静脈 posterior lateral vein であり，これらの縦走静脈は脊髄の部位によって 6 本全部が形成されるところと，それより少ないところがある．

　縦走静脈で縦に連絡した後は，前根に沿って走る**前根静脈 anterior radicular vein** と後根に沿って走る**後根静脈 posterior radicular vein** に流れている．ただし，前根静脈や後根静脈のうち脊髄からの静脈血を

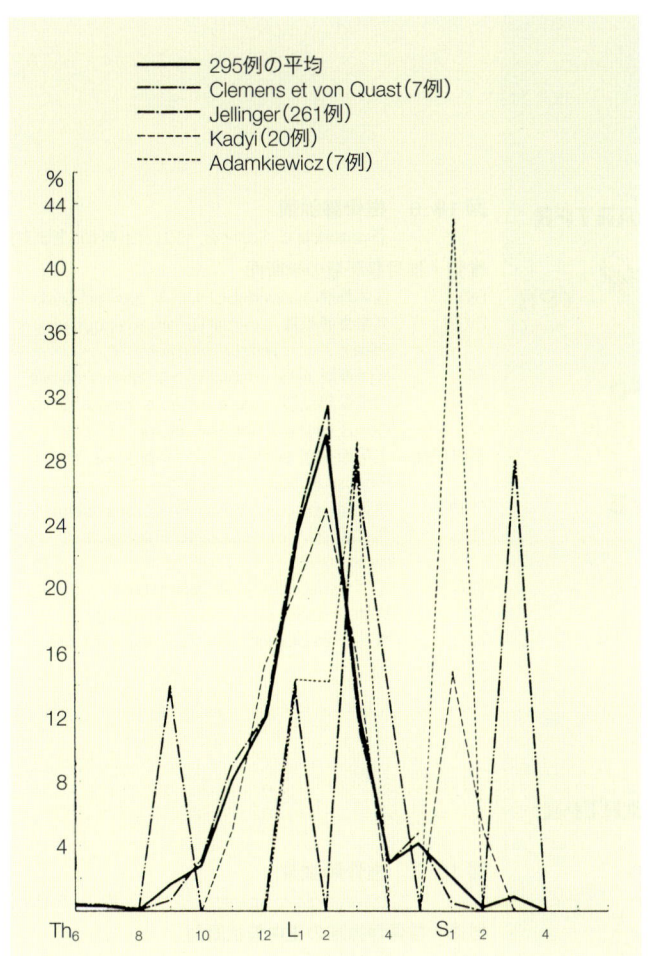

第18章　脊髄の静脈系　Chapter 18　Venous System of the Spinal Cord

**図 18-4　大前根静脈の髄節別分布**
[Jellinger, 1966（出典 b）を改変]
大前根静脈 295 標本の文献学的検討．Clemens と von Quast 7 例，Jellinger 261 例，Kadyi 20 例，Adamkiewicz 7 例．

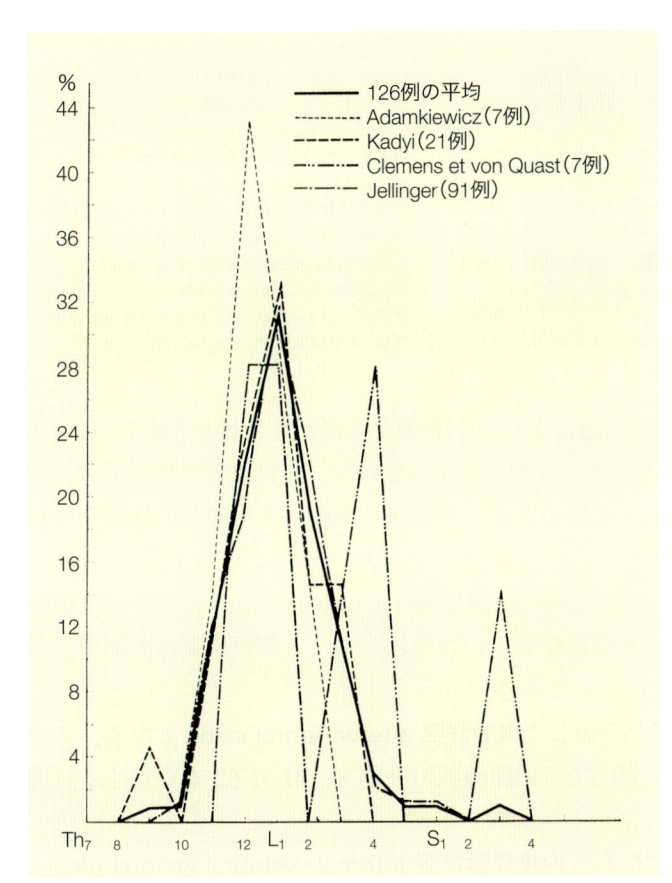

**図 18-5　大後根静脈の髄節別分布**
[Jellinger, 1966（出典 b）を改変]
大後根静脈 126 標本の文献学的検討．Adamkiewicz 7 例，Kadyi 21 例，Clemens と von Quast 7 例，Jellinger 91 例．

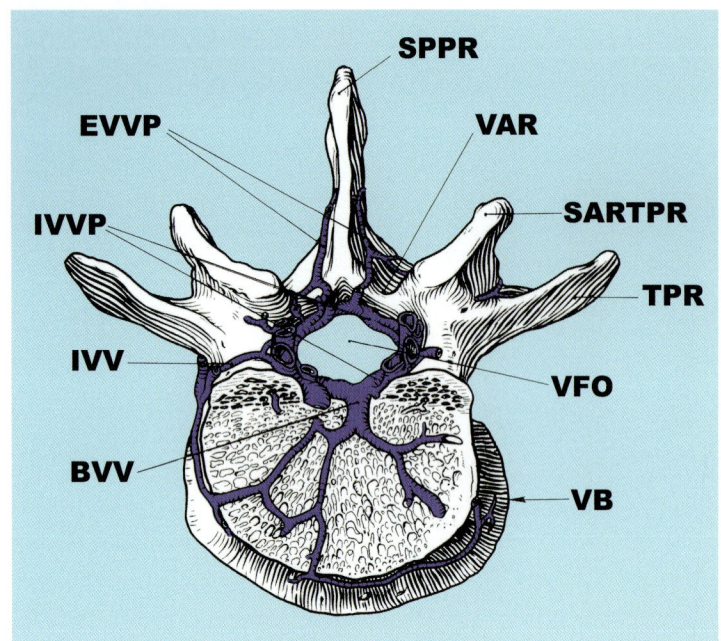

**図 18-6　椎骨静脈叢**
[Spalteholz と Spanner, 1961（出典 c）を改変]

椎骨・椎骨静脈叢の横断面.
| | | |
|---|---|---|
| BVV | 椎体静脈 | basivertebral vein V. basivertebralis |
| EVVP | 外椎骨静脈叢 | external vertebral venous plexus Plexus venosi vertebrales externi |
| IVV | 椎間静脈 | intervertebral vein V. intervertebralis |
| IVVP | 内椎骨静脈叢 | internal vertebral venous plexus Plexus venosi vertebrales interni |
| SARTPR | 上関節突起 | superior articular process Processus articularis superior |
| SPPR | 棘突起 | spinous process Processus spinosus |
| TPR | 横突起 | transverse process Processus transversus |
| VAR | 椎弓 | vertebral arch Arcus vertebrae |
| VB | 椎体 | vertebral body Corpus vertebrae |
| VFO | 椎孔 | vertebral foramen Foramen vertebrale |

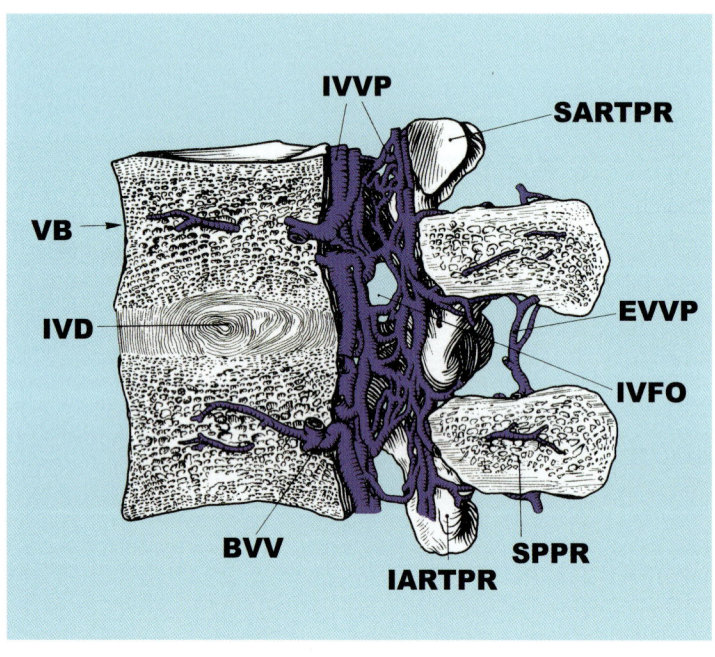

**図 18-7　椎骨静脈叢**
[Spalteholz と Spanner, 1961（出典 c）を改変]

椎骨・椎骨静脈叢の正中矢状断面.
| | | |
|---|---|---|
| BVV | 椎体静脈 | basivertebral vein V. basivertebralis |
| EVVP | 外椎骨静脈叢 | external vertebral venous plexus Plexus venosi vertebrales externi |
| IARTPR | 下関節突起 | inferior articular process Processus articularis inferior |
| IVD | 椎間円板 | intervertebral disc Discus intervertebralis |
| IVFO | 椎間孔 | intervertebral foramen Foramen intervertebrale |
| IVVP | 内椎骨静脈叢 | internal vertebral venous plexus Plexus venosi vertebrales interni |
| SARTPR | 上関節突起 | superior articular process Processus articularis superior |
| SPPR | 棘突起 | spinous process Processus spinosus |
| VB | 椎体 | vertebral body Corpus vertebrae |

受けるものは一部に過ぎない．Jellinger[1]の 303 例の検討によれば，脊髄から灌流する前根静脈は 11〜40 本（平均約 23 本），同じく後根静脈は 18〜42 本（平均約 25 本）であるという．それ以外の根静脈は，前根ないし後根（脊髄神経節を含む）から灌流してくるだけである．脊髄から灌流する根静脈の髄節別分布については図 18-3 を参照．

なお，根静脈の中でとくに太いものをそれぞれ大前根静脈 great anterior radicular vein および大後根静脈 great posterior radicular vein と呼ぶが，これらは必ず存在するわけではない．大前根静脈の髄節別分布は図 18-4 に，大後根静脈の髄節別分布は図 18-5 に示してある．

前根静脈と後根静脈は，椎間孔から出る前に両者が合流して**椎間静脈 intervertebral veins** となる．この静脈は脊髄枝 spinal branches（体節動脈の一部）に対応する体節静脈の一部で，31 対 62 本存在する（図 18-1）．

そして，この椎間静脈は脊髄硬膜と椎骨骨膜の間にある**内椎骨静脈叢 internal vertebral venous plexus**

第 18 章　脊髄の静脈系　Chapter 18　Venous System of the Spinal Cord

に連絡したのち（図 18-6, 18-7），各体節の静脈に入る．この内椎骨静脈叢は脳の硬膜静脈洞に相当するもので，事実その上端では大後頭孔から硬膜静脈洞につながっている．

（**余録** 18-1 は下記，18-2 は 324 頁参照）

## 脊柱管からの静脈血灌流

脊髄から出た静脈血は，前述のように前根静脈および後根静脈を通って椎間静脈に入り，内椎骨静脈叢

---

**余録 18-1**　　Foix-Alajouanine 症候群

Foix-Alajouanine 病 Foix-Alajouanine disease（亜急性壊死性脊髄炎 subacute necrotizing myelitis/subacute necrotic myelitis）は稀な疾患で，筋萎縮性対麻痺をきたす虚血性の脊髄症であり，解離性知覚障害・腱反射消失・膀胱直腸障害などを伴う．患者には脊髄と脊柱管の間に脊髄動静脈瘻 spinal arteriovenous fistula が潜在しており，拡張した異常血管が脊髄を外側から圧迫して亜急性の脊髄壊死を引き起こす．

本疾患の最初の報告は Foix と Alajouanine[2]により 1926 年になされた．その後，Foix-Alajouanine 病を血管形成不全性壊死性脊髄症 angiodysgenetic necrotizing myelopathy と別称するようになった．現在では Foix-Alajouanine 症候群 Foix-Alajouanine syndrome[3]～[5]と呼称するのが一般的で，脊髄動静脈奇形 spinal arteriovenous malformation に包括される．脊髄動静脈奇形には 4 つの型[5][6]があり（図 18-余録 1），このうち硬膜外ないし硬膜内の動静脈瘻を呈するものが 1 型に分類され，Foix-Alajouanine 症候群に一致する．Blackwood[7]は剖検 3,737 例のうち約 0.1％（4 例）と報告した．

Charles Foix（1882-1927, **抄伝 11-4**）と A. J. Théophile Alajouanine（1890-1980）はフランスの神経内科医．

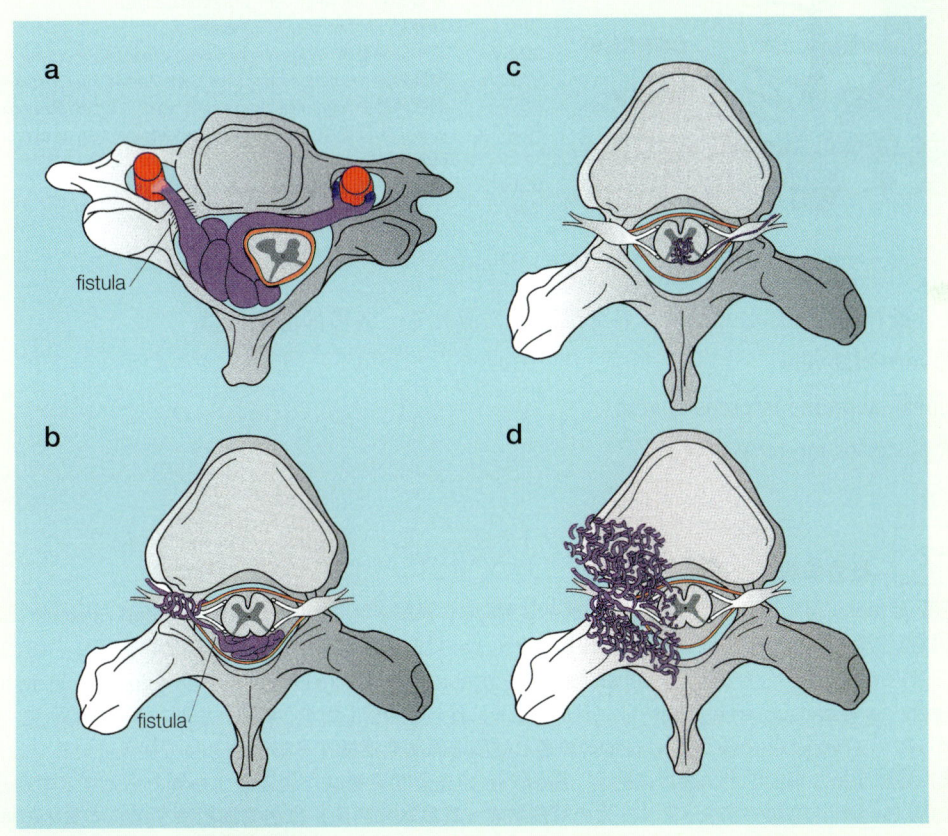

**図 18-余録 1　脊髄動静脈奇形**　[Farmer ら, 2009（出典 d）を改変]
　a：1 型．硬膜外の脊髄動静脈瘻（Foix-Alajouanine 症候群）．
　b：1 型．硬膜内かつ脊髄外の脊髄動静脈瘻（Foix-Alajouanine 症候群）．
　c：2 型．脊髄内に限局性病巣を形成する脊髄動静脈奇形．
　d：3 型．若年型の脊髄動静脈奇形．ちなみに，4 型は図を掲載しないが，脊髄動静脈瘻が脊髄表面に接しており，硬膜内かつ脊髄外に限局されるものである．

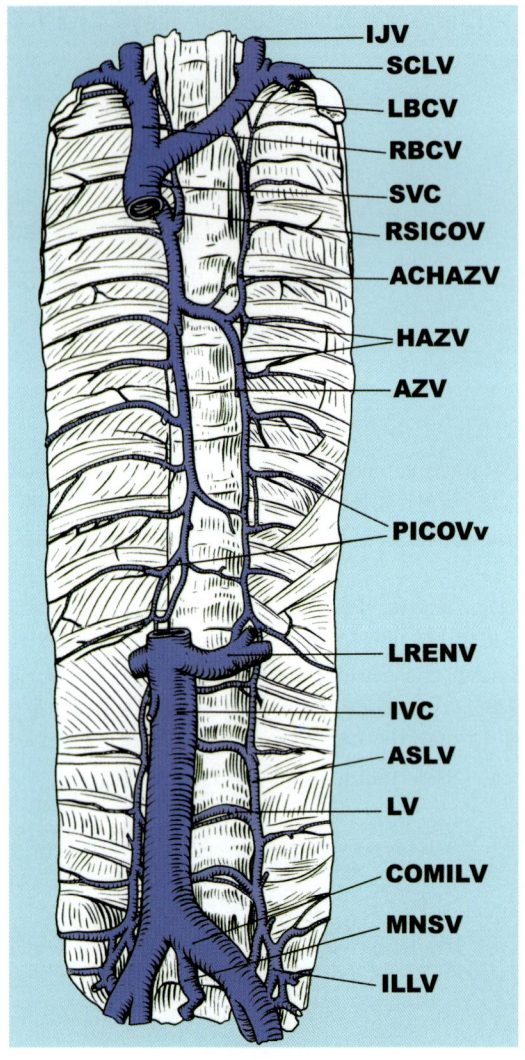

## 図 18-8 奇静脈と半奇静脈 [Spalteholz と Spanner, 1961（出典 c）を改変]

| | | |
|---|---|---|
| ACHAZV | 副半奇静脈 accessory hemiazygos vein | V. hemiazygos accessoria |
| ASLV | 上行腰静脈 ascending lumbar vein | V. lumbalis ascendens |
| AZV | 奇静脈 azygos vein | V. azygos |
| COMILV | 総腸骨静脈 common iliac vein | V. iliaca communis |
| HAZV | 半奇静脈 hemiazygos vein | V. hemiazygos |
| IJV | 内頚静脈 internal jugular vein | V. jugularis interna |
| ILLV | 腸腰静脈 iliolumbar vein | V. iliolumbalis |
| IVC | 下大静脈 inferior vena cava | V. cava inferior |
| LBCV | 左腕頭静脈 left brachiocephalic vein | V. brachiocephalica sinistra |
| LRENV | 左腎静脈 left renal vein | V. renalis sinistra |
| LV | 腰静脈 lumbar vein | V. lumbalis |
| MNSV | 正中仙骨静脈 median sacral vein | V. sacralis mediana |
| PICOVv | 肋間静脈 posterior intercostal veins | Venae intercostales posteriores |
| RBCV | 右腕頭静脈 right brachiocephalic vein | V. brachiocephalica dextra |
| RSICOV | 右最上肋間静脈 right supreme intercostal vein | V. intercostalis suprema dextra |
| SCLV | 鎖骨下静脈 subclavian vein | V. subclavia |
| SVC | 上大静脈 superior vena cava | V. cava superior |

および外椎骨静脈叢と連絡してから，各体節静脈に流れる．各体節静脈には，

①椎骨静脈 vertebral vein
②最上肋間静脈 supreme intercostal vein
③肋間静脈 posterior intercostal veins

### 余録 18-2　椎骨静脈叢の再発見

椎骨静脈叢 vertebral venous plexus は古来より解剖学者たちに黙殺されてきた[8]．例外は Gilbert Breschet（1784-1845，フランスの解剖学者・外科医，抄伝 17-2）である．Breschet は肉眼解剖学的に椎骨静脈叢を観察し，1819 年にその詳しい形態を初めて記載した[9]．その後，「Recherches anatomiques, physiologiques et pathologiques sur le système veineux et spécialement sur le canaux veineux des os」（静脈系とくに骨の静脈管に関する解剖・生理・病理学的研究，1828～1832 年）を出版した[10]．Breschet の画[8]～[11]は椎骨静脈叢と硬膜静脈洞を連続する静脈系として捉えている．しかしながら，椎骨静脈叢に興味を持つ解剖学者は後に途絶え，Breschet の先駆的業績は 1 世紀以上も顧みられてこなかった．

Oscar Vivian Batson（1894-1979，アメリカの解剖学者・耳鼻咽喉科医）は血管撮影法を用いて遺体の椎骨静脈叢を観察し，静脈弁のない椎骨静脈叢が前立腺癌の脊椎転移ないし乳癌の脊椎・頭蓋内転移の経路となる可能性を 1940 年に指摘した[12]．Batson は Breschet[10]を高く評価している．Batson は，1933 年から Pennsylvania 大学の解剖学教授に就任していたが，臨床医でもあって X 線診断に詳しかった[13]．椎骨静脈叢という肺を迂回する癌の転移経路は医学界に広く受容され[14]，これを Batson 静脈叢 Batson's venous plexus と異称する向きすらある．

ちなみに，椎骨静脈叢から根静脈を経る Batson 転移 Batson's metastasis と思しき剖検例が存在する[15][16]．

④肋下静脈 subcostal vein

⑤腰静脈 lumbar veins

⑥外側仙骨静脈 lateral sacral veins

などがあり，これらからは図18-8に呈示したように，

①腕頭静脈 brachiocephalic vein

②奇静脈 azygos vein

③半奇静脈 hemiazygos vein

④副半奇静脈 accessory hemiazygos vein

⑤上行腰静脈 ascending lumbar vein

⑥内腸骨静脈 internal iliac vein

などにつながり，上大静脈と下大静脈に入り，心臓に灌流していく．

### 引用文献

1) Jellinger K：Zur Orthologie und Pathologie der Rückenmarksdurchblutung. Springer-Verlag, Wien-New York, 1966.
2) Foix C, Alajouanine T：La myélite nécrotique subaigue. Myélite centrale angéio-hypertrophique à évolution progressive. Paraplégie amyotrophique lentement ascendante d'abord spasmodique, puis flasque, s'accompagnant de dissociation albumin-cytologique. Rev Neurol (Paris) 2：1-42, 1926.
3) De Girolami U, Frosch MP, Richardson EP Jr：Regional neuropathology：Diseases of the spinal cord and vertebral column. In：Graham DI, Lantos PL (eds). Greenfield's neuropathology, 6th ed, vol 1. Arnold, London-Sydney-Auckland, 1997, pp 1095-1121.
4) De Girolami U, Frosch MP, Tator CH：Regional neuropathology：disease of the spinal cord and vertebral column. In：Graham DI, Lantos PL (eds). Greenfield's neuropathology, 7th ed, vol 1. Arnold, London-New York-New Delhi, 2002, pp 1063-1101.
5) Ferrer I, Kaste M, Kalimo H：Vascular diseases. In：Love S, Louis DN, Ellison DW (eds). Greenfield's neuropathology, 8th ed, vol 1. Hodder Arnold, London, 2008, pp 121-240.
6) Farmer S, Casey A, Choi D, Howard R, Raisman G：Spinal cord disorders. In：Clarke C, Howard R, Rossor M, Shorvon S (eds). Neurology. A Queen Square textbook. Wiley-Blackwell, Chichester, 2009, pp 585-628.
7) Woollam DHM, Millen JW：Discussion on vascular disease of the spinal cord. Proc R Soc Med 51：540-543, 1958.
  Blackwood W：Discussion on vascular disease of the spinal cord. Proc R Soc Med 51：543-547, 1958.
  Pennybacker J：Discussion on vascular disease of the spinal cord. Proc R Soc Med 51：547-550, 1958.
8) Nathoo N, Caris EC, Wiener JA, Mendel E：History of the vertebral venous plexus and the significant contributions of Breschet and Batson. Neurosurgery 69：1007-1014, 2011.
9) Breschet G, 1819［文献8］．
10) Breschet G, 1828-1832［文献8, 11, 12］．
11) San Millán Ruíz D, Fasel JHD, Rüfenacht DA, Gailloud P：The sphenoparietal sinus of Breschet：Does it exist? An anatomic study. AJNR Am J Neuroradiol 25：112-120, 2004.
12) Batson OV：The function of the vertebral veins and their rôle in the spread of metastases. Ann Surg 112：138-149, 1940.
13) Nemir P Jr：Memoir of Oscar V. Batson. 1894-1979. Trans Stud Coll Physicians Phila 2：67-70, 1980.
14) Onuigbo WIB：Batson's theory of vertebral venous metastasis. A review. Oncology 32：145-150, 1975.
15) 井上聖啓：末梢神経系総論．カレントテラピー 14：1340-1344, 1996.
16) Kon T, Funamizu Y, Miki Y, Tomiyama M, Baba M, Kurotaki H, Wakabayashi K：An autopsy case of meningeal carcinomatosis with parenchymal invasion through the cranial and spinal nerve roots. Neuropathology 34：499-503, 2014.

### 図の出典

a) 児玉作左衛門，小川鼎三：人体局所解剖図譜Ⅳ．中枢神経系．金原出版，東京-大阪-京都，1974（図18-2の原図）．
b) 文献1（図18-3〜18-5の原図）．
c) Sparteholz W, Spanner R：Handatlas der Anatomie des Menschen, 16te Auflage, II. Scheltema & Holkema NV, Amsterdam, 1961（図18-6〜18-8の原図）．
d) 文献6（図18-余録1の原図）．

# 第 19 章
# 硬膜の血管

Chapter 19
Vessels of the Dura Mater

## 硬膜の血管とは

「硬膜の血管」とは脳と脊髄を覆っている硬膜に分布する血管のことである．ところが，硬膜血管といわれているものは，その分布を詳しく追究すると，脳硬膜 cerebral dura mater ではむしろ頭蓋骨を養うのが主であり，硬膜は従の関係にある．その理由としては，これらの血管は頭蓋骨と脳硬膜（正確には 2 葉の結合組織が合わさったものなので，脳硬膜の外葉は頭蓋骨膜 pericranium を兼ねており，内葉が脊髄硬膜と相同）の間で，頭蓋骨の内板に血管による圧痕をつけて走っていて，その走行に一致して硬膜血管からの細枝が頭蓋骨に出入りする栄養孔が内板に多数みられ，その血流が大部分を占めているからである．とはいえ，硬膜に分布する小枝もあるので，この名称が誤っているとはいえない．硬膜に付着して走る血管と解釈すればよい．

一方，脊髄の場合は，脊髄硬膜 spinal dura mater（脳硬膜の内葉と相同）と椎骨骨膜が離れていて，間に内椎骨静脈叢を入れている．硬膜血管も脳硬膜とは形態が異なり，骨を栄養する骨膜に分布する血管とは別に硬膜に分布する小さな血管がある．

## 硬膜動脈

硬膜に分布する硬膜動脈 meningeal arteries には次のようなものがある．

### 前硬膜動脈

眼動脈 ophthalimic artery（第 14 章）から分かれて篩骨洞・前頭洞・鼻中隔に分布する動脈に前篩骨動脈 anterior ethmoidal artery があるが，さらにその分枝が**前硬膜動脈 anterior meningeal artery** である（図 19-1）．細い小さな枝で，前篩骨動脈から分岐後に無名の孔を通って頭蓋腔に入り，鶏冠両側を前頭骨の内面に沿って上行し，前頭蓋窩前端の部分で前頭骨の内面とその脳硬膜に分布する．

### 中硬膜動脈

硬膜動脈の中で最大の動脈が**中硬膜動脈 middle meningeal artery** で，その走行は図 19-1，19-2 に示す．これは外頚動脈の終枝の 1 つの顎動脈 maxillary artery から分岐して，蝶形骨の棘孔を通って頭蓋腔に入り，硬膜と頭蓋骨の間を中頭蓋窩から頭蓋冠に向かって，側頭骨と頭頂骨の内板に圧痕（図 19-3）をつけて，しだいに分岐しながら走っている．その主な分枝は棘孔（第 16 章）から頭蓋腔に入って少し前方に走り，中頭蓋窩の前端で前後の 2 枝に分かれる．それらが**前枝 anterior branch** と**後枝 posterior branch** である．Paris 解剖学名 Parisiensia Nomina Anatomica（PNA）では前頭枝 R. frontalis と頭頂枝 R. parietalis と記され，解剖学用語 Terminologia Anatomica でも踏襲されている[1)～3)]．しかし，頭蓋骨をよく観察してみると，圧痕は前枝・後枝いずれも側頭骨と頭頂骨にあるので，これらの名称は適切とはいえない．

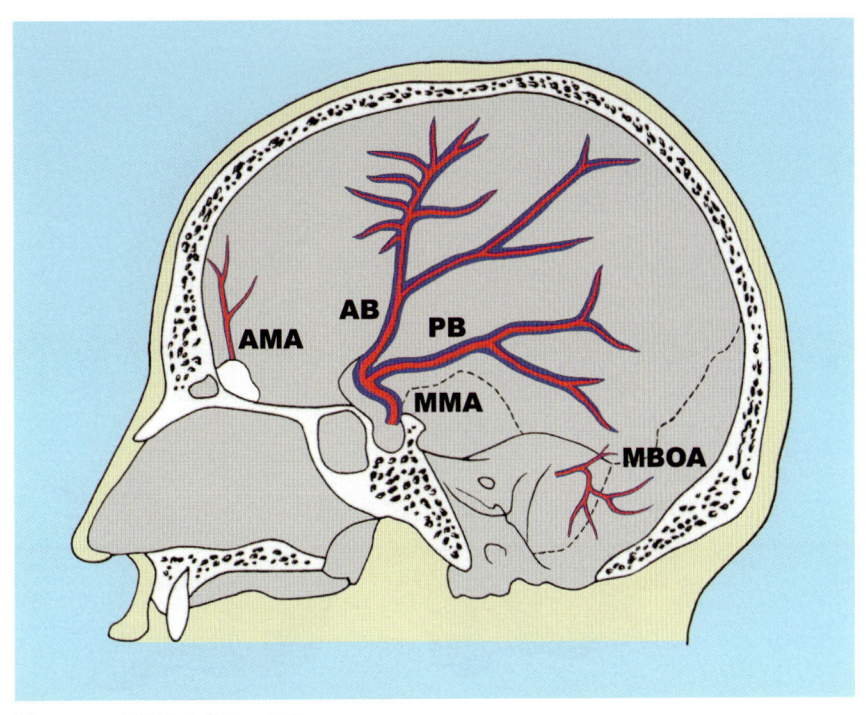

## 図 19-1　脳硬膜の動脈・静脈

脳硬膜の右内面．硬膜動脈1本には硬膜静脈2本が伴行している．

| | | |
|---|---|---|
| AB | ①中硬膜動脈の前枝 | anterior branch of middle meningeal artery　*A. meningea media [R. anterior]* |
| | ②中硬膜静脈の前根 | anterior roots of middle meningeal veins　*Venae meningeae mediae [Radices anteriores]* |
| AMA | ①前硬膜動脈 | anterior meningeal artery　*A. meningea anterior* |
| | ②前硬膜静脈 | anterior meningeal veins　*Venae meningeae anteriores* |
| MBOA | ①後頭動脈の硬膜枝 | meningeal branch of occipital artery　*A. occipitalis [R. meningeus]* |
| | ②後頭静脈の硬膜根 | meningeal roots of occipital vein　*V. occipitalis [Radices meningei]* |
| MMA | ①中硬膜動脈 | middle meningeal artery　*A. meningea media* |
| | ②中硬膜静脈 | middle meningeal veins　*Venae meningeae mediae* |
| PB | ①中硬膜動脈の後枝 | posterior branch of middle meningeal artery　*A. meningea media [R. posterior]* |
| | ②中硬膜静脈の後根 | posterior roots of middle meningeal veins　*Venae meningeae mediae [Radices posteriores]* |

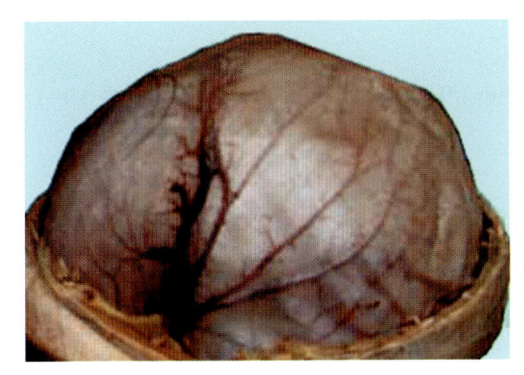

## 図 19-2　中硬膜動脈・静脈

脳硬膜の左外面（頭蓋冠を除去してある）．中硬膜動脈 middle meningeal artery と中硬膜静脈 middle meningeal veins が観察できる．これらは主に頭蓋骨の血管である．

　中硬膜動脈と中硬膜静脈（後述）による圧痕（図 19-3）を動脈溝といい，その溝に一致して，前述のように頭蓋骨内板に多数の小孔を認める．これは，中硬膜動脈から分かれて頭蓋骨に分布する細枝や頭蓋骨から中硬膜静脈に灌流する細根が通る栄養孔である．

　中硬膜動脈は伴行する2本の中硬膜静脈を伴っていて，動脈を挟むように静脈が走っている．

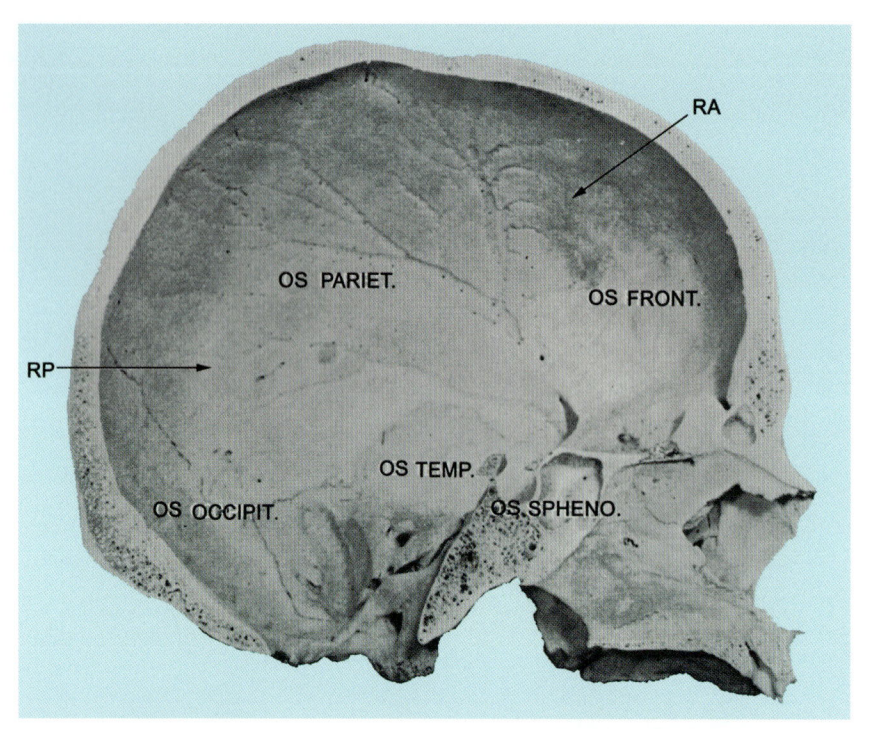

## 第Ⅱ部　脳・脊髄血管の解剖学　Part Ⅱ　Anatomy of Cerebrospinal Vessels

**図 19-3　頭蓋骨の内面**

頭蓋骨の左内面．中硬膜動脈 middle menigeal artery と中硬膜静脈 middle menigeal veins の通る圧痕（動脈溝）を観察できる．これらの血管はそれぞれ頭蓋骨へ分布する動脈と頭蓋骨から灌流する静脈であり，その証左に圧痕には動脈の枝と静脈の根の通る多数の小孔がある．

| | | |
|---|---|---|
| OS FRONT. | 前頭骨 | frontal bone *Os frontale* |
| OS OCCIPIT. | 後頭骨 | occipital bone *Os occipitale* |
| OS PARIET. | 頭頂骨 | parietal bone *Os parietale* |
| OS SPHENO. | 蝶形骨 | sphenoid bone *Os sphenoidale* |
| OS TEMP. | 側頭骨 | temporal bone *Os temporale* |
| RA | ①中硬膜動脈の前枝 | anterior branch of middle meningeal artery *A. meningea media [R. anterior]* |
| | ②中硬膜静脈の前根 | anterior roots of middle meningeal veins *Venae meningeae mediae [Radices anteriores]* |
| RP | ①中硬膜動脈の後枝 | posterior branch of middle meningeal artery *A. meningea media [R. posterior]* |
| | ②中硬膜静脈の後根 | posterior roots of middle meningeal veins *Venae meningeae mediae [Radices posteriores]* |

急性硬膜外血腫（第 8 章）の責任血管は大半が中硬膜動脈と考える．　　　　　　　　　　　　　　　　（**余録 19-1** は下記参照）

## ■ 副硬膜枝 ■

**副硬膜枝 accessory meningeal branch** は卵円孔を通って頭蓋腔に入る不定の枝で，顎動脈 maxillary artery から分岐する．

---

**余録 19-1　硬膜外血腫と中硬膜動脈**

臨床的に中硬膜動脈は重要である．頭部外傷では，側頭骨・頭頂骨の骨折により中硬膜動脈を損傷することが多く，その場合は急性硬膜外血腫 acute epidural hematoma（第 8 章）となる可能性が高い．急性硬膜外血腫は，脳を圧排して切迫の脳ヘルニア cerebral hernia（第 4 章）をきたすので，その際に処置が遅れれば死に至る．

一方，後頭蓋窩の硬膜外血腫は比較的珍しく，頭蓋内硬膜外血腫のうちの 3～4％ないし 7％を占めるという[4]．また，感染症・硬膜血管奇形・体外循環に起因する頭蓋内硬膜外血腫についても報告が皆無ではない[5]．

### 後硬膜動脈

**後硬膜動脈** posterior meningeal artery は外頚動脈から分かれる上行咽頭動脈 ascending pharyngeal artery の枝で，頚静脈孔，破裂孔，頚動脈管，舌下神経管などから頭蓋腔に入り，中頭蓋窩後部から後頭蓋窩前部の骨および硬膜に分布している．

### 椎骨動脈の硬膜枝

椎骨動脈 vertebral artery が大後頭孔から頭蓋腔に入る前に分岐するのが**椎骨動脈の硬膜枝** meningeal branch of vertebral artery で，硬膜外の位置で大後頭孔を通過して後頭蓋窩後部の骨と硬膜に分布する．

### 後頭動脈の硬膜枝

外頚動脈の枝である後頭動脈 occipital artery から分岐するのが**後頭動脈の硬膜枝** meningeal branch of occipital artery で（図 19-1），側頭骨の最後部にある乳突孔を通って後頭蓋窩の一部に分布する．

### 脊髄硬膜枝

脊髄・前根・後根・脊髄神経節などに分布する脊髄枝 spinal branches（脊髄動脈 spinal arteries）からは，同時に脊髄硬膜に分布する**脊髄硬膜枝** spinal meningeal branches が分岐している．この枝は頭蓋腔の場合とは異なっていて，硬膜のみに分布する純粋な硬膜動脈である．

## 硬膜静脈

硬膜静脈 meningeal veins のうち主要なものとは，中硬膜動脈を挟むように伴行静脈の形態を呈しながら走る 2 本の中硬膜静脈 middle meningeal veins である（図 19-1，19-2）．動脈と同じ棘孔（第 16 章）から出て，翼突筋静脈叢 pterygoid venous plexus と顎静脈 maxillary veins を経て下顎後静脈 retromandibular vein に入り，さらに内頚静脈に流入している．

脊髄の硬膜外腔には内椎骨静脈叢 internal vertebral venous plexus（第 18 章）があるが，これは頭蓋腔の硬膜静脈洞（第 17 章）に相当するものであって，脊髄の硬膜静脈はこれに注ぐ根ということになる．

椎体静脈 basivertebral vein（第 18 章）は椎体内からの静脈血を集めていて，内椎骨静脈叢とも連絡するが，硬膜静脈とは別のものと考えたほうがよい．

脊柱管内の内椎骨静脈叢は外椎骨静脈叢 external vertebral venous plexus と連絡があり，いずれも各体節の静脈（第 18 章）に流れている．なお，外椎骨静脈叢とは脊柱管外すなわち椎骨の外表面全体を取り巻く静脈叢の呼称である．

#### 引用文献

1) FCAT：Terminologia anatomica. International anatomical terminology. Thieme, Stuttgart-New York, 1998.
2) FIPAT：Terminologia anatomica, 2nd ed. International anatomical terminology. Thieme, Stuttgart-New York, 2011.
3) 日本解剖学会（監修），解剖学用語委員会（編）：解剖学用語．改訂 13 版．医学書院，東京，2007.
4) Boiten J：Epidural haematoma of the posterior fossa：good results after prompt diagnosis with CT. J Neurol Neurosurg Psychiatry 52：914-915, 1989.
5) Sanchis JF, Orozco M, Cabanes J：Spontaneous extradural haematomas. J Neurol Neurosurg Psychiatry 38：577-580, 1975.

# 第Ⅲ部
# 症例集
part III
case reports

# 第 20 章
# 脳梗塞の症例

Chapter 20

Patients with Cerebral Infarctions

## 脳梗塞の症例

　本章には脳梗塞の症例 9 例を収載した．脳梗塞には，大脳梗塞・脳幹梗塞・小脳梗塞など様々な症例があり，梗塞の部位や動脈系の解剖学的個人差によってもその症候は大きく異なる．そこで，実際の症例において神経症候と病理標本を合わせて参照することは重要であり，画像診断のみではわからない所見が得られる．とくに大型病理標本の供覧は，類似症例の CT や MRI と対比させるためには有用である．

　本章に関連した脳梗塞の病理学については，第 5 章を参照してほしい．また，脳梗塞の責任動脈については，第 9 章～第 14 章のうちの該当する項を参照のこと．なお，脳梗塞に伴いやすい脳ヘルニアの病理学については，第 4 章に記載してある．

### 症例 20-1 (SH-SS)

　72 歳，男性．釣りをしていて急に右眼が見えなくなった．ところが，この際に左眼は普通に見ることができたという．しばらく安静にしていたら，約 1 時間で視覚障害は自然に回復した．四肢の異常はとくに感じなかった．その後は何もなく経過していたので，とくに医師の診察は受けなかった．それから 1 カ月後に，急に頭痛と右眼の同様な異常を訴えて来院した．

　**入院時の所見**（図 20-1）：意識は清明で頻脈があったが不整脈などはみられず，呼吸も規則正しかった．血圧 210/120 mmHg．心雑音はなく，呼吸音も異常を認めなかった．検査のためそのまま入院した．

　左上下肢にきわめて軽い不全片麻痺 hemiparesis が認められた．両上肢の前方挙上試験を行うと 1～2 分経ってから左上肢がわずかに下降する現象があり，本人も左上肢が重いと訴えた．筋緊張は左上肢では，肘関節屈筋群がやや亢進し，手関節と下肢では正常であった．腱反射は左側のみ，上下肢ともすべて亢進していた．知覚検査でははっきりした異常所見は得られなかった．言語はとくに異常はなく，視野は対座法で狭窄や欠損などの異常を認めなかった．

　右内頚動脈 right internal carotid artery の起始部に，心収縮期にほぼ一致してはっきりとした血管雑音が聴き取れた．血管雑音は臥位ではいくぶん弱くなり，座位では増強した．左不全麻痺は 24 時間以内に消失した．胸部 X 線写真で心陰影の拡大が軽度にみられるが，肺野に異常はなく，心電図でも心筋梗塞や他の異常所見などを認めなかった．血球算定検査は正常で，血清梅毒反応は陰性であった．血液生化学検査では，トリグリセライド値の上昇を除いてその他の異常を認めなかった．頚動脈撮影を行おうとはしたが，患者本人の承諾が得られずに断念した．

　**退院後の経過**：退院後，内頚動脈血栓症 internal carotid artery thrombosis と一過性脳虚血発作 transient ischemic attack（TIA）の診断の下に，アスピリンの少量長期経口投与による抗血小板凝集療法を開始した．また，本態性高血圧と高脂血症についても内服薬を処方した．

　アスピリン療法は，プロトロンビン時間などを目標に出血性素因の出現に留意して継続し，約 1 年半に

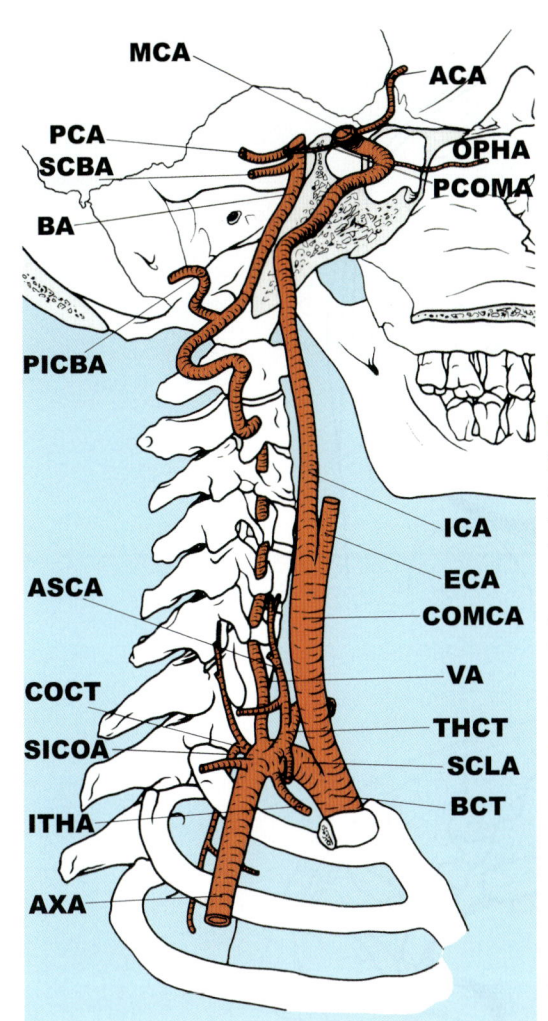

第 20 章　脳梗塞の症例　Chapter 20　Patients with Cerebral Infarctions

#### 図 20-1　頸部の動脈（参考）
総頸動脈は外頸動脈と内頸動脈に分かれ，内頸動脈から眼動脈が出る．

| | | |
|---|---|---|
| ACA | 前大脳動脈 | anterior cerebral artery　*A. cerebri anterior* |
| ASCA | 上行頸動脈 | ascending cervical artery　*A. cervicalis ascendens* |
| AXA | 腋窩動脈 | axillary artery　*A. axillaris* |
| BA | 脳底動脈 | basilar artery　*A. basilaris* |
| BCT | 腕頭動脈 | brachiocephalic trunk　*Truncus brachiocephalicus* |
| COCT | 肋頸動脈 | costocervical trunk　*Truncus costocervicalis* |
| COMCA | 総頸動脈 | common carotid artery　*A. carotis communis* |
| ECA | 外頸動脈 | external carotid artery　*A. carotis externa* |
| ICA | 内頸動脈 | internal carotid artery　*A. carotis interna* |
| ITHA | 下甲状腺動脈 | inferior thyroid artery　*A. thyreoidea inferior* |
| MCA | 中大脳動脈 | middle cerebral artery　*A. cerebri media* |
| OPHA | 眼動脈 | ophthalmic artery　*A. ophthalmica* |
| PCA | 後大脳動脈 | posterior cerebral artery　*A. cerebri posterior* |
| PCOMA | 後交通動脈 | posterior communicating artery　*A. communicans posterior* |
| PICBA | 後下小脳動脈 | posterior inferior cerebellar artery　*A. cerebelli inferior posterior* |
| SCBA | 上小脳動脈 | superior cerebellar artery　*A. cerebelli superior* |
| SCLA | 鎖骨下動脈 | subclavian artery　*A. subclavia* |
| SICOA | 最上肋間動脈 | supreme intercostal artery　*A. intercostalis suprema* |
| THCT | 甲状頸動脈 | thyrocervical trunk　*Truncus thyreocervicalis* |
| VA | 椎骨動脈 | vertebral artery　*A. vertebralis* |

わたって実施した．治療開始から 1 年後には右内頸動脈起始部の血管雑音は著明に減弱し，1 年 1 カ月後には座位でかすかに血管雑音が聴取されるものの，臥位ではまったく聴かれなくなった．また，一過性脳虚血発作の神経学的局所症状の再発もなく，そのほかにアスピリン療法による異常をとくに認めないまま，経過観察のみとなった．

**臨床診断**：内頸動脈血栓症（右内頸動脈の狭窄），一過性脳虚血発作．

**コメント**

　　頸動脈一過性脳虚血発作 carotid transient ischemic attack[1)~5)]については，第 5 章で述べた．一過性黒内障 amaurosis fugax（一過性単眼盲 transient monocular blindness とも称し，内頸動脈の分枝である眼動脈 ophthalmic artery の閉塞症状）が片側に出現するとともに同側の大脳半球の神経症候があり，これが短時間で消失する発作を 1 回ないし数回経験し，視力障害と同側の頸部の動脈に血管雑音が聴取されれば，内頸動脈血栓症による一過性脳虚血発作が強く疑われる．そして，血管撮影・頸部超音波検査・頸部 MRA のいずれかで動脈の狭窄部位を証明すれば，診断が確定する．

### 症例 20-2（A-371）

68 歳，女性．以前から僧帽弁狭窄症に罹患していた．ある日の夕刻，仕事中に急に左上肢の動きが悪くなり，呆然としているのを周囲の人が気づいた．頭痛・悪心・嘔吐はなかった．やがて左不全片麻痺の状態となり，移送中に意識障害が現われた．

**入院時の所見とその後の経過**（図 20-2a）：意識障害は昏迷程度で，両側眼球は右への共同偏視 conjugate

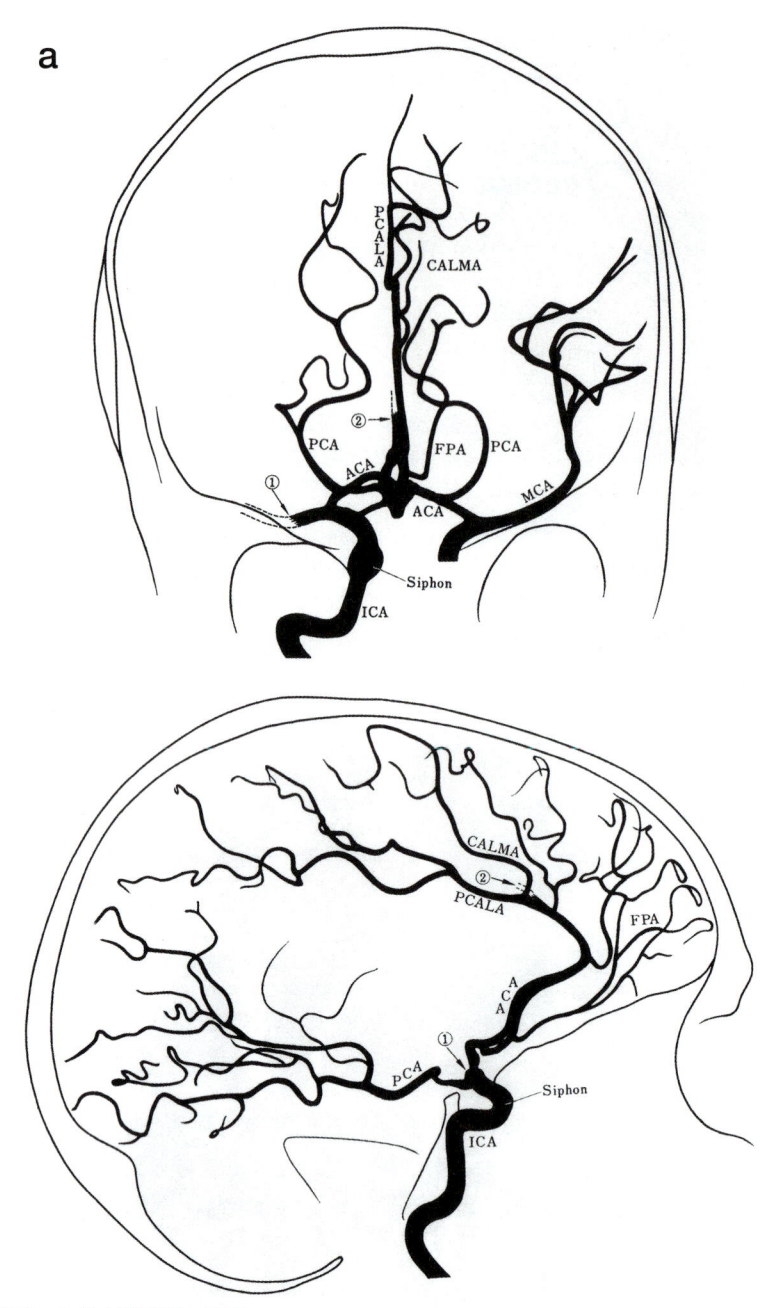

**図 20-2a　右中大脳動脈・右前大脳動脈の閉塞**

右頸動脈撮影の正面像・側面像．閉塞部位は，①右中大脳動脈の起始部 proximal part of right middle cerebral artery，②右前大脳動脈の交通後部 postcommunicating part of right anterior cerebral artery，の 2 つである．

| | | | | |
|---|---|---|---|---|
| ACA | 前大脳動脈 anterior cerebral artery *A. cerebri anterior* | | ICA | 内頸動脈 internal carotid artery *A. carotis interna* |
| CALMA | 脳梁縁動脈 callosomarginal artery *A. callosomarginalis* | | MCA | 中大脳動脈 middle cerebral artery *A. cerebri media* |
| | （脳梁縁枝 callosomarginal branch *R. callosomarginalis*） | | PCA | 後大脳動脈 posterior cerebral artery *A. cerebri posterior* |
| FPA | 前頭極動脈 frontopolar artery *A. frontopolaris* | | PCALA | 脳梁周囲動脈 pericallosal artery *A. pericallosa* |
| | （前頭極枝 frontopolar branch *R. frontopolaris*） | | | （脳梁周囲枝 pericallosal branch *R. pericallosus*） |

deviation を示し，瞳孔不同 anisocoria は右がやや散大していた．右上下肢は動かすが左上下肢をまったく動かさないこと，受動的上肢挙上試験と背臥位での両膝関節屈曲位保持試験で左下肢が保持できないことから，左上下肢に片麻痺 hemiplegia があると推定した．心音は心尖部から胸骨左縁にかけて拡張期雑音が聴取された．頸動脈撮影では右中大脳動脈 right middle cerebral artery の大脳外側窩槽を走る部分で完全な閉塞が観察され，その中心枝も造影されない．さらに，右前大脳動脈 right anterior cerebral artery が脳梁膝上方の右脳梁周囲動脈 right pericallosal artery（右脳梁周囲枝 right pericallosal branch）を分岐する以前で閉塞しており，右前頭極動脈 right frontopolar artery（右前頭極枝 right frontopolar branch）も造影されて

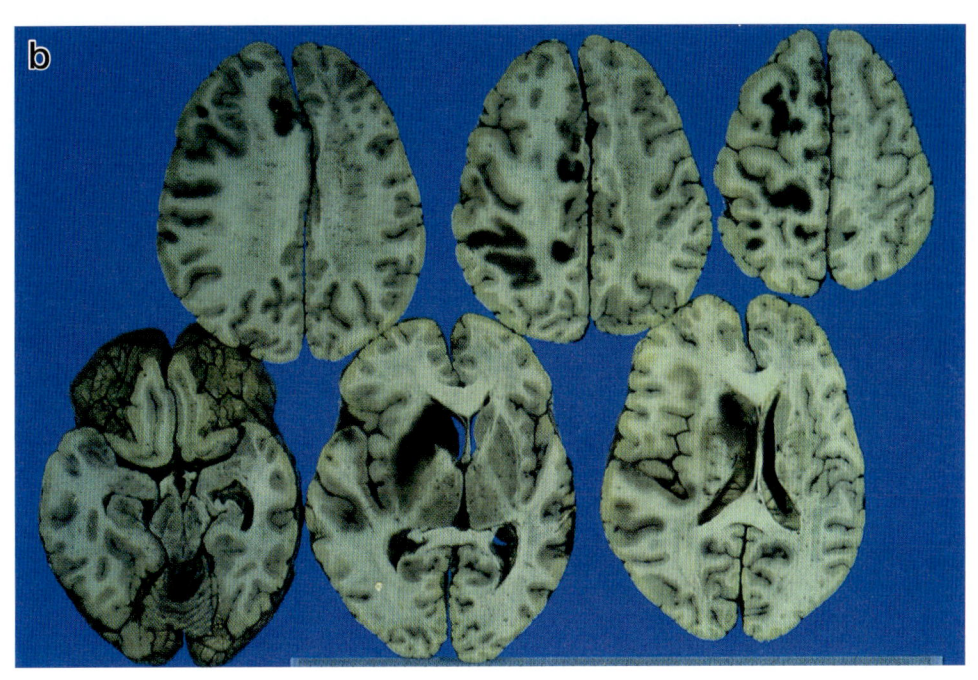

**図20-2b　右中大脳動脈・右前大脳動脈の梗塞**
大脳の連続水平断面（下面）．右中大脳動脈 right middle cerebral artery と右前大脳動脈 right anterior cerebral artery の閉塞による．出血部位が散在する出血性梗塞である．大脳鎌下方ヘルニアがみられる．

いない．頭部CTを施行していないのは，CTが導入されていなかった頃の症例だからである．内科療法を行ったが，翌日になっても意識状態は変化なく，しだいに瞳孔不同が増強して右瞳孔が散大してきた．腰椎穿刺を行い，水様透明な髄液を得た．髄液初圧230 mmH$_2$O．発症後24時間後には両側瞳孔は散大して中央に固定され，意識も深昏睡状態となって発症後28時間後に死亡した．

**臨床診断**：脳梗塞（右中大脳動脈・右前大脳動脈の領域）．

**病理学的所見**（図20-2b，20-2c）：脳の重量1,285 g．外表面から両側の大脳半球に浮腫が認められ，右にとくに強い両側の海馬鉤ヘルニア・小脳扁桃ヘルニアがある．そのほかに表面から著変を認めない．脳の水平断面では右大脳半球の中大脳動脈領域に梗塞巣があり，右中大脳動脈は大脳外側窩槽の部分が閉塞している．そして，右大脳半球の腫脹により大脳鎌下方ヘルニアが生じている．

前大脳動脈は，通常では脳梁膝の付近で脳梁周囲動脈の分岐が認められるが，本例ではその閉塞が頚動脈撮影で観察されるにもかかわらず，肉眼的にはその分布領域の梗塞所見ははっきりしない．そのほか，右尾状核頭から右被殻にかけてと，右前頭葉後端から右頭頂葉にかけて，点状出血の集合したような出血巣が灰白質を中心に認められる．尾状核頭から被殻にかけては，前大脳動脈の中心枝である前内側中心枝の長枝（Heubner反回動脈）と中大脳動脈の中心枝である外側中心枝の境界領域である．また，右前頭葉後端から右頭頂葉にかけては，前大脳動脈の皮質枝と中大脳動脈の皮質枝の境界領域である．梗塞巣は出血性（右被殻）と貧血性（右側頭葉）の双方の所見があり，混合性梗塞と診断できる．なお，脳幹には肉眼的に著変を認めない．

**病理学的診断**：脳梗塞（右中大脳動脈・右前大脳動脈の領域）．

**コメント**

本例では進行性に意識障害が増強し，頭蓋内圧亢進が進んでいる様子が手に取るようにわかる．この場合，テント上膨隆性病変 supratentorial expanding lesion は梗塞巣そのものである．とくに眼位と瞳孔の変化に注目してほしい．病理学的には肉眼的な出血巣の派手さに比べて，染色切片で観察すると意外に梗塞による病変が小さい事実に気がつくことと思う．これは発症から死亡までの時間が短いため，高度な頭蓋内圧亢進の時期の死亡であることが主な理由であると推測できる．

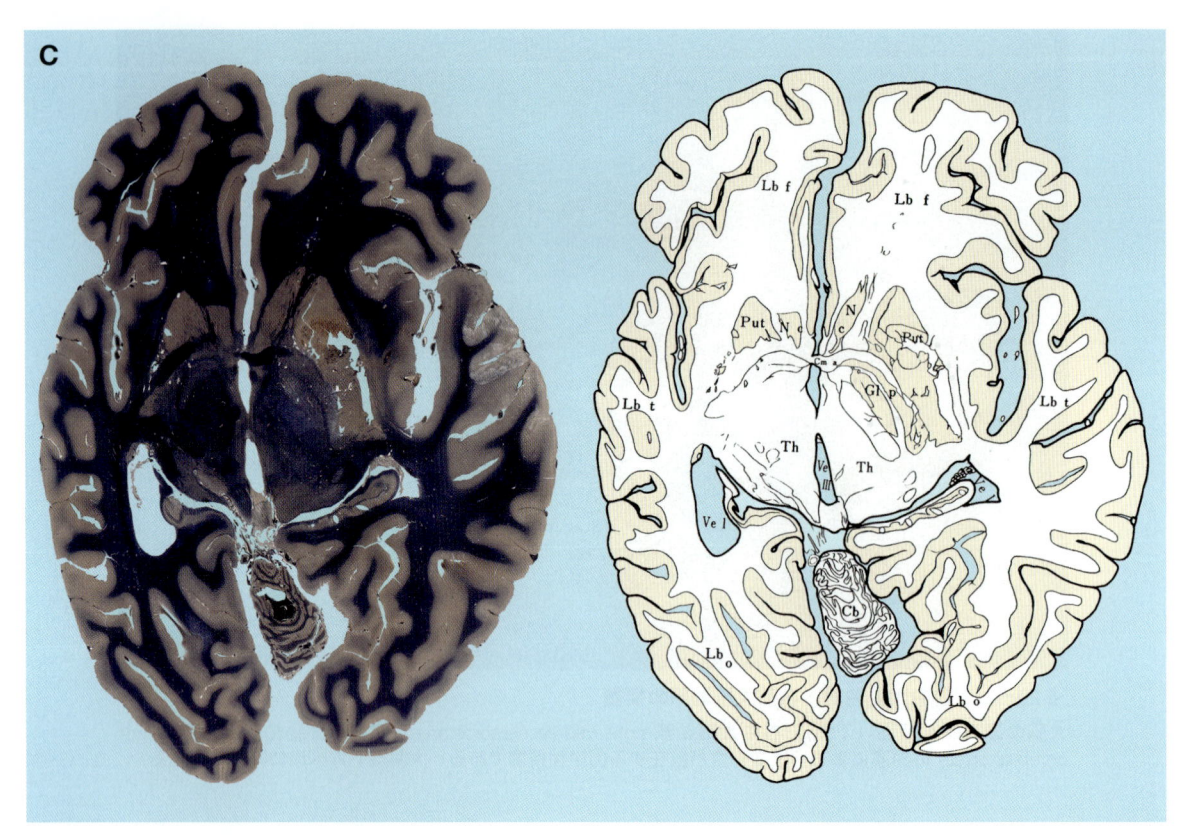

**図20-2c　右中大脳動脈・右前大脳動脈の梗塞**
Kultschitzky 髄鞘染色．大脳の水平断面．右中大脳動脈 right middle cerebral artery と右前大脳動脈 right anterior cerebral artery の閉塞による．貧血性梗塞としてよいが，顕微鏡的出血がみられるので混合性梗塞ともいえる．大脳鎌下方ヘルニアがみられる．

## 症例 20-3（A-245）

57歳，女性．気管支肺炎で通院加療中であった．ある朝，急に右不全片麻痺 hemiparesis が出現したので，同日正午に入院した．

**入院時の所見とその後の経過**：意識混濁がみられ，失語症があるために呼びかけには反応するが，応答しない．両眼は左への共同偏視 conjugate deviation を示し，右上下肢は不全片麻痺があってあまり動かさない．痛覚刺激を加えると左上下肢は反応して逃避の動作を見せるが，右側は下肢をわずかに動かしたのみであった．血圧 190/110 mmHg．頚動脈撮影では，大脳外側窩槽の中を走る左中大脳動脈 left middle cerebral artery の蝶形骨部 sphenoidal part（前外側側頭枝 anterior lateral temporal branch 分岐部近傍）に完全な閉塞を認めた．入院時の頭部 CT 未施行は，CT が導入されていない頃の症例だからである．なお，胸部 X 線像で右上肺野を中心に肺炎の所見があった．内科療法により翌日からは意識が回復し，ほとんど清明に近くなった．また右同名半盲が疑われた．第 4 病日から再び意識レベルが低下し，Cheyne-Stokes 呼吸および瞳孔不同（左瞳孔が散大）がみられ，夕刻死亡した．腰椎穿刺では透明な脳脊髄液が得られた．

**臨床診断**：脳梗塞（左中大脳動脈の領域）．

**病理学的所見**（図20-3）：脳の重量 1,300 g．全般に大脳回は脳圧亢進の結果として表面が扁平になっていて，とくに左大脳半球にこの傾向が強い．左海馬鉤と左動眼神経根にテント切痕ヘルニアによる圧痕を認める．両椎骨動脈・脳底動脈・両内頚動脈・両中大脳動脈はいずれも動脈硬化が著明であり，表面から白色ないし黄色調を呈する軟骨様の硬度のアテローム斑が広範囲にみられ，部分的には石灰沈着のため一段と硬くなっている．脳の水平断割面およびその染色切片では，左大脳半球の外側部分に中大脳動脈領域に一致して梗塞巣を認め，両大脳半球とも脳浮腫により大脳回の脳表面部分が扁平である．とくに左大脳半球の腫大により，左側の視床・内包・尾状核・脳弓・透明中隔・側脳室・帯状回などは全体に右へ約 10

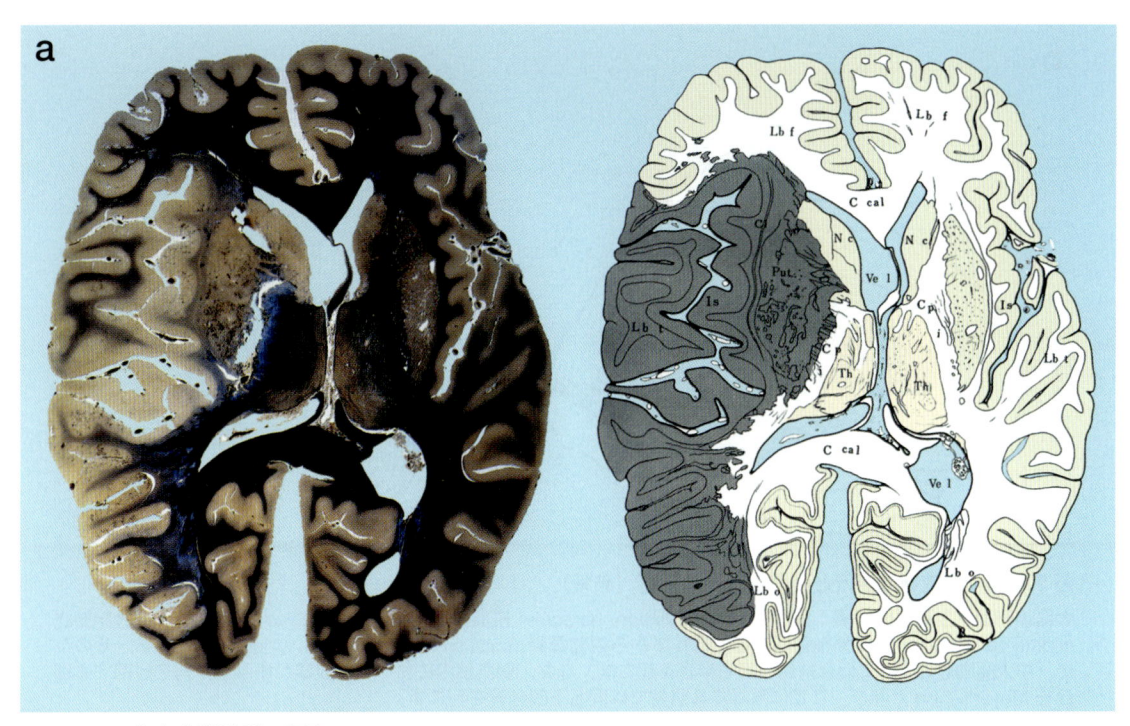

第 20 章　脳梗塞の症例　Chapter 20　Patients with Cerebral Infarctions

**図 20-3a　左中大脳動脈の梗塞**
Kultschitzky 髄鞘染色．大脳の水平断面．左中大脳動脈 left middle cerebral artery の閉塞による．大脳鎌下方ヘルニアがみられる．

mm 偏位している（大脳鎌下方ヘルニア）．本例の梗塞巣には左外側溝（Sylvius 裂）を取り囲む側頭葉・前頭葉・頭頂葉のかなりの部分の皮質と皮質下髄質が巻き込まれ，全体としては貧血性梗塞の像を呈する．そのほか梗塞巣には，左側の島・最外包・前障・外包・被殻・尾状核などが含まれている．左側の側頭葉の皮質と被殻に小さな点状出血が集中しており，点状出血は主に毛細血管と細動脈の周囲に集まっているのが観察できる．右側（健常側）のレンズ核と視床を中心に，全般的な毛細血管の管腔拡大が著明である．したがって，全体的には貧血性だが，部分的には出血性なので，混合性梗塞に分類される．

　**病理学的診断**：脳梗塞（左中大脳動脈の蝶形骨部の閉塞）．

[コメント]
　本例では，病初期に患側を見るような眼の共同偏視が認められ，末期には脳圧亢進を示す患側の瞳孔散大が現われた．この瞳孔散大は，テント上膨隆性病変そのものに脳循環不全による静脈系の灌流悪化が加わることで，頭蓋内圧が亢進してテント切痕ヘルニアを発症し，患側の海馬鉤と後床突起ないしは

---

**抄伝 20-1**　**Gratiolet, Louis Pierre**

　Louis Pierre Gratiolet（1815-1865）はフランスの解剖学者・動物学者である．1815 年 7 月 6 日に Aquitaine の Gironde 県 Saint-Foy-la-Grande で誕生．Paris 大学で医学を学んだ．1842 年から国立自然誌博物館（Paris 御園の後身）の比較解剖学教授 Henri Marie Ducrotay de Blainville（1777-1850）に師事した．1853 年から Paris 大学理学部に移り，1863 年に動物学者 Isidore Geoffroy Saint-Hilaire（1805-1861）の後任として Paris 大学の動物学教授に就任．脳の比較解剖学に造詣が深く，Bicêtre 病院の精神科医 François Leuret（1797-1851）と共同で終脳の外套を前頭葉・頭頂葉・後頭葉・側頭葉・島の 5 葉に区分し，視放線（Gratiolet 視放線）に名を残した．そのほか，顔の表情についての解剖学的業績がある．1865 年 2 月 16 日に Paris で死去．享年 49 歳．
　師に当たる de Blainville は Georges L. C. F. D. Cuvier（1769-1832, 自然誌家）の弟子．Gratiolet の前任 I. Geoffroy Saint-Hilaire は Cuvier の論敵 Étienne Geoffroy Saint-Hilaire（1772-1844, 自然誌家）の息子．外科医・人類学者 Pierre Paul Broca（1824-1880, 抄伝 10-4）は Gratiolet とは同郷で，論敵でもあった．
（文献欄参照[21][22]）

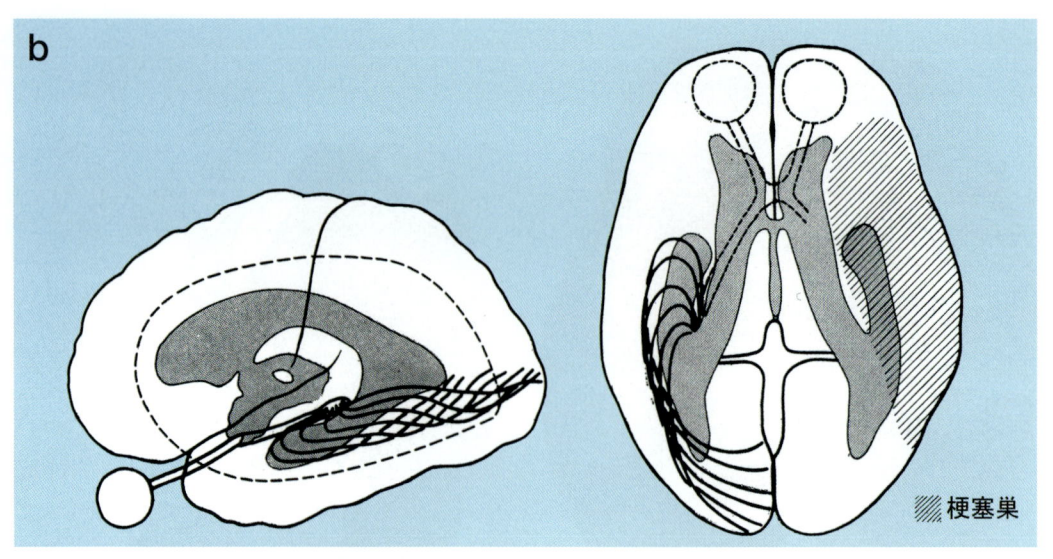

**図 20-3b　視放線の走行と中大脳動脈の梗塞（参考）**
大脳の側面・上面の模式図．視放線 optic radiation（Gratiolet 視放線 Gratiolet's optic radiation）は，中大脳動脈 middle cerebral artery の分布領域内を走行してから視覚領野 visual area（有線領 area striata）へ達する．そのため，中大脳動脈の梗塞では反対側の同名半盲を起こす．なお，側頭葉内において視放線が側脳室下角を迂回する部分を Meyer's loop と呼び，ここに限局する病巣では同名下四分盲を起こす．

小脳テント自由縁との間で患側の動眼神経根の圧迫が起こり，その中に含まれる副交感神経線維が障害されて瞳孔括約筋の麻痺を呈したためである．

　臨床的には，古くから動眼神経の圧迫 compressed oculomotor nerve[6]による眼の症状は瞳孔散大から始まることが判明している．そのため，自律神経線維（副交感神経線維）が動眼神経根の中で圧迫の始まる部分に局在するという仮説が流行していた．しかし，実際に多数の動眼神経根の横断切片標本を LPH 染色で観察してはみたものの，とくに細い神経線維（副交感神経線維）が集まって局在することはなかった．結論としては，自律神経線維は圧迫に弱いために早期から症候が現われると考える．

　梗塞巣は全体としては貧血性梗塞であるが，健常な部分との移行部の大脳皮質および被殻には新鮮な点状出血がみられた．これは死亡時近くに生じたものと推測する．中大脳動脈領域の循環障害でも視放線（Gratiolet 視放線）の一部が侵されるため，後大脳動脈領域と同様に，反対側の同名半盲 homonymous hemianopsia/homonymous hemianopia が現われることが多い．これは強い意識障害がない時期ならば，2 本のペンライトを使う対座法による視野検査で容易に発見できる．なお，視放線のうち Meyer's loop に限局する病巣では，反対側の同名下四分盲 homonymous inferior quadrantanopsia/homonymous inferior

---

**抄伝 20-2　Meyer, Adolf**

　Adolf Meyer（1866-1950）はスイス出身のアメリカの精神科医・神経病理学者である．1866 年 9 月 13 日に Zürich 近郊の Niederwenigen で誕生．Zürich 大学で医学を学んだ．母校では精神医学教授 Auguste Henri Forel（1848-1931，抄伝 1-11）に師事した．Berlin・Paris・London・Edinburgh などへ留学後，1893 年からアメリカへ移住した．Chicago 大学の神経学講座を皮切りに各地の病院を転々とし，Massachusetts 州 Worcester の精神病院で病理学者の傍ら Clark 大学〔学長は心理学者 Granville Stanley Hall（1844-1924）〕で精神医学を講じたこともある．1904 年に Cornell 大学の精神医学教授，1909 年に Johns Hopkins 大学の精神医学教授を歴任．アメリカ精神医学会会長を務めた．

　視放線の Meyer's loop（視放線が側頭葉内で側脳室下角を迂回する部分）に名を残す一方，Emil Kraepelin（1856-1926）の分類と Sigmund Freud（1856-1939）の思想を採り入れてアメリカ精神医学の礎を築いた．「精神衛生学 mental hygiene」という概念を着想．神経病理学では脳ヘルニアの業績が有名．1941 年に教授を引退．1950 年 3 月 17 日に Baltimore で死去，享年 83 歳．　　　　　　　　　　　　　　　　　　　　　　　　（文献欄参照[23]〜[32]）

quadrantanopia が現われる．

(抄伝 20-1 は 337 頁，20-2 は 338 頁参照)

## 症例 20-4（A-390）

66 歳，男性．高血圧と糖尿病のため，2 年間継続して薬剤を内服中．ある朝，急に倒れて左不全片麻痺 hemiparesis を起こした．意識障害はきわめて軽かったが，頭痛と悪心を訴えたため，ただちに入院した．

**第 1 回入院時の所見**：嗜眠傾向で右への共同偏視 conjugate deviation があり，左片麻痺 hemiplegia の程度は強く，左上下肢を動かさない．血圧 110/70 mmHg．脈拍 48 回/分で整．腰椎穿刺では髄液は水様透明，初圧 110 mmH$_2$O．頸動脈撮影で右内頸動脈 right internal carotid artery に完全な閉塞を認めた．

内科療法で意識は回復したが，左片麻痺の改善はみられなかった．また，右眼の視力がなく，左眼も視野狭窄が疑われた．全身状態は改善して病状も安定したので，第 27 病日に退院した．

**退院後の経過**：退院後は自宅で平穏に暮らしていたが，発症から約 6 カ月後から食欲がなくなり，ときどき嘔吐するようになった．発症から約 7 カ月後には食事摂取がほとんどできなくなり，夜間咳嗽が頻回となり，発熱して全身衰弱が著明となって，意識レベルの低下と呼吸不全を呈して，発症から約 8 カ月後

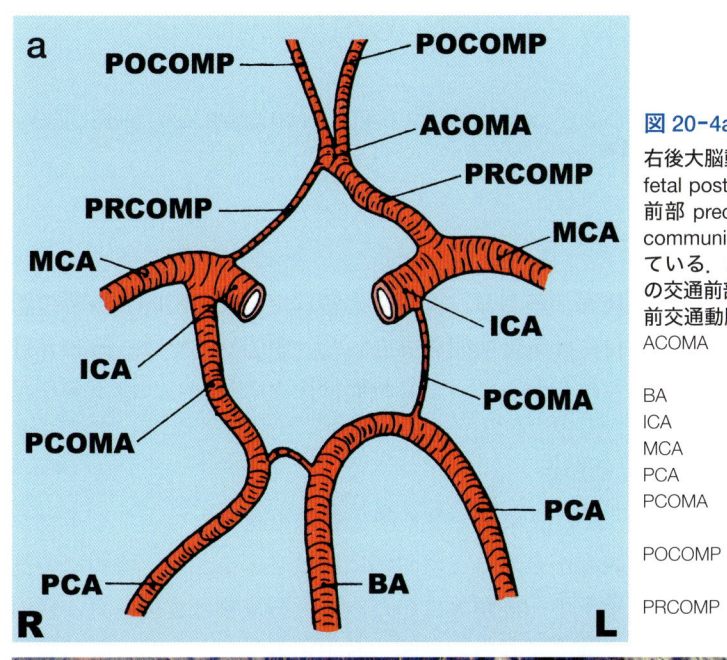

**図 20-4a　大脳動脈輪の変異**
右後大脳動脈 right posterior cerebral artery が胎児型後大脳動脈 fetal posterior cerebral artery を呈した例．右後大脳動脈の交通前部 precommunicating part が痕跡的であり，交通後部 postcommunicating part の血流は主に右内頸動脈から右後交通動脈を経ている．本例では，右前大脳動脈 right anterior cerebral artery の交通前部も痕跡的で，交通後部の血流は主に左前大脳動脈から前交通動脈を経ている．

| | | |
|---|---|---|
| ACOMA | 前交通動脈 | anterior communicating artery A. communicans anterior |
| BA | 脳底動脈 | basilar artery A. basilaris |
| ICA | 内頸動脈 | internal carotid artery A. carotis interna |
| MCA | 中大脳動脈 | middle cerebral artery A. cerebri media |
| PCA | 後大脳動脈 | posterior cerebral artery A. cerebri posterior |
| PCOMA | 後交通動脈 | posterior communicating artery A. communicans posterior |
| POCOMP | 前大脳動脈の交通後部 | postcommunicating part of anterior cerebral artery A. cerebri anterior [Pars postcommunicalis] |
| PRCOMP | 前大脳動脈の交通前部 | precommunicating part of anterior cerebral artery A. cerebri anterior [Pars precommunicalis] |

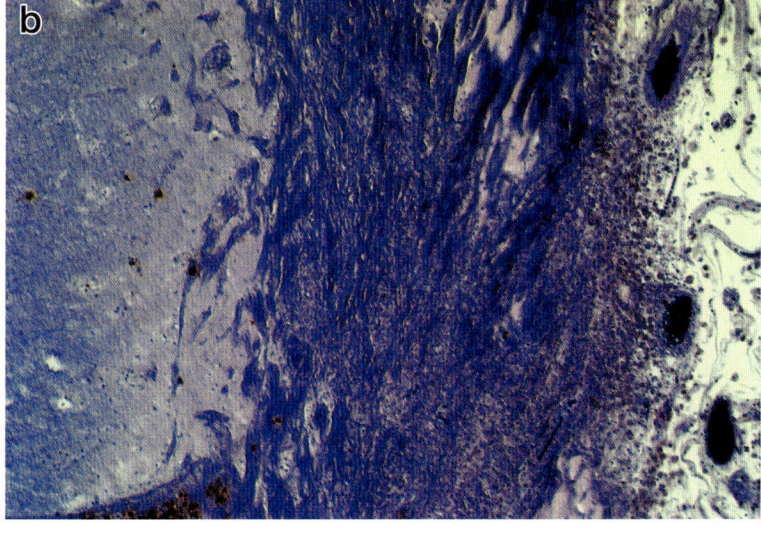

**図 20-4b　陳旧性梗塞巣の顕微鏡像**
PTAH 染色．壊死巣の周囲にグリア線維の増殖と泡沫細胞（マクロファージ）の集積がみられる．

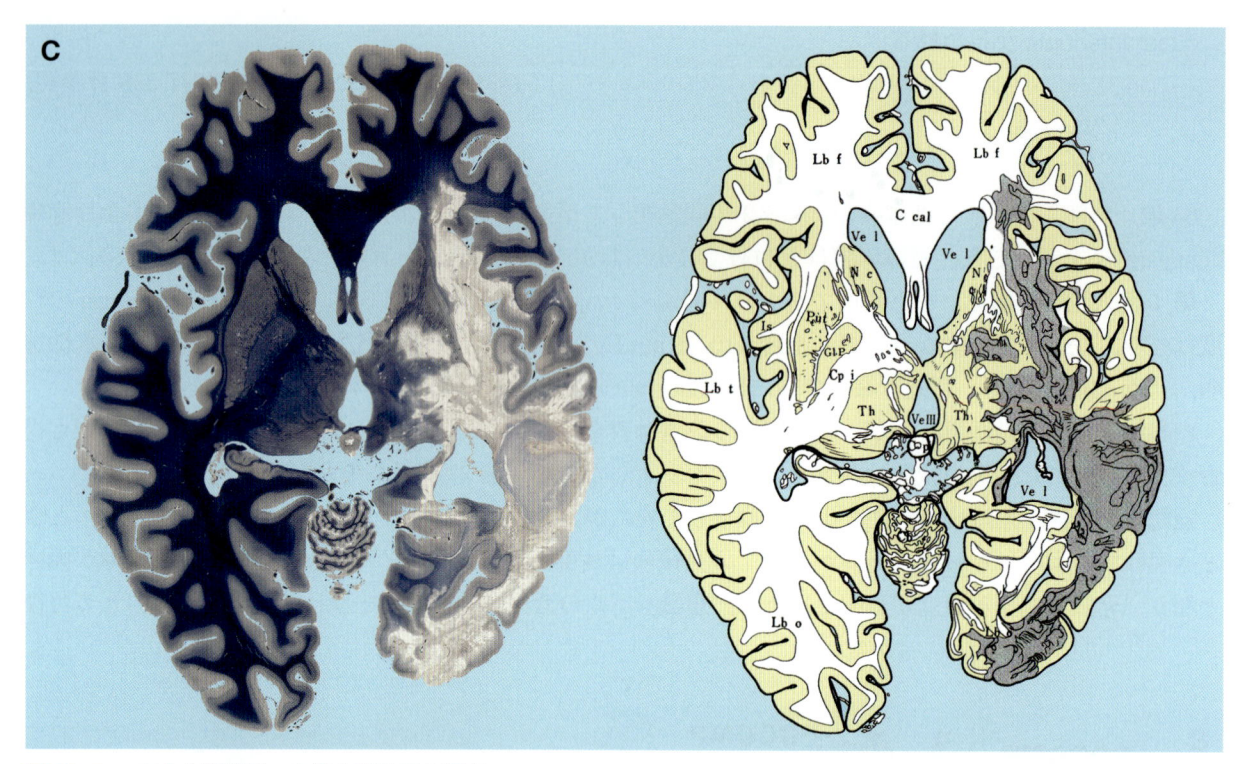

**図 20-4c　右中大脳動脈・右後大脳動脈の梗塞**
Kultschitzky 髄鞘染色．大脳の水平断面．右内頚動脈 right internal carotid artery の閉塞により生じた右中大脳動脈 right middle cerebral artery と右後大脳動脈 right posterior cerebral artery の領域の梗塞巣．

に再び入院となった．

**第2回入院時の所見とその後の経過**：軽度の意識障害がみられ，簡単な応答はできたが時間と場所の認識がなかった．呼吸は不規則で喀痰が多いので，翌日には気管切開を実施した．頭部 CT では，約8カ月前発症の右大脳半球の病巣以外に新たな病巣は認められなかった．全身状態は徐々に悪化し，心不全を起こして入院の1週間後に死亡した．

**臨床診断**：脳梗塞（右内頚動脈の閉塞），心不全，糖尿病．

**病理学的所見**（図 20-4）：脳の重量 980 g．硬膜・硬膜静脈洞・クモ膜に異常を認めない．フォルマリン固定後に脳の肉眼的観察を行った．右大脳半球は表面からみると反対側に比較して小さく，著明に萎縮している．右大脳半球の外側面では，側頭葉・頭頂葉下半・後頭葉にわたって大脳皮質は黄褐色調に変色していて軟らかい．脳の動脈系は動脈硬化がきわめて強く，両内頚動脈・右中大脳動脈・左前大脳動脈・両後大脳動脈・両後交通動脈・左後下小脳動脈などに高度のアテローム斑を認め，一部は石灰化している．右前大脳動脈の交通前部はきわめて細く糸状であり，前交通動脈によって反対側から右前大脳動脈領域の血流が確保されている．右後交通動脈が非常に太く，交通前部の細い右後大脳動脈が右内頚動脈の分枝と見まごう形態を呈している．これを胎児型後大脳動脈 fetal posterior cerebral artery と呼ぶ．

脳の割面では，松果体を通る水平断面で脳梁膝より後方の右大脳半球に広範な梗塞壊死巣があり，前頭葉外側面の後半，側頭葉のほぼ全域，頭頂葉，側頭葉に及んでいる．島・最外包・前障にかけての部分と，淡蒼球から内包膝にかけての部分に，それぞれ梗塞による空洞がある．これらの空洞のうち，前者は上方へ伸びて内包上端を破壊し，側脳室中心部の外側壁近くに達している．水平断面の染色切片では，病巣側の大脳半球は全般に薄くなって残ってはいるものの，髄質は広範な梗塞壊死に陥って空洞を形成している部分が多く，前頭葉の一部を除いて健常な髄質をほとんど認めない．

空洞と残った皮質との間には泡沫細胞（マクロファージ）がぎっしりと詰まり，細胞間隙にグリア線維が増殖している．側頭葉後端の髄質内には直径約 20 mm の球形のワックス様物質の集積部分があり，内側

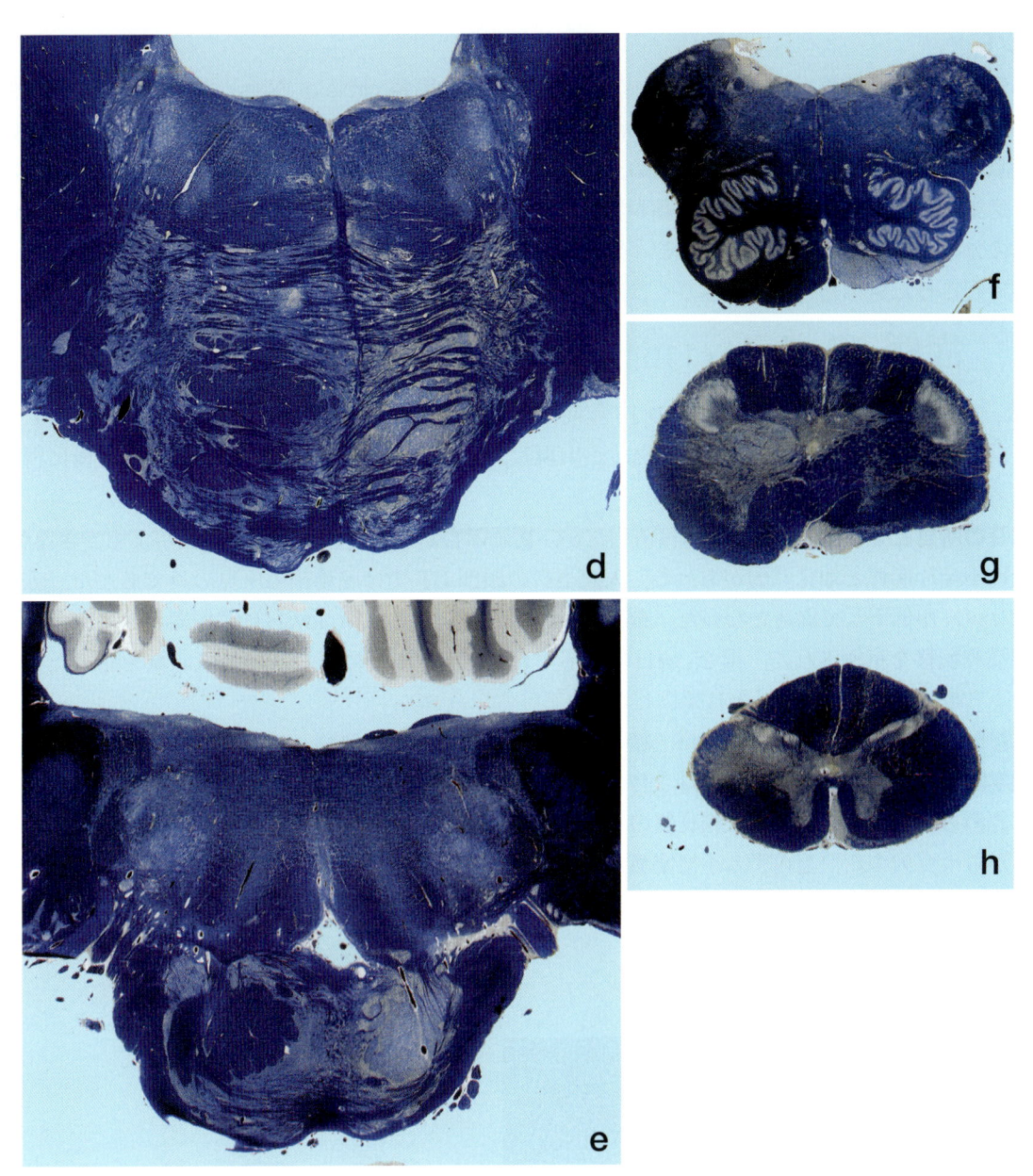

図20-4d〜20-4h　右錐体路の二次変性

Kultschitzky髄鞘染色．橋中部（d），橋下部（e），延髄上部（f），延髄錐体交叉部（g），脊髄（h）の各横断面．脳幹の右錐体路およびその延長である脊髄の右前皮質脊髄路・左外側皮質脊髄路に変性がみられる．

端は側脳室外側壁とほとんど接している．この球形の部分を取り巻いて，グリア線維と泡沫細胞の厚い層が形成されている．

　前述の梗塞壊死巣によって，右の終脳外套の広範な部分のみならず，大脳核も右は尾状核頭を除いて大部分が破壊され，右視床外側核の一部にも及んでいる．右内包は前後・上下に広く傷害され，前脚の部分が残存しているのみで，膝・後脚は完全に破壊されている．これらの病巣は右中大脳動脈 right middle cerebral artery および右後大脳動脈 right posterior cerebral artery の領域に一致しており，右前大脳動脈領域は破壊を免れている．右内包における錐体路損傷のために，中脳・橋・延髄にわたって右錐体路にWaller変性が認められ，脊髄では左側索（外側皮質脊髄路）と右前索（前皮質脊髄路）に変性像を追跡できる．

　**病理学的診断**：陳旧性脳梗塞（右内頸動脈の閉塞による右中大脳動脈・右後大脳動脈領域の梗塞壊死），錐体路の二次変性．

### コメント

本例では大脳動脈輪 circulus arteriosus cerebri（Willis 動脈輪 circle of Willis）が不完全で，病巣側ではいわゆる胎児型後大脳動脈 fetal posterior cerebral artery[7]〜[10]が観察された（第 9 章）．病巣側では後大脳動脈の交通前部に加えて前大脳動脈の交通前部も細く，病巣側の前大脳動脈は反対側の前大脳動脈から，病巣側の後大脳動脈は同側の内頚動脈からそれぞれ血流が確保されていた．このことが，本例の梗塞巣の分布領域を決定したわけである．発症から約 8 カ月という長期生存により，終脳と間脳の一側性破壊で起こった錐体路の傷害に基づく二次変性はより完全なものとなった．

## 症例 20-5（A-1164）

70 歳，男性．既往歴としては，入院の 15 年前に脳血管障害で左不全片麻痺があった．ある日の午前中，突然に言語障害と右不全片麻痺 hemiparesis が出現し，約 15 分で軽快した．しかし，30 分後に再び悪化したため，近医を介して来院し入院した．

**入院時の所見とその後の経過**：意識は清明だが，構語障害が認められ，右への注視がよくできなかった．右半身に不全片麻痺と知覚減弱があった．入院当日の頭部 CT では脳萎縮の所見のみであった．入院翌日に意識レベルが低下して混迷となった．頚動脈撮影では著変なく，第 3 病日に泌尿器科医により前立腺癌の後腹膜腔転移を指摘された．第 25 病日の頭部 CT で左内包後脚に一致して低吸収域を認めた．以後は慢性の下り坂の経過で，3 カ月後に死亡した．

**臨床診断**：多発性脳梗塞，前立腺癌，糖尿病，高脂血症，尿路感染症，消化管出血．

**病理学的所見**（図 20-5）：脳の重量 1,170 g．脳浮腫の所見はない．脳の動脈系には中等度の動脈硬化が全般に認められる．脳の割面で大脳皮質の軽度萎縮を認めるほか，両側の被殻・内包後脚・視床にかけて米粒大から小豆大の新旧混在する小梗塞巣が散在している．右錐体路の変性所見がある．

**病理学的診断**：多発性脳梗塞（いわゆるラクナ梗塞）．錐体路の二次変性．

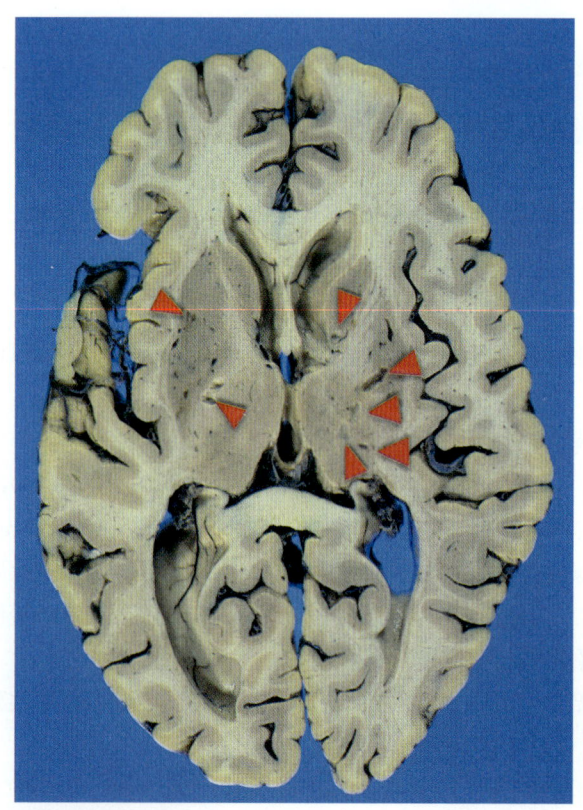

**図 20-5 ラクナ梗塞**
大脳の水平断面（室間孔を通る断面）．新鮮な小梗塞巣と陳旧性の小梗塞巣が混在（▲）している．

第 20 章　脳梗塞の症例　Chapter 20　Patients with Cerebral Infarctions

### コメント

臨床的・病理学的にラクナ梗塞 lacunar infarcts[11)~13)] と呼ばれる多発性小梗塞巣が病変の主座を占める．症候学的な病巣診断がときに困難で，古くから「脳動脈硬化症」と呼ばれてきた病像に対応する剖検例である．CT の精度向上とともに，臨床的にも病巣の確認が可能となったために，現在ではラクナ梗塞と呼ばれている．本症の背景として，糖尿病や高脂血症の可能性も考慮しなくてはならない．

## 症例 20-6（AN-3717）

26 歳，男性．約 1 年前から閃輝暗点 scintillating scotoma に時折悩まされていた．発症 18 日前に同発作のため近くの病院に入院したが，このときは他覚的な異常所見や神経学的異常を認めなかったので，退院となった．ところがある朝，急に意識障害を伴う全身性強直性痙攣発作に襲われたため，入院した．

**入院時の所見とその後の経過**：左への共同偏視 conjugate deviation と両側の縮瞳 miosis がみられた．やがて数日後には，痙性四肢麻痺 spastic tetraplegia と無言の状態になった．患者は意識がほぼ完全に回復しているのにもかかわらず，無動性無言 akinetic mutism のため一見して意識障害があるように錯覚された．

両側方への眼球運動はまったくできなかったが，上下方向へは自発的に動かすことができたため，意思表示を行う唯一の手段とした．両側の顔面は強ばって表情をまったく現わさず，トリスムスを認め，これ

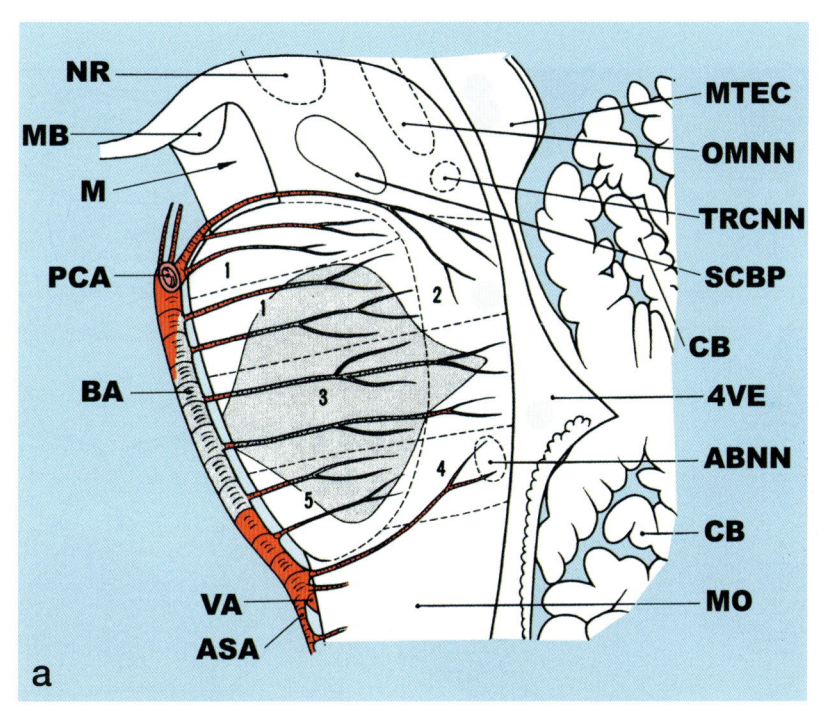

**図 20-6a　脳底動脈血栓による梗塞巣の分布**
脳幹の正中矢状断面の模式図．脳底動脈血栓による梗塞巣の分布と正中橋枝 median pontine branches（1～5）の走行を示す．

| | | | | |
|---|---|---|---|---|
| 1 | 上橋底枝 superior pontine basilar branches *Rami basilares pontis superiores* | | M | 中脳 mesencephalon *Mesencephalon*（midbrain） |
| 2 | 上橋被蓋枝 superior pontine tegmental branches *Rami tegmentales pontis superiores* | | MB | 乳頭体 mamillary body/mammillary body *Corpus mamillare* |
| 3 | 中橋枝 middle pontine branches *Rami pontis medii* | | MO | 延髄 medulla oblongata *Medulla oblongata* |
| 4 | 下橋底枝 inferior pontine basilar branches *Rami basilares pontis inferiores* | | MTEC | 中脳蓋 mesencephalic tectum *Tectum mesencephali* |
| 5 | 下橋被蓋枝 inferior pontine tegmental branches *Rami tegmentales pontis inferiores* | | NR | 赤核 nucleus ruber *Nucleus ruber*（red nucleus） |
| 4VE | 第 4 脳室 4th ventricle *Ventriculus quartus* | | OMNN | 動眼神経核 oculomotor nucleus *Nucleus nervi oculomotorii* |
| ABNN | 外転神経核 abducens nucleus/abducent nucleus *Nucleus nervi abducentis* | | PCA | 後大脳動脈 posterior cerebral artery *A. cerebri posterior* |
| ASA | 前脊髄動脈 anterior spinal artery *A. spinalis anterior* | | SCBP | 上小脳脚 superior cerebellar peduncle *Pedunculus cerebellaris superior* |
| BA | 脳底動脈 basilar artery *A. basilaris* | | TRCNN | 滑車神経核 trochlear nucleus *Nucleus nervi trochlearis* |
| CB | 小脳 cerebellum *Cerebellum* | | VA | 椎骨動脈 vertebral artery *A. vertebralis* |

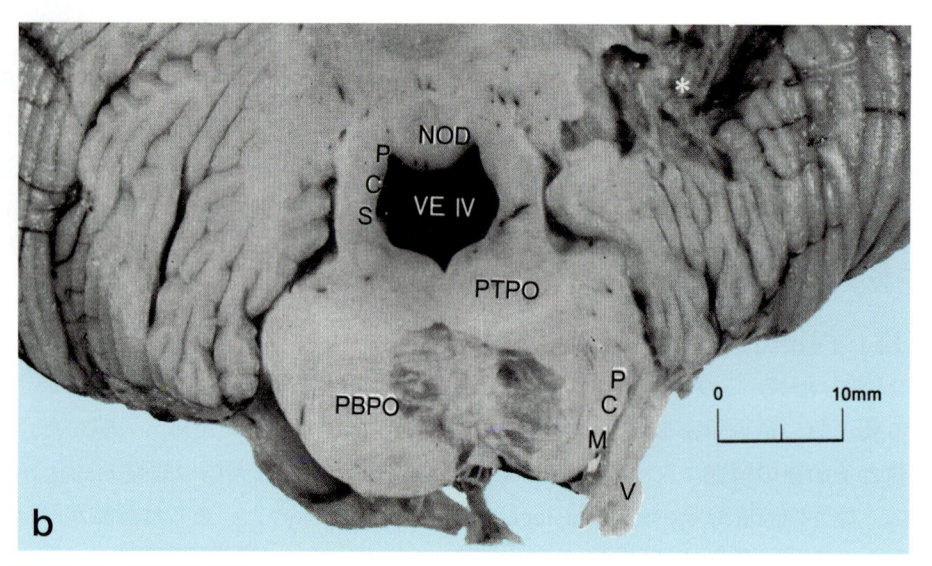

### 図20-6b　橋底部の梗塞

橋上部の横断面．正中橋枝 median pontine branches の循環障害（脳底動脈血栓症 basilar artery thrombosis）．本図では上橋底枝 superior pontine basilar branches の領域が梗塞を呈する．さらに，上小脳動脈中間枝 intermediate branch of superior cerebellar artery の領域にも別の血栓による梗塞巣（＊）がある．

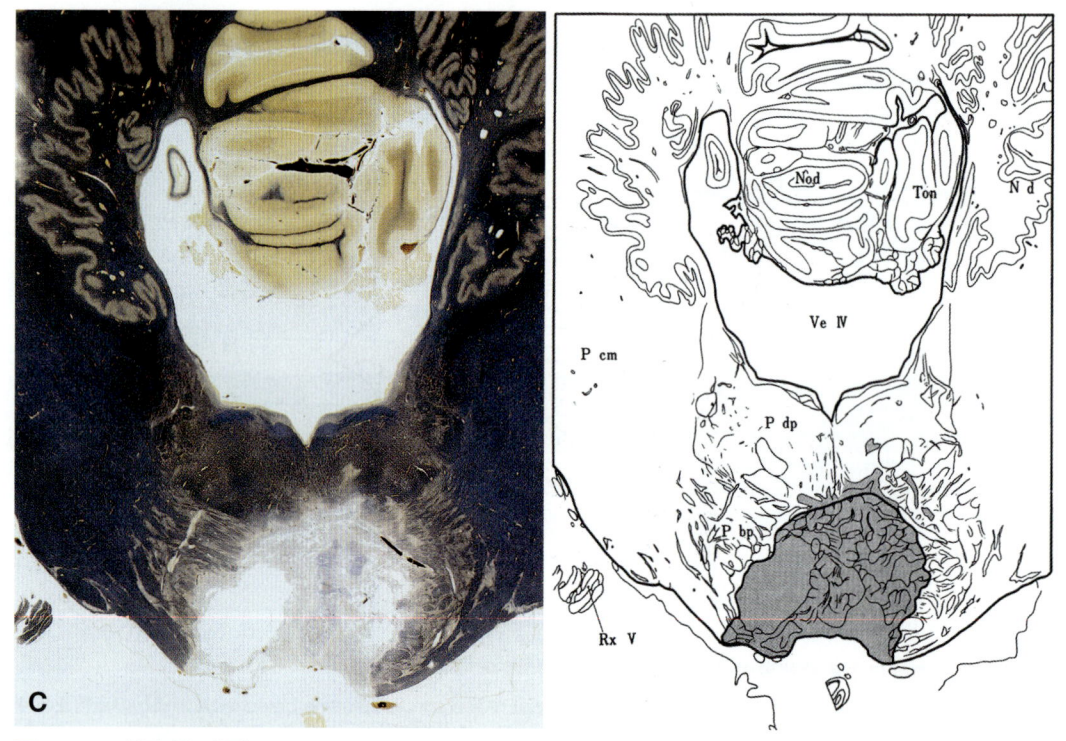

### 図20-6c　橋底部の梗塞

Kultschitzky 髄鞘染色．橋下部の横断面切片．脳底動脈 basilar artery の閉塞により生じた橋正中領域（正中橋枝 median pontine branches の領域）の梗塞巣．本図では下橋底枝 inferior pontine basilar branches の領域が梗塞を呈している．

は後に咀嚼筋麻痺となった．嚥下運動は自発的にはなく，舌もまったく動かさない．その後，全身状態は徐々に悪化し，第78病日に突然呼吸が停止して死亡した．

**臨床診断**：Locked-in 症候群．

**病理学的診断**（図20-6）：脳の重量1,400 g．脳底動脈 basilar artery は起始部から全長の約2/3が閉塞し，内腔は器質化した血栓で置き換えられていた．終脳・間脳・中脳には肉眼的・病理組織学的に異常所

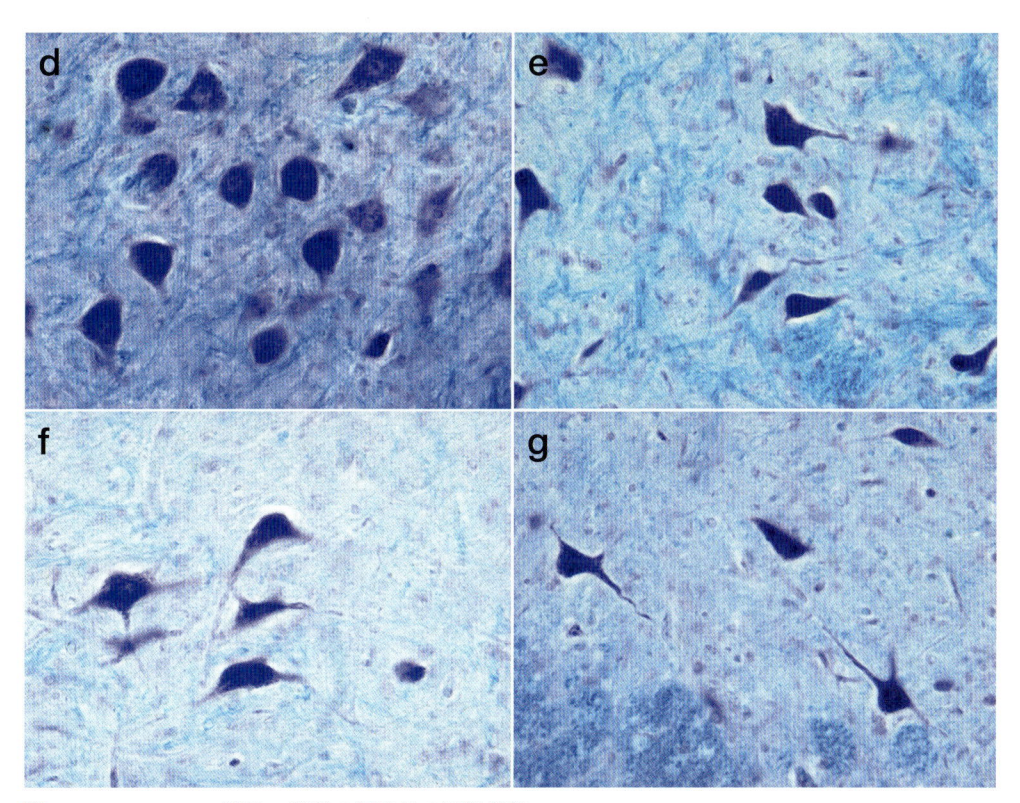

**図 20-6d〜20-6g　脳幹・脊髄の運動核の顕微鏡像**
Klüver-Barrera 法．動眼神経核（d）の神経細胞は正常であるが，顔面神経核（e）・舌下神経核（f）の神経細胞および頸髄前角細胞（g）には transneuronal degeneration の所見がある．

見を認めなかった．橋中央の横断面では，橋底部の中央で左右に跨ってソラ豆大の梗塞壊死巣を認め，脳幹の長軸方向すなわち口側と尾側に伸びていた．梗塞巣の中央の大部分には空洞を形成していた．

脳幹と小脳を2個の横断ブロックとし，脊髄の一部を数個の髄節ブロックとして，それぞれ連続切片を作成した．病巣は橋の中央レベルにあって，縦束の大部分・橋核・横橋線維を両側性に破壊している．このため，延髄の錐体・脊髄の外側皮質脊髄路・頸髄の前皮質脊髄路には，全長に渡って両側性に全般的な軽度の変性を認めた．脳幹の運動核の中では，動眼神経核・滑車神経核は両側ともすべて正常であったが，三叉神経運動核・外転神経核・顔面神経核・疑核・舌下神経核などは両側性にほとんどすべての神経細胞体が萎縮し，Nissl 小体が強く濃染していて判別できない．樹状突起の基部も濃く，突起が長く染まり，中にはコルク栓抜きに似た形状を示したり屈曲したりするものも観察された．これらは transneuronal degeneration による神経細胞の形態変化である．

脊髄の前角細胞については，頸髄・胸髄では脳幹の運動核とほぼ同様の変化がみられたが，腰髄では Nissl 小体の溶解や細胞体の膨隆などの比較的新しい染色質溶解 chromatolysis の変化が主体となり，これらに混じって正常な神経細胞がわずかに観察された．脳幹運動核と脊髄前角細胞の変化は，錐体路が橋で破壊されたための transneuronal な変性と考える．なお，橋底部の梗塞巣は，橋中央よりやや下方の高さで橋被蓋へ侵入し，傍正中橋網様体 paramedian pontine reticular formation（PPRF）をわずかに破壊していた．

**病理学的診断**：脳底動脈血栓症，橋底部の梗塞，両側錐体路の二次変性，脳幹・脊髄の下位運動ニューロンの変性．

**コメント**

本例の臨床診断 locked-in 症候群 locked-in syndrome は Plum と Posner[14] によって命名された症候名である．意識は比較的よく保たれているのに，意思表示の手段が乏しいため意識障害と誤られる場合が多い．本例でも「不動金縛り」の状態であり，まったく身動きができなかった．唯一の意思表示の手段

が垂直方向の眼球運動であり，不充分とはいえ意思表示が可能であった．これを裏付ける病理学的所見として，動眼神経核・滑車神経核の神経細胞は両側とも正常であった．

ちなみに，脳底動脈の閉塞については Kubik と Adams[15]の詳細な報告が古典とされている．

## 症例 20-7（A-802）

78 歳，女性．糖尿病・胆石症・僧帽弁閉鎖不全症・低色素性貧血のため，通院加療中であった．ある日の午後，急に顔色不良となり意識障害が現われたので，来院し入院した．

**入院時の所見とその後の経過**：不整脈があり，意識は昏迷し，尿失禁はなく，麻痺や知覚障害も認めない．入院時の頭部 CT では異常所見なく，心電図で心房細動 atrial fibrillation を認めた．翌日から左不全片麻痺 hemiparesis が出現し，意識レベルも徐々に低下し始めた．第 6 病日の頭部 CT で，小脳の右半に淡い高吸収域がみられ，第 4 脳室の左方への偏位と閉塞性水頭症 obstructive hydrocephalus の所見が得られた．第 10 病日に，脳室腹腔シャントを設置した．術後の頭部 CT では両側の側脳室が著明に縮小し，また対光反射も認められるようになった．しかし，意識は昏睡のままで推移して，動脈血液ガス分析で酸素分圧も低下し，種々の治療に反応を示さないまま，第 20 病日に死亡した．

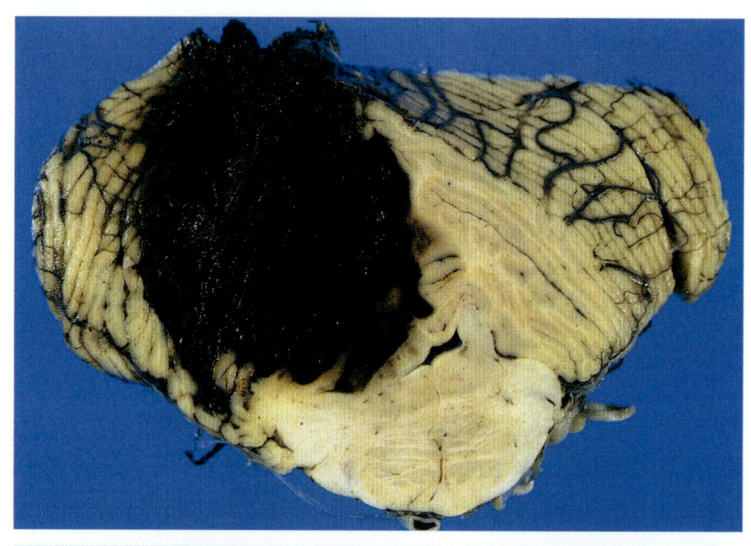

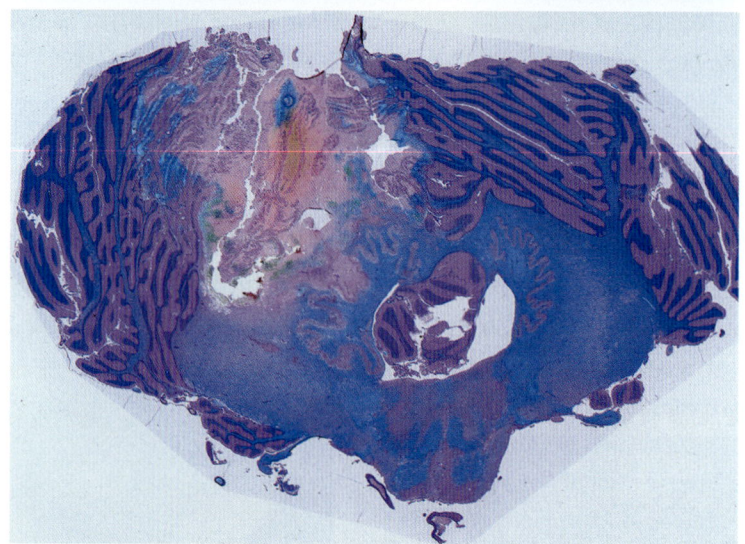

**図 20-7　右上小脳動脈の梗塞**
肉眼像（上），LPH 染色（下）．小脳の横断面．右上小脳動脈 right superior cerebellar artery の閉塞による出血性梗塞．頭部 CT では小脳出血と誤診する可能性がある．

**臨床診断**：心房細動，心不全，肺浮腫，小脳梗塞（出血性）．

**病理学的所見**（図 20-7）：脳の重量 1,070 g．両側の小脳扁桃ヘルニアが軽度あり，内頚・脳底・椎骨動脈にアテローム硬化がみられた．右上小脳動脈 right superior cerebellar artery の起始部には新しい血栓による閉塞が認められた．右小脳半球上面から深部にかけて拡がる出血性梗塞 3×4×4 cm があり，病巣は小脳核を避けていた．出血巣のようにみえる部位も特殊な染色（LPH 染色）を用いると，梗塞巣であることがわかる．全身解剖所見については記載省略．

**病理学的診断**：僧帽弁閉鎖不全，右心房拡大，陳旧性心筋梗塞，肺浮腫，肺炎，小脳梗塞（出血性，右上小脳動脈の領域）

**コメント**

小脳の出血性梗塞の報告は，内頚動脈系の閉塞による大脳の出血性梗塞に比較して，臨床例・剖検例ともに稀である．亜急性の経過を示す点と，小脳の腫脹による閉塞性水頭症 obstructive hydrocephalus の発生を伴う途中からの急激な病像の変化に留意しなくてはならない．なお，本例は仮に肉眼所見のみであれば，小脳出血と誤診される可能性があった．

## 症例 20-8（AN-4188）

58 歳，男性．職業は医師．それまで健康に働いていたが，急にめまい・口囲の知覚異常・左手の異常などを感じて入院となった．

**入院後の所見と経過**：入院翌日から傾眠状態．意識障害は 24 時間後には軽快したが，話しかけても無動性無言 akinetic mutism で無表情であり，右眼瞼下垂が出現してきた．また複視が疑われた．

第 39 病日の診察時にも意識障害が依然としてみられ，昏迷の状態であった．顔貌は無表情で体動はなく，終始無言ではあるが簡単な指示には応じた．左半身に軽度な不全片麻痺 hemiparesis を認めた．右の眼瞼は下垂し，右眼球は自発的にも視標を追従させても，内方と下方にはまったく動かなかった．瞳孔不同 anisocoria がみられ，右側が散大していた．下顎反射は正常で，把握反射はなかった．

第 54 病日に，突然前胸部に激痛を訴え血圧が低下したが，心電図では心筋梗塞の所見はなかった．それ以後，身体のどこに触れても激しい激痛を訴え，また注射のたびに薬液に関係なく血圧低下・胸痛・高熱がみられ，約 1 時間で自然に回復することを繰り返した．その後，意識レベルが低下し，容易に覚醒はするが，指示や検査の際には数回の呼びかけ・繰り返しを必要とするようになった．第 72 病日に，喀痰排出が困難となって死亡した．

**臨床診断**：脳梗塞（中脳・間脳）

**病理学的所見**（図 20-8）：脳の重量 1,440 g．右椎骨動脈 right vertebral artery の頭蓋腔内走行部分に血栓を認めた．大脳核・間脳を 1 つ，橋・小脳・延髄をもう 1 つのそれぞれブロック標本として連続切片を作成し，病巣の所在・伸展・二次性変化を検討した．間脳には，両側に視床内側核から視床外側核に及ぶ蝶形の梗塞巣が観察され，下方の中脳の正中部分へと続いている．そして中脳の赤核には，右により大きな梗塞巣があり，右動眼神経核が破壊されている．本例における病巣の拡がりは，後有孔質を経る動脈 arteries into the posterior perforated substance のうち両側の第 1 枝，両側の第 2 枝，右側の第 3 枝の領域に一致している[12)〜14)]．この主病変のほかには，橋上部と右小脳髄体に別個の小梗塞巣が観察できる．しかし，右椎骨動脈の器質化血栓による完全閉塞にもかかわらず，延髄には何の病変も認めなかった．

**病理学的診断**：脳梗塞（後有孔質動脈症候群）

**コメント**

本例の間脳から中脳にかけての病巣は臨床症候に対応するもので，後藤[16)〜18)]が長らく提唱してきた後有孔質動脈症候群 syndromes of arteries into the posterior perforated substance の範疇に入る．無動性無言 akinetic mutism で動眼神経麻痺 oculomotor palsy/oculomotor paralysis を呈する症例は中脳の病変があるとされ，本例でも中脳の網様体が傷害されている．さらに，痛覚刺激による発作性の血圧低下・高

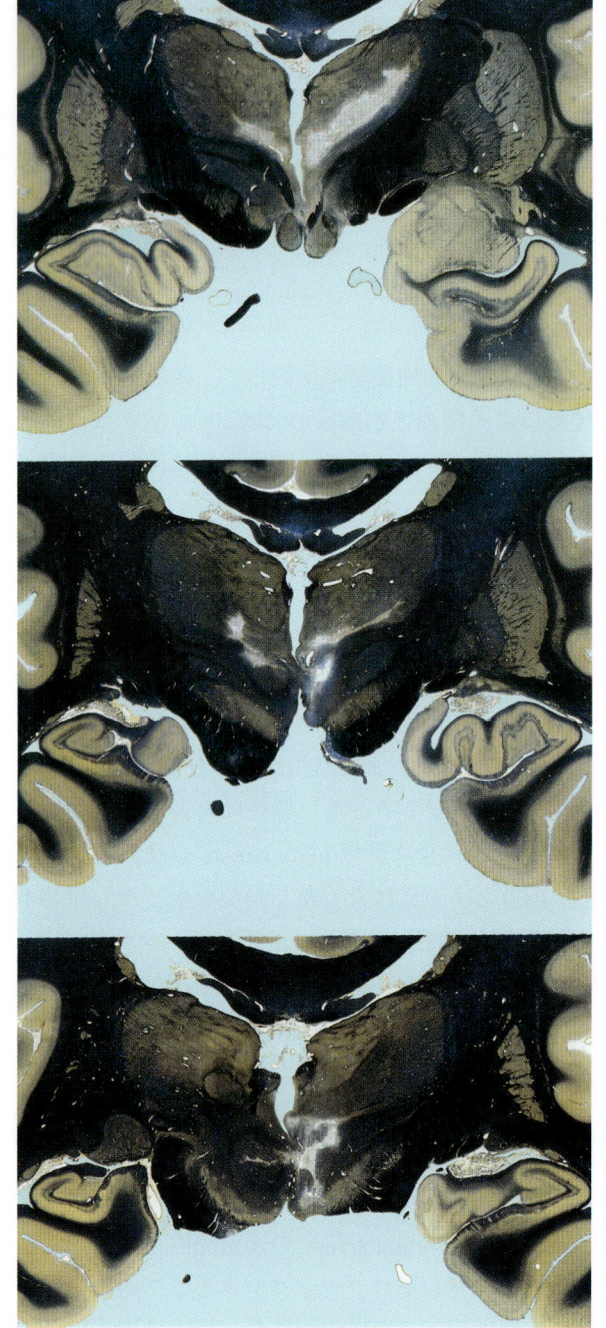

**図20-8　後有孔質動脈症候群**
Kultschitzky 髄鞘染色．間脳・中脳の前額断面連続切片から 3 枚抽出．後有孔質を経る動脈 arteries into the posterior perforated substance のうち，左右の第 1 枝（後内側中心枝 posterior medial central branches，その別名を Foix 視床穿通動脈 thalamoperforating arteries of Foix という），左右の第 2 枝（上正中中脳枝 superior median mesencephalic branches），右第 3 枝（下正中中脳枝 inferior median mesencephalic branches）の各領域に梗塞巣がみられる．

熱・胸痛などは，視床の傷害による視床性過剰反応 thalamic over-reaction の一亜型と考える．

## 症例 20-9（A-560）

69 歳，男性．約 4 年前より高血圧・糖尿病のため加療中であった．晩秋のある日の早朝から，痰と唾液が口腔内に溜まり，吐き出せなくなった．近医により左不全片麻痺 hemiparesis を指摘され，紹介により来院し入院した．

**入院時の所見とその後の経過**：意識は清明で，時間と場所の認識は良好であった．左眼の Horner 症候群 Horner's syndrome（眼裂の狭小と縮瞳），左顔面の知覚消失，左末梢性顔面神経麻痺 peripheral facial palsy/peripheral facial paralysis，左耳の聴覚過敏などを認めた．咽頭壁は，発声の際に左側の口蓋帆が動かず，咽頭後壁の左半が右へ引かれた（カーテン徴候）．嘔吐反射もみられない．構語障害があり，嚥下障害も高

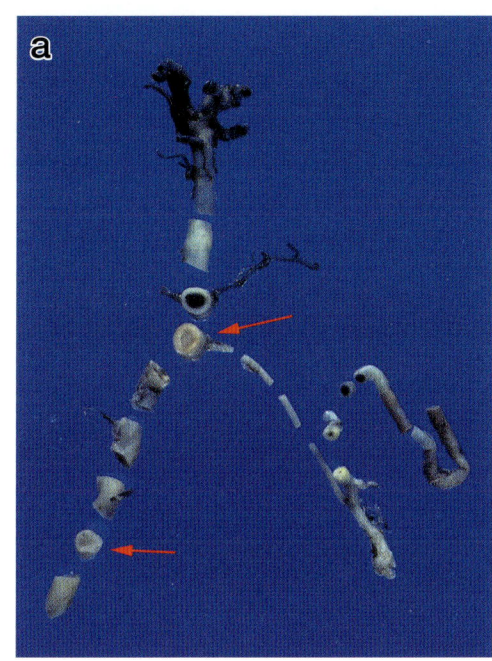

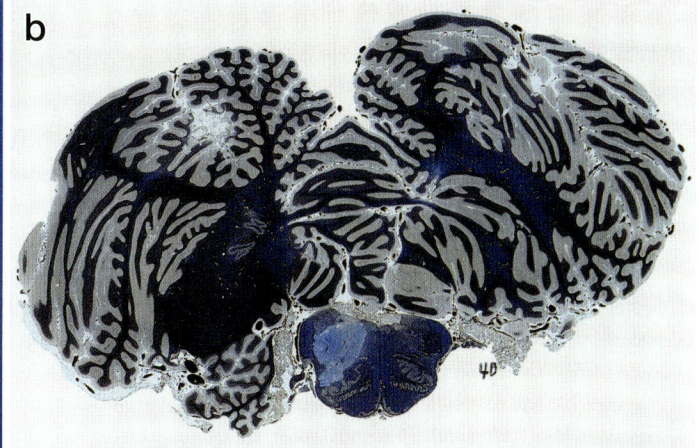

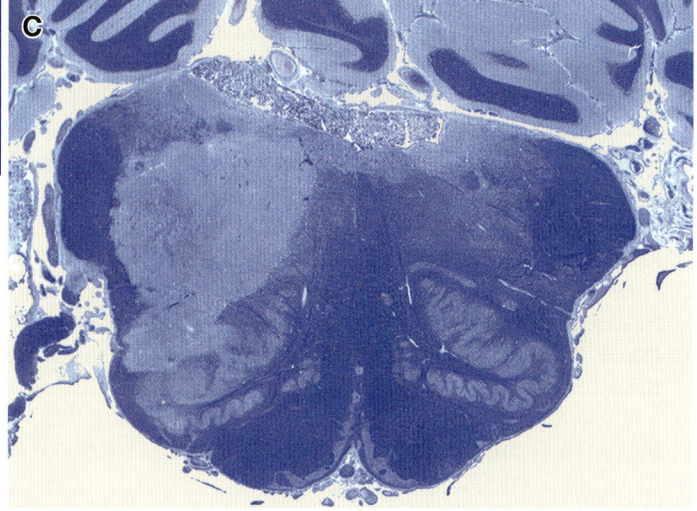

#### 図20-9a　椎骨脳底動脈系
肉眼像．左椎骨動脈 left vertebral artery のうち，左後下小脳動脈 left posterior inferior cerebellar artery の分岐部までは内腔がほぼ閉塞，同分岐部から脳底動脈 basilar artery 起始部まではきわめて細い．右椎骨動脈 right vertebral artery も内腔がほぼ閉塞（↑）．

#### 図20-9b　外側延髄症候群
Kultschitzky 髄鞘染色．小脳・延髄上部の横断面切片．外側延髄領域（外側延髄枝 lateral medullary branches の領域）の梗塞巣．小脳には病変を認めない．

#### 図20-9c　外側延髄症候群
Klüver-Barrera 法．延髄上部の横断面切片．外側延髄領域（外側延髄枝 lateral medullary branches の領域）の梗塞巣．

度に認められ，固形物・液体ともに嚥下不可能であった．左上下肢には小脳症状（動作分解 decomposition，距離測定過大 hypermetria，拮抗筋の交互運動の拙劣化など）が認められた．筋トーヌスは左右差が明らかではなく，筋力もほぼ正常であった．右半身の知覚減弱が疑われたが，程度ははっきりとしなかった．外側延髄枝 lateral medullary branches の分布領域の梗塞と診断した．症候は日々変化なく経過し，第5病日の夕刻に突然の呼吸困難と不整脈の出現とともに間もなく死亡した．

**臨床診断**：外側延髄症候群．

**病理学的所見**（図20-9）：脳の重量 1,310 g．脳の動脈系では，左後下小脳動脈 left posterior inferior cerebellar artery 分岐部から脳底動脈 basilar artery 起始部までの左椎骨動脈 left vertebral artery がきわめて細い．脳底部の動脈を切断してその内腔を観察すると，右椎骨動脈 right vertebral artery は頭蓋内部がほぼ全長にわたって器質化血栓で満たされ，左椎骨動脈も左後下小脳動脈分岐部までの部分がわずかな内腔を残して器質化血栓で閉塞している．脳幹と小脳の連続切片標本によって病変部分を観察すると，延髄中央の高さから上部にかけての左延髄外側領域に梗塞巣がみられる．この梗塞巣に含まれる構造には，いずれも左側の網様体・三叉神経脊髄路・三叉神経脊髄路核・疑核・外側網様体核・内弓状線維などがある．そのほか，

オリーブ核・背側副オリーブ核・楔状束核などの一部も含まれている．なお，小脳には病変がない．

**病理学的診断**：延髄梗塞（左外側領域の梗塞），両側椎骨動脈血栓症．

> コメント

外側延髄症候群 lateral medullary syndrome[19)20)] について「Wallenberg 症候群 Wallenberg's syndrome」という呼称を使用するのは適切とはいえない．これについては第 12 章で詳しく説明しておいた．

### 引用文献

1) Fisher M：Occlusion of the internal carotid artery. AMA Arch Neurol Psychiatry 65：346-377, 1951.
2) Fisher M：Transient monocular blindness associated with hemiplegia. AMA Arch Ophthalmol 47：167-203, 1952.
3) Fisher CM：Concerning recurrent transient cerebral ischemic attacks. Can Med Assoc J 86：1091-1099, 1962.
4) Marshall J：The natural history of transient ischemic cerebro-vascular attacks. Q J Med 33：309-324, 1964.
5) Harrison MJG, Marshall J：Angiographic appearance of carotid bifurcation in patients with completed stroke, transient ischaemic attacks, and cerebral tumour. Br Med J 1：205-207, 1976.
6) Reid WL, Cone WV：The mechanism of fixed dilatation of the pupil. Resulting from ipsilateral cerebral compression. JAMA 112：2030-2034, 1939.
7) Williams DJ：The origin of the posterior cerebral artery. Brain 59：175-180, 1936.
8) Padget DH：The development of the cranial arteries in the human embryo. Contrib Embryol 32：205-261, 1948.
9) Seydel HG：The diameters of the cerebral arteries of the human fetus. Anat Rec 150：79-88, 1964.
10) van Overbeeke JJ, Hillen B, Tulleken CAF：A comparative study of the circle of Willis in fetal and adult life. The configuration of the posterior bifurcation of the posterior communicating artery. J Anat 176：45-54, 1991.
11) Fisher CM：Lacunes: Small, deep cerebral infarcts. Neurology 15：774-784, 1965.
12) Fisher CM：The arterial lesions underlying lacunes. Acta Neuropathol 12：1-15, 1969.
13) Fisher CM：Lacunar strokes and infarcts: A review. Neurology 32：871-876, 1982.
14) Plum F, Posner JB：The diagnosis of stupor and coma. FA Davis, Philadelphia, 1966.
15) Kubik CS, Adams RD：Occlusion of the basilar artery—a clinical and pathological study. Brain 69：73-121, 1946.
16) 小島徳造（監修），後藤 昇：脳・脊髄血管の解剖．医歯薬出版，東京，1971．
17) 後藤 昇：脳の血管系の形態学的研究．後有孔質を経る動脈の分布と後有孔質動脈症候群の提唱について．日大医学雑誌 30：983-1000, 1971．
18) 後藤 昇：脳血管の解剖．血管障害の理解のために．メディカルトリビューン，東京，1986．
19) Foix C, Hillemand P, Schalit I：Sur le syndrome latéral du bulbe et l'irrigation du bulbe supérieur. L'artère de la fossette latérale du bulbe. Le syndrome dit de la cérébelleuse inférieure. Territoire de ces artères. Rev Neurol (Paris) 1：160-179, 1925.
20) Merritt H, Finland M：Vascular lesions of the hind-brain. (Lateral medullary syndrome.) Brain 53：290-305, 1930.
21) Pearce JMS：Louis Pierre Gratiolet (1815-1865): the cerebral lobes and fissures. Eur Neurol 56：262-264, 2006.
22) http://en.wikipedia.org/wiki/Louis_Pierre_Gratiolet　2014 年 8 月接続
23) Cobb S：Obituaries. Adolf Meyer, M.D. 1866-1950. AMA Arch Neurol Psychiatry 64：879-881, 1950.
24) Lowrey LG：Obituary. Adolf Meyer, M.D., 1866-1950. Am J Orthopsychiatry 20：424, 1950.
25) Diethelm O：In memoriam. Adolf Meyer, M.D. 1866-1950. Am J Psychiatry 107：79-80, 1950.
26) Ebaugh FG：Proceedings of the American Psychiatric Association. Memorial to past president. Adolf Meyer, M.D. 1866-1950. Am J Psychiatry 107：288-290, 1950.
27) Crafts LW：Notes and discussions. Adolf Meyer: 1866-1950. Am J Psychol 63：620-622, 1950.
28) Rennie TAC：Adolf Meyer (1866-1950). Psychosom Med 12：70-72, 1950.
29) Chesney AM：Adolf Meyer, 1866-1950. Trans Assoc Am Physicians 63：9-10, 1950.
30) Riese W：Obituaries. Adolf Meyer (1866-1950). J Nerv Ment Dis 113：89-91, 1951.
31) http://en.wikipedia.org/wiki/Adolf_Meyer_(psychiatrist)　2014 年 8 月接続
32) http://www.medicalarchives.jhmi.edu/papers/meyer_adolf.html　2014 年 8 月接続

# 第 21 章
# 脳内出血の症例

Chapter 21
Patients with Intracerebral Hemorrhages

## 脳内出血の症例

　本章には脳内出血の症例 9 例を収載した．脳内出血には，被殻出血・視床出血・原発性橋出血・二次性脳幹出血など様々な症例があり，出血の部位や血腫の伸展によってもその症候は大きく異なる．そこで，実際の症例において神経症候と病理標本を合わせて参照することは重要であり，臨床家には必須であると考えて，ここに供覧する．とくに大型病理標本は，類似症例の CT や MRI と対比させるとよい．

　本章に関連した脳内出血の病理学については，第 6 章を参照してほしい．また，脳内出血の責任動脈については，第 9 章～第 14 章のうちの該当する項を参照のこと．なお，脳内出血に伴いやすい脳ヘルニアの病理学については，第 4 章に記載してある．

### 症例 21-1（A-422）

　70 歳，女性．3～4 年来高血圧があり，加療していた．ある朝，急に倒れて意識レベルが低下し，言語障害を認めた．まもなく頻回の嘔吐を繰り返して昏迷の状態となり，救急車で搬送され来院した．

　**入院時の所見とその後の経過**：意識は深い昏迷の状態で，右片麻痺 hemeplegia を認め，筋の緊張は低下していた．痛覚刺激に対して左手で払い除けようとした．頭部 CT を行い，左被殻領域に中等量の脳内血腫像が得られたため，左外側中心枝 left lateral central branches の破綻による左被殻出血と診断した．内科療法で経過観察したが，翌朝から症状は悪化して両側瞳孔が散大し始め，同日午後には散大固定して四肢は除脳硬直 decerebrate rigidity を呈し，第 3 病日の早朝に死亡した．

　**臨床診断**：脳内出血（左被殻出血）．

　**病理学的所見**（図 21-1）：脳の重量 1,330 g．大脳回の表面は両側性にかなり扁平で，生前の強い脳浮腫をうかがわせた．海馬鉤は左に強い両側性のヘルニアを認め，小脳扁桃の軽度のヘルニアも観察できた．これは脳圧亢進の程度の強さを示している．室間孔（Monro 孔）を通る大脳の水平断面では，図示したように外側は左レンズ核後半から外包・前障・最外包を破壊し，島の皮質の一部を穿破して外側溝（Silvius 裂）に至り，内側は内包後脚の中央部分を壊している小鶏卵大の脳内血腫となっている．大脳鎌の下方から左の大脳核と間脳の一部分が反対側へ約 10 mm 偏位している．また，左大脳半球の後頭葉内側面の大脳皮質には，全般に暗褐色に変色を認め，その中に点状出血がみられる．この病変は左後大脳動脈 left posterior cerebral artery 領域の出血性梗塞であり，迂回槽の部分で同側の後大脳動脈に小脳テント自由縁による圧痕を認める．そのほか，橋上部の横断面で橋被蓋に米粒大から小豆大の出血が数個みられる．その他の部分に著変を認めない．

　本例は血腫の位置から左外側中心枝の外側枝 lateral branches of left lateral central branches の破綻による前障被殻型の被殻出血と診断した．

　**病理学的診断**：左被殻出血（前障被殻型），左後大脳動脈領域の二次性出血性梗塞，二次性脳幹出血．

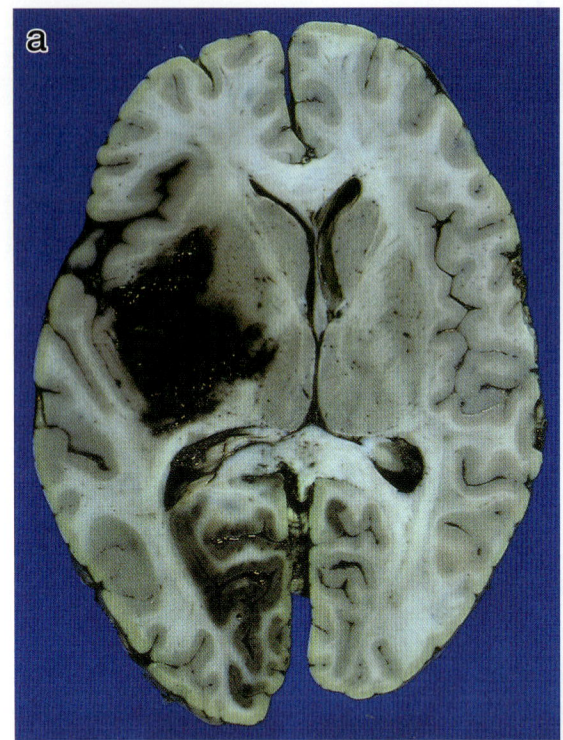

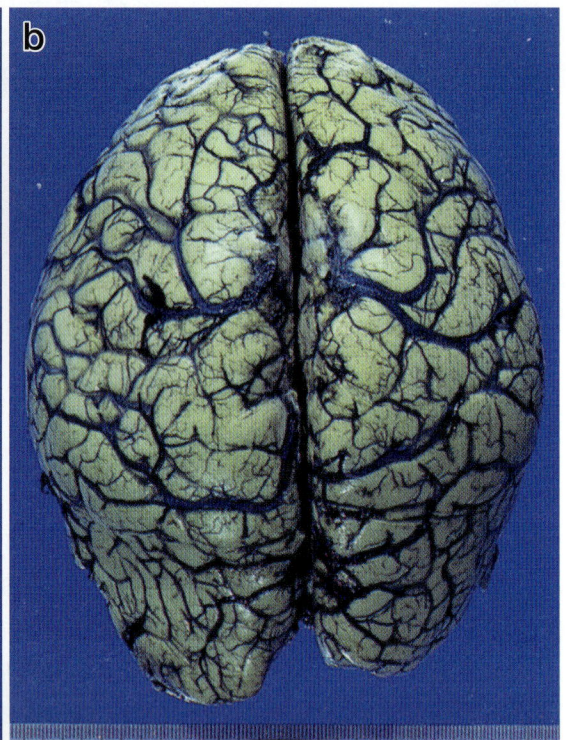

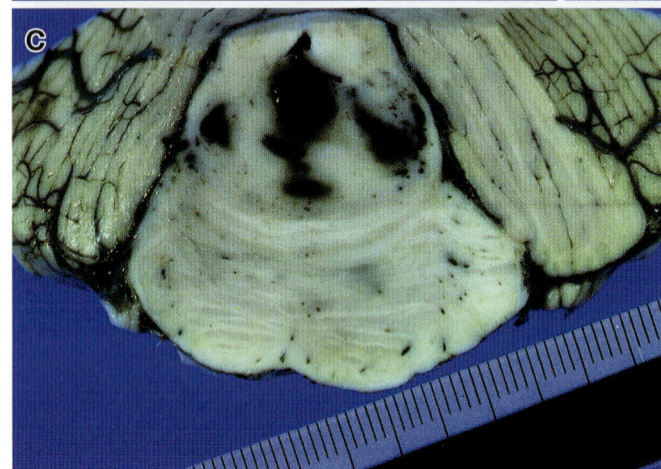

## 図 21-1a　左被殻出血
大脳の水平断面．左被殻出血（テント上膨隆性病変）と，それによる大脳鎌下方ヘルニア・下方へのテント切痕ヘルニア．左外側中心枝の外側枝 lateral branches of left lateral central branches の破綻による．下方へのテント切痕ヘルニアによる左後大脳動脈 left posterior cerebral artery 領域の二次性梗塞がみられる．

## 図 21-1b　頭蓋内圧亢進に伴う大脳の変化
大脳の上面．左被殻出血（テント上膨隆性病変）による頭蓋内圧亢進．大脳回の扁平化と大脳溝の閉鎖がみられる．

## 図 21-1c　二次性脳幹出血
橋上部の横断面．
左被殻出血（テント上膨隆性病変）による下方へのテント切痕ヘルニアが引き起こした脳幹出血．上橋被蓋枝 superior pontine tegmental branches（正中部分）と上外側橋枝 superior lateral pontine branches（両外側部分）の領域に出血がみられる．Duret 出血 Duret's hemorrhage ともいう．

### コメント

　　後大脳動脈領域の出血性梗塞と脳幹出血を合併した症例である．これらは代表的な二次性脳血管障害であり，テント上膨隆性病変 supratentorial expanding lesion は被殻出血である．同様な状況で起こり得る異常として，①海馬鉤・海馬傍回ヘルニア，②動眼神経の圧迫損傷，③中脳の変形，④反対側大脳脚の圧迫損傷（Kernohan 切痕 Kernohan's notch＊），⑤二次性脳幹出血 secondary brainstem hemorrhage[1)〜4)]（Duret 出血 Duret's hemorrhage†），⑥二次性後大脳動脈梗塞 secondary posterior cerebral artery infarction[4)5)]がある．①と③はテント切痕ヘルニアそのものであり，②と④はテント切痕ヘルニアに続発する二次的な圧迫損傷である．⑤は中脳・橋上部の上下への伸長および左右からの絞扼により起こる出血である．⑥は後大脳動脈が小脳テントの遊離縁と側頭葉の間で圧迫されて起こる梗塞である．

---

＊ James Watson Kernohan（1897-1981）については後述．
† Henri Duret（1849-1921，フランスの外科医）については抄伝 11-3 を参照．

## 症例 21-2 (A-335)

33歳，女性．高血圧で加療中の女性が精密検査のため入院した．

**第1回入院時の所見**：頭痛・悪心・嘔吐があり，血圧 280/120 mmHg，心電図で高度の左室肥大と心筋障害を示した．尿蛋白 1〜4 g/日．PSP15分値10％，計37％．Fishberg 濃縮試験で尿比重は 1.012．尿素窒素 30 mg/dL．

腎シンチグラムは正常．経静脈腎盂造影で両腎とも排泄遅延型で腎尿細管の機能低下を示した．腎動脈撮影で左腎に腎動脈狭窄を認めた．

**退院後の経過**：退院後は経口薬剤により血圧を管理していた．約8カ月後，経口薬剤による血圧管理が困難となっていたところ，急に悪心・嘔吐・頭痛が始まり，次いで右片麻痺 hemiplegia と言語障害が出現してきたので，緊急入院となった．

**第2回入院時の所見とその後の経過**：意識は昏睡状態で，血圧 230/130 mmHg．脳血管撮影で左外側中心枝 left lateral central branches の破綻による左被殻出血が疑われた．頭部 CT を施行していない理由は，当時はまだ CT が導入されていなかったからである．内科療法で回復せず，状態は悪化の一途をたどり，第18病日に死亡した．

**臨床診断**：腎性高血圧症，脳内出血（左被殻出血）．

**病理学的所見**（図 21-2）：脳の重量 1,300 g．脳浮腫が著明で脳全体の大脳回が両側性に扁平化している．小脳テント切痕への嵌頓のために左海馬鈎には圧痕が観察され，さらに左動眼神経根にも圧痕がある．橋の表面と中脳の脚間窩にわずかなクモ膜下出血がみられる．脳底動脈の下方 1/4 と後大脳動脈分岐部には小さなアテローム斑がみられる．大脳の水平断の割面で，左側の被殻・外包・前障を破壊して側頭葉内へ伸展した約 70 mL の脳内血腫を認めた．

本例は血腫の位置から左外側中心枝の外側枝 lateral branches of left lateral central branches の破綻による前障被殻型の被殻出血と診断した．

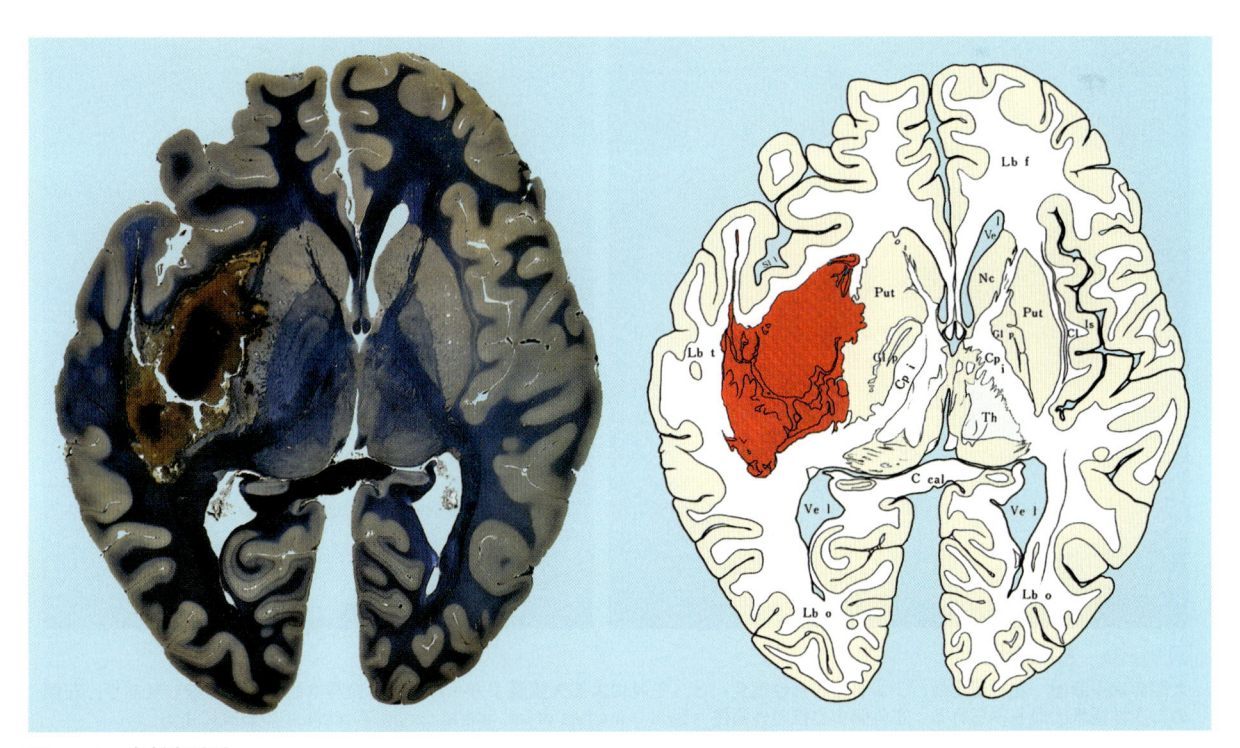

**図 21-2 左被殻出血**
Kultschitzky 髄鞘染色．大脳の水平断面切片．左被殻出血（テント上膨隆性病変）と，それによる大脳鎌下方ヘルニア．左外側中心枝の外側枝 lateral branches of left lateral central branches の破綻による．

**病理学的診断**：左被殻出血（前障被殻型）．

> **コメント**
>
> 脳内出血の中でもっとも多いのが，本例のような前障被殻型の被殻出血である．血腫量が中等度で合併症のない被殻出血の症例は，早期ならば外科的な血腫除去術の適応となる可能性がある．

## 症例 21-3 (A-446)

57歳，男性．3〜4年前から高血圧のため加療中であった．ある日，自宅で急に意識を失って倒れ，近医が診察したところ右片麻痺 hemiplegia を認め，脳内出血が疑われたので緊急入院した．

**入院時の所見とその後の経過**：深昏睡で，すでに呼吸が不整であった．血圧 230/130 mmHg．瞳孔不同 anisocoria がみられ，左が散大，右が直径約 3 mm．両側とも眼球は中央に固定されていて動かない．左上肢は除脳硬直 decerebrate rigidity を呈し，右上肢は痛覚刺激に反応してかすかに屈曲した．頭部 CT では，左大脳半球の中心部分に大きな血腫が観察され，血腫は脳室へ穿破していた．まもなく両側の除脳硬直を示すようになり，やがて呼吸が停止，発症後 6 時間で死亡した．

**臨床診断**：脳内出血（左被殻出血）．

**病理学的所見**（図 21-3）：脳の重量 1,530 g．大脳回の表面は全般に扁平で，生前の脳圧亢進がうかがわれ，左右の大脳半球を比較してみると，左が著明に大きい．脳の底面の血管系では，きわめて軽度のアテローム斑が脳底動脈にみられる．脳底面からみて，左の側頭葉は腫大していて，左海馬鈎から海馬傍回にかけて，下方へのテント切痕ヘルニアによる圧痕が著明であり，これに関連して左動眼神経根にも圧痕が認められる．室間孔（Monro 孔）を通る大脳の水平断面で左のレンズ核と前障を完全に破壊した血腫（前後に約 10 cm，幅は約 6 cm）があり，内包のレンズ核後部を貫いて左側脳室に穿破している．左外側中心

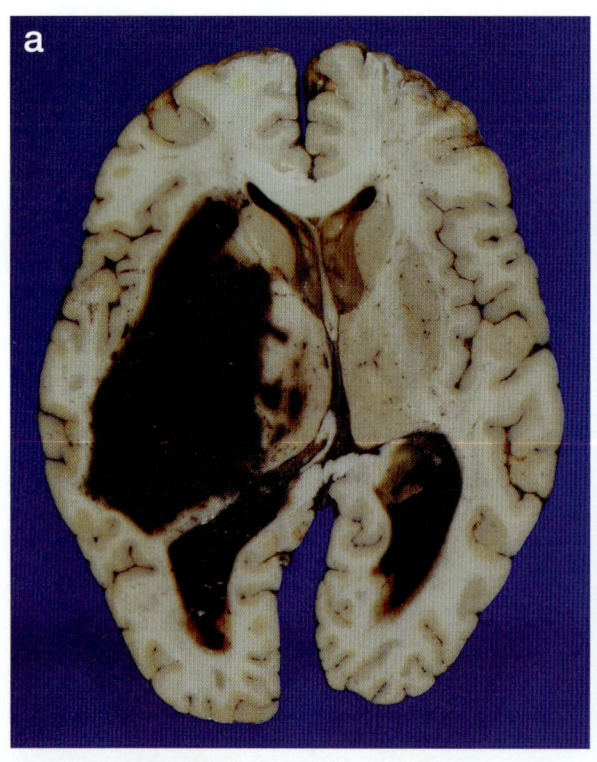

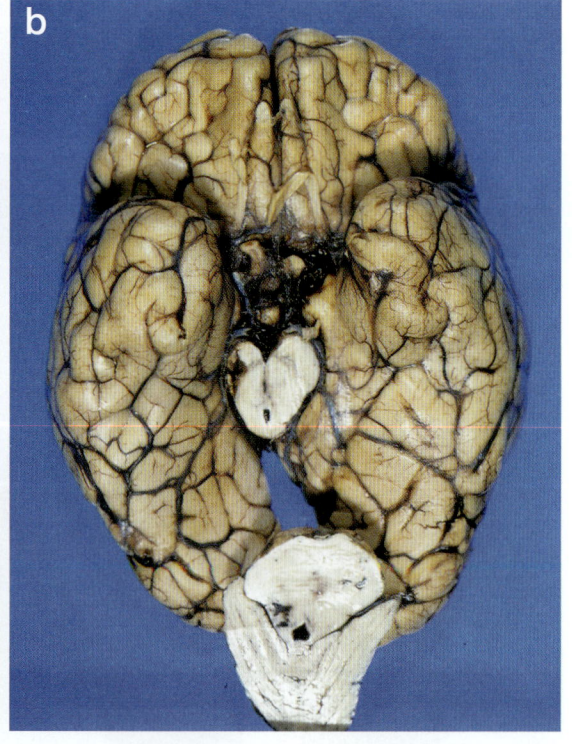

**図 21-3a　左被殻出血**
大脳の水平断面．左被殻出血（テント上膨隆性病変）と，それによる大脳鎌下方ヘルニア．血腫は側脳室へ穿破しており，左側の二次性視床出血もみられる．左外側中心枝の外側枝 lateral branches of left lateral central branches の破綻による．

**図 21-3b　下方へのテント切痕ヘルニア**
大脳の底面および脳幹断面．左被殻出血（テント上膨隆性病変）による下方へのテント切痕ヘルニア．左海馬傍回ヘルニア・左海馬鈎ヘルニア・右 Kernohan 切痕・二次性脳幹出血（Duret 出血）・動眼神経圧迫などがみられる．

枝の外側枝 lateral branches of left lateral central branches の破綻による被殻出血である．血腫は上方へも伸展して，半卵円中心の中心部分を大きく占めている．脳弓・第3脳室・視床は右方へ偏位し，約10 mm の大脳鎌下方ヘルニアがみられる．そのほか，左視床に大きさの異なる小出血が散在している．

中脳は横断面でみると，左側頭葉からの圧迫と海馬傍回のテント切痕ヘルニアのために反対側へ圧排され，同時に中脳蓋が小さくなっている．中脳被蓋の正中線上に小出血を認める．中脳の反対側への偏位のために，右大脳脚は小脳テントの自由縁に押しつけられて壊死を起こし，一部に空洞を形成しており，右大脳脚の内側端1/3のみが健常である．橋の横断面ではとくにその上部で，橋被蓋および一部は橋底部にも小出血が散在している．

**病理学的診断**：左被殻出血（前障被殻型），それに起因する二次的病変（脳室内出血・左海馬傍回ヘルニア・左動眼神経圧迫・脳幹出血・視床出血・右大脳脚壊死・大脳鎌下方ヘルニア）．

### コメント

症例21-1と同様に被殻出血であるが，経過はもっと速い．出血量も多くて脳室へ破綻し二次性脳室内出血を起こすなど，二次性病変も顕著．海馬傍回がテント切痕へ嵌入して，中脳が変形している．

臨床症状に対応する病理学的所見を述べておく．発症時の右片麻痺 hemiplegia は出血巣から左内包への直接的影響によるものであり，来院時の瞳孔不同 anisocoria（左瞳孔散大）はテント切痕ヘルニアの初期に出現するもので，左動眼神経の圧迫 compressed oculomotor nerve[6]によってその中のきわめて細い副交感神経線維がまず損傷して，その支配を受けている左眼の瞳孔括約筋が麻痺したためである．この瞳孔の変化は脳内出血に限らず，テント上膨隆性病変 supratentorial expanding lesion がもたらす頭蓋内圧亢進があれば起こり得る．経過中に左上肢が除脳硬直 decerebrate rigidity を呈したのは，左側のテント切痕ヘルニアが進行して中脳が右方へ偏位し，病巣と反対側の右大脳脚が小脳テントの遊離縁に押しつけられて圧迫されたためといえる．ちなみに，この大脳脚への圧痕を Kernohan 切痕 Kernohan's notch[7]と呼ぶ．圧迫によって生じた病巣と反対側の大脳脚の中央部分にある壊死巣は錐体路を明らかに破壊しているほか，中脳と橋上部に二次性脳幹出血 secondary brainstem hemorrhage[1]〜[4]（Duret 出血 Duret's hemorrhage）も認められる．

（抄伝 21-1 は下記参照）

## 症例 21-4（A-588）

68歳，男性．発症前に高血圧を指摘されたが，治療はまったく受けていない．家族の話でも，とくに自覚症状は訴えていなかったという．ある日の午前2時頃に家人を呼ぶ声がするので駆けつけてみると，意識を失って倒れていた．嘔吐があり，右片麻痺を認めた．夜間救急外来を経て，午前4時30分に入院した．

**入院時の所見とその後の経過**：意識は深い昏迷で，Cheyne-Stokes 呼吸を認め，両眼が鼻の先端を見つめる共同偏視 conjugate deviation が認められた．瞳孔は左右同大で対光反射は両側とも観察された．右に

---

### 抄伝 21-1　Kernohan, James Watson

James Watson Kernohan（1897-1981）はアイルランド出身のアメリカの病理学者である．1896年10月1日に英国領アイルランド（現在は英国領北アイルランド）Antrim County の Moyasset で誕生．Belfast の Queen's 大学で医学を学んだ．1921年からスコットランド Dumfries の Crichton 王立施設（精神病院）で病理学を専攻．1922年にアメリカへ移住して，Minnesota 州 Rochester の Mayo Clinic で病理学専攻の fellow となった．以来 Mayo Clinic に長年勤務し，1925〜1962年は病理学 consultant．その間，1955年にはアメリカ神経学会副会長を務めた．

神経病理学を得意とし，1929年に Henry William Woltman（1889-1964，アメリカの神経内科医）とともに Kernohan 切痕を記載した．脳・脊髄腫瘍の grading を行って，「Tumors of the central nervous system」（中枢神経系の腫瘍，1952年）や共著「Sarcomas of the brain」（脳の肉腫，1962年）を出版した．Hirschsprung 病・肥厚性幽門狭窄症・潰瘍性大腸炎の腸管神経叢に関する業績もある．1981年5月5日に死去，享年81歳．

Woltman は後に Mayo Clinic（Minnesota 大学）の神経学教授．Woltman 徴候を記載した．　　　　　（文献欄参照[13]〜[20]）

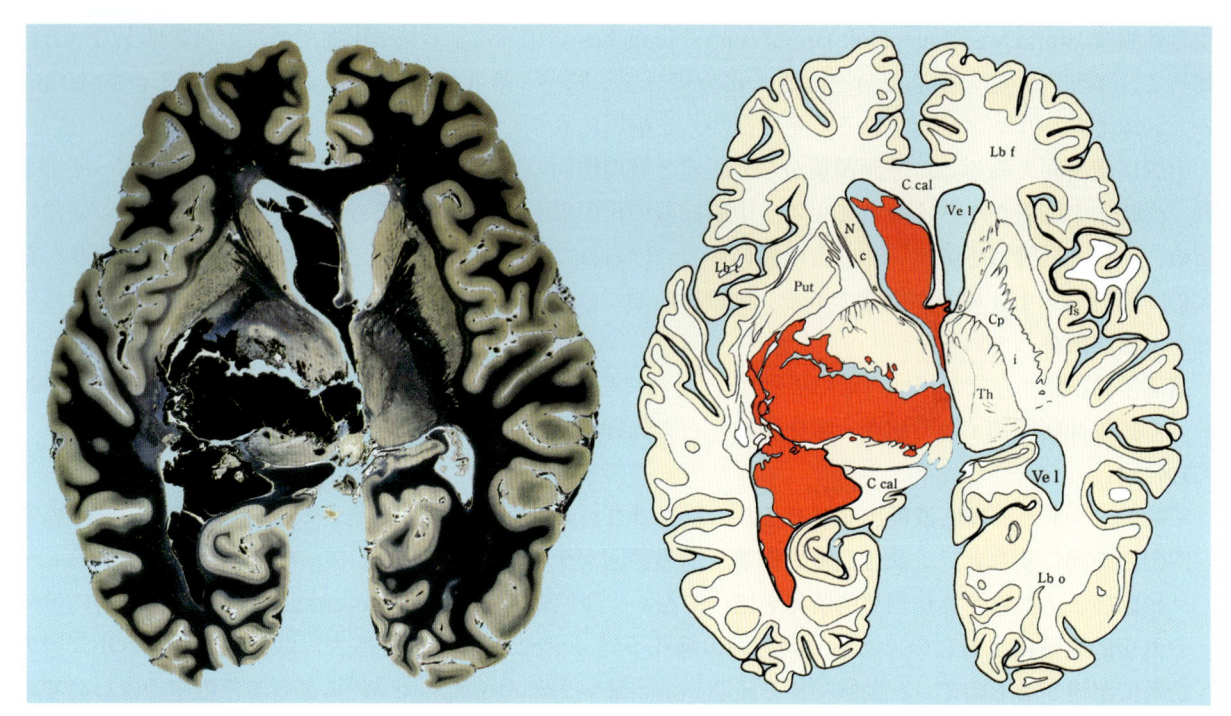

**図 21-4　左視床出血**
Kultschitzky 髄鞘染色．大脳の水平断面切片．後外側型の左視床出血（テント上膨隆性病変）で側脳室・第 3 脳室への穿破を伴う．左視床膝状体枝 left thalamogeniculate branch の破綻による．

片麻痺 hemiplegia が認められ，足底反射は右が伸展性の，左が屈曲性の反応を示した．痛覚刺激に左半身は反応を示したが，右半身は何ら反応を示さなかった．症候学的には左大脳深部の出血が疑われたが，正確な部位を確定できなかった．頭部 CT が行われ，左視床に中等大の新鮮出血による高吸収域が認められ，左側脳室へ穿破していた．保存的に治療を開始したが，意識の低下および瞳孔の両側散大が始まり，血圧は徐々に低下した．翌朝には深昏睡となり，午後 1 時には心電図が平坦となってやがて死亡した．

**臨床診断**：脳内出血（左視床出血），脳室への破綻出血．

**病理学的所見**（図 21-4）：脳の重量 1,340 g．終脳の外側面で大脳回が両側ともやや扁平である．海馬鈎・小脳扁桃などのヘルニア所見は認めない．脳底部の動脈には動脈硬化の所見があり，脳底動脈・椎骨動脈・内頚動脈・中大脳動脈・後大脳動脈に中等度のアテローム変性を認める．

大脳の水平断面では，脳内血腫が左視床外側核を中心に破壊しているさまが観察されるが，視床枕・視床内側核は残存している．左視床膝状体枝 left thalamogeniculate branch の破綻による後外側型の視床出血である．血腫は伸展して，外方へは内包後脚の後半部を壊し，後方へは側脳室三角部へ，上方へは側脳室中心部へそれぞれ破綻して脳室内出血を起こしている．左の側脳室前角には多量の，右の側脳室前角には少量の脳室内血腫が存在しており，第 3 脳室・中脳水道（Sylvius 水道）・第 4 脳室にはほぼ鋳型状に血腫が充満している．

**病理学的診断**：左視床出血（後外側型，原発巣は視床外側核），内包後脚と視床内側核への伸展，脳室系への破綻出血．

> **コメント**
>
> 視床出血では本例のように内包のすぐ内側にある視床外側核に始まるものが多いが，内包後脚を破壊してレンズ核後半部へと血腫が伸展することがあり，このような場合には混合性出血（被殻と視床に出血が及んだもの）を呈する．発症時の視床出血を症候学的に正確に診断することは困難な場合が多い．また，一命を取り留めて生存した場合，一過性または長く持続する反対側の片麻痺のほかに，反対側半身の知覚障害（表在知覚・深部知覚の鈍麻ないし消失）・視床痛・舞踏病アテトーゼ様運動・反対側の同

名半盲などのいわゆる古典的な視床症候群 thalamic syndrome すなわち Dejerine-Roussy 症候群 Dejerine-Roussy syndrome[8])を呈する．ちなみに，視床出血例の中には発症時の垂直方向の両側眼球運動障害や，本例のように共同偏視（両眼が鼻先を凝視）を示すことがあるが，これらの症候は視床病変としての診断的価値が高いと考えられている．

## 症例 21-5（A-470）

49 歳，男性．発症の 1 年前から高血圧を指摘されて，降圧剤の内服を続けつつ元気に働いていた．晩秋のある日の午後 9 時，入浴中に軽い意識障害・悪心・嘔吐が急に始まり，臥床していたが軽快しないので，翌日午前 1 時に夜間救急外来を経て入院した．

**入院時の所見とその後の経過**：意識は傾眠の状態であるが，ほかに局所症状を示唆する症候は観察されない．四肢麻痺も認められないし，知覚障害もない．腱反射も亢進していない．眼底にも異常所見を認めない．髄液検査で血性髄液が得られ，初圧は 200 mmH$_2$O であった．画像検査で左視床出血と診断された．10 日後に視床の血腫を手術的に除去して脳室腹腔シャントを造設した．術後の回復は良好で，表情は豊かとなり，しだいに食物の経口摂取量が増加し，緩やかではあるが回復しつつあった．6 カ月後にはベッド上で座位をとってリハビリテーションを行うまでになった．しかし，この時期から認知症 dementia が徐々に進行して意欲がまったくなくなっていく．そのためにリハビリテーションの効果は期待できなくなり，以前から罹患していた肝硬変のため腹水が貯留し，低アルブミン血症・乏尿・低ナトリウム血症などが加わり，しだいに全身衰弱が進行していった．発症から 1 年 4 カ月間の経過で死亡した．

**臨床診断**：脳内出血（左視床出血），認知症，肝硬変．

**病理学的所見**（図 21-5）：脳の重量 1,370 g．脳の表面では Brodmann 4 野と 6 野を除く左前頭葉全域にわたって大脳皮質が顆粒状となっていて，大脳皮質萎縮の所見を観察した．室間孔（Monro 孔）と松果体を通る大脳水平断の割面で左視床内側核にほぼ限局した病巣があり，中心に小さな空洞を形成した黄白色調のグリア組織の増殖部位が認められ，その周辺にヘモジデリンが沈着している．左内側後脈絡叢枝 left

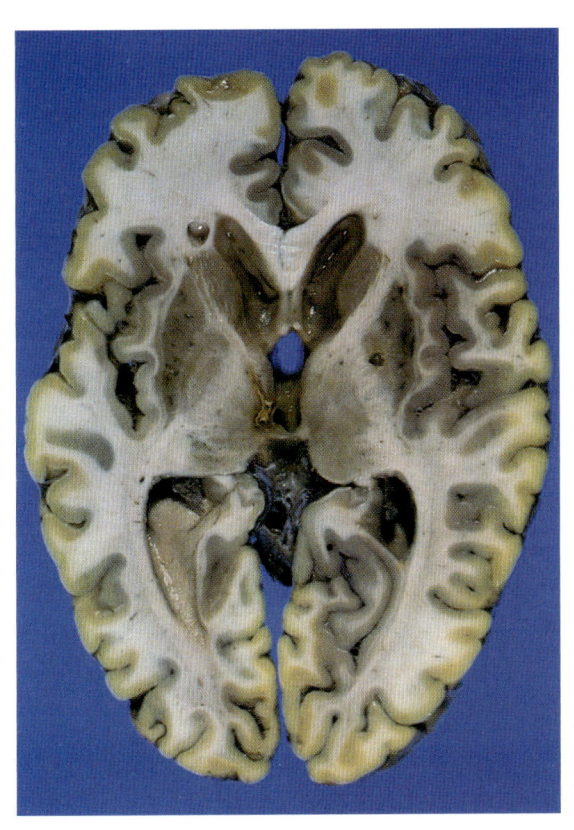

**図 21-5　左視床出血**
大脳の水平断面．内側型の陳旧性左視床出血．出血は小型であるものの，左内包前脚の線維束減少と左前頭葉の萎縮が認められる．左内側後脈絡叢枝 medial posterior chorioidal branch 分枝の破綻による．

medial posterior chorioidal branch 分枝の破綻による背内側型の陳旧性視床出血である．左内包前脚の線維束が顕著に減少していて左右差が著しい．

**病理学的診断**：陳旧性の左視床出血（背内側型，原発巣は視床内側核），左前頭葉萎縮．

> **コメント**
>
> 視床出血のうち背内側型は，脳室内出血を伴うことが多い割には臨床的に重篤感がなく，局所症状に乏しい．そのため症候学的には，脳血管障害の正確な部位診断が困難なことが多い．発症時には血腫量も少なく，軽症のような印象を与えるが，安易な判断は禁物である．原発巣の視床内側核は同側の前頭葉皮質の大部分（Brodmann 4 野と 6 野を除いた部分）と線維連絡がある．したがって，視床内側核の出血や梗塞では長い経過の中で，しだいに病巣側の前頭葉萎縮を起こして意欲低下・知能低下・多幸症などを呈する．二次性の前頭葉萎縮が病状の回復には負の要因となって，病初期の症状の軽さに比べて予後はむしろ悪く，無為のまま過ごして，やがては「寝たきり」となりやすい．

## 症例 21-6 (KCH-139)

56 歳，女性．前から頭痛持ちであったが，外出先で激しい頭痛に襲われた．悪心・嘔吐がみられたが，意識は清明であった．このときは近くの救急指定病院へ搬送され，治療を受けて帰宅した．

翌日から右眼瞼下垂が現われた．また頭痛は持続し，右半分に強かった．その後，自宅で寝ていたが，頭痛は続いていて，眼が疲れるとしばしば訴えた．鎮痛剤を内服したが，頭痛には無効であった．第 12 病日の朝食後，急に頭部に激痛を訴えて倒れ，そのまま意識を失った．その直後から両側の四肢に，とくに下肢に著明な間代性痙攣を起こし，救急車で搬送されて入院した．

**入院時の所見**：意識は傾眠の状態であり，名前を呼べば返事をし，簡単な指示には応ずるが，放置すると眠ってしまう．血圧 230/110 mmHg．わずかに項部硬直が認められるが，Kernig 徴候はなかった．

眼底には乳頭浮腫と眼底出血が観察された．瞳孔不同 anisocoria がみられ，右が著明に散大していて，左にのみ対光反射を認めた．右の眼瞼下垂がみられ，自力では開眼できない．上眼瞼を持ち上げてみると，右眼球は外転位に固定されていて動かない．視標を追跡させると，左眼のみ全方向に動かした．明らかな右動眼神経麻痺 oculomotor palsy/oculomotor paralysis の徴候である．

左上下肢に不全片麻痺 hemiparesis があり，右に比較して自発的な動きが少なく，両上肢を前方挙上の位置に保つように指示すると，左上肢はすぐにベッドに下ろしてしまった．背屈位で膝を屈曲させて足底をベッド上に密着させた位置を取らせると，左膝はすぐにベッド上に倒れて股関節外転外旋位になってしまい，最初の肢位を保持できない．筋緊張は左右とも正常であった．腱反射は左右差がみられず，とくに左が亢進してはいない．足底反射は，左は全趾が背屈し，右が底屈した．弱い痛覚刺激を与えても，応答はしないし反応を示さない．腰椎穿刺で高度の血性髄液を証明し，初圧 380 mmHg であった．

以上，症候学的には右動眼神経麻痺と左不全片麻痺を呈する動眼神経性交代性片麻痺すなわち Weber 症候群であった．当時は CT がまだ導入されておらず，出血部位が確定できないまま内科療法を行った．

**その後の経過**：入院期間中全体として病状は下り坂であったが，意識レベルはたびたび変化した．第 14 病日には，見舞い客に「いろいろとご迷惑をおかけします」などと挨拶したかと思えば，その 10 分後には強い痛覚刺激にもまったく覚醒しないほど深い意識障害に陥ったりした．このようなエピソードを何回か繰り返していた．

入院中，右動眼神経麻痺だけは常に観察されたが，第 16 病日には意識障害の軽いときは両側四肢を自発的に動かすようになった．第 17 病日に再び意識障害が増強して意識レベルの上昇をみなくなり，項部硬直も増強して Kernig 徴候を認めるようになった．第 22 病日には深昏睡の状態で，縮瞳していた左の瞳孔が散大し始めた．第 24 病日の夕刻に血圧が低下して，同夜死亡した．

**臨床診断**：動眼神経性交代性片麻痺すなわち Weber 症候群（中脳出血，クモ膜下腔への破綻の疑い）．

**病理学的所見**（図 21-6）：脳の重量 1,350 g．大脳回の表面が全体的にやや扁平で，脳浮腫と脳圧亢進を

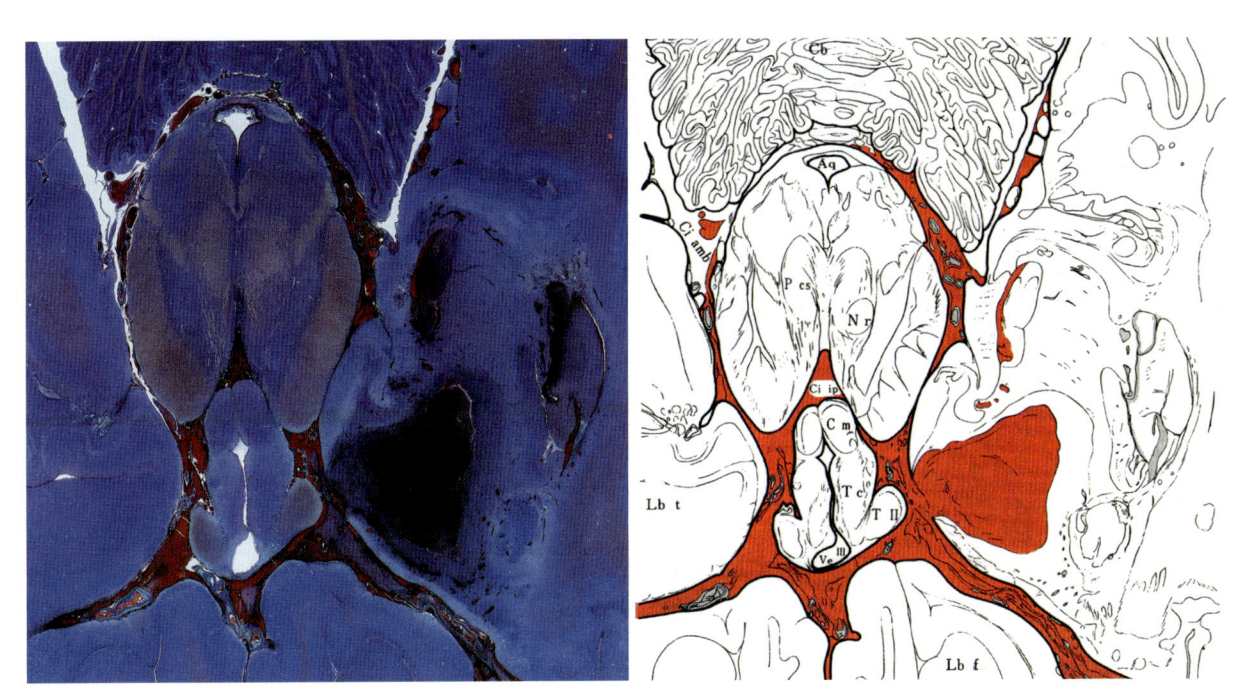

**図 21-6　右海馬鈎出血**
Mallory-azan 染色．中脳とその周囲の大脳・小脳の水平断面．右側頭葉の海馬鈎に陳旧性の出血があり，クモ膜下腔に新鮮な出血が認められる．右動眼神経根は出血塊の中にある．中脳にはとくに変化を認めないが，右大脳脚の直接的な圧迫がある．おそらく右鈎枝 right uncal branches（右前脈絡叢動脈 right anterior chorioidal artery の分枝）の破綻による．本例は臨床的には Weber 症候群を呈していたが，中脳自体に病変がないので偽性 Weber 症候群といえる．

うかがわせる．脳の底面を観察すると，交叉槽と脚間槽を中心にクモ膜下腔への新鮮な出血塊を認める．右海馬鈎ヘルニアがあり，右動眼神経根はクモ膜下腔を走るほぼ全長にわたって出血塊の中に入っている．また，右海馬鈎の皮質に線状の破壊が認められ，そこからの出血がクモ膜下腔の出血と連続している．

大脳の水平断面では，右側頭葉内にウズラ卵大の血腫があり，右海馬鈎の前端で交叉槽へ穿破して，右側頭葉内側面の迂回槽へと続いている．クモ膜下腔の出血塊は新しく，右側頭葉内の出血塊のほうが先行したものと推測できる．それは，右前脈絡叢動脈 right anterior chorioidal artery 分枝の鈎枝 uncal branches の破綻による出血を意味する．中脳にはとくに病変を認めないが，右大脳脚への直接的圧迫があった．

**病理学的診断**：皮質下出血（右海馬鈎），その破綻によるクモ膜下腔への出血，右動眼神経根と右大脳脚の圧迫（偽性 Weber 症候群）．

**コメント**

症候学的には中脳の血管障害が疑われたが，当時はまだ CT が導入されておらず，確定できなかった．出血部位の可能性としてはこの場合，①中脳被蓋出血のクモ膜下腔への穿破，②脳底動脈先端部ないしは後大脳動脈起始部近傍の動脈瘤の破裂，③右大脳髄質内出血のクモ膜下腔への破綻とテント上膨隆性病変 supratentorial expanding lesion による右動眼神経の圧迫 compressed oculomotor nerve[6]などが考え

**余録 21-1　Weber 症候群**

Weber 症候群 Weber's syndrome では，片側の動眼神経麻痺 oculomotor palsy/oculomotor paralysis と反対側の片麻痺がみられる．動眼神経性交代性片麻痺 oculomotor alternating hemiplegia・上交代性片麻痺 superior alternating hemiplegia ともいう．中脳の片側大脳脚に病巣が存在し，同側の動眼神経根をも障害する．Weber[9]の原著は出血例である．Weber 症候群の原因は脳内出血など様々であるが，中脳の動脈分布から脳梗塞では説明が難しい（第 12 章）．

偽性 Weber 症候群 pseudo-Weber's syndrome では，中脳には病変が存在しないにもかかわらず片側の動眼神経麻痺と反対側の片麻痺がみられる．

Sir Hermann David Weber（1823-1918，抄伝 21-2）はドイツ出身の英国の内科医．

られることになる．結果的には③の範疇に入るものであった．仮に頭部 CT を施行していれば，偽性 Weber 症候群 pseudo-Weber's syndrome（中脳以外の病変による Weber 症候群 Weber's syndrome[9]）であると，生前に診断可能であったと思う．

　意識障害の程度が大きな変化を繰り返したのは，頭蓋内圧の変動に伴って二次的な中脳圧迫の程度が変動したことによる機能的なものと推測される．左上下肢の一過性の不全片麻痺については，右大脳脚の圧迫症状と考える．なお，Kernohan 切痕の病変であれば，左大脳脚の圧迫によって右上下肢の片麻痺が生ずるはずなので，Kernohan 切痕による症状ではない．

（**余録 21-1** は 359 頁；**抄伝 21-2** は下記参照）

## 症例 21-7（A-275）

69 歳，男性．夕刻に外出先で急に悪心・頭痛が出現し，崩れるように倒れてすぐに意識を失った．ただちに救急車で搬送され，入院した．

**入院時の所見とその後の経過**：意識は昏睡の状態で，痛覚刺激に対してはわずかに反応した．しかし，呼びかけにはまったく応じなかった．瞳孔は左右同大だが，ピンホール瞳孔 pin-hole pupil で直径は約 1.5 mm であった．対光反射は注意深く観察したところ，かすかに認められた．嘔吐はなく，角膜反射は消失していた．左顔面に末梢性顔面神経麻痺 peripheral facial palsy/peripheral facial paralysis を認め，右上下肢の腱反射は消失し，筋緊張は低下して弛緩性片麻痺 flaccid hemiplegia を示した．症候学的には顔面神経性交代性片麻痺 facial alternating hemiplegia であり，橋出血を疑い検査を実施した．脳血管撮影・脳室造影の所見から，左橋背部に mass lesion を認めた（頭部 CT は未導入）．左外側橋枝 left lateral pontine branches の破綻による原発性橋出血と診断した．

後頭蓋窩開頭により第 4 脳室底に透見された血腫を左顔面神経丘の外方から穿刺して，3～4 mL の血液を吸引除去した（当時は橋出血でも急性期であれば，手術を積極的に行うことがあり得た）．呼吸は規則正しくなったが，喀痰が多量で窒息の危険があったため，気管切開を行った．術後 2～3 日後から右上下肢の腱反射がみられ，意識レベルは向上し，痛覚刺激に反応して顔面右半分をしかめるようになった．1 週間後から，口頭での指示に従うまでに回復した．眼球は完全な one and a half syndrome を示し，気管切開の開口部を閉じると会話が可能となった．右半身の麻痺は改善を示したが，左顔面神経麻痺と嚥下障害が残った．その後，呼吸器感染症が増悪と軽快を繰り返し，最後は肺炎が悪化して第 292 病日に死亡した．

### 抄伝 21-2　Weber, Sir Hermann David/Weber, Frederick Parkes

Weber の名を冠した疾患や症候群は少なくない．

　Hermann David Weber 改め Sir Hermann David Weber（1823-1918）はドイツ出身の英国の内科医である．1823 年 12 月 30 日に Bayern 王国領 Unterfranken の Holzkirchen で誕生．父はドイツ人，母はイタリア人．Marburg 大学や Bonn 大学で医学を学んだ．英国の London に移住し，それ以来 Dalston の German 病院に勤務．1854 年に英国人女性 Matilda Gruning と結婚．London の Guy's 病院で医学を学んで，1855 年にイングランドの医師免許状も得た．1859 年から王立内科医連盟の fellow（FRCP）．英国女王 Victoria の侍医を務め，下院議員や貴族とも交流があり，1899 年に叙勲された．結核の外気療法の先駆者の一人となり，Weber 症候群を記載した．1918 年 11 月 11 日に London で死去，享年 94 歳．

　Frederick Parkes Weber（1863-1962）は英国の内科医である．1863 年 5 月 8 日に London で誕生．父は Hermann David Weber，母は Matilda Gruning．Charterhouse 校を経て Cambridge 大学 Trinity College に進学．London の聖 Bartholomew 病院で医学を学び，Wien や Paris に留学した．London に戻り，1894 年から Dalston の German 病院に勤務．1898 年から王立内科医連盟の fellow（FRCP）．Rendu-Osler-Weber 症候群・Klippel-Trénaunay-Weber 症候群・Weber-Christian 病・Sturge-Weber 症候群・Weber-Cockayne 症候群を記載するなど数々の発見をなし，その医学的名声は父を凌いだ．父と同様に，肺疾患に造詣が深かった．1962 年 6 月 2 日に London で死去，享年 99 歳．

　ちなみに，Weber 父子は貨幣・切手・昆虫・化石などの蒐集家としても有名で，その蒐集品は大英博物館などに分散収蔵されている．

（文献欄参照[21]～[34]）

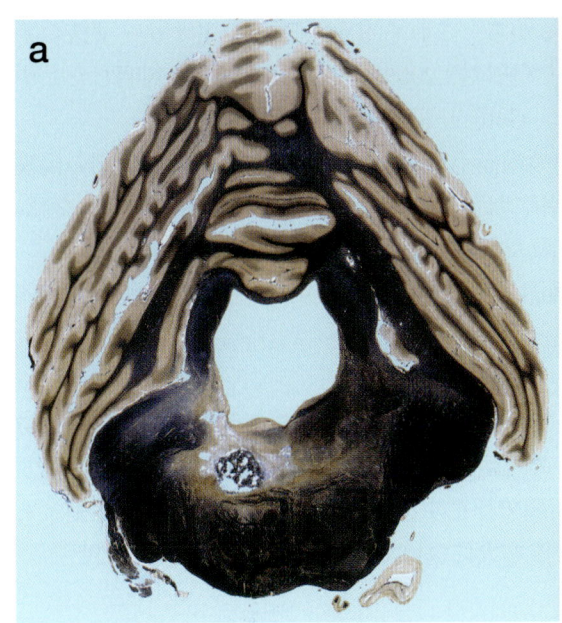

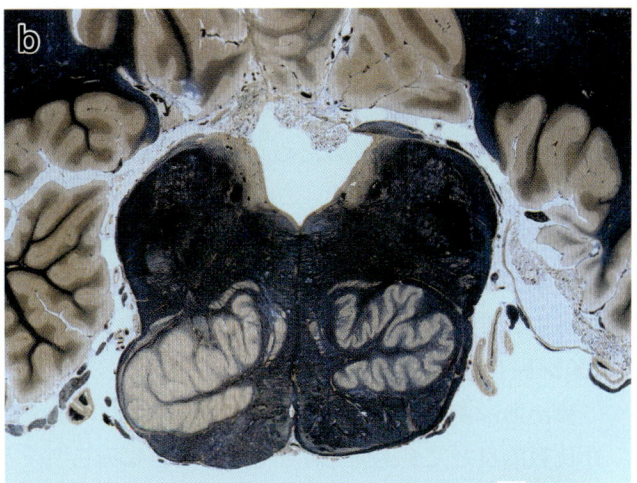

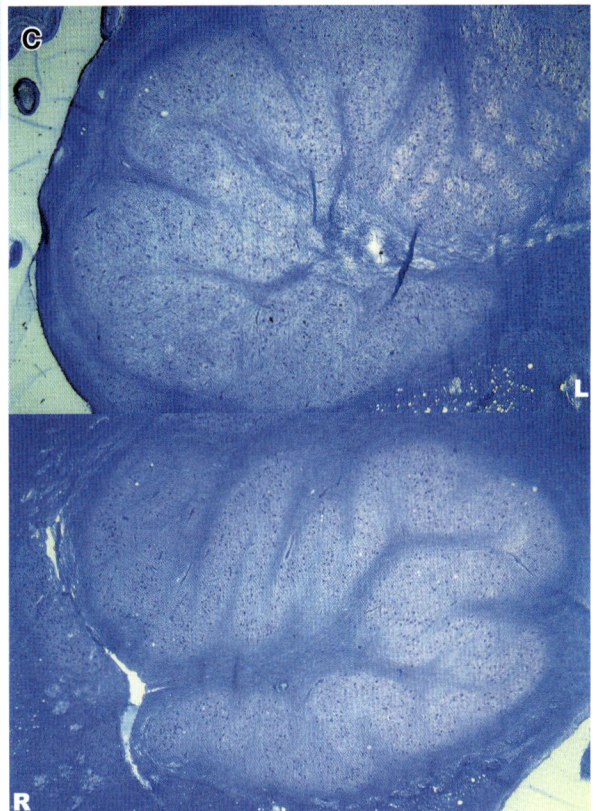

### 図 21-7a　左橋被蓋型の原発性橋出血
Kultschitzky 髄鞘染色．橋中部の左被蓋に血腫があり，その周囲の壊死巣と左顔面神経根の変性が認められる．左外側橋枝 lateral pontine branches の破綻による．

### 図 21-7b　延髄の左オリーブ核拡大
Kultschitzky 髄鞘染色．橋中部の左被蓋の血腫により左中心被蓋路が破壊された結果，延髄の左オリーブ核が拡大している．

### 図 21-7c　延髄の左オリーブ核拡大
Klüver-Barrera 法．左オリーブ核（上）と右オリーブ核（下）の顕微鏡像．左オリーブ核では astrocytosis による体積の拡大が認められるものの，神経細胞の変化に乏しい．右オリーブ核は正常．

**臨床診断**：原発性橋出血（被蓋型），左末梢性顔面神経麻痺，仮性球麻痺．

**病理学的所見**（図 21-7）：脳の重量 1,300 g．脳底面の中等大の動脈には全般的にアテローム性動脈硬化があり，血栓が脳底動脈 basilar artery の起始部に形成されていて，病理組織学的には新鮮なものであった．脳幹と小脳を含めた連続切片を作成し，橋の血腫の伸展とその影響を詳細に観察した．橋の顔面神経丘直上の横断面で，左橋被蓋に小豆大の血腫（3×4 mm）があり，上下方向 4.8 mm の長さがあった．この血腫は手術の際の遺残と考えられ，口側になるにつれて血腫周囲に空洞が形成されるようになる．この血腫および空洞は左橋被蓋をほぼ完全に占拠している壊死巣に囲まれ，病巣は上方では左橋被蓋の上端にまで達している．左顔面神経根は完全に変性しており，左中心被蓋路の破壊に伴い左オリーブ核が拡大している．

Kultschitzky 髄鞘染色による主オリーブ核のある範囲の連続切片から一定間隔で抽出した切片で，画像解析装置を用いて主オリーブ核の面積を測定し，これから左右の主オリーブ核の体積を算出した．その結果は左 173.5 mm$^3$，右 104.5 mm$^3$ で，右に対して左は 166% に増加している．同様な方法で算出した正常例

の主オリーブ核の体積が左 68.5 mm$^3$，右 77.0 mm$^3$ であるから，これら 3 個の正常な主オリーブ核の平均体積 83.3 mm$^3$ となり，平均値に対して病巣側の主オリーブ核は約 200％に拡大していると判明した．中心被蓋路破壊後のオリーブ核拡大の経時的変化については，Goto と Kaneko[10] を参照のこと．

橋の血腫周囲の壊死巣のため，橋中央のレベルで両側の内側毛帯がかなり破壊され，また両側の橋縦束の背側部分にも変性をみる．この結果として，延髄の錐体には両側性に，とくに左にやや強い変性を認め，また内側毛帯の変性は両側とも中脳上部まで追跡確認された．

**病理学的診断**：原発性橋出血（左被蓋型，術後），左顔面神経の変性，左オリーブ核の拡大，両側内側毛帯の破壊および変性，両側錐体路の軽度変性．

**コメント**

橋出血は橋被蓋に多く，予後不良と一般に考えられている．しかし，本例のように発症時の生命徴候が比較的良好で長期間生存する例もときにみられ，その場合には片側の橋被蓋に限局性出血を発見することが多い（被蓋型）．他方，症例 21-8 のように短期間で死亡するもの（被蓋橋底型）は激症型とも呼ばれ，病巣の位置と伸展が本例とは異なる．オリーブ核拡大については症例 22-2 も参照のこと．

## 症例 21-8（A-348）

66 歳，女性．3 年前から高血圧を指摘され薬剤を内服し始めたものの，その服用態度は不真面目であり，とくに最近はまったく服用していなかった．ある日の夕刻，急に「目が回る，目が回る」「困った，困った」と繰り返しながら倒れ，すぐに意識を失った．嘔吐などはなく，また呼びかけにはまったく反応を示さなかった．ただちに救急車で搬送され，入院してきた．

**入院時の所見とその後の経過**：顔面は紅潮していて，深い昏睡の状態であった．脈拍 103 回/分で整．血圧 198/104 mmHg．呼吸は浅いが規則的であった．瞳孔は両側とも散大しつつあり（直径 4～5 mm），眼球は中央に固定されていて，頭位を変えても動かない．両側の対光反射は消失し，角膜反射もない．四肢は除脳硬直 decerebrate rigidity を呈した．体に痛覚刺激を与えると，体幹と四肢の過伸展位および上肢の回内位と下肢の内旋位がさらに強くなり，硬直の程度も増した．腱反射は筋トーヌスの変化のため判定しにくかったが，両側とも亢進していた．足底反射は両側とも背屈を示した．内科療法で経過をみたが，全身状態は下り坂を転がるように悪化して，第 5 病日に死亡した．

**臨床診断**：原発性橋出血（被蓋橋底型ないし激症型）．

**病理学的所見**（図 21-8）：脳の重量 1,380 g．大脳回は全般に扁平である．脳底面の動脈に中等度の動脈硬化所見がある．右に軽度の海馬鉤ヘルニアがみられ，両側とくに右に強い小脳扁桃ヘルニアを認める．大脳の水平断面では，中脳から視床に点状出血が集まっていて，とくに左側に強い．中脳の横断面では，大脳脚と中脳蓋との一部を除いて，中心部分の被蓋を大きく破壊する血腫で占められている．

橋の上部・中部・下部を通る横断面で観察すると，血腫は橋被蓋の大部分と橋底部の背側部分を大きく占拠している．橋の中部よりやや上方の横断面（血腫全体のほぼ中央に当たる）の染色切片では，図示したように橋底部と橋被蓋の境界部分に大きな血腫が存在し，周辺の組織破壊が強いことから，出血の原発部位と考える．この出血の下方への伸展を観察すると，下方へ向かうに従って出血の程度が少なくなり，橋のみに止まっていて，延髄にはまったく変化がない．これに対して上方へは，中脳の被蓋を大きく破壊して血腫が伸展し，前述のように視床へ達すると同時に，第 3 脳室へも破綻して側脳室と第 4 脳室へ及んでいる．上橋底枝 superior pontine basilar branches の破綻による例．

**病理学的診断**：原発性橋出血（被蓋橋底型），中脳および視床への血腫の伸展，二次性脳室内出血．

**コメント**

原発性橋出血には，症例 21-7 のような緩徐進行例と激症型とがある[11]．両型はかなり様相が異なり，予後も異なる．緩徐進行例（被蓋型）では，橋被蓋に出血が限局する傾向があって，しかも片側性に起こりやすい．本例のような激症型（被蓋橋底型）は，橋被蓋と橋底部にわたって多くは両側性に出血に

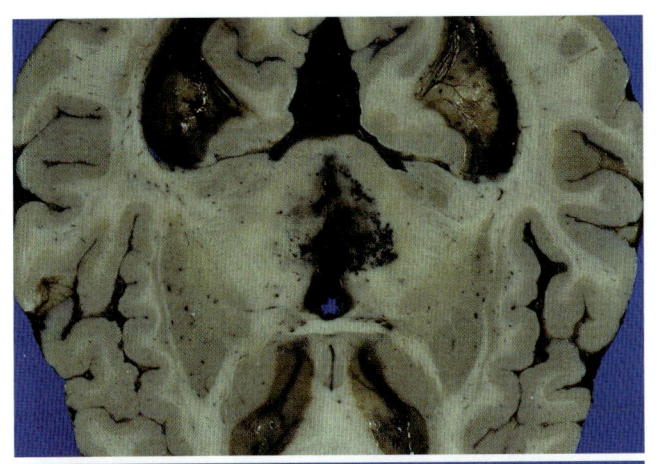

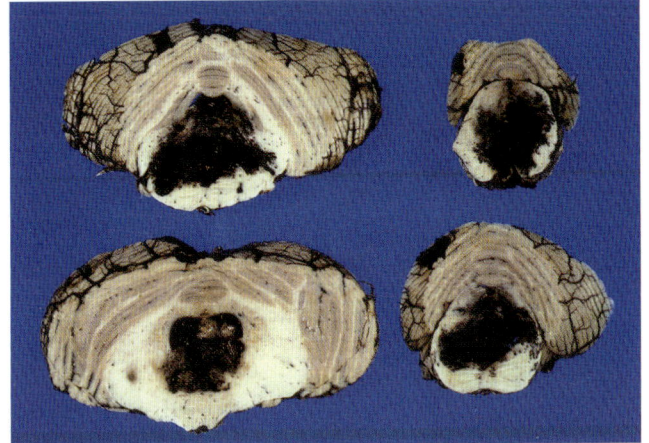

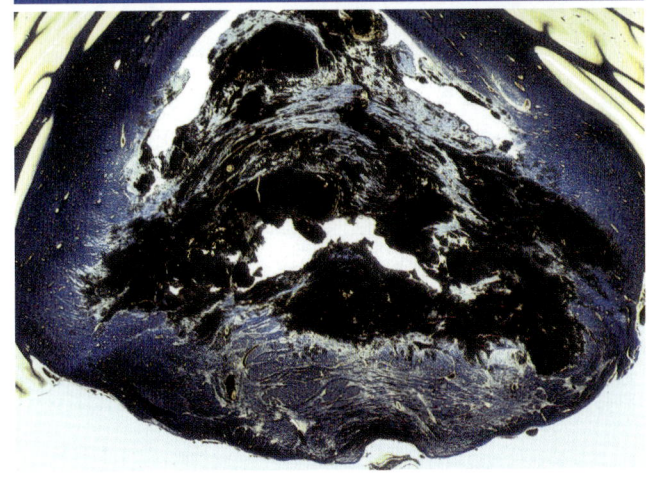

**図 21-8 被蓋橋底型の原発性橋出血**
肉眼（上，中），Kultschitzky 髄鞘染色（下）．大脳の水平断面（上），脳幹・小脳の横断面（中），橋の横断面切片（下）．中脳から視床にかけて点状出血が認められる（上）．橋被蓋と橋底部に両側性の出血があり，中脳への血腫伸展を伴う（中，下）．正中橋枝 median pontine branches のうち上橋底枝 superior pontine basilar branches の破綻による．

よる組織破壊が高度に認められ，さらに容易に上方へ伸展する．臨床的には除脳硬直をすぐに起こしてくる橋出血は，血腫が上方へ伸展して中脳が破壊されていることを意味し，予後不良である．これに対して，緩徐進行例（被蓋型）では比較的長期間の生存例から社会復帰する例まである．

## 症例 21-9（A-349）

60歳，女性．ある朝，急に頭痛を訴えて嘔吐を繰り返し，意識を失った．即刻入院した．

**入院時の所見とその後の経過**：発症から2時間後に診察．深い昏睡状態で，痛覚刺激にもまったく反応しない．眼球は正中位に両眼とも固定され，瞳孔は左右同大でやや散大傾向である．腰椎穿刺で淡血性の髄液が得られ，初圧 180 mmHg．内科療法を行いつつ経過観察したが，発症から約18時間後に死亡した．

**臨床診断**：脳内出血（視床出血）からの脳室穿破疑い．

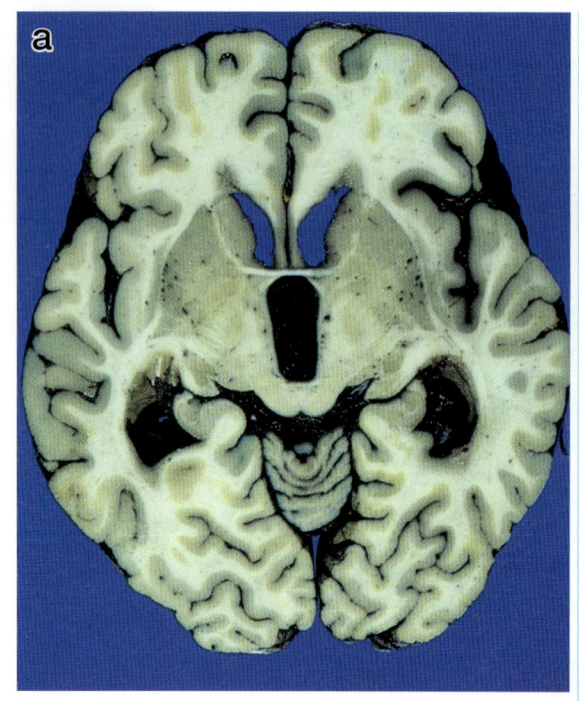

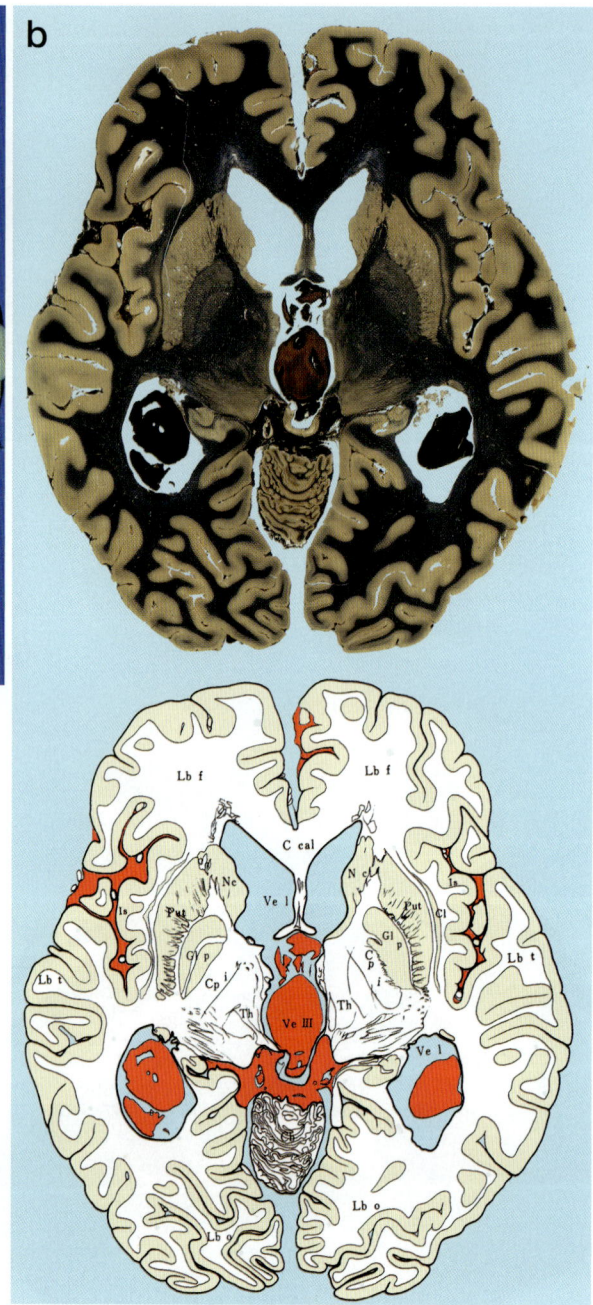

#### 図 21-9 原発性脳室内出血
a：大脳の水平断面．珍しい第 3 脳室脈絡叢の動脈からの出血．内側後脈絡叢枝 medial posterior chorioidal branch の分枝の破綻による可能性が高い．
b：Kultschitzky 髄鞘染色．珍しい第 3 脳室脈絡叢の動脈からの出血．内側後脈絡叢枝 medial posterior chorioidal branch の分枝の破綻による可能性が高い．血腫は左右の側脳室へ流入しており，クモ膜下出血も認められる．

**病理学的所見**（図 21-9）：脳の重量 1,380 g．脳表面には，クモ膜下腔に軽度の出血を認めるほか著明な変化がない．大脳の水平断割面では，第 3 脳室・左右側脳室・大脳横裂・大大脳静脈槽・小脳上面・左右大脳外側窩槽などに出血を認め，とくに第 3 脳室は著明に拡大している．しかし，脳実質に明らかな病変は認めなかった．出血伸展の様相と脳室拡大の状況から，破綻血管は第 3 脳室脈絡叢内の小動脈（内側後脈絡叢枝 medial posterior chorioidal branch の分枝）と考える．

**病理学的診断**：原発性脳室内出血，クモ膜下出血．

> [!NOTE] コメント
> 脳室内出血の中では，脳内出血に起因する二次性脳室内出血の方がはるかに多い．本例のような原発性脳室内出血は稀であり，頭部 CT を施行しても出血の原発部位を特定することはかなり難しい．さらに剖検で組織標本を作成しても，出血部位を確認するのは困難であることが多い．
> 
> ちなみに，原発性脳室内出血の概念は古く，Sanders[12] による 1881 年の記載が初出という．

### 引用文献

1) Duret H：Études expérimentales et cliniques sur les traumatismes cérébraux. Progrès Médical, Paris, 1878.
2) Attwater HL：Pontine hæmorrhages. Guy's Hosp Rep 65：339-389, 1911.
3) Greenacre P：Multiple spontaneous intracerebral hemorrhages. A contribution to the pathology of apoplexy. Johns Hopkins Hosp Bull 28：86-88, 1917.
4) Moore MT, Stern K：Vascular lesions in the brain-stem and occipital lobe occurring in association with brain tumours. Brain 61：70-98, 1938.
5) Allison RS, Morison JE：Cerebral vascular lesions and the tentorial pressure cone. J Neurol Psychiatry 4：1-10, 1941.
6) Reid WL, Cone WV：The mechanism of fixed dilatation of the pupil. Resulting from ipsilateral cerebral compression. JAMA 112：2030-2034, 1939.
7) Kernohan JW, Woltman HW：Incisura of the crus due to contralateral brain tumor. Arch Neurol Psychiatry 21：274-287, 1929.
8) Dejerine J, Roussy G：Le syndrome thalamique（1）. Rev Neurol（Paris）14：521-532, 1906.
9) Weber H：A contribution to the pathology of the crura cerebri. Med Chir Trans 46：121-139, 1863.
10) Goto N, Kaneko M：Olivary enlargement：Chronological and morphometric analyses. Acta Neuropathol 54：275-282, 1981.
11) Goto N, Kaneko M, Hosaka Y, Koga H：Primary pontine hemorrhage：clinicopathological correlations. Stroke 11：84-90, 1980.
12) Sanders E：A study of primary, immediate, or direct hemorrhage into the ventricles of the brain. Am J Med Sci 82：85-128, 1881.
13) Bailey OT：James W. Kernohan. J Neuropathol Exp Neurol 31：155-156, 1972.
14) Sayre GP：In memoriam. James W. Kernohan, M.D.（1896-1981）. J Neuropathol Exp Neurol 41：337-339, 1982.
15) Dahlin DC：James Watson Kernohan：1896-1981. Surg Neurol 21：107-109, 1984.
16) Pearse JMS：Kernohan's notch. Eur Neurol 55：230-232, 2006.
17) Boes CJ, Kumar N, Swanson JW：Comment on 'Kernohan's notch' by J.M.S. Pearse. Eur Neurol 57：251-252, 2007.
18) Etienne D, Zurada A, Matusz P, Shoja MM, Tubbs RS, Loukas M：James Watson Kernohan（1896-1981）：Frontiers in neuropathology. Clin Anat 25：527-529, 2012.
19) http://en.wikipedia.org/wiki/James_Watson_Kernohan　2014 年 8 月接続
20) http://www.whonamedit.com/doctor.cfm/2861.html　2014 年 8 月接続
21) Anonymous：Obituary. Sir Hermann Weber, M.D., F.R.C.P. Br Med J 2：590, 1918.
22) Anonymous：Obituary. Sir Hermann Weber, M.D. Bonn, F.R.C.P. Lond. Lancet 2：793-794, 1918.
23) Jakobi A：An appreciation of Sir Hermann Weber. Trans Am Clin Climatol Assoc 35：xx-xxiv, 1919.
24) Anonymous：Obituary. F. Parkes Weber, M.D., F.R.C.P. Br Med J 1：1630-1631, 1962.
25) Anonymous：Obituary. Frederick Parkes Weber. Lancet 1：1308-1309, 1962.
26) McNee J：Memorial. Frederick Parkes Weber. Trans Am Clin Climatol Assoc 74：xlii, 1962.
27) Curth HO：Obituaries. Frederick Parkes Weber. 1863-1962. Arch Dermatol 87：649-651, 1963.
28) McKusick VA：Frederick Parkes Weber—1863-1962. JAMA 183：45-49, 1963.
29) MacNalty AS：Obituary. Frederick Parkes Weber. 8 May 1863—2 June 1962. J Pathol Bacteriol 85：539-546, 1963.
30) Hall LA：A "remarkable collection"：The papers of Frederick Parkes Weber FRCP（1863-1962）. Med Hist 45：523-532, 2001.
31) http://en.wikipedia.org/wiki/Hermann_David_Weber　2014 年 8 月接続
32) http://www.whonamedit.com/doctor.cfm/411.html　2014 年 8 月接続
33) http://en.wikipedia.org/wiki/Frederick_Parkes_Weber　2014 年 8 月接続
34) http://www.whonamedit.com/doctor.cfm/413.html　2014 年 8 月接続

# 第22章
# 他の脳血管障害の症例

Chapter 22
Patients with Other Cerebrovascular Disorders

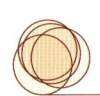

## 他の脳血管障害の症例

　本章には巨大脳底動脈瘤の症例1例と小脳動静脈奇形の症例1例を収載した．一般的には巨大頭蓋内動脈瘤ではクモ膜下出血を起こさないとされるが，この動脈瘤の症例ではクモ膜下出血を伴っており，比較的珍しいので供覧する．動静脈奇形の症例では連続切片を作成し，3小脳脚の破壊やオリーブ核の拡大についても検討してある．

　本章に関連した頭蓋内動脈瘤の病理学については第7章を，頭蓋内動静脈奇形の病理学については第8章を参照してほしい．また，それらの責任動脈については，第9章～第14章のうちの該当する項を参照のこと．さらに，脳血管障害に伴いやすい脳ヘルニアの病理学については，第4章に記載してある．

### 症例 22-1（A-360）

　29歳，男性．これまでとくに大きな疾患に罹ったことはなかった．ある日，急に複視を感じて，精神的にかなり動揺した．

　**入院時の所見**：第6病日にある病院に入院した．右上肢の「しびれ」（脱力）を訴えており，嚥下障害がみられた．髄液検査ではキサントクロミーがあり，初圧315 mmHg（臥位）．第18病日にクモ膜下出血との診断で，転院してきた．

　**転院時の所見とその後の経過**：時間と場所の認識は良好で，記憶障害もみられない．言語が不明瞭で構語障害が認められ，嚥下障害もあった．手指の知覚異常と右の上下肢の失調症がみられた．

　選択的椎骨動脈撮影で，脳底動脈 basilar artery の口側半に巨大動脈瘤 giant aneurysm を発見した．第36病日に手術を試みたものの，動脈瘤にクリップを掛けることは不可能であった．その後は状態が悪化して無動性無言 akinetic mutism の状態へ移行し，嚥下障害が増強して，四肢は除脳硬直 decerebrate rigidity を示すようになった．末期には Cheyne-Stokes 呼吸を呈し，第127病日に呼吸が停止して死亡した．

　**臨床診断**：巨大脳底動脈瘤，その破綻によるクモ膜下出血，仮性球麻痺．

　**病理学的所見**（図22-1）：脳の重量1,580 g．脳の表面のクモ膜下腔全体にわずかに血液成分が観察された．脳底動脈の全長の上方約2/3を占める小鶏卵大の巨大動脈瘤があり，橋を前方から圧迫してその内部に深くはまり込んでいた．動脈瘤の右下方に，三叉神経根の高さよりわずかに下方で脳底動脈が入り，動脈瘤の上部から左右の上小脳動脈・後大脳動脈がそれぞれ分岐している．

　橋上部の横断面では，橋は巨大動脈瘤により腹側から高度に圧排されてその構造ははっきりとわからず，わずかに動脈瘤の壁に接してこれを半周するような形で残っている．橋被蓋と橋底部との区別もはっきりしない．しかしながら，染色切片では横橋線維の一部と縦束の一部がかすかに認められる．動脈瘤の背側部分からは，その壁を破って橋のわずかに残存している部分へ出血している．その出血は動脈瘤と橋の間を通って腹側へ回り，クモ膜下腔へと続いている．動脈瘤が存在するために橋下部にまで変形が認められ

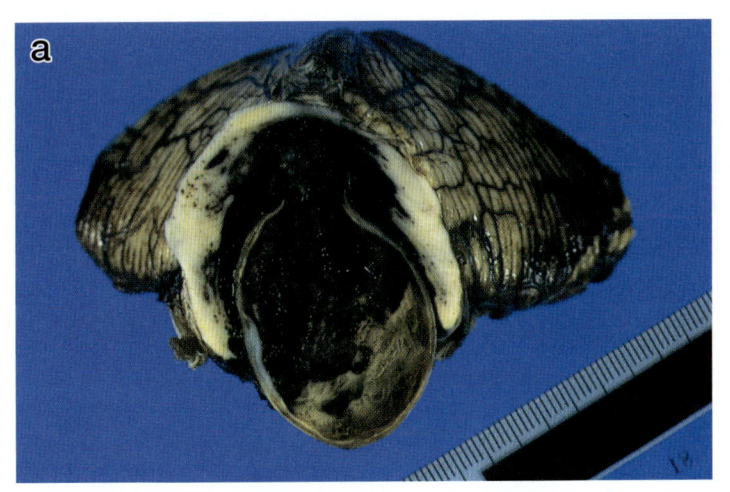

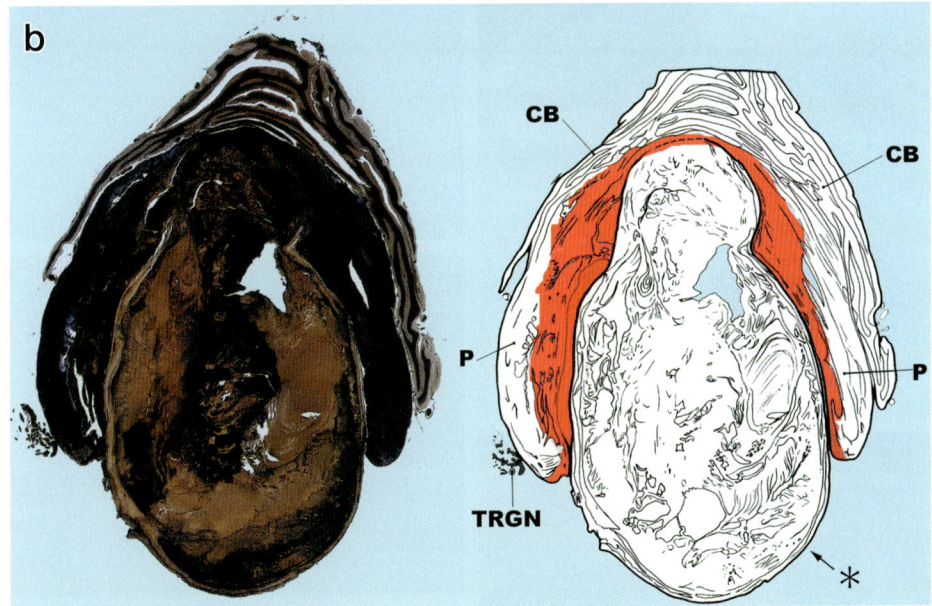

第22章 他の脳血管障害の症例　Chapter 22　Patients with Other Cerebrovascular Disorders

**図 22-1　脳底動脈の巨大動脈瘤**
a：橋上部・小脳の横断面．脳底動脈 basilar artery の巨大動脈瘤と変形した橋との間にわずかな血腫が認められる．
b：Kultschitzky 髄鞘染色．橋上部・小脳の横断面切片．脳底動脈 basilar artery の巨大動脈瘤と変形した橋との間に血腫が認められる．
CB　　小脳 cerebellum *Cerebellum*
P　　　橋 pons *Pons*
TRGN　三叉神経 trigeminal nerve *N. trigeminus*
＊　　　動脈瘤 aneurysm

るが，延髄・小脳・中脳・間脳・終脳には著変がない．

　**病理学的診断**：器質化した先天性巨大脳底動脈瘤（脳底動脈の口側の約 2/3 を占める小鶏卵大の動脈瘤），その破綻によるクモ膜下腔への出血．

**コメント**

　本例のような巨大動脈瘤 giant aneurysm を発見することは珍しい．動脈瘤は直径 5 mm 以下の症例が多く，かつ破綻しやすい．その場合にはクモ膜下出血を起こす．一方，巨大動脈瘤は一般的にクモ膜下出血を起こしにくいと考えられている．

## 症例 22-2（AN-3672）

　25歳，男性．生まれて以来健康であった男性が22歳のある日，突然の悪心とめまいを伴った激しい頭痛を覚えた．その数分後に意識を失い，ただちに救急指定病院に搬送され入院した．

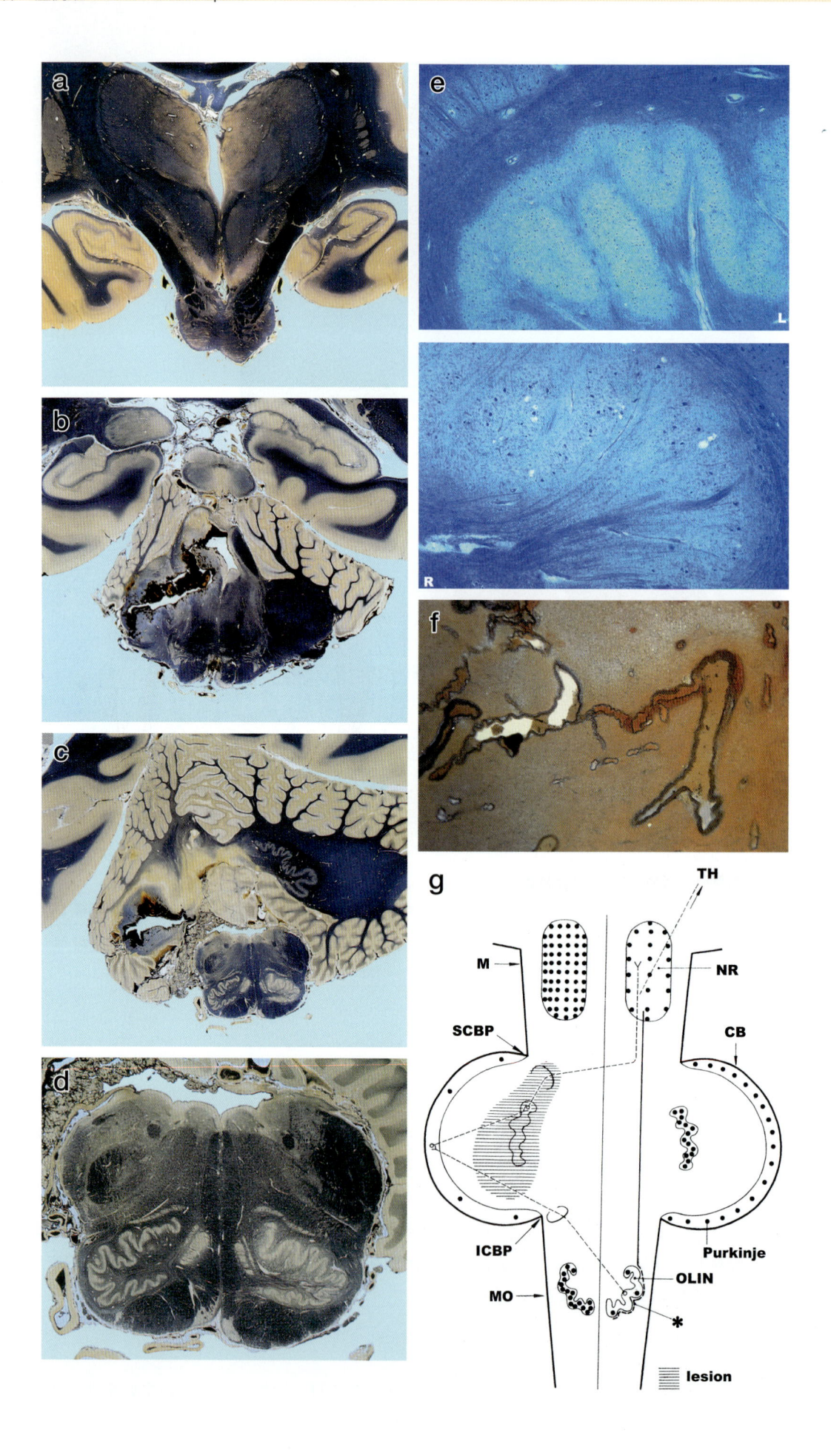

第Ⅲ部 症例集　Part III　Case Reports

368

**図 22-2a　中脳・視床の髄鞘変性**
Kultschitzky 髄鞘染色．中脳・視床の前額断面切片．小脳の動静脈奇形からの出血に起因した右赤核を通る小脳赤核路と小脳視床路の変性が認められる．

**図 22-2b　橋上部の髄鞘変性と出血巣**
Kultschitzky 髄鞘染色．橋上部の横断面切片．小脳の動静脈奇形からの新鮮な出血が左小脳から橋被蓋に達し，さらに第 4 脳室に穿破している．出血に起因した左中小脳脚と左上小脳脚（小脳赤核路・小脳視床路）の変性が認められる．

**図 22-2c　小脳の動静脈奇形**
Kultschitzky 髄鞘染色．延髄上部・小脳の横断面切片．左小脳半球の髄体と小脳核（小脳赤核路・小脳視床路の起始部）とを破壊している主病巣．中心に出血があり，その周囲に壊死巣と髄鞘変性が認められる．

**図 22-2d　延髄の髄鞘変性**
Kultschitzky 髄鞘染色．延髄上部の横断面切片．小脳の動静脈奇形からの出血に起因した右オリーブ核髄包（中心被蓋路の終末部）と左下小脳脚（オリーブ小脳路）の変性が認められる．

**図 22-2e　オリーブ核の神経細胞脱落**
Klüver-Barrera 法．延髄の横断面切片での左オリーブ核（上）と右オリーブ核（下）の顕微鏡像．小脳の動静脈奇形からの出血により右オリーブ核（オリーブ小脳路の起始部）の神経細胞が大部分脱落しており，髄包（中心被蓋路の終末部）の変性がある．

**図 22-2f　小脳髄体の異常血管**
Mallory-azan 染色．小脳の横断面切片での左小脳半球髄体の顕微鏡像．出血巣の周囲には動静脈奇形の異常血管が認められる．

**図 22-2g　小脳の動静脈奇形と Guillain-Mollaret 三角**
脳幹・小脳の模式図．左小脳半球の動静脈奇形からの出血により左小脳核と左小脳髄体が破壊されている．左小脳半球の Purkinje 細胞層および右赤核・右オリーブ核の神経細胞脱落が生じ，それらをつなぐ小脳赤核路・小脳視床路・オリーブ小脳路・中心被蓋路（一部，右オリーブ核髄包）が変性する．すなわち Guillain-Mollaret 三角の破壊が起こる．

| | | | |
|---|---|---|---|
| CB | 小脳 | cerebellum | *Cerebellum* |
| ICBP | 下小脳脚 | inferior cerebellar peduncle | *Pedunculus cerebellaris inferior* |
| M | 中脳 | mesencephalon | *Mesencephalon* |
| | | (midbrain) | |
| MO | 延髄 | medulla oblongata | *Medulla oblongata* |
| NR | 赤核 | nucleus ruber | *Nucleus ruber* |
| | | (red nucleus) | |
| OLIN | オリーブ核 | olivary nucleus | *Nucleus olivaris* |
| Purkinje | Purkinje 細胞 | Purkinje cells | |
| SCBP | 上小脳脚 | superior cerebellar peduncle | *Pedunculus cerebellaris superior* |
| TH | 視床 | thalamus | *Thalamus* |
| ＊ | 中心被蓋路 | central tegmental tract | *Tractus tegmentalis centralis* |

**第 1 回入院時の所見**：項部硬直・Kernig 徴候があり，腰椎穿刺で血性髄液が得られ，髄液圧 600 mmH$_2$O と異常に高値であった．四肢は筋緊張が低下し，弛緩性四肢麻痺 flaccid tetraplegia の状態であった．

　内科療法により 3 週間後に意識を取り戻したが，頭部全体に強い痛みが残った．左に片麻痺 hemiplegia があり，複視を訴えていた．

**退院後の経過**：その後，退院して社会復帰していたが，発症の約 6 カ月後から，左口角の律動的な不随意運動に本人が気づいた．左上肢の筋力はかなり回復したのに，物をつかむときに目標が定まらず手がなかなか思うように目標物に到達しなかった．そこで，精査目的で入院した．

**第 2 回入院時の所見**：意識は清明．左口角のミオクローヌスがあり，律動的に左側方へ引かれた．瞳孔は左右同大で，対光・輻輳反射は正常．眼球はどの方向へも追視できるが，左側方注視時に著明な水平性眼振が，右側方注視時に反対側方向の回転性眼振が観察され，後者は臥位にすると顕著であった．左軟口蓋に左へ引かれるミオクローヌスがあり，咽頭後壁にも左に引かれる同期性の律動的収縮があった．また，喉頭軟骨が上方へ引かれるミオクローヌスを観察でき，それを手に触れて律動を確認できた（以上が口蓋ミオクローヌス palatal myoclonus）．左右の四肢の筋緊張は正常で，筋力も何ら低下を認めない．左上肢では指鼻試験が，左下肢では踵膝試験が拙劣で，いずれも動作分解 decomposition と距離測定過大 hypermetria を認めた．頸動脈撮影では異常所見を認めなかったが，椎骨動脈撮影では左後下小脳動脈 left posterior inferior cerebellar artery と左前下小脳動脈 left anterior inferior cerebellar artery の領域に動静脈吻合を有する異常血管網（小脳動静脈奇形 cerebellar arterio-venous malformation）を発見できた．X 線透視下には横隔膜の律動を確認できなかった．

**退院後の経過**：退院後は眼振・小脳症状・口蓋ミオクローヌスを残したままで日常生活を送っていた．ところが，発症から3年6カ月後（25歳）に再び急激な頭痛を訴えて倒れ，同じ病院に収容された（第3回入院）後すぐに死亡した．

**臨床診断**：小脳動静脈奇形，その破綻による小脳出血・クモ膜下出血，口蓋ミオクローヌス．

**病理学的所見**：脳の重量1,550g．両側の海馬鉤ヘルニアがある．左小脳半球は萎縮し，その後端から黒赤色の血管腫様組織が突出している．大脳半球の割面には異常所見がない．

小脳の染色切片では，左小脳半球の髄体のほぼ全部を占める鳩卵大の動静脈奇形があり，左小脳核を完全に占拠している（図22-2c）．この領域にみられる血管は口径がまちまちで，その壁の性状が動脈とも静脈ともつかない，正常にはみられない構造を有している（図22-2f）．左半球の小脳皮質はPurkinje細胞が極度に少なくなり，顆粒細胞層も染まっていない．この左小脳半球の病巣に基づく左側の上小脳脚・中小脳脚・下小脳脚の変性（図22-2a～22-2d）と，これに関連した起始細胞と中継核の変化が連続切片で観察できる．右オリーブ核はKultschitzky髄鞘染色で核周囲の髄包の変性がみられるが（図22-2d），それより上方の赤核オリーブ路などの中心被蓋路には変化を認めない（図22-2b）．

Kultschitzky髄鞘染色の連続切片標本から主オリーブ核のある範囲を一定間隔で抜き出し，画像解析装置を使用して左右の主オリーブ核の切片ごとの面積を測定し，これらの値から主オリーブ核の体積を算出した．その結果は左75.5 mm$^3$，右59.0 mm$^3$で，左に対して右が78％に減少している．同様な方法で算出した正常例の主オリーブ核の体積が左68.4 mm$^3$，右77.0 mm$^3$なので，これら3個の正常な主オリーブ核の平均体積は73.6 mm$^3$となり，平均値に対して病巣側の主オリーブ核は約80％に萎縮している．

Klüver-Barrera法では右オリーブ核の神経細胞が大部分脱落消失していて（図22-2e），残存した神経細胞も細胞体の腫大や核の偏在，染色質溶解chromatolysisや核濃染pyknosisなどの変化を起こしている．右オリーブ核に連なる内弓状線維は著明に減少し，左下小脳脚もほぼ完全に変性している（図22-2d）．

左上小脳脚の完全な変性（図22-2b）に関連して，右赤核内の髄鞘変性（小脳赤核路・小脳視床路の変性）がみられる（図22-2a）．また，右赤核内の神経細胞の減少が観察できる．左中小脳脚も影響を受け（図22-2b），横橋線維と右橋核の神経細胞が減少している．なお，脳幹の運動核・知覚核，終脳，間脳には変化を認めない．

**病理学的診断**：左小脳半球の動静脈奇形，髄体の高度な破壊を伴った小脳出血（左小脳半球），クモ膜下出血，左側の上・中・下小脳脚の変性，右側の赤核・橋核・オリーブ核の神経細胞脱落，右オリーブ核髄包の変性．

---

### 抄伝22-1　Guillain, Georges Charles

Georges Charles Guillain（1876-1961）はフランスの神経内科医である．1876年3月3日にNormandieのRouenで誕生．Rouen大学で医学を学び，Paris大学へ移り臨床医学教育を受けた．Paris大学Salpêtrière病院の神経病学教授Fulgence Raymond（1844-1910）に師事し，臨床神経学の創始者Jean Martin Charcot（1825-1893，抄伝11-1）の孫弟子となった．第一次世界大戦では陸軍第6軍で神経内科医として働き，戦後はParisのCharité病院に勤務していたが，1923年からParis大学Salpêtrière病院の神経病学教授に就任．Charcotが興し，師のRaymond，Joseph Jules Dejerine（1849-1917），Pierre Marie（1853-1940）と続く「神経学の聖地」を継承した．Guillain-Barré症候群・Guillain-Mollaret三角などに名を残した．1947年に教授を引退．1961年6月29日にParisで死去，享年85歳．

陸軍第6軍での部下Jean Alexandre Barré（1880-1967，神経内科医）はStrasbourg大学の神経学教授．Guillain-Barré症候群・Barré-Liéou症候群（後頚部交感神経症候群）などに名を残したほか，上下肢のBarré試験は有名．Salpêtrière病院での弟子のうち，Pierre Mollaret（1898-1987，内科医，抄伝22-2）はParis大学Claude Bernard病院の感染症学教授．オーストリアからの亡命者Ilya Mark Scheinker（1902-1954，ロシア出身のアメリカの神経内科医・神経病理学者）はSalpêtrière病院を経て，1940年にアメリカへ再亡命してCincinnati総合病院に転任．Gerstmann-Sträussler-Scheinker病を記載した．Guillainの後任A. J. Théophile Alajouanine（1890-1980，神経内科医）はParis大学の医学史教授次いで神経病学教授．失語症に造詣が深く，Foix-Alajouanine病に名を残した． （文献欄参照[4]～[9]）

## 第 22 章　他の脳血管障害の症例　Chapter 22　Patients with Other Cerebrovascular Disorders

**コメント**

　軟口蓋・咽頭・喉頭・表情筋・外眼筋・横隔膜などに同期性の律動的な筋収縮を認める症候を，口蓋ミオクローヌス palatal myoclonus と呼んでいる．オリーブ核・赤核と反対側の小脳の三者の間に形成される線維結合を Guillain-Mollaret 三角 Guillain-Mollaret triangle[1]（図 22-2g）といい，三角の部分的な破壊により本症候が起きるとされているが，その発生機序についてはいまだに結論が出ていない．病理学的には，小脳の破壊による小脳型と中心被蓋路の破壊による橋型に分けられる．口蓋ミオクローヌスは Guillain-Mollaret 三角の破壊後，数カ月で出現すると考えられている．なお，症例 21-7 は橋型に分類されるはずだが，口蓋ミオクローヌスは観察されなかった．橋型におけるオリーブ核拡大については Goto と Kaneko[2] および後藤ら[3]を参照のこと．

（抄伝 22-1 は 370 頁，22-2 は下記参照）

### 引用文献

1) Guillain G, Mollaret P：Deux cas de myoclonies synchrones et rythmées vélo-pharyngo-laryngo-oculo-diaphragmatiques. Le problème anatomique et physio-pathologique de ce syndrome. Rev Neurol（Paris）2：545-566, 1931.
2) Goto N, Kaneko M：Olivary enlargement：Chronological and morphological analyses. Acta Neuropathol 54：275-282, 1981.
3) 後藤　昇，柳下　章，大浜栄作，宮田　元：臨床のための神経形態学入門．三輪書店，東京，2008.
4) Pearce JMS：Historical notes. Octave Landry's ascending paralysis and the Landry-Guillain-Barré-Strohl syndrome. J Neurol Neurosurg Psychiatry 62：495, 500, 1997.
5) Goetz CG：Georges Guillain's neurologic exploration of America. Neurology 50：1451-1455, 1998.
6) Lanska DJ：Historical perspective：Neurological advances from studies of war injuries and illnesses. Ann Neurol 66：444-459, 2009.
7) Broussolle E, Poirier J, Clarac F, Barbara J-G：Figures and institutions of the neurological sciences in Paris from 1800 to 1950. Part III：Neurology. Rev Neurol（Paris）168：301-320, 2012.
8) http://en.wikipedia.org/wiki/Georges_Guillain　　2014 年 8 月接続
9) http://www.whonamedit.com/doctor.cfm/1318.html　　2014 年 8 月接続
10) Sarikcioglu L, Sindel M：Historical note. Pierre Mollaret（1898-1987）and his legacy to science. J Neurol Neurosurg Psychiatry 78：1135, 2007.
11) Pearce JMS：Mollaret's meningitis. Eur Neurol 60：316-317, 2008.
12) http://en.wikipedia.org/wiki/Pierre_Mollaret　　2014 年 8 月接続
13) http://www.whonamedit.com/doctor.cfm/1482.html　　2014 年 8 月接続

**抄伝 22-2**　**Mollaret, Pierre**

　Pierre Mollaret（1898-1987）はフランスの内科医である．1898 年 7 月 10 日に Bourgogne の Auxerre で誕生．Paris 大学で医学と科学を学んだ．第一次世界大戦では，1917〜1918 年は学業を中断し内科助手として従軍．1919 年は亡命ポーランド人への奉仕活動に従事し，1920 年に医学へ復帰．Salpêtrière 病院の神経病学教授 Georges Charles Guillain（1876-1961，抄伝 22-1）に師事した．Salpêtrière 病院ではマラリア療法（発熱療法の一種）に関与．Pasteur 研究所や陸軍に属して海外で活躍した後，1947 年に Paris 大学 Claude Bernard 病院の感染症学教授に就任．Guillain-Mollaret 三角・Mollaret 髄膜炎に名を残したほか，ネコひっかき病に関する業績でも知られる（Mollaret 抗原）．1950 年代前半のポリオ流行（北欧に始まりフランスに波及）では対策に奮闘した．1987 年 12 月 3 日に Paris で死去，享年 89 歳．

（文献欄参照[10]〜[13]）

付　録
appendices

付録　Appendices

# 付録 A　脳・脊髄血管の研究方法
Appendix A　Research Methods for Cerebrospinal Vessels

## 連続切片標本による組織学的観察法

　古くから行われた着実な方法であり，中枢神経系の血管構築を調べる基本となる方法である．脳・脊髄の構造とその支配血管の関係を知るためにもっとも優れた方法ではあるが，連続切片標本を作成する作業は大変な時間と労力を要する上に，不連続な部分ができると血管の追跡が困難になる．とくに細い血管になるほど追跡が容易ではない．かつては細い血管を追跡するため，切片標本を写真の引伸器を使って数倍ないしは十数倍に引き延ばして紙にトレースするか，または切片標本の巨大写真を撮影した後，それを基に計測をして再構築 reconstruction を行う方法を採っていた．他方，連続切片を重ねて実体顕微鏡で追跡する方法も行われた．現在では連続染色切片標本をスキャナーで取り込み，コンピュータ上で重ねて観察する方法も可能ではあるが，観察に要する時間はあまり変わりがない．

　連続切片標本の作成のためには，セロイジン包埋あるいはニトロセルロース包埋が最良の方法であると思う．強靭な包埋剤を使用しないと切片にした際に血管などが外れてしまうことが多いからである．パラフィン包埋は髄鞘が破壊されやすいので神経組織には次善の手段である上，切片自体が薄いため連続切片標本では切片枚数が多くなりすぎて標本作成は容易なことではない．

　連続切片の染色法としては，Klüver-Barrera 法・Nissl 法・Pal-Carmine 染色・Kultschitzky 髄鞘染色などがある．また，血管を主に追究するためには Mallory-azan 染色・Masson-Goldner 法・PTAH（燐タングステン酸 Hematoxylin）染色などが適している．また，神経識別染色法として Goto[1]が報告した方法のうちで，LPH 染色や Masson-Goldner-Goto 法は血管の識別にも優れた方法である．いずれにしても，2 種類以上の染色法を組み合わせて交互に染めるのがよいと思う．ニトロセルロース包埋切片の作成法の詳細は付録 B を参照のこと．

## 色素注入による標本観察法

　動脈ないし静脈に色素・墨汁・インクなどを 10%前後のゼラチンなどとともに注入してから，脳・脊髄のきわめて厚い切片を作成し，油などに浸漬して観察するのが普通である．この方法は，動脈の分布領域ないし静脈の灌流領域がほかから明瞭に区別されるものの，血管と脳・脊髄の構造との関係が連続切片法と比較して明らかではない．

## 合成樹脂の血管内注入による立体標本観察法

　血管内に合成樹脂を注入し，固まってから薬品で脳や脊髄の組織を溶かし去って，血管樹のみを残す方法である．脳・脊髄血管を立体的に理解するためには優れた方法であるが，血管と脳・脊髄の構造との関係が不明となる．

## 造影剤注入による超軟 X 線写真観察法

　超微粒子の陽性造影剤（マイクロパーク・バリウムなど）にゼラチンを加えて血管内へ注入し，標本を 1 cm 程度の厚さに切って，超軟 X 線による写真を撮り，それを観察する方法である．ゼラチンを加える

のは，標本を切断したときに血管の切り口から造影剤が流れ出すのを防ぐためである．この方法も脳・脊髄血管の走行は理解しやすいが，合成樹脂注入法と同様に血管と脳・脊髄の構造との関係が不明となる．

## 病理剖検例の肉眼的・病理組織学的観察法

　脳・脊髄の動脈分布を説明するためには，ヒトの脳・脊髄に血管障害のある病的材料がきわめて有力な根拠となる．しかも，臨床症候との対比を行うためには，この方法しかない．

　血管障害には，出血 hemorrhage・梗塞 infarction（血栓症 thrombosis と塞栓症 embolism がある）・一過性脳虚血発作 transient ischemic attack などがあるが，動脈分布の説明に役立つのは梗塞による病巣である．ただし，梗塞巣は一般に分布領域よりも狭いのが原則である．梗塞に比べると，単なる出血の場合には病巣と分布領域が必ずしも一致しないことが多いので，出血巣は動脈分布を調べるためには参考程度にしかならない．

　一般的に脳・脊髄内部の動脈分布の異常はきわめて少ないものの，血管系には変異 variation があり得ることを常に念頭に置く必要があり，注意深く観察を行わねばならないことを強調しておきたい．

## 付　記

　脳・脊髄の構造とその血管を立体的に把握し，肉眼的には表面から見えない血管の走行を明らかにするためには，上記のようにさまざまな方法がある．これらの各方法にはそれぞれ利点と欠点があるので，欠点を補うためにさまざまな組み合わせで観察を行う．例えば，色素を注入した脳を連続切片標本で観察する，血管障害を有する剖検例を連続切片標本で観察するなどである．

　脳・脊髄とその血管の解剖学的構造を理解するためには，まず一つの方法を重点的に行い，必要に応じてほかの方法を加えるのがよいと思う．そして，血管のみの追究に終わらずに，脳・脊髄の解剖学的構造との関係を知ることが重要だと考える．

### 文献

1) Goto N：Discriminative staining methods for the nervous system：Luxol fast blue-periodic acid-Schiff-hematoxylin triple stain and subsidiary staining methods. Stain Technol 62：305-315, 1987.

# 付録B　ニトロセルロース包埋切片作成法
Appendix B　Preparation Methods Using Nitrocellulose Embedding

後藤　昇[1)2)]　柴田昌和[3)]　後藤　潤[1)4)]

1) 昭和大学医学部 解剖学教室顕微解剖学部門　2) 郡山健康科学専門学校
3) 神奈川県立保健福祉大学保健福祉学部 人間総合　4) 東京都医学総合研究所 認知症・高次脳機能研究分野

## はじめに

　組織切片を作成して顕微鏡観察によって微細構造を理解しようとすることは，普段当たり前に行われている．通常はパラフィン包埋の切片作成が行われている．しかし，脳の場合は，①大型切片を作成する，②連続切片を作成する，③確実なWeigert系髄鞘染色ができる，などの目的のために，クロム酸二次固定を行ったニトロセルロース（商品名セロイジンは現在生産されてはいない）包埋の切片標本作成法が採用されることがある．本書では，この方法で作成した多数の染色切片を呈示しており，方法の詳細について述べる．脳などの大型切片標本の場合には，顕微鏡を使わない透過光による肉眼観察も行われているが，その点でも優れた方法である．さらに，本方法で作成した染色切片は標本の収縮率が10±0%と安定しており，形態計測学的検討に最適な方法でもある．

　組織切片標本は，①固定，②水洗，③脱水，④包埋，⑤薄切，⑥染色，⑦封入，という過程を経て作成されたものを顕微鏡で観察している．そこで切片作成の過程に従って順に記述していく形式を採用する．ニトロセルロース包埋切片作成法の詳しい過程を公開するのは，初めてである．

## 固　定

　組織塊は通常3.5%フォルムアルデヒド水溶液（商品名フォルマリンの10%水溶液，日本薬局方ではホルマリン）に入れて1〜2週間の固定fixationを行う．これを浸漬固定という．組織塊へのフォルマリンの浸透の目安は数cm/時なので，組織塊の大きさは縦横高さの合計が30cm位までとする．良好な固定を行うためには，フォルマリンを浸漬開始から30〜60分で新鮮な液と交換するのが重要である．

　ヒト脳の場合には，死後に動脈からフォルマリンを注入して固定することも行われている．イリゲーターirrigator法で注入するときは最低30%（夏季には50%）のフォルマリンを使用しないと脳の固定は悪い．しかし，間欠圧注入ポンプを使用して，内頸静脈と大腿静脈を両側切開開放して血液を排除しながら10%フォルマリン液で注入固定をすれば，注入時間はかかるが脳の膨張を伴わないで良好な固定ができる．また，未固定で脳の摘出を行ってから10%フォルマリンで浸漬固定した場合は，頭蓋内での脳の形態と比較して著しい変形を生じる可能性がある．このような場合は脳を，十分量のフォルマリン液中で両手により保持しつつ，ときどき動かして全体が変形しないように留意して，少しだけ浸漬固定させる．そして，別の容器に満たしたフォルマリン液中へ帽子状に作成した綿を沈めておき，そこへ少し固定の進んだ脳を入れてやると，変形を生じさせずに固定ができる．なお，糸などで吊るす方法は薦められない．

　フォルマリン固定の終わった標本は，水洗しないでクロム酸による二次固定を行う．二次固定の目的は，①組織の硬度を高めて組織の収縮率を小さくする，②薄く薄切することを可能にする，③神経系の構成要

※ 後藤　潤，後藤　昇：脳血管障害の解剖学的診断．三輪書店，東京，2014, pp 376-384.
　Goto J, Goto N：Anatomical Diagnosis of Cerebrovascular Disorders. Miwa-Shoten, Tokyo, 2014, pp 376-384.

素のうちの髄鞘 myelin sheath の染色性を高め，④Klüver-Barrera 法・LPH 染色など細胞系の染色と Hematoxylin を使う髄鞘染色を同一のブロックから可能にする，などである．また，従来行われていた重クロム酸カリウム水溶液の Müller 液は標本が脆くなることと，細胞系の染色性が低下するので薦められない．

固定法の詳細については Goto[1])を参照のこと．

> **クロム酸二次固定液 chromic acid secondary fixative の作成法**：前もって次の A 液と B 液を用意しておく．とくに A 液は溶けるのに少し時間がかかる．使用の直前に A 液 1 容と B 液 4 容を混合して使用する．
>   A液：5％重クロム酸カリウム水溶液
>   B液：5％クロム酸カリウム水溶液
> 10％フォルマリン液で固定の終了した組織塊を水洗しないでクロム酸二次固定液に入れる．室温で 2 週間を目安とする．液に濁りや沈殿を生じたら新鮮なものと交換する．組織塊の表面の沈殿は綿かガーゼで軽く拭うと取れる．次いでクロム酸二次固定液を新鮮なものに交換してから容器ごと 37℃ の恒温器（孵卵器）に 1 週間入れる．組織塊は緑色調になる．この段階でも沈殿が生じたら，前と同様の処置や液の交換をする．

## 水洗・脱灰

クロム酸二次固定後の組織塊は水洗 washing を行う．一般的には，深い容器に入れて水道水を直接当てないようにして水洗する．途中で水を止めてしばらく放置しても水に淡黄色の着色がなくなれば，水洗は完了である．短時間で効率的な水洗を意図して筆者が考案した方法がある．サイフォンの原理を応用したピペット洗浄器を使用して水道水を上から流して水洗を行う方法を，ここではお薦めしたい．この方法は洗浄器内の水が定期的に全量入れ換わるので，水洗時間が半分以下で済む．ただ，注意すべきはピペット洗浄器の下部に付いている注入管は使用しないで栓を閉じておくことである．もし，万が一水道が断水した場合に注入管を使用していると，洗浄器内のクロム酸を含む水が水道管内に逆流する恐れがある．そのほか大脳水平断面など大型標本の洗浄には，サイフォンの原理を応用した写真用印画紙洗浄装置があれば便利である．

組織塊中に石灰沈着ないし骨組織が含まれる場合には，水洗に引き続いて脱灰 decalcification を行う．脱灰は強酸（三塩化酢酸，塩酸，硝酸，蟻酸など）に浸すのが基本であるが，それぞれの脱灰法の詳細については例えば佐野[2])など成書を参照してほしい．脳のうち脱灰が必要となり得る部位とは，腫瘍組織の一部を除けば松果体と脈絡叢である．これらの部位には加齢に伴って石灰沈着（脳砂と脈絡糸球）がしばしばみられる．また，動脈も動脈硬化による石灰沈着がみられ，脱灰が必要となる場合がある．脱灰後の組織塊は，十分な再水洗を行う場合と，再水洗せずに脱水へ進む場合とがあり，それは採用する脱灰法により異なる．

## 脱　水

水洗の終わった組織塊はアルコール系列で脱水 dehydration を行う．組織塊を水から，①低濃度エチルアルコール（30～40％程度）に移し，②50～60％，③70％，④90％，⑤95％，⑥純アルコール（100％）と進める．70％と純アルコールは時間を長く取る．組織塊の大きさで浸漬時間は異なるが，手拳大でそれぞれ 1 週間程度，中間の濃度は 1 日位ずつでよい．純アルコールは 1 回以上交換する．

## 包　埋

　ニトロセルロースを浸透させ濃度を上げて固化させる操作を包埋 embedding という．ニトロセルロースはエーテル-アルコールが溶媒なので，エチルアルコール1容とエチルエーテル1容を混合して作成する．エチルエーテルは気化して引火性が強いので，シロッコファンか防爆装置の付いたドラフトチェンバーなどで操作を行うほうが安全である．計量しても気化して量が変化するので，目分量でよい．脱水の終了した組織塊は純アルコール液からエチルエーテル＝エチルアルコール混合溶液（以下，エーテル＝アルコール）に半日〜1日程度なじませてから低濃度ニトロセルロース液に入れる．現在ではニトロセルロースは10％程度の製品が市販されている（商品名は，例えばシオジリン E-10 など）．従来のセロイジンとシオジリン E-10 の比較検討は柴田ら[3)]を参照してほしい．ニトロセルロースの濃度の上げ方は，成書には1％，2％，4％，8％などとの記述があるが，エチルエーテルは急速に気化するために，実際に正確な濃度を測ることは困難である．目分量で行って構わない．低濃度と高濃度に時間をかけることが大切である．最終的には後述の高濃度ニトロセルロースに入れてすぐに密栓をして，組織内への浸透のために1週間程度置く．古くはセロイジン壜を使用したが，現在では蓋付きプラスチック容器が市販されているので，二重にして内外の容器にビニール紐を掛けて蓋が飛ばないようにする．容器は丸型が密閉性はよいが，紐を掛けるのはやや熟練を要する．サイズが限られるが，広口のネジ蓋式のプラスチック容器もある．次のステップはきわめて重要である．なるべく毎日蓋を開けて外側の容器を逆さに被せ，わずかな隙間からエーテル＝アルコールを少しずつ気化させ，再び密閉をするという操作を繰り返す．容器に入っているニトロセルロースの空気に触れる面の固化が速く進むので，ニトロセルロースの内外や標本の内外に濃度差を生じる．密閉をして放置することで濃度差がなくなる．この操作を繰り返して固まったニトロセルロースブロックは周囲の不要部分を切り落として形を整えてから70％エチルアルコールに保存する．大型ミクロトームを使用しても，ブロックの大きさは大脳水平断面までで，高さは 10 cm 以下である．

> **高濃度ニトロセルロース液の作成法**：市販の 10％ニトロセルロースをそのまま使用して標本を固化させるのは困難を伴うので，あらかじめ 10％ニトロセルロースのみを大型シャーレに入れて，ドラフトチェンバーで蓋を少しずつ浮かして気化させたり，密閉したりを繰り返しながら濃度を上げていく．固化する直前でシャーレから取り出して，刃物で細切する．筆者は 1 cm 角程度に細切してから家庭用の市販の電動ミキサーで粉末にして乾燥させている．ドラフトチェンバーで1日ぐらい乾燥させてから再び電動ミキサーにかけて粉末にするとよい．粉末のニトロセルロースを広口のネジ蓋式のポリ容器（500〜1,000 mL 程度）に容量の 1/3 程度入れて，エーテル＝アルコールを入れてすぐに攪拌する．時間を置くと粉末のニトロセルロースが溶けて全体が混じらなくなり，高濃度ニトロセルロースの作成に極端に時間がかかる．バーテンダーのシェーカーを振る手技が望ましい．その後すぐに回転振盪機で混合させるとよい．最終的には容器の1側の壁に縦に濃いニトロセルロースが付着している状態であれば，エーテル＝アルコールに触れる部分が多くて溶けるのが早い．この別製の高濃度ニトロセルロースは包埋の最終段階や，後述のブロック台に標本を貼付する糊の代わりに使用する．

## 薄　切

　70％アルコールに保存してある大型ニトロセルロースブロックを薄切 slice making を行うためにはテトランダー型ミクロトームが必要である．現在では電動式の大型ミクロトームがあるので，それを使用して大型標本や連続切片標本の薄切は容易になった．なお，脊髄程度の大きさの組織ではユング式滑走ミクロ

付録B　ニトロセルロース包埋切片作成法　Appendix B　Preparation Methods Using Nitrocellulose Embedding

トームの方が使いやすい．

　どのようなブロックでも薄切に先駆けて共通の作業がある．それはニトロセルロースブロックをブロック台に貼付することである．テトランダー式のものでは専用のブロック台があるし，ユング型ではネジ締め方式の取り付け台に付ける木製か塩化ビニール製のブロック台がある．まず切片の切り出し面と反対側の面を平らにする．この作業は木工用のカンナを使うときれいな平面ができる．次にメスを使ってニトロセルロースブロックの貼付面に狭い平行な切れ目を付ける．この切れ目は120度の角度で交わるように3方向で付ける．さらにブロック台に高濃度のニトロセルロースを載せて，切れ目を入れたブロック面をニトロセルロースの上に押し付け，そのまま動かさないように保持する．少しの間押さえたままで動かさないようにしてから，ブロック台ごと70％エチルアルコールに入れてニトロセルロースが固化するのを待つ．

　ミクロトームによる薄切の切片厚はブロックの大きさで異なる．脊髄程度のブロックでは20～30 $\mu m$ 厚，脳幹と小脳では30 $\mu m$ 厚，大脳水平断では30～40 $\mu m$ 厚程度が目安である．70％エチルアルコールで濡らしながら薄切した切片は丸まって棒状になるので，すぐに90％エチルアルコールのシャーレに入れると硬い巻きが緩やかになり，ガラス面に置いて刷毛で伸ばすと平らになる．切片よりもやや大きい和紙（前もって必要サイズに切って70％エチルアルコールで洗って乾燥させておく）を載せて切片を貼り付けて取り上げて，わずかに70％エチルアルコールを入れたシャーレに裏返しに積み上げていくと乾燥しないで薄切順に並ぶことになる．アルコール中の切片は積み上げたものを，数が少ない場合には全体を和紙で包んで，切片数が多い場合には全体を凧糸で縛ってから，70％エチルアルコール中に保存する．

　症例番号や連続切片の切片番号が必要な場合には，和紙に載せた切片を取り出してプラスチックまな板などの上で濾紙を使って書きつける部分のみのアルコールを吸い取ってから毛筆と墨で書き入れる．

## 染　色

　薄切した切片は通常は浮遊切片として染色 staining の操作を液中で進める．ほとんどの染色法は可能ではあるが，ここでは脳や脊髄を対象とした染色法について述べる．それは，①Kultschitzky 髄鞘染色，②Klüver-Barrera 染色，③LPH 染色（識別染色法の一つ），④Masson-Goldner-Goto 法（識別染色法の一つ），⑤鍍銀法の5種類である．これらは，いずれも同一のブロックからの切片で染色ができる．以下にそれらの概要を述べる．

### 1）Kultschitzky 髄鞘染色

　原則的に Hematoxylin を使用する Weigert 系の髄鞘染色はどの方法でも可能である．ここでは Kultschitzky 髄鞘染色 Kultschitzky's myelin sheath staining について述べる．ここで述べてきた標本作成法は二次固定の段階でクロム酸固定を行っているので，改めてクロム酸液で媒染をする必要はない．

　70％エチルアルコールで保存されている切片標本から染色する切片を抜き出して，新たな70％エチルアルコールの中で1枚ずつ和紙をはがして蒸留水を入れた大型シャーレの中の水面に浮かべる．最初は切片が水面を激しく動き回る．蒸留水を換えてやると，水になじんで動きが止まり，しばらく経つと水中へと沈んでいく（蒸留水を交換すると速く水になじむ）．次いで Kultschitzky の Hematoxylin 染色液に室温で一晩入れる．翌日，染色液から直接分別液に切片をまとめて入れる．シャーレを少し動かしてやると，紫褐色の雲状の発色を伴って切片が急に脱色をして分別液が着色するので，分別液をたびたび新しいものと交換する．すぐに脱色されなくなったら大型蓋つき肉池かシャーレに蓋をして，回転振盪機でゆっくりと回すと，数十枚の切片でもむらなくきれいに短時間で脱色ができる．数時間～半日位で分別が完成するが，ときどき切片を蒸留水に取り出して実体顕微鏡で髄鞘の染まり具合を確認する．線維束が横断されている部分で輪状の髄鞘がきれいに観察できれば分別完了としてよい．後述のように脱水して，封入する．

**Kultschitzky の Hematoxylin 液の作成法**：あらかじめ 10％Hematoxylin 純アルコール溶液を作成し，3 カ月以上熟成させておく．その液 10 mL を蒸留水 90 mL と氷酢酸 2 mL を加えたものを使用直前に準備する．

**分別液の作成法**：炭酸リチウム飽和水溶液を十分に作り，37℃の恒温器（孵卵器）に入れて保存する．壜の底に十分な量の不溶の炭酸リチウムがあることが大切である．分別液は炭酸リチウムの飽和水溶液 100 mL に 1％フェリシアン化カリウム水溶液を 1 mL 加える．

## 2) Klüver-Barrera 法

Klüver-Barrera 法 Klüver-Barrera method は，発明者の頭文字を採って K-B 法あるいは使用する色素の名を冠して Luxol fast blue-Cresyl violet（LFB-CV）染色などともいう．本法は 2 種類の色素を使用して髄鞘と Nissl 小体や細胞核を別々に染め分けようとするもので，神経系の染色法としては世界中でもっともよく使われている染色法である．色素 2 種類のうち，Luxol fast blue は髄鞘を染め，Cresyl violet は Nissl 小体や細胞核を染め出す．

70％エチルアルコール中にある切片を 1 枚ずつ 90～95％のエチルアルコールに移してから，Luxol fast blue 染色液に入れる．この容器は加温するので，密栓のできる肉池かポリ容器を使用する．染色液中で切片が折り曲がらないように注意して 58℃の恒温器に一晩入れる．翌日，切片の入った染色液の容器を恒温器から室温に出して冷却を待つ．冷めたら，切片を新しい 95％エチルアルコール溶液中に移し，余分な色素を洗い落とす．必要により新しいアルコール液に換える．切片の組織のない部分が透明になったら，次の分別過程に移る．切片は 1 枚ずつ蒸留水を入れたやや大きいシャーレの水面に浮かべて動きが止まり水中に沈むまで待つ．さらに，2.0％飽和炭酸リチウム水溶液（飽和炭酸リチウム液の 2 mL を蒸留水 98 mL に加えたもの）に切片を移す．浸漬時間は 1 時間以上が必要．この最初の段階はきわめて大切で，成書にあるような低濃度や短時間の浸漬をすると，後の脱色ができなくなるので，最初が肝心である．その後，切片を 70％エチルアルコールで脱色→蒸留水→1.0％炭酸リチウム→70％エチルアルコール→蒸留水を繰り返す．実体顕微鏡で血管外膜が完全に脱色されたら脱色完了である．70％エチルアルコールから 95％エチルアルコールに入れて一晩置く．

次に Cresyl violet での染色過程に移る．まず，95％エチルアルコール内の切片を 70％エチルアルコールに通してから蒸留水に浮かべ，蒸留水を 3 回交換する．あらかじめ 58℃に加温した染色液に 15 分間入れる．切片を蒸留水に取り出すと，切片全体が濃紫色に染まっているので，蒸留水を換えて余分な色素を落とすと，組織を含まないニトロセルロース部分の透過性が増してくる．

次いで Cresyl violet の分別過程に入る．切片を 1 枚ずつ 1％酢酸 95％エチルアルコール液に一瞬浸し，すぐに 95％エチルアルコール液に入れて分別し，数回新しい液に入れると美しい分別ができる．分別完了の直前に n-ブチルアルコール（2～3 回）に移すとまだ少しの分別が進む．さらにキシレン（2～3 回）を通してバルサムで封入．キシレン中では脱色はしないが，ニトロセルロース部分が透明になる．これを透徹という．キシレン中で時間が長いと切片全体がやや硬くなるので，次の封入過程まで進める．

**Luxol fast blue 染色液の作成法**：Luxol fast blue-MBSN 1 g を 95％エチルアルコール 1,000 mL に溶かして，58℃で加温する．原法では 10％酢酸 5 mL を入れているが，クロム酸二次固定をした標本では染色性に変わりはない．染色液は室温で保存し，使用時に切片の入る大きさの密栓プラスチック容器あるいは肉池に取り分けて使用する．

**Cresyl violet 緩衝染色液の作成法**：Cresyl violet 2.0 g を酢酸 56 mL と酢酸ナトリウム 4.0 g を蒸留水 500 mL に溶かして蒸留水を加えて 1,000 mL とする．37℃の恒温器で保存する．染色液は使用する前に濾紙で濾過して，58℃の恒温器で加温する．

詳細については，KlüverとBarrera[4]，後藤と関[5]，後藤ら[6]を参照のこと．

### 3）LPH 染色

LPH 染色 Luxol fast blue-periodic acid-Schiff-Hematoxylin staining は後藤[1]が考案した識別染色法の一つであり，①神経組織の構成成分を識別できる，②軸索を染める，③形態計測に適している，などの特徴がある．ちなみに，過ヨウ素酸 Schiff 反応 periodic acid-Schiff reaction は PAS の略称で知られている．

薄切した切片を 70％エチルアルコールから 95％エチルアルコールに入れてから密栓プラスチック容器に入れた Luxol fast blue 染色液に入れる．58℃の恒温器に一晩入れ，翌朝容器を室温に出して冷却してから切片を 95％エチルアルコールに移して過剰な色素を洗い流す．Klüver-Barrera 染色と同じ要領で Luxol fast blue の分別を行う．

分別完了後 95％エチルアルコールに入れて一晩置いた後，蒸留水で 2 回以上洗い，0.5％過ヨウ素酸水溶液に 5 分間入れて酸化させる．蒸留水に出して数回よく洗う．Schiff 試薬に 1 回だけ浸ける（原法とは異なる）．ただちに重亜硫酸ナトリウム水溶液に浸け，液を 2 回交換して約 5 分間で操作を終了する．蒸留水でよく洗う（数回交換）．切片の組織のない部分は淡いピンク色に染まる．

70％エチルアルコールに入れて洗い，石炭酸アルコール液に 30 分間浸けてから再び 70％エチルアルコールに入れて洗い，蒸留水で数回よく洗ってから Carazzi の Hematoxylin 液に一晩入れる．切片を蒸留水に出して数時間かけて蒸留水を数回換えると切片全体が淡い紺色がかってくる．顕微鏡で観察すると，軸索は黒か濃紺色に染まっている．染まり方が不充分ならば，Carazzi の Hematoxylin 液を再度染めることもできるし，もし過染の場合には塩酸アルコールで分別ができる．蒸留水を 2～3 回換えてよく洗い，90～95％エチルアルコールを通して n-ブチルアルコール（2～3 回），キシレン（2～3 回）に入れてから封入する．

> **Luxol fast blue 染色液の作成法**：前掲．
> **0.5％過ヨウ素酸水溶液の作成法**：過ヨウ素酸 0.5 g を蒸留水 100 mL に溶かして作成する．
> **Schiff 試薬の作成法**：塩基性 Fuchsine（Feulgen 反応用がよい）1 g を煮沸した蒸留水 200 mL の中に加える．激しく泡立つので少量ずつ注意して加える．よく混合して完全に色素が溶解したら 50℃まで冷却し，濾過してから 1N 塩酸 20 mL を加え，さらに 25℃まで冷まし，重亜硫酸ナトリウム 1 g を加える．濃い紫紅色の液は次第に退色して 24～48 時間後には薄桃色あるいは薄い麦色になる．
> **重亜硫酸ナトリウム水溶液の作成法**：10％重亜硫酸ナトリウム結晶水溶液 10 mL，1N 塩酸 10 mL，蒸留水 200 mL を混合する．1N 塩酸は濃塩酸（比重 1.16）98.3 mL に蒸留水を加えて 1,000 mL として作成する．
> **石炭酸アルコール液の作成法**：液状石炭酸と 70％エチルアルコールを 1：1 で混合して作成する．
> **Carazzi の Hematoxylin 液の作成法**：Hematoxylin 1.0 g を蒸留水 800 mL にゆっくりと加温しながら溶かし，ヨウ素酸ナトリウム 0.2 g，硫酸カリウムアルミニウム 50 g，グリセリン 200 mL を混合する．すぐに使用できる．詳細については Carazzi[7]をも参照のこと．

### 4）Masson-Goldner-Goto 染色

Masson-Goldner-Goto 染色 Masson-Goldner-Goto staining は，後藤[1][8][9]が考案した識別染色法の一つであり，Masson-Goldner 染色の変法に分類される．神経線維の染色性に優れており，とくに中枢神経系，末梢神経系の有髄線維・無髄線維・グリアの突起などが染め分けられるので，形態計測にも適している．途中までの過程は LPH 染色と同じである．

薄切した切片を 70％エチルアルコールから 95％エチルアルコールに入れてから密栓プラスチック容器に入れた Luxol fast blue 染色液に入れる．58℃の恒温器に一晩入れ，翌朝容器を室温に出して冷却してか

ら切片を 95％エチルアルコールに移して過剰な色素を洗い流す．Klüver-Barrera 法と同じ要領で Luxol fast blue の分別を行う．

分別完了後 95％エチルアルコールに入れて一晩置いた後，蒸留水で 2 回以上洗い，0.5％過ヨウ素酸水溶液に 5 分間入れて酸化させる．蒸留水に出して数回よく洗う．Schiff 試薬に 1 回だけ浸ける（原法とは異なる）．ただちに重亜硫酸ナトリウム水溶液に浸け，液を 2 回交換して約 5 分間で操作を終了する．蒸留水でよく洗う（数回交換）．切片の組織のない部分は淡いピンク色に染まる．

70％エチルアルコールに入れて洗い，石炭酸アルコール液に 30 分間浸けてから再び 70％エチルアルコールに入れて洗い，蒸留水で数回よく洗ってから Carazzi の Hematoxylin 液に一晩入れる．切片を蒸留水に出して数時間かけて蒸留水を数回換えると切片全体が淡い紺色がかってくる．顕微鏡で観察すると，軸索は黒か濃紺色に染まっている．染まり方が不充分ならば，Carazzi の Hematoxylin 液で再度染めることもできるし，過染した場合には塩酸アルコールで分別ができる．

蒸留水を 2～3 回換えてよく洗い，Fuchsine-Ponceau 混合溶液に 1 分間入れ，1％酢酸水で洗い，燐モリブデン酸 Orange G 液に 1 分間，1％酢酸水で洗う．次いで 0.5％Aniline blue 8％酢酸液に 1 分間浸け，1％酢酸水で洗う．90～95％エチルアルコールで分別，n-ブチルアルコール，キシレンで脱水して封入する．

詳細については Carazzi[7]，Goldner[10]を参照のこと．

**Luxol fast blue 染色液の作成法**：前掲．
**0.5％過ヨウ素酸水溶液の作成法**：前掲．
**Schiff 試薬の作成法**：前掲．
**重亜硫酸ナトリウム水溶液の作成法**：前掲．
**石炭酸アルコール液の作成法**：前掲．
**Carazzi の Hematoxylin 液の作成法**：前掲．
**Fuchsine-Ponceau 混合溶液の作成法**：Ponceau de xylidine 1.0 g，酸性 Fuchsine 0.5 g，酢酸 3.0 mL を混合し，蒸留水を加えて 500 mL とする．
**燐モリブデン酸 Orange G 液の作成法**：燐モリブデン酸 20 g，Orange G 10 g を蒸留水で溶かして 500 mL とする．

### 5）鍍銀法

LPH 染色で Luxol fast blue 分別した後に，セロイジン切片に対する Hirano-Zimmermann 鍍銀法 Hirano-Zimmermann silver impregnation を行い[11]，必要があれば LPH 染色の後の過程を行う．神経細胞と軸索が鍍銀されるのが違いである．

## 封　入

染色の終了した切片は，95％エチルアルコールから n-ブチルアルコールに入れて（2～3 回），キシレン（2～3 回）透徹後にバルサムで封入 mounting を行い，加温伸展盤（50℃）に載せて重しを置き，その上に鉛板を乗せて切片を扁平にする．

ここで封入の際の注意点について書いておく．

① n-ブチルアルコールは純エチルアルコールの代わりに使用する．切片が軟らかくなり過ぎないので，操作がしやすい．やや時間をかける．
② 筆者らは切片 1 cm$^2$ 当たり 16 g 程度の重しを載せている．鉛板は 1 枚 6.3 kg のものを伸展盤 1 台当たり 10 枚使用している．

③市販のカナダバルサムは濃度が高くて，壜から出せないほどの硬さなので，通常は37℃で保存し，前もって58℃に加温してからバルサム容器に入れ，キシレンで薄めて倍量位にしてよく攪拌して，再び58℃で加温してから冷却して使用する．濃度は好みで調節する．

## 観察・形態計測

切片の観察 observation は3通りの方法がある．
①切片を肉眼観察する．これにはフィルム観察用の照明装置またはX線写真用のビュアーがあると観察しやすい．
②実体顕微鏡などの弱拡大顕微鏡で観察を行う．
③通常の高倍率顕微鏡で細胞レベルの変化や神経軸索などの観察を行う．

顕微鏡に組み込まれた画像解析装置や，あるいは描画装置付顕微鏡と画像解析装置を組み合わせて使用して，形態計測を行うことがある．その際に重要な切片の収縮率は，ここで述べた標本作成法では 10±0% である．ちなみに，通常のフォルマリン固定のパラフィン切片では，切片標本の収縮率は 30～70% と幅があるために，対象物の数の評価はできるが面積の評価はできない．

形態計測法については総説論文の Goto と Goto[12] を参照のこと．また，形態計測の実際については多くの原著論文があるので参考にしてほしい[9)13)〜20]．

## 写真撮影

写真撮影 photographing について述べる．以下の記述は写真撮影した画像をコンピュータを用いて管理編集あるいは処理することを前提とする．
①フィルム使用のカメラよりはディジタルカメラがよい．
②顕微鏡撮影もディジタルカメラが付いている顕微鏡がよい．
③小型の切片では，NanoZoomer（浜松ホトニクス）が便利である．画像圧縮装置が組み込まれているので，画像をネットワークで遠隔地に送ることができ，コンピュータ上で顕微鏡と同様な観察が可能である．
④中等大の切片では，透過光によるフィルムスキャナーで画像を取り込むことで美しい映像が得られる．
⑤大型の切片では，透過光によるフィルムスキャナーの大型の製品があり，これを使用できるならば両側大脳半球の水平断までの超精密画像取り込みが可能である．

### 文献

1) Goto N：Discriminative staining methods for the nervous system：Luxol fast blue-periodic acid-Schiff-hematoxylin triple stain and subsidiary staining methods. Stain Technol 62：305-315, 1987.
2) 佐野 豊：組織学研究法，第6版．理論と術式．南山堂，東京，1981．
（南山堂，東京，2003 復刻）
3) 柴田昌和，鈴木雅隆，後藤 昇：形態計測のための新しい包埋剤：シオジリン E-10．解剖学雑誌 71：656-661, 1996.
4) Klüver H, Barrera E：A method for the combined staining of cells and fibers in the nervous system. J Neuropathol Exp Neurol 12：400-403, 1953.
5) 後藤 昇，関 泰志：Luxol fast blue and cresyl violet 染色における固定法の差異とその所見への影響について――新しい固定法による神経細胞の所見を中心に．神経内科 12：358-366, 1980.
6) 後藤 昇，岩渕 定，吉倉範光：Locked-in 症候群を呈した脳底動脈血栓症例の脳幹運動核と脊髄前角の変化について――新しい固定法を用いた連続切片による研究．Brain and Nerve 32：257-264, 1980.
7) Carazzi D：Eine neue Hämatoxylinlösung. Zeitschr Wiss Mikrosk 28：273-274, 1911.
8) Goto J, Goto N, Ezure H, Nonaka N, Ma X：Morphological differentiation of nerve fibers：Central, peripheral, myelinated and unmyelinated. Okajimas Folia Anat Jpn 77：211-216, 2001.
9) Wada A, Goto J, Goto N, Kawamura N, Matsumoto K：Are there one million nerve fibres in the human medullary pyramid? Okajimas Folia Anat Jpn 77：221-224, 2001.

10) Goldner J : A modification of the Masson trichrome technique for routine laboratory purposes. Am J Pathol 14: 237-243, 1938.
11) Hirano A, Zimmermann HM : Silver impregnation of nerve cells and fibers in celloidin sections. Arch Neurol 6: 114-122, 1962.
12) Goto N, Goto J : Morphometric evaluations of the human nervous system. Human Cell 19: 49-64, 2006.
13) Takaoki E, Nonaka N, Goto N, Suzuki M, Goto J, Shibata M : Morphometric comparison of human nerve cells: Special sensory system. Okajimas Folia Anat Jpn 82: 1-4, 2005.
14) Umino M, Goto J, Goto N, Nonaka N, Shibata M : Morphometric comparison of human nerve cells: Pyramidal motor system. Okajimas Folia Anat Jpn 82: 31-34, 2005.
15) Yanai T, Goto N, Goto J, Nonaka N, Shibata M : Morphological characteristics of nerve cells in the human general sensory system. Okajimas Folia Anat Jpn 82: 39-42, 2005.
16) Ishida Y, Goto N, Chiba K, Souma Y, Goto J : Comparison of preparation methods for the evaluation of nerve axons. Okajimas Folia Anat Jpn 84: 133-136, 2008.
17) Nonaka N, Goto N, Goto J, Shibata M, Nakamura M : Morphometric evaluation of the aging process in various human nerve fibers. Okajimas Folia Anat Jpn 85: 103-106, 2008.
18) Souma Y, Goto N, Goto J, Chiba K, Ishida Y : Morphological evaluation of the human pyramidal tract: Gender and age differences. Okajimas Folia Anat Jpn 85: 107-109, 2008.
19) Souma Y, Goto N, Goto J, Fujimoto T, Fujiwara T : Morphological evaluation of the human pyramidal tract: Tapering of axons. Okajimas Folia Anat Jpn 85: 111-113, 2009.
20) Shibata M, Goto N, Goto J, Nonaka N, Nakamura M : Morphometric and functional correlation of human neuronal somata: Pyramidal motor, special sensory and general sensory systems. Okajimas Folia Anat Jpn 85: 115-117, 2009.

索引
index

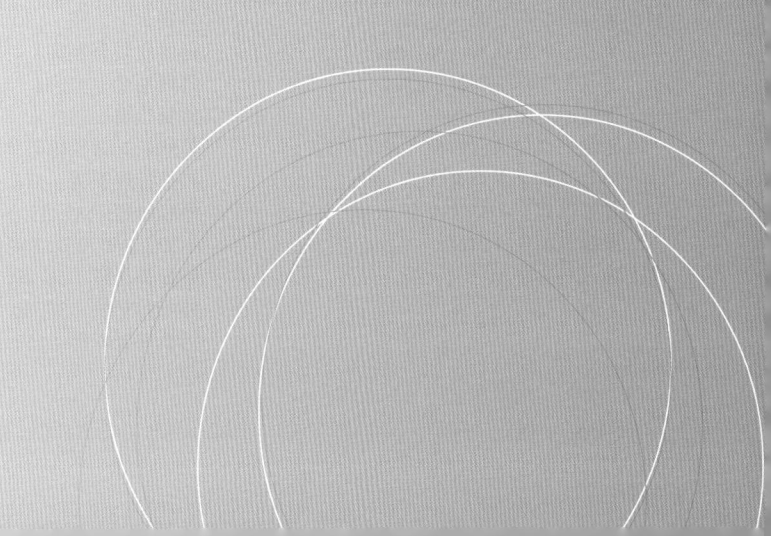

# 日本語索引

## 【あ】

亜急性壊死性脊髄炎　323
アストログリア　59
アストロサイト　59
アストロサイトーシス　62
アテローム性硬化　99
鞍背　299

## 【い】

縊死脳　164
一過性黒内障　102, 333
一過性単眼盲　102, 333
一過性脳虚血発作　100, 332

## 【う】

迂回槽　18, 19, 74, 293
右腕頭静脈　324
運動性言語領野　195, 199, 210
運動性失語　210

## 【え】

衛星細胞　60
腋窩動脈　174, 333
縁上回　8
延髄　3, 4, 5, 6, 30, 32, 46, 48, 54, 70, 187, 260, 343, 369
延髄静脈　293, 294, 295

## 【お】

横橋線維　36, 37, 38, 39
横後頭溝　8
横静脈洞　182, 283, 290, 294, 295, 303, 304, 309
横洞溝　299
横突起　322
オトガイ下静脈　300
オリーブ　49, 222
オリーブ核　42, 43, 49, 369
オリーブ核拡大　361, 362
オリーブ間症候群　252
オリーブ後溝　49
オリーブ後方症候群　120, 255
オリゴデンドログリア　59
オリゴデンドロサイト　59
温痛覚消失　277

## 【か】

外眼筋麻痺　315
外頚動脈　174, 176, 177, 178, 333
外後頭隆起　298
外耳孔　298
外終糸　72
外脊髄静脈　320
外側延髄枝　120, 253, 254, 255, 349
外側延髄症候群　120, 255, 256, 349, 350
外側眼窩前頭枝　196, 206, 209
外側嗅条　222
外側橋枝　139, 140, 141, 183, 184, 244, 245, 250, 360, 361
外側楔状束核　48
外側溝　4, 6, 7, 8, 12, 13, 14, 15, 16, 17, 18, 19, 137, 199, 206, 230, 283, 286
外側溝の後枝　8
外側溝の上行枝　8
外側溝の前枝　8
外側後脈絡叢枝　217, 218, 220, 221, 226, 228, 264, 265, 266
外側枝　172
外側膝状体　17, 23, 26, 29, 35, 91, 205, 218, 226, 230
外側膝状体枝　217, 218
外側髄板　21
外側仙骨静脈　325
外側仙骨動脈　272
外側線条体枝　217, 219, 233
外側線条体動脈　217, 219, 233
外側中心枝　126, 205, 217, 219, 220, 221, 222, 233
外側中心枝の外側枝　126, 127, 128, 129, 130, 131, 217, 219, 220, 223, 351, 352, 353, 354
外側中心枝の内側枝　128, 129, 131, 217, 219, 220, 233
外側中脳枝　238, 240
外側直筋　267, 268
外側テント枝　180
外側皮質脊髄路　45
外側毛帯　37, 38
外側領域　172
外側レンズ核線条体動脈　220
外椎骨静脈叢　318, 322
外転神経　35, 53, 54, 180, 182, 187, 222, 260, 267, 268, 311, 312, 313
外転神経核　38, 40, 246, 343
外転神経根　38, 40
外転神経麻痺　251, 316

外套　4
外套細胞　60
海馬　14, 15, 16, 17, 18, 19, 20, 23, 27, 28, 290
灰白質　5
灰白柱　50
灰白隆起　21, 26, 68, 222, 246
灰白隆起枝　132, 217, 226, 232
海馬鈎ヘルニア　89, 90, 91
海馬静脈　292
海馬傍回　9, 228
海馬傍回ヘルニア　89, 90, 91, 94, 155
蓋板　30
外包　13, 14, 15, 16
解剖学用語　21
海綿間静脈叢　311
海綿状血管奇形　158
海綿静脈洞　180, 300, 303, 304, 310, 311, 312, 313
海綿静脈洞外側壁症候群　314
海綿静脈洞症候群　314
海綿静脈洞部　179
解離性交叉性知覚消失　255
下窩　33
下外側橋枝　250
下顎後静脈　300
下顎神経　54, 180, 267, 268, 311, 313
下下垂体枝　180, 296
下下垂体動脈　296
顆管　298
下眼窩裂　298
下眼静脈　300, 301
下関節突起　322
可逆性虚血性神経学的欠落　103
下丘　33, 34, 37, 292
下丘核　34, 37
下丘腕　33, 34, 35, 36
蝸牛枝　270
蝸牛軸ラセン静脈　269
蝸牛小管静脈　269
蝸牛神経背側核　42
蝸牛神経腹側核　42
下橋底枝　245, 246, 247, 249, 343
下橋被蓋枝　245, 246, 247, 249, 343
核　59
角回　8
角回枝　196, 206, 207
核小体　59
顎動脈　268
顎二腹筋　177
下甲状腺動脈　333
下交代性片麻痺　252

下矢状静脈洞　287, 290, 303, 304, 306
下斜筋　267
下小脳脚　33, 42, 43, 48, 369
下小脳動脈　187, 262
下垂体　21, 70, 180, 205, 246, 296, 311, 313
下垂体一次毛細血管叢　296, 298
下垂体窩　299
下垂体後葉　296
下垂体静脈　296, 298
下錐体静脈洞　303, 304, 314
下垂体前葉　296
下垂体二次毛細血管叢　296, 298
下垂体門脈　296, 298
下垂体門脈系　296, 297
下髄帆　32, 46
下正中中脳枝　117, 237, 238, 239, 240, 246
下赤核症候群　240
下線条体静脈　287, 290, 291
下前頭回　8
下前頭溝　8
下前頭静脈　287
下側頭回　8
下側頭溝　8
下大静脈　324
下大脳静脈　283, 285, 290, 294, 309
片麻痺　178, 210, 211, 218, 221, 232, 334, 339, 351, 353, 354, 355, 369
下虫部静脈　287, 294, 295, 296
下直筋　267
滑車下神経　268
滑車上神経　268
滑車神経　34, 53, 180, 182, 222, 260, 268, 311, 312, 313
滑車神経核　34, 36, 37, 246, 343
滑車神経交叉　34, 38
滑車神経麻痺　240
顆導出静脈　300
下頭頂小葉　8, 10
下半月小葉　46, 47
下吻合静脈　283, 285, 304
下方へのテント切痕ヘルニア　89, 107, 155
下ラセン静脈　269
顆粒層　41
眼窩回ヘルニア　95, 96
眼角静脈　300
感覚性言語領野　195, 199, 211
感覚性失語　211
眼窩脂肪体　268
眼窩上神経　267, 268
眼窩上動脈　267
眼窩尖症候群　314
眼球　268
冠状静脈　318, 320

冠状動脈　274, 278
眼神経　54, 267, 268, 311, 312, 313
眼動脈　101, 174, 180, 194, 266, 267, 268, 311, 312, 333
門　33, 292
間脳　3, 21, 54
顔面静脈　300
顔面神経　35, 40, 53, 54, 182, 187, 222, 260
顔面神経核　38, 41
顔面神経丘　33
顔面神経根　38, 40
顔面神経膝　40
顔面神経性交代性片麻痺　360
顔面神経麻痺　251

【き】

疑核　43, 50
奇静脈　324, 325
偽性 Weber 症候群　359, 360
稀突起膠細胞　58, 59
機能的終動脈　174
脚間窩　35, 246, 293
脚間槽　70, 74
逆行性変性　61, 62
嗅覚領野　199
嗅球　4, 54, 187, 205
嗅索　54, 187, 201, 205, 228, 293
嗅糸　54
弓状核　27
球状核　40, 41, 42
嗅神経　54
急性硬膜外血腫　162, 328
急性硬膜下血腫　163, 284
急性中耳炎　316
旧線条体　10
球麻痺　255
橋　3, 4, 5, 6, 20, 30, 32, 34, 46, 54, 70, 187, 222, 241, 260, 367
境界溝　33
橋核　36, 37, 38, 39, 40
頬骨弓　298
胸鎖乳突筋　177
橋枝　250
橋縦束　37, 38, 39, 40
橋静脈　293, 294, 295
胸神経　56
胸大動脈　272
橋底部　35, 36
共同偏視　333, 336, 343, 355, 357
橋背部　35
橋被蓋　35, 37
橋腕　34, 39, 40, 41, 48
棘孔　298, 299
棘突起　322
巨大動脈瘤　157, 366, 367

【く】

クモ膜　55, 70, 72, 73, 74, 318
クモ膜下腔　70, 73, 74, 75, 278, 318
クモ膜下出血　84
クモ膜下槽　74
クモ膜顆粒　10, 70, 73, 74, 284
クモ膜絨毛　75
クモ膜小柱　73, 74
クモ膜帽　75
グリア限界膜　74
グリア細胞　57, 59, 60
グリア瘢痕　63
グリアフィラメント　59
グリオーシス　62

【け】

頚横動脈　177
鶏冠　182, 299
頚鼓小管枝　177
茎状突起　298
頚静脈孔　282, 298, 299
頚静脈上球　314
頚神経　56
痙性四肢麻痺　343
痙性対麻痺　305
頚動脈一過性脳虚血発作　102, 333
頚動脈海綿静脈洞瘻　315
頚動脈管　298, 299, 313
頚動脈管静脈叢　301
頚動脈管部　177
頚動脈小体　176
頚動脈洞　176
茎乳突孔　298
頚膨大　50
血管形成不全性壊死性脊髄症　323
血管周囲腔　74
血管性認知症　167
血管分布領域　172, 236
結合腕　36, 37, 38, 39, 40, 48
楔状束　33, 44, 45, 48, 49, 50
楔状束核　44, 45, 49
楔状束結節　33
楔状束小脳路　48
楔前部　9, 203
楔部　9, 203
肩甲舌骨筋　177
原線条体　10
原発性橋出血　139, 361, 362, 363
原発性脳室内出血　364

【こ】

鉤　222, 228, 293
後外視床動脈　230
後外側溝　33, 49, 50

後外側静脈　318, 319
後外側側頭枝　196, 206, 207
後外側腹側核　29, 133
後外側裂　46, 47
口蓋ミオクローヌス　243, 369, 370, 371
後海綿静脈洞症候群　314
後角（脊髄）　50, 51, 52
後核　16, 17, 22, 29, 35, 133, 205, 218, 226, 292
後下小脳動脈　70, 83, 85, 86, 117, 118, 174, 181, 182, 183, 184, 187, 194, 253, 260, 261, 262, 265, 266, 294, 333, 369
後下小脳動脈症候群　260
後下小脳動脈の外側枝　260, 262
後下小脳動脈の中間枝　260, 262
後下小脳動脈の内側枝　245, 260, 263
広頚筋　177
高血圧性脳内出血　122
後交通動脈　85, 86, 174, 180, 182, 183, 184, 185, 187, 194, 201, 205, 218, 219, 220, 221, 226, 228, 231, 238, 241, 333, 339
後硬膜動脈　329
後交連　3, 9, 16, 26, 30, 68, 246
後根（脳神経）　51
後根（頚神経）　51, 55
後根（脊髄神経）　50, 57
後根（腰神経）　52
後根静脈　318, 319, 320
後根動脈　273, 274, 275, 276, 278
後索（脊髄）　49, 51, 52
後索静脈　318
後索動脈　277, 278
交叉溝　74
鉤枝　205, 218, 359
後篩骨静脈　306
後篩骨神経　268
後篩骨動脈　268
膠腫　58, 139
甲状頚動脈　174, 272, 333
後床突起　299
後小脳半球静脈　294, 295, 297, 309
後正中溝　33, 49, 50
後正中静脈　318, 319
後正中中隔　51
後脊髄動脈　181, 183, 184, 253, 273, 274, 275, 276, 278, 279
後大脳動脈　18, 19, 35, 36, 83, 84, 85, 86, 91, 95, 99, 101, 103, 104, 110, 127, 174, 181, 182, 183, 184, 187, 194, 196, 197, 203, 205, 210, 211, 216, 218, 221, 226, 228, 238, 241, 265, 266, 333, 334, 339, 340, 341, 343, 351, 352
後大脳動脈梗塞　113, 195
後大脳動脈の圧迫　93, 94

後大脳動脈の交通後部　211, 219, 220, 339
後大脳動脈の交通前部　211, 219, 220, 339
後柱（脊髄）　51
後中間溝　33, 49
好中球　62
後頭顆　298
後頭蓋窩　30, 299
後頭蓋底　182
後頭橋路　32
後頭極　5, 6
後頭骨　328
後頭枝　210
後頭静脈洞　287, 294, 303, 304, 306, 307
後頭静脈の硬膜根　327
後頭前切痕　7, 137, 286
後頭側頭溝　228
後頭頂枝　196, 206, 207
後頭頂板間静脈　297, 299
後頭導出静脈　300
後頭動脈　178
後頭動脈の硬膜枝　327, 329
後頭板間静脈　297, 299
喉頭麻痺　255
溝動脈　277
後頭葉　4, 5, 7, 12, 13, 14, 15, 16, 17, 18, 19, 20, 22, 23, 137, 197, 199, 205, 207, 208, 286
後内視床動脈　227
後内側側頭枝　210
後内側中心枝　117, 119, 132, 217, 219, 220, 226, 227, 233, 239, 240, 246
後内側腹側核　29, 133
後乳頭体枝　228
後脳　3, 38
後脳梁枝　210
後脳梁静脈　287, 292
後鼻孔　298
後腹側核　226
鉤ヘルニア　89
後扁桃体枝　217, 218, 219
硬膜　55, 70, 72, 73, 75, 278, 318
硬膜外腔　73, 278
硬膜下腔　70, 73, 75, 278
硬膜下端部　72
硬膜枝　181
硬膜静脈洞　303
硬膜静脈洞血栓症　164, 305
硬膜膨隆　284
後毛様体動脈　268
後有孔質　31, 222
後有孔質動脈症候群　117, 240, 242, 347
後有孔質を経る動脈　222, 227, 240, 241, 242, 246, 347

後葉（小脳）　47
黒質　19, 28, 33, 35, 36, 218, 293
黒内障　178
孤束　43, 50
虎斑溶解　61

【さ】

最外包　13, 14, 15, 16
鰓弓　54
鰓弓神経　53
細菌性内耳炎　301
最上肋間静脈　324
最上肋間動脈　174, 272, 333
細動脈硬化　99, 168
細胞構築　198
索状体　42, 43, 48
鎖骨下静脈　324
鎖骨下動脈　101, 174, 175, 179, 272, 333
鎖骨下動脈盗血症候群　179
左腎静脈　324
左腕頭静脈　324
三叉神経　35, 53, 54, 182, 187, 201, 222, 260, 268, 292, 311, 367
三叉神経運動核　37, 39
三叉神経節枝　180
三叉神経結節　33
三叉神経根　39
三叉神経主知覚核　37, 39
三叉神経脊髄路　38, 41, 42, 43, 44, 45, 50
三叉神経脊髄路核　38, 41, 42, 43, 44, 45, 50
三叉神経節　267, 268, 311, 313
三叉神経中脳路　33, 37
三叉神経中脳路核　33, 37, 38
山頂　32, 46, 47
山腹　32, 46, 47

【し】

四角小葉　46, 47
視覚性言語領野　199
視覚領野　26, 195, 199, 211
弛緩性片麻痺　360
弛緩性四肢麻痺　369
弛緩性対麻痺　305
四丘体　30
四丘体動脈　240
軸索　58, 59
軸索小丘　59
視交叉　9, 20, 25, 54, 68, 70, 91, 187, 201, 203, 205, 218, 222, 241, 246, 293
視交叉陥凹　67
視交叉枝　217
篩骨洞　312, 313

視索　17, 18, 19, 26, 27, 28, 91, 205, 218, 222, 290, 293
視索上核　296
視床　13, 14, 15, 21, 22, 23, 68, 216, 221, 225, 291, 369
歯状回枝　205, 218
視床外側核　12, 21, 23, 26, 27, 28, 29, 133, 230
視床下核　27, 28
歯状核　40, 41, 42, 43
歯状核枝　263
視床下溝　21, 68, 246
視床下部　18, 21, 26, 68, 246, 290
視床下部枝　132, 217, 232
視床間橋　3, 67, 68, 69, 226, 246
視床後部　21, 26
視床膝状体枝　132, 217, 226, 228, 230, 233, 356
視床手　232
視床出血　132, 356, 357, 358
視床症候群　232, 357
視床上部　21, 26
歯状靱帯　51, 52
視床髄条　32, 68, 69
視床髄板　21
視床性過剰反応　232, 348
視床前核　12, 26, 27, 29, 133, 226
視床線条体静脈　287, 288, 289, 290, 291, 304
視床穿通枝　227
視床束　27
視床枕　16, 17, 22, 29, 35, 133, 205, 218, 226, 292
視床枕枝　132, 217, 229
視床痛　232
視床内側核　21, 28, 29, 133, 135, 226, 230
視床腹部　21, 26, 27
視床網様核　29
視神経　4, 54, 91, 182, 187, 228, 267, 268, 292, 293, 311, 312
視神経管　299
視束　56
室間孔　14, 22, 66, 67, 68, 70, 71, 265
失語　178
失行　210
失書　210
膝状体動脈　231
室頂　32, 46, 69, 70
室頂核　40, 41, 42
失認　210
室傍核　296
失立失歩　185
シナプス　59
シナプス間隙　59
シナプス後膜　59
シナプス小胞　59

シナプス前膜　59
篩板　182, 299
視放線　26
斜台　299
終糸　50, 70, 72
終室　66, 70
終神経　53
縦束　36, 37, 38, 39, 40
終動脈　172
終脳　3, 70
終板　3, 68, 222
終板傍回　222
周辺静脈　318
周辺動脈　277, 278
終末グリア　60
終末ボタン　59
縮瞳　343
樹状突起　59
出血性梗塞　106, 117
順行性変性　61, 62
上衣細胞　58
上衣細胞層　76
上窩　33
上外側橋枝　250
松果上陥凹　67
松果陥凹　67, 68
上顎神経　54, 180, 267, 268, 311, 312, 313
上顎動脈　268
上下垂体枝　217, 232, 296
上下垂体動脈　296
松果体　4, 9, 15, 26, 35, 216, 246
上眼窩裂症候群　314
上眼瞼挙筋　267, 268
上眼静脈　300, 301, 303
上関節突起　322
上丘　16, 33, 34, 35, 36
上丘腕　34, 35
上橋底枝　119, 120, 139, 140, 243, 244, 246, 248, 249, 343, 362, 363
上橋被蓋枝　239, 240, 243, 244, 246, 249, 343
上橋被蓋症候群　242, 243
小口蓋孔　298
上行頸動脈　174, 177, 272, 333
小膠細胞　58, 59
上甲状腺動脈　177
上交代性片麻痺　359
上後頭回　10
上行腰静脈　324, 325
上矢状静脈洞　70, 73, 283, 284, 287, 290, 294, 303, 304, 305, 307
上矢状静脈洞血栓症　164, 305
上矢状洞溝　299
上斜筋　268
上小脳脚　33, 36, 37, 38, 39, 40, 46, 48, 343, 369
上小脳脚交叉　34, 36, 37, 246

上小脳動脈　83, 85, 86, 140, 174, 182, 183, 184, 187, 194, 238, 241, 259, 260, 261, 262, 333, 346, 347
上小脳動脈症候群　260
上小脳動脈の外側枝　259, 260
上小脳動脈の中間枝　259, 260, 261
上小脳動脈の内側枝　259, 260
上錐体静脈洞　182, 294, 295, 303, 304, 314
上髄帆　32, 39, 46
上正中中脳枝　117, 119, 237, 238, 239, 240, 246
上赤核症候群　242
小節　32, 41, 46, 47
上線条体静脈　290, 291
上前頭回　8, 9, 10
上前頭溝　8, 10
上側頭回　8, 206
上側頭溝　8, 206
上大静脈　324
上大脳静脈　10, 70, 163, 164, 282, 283, 284, 290, 294, 304
上中心核　37, 38
上虫部静脈　287, 295
上直筋　267, 268
上頭頂小葉　8, 10
小脳　3, 4, 5, 6, 17, 30, 31, 38, 70, 187, 207, 343, 367, 369
小脳延髄槽　70, 74
小脳横裂　3, 4, 5, 6
小脳回　39, 46
小脳灰白質　40
小脳核　41
小脳核枝　245, 259
小脳核静脈　297
小脳活樹　41
小脳溝　39, 46
小脳梗塞　117, 347
小脳谷　40, 45, 46
小脳出血　140
小脳小舌　32, 46, 47
小脳静脈　295
小脳髄体　39, 40, 41, 42, 43
小脳虫部　18, 19, 20, 37, 38, 39, 40, 41, 42, 43, 44, 46
小脳テント　39, 70, 72, 90, 182, 303
小脳動静脈奇形　158, 369, 370
小脳白質　40
小脳半球　18, 19, 20, 37, 38, 39, 40, 41, 42, 43, 45, 46, 54
小脳皮質　41
小脳扁桃　32, 43, 44, 45, 46, 47
小脳扁桃ヘルニア　98, 159
小脳鎌　72
上半月小葉　46, 47
上吻合静脈　208, 283, 285, 304
上方へのテント切痕ヘルニア　97, 98, 159

静脈奇形　158
静脈血灌流　282
静脈洞外側凹窩　282
静脈洞交会　70, 182, 287, 295, 304, 307, 308
小翼　299
小翼ヘルニア　96
上ラセン静脈　269
除脳硬直　351, 354, 355, 362, 366
糸粒体　59
芯　75
神経下垂体　296
神経膠限界膜　74
神経膠細胞　58, 60
神経細胞　56, 57, 58, 59, 60, 61
神経細胞体　58, 61
神経細胞脱落　62
神経周膜　75
神経鞘腫　60
神経上膜　73
神経突起　59
新線条体　10
深中大脳静脈　291
深皮質穿通枝（小脳動脈）262, 263
深皮質穿通枝（大脳動脈）212
心房細動　346

【す】

水解小体　59
髄質穿通枝　212, 262, 263
髄鞘　59
錐体　49, 222, 299
錐体炎　316
錐体外路性片麻痺　240
錐体交叉　32, 45, 48, 49, 222
錐体静脈　293, 294, 295
錐体尖症候群　316
錐体路　32, 36, 41, 42, 43, 44, 45
髄脳　3, 48
髄板内核　29
水平裂　46, 47

【せ】

正円孔　299
正常圧水頭症　166
星状膠細胞　58, 59
正中延髄枝　246, 247, 252, 253, 254
正中延髄症候群　252
正中橋枝　116, 119, 120, 139, 140, 240, 243, 244, 245, 246, 247, 248, 249
正中溝　33
正中枝　172
正中仙骨静脈　324
正中中脳枝　237
正中中脳症候群　240

正中領域　172
青斑　33
青斑核　37, 38
赤核　17, 28, 33, 35, 218, 246, 293, 343, 369
赤核症候群　240
脊髄　2, 3, 32, 50, 54, 55, 70
脊髄円錐　50, 72
脊髄硬膜　73, 326
脊髄硬膜枝　329
脊髄索　50
脊髄枝　272, 273, 278, 318
脊髄視床路　23
脊髄小脳路　48
脊髄神経　2, 50, 55, 56
脊髄神経節　55, 57, 278, 318
脊髄動静脈奇形　323
脊髄動静脈瘻　323
脊髄動脈　273, 278, 318
癤　301
舌咽神経　49, 53, 54, 182, 187, 222, 260, 276, 319
舌下神経　43, 49, 53, 54, 177, 222, 260, 276, 319
舌下神経核　43, 44, 50
舌下神経管　299
舌下神経管静脈叢　300
舌下神経三角　33
舌下神経性交代性片麻痺　252
舌下神経麻痺　252
切歯窩　298
線維性星状膠細胞　63
線維束野　43
前外側溝　50, 222
前外側静脈　318, 319
前外側側頭枝　196, 201, 206, 207, 336
前外側腹側核　29, 133
全海綿静脈洞症候群　314
前海綿静脈洞症候群　314
前角（脊髄）50, 51, 52
前下小脳動脈　85, 182, 183, 184, 187, 260, 261, 265, 294, 369
前下小脳動脈症候群　260
腺下垂体　296
閃輝暗点　185, 211, 343
前交通動脈　85, 86, 102, 148, 153, 156, 182, 183, 184, 187, 205, 221, 339
前硬膜静脈　327
前硬膜動脈　326, 327
前交連　3, 9, 16, 22, 23, 25, 28, 68, 222, 246
仙骨神経　56
前根（胸神経）51
前根（頚神経）51, 55
前根（脊髄神経）50, 56
前根（腰神経）52

前根静脈　318, 319, 320
前根動脈　273, 274, 275, 276, 278
前索（脊髄）51, 52, 222
前篩骨静脈　304
前篩骨神経　268
前篩骨動脈　268
全失語　210
前斜角筋　177
前障　10, 13, 14, 15, 16, 25, 26, 27, 28, 216
栓状核　40, 41, 42
線条体　10
前床突起　299
前小脳半球静脈　295, 296
染色質溶解　61
前正中静脈　294, 318, 319
前正中裂　49, 50, 222
前脊髄動脈　181, 182, 183, 184, 187, 246, 253, 273, 274, 275, 276, 277, 278, 279, 343
前脊髄動脈症候群　277
前線条体動脈　224
前前庭動脈　269, 270
浅側頭静脈　300
前大脳静脈　287, 291, 293, 304
前大脳動脈　10, 12, 13, 14, 15, 17, 18, 83, 84, 85, 86, 101, 161, 174, 180, 182, 183, 184, 194, 196, 197, 200, 201, 202, 203, 204, 205, 216, 219, 220, 221, 226, 333, 334, 335
前大脳動脈梗塞　112, 195
前大脳動脈の外套部　201
前大脳動脈の交通後部　187, 201, 339
前大脳動脈の交通前部　187, 201, 225, 339
前柱（脊髄）50
浅中大脳静脈　283, 284, 286, 290, 294, 304
浅中大脳動脈　309
前庭蝸牛神経　40, 41, 42, 54, 182, 187, 222, 260
前庭枝　270
前庭静脈　269
前庭神経　269
前庭神経外側核　41
前庭神経下核　41
前庭神経核　38, 50
前庭神経上核　40
前庭神経内側核　42
前庭神経野　33
前庭水管静脈　269
前頭蓋窩　31, 299
前頭蓋底　182
前頭橋路　32
前頭極　5, 6
前頭極枝　196, 201, 203, 334
前頭極動脈　196, 201, 203, 334

前頭骨　328
前頭枝　326
前頭神経　267
前頭頂枝　196, 206, 207, 209
前頭頂板間静脈　297, 299
前頭板間静脈　297, 299
前頭葉　4, 5, 7, 12, 13, 14, 15, 16, 17, 18, 19, 20, 22, 23, 54, 135, 137, 151, 187, 197, 199, 201, 205, 207, 208, 286
前頭葉眼運動領域　199
前内側側頭枝　210
前内側中心枝　217, 222, 223, 232
前内側中心枝の短枝　217, 221, 225
前内側中心枝の長枝　201, 217, 221
前乳頭体枝　217, 232
前脳　3
前皮質脊髄路　45
浅皮質穿通枝（小脳動脈）　262, 263
浅皮質穿通枝（大脳動脈）　212
前腹側核　226
前扁桃体枝　219
前脈絡叢動脈　145, 146, 180, 182, 183, 184, 201, 205, 216, 217, 218, 219, 220, 221, 226, 241, 264, 265, 266, 359
前脈絡叢動脈症候群　218
前有孔質　6, 221, 222, 291, 293
前葉（小脳）　47

【そ】

総蝸牛動脈　269, 270
総頸動脈　101, 174, 175, 177, 178, 333
総頸動脈の起始部　83
総腸骨静脈　324
側角（脊髄）　51
側坐核　221
側索（脊髄）　33, 49, 51, 52, 222
側柱（脊髄）　51
側頭橋路　32
側頭極　5, 6
側頭骨　328
側頭葉　4, 6, 7, 14, 15, 16, 17, 18, 19, 20, 23, 25, 26, 27, 28, 54, 137, 187, 197, 199, 201, 207, 208, 286
側脳室　17, 25, 26, 27, 28, 66, 70, 151, 225, 230
側脳室下角　18, 19, 20, 22, 23, 67, 218, 222, 265, 266
側脳室後角　12, 13, 14, 15, 16, 22, 23, 67, 197, 216, 265, 266
側脳室前角　12, 13, 14, 15, 22, 67, 197, 216, 265, 266
側脳室中央部　12, 22
側脳室中心部　67, 265, 266
側脳室脈絡叢　9, 12, 13, 14, 15, 18, 19, 70, 71, 218, 265, 266, 288
側副溝　9, 228
側方注視麻痺　252
粗面小胞体　59

【た】

第1頸神経の後根　222
第1頸神経の前根　222
第1仙椎　72
第1腰椎　72
第1裂　46, 47
第2腰神経根　72
第2裂　46, 47
第3脳室　16, 17, 21, 22, 26, 27, 28, 32, 66, 67, 69, 70, 150, 152, 197, 203, 216, 265, 266
第3脳室脈絡叢　68, 69, 70, 71, 265, 266
第3脳室脈絡組織　3
第4脳室　22, 32, 35, 38, 39, 40, 41, 42, 43, 49, 66, 67, 68, 69, 70, 150, 152, 244, 245, 246, 253, 265, 266, 343
第4脳室外側口　22, 43, 66, 67, 71
第4脳室髄条　33
第4脳室正中口　22, 43, 66, 67, 70, 71
第4脳室ヒモ　33
第4脳室脈絡叢　32, 43, 46, 69, 70, 71, 265, 266
第4脳室脈絡叢枝　265, 266
体運動領野　195, 199
大口蓋孔　298
大後根静脈　319, 321, 322
大後根動脈　273, 275, 276
大後頭孔　182, 298, 299
大後頭孔ヘルニア　97, 98, 158
胎児型後大脳動脈　185, 339, 340, 342
帯状回　9
帯状回ヘルニア　97
帯状溝　9
体性運動神経　53
大前根静脈　319, 321, 322
大前根動脈　273, 275, 276
大槽　70, 74
大大脳静脈　32, 70, 287, 288, 289, 291, 292, 293, 303, 304, 307
大大脳静脈槽　16, 32, 74
体知覚領野　195, 199
大動脈弓　101, 175, 272, 279
大脳　3, 5
大脳横裂　4, 32
大脳回　4, 5, 6
大脳外側窩槽　74
大脳核　4, 8, 10
大脳基底核　10, 12

大脳脚　17, 22, 27, 28, 30, 31, 32, 35, 36, 218, 222, 293
大脳脚枝　218
大脳溝　4, 5, 6
大脳縦裂　3, 4, 10, 12, 13, 14, 15, 16, 17, 18, 19, 20, 150, 208, 293
大脳静脈膨大部　282, 284, 285
大脳髄質　4, 5
大脳髄質静脈　289, 290
大脳動静脈奇形　158
大脳動脈梗塞　195
大脳動脈輪　85, 161, 185
大脳白質　5
大脳半球　3
大脳皮質　4, 5, 73
大脳鎌　4, 72, 73, 90, 290, 303
大脳鎌下方ヘルニア　96, 97, 104, 105, 107, 108, 112, 128
手綱脚間路　27
手綱交連　3, 15
手綱三角　26
多発性脳梗塞　114
多胞小体　59
単球　63
短後毛様体動脈　267
短枝　223
短周辺動脈　236
単小葉　46, 47
淡蒼球　10, 14, 15, 16, 22, 23, 25, 26, 27, 28, 216
淡蒼球枝　217, 224, 233
単麻痺　202, 210
短毛様体神経　267

【ち】

知覚鈍麻　202
中外側橋枝　250
中外側側頭枝　196, 207
中海綿静脈洞症候群　314
中間嗅条　222
中間質　226
中間質外側部　51
中間質中心部　51
中間神経　35
中間内側側頭枝　210
中間皮質穿通枝（小脳動脈）　262, 263
中間皮質穿通枝（大脳動脈）　212
中間腹側核　29, 133, 226
中橋枝　139, 140, 243, 245, 246, 249, 343
中交代性片麻痺　251
中硬膜静脈　327, 329
中硬膜静脈の後根　327, 328
中硬膜静脈の前根　327, 328
中硬膜動脈　162, 326, 327
中硬膜動脈の後枝　326, 327, 328
中硬膜動脈の前枝　326, 327, 328

中斜角筋 177
中小脳脚 33, 34, 39, 40, 41, 46, 48, 222
中小脳動脈 262
中心灰白質 33, 35, 36, 37
中心管 50, 51, 52, 66, 67, 70
中心管尾側口 66
中心溝 6, 7, 8, 9, 10, 22, 23, 137, 196, 199, 203, 206, 208, 283, 286
中心後回 8, 10, 195, 206
中心後溝 8
中心後溝枝 196, 207
中心溝枝 196, 206, 207
中心枝 212, 216
中心静脈 318
中心小葉 32, 46, 47
中心小葉翼 46, 47
中心正中核 22, 29, 133, 226
中心前回 8, 10, 195, 206
中心前溝 8
中心前溝枝 112, 113, 196, 206, 207
中心前静脈 287, 295, 296
中心テント切痕ヘルニア 95
中心動脈 277, 278, 279
中心内側核 22, 29, 133, 226
中心被蓋路 33, 36, 37, 38, 39, 40, 41, 369
中心傍小葉 9
中枢性頭位めまい 48
中前頭回 8, 10
中側頭回 8, 206
中大脳動脈 19, 20, 83, 84, 85, 86, 99, 100, 101, 102, 103, 104, 105, 106, 108, 109, 110, 111, 112, 113, 115, 155, 156, 160, 161, 174, 180, 182, 183, 184, 194, 196, 197, 201, 205, 206, 207, 208, 216, 219, 220, 221, 226, 228, 333, 334, 335, 336, 337, 338, 339, 340, 341
中大脳動脈の蝶形骨部 205
中大脳動脈の島部 205
中大脳動脈の皮質部 205
中大脳動脈の弁蓋部 205
中大脳動脈梗塞 106, 112, 195
中頭蓋窩 31, 299
中頭蓋底 182
中脳 3, 18, 19, 30, 32, 70, 228, 260, 343, 369
中脳蓋 30, 34, 46, 68, 246, 343
中脳蓋枝 238, 240
中脳水道 17, 22, 33, 35, 36, 37, 66, 67, 68, 69, 70, 71, 152, 246, 265, 293
中脳動静脈奇形 159
中脳動脈症候群 242
中脳の変形 92, 93
中脳被蓋 31, 33
虫部垂 32, 46, 47

虫部錐体 32, 46, 47
虫部葉 32, 46, 47
虫部隆起 32, 46, 47
聴覚領野 195, 199
鳥距溝 9, 199, 203
鳥距枝 196, 203, 210, 211
鳥距静脈 292
蝶形骨 180, 312, 328
蝶形骨洞 313
蝶形頭頂静脈洞 303, 304, 309
長枝 222, 232
長周辺動脈 236
聴放線 26
腸腰静脈 324
腸腰動脈 272
直静脈洞 70, 182, 287, 294, 303, 304, 306, 307

【つ】

椎間円板 322
椎間孔 322
椎間静脈 318, 322
椎弓 278, 318, 322
椎孔 322
椎骨静脈 324
椎骨静脈叢 324
椎骨動脈 4, 41, 42, 43, 44, 45, 84, 85, 86, 100, 101, 116, 117, 118, 154, 174, 175, 178, 181, 182, 183, 184, 187, 194, 253, 260, 261, 265, 266, 272, 276, 279, 294, 333, 343, 347
椎骨動脈の横突前部 83, 178
椎骨動脈の横突部 178
椎骨動脈の環椎部 83, 178
椎骨動脈の頸部 178
椎骨動脈の硬膜枝 329
椎骨動脈の頭蓋内部 181
椎骨脳底動脈一過性脳虚血発作 185
椎骨脳底動脈系 185
椎骨脳底動脈循環不全 179, 185
椎体 278, 318, 322
椎体静脈 318, 322
対麻痺 277

【て】

鉄色質 38
テント下膨隆性病変 97, 98, 158
テント上膨隆性病変 89, 91, 92, 93, 94, 95, 96, 97, 98, 335, 352, 355, 359
テント切痕 30, 72, 89, 90, 91

【と】

島 6, 9, 12, 13, 14, 15, 16, 17, 25,

26, 27, 28, 197, 205, 222
島回 292
頭蓋骨膜 72, 326
頭蓋内圧亢進 88, 335
頭蓋内出血 88
頭蓋内動脈瘤 84, 153
頭蓋内膨隆性病変 88, 284
動眼神経 20, 32, 35, 53, 54, 91, 180, 182, 187, 201, 205, 222, 241, 260, 267, 268, 292, 311, 312, 313
動眼神経核 33, 35, 246, 343
動眼神経性交代性片麻痺 358, 359
動眼神経の圧迫 89, 90, 91, 92, 338, 355, 359
動眼神経麻痺 240, 347, 358, 359
瞳孔不同 334, 347, 354, 355, 358
島枝 206
導出静脈 300
島静脈 291
動静脈奇形 158
頭頂間溝 8, 10, 206
頭頂橋路 32
頭頂後頭溝 6, 7, 8, 9, 10, 23, 137, 196, 199, 203, 286
頭頂後頭枝 196, 210
頭頂後頭葉 22
頭頂骨 328
頭頂枝 326
頭頂導出静脈 300, 307
頭頂葉 5, 7, 22, 23, 137, 199, 207, 208, 286
頭頂葉・後頭葉症候群 210
動脈瘤性クモ膜下出血 145
同名下四分盲 338
透明中隔 12, 13, 14, 25, 203, 246, 290
透明中隔腔 150, 151
透明中隔枝 229
透明中隔静脈 25, 287, 288, 289, 290, 304
同名半盲 210, 211, 218, 232, 338
島葉 6, 9, 12, 13, 14, 15, 16, 17, 25, 26, 27, 28, 197, 205, 222
特殊知覚神経 54
突発性難聴 269

【な】

内海綿静脈洞症候群 314
内胸動脈 174
内頸静脈 177, 283, 300, 303, 309, 314, 324
内頸動脈 4, 20, 84, 85, 86, 91, 99, 101, 102, 103, 106, 113, 145, 146, 160, 161, 174, 176, 177, 178, 179, 180, 182, 183, 184, 187, 194, 201, 205, 218, 219, 220, 221, 226, 228, 241, 265, 266, 267, 268, 311, 312,

313, 332, 333, 334, 339, 340
内頚動脈血栓症　332, 333
内頚動脈神経叢　312, 313
内頚動脈の横突前部　178
内頚動脈の横突部　178
内頚動脈の海綿静脈洞部　83, 180
内頚動脈の起始部　83
内頚動脈の頚部　176, 178
内頚動脈の頭蓋内部　83, 180
内頚動脈の脳部　180
内後頭隆起　299
内耳孔　299
内耳神経　35, 40, 41, 42, 54, 182, 187, 222, 260
内脊髄静脈　318
内臓弓　54
内側延髄枝　252, 253
内側嗅条　222
内側後頭静脈　287, 292
内側後頭側頭回　9, 228
内側後脈絡叢枝　132, 141, 217, 219, 220, 226, 229, 264, 265, 266, 357, 364
内側枝　172
内側膝状体　17, 22, 26, 29, 35, 205, 226, 228, 230, 292
内側縦束　33, 36, 37, 38, 39, 41, 42, 43, 44, 50
内側髄板　21, 29
内側楔状束核　44, 45
内側線条体枝　224
内側側頭枝　196, 203, 210
内側テント枝　180
内側毛帯　33, 35, 36, 37, 38, 39, 40, 41, 42, 43, 44, 49, 50
内側隆起　33
内側領域　172
内側レンズ核線条体動脈　220
内大脳静脈　70, 220, 287, 288, 289, 291, 292, 293, 297, 304
内腸骨静脈　325
内腸骨動脈　272
内椎骨静脈叢　278, 318, 322
内皮　73, 75
内包　10, 12, 13, 25, 26, 27, 28
内包後脚　14, 15, 28, 216
内包膝　14, 15, 28, 216
内包前脚　14, 15, 16, 28, 135, 216
内包レンズ核下部　30
内包レンズ核後部　30
内リンパ管　269
軟膜　55, 70, 72, 73, 74, 278, 318
軟膜下腔　74

【に】

二次性後大脳動脈梗塞　352
二次性脳幹出血　92, 93, 155, 352, 355
二腹小葉　46, 47
日本標準脳卒中登録研究　82, 83, 84, 86, 122
乳頭視床束　14, 15, 27, 216
乳頭体　9, 18, 21, 27, 54, 68, 187, 218, 222, 241, 246, 293, 343
乳頭体枝　228
乳突孔　298
乳突導出静脈　300
乳様突起　298
ニューロフィラメント　59
認知症　161, 167, 357

【の】

脳　2, 3
脳アミロイドアンギオパチー　161
脳幹　3, 30, 31
脳弓　12, 13, 14, 15, 16, 25, 26, 27, 28, 68, 203, 246, 290
脳弓交連　3
脳弓柱　288
脳血管奇形　158
脳血栓症　82, 100
脳梗塞　82, 335, 336, 337, 340, 341
脳硬膜　72, 326
脳室系　66
脳室内出血　141
脳神経　2, 53
脳脊髄液　69, 74
脳塞栓症　82, 100
脳卒中　82
脳底溝　35, 222
脳底静脈　287, 290, 291, 292, 293, 294, 297, 304
脳底静脈叢　315
脳底静脈洞　303, 315
脳底動脈　4, 20, 35, 36, 37, 38, 39, 40, 83, 84, 85, 86, 100, 101, 116, 117, 120, 153, 154, 156, 157, 174, 181, 182, 183, 184, 187, 194, 201, 205, 219, 220, 238, 241, 244, 245, 246, 260, 261, 265, 276, 294, 333, 339, 343, 344, 366, 367
脳底動脈血栓症　116, 248, 344, 345
脳底動脈先端症候群　242
脳内血腫　155
脳内出血　84, 221
脳内微小動脈瘤　221
脳浮腫　88
脳ヘルニア　88, 284, 328
脳梁　3, 25, 26, 27, 28, 203, 246, 288
脳梁縁枝　196, 202, 203, 334
脳梁縁動脈　196, 202, 203, 334
脳梁下層静脈　289, 290, 291
脳梁幹　9, 22, 150
脳梁膝　9, 12, 13, 14, 22

脳梁周囲枝　196, 201, 203, 334
脳梁周囲動脈　196, 201, 203, 334
脳梁出血　139
脳梁槽　74
脳梁吻　9
脳梁膨大　4, 9, 12, 13, 14, 15, 22, 32, 197, 228

【は】

背枝　272
背側延髄枝　253, 255
背側外側核　29, 133, 226
背側蝸牛神経核　50
背側橋枝　244, 245, 251, 259
背側枝　172
背側中脳枝　228, 238, 240
背側内側核　226
背側領域　172
白質板　40
薄束　33, 44, 45, 49, 50
薄束核　44, 45, 49
薄束結節　33
馬尾　52
破裂孔　298, 299
破裂孔導出静脈　300
破裂した脳内微小動脈瘤　124
板間静脈　297, 299, 300
半奇静脈　324, 325
反屈束　27
半月神経節　267, 268, 311, 313

【ひ】

被蓋放線　27
被殻　10, 12, 13, 14, 15, 16, 17, 23, 25, 26, 27, 28, 216, 221, 225, 230, 291
被殻出血　126, 221, 351, 352, 353, 354, 355
尾骨神経　56
皮質核路　32, 45
皮質下出血　135
皮質下穿通枝（小脳動脈）　262, 263
皮質下穿通枝（大脳動脈）　212
皮質下動脈硬化性脳症　168
皮質橋路　36
皮質枝　195, 212
皮質脊髄路　32
皮質穿通枝（小脳動脈）　262, 263
皮質穿通枝（大脳動脈）　212
皮質盲　211
尾状核　8, 221, 225, 291
尾状核静脈　289, 290, 291
尾状核頭　12, 13, 14, 15, 16, 17, 22, 25, 216
尾状核尾　12, 13, 14, 15, 16, 17, 18, 19, 22, 23, 26, 27, 28

尾状核尾枝　218, 224
微小管　59
鼻前頭静脈　300
筆尖　33, 70
肥胖性星状膠細胞　63
鼻毛様体神経　267, 268
病態失認　211
貧血性梗塞　106
ピンホール瞳孔　360

【ふ】

不確帯　27
副楔状束核　48
副硬膜枝　328
副神経　45, 54, 182, 187, 260
副神経の延髄根　49, 53
副神経の脊髄根　49, 53
腹側蝸牛神経核　50
腹大動脈　272
副半奇静脈　324, 325
不全片麻痺　178, 332, 336, 339, 342, 346, 347, 348, 358
浮動感　185
分界静脈　13, 287, 288, 289, 290, 291, 304
分子層　41

【へ】

閉塞性水頭症　346, 347
辺縁動脈　277
辺縁葉　6
片側知覚消失　210, 211, 218, 221, 232
扁桃体　10, 18, 19, 20, 23, 26, 221, 291
扁桃体静脈　290, 291
片葉　42, 46, 47, 222
片葉脚　46
片葉小節葉　47

【ほ】

傍索状体　48
傍三叉神経症候群　314
傍正中動脈　236
放線冠　23
泡沫細胞　63

【ま】

マイクログリア　59
マクロファージ　63
末梢性顔面神経麻痺　348, 360

慢性硬膜下血腫　164, 284

【み】

右最上肋間静脈　324
ミクログリア　59
ミトコンドリア　59
未破裂の脳内微小動脈瘤　122
脈絡叢　76
脈絡叢静脈　297
脈絡組織　76

【む】

無症候性脳梗塞　115
無動性無言　242, 343, 347, 366
無名質　25

【め】

迷走神経　43, 49, 53, 54, 177, 182, 187, 222, 260, 276, 319
迷走神経三角　33
迷走神経背側核　43, 50
迷路静脈　269, 301
迷路動脈　182, 183, 184, 187, 261, 268, 270
迷路動脈循環不全　269
迷路動脈の蝸牛枝　269
迷路動脈の前庭枝　269
めまい　185
面疔　301

【も】

盲孔　41, 49, 222
毛細血管　59
毛細血管奇形　158
網膜中心静脈　301
網膜中心動脈　267
網様体　33, 36, 37, 39, 40, 41, 42, 43, 44, 50
毛様体神経節　267
もやもや病　160, 187

【ゆ】

有線領　26, 195, 211
有痛性眼筋麻痺　314

【よ】

腰枝　272
腰静脈　324, 325
腰神経　56

腰椎穿刺　71
腰動脈　272
腰膨大　50
翼状突起　298
翼突管枝　177
翼突筋静脈叢　300, 301

【ら】

ライソソーム　59
ラクナ梗塞　115, 342, 343
卵円孔　298, 299
卵円孔静脈叢　301

【り】

リソソーム　59
梁下野　222
菱形窩　49
両側性中枢性顔面神経麻痺　243
両側傍正中視床梗塞症候群　242
菱脳　3
輪状ヘルニア　95

【る】

涙腺　268
涙腺神経　268
涙腺動脈　268

【れ】

レンズ核　10
レンズ核線条体枝　217, 219, 233
レンズ核線条体動脈　219, 233
レンズ核線状体動脈　217
レンズ核束　27

【ろ】

漏斗　21, 54, 68, 182, 187, 292
漏斗陥凹　67
肋下動脈　272
肋頚動脈　174, 272, 333
肋下静脈　325
肋間静脈　324
肋間動脈　272

【わ】

腕頭静脈　325
腕頭動脈　101, 174, 175, 272, 333

# 英語索引

1st cervical nerve, dorsal root of 222
1st cervical nerve, ventral root of 222
1st lumbar vertebra 72
1st sacral vertebra 72
2nd lumbar root 72
3rd ventricle 16, 17, 21, 22, 26, 27, 28, 32, 66, 67, 69, 70, 150, 152, 197, 203, 216, 265, 266
3rd ventricle, chorioid plexus of 68, 69, 70, 71, 265, 266
3rd ventricle, choroid plexus of 68, 69, 70, 265, 266
3rd ventricle, tela chorioidea of 3
4th ventricle 22, 32, 35, 38, 39, 40, 41, 42, 43, 49, 66, 67, 68, 69, 70, 150, 152, 244, 245, 246, 253, 265, 266, 343
4th ventricle, chorioid plexus of 32, 43, 46, 69, 70, 71, 265, 266
4th ventricle, choroid plexus of 32, 43, 46, 69, 70, 265, 266
4th ventricle, lateral aperture of 22, 43, 66, 67, 71
4th ventricle, median aperture of 22, 43, 66, 67, 70, 71
4th ventricle, striae medullares of 33
4th ventricle, tenia of 33
4th ventricular chorioidal branches 265
4th ventricular choroidal branches 265

【A】

abdominal aorta 272
abducens nerve 35, 53, 54, 180, 182, 187, 222, 260, 267, 268, 311, 312, 313
abducens nerve, root of 38, 40
abducens nucleus 38, 40, 246, 343
abducens palsy 251, 316
abducens paralysis 251, 316
abducent nerve 54, 180, 187, 222, 246, 260, 267, 268, 311, 312, 313
abducent nerve, root of 40
abducent nucleus 40, 343
accessory hemiazygos vein 324, 325
accessory meningeal branch 328
accessory nerve 45, 49, 53, 54, 182, 187, 260
accessory nerve, cranial root of 49, 53
accessory nerve of Willis 53
accessory nerve, spinal root of 49, 53
acoustic radiation 26

acute epidural hematoma 162, 328
acute otitis media 316
acute subdural hematoma 163, 284
Adachi's classification 175
Adachi 分類 175
Adamkiewicz's artery 273, 276
Adamkiewicz 動脈 273, 276
adenohypophysis 296
agnosia 210
agraphia 210
akinetic mutism 242, 343, 347, 366
Alzheimer's disease 161
Alzheimer 病 161
amaurosis 178
amaurosis fugax 102, 333
ambient cistern 18, 19
amibient cistern 293
amygdala 18, 19, 20, 23, 26, 221, 291
amygdaloid body 10, 18, 19, 20, 23, 26, 221, 291
amygdaloid vein 290, 291
amygdaloidal veins 290, 291
analgesia and thermoanesthesia 277
anemic infarction 106
aneurysmal subarachnoid hemorrhage 145
angiodysgenetic necrotizing myelopathy 323
angular branch 196, 206, 207
angular gyrus 8
angular vein 300
anisocoria 334, 347, 354, 355, 358
anosognosia 211
anterior amygdaloid branches 219
anterior cavernous sinus syndrome 314
anterior cerebellar hemispheric vein 295, 296
anterior cerebral artery 10, 12, 13, 14, 15, 17, 18, 83, 84, 85, 86, 101, 161, 174, 180, 182, 183, 184, 194, 196, 197, 200, 201, 202, 203, 204, 205, 216, 219, 220, 221, 226, 333, 334
anterior cerebral artery infarction 112, 195
anterior cerebral artery, pallial part of 201
anterior cerebral artery, postcommunicating part of 187, 201, 339
anterior cerebral artery, precommunicating part of 187,
201, 225, 339
anterior cerebral vein 287, 291, 293, 304
anterior chorioidal artery 145, 146, 180, 182, 183, 184, 201, 205, 216, 217, 218, 219, 220, 221, 226, 241, 264, 265, 266, 359
anterior chorioidal artery syndrome 218
anterior choroidal artery 182, 183, 184, 201, 205, 218, 219, 220, 221, 226, 241, 265, 266
anterior clinoid process 299
anterior column (spinal cord) 50
anterior commissure 3, 9, 16, 22, 23, 25, 28, 68, 222, 246
anterior communicating artery 85, 86, 102, 148, 153, 156, 182, 183, 184, 187, 205, 221, 339
anterior corticospinal tract 45
anterior cranial fossa 31, 182, 299
anterior ethmoidal artery 268
anterior ethmoidal nerve 268
anterior ethmoidal vein 304
anterior funiculus (spinal cord) 51, 52, 222
anterior horn (spinal cord) 50, 51, 52
anterior inferior cerebellar artery 85, 182, 183, 184, 187, 260, 261, 265, 294, 369
anterior inferior cerebellar artery syndrome 260
anterior lateral sulcus 50, 222
anterior lateral temporal branch 196, 201, 206, 207, 336
anterior lateral vein 318, 319
anterior lobe (cerebellum) 47
anterior mamillary branches 217, 232
anterior mammillary branches 217
anterior medial central branches 217, 222, 223, 232
anterior medial central branches, long branch of 201, 217, 221, 222, 232
anterior medial central branches, short branches of 217, 221, 225
anterior medial temporal branch 210
anterior median fissure 49, 50, 222
anterior median vein 294, 318, 319
anterior meningeal artery 326, 327
anterior meningeal veins 327
anterior parietal branch 196, 206, 207, 209
anterior parietal diploic vein 297, 299

anterior perforated substance  6, 221, 222, 291, 293
anterior radicular artery  273, 276, 278
anterior radicular vein  318, 319, 320
anterior spinal artery  181, 182, 183, 184, 187, 246, 253, 273, 276, 278, 279, 343
anterior spinal artery syndrome  277
anterior striate artery  224
anterior thalamic nuclei  12, 26, 27, 29, 226
anterior thalamic nucleus  133
anterior ventral nucleus  226
anterior vestibular artery  269, 270
anterograde degeneration  61, 62
anterolateral ventral nucleus  29, 133
Anton's syndrome  211
Anton 症候群  211
aortic arch  101, 175, 279
aortic artch  272
aphasia  178
apraxia  210
aqueductus vestibuli vein  269
arachnoid  55, 70, 73, 74, 278, 318
arachnoid cap  75
arachnoid granulations  10, 70, 73, 74, 284
arachnoid membrane  55, 70, 72, 73, 74, 278, 318
arachnoid trabeculae  73, 74
arachnoid villi  75
arbor vitae cerebelli  41
archistriatum  10
arcuate nucleus  27
area fasciculata  43
area striata  26, 195, 211
arteries into the posterior perforated substance  222, 227, 240, 241, 242, 246, 347
arteriolosclerosis  99, 168
arterio-venous malformation  158
ascending cervical artery  174, 177, 272, 333
ascending lumbar vein  324, 325
astasia-abasia  185
astrocyte  58, 59
astrocytosis  62
astroglia  59
asymptomatic cerebral infarction  115
atherosclerosis  99
atrial fibrillation  346
auditory area  195, 199
Avellis' syndrome  256
Avellis 症候群  256
axillary artery  174, 333
axon  58, 59
axon hillock  59

azygos vein  324, 325

【B】

Babinski-Nageotte syndrome  256
Babinski-Nageotte 症候群  256
bacterial labyrinthitis  301
Bálint's syndrome  210
Bálint 症候群  210
basal ganglia  10, 12
basal vein  287, 290, 291, 292, 293, 294, 297, 304
Basel 解剖学名  21
basilar artery  4, 20, 35, 36, 37, 38, 39, 40, 83, 84, 85, 86, 100, 101, 116, 117, 120, 153, 154, 156, 157, 174, 181, 182, 183, 184, 187, 194, 201, 205, 219, 220, 238, 241, 244, 245, 246, 260, 261, 265, 276, 294, 333, 339, 343, 344, 366, 367
basilar artery thrombosis  116, 248, 344
basilar sinus  303, 315
basilar sulcus  222
basilar venous plexus  315
basivertebral vein  322
basivertebral veins  318
Basle Nomina Anatomica  21
Batson's metastasis  324
Batson's venous plexus  324
Batson 静脈叢  324
Batson 転移  324
Benedikt's syndrome  118, 240, 242
Benedikt 症候群  118, 119, 240, 242
bilateral central facial palsy  243
Binswanger's disease  168
Binswanger 病  168
biventer lobule  46, 47
biventral lobule  46, 47
bow hunter's stroke  185
bow hunter 卒中  185
brachiocephalic trunk  101, 174, 175, 272, 333
brachiocephalic vein  325
brachium conjunctivum  36, 37, 38, 39, 40, 48
brachium pontis  34, 39, 40, 41, 48
brain  2, 3
brain stem  31
brainstem  3, 30, 31
branchial arch  54
branchial nerves  53
Breschet 静脈  297, 299
Breschet 静脈洞  303, 304, 309
bridging veins  283, 284, 285
Broca's aphasia  210
Broca's area  195, 199, 210
Broca's dysphasia  210

Broca 失語  210
Broca 領野  195, 199, 210
Broca 嗅覚十字路  223
Brodmann 脳図  198
bulbar palsy  255
bulbar paralysis  255
bundle of Meynert  27
bundle of Vicq d'Azyr  14, 15, 27, 216
Burdach's fasciculus  33, 44, 45, 49, 50
Burdach's nucleus  44, 45, 49
Burdach's tract  33, 44, 45
Burdach 核  44, 45, 49
Burdach 束  33, 44, 45, 49, 50

【C】

calamus scriptorius  33, 70
calcarine branch  196, 203, 210, 211
calcarine sulcus  9, 199, 203
calcarine vein  292
callosal hemorrhage  139
callosomarginal artery  196, 202, 203, 334
callosomarginal branch  196, 202, 203, 334
canaliculus cochleae vein  269
capillary  59
capillary malformation  158
caroticotympanic branches  177
carotid body  176
carotid canal  298, 299, 313
carotid canal, venous plexus of  301
carotid sinus  176
carotid transient ischemic attack  102, 333
carotid-cavernous fistula  315
cauda equina  52
cauda nuclei caudati branches  218, 224
caudate nucleus  8, 221, 225, 291
caudate nucleus, head of  12, 13, 14, 15, 16, 17, 22, 25, 216
caudate nucleus, tail of  12, 13, 14, 15, 16, 17, 18, 19, 22, 23, 26, 27, 28
caudate nucleus veins  289, 290, 291
cavernous sinus  180, 300, 303, 304, 310, 312, 313
cavernous sinus syndrome  314
cavernous vessel malformation  158
cental sulcus  283
central artery  277, 278
central branches  212, 216
central canal  50, 51, 52, 66, 67, 70
central canal, caudal aperture of  66
central gray substance  33, 35, 36, 37
central lobule  32, 46, 47

central lobule, wing of　46, 47
central medial nucleus　22, 29, 133, 226
central positional vertigo　48
central post-stroke pain　232
central sulcal branch　196, 206, 207
central sulcus　6, 7, 8, 9, 10, 22, 23, 137, 196, 199, 203, 206, 208, 286
central tegmental tract　33, 36, 37, 38, 39, 40, 41, 369
central transtentorial hernia　95
central vein　318
centromedian nucleus　22, 29, 133, 226
cerebellar arterio-venous malformation　158, 369
cerebellar cortex　41
cerebellar fissures　39, 46
cerebellar folia　46
cerebellar foliae　39
cerebellar gray matter　40
cerebellar hemisphere　18, 19, 20, 37, 38, 39, 40, 41, 42, 43, 45, 46, 54
cerebellar hemorrhage　140
cerebellar infarction　117
cerebellar lingula　46, 47
cerebellar nuclear branches　245
cerebellar nuclei　41
cerebellar tent　70, 90, 182, 303
cerebellar tonsil　32, 43, 44, 45, 46, 47
cerebellar transverse fissure　3, 4, 5, 6
cerebellar veins　295
cerebellar vermis　18, 19, 20, 37, 38, 39, 40, 41, 42, 43, 44, 46, 47
cerebellar white matter　40
cerebellomedullary cistern　70, 74
cerebellum　3, 4, 5, 6, 17, 30, 31, 38, 70, 187, 207, 343, 367, 369
cerebral amyloid angiopathy　161
cerebral aqueduct　17, 22, 33, 35, 36, 37, 66, 67, 68, 69, 70, 71, 152, 246, 265, 293
cerebral arterio-venous malformation　158
cerebral artery infarctions　195
cerebral cortex　4, 5, 73
cerebral dura mater　72, 326
cerebral edema　88
cerebral embolism　82, 100
cerebral gyri　4, 5, 6
cerebral hemisphere　3
cerebral hernia　88, 284, 328
cerebral infarction　82
cerebral lingula　32
cerebral longitudinal fissure　3, 4, 10, 12, 13, 14, 15, 16, 17, 18, 19, 20, 150, 208, 293

cerebral medullary substance　4, 5
cerebral medullary veins　289, 290
cerebral nuclei　4, 8, 10
cerebral peduncle　30, 31
cerebral sulci　4, 5, 6
cerebral thrombosis　82, 100
cerebral transverse fissure　4, 32
cerebral vein, ampulla of　284
cerebral veins, ampullae of　282
cerebral white matter　5
cerebrospinal fluid　69, 74
cerebrum　3, 5
cervical enlargement　50
cervical nerves　56
Céstan-Chenais syndrome　256
Céstan-Chenais 症候群　256
Charcot-Bouchard aneurysm　122
Charcot-Bouchard 動脈瘤　122, 221
Charcot's artery of cerebral hemorrhage　126, 217, 219
Charcot 知覚十字路　233
Charcot 脳出血動脈　126, 217, 219, 221
chiasmatic branches　217
chiasmatic cistern　74
Chiray-Foix-Nicolesco syndrome　242
Chiray-Foix-Nicolesco 症候群　242
choanae　298
chorioid plexus　76
chorioidal vein　297
chromatolysis　61
chronic subdural hematoma　164, 284
ciliary ganglion　267
cingulate gyrus　9
cingulate hernia　97
cingulate sulcus　9
circle of Willis　85, 161, 185
circulus arteriosus cerebri　85, 161, 185
cisterna ambiens　74, 293
cisterna magna　70, 74
Claude's syndrome　240, 242
Claude 症候群　239, 240, 242
claustrum　10, 13, 14, 15, 16, 25, 26, 27, 28, 216
clivus　299
coccygeal nerve　56
collateral sulcus　9, 228
column of fornix　288
commissure of fornix　3
common carotid artery　101, 174, 175, 177, 333
common carotid artery, proximal part of　83
common cochlear artery　269, 270
common iliac vein　324
compressed oculomotor nerve　89,

91, 92, 338, 355, 359
compressed posterior cerebral artery　93, 94
condylar canal　298
condylar emissary vein　300
confluence of sinuses　70, 182, 287, 295, 304, 307, 308
conjugate deviation　333, 336, 339, 343, 355
conus medullaris　50, 72
core　75
corona radiata　23
coronary arteries　274
coronary artery　278
coronary vein　318
coronary veins　320
corpora quadrigemina　30
corpus callosum　3, 25, 26, 27, 28, 203, 246, 288
corpus callosum, cistern of　74
corpus callosum, genu of　9, 12, 13, 14, 22
corpus callosum, rostrum of　9
corpus callosum, splenium of　4, 9, 12, 13, 14, 15, 22, 32, 197, 228
corpus callosum, trunk of　9, 22, 150
corpus medullare of cerebellum　39, 40, 41, 42, 43
corpus restiformis　48
cortical blindness　211
cortical branches　195, 212
cortical penetrators (cerebellar arteries)　262, 263
cortical penetrators (cerebral arteries)　212
corticonuclear tract　32, 45
corticopontine tract　36
corticospinal tract　32
costocervical trunk　174, 272, 333
cranial nerves　2, 53
cribriform plate　182, 299
crista galli　182, 299
crus cerebri　17, 22, 27, 28, 31, 35, 36, 218, 222, 293
culmen　32, 46, 47
cuneocerebellar tract　48
cuneus　9, 203
cytoarchitecture　198

【D】

Dandy's vein　293, 294, 295
Dandy 静脈　293, 294, 295
decerebrate rigidity　351, 354, 355, 362, 366
declive　32, 46, 47
deep cortical penetrators (cerebellar arteries)　262, 263

deep cortical penetrators（cerebral arteries） 212
deep middle cerebral vein 291
deformed mesencephalon 92, 93
Dejerine-Roussy syndrome 232, 357
Dejerine-Roussy 症候群 232, 357
Dejerine's syndrome 252
Dejerine 症候群 252, 254
dementia 161, 167, 357
dendrite 59
dentate gyrus branches 205, 218
dentate nucleus 40, 41, 42, 43
denticulate ligament 51, 52
diencephalon 3, 21, 54
digastricus muscle 177
diploic veins 297, 299
dissociated alternating anesthesia 255
dizziness 185
dorsal area 172
dorsal branch 172, 272
dorsal cochlear nucleus 42, 50
dorsal lateral nucleus 29, 133, 226
dorsal medial nucleus 226
dorsal medullary branches 253, 255
dorsal mesencephalic branches 228, 238, 240
dorsal pontine branches 244, 245, 251, 259
dorsal root（cervical nerve） 51, 55
dorsal root（lumbar nerve） 52
dorsal root（spinal nerves） 50, 57
dorsal root（thoracic nerve） 51
dorsum sellae 299
downward transtentorial hernia 89, 107, 155
drop attack 185
dura mater 55, 70, 72, 73, 75, 278, 318
dura mater, bulging of 284
dura mater, terminal part of 72
dural sinus thrombosis 164, 305
dural venous sinuses 303
Duret's hemorrhage 92, 93, 352, 355
Duret 出血 92, 93, 352, 355
dysphasia 178

【E】

emboliform nucleus 40, 41, 42
emissary veins 300
end-artery 172
endolymphatic duct 269
endothalium 75
endothelium 73
ependymal cell 58
ependymal cell layer 76
epidural space 73, 278
epineurium 73

epiphyseal recess 67, 68
epiphysial recess 67, 68
epiphysis 9, 15, 35, 216, 246
epithalamus 21, 26
ethmoidal sinus 312, 313
external acoustic meatus, opening of 298
external capsule 13, 14, 15, 16
external carotid artery 174, 176, 177, 178, 333
external occipital protuberance 298
external ophthalmoplegia 315
external spinal veins 320
external vertebral venous plexus 318, 322
extrapyramidal hemiplegia 240
extreme capsule 13, 14, 15, 16
eyeball 268

【F】

facial alternating hemiplegia 360
facial colliculus 33
facial furuncle 301
facial nerve 35, 40, 53, 54, 182, 187, 222, 260
facial nerve, genu of 40
facial nerve, root of 38, 40
facial nucleus 38, 41
facial vein 300
falx cerebelli 72
falx cerebri 4, 72, 73, 90, 290, 303
fasciculus cuneatus 33, 44, 45, 48, 49, 50
fasciculus gracilis 33, 44, 45, 49, 50
fasciculus lenticularis 27
fasciculus retroflexus 27
fasciculus thalamicus 27
fastigial nucleus 40, 41, 42
fastigium 32, 46, 69, 70
fetal posterior cerebral artery 185, 339, 340, 342
fibrillary astrocyte 63
filum terminale 50, 70, 72
filum terminale externum 72
flaccid hemiplegia 360
flaccid paraplegia 305
flaccid tetraplegia 369
Flechsig's tract 48
Flechsig 路 48
flocculonodular lobe 47
flocculus 42, 46, 47, 222
foamy cell 63
Foix-Alajouanine disease 323
Foix-Alajouanine syndrome 323
Foix-Alajouanine 症候群 323
Foix-Alajouanine 病 323
Foix's syndrome Ⅱ 314

Foix 視床穿通動脈 117, 132, 217, 219, 220, 226, 227, 233, 239, 246
Foix 視床穿通動脈症候群 242
Foix 第 2 症候群 314
folium vermis 32, 46, 47
foramen caecum 41, 49, 222
foramen cecum 41, 222
foramen lacerum 298, 299
foramen lacerum emissary vein 300
foramen magnum 182, 298, 299
foramen magnum hernia 97, 98, 159
foramen of Luschka 22, 43, 66, 67, 71
foramen of Magendie 22, 43, 66, 67, 70, 71
foramen of Monro 14, 22, 66, 67, 68, 70, 71, 265
foramen of Nakayama 66
foramen ovale 298, 299
foramen ovale, venous plexus of 301
foramen rotundum 299
foramen spinosum 298, 299
forebrain 3
Forel H 野 27
Forel's field H 27
fornix 12, 13, 14, 15, 16, 25, 26, 27, 28, 68, 203, 246, 290
Foville's syndrome 252
Foville 症候群 252
frontal bone 328
frontal diploic vein 297, 299
frontal eye field 199
frontal lobe 4, 5, 7, 12, 13, 14, 15, 16, 17, 18, 19, 20, 22, 23, 54, 135, 137, 151, 187, 197, 199, 201, 205, 207, 208, 286
frontal nerve 267
frontal pole 5, 6
frontopolar artery 196, 201, 203, 334
frontopolar branch 196, 201, 203, 334
frontopontine tract 32
functional end-artery 174
furuncle 301

【G】

Galenus 静脈 32, 70, 287, 288, 289, 291, 292, 293, 303, 304, 307
Gasserian ganglion 267, 268, 311, 313
Gasser 神経節 267, 268, 311, 313
gemistocytic astrocyte 63
Gerstmann's syndrome 210
Gerstmann 症候群 210
giant aneurysm 157, 366, 367
glial cell 58, 59, 60
glial filament 59

glial limiiting membrane 74
glial scar 63
glioma 58, 139
gliosis 62
global aphasia 210
global dysphasia 210
globose nucleus 40, 41, 42
globus pallidus 10, 14, 15, 16, 22, 23, 25, 26, 27, 28, 216
globus pallidus branches 217, 224, 233
glossopharyngeal nerve 49, 53, 54, 182, 187, 222, 260, 276, 319
Golgi apparatus 59
Golgi complex 59
Golgi 装置 59
Golgi 複合体 59
Goll's fasciculus 33, 44, 45, 49, 50
Goll's nucleus 44, 45, 49
Goll's tract 33, 44, 45
Goll 核 44, 45, 49
Goll 束 33, 44, 45, 49, 50
Gowers' tract 48
Gowers 路 48
Gradenigo's syndrome 316
Gradenigo 症候群 316
granular layer 41
Gratiolet's optic radiation 26
Gratiolet 視放線 26
gray column 50
gray matter 5
great anterior radicular artery 273, 276
great anterior radicular vein 319, 322
great cerebral vein 32, 70, 287, 288, 289, 291, 292, 293, 303, 304, 307
great cerebral vein, cistern of 16, 32, 74
great posterior radicular artery 273, 276
great posterior radicular vein 319, 322
greater palatine foramen 298
Guillain-Mollaret triangle 371
Guillain-Mollaret 三角 243, 369, 371
gyrus paraterminalis 222

【H】

habenular commissure 3, 15
habenulointerpeduncular tract 27
hanging suicide brain 164
hemeplegia 351
hemianesthesia 210, 211, 218, 221, 232
hemiazygos vein 324, 325
hemiparesis 178, 332, 336, 339, 342, 346, 347, 348, 358
hemiplegia 178, 210, 211, 218, 221, 232, 334, 339, 353, 354, 355, 369
hemorrhagic infarction 106, 117
Herophilus のブドウ酒しぼり 308
Heschl's gyrus 195, 199
Heschl 回 195, 199
Heubner's recurrent artery 201, 217, 221, 223, 232
Heubner 反回動脈 201, 217, 221, 222, 232
hindbrain 3
hippocampal veins 292
hippocampus 14, 15, 16, 17, 18, 19, 20, 23, 27, 28, 290
homonymous hemianopia 210, 211, 218, 232, 338
homonymous hemianopsia 210, 211, 218, 232, 338
homonymous inferior quadrantanopia 338
homonymous inferior quadrantanopsia 338
horizontal fissure 46, 47
Horner's syndrome 256, 314, 348
Horner 症候群 256, 314, 348
hypertensive intracerebral hemorrhage 122
hypesthesia 202
hypoglossal alternating hemiplegia 252
hypoglossal canal 299
hypoglossal canal, venous plexus of 300
hypoglossal nerve 43, 49, 53, 54, 177, 222, 260, 276, 319
hypoglossal nucleus 43, 44, 50
hypoglossal palsy 252
hypoglossal paralysis 252
hypoglossal trigone 33
hypophyseal fossa 299
hypophyseal portal vein 296
hypophyseal veins 296
hypophysial fossa 299
hypophysial portal system 297
hypophysial portal vein 296, 298
hypophysial veins 296, 298
hypophysis 70, 180, 205, 246, 296, 311, 313
hypophysis, anterior lobe of 296
hypophysis, posterior lobe of 296
hypophysis, primary capillary plexus of 296
hypophysis, secondary capillary plexus of 296
hypothalamic branches 132, 217, 232
hypothalamic sulcus 21, 68, 246
hypothalamus 18, 21, 26, 68, 246, 290

【I】

iliolumbar artery 272
iliolumbar vein 324
incisive fossa 298
inferior alternating hemiplegia 252
inferior anastomotic vein 283, 285, 304
inferior articular process 322
inferior basilar branches 247
inferior cerebellar artery 187, 262
inferior cerebellar peduncle 33, 42, 43, 48, 369
inferior cerebral veins 283, 285, 290, 294, 309
inferior collicular nucleus 34, 37
inferior colliculus 33, 34, 37, 292
inferior colliculus, brachium of 33, 34, 35, 36
inferior fovea 33
inferior frontal gyrus 8
inferior frontal sulcus 8
inferior frontal vein 287
inferior hypophyseal artery 296
inferior hypophyseal branch 296
inferior hypophysial artery 296
inferior hypophysial branch 180, 296
inferior lataral pontine branches 250
inferior median mesencephalic branches 117, 237, 239, 240, 246
inferior medullary velum 32, 46
inferior ophthalmic vein 300, 301
inferior orbital fissure 298
inferior parietal lobule 8, 10
inferior petrosal sinus 303, 304, 314
inferior pontine basilar branches 245, 246, 249, 343
inferior pontine tegmental branches 245, 246, 249, 343
inferior sagittal sinus 287, 290, 303, 304, 306
inferior semilunar lobule 46, 47
inferior spiral vein 269
inferior striate veins 287, 290, 291
inferior tegmental branches 247
inferior temporal gyrus 8
inferior temporal sulcus 8
inferior thyroid artery 333
inferior vena cava 324
inferior vermian vein 287, 294, 295, 296
inferior vestibular nucleus 41
infratentorial expanding lesion 97, 98, 158
infratrochlear nerve 268
infundibular recess 67

infundibulum 21, 54, 68, 182, 187, 292
insula 6, 9, 12, 13, 14, 15, 16, 17, 25, 26, 27, 28, 197, 205, 222
insular branches 206
insular gyri 292
insular lobe 6, 9, 12, 13, 14, 15, 16, 17, 25, 26, 27, 28, 197, 205, 222
insular veins 291
intercavernous venous plexus 311
intercostal arteries 272
interior median mesencephalic branches 238
intermediate cortical penetrators (cerebellar arteries) 262, 263
intermediate cortical penetrators (cerebral arteries) 212
intermediate medial temporal branch 210
intermediate olfactory stria 222
intermediate ventral nucleus 29, 133, 226
internal acoustic meatus, opening of 299
internal auditory artery 182, 183, 184, 187, 261
internal auditory artery, cochlear branch of 269, 270
internal auditory artery, vestibular branch of 269, 270
internal capsule 10, 12, 13, 25, 26, 27, 28
internal capsule, anterior limb of 14, 15, 16, 28, 135, 216
internal capsule, genu of 14, 15, 28, 216
internal capsule, posterior limb of 14, 15, 28, 216
internal capsule, retrolenticular part of 30
internal capsule, sublenticular part of 30
internal carotid artery 4, 20, 84, 85, 86, 91, 99, 101, 102, 103, 106, 113, 145, 146, 160, 161, 174, 176, 177, 179, 180, 182, 183, 184, 187, 194, 201, 205, 218, 219, 220, 221, 226, 228, 241, 265, 266, 267, 268, 311, 312, 313, 332, 333, 334, 339
internal carotid artery, carotid canal part of 177
internal carotid artery, cavernous part of 83, 180
internal carotid artery, cerebral part of 180
internal carotid artery, cervical part of 176, 178
internal carotid artery, intracranial part of 83
internal carotid artery, proximal part of 83
internal carotid artery thrombosis 332
internal carotid plexus 312, 313
internal cavernous sinus syndrome 314
internal cerebral vein 70, 220, 287, 288, 289, 291, 292, 293, 297, 304
internal iliac artery 272
internal iliac vein 325
internal jugular vein 177, 283, 300, 303, 309, 314, 324
internal occipital protuberance 299
internal occipital vein 287
internal spinal veins 318
internal thoracic artery 174
internal vertebral venous plexus 278, 318, 322
interolivary syndrome 252
interpeduncular cistern 70, 74
interpeduncular fossa 35, 246, 293
interthalamic adhesion 3, 67, 68, 69, 226, 246
interventricular foramen 14, 22, 66, 67, 68, 70, 71, 265
intervertebral disc 322
intervertebral foramen 322
intervertebral vein 318, 322
intracerebral hematoma 155
intracerebral hemorrhage 84, 221
intracranial aneurysm 84, 153
intracranial expanding lesion 88, 284
intracranial hemorrhage 88
intracranial part 180, 181
intralaminal nuclei 29
intraparietal sulcus 8, 10, 206
intraventricular hemorrhage 141
Ishikawa's classification 314
Ishikawa 分類 314
island of Reil 6, 9, 12, 13, 14, 15, 16, 17, 25, 26, 27, 28, 197, 205, 222

【J】

Jackson's syndrome 256
Jackson 症候群 256
Japan Standard Stroke Registry Study 82, 83, 84, 86, 122
Jefferson's classification 314
Jefferson 分類 314
Jena Nomina Anatomica 21
Jena 解剖学名 21
Jimbo 1 型吻合 179
Jimbo 2 型吻合 179
Jimbo's type 1 anastomosis 179
Jimbo's type 2 anastomosis 179
jugular foramen 282, 298, 299

jugular vein, superior bulb of 314
juxtarestiform body 48

【K】

Kawamata's classification 285
Kawamata 分類 285, 286
Keith-Wagener-Barker classification 267
Keith-Wagener-Barker 分類 267
Kernohan's notch 92, 93, 355
Kernohan 切痕 92, 93, 355

【L】

Labbé 静脈 283, 285, 286, 304
labyrinthine artery 182, 183, 184, 187, 261, 268
labyrinthine artery, cochlear branch of 269, 270
labyrinthine artery insufficiency 269
labyrinthine artery, vestibular branch of 269, 270
labyrinthine vein 301
labyrinthine veins 269
lacrimal artery 268
lacrimal gland 268
lacrimal nerve 268
lacunar infarcts 115, 343
lamina cribrosa 182, 299
lamina tecti 30
lamina terminalis 3, 68, 222
laminae albae 40
laryngeal palsy 255
laryngeal paralysis 255
lataral central branches 217
lataral pontine branches 250
lateral area 172
lateral branch 172
lateral central branches 126, 205, 219, 221, 222, 233
lateral central branches, lateral branch of 219, 220
lateral central branches, lateral branches of 126, 127, 128, 129, 130, 131, 217, 220, 223, 351, 352, 353, 355
lateral central branches, medial branch of 219, 220
lateral central branches, medial branches of 128, 129, 131, 217, 220, 233
lateral column (spinal cord) 51
lateral corticospinal tract 45
lateral fossa, cistern of 74
lateral funiculus (medulla oblongata) 33, 49, 222
lateral funiculus (spinal cord) 51, 52

lateral gaze palsy 252
lateral geniculate body 17, 23, 26, 29, 35, 91, 205, 218, 226, 230
lateral geniculate branches 217, 218
lateral horn（spinal cord） 51
lateral lacunae 282
lateral lemniscus 37, 38
lateral lenticulostriate arteries 220
lateral medullary branches 120, 253, 254, 255, 349
lateral medullary lamina 21
lateral medullary syndrome 120, 255, 256, 350
lateral mesencephalic branches 238, 240
lateral olfactory stria 222
lateral orbitofrontal branch 196, 206, 209
lateral pontine branch 183, 184
lateral pontine branches 139, 140, 141, 244, 245, 360, 361
lateral posterior chorioidal branch 218, 220
lateral posterior chorioidal branches 217, 221, 226, 228, 265, 266
lateral posterior choroidal branch 218, 220
lateral posterior choroidal branches 217, 221, 226, 264, 265, 266
lateral sacral branch 272
lateral sacral veins 325
lateral striate arteries 217, 219, 233
lateral striate branches 217, 219, 233
lateral sulcus 4, 6, 7, 8, 12, 13, 14, 15, 16, 17, 18, 19, 137, 199, 206, 230, 283, 286
lateral sulcus, anterior branch of 8
lateral sulcus, ascending branch of 8
lateral sulcus, posterior branch of 8
lateral tentorial branch 180
lateral thalamic nuclei 12, 21, 23, 26, 27, 28, 29, 133, 230
lateral ventricle 17, 25, 26, 27, 28, 66, 70, 151, 225, 230
lateral ventricle, anterior horn of 12, 13, 14, 15, 22, 67, 197, 216, 265, 266
lateral ventricle, central part of 12, 22, 67, 265, 266
lateral ventricle, chorioid plexus of 9, 12, 13, 14, 15, 18, 19, 70, 71, 218, 265, 266, 288
lateral ventricle, choroid plexus of 9, 12, 13, 14, 15, 18, 19, 70, 218, 265, 266, 288
lateral ventricle, inferior horn of 18, 19, 20, 22, 23, 67, 218, 222, 265, 266

lateral ventricle, posterior horn of 12, 13, 14, 15, 16, 22, 23, 67, 197, 216, 265, 266
lateral vestibular nucleus 41
left brachiocephalic vein 324
left renal vein 324
lenticulostriate arteries 217, 219, 233
lenticulostriate branches 217, 219, 233
lentiform nucleus 10
lesser palatine foramina 298
lesser wing 299
levator palpebrae superioris muscle 267, 268
ligamentum denticulatum 51, 52
limbic lobe 6
locked‐in syndrome 116, 345
locked‐in 症候群 116, 344, 345
locus ceruleus 33
locus ceruleus, nucleus of 38
locus coeruleus 33
locus coeruleus, nucleus of 38
longitudinal fasciculi 36, 37, 38, 39, 40
lumbar arteries 272
lumbar branch 272
lumbar enlargement 50
lumbar nerves 56
lumbar puncture 71
lumbar vein 324
lumbar veins 325
Luschka 孔 22, 43, 66, 67, 71
Luys' body 27, 28
Luys 体 27, 28
lysosome 59

【M】

macrophage 63
Magendie 孔 22, 43, 66, 67, 70, 71
mamillary body 9, 18, 21, 27, 54, 68, 187, 218, 222, 241, 246, 293, 343
mamillary branches 228
mamillothalamic fasciculus 14, 15, 27, 216
mamillothalamic tract 14, 15, 27, 216
mammillary body 9, 18, 27, 54, 68, 187, 218, 222, 241, 246, 293, 343
mammillothalamic fasciculus 14, 15, 27, 216
mammillothalamic tract 14, 15, 27, 216
mandibular nerve 54, 180, 267, 268, 311, 313
mantle cell 60
marginal arteries 277
massa intermedia 226

mastoid emissary vein 300
mastoid foramen 298
mastoid process 298
maxillar nerve 313
maxillary artery 268
maxillary nerve 54, 180, 267, 268, 311, 312
medial area 172
medial branch 172
medial eminence 33
medial geniculate body 17, 22, 26, 29, 35, 205, 226, 228, 230, 292
medial lemniscus 33, 35, 36, 37, 38, 39, 40, 41, 42, 43, 44, 49, 50
medial lenticulostriate arteries 220
medial longitudinal fasciculus 33, 36, 37, 38, 39, 41, 42, 43, 44, 50
medial medullary branches 252, 253
medial medullary lamina 21, 29
medial occipital vein 292
medial occipitotemporal gyrus 9, 228
medial olfactory stria 222
medial posterior chorioidal branch 132, 141, 217, 219, 220, 226, 229, 264, 265, 266, 358, 364
medial posterior choroidal branch 217, 219, 220, 226, 265, 266
medial striate branch 224
medial temporal branches 196, 203, 210
medial tentorial branch 180
medial thalamic nucleus 21, 28, 29, 133, 135, 226, 230
medial vestibular nucleus 42
median area 172
median branch 172
median medullary branches 246, 247, 252, 253, 254
median medullary syndrome 252
median mesencephalic branches 237
median mesencephalic syndromes 240
median pontine branches 116, 119, 120, 139, 140, 240, 243, 244, 245, 246, 247, 248, 249
median sacral vein 324
median sulcus 33
medulla oblongata 3, 4, 5, 6, 30, 32, 46, 48, 54, 70, 187, 260, 343, 369
medulla oblongata veins 293, 294, 295
medulla spinalis 50
medullary penetrators（cerebellar arteries） 262, 263
medullary penetrators（cerebral arteries） 212
medullary veins 294, 295
mesencephalic arterio‐venous

malformation 159
mesencephalic tectum 30, 34, 46, 68, 246, 343
mesencephalic tegmentum 31, 33
mesencephalon 3, 18, 19, 30, 32, 70, 228, 260, 343, 369
metathalamus 21, 26
metencephalon 3, 38
Meynert 束 27
microglia 58, 59
microtubule 59
midbrain 3, 18, 19, 32, 70, 228, 260, 343, 369
middle alternating hemiplagia 251
middle cavernous sinus syndrome 314
middle cerebellar peduncle 33, 34, 39, 40, 41, 46, 48, 222
middle cerebral artery 19, 20, 83, 84, 85, 86, 99, 100, 101, 102, 103, 104, 105, 106, 108, 109, 110, 111, 112, 113, 115, 155, 156, 160, 161, 174, 180, 182, 183, 184, 194, 196, 197, 201, 205, 206, 207, 208, 216, 219, 220, 221, 226, 228, 333, 334, 336, 339, 340, 341
middle cerebral artery, cortical part of 205
middle cerebral artery infarction 106, 112, 195
middle cerebral artery, insular part of 205
middle cerebral artery, opercular part of 205
middle cerebral artery, sphenoidal part of 205
middle cranial fossa 31, 182, 299
middle frontal gyrus 8, 10
middle lataral pontine branches 250
middle lateral temporal branch 196, 207
middle meningeal artery 162, 326, 327
middle meningeal artery, anterior branch of 326, 327, 328
middle meningeal artery, posterior branch of 326, 327, 328
middle meningeal veins 327, 329
middle meningeal veins, anterior roots of 327, 328
middle meningeal veins, posterior roots of 327, 328
middle pontine branches 139, 140, 243, 245, 246, 249, 343
middle temporal gyrus 8, 206
midline shift 97
Millard-Gubler syndrome 251
Millard-Gubler-Foville syndrome 252
Millard-Gubler-Foville 症候群 252
Millard-Gubler 症候群 251
miosis 343
mitochondria 59
modiolar spiral vein 269
molecular layer 41
Monakow's nucleus 48
Monakow's syndrome 218
Monakow 核 48
Monakow 症候群 218
monocyte 63
monoplegia 202, 210
Monro 孔 14, 22, 66, 67, 68, 70, 71, 265
motor aphasia 210
motor dysphasia 210
motor speech area 195, 199, 210
moyamoya disease 160, 187
Müller's cell 58
Müller 細胞 58
multiple cerebral infarction 114
multivesicular body 59
myelencephalon 3, 48
myelin sheath 59

## 【N】

Nakayama 孔 66
nasociliary nerve 267, 268
nasofrontal vein 300
neostriatum 10
nervus intermedius 35
neurinoma 60
neurite 59
neurofilament 59
neurohypophysis 296
neuron 56, 57, 58, 60, 61
neuronal loss 62
neuronal soma 58, 61
neurons 59
neutrophilic leukocyte 62
Nissl bodies 59
Nissl degeneration 61
Nissl granules 59
Nissl substance 59
Nissl 小体 59
Nissl 物質 59
Nissl 変性 61
Nissl 顆粒 59
node of Ranvier 59
nodule 32, 41, 46, 47
nodulus 32, 41, 46, 47
normal pressure hydrocephalus 166
nuclei cerebelli branches 259
nuclei cerebelli veins 297
nucleolus 59
nucleus 59
nucleus acumbens septi 221
nucleus ambiguus 43, 50
nucleus cuneatus 44, 45, 49
nucleus cuneatus accessorius 48
nucleus cuneatus lateralis 48
nucleus cuneatus medialis 44, 45
nucleus dentatus branch 263
nucleus gracilis 44, 45, 49
nucleus loci coerulei 37
nucleus ruber 17, 28, 33, 35, 218, 246, 293, 343, 369

## 【O】

obex 33, 292
obliquus inferior muscle 267
obliquus superior muscle 268
obstructive hydrocephalus 346, 347
occipital artery 178
occipital artery, meningeal branch of 327, 329
occipital bone 328
occipital branches 210
occipital condyle 298
occipital diploic vein 297, 299
occipital emissary vein 300
occipital lobe 4, 5, 7, 12, 13, 14, 15, 16, 17, 18, 19, 20, 22, 23, 137, 197, 199, 205, 207, 208, 286
occipital pole 5, 6
occipital sinus 287, 294, 303, 304, 306
occipital vein, meningeal roots of 327
occipitopontine tract 32
occipitotemporal sulcus 228
occlusion of the circle of Willis 160, 187
oculomotor alternating hemiplegia 359
oculomotor nerve 20, 32, 35, 53, 54, 91, 180, 182, 187, 201, 205, 222, 241, 260, 267, 268, 292, 311, 312, 313
oculomotor nucleus 33, 35, 246, 343
oculomotor palsy 240, 251, 347, 358, 359
oculomotor paralysis 240, 251, 347, 358, 359
olfactory area 199
olfactory bulb 4, 54, 187, 205
olfactory ensheathing cell 61
olfactory nerves 54
olfactory tract 54, 187, 201, 205, 228, 293
oligodendrocyte 58, 59
oligodendroglia 59
olivary nucleus 42, 43, 49, 369

olive 49, 222
omohyoideus muscle 177
ophthalmic artery 101, 174, 180, 194, 266, 267, 268, 311, 312, 333
ophthalmic nerve 54, 267, 268, 311, 312, 313
optic canal 299
optic chiasm 9, 20, 25, 54, 68, 70, 91, 187, 201, 203, 205, 218, 222, 241, 246, 293
optic chiasma 9, 20, 25, 54, 68, 70, 91, 187, 201, 203, 205, 218, 222, 241, 246, 293
optic nerve 4, 54, 91, 182, 187, 228, 267, 268, 292, 293, 311, 312
optic radiation 26
optic recess 67
optic tract 17, 18, 19, 26, 27, 28, 91, 205, 218, 222, 290, 293
orbital apex syndrome 314
orbital fat body 268
orbital gyri hernia 95, 96

## 【P】

Pacchionian bodies 10, 70, 73, 74, 284
Pacchioni's foramen 30, 72, 89, 90, 91
Pacchioni 孔 30, 72, 89, 90, 91
Pacchioni 小体 10, 70, 73, 74, 284
painful ophthalmoplegia 314
palatal myoclonus 243, 369, 371
paleostriatum 10
pallium 4
paracentral lobule 9
parahippocampal gyrus 9, 228
parahippocampal hernia 89, 91, 94, 155
paraplegia 277
paratrigeminal syndrome 314
paraventricular nucleus 296
parietal bone 328
parietal emissary vein 300, 307
parietal lobe 5, 7, 22, 23, 137, 199, 207, 208, 286
parietooccipital branch 196, 210
parietooccipital sulcus 6, 7, 8, 9, 10, 22, 23, 137, 196, 199, 203, 286
parieto-occipital syndrome 210
parietopontine tract 32
Parisiensia Nomina Anatomica 21
Paris 解剖学名 21
pars dorsalis pontis 35
peduncle of flocculus 46
peduncular branches 218
pericallosal artery 196, 201, 203, 334
pericallosal branch 196, 201, 203, 334
pericranium 72, 326
perineurium 75
peripheral arteries 277, 278
peripheral facial palsy 348, 360
peripheral facial paralysis 348, 360
peripheral veins 318
periventricular space 74
petrosal vein 293, 294, 295
petrositis 316
petrous apex syndrome 316
pia mater 55, 70, 72, 73, 74, 278, 318
Piccolomini 髄条 33
pineal body 4, 9, 15, 26, 35, 216, 246
pineal gland 9, 15, 35, 216, 246
pineal recess 67, 68
pin-hole pupil 360
pituitary body 21, 70, 180, 205, 246, 296, 311, 313
pituitary gland 70, 180, 205, 246, 296, 311, 313
platysma 177
pons 3, 4, 5, 6, 20, 30, 32, 34, 46, 54, 70, 187, 222, 241, 260, 367
pontine base 35, 36
pontine longitudinal fasciculi 37, 38, 39, 40
pontine nuclei 36, 37, 38, 39, 40
pontine tegmentum 35, 37
pontine veins 293, 294, 295
postcentral branch 207
postcentral gyrus 8, 10, 195, 206
postcentral sulcal branch 196
postcentral sulcus 8
posterior amygdaloid branches 217, 218, 219
posterior amygdaloidal branches 217, 218, 219
posterior callosal branch 210
posterior callosal vein 287, 292
posterior cavernous sinus syndrome 314
posterior cerebellar hemispheric vein 294, 295, 297, 309
posterior cerebral artery 18, 19, 35, 36, 83, 84, 85, 86, 91, 95, 99, 101, 103, 104, 110, 127, 174, 181, 182, 183, 184, 187, 194, 196, 197, 203, 205, 210, 216, 218, 221, 226, 228, 238, 241, 265, 266, 333, 334, 339, 340, 341, 343, 351, 352
posterior cerebral artery infarction 113, 195
posterior cerebral artery, postcommunicating part of 211, 219, 220, 339
posterior cerebral artery, precommunicating part of 211, 219, 220, 339
posterior ciliary arteries 268
posterior clinoid process 299
posterior column (spinal cord) 51
posterior commissure 3, 9, 16, 26, 30, 68, 246
posterior communicating artery 85, 86, 174, 180, 182, 183, 184, 185, 187, 194, 201, 205, 218, 219, 220, 221, 226, 228, 231, 238, 241, 333, 339
posterior cranial fossa 30, 182, 299
posterior ethmoidal artery 268
posterior ethmoidal nerve 268
posterior ethmoidal vein 306
posterior funicular arteries 277
posterior funicular artery 278
posterior funicular veins 318
posterior funiculus (medulla oblongata) 49
posterior funiculus (spinal cord) 51, 52
posterior horn (spinal cord) 51, 52
posterior inferior cerebellar artery 70, 83, 85, 86, 118, 174, 181, 182, 183, 184, 187, 194, 253, 260, 261, 262, 265, 266, 294, 333, 369
posterior inferior cerebellar artery, intermediate branch of 260, 262
posterior inferior cerebellar artery, lateral branch of 260, 262
posterior inferior cerebellar artery, medial branch of 245, 260, 262
posterior inferior cerebellar artery syndrome 260
posterior inferior cerebral artery 117
posterior intercostal veins 324
posterior intermediate sulcus 33, 49
posterior lateral sulcus 33, 49, 50
posterior lateral temporal branch 196, 206, 207
posterior lateral vein 318, 319
posterior lobe (cerebellum) 47
posterior mamillary branches 228
posterior medial central branches 117, 119, 132, 217, 219, 220, 226, 227, 233, 239, 240, 246
posterior medial temporal branch 210
posterior median sulcus 33, 49, 50
posterior median vein 318, 319
posterior meningeal artery 329
posterior nucleus 16, 17, 22, 29, 35, 133, 205, 218, 226, 292
posterior parietal branch 196, 206, 207
posterior parietal diploic vein 297,

299
posterior perforated substance 31, 222
posterior radicular artery 273, 276, 278
posterior radicular vein 318, 319, 320
posterior spinal artery 181, 183, 184, 253, 273, 276, 278, 279
posterior ventral nucleus 226
posterolateral fissure 46, 47
posterolateral ventral nucleus 29, 133
posteromedial ventral nucleus 29, 133
postsynaptic membrane 59
Powers' syndrome 185
Powers 症候群 185
precentral gyrus 8, 10, 195, 206
precentral sulcal branch 112, 113, 196, 206, 207
precentral sulcus 8
precentral vein 287, 295, 296
precuneus 9, 203
preoccipital notch 7, 137, 286
presynaptic membrane 59
primary capillary plexus 298
primary fissure 46, 47
primary pontine hemorrhage 139
prosencephalon 3
pseudo-Weber's syndrome 359, 360
pterygoid canal branch 177
pterygoid plexus 300
pterygoid process 298
pterygoid venous plexus 300, 301
pulvinar branches 132, 217, 229
pulvinar thalami 16, 17, 22, 29, 35, 133, 205, 218, 226, 292
Purkinje cells 41, 47, 369
Purkinje 細胞 41, 47, 369
putamen 10, 12, 13, 14, 15, 16, 17, 23, 25, 26, 27, 28, 115, 216, 221, 225, 230, 291
putaminal hemorrhage 126, 221
pyramidal decussation 32, 45, 48, 49, 222
pyramidal tract 32, 36, 41, 42, 43, 44, 45
pyramis 49, 222, 299
pyramis vermis 32, 46, 47

【Q】

quadrangular lobule 46, 47
quadrigeminal artery 240
Queckenstedt's phenomenon 72
Queckenstedt 現象 72

【R】

Raeder's syndrome 314
Raeder 症候群 314
raised intracranial pressure 88
Ranvier node 59
Ranvier 絞輪 59
Raymond-Céstan syndrome 242, 243
Raymond-Céstan 症候群 242, 243
rectal sinus 70, 182, 294, 303, 304, 306, 307
rectal vein 287
rectus inferior muscle 267
rectus lateralis muscle 267, 268
rectus superior muscle 267, 268
red nucleus 17, 28, 35, 218, 246, 293, 343, 369
Reil 島 6, 9, 12, 13, 14, 15, 16, 17, 25, 26, 27, 28, 197, 205, 222
restiform body 42, 43
reticular formation 33, 36, 37, 39, 40, 41, 42, 43, 44, 50
reticular thalamic nucleus 29
retinal central artery 267
retinal central vein 301
retrograde degeneration 61, 62
retromandibular vein 300
retroolivary sulcus 49
retroolivary syndrome 120, 255
reversible ischemic neurological deficit 103
rhombencephalon 3
rhomboid fossa 49
right brachiocephalic vein 324
right supreme intercostal vein 324
ring hernia 95
Rolandic artery 196, 206
Rolando 動脈 196, 206
Rosenthal 静脈 287, 290, 291, 292, 293, 294, 297, 304
rough endoplasmic reticulum 59
ruptured intracerebral microaneurysm 124

【S】

sacral nerves 56
satellite cell 60
scalenus anterior muscle 177
scalenus medius muscle 177
Scheie's classification 267
Scheie 分類 267
Schmidt's syndrome 256
Schmidt 症候群 256
Schwann cell 60
schwannoma 60
Schwann 細胞 60
Schwann 腫 60
scintillating scotoma 185, 211, 343
secondary brainstem hemorrhage 92, 93, 155, 352, 355
secondary capillary plexus 298
secondary fissure 46, 47
secondary posterior cerebral artery infarction 352
semilunar ganglion 267, 268, 311, 313
sensory aphasia 211
sensory dysphagia 211
sensory speech area 195, 199, 211
septal vein 25, 287, 288, 289, 290, 304
septum medianum posterior 51
septum pellucidum 12, 13, 14, 25, 203, 246, 290
septum pellucidum branches 229
septum pellucidum, cavity of 150, 151
septum pellucidum vein 25, 287, 288, 289, 290, 304
short branches 223
short ciliary nerves 267
short posterior ciliary arteries 267
sigmoid sinus 283, 303, 304, 309
sigmoid sinus, sulcus for 299
sigmoidal sinus 182
simple lobule 46, 47
sinus of Breschet 303, 304, 309
solitary tract 43, 50
somatomotor area 195, 199
somatomotor nerves 53
somatosensory area 195, 199
spastic paraplegia 305
spastic tetraplegia 343
special sensory nerves 54
sphenoid bone 180, 312, 328
sphenoidal ridge 95, 96, 205
sphenoidal ridge hernia 96
sphenoidal sinus 313
sphenoparietal sinus 303, 304, 309
spinal arteries 273
spinal arteriovenous fistula 323
spinal arteriovenous malformation 323
spinal artery 278, 318
spinal branch 272, 278, 318
spinal branches 273
spinal cord 2, 3, 32, 54, 55, 70
spinal dura mater 73, 326
spinal ganglion 55, 57, 278, 318
spinal medullary funiculi 50
spinal meningeal branches 329
spinal nerve 55
spinal nerves 2, 50, 56
spinocerebellar tracts 48

spinothalamic tract  23
spinous process  322
sternocleidomastoideus muscle  177
straight sinus  70, 182, 287, 294, 303, 304, 307
striae medullares of Piccolomini  33
striatum  10
stroke  82
styloid process  298
stylomastoid foramen  298
subacute necrotic myelitis  323
subacute necrotizing myelitis  323
subarachnoid cisterns  74
subarachnoid hemorrhage  84
subarachnoid space  70, 73, 74, 75, 278, 318
subcallosal area  222
subcallosal vein  289, 290, 291
subclavian artery  101, 174, 175, 272, 333
subclavian steal syndrome  179
subclavian vein  324
subcortical arteriosclerotic encephalopathy  168
subcortical hemorrhage  135
subcortical penetrators (cerebellar arteries)  262, 263
subcortical penetrators (cerebral arteries)  212
subcostal artery  272
subcostal vein  325
subdural space  70, 73, 75, 278
subfalcine hernia  96, 97, 104, 105, 107, 108, 112, 128
submental vein  300
subpial space  74
substantia ferruginea  38
substantia innominata  25
substantia intermedia centralis  51
substantia intermedia lateralis  51
substantia nigra  19, 28, 33, 35, 36, 218, 293
subthalamic nucleus  27, 28
subthalamus  21, 26
sudden deafness  269
sulcal artery  277
sulcus basilaris  35
sulcus limitans  33
superficial cortical penetrators (cerebellar arteries)  262, 263
superficial cortical penetrators (cerebral arteries)  212
superficial middle cerebral vein  283, 284, 286, 290, 294, 304, 309
superficial temporal vein  300
superior alternating hemiplegia  359
superior anastomotic vein  208, 283, 285, 304

superior articular process  322
superior basilar branches  243
superior central nucleus  37, 38
superior cerebellar artery  83, 85, 86, 140, 174, 182, 183, 184, 187, 194, 238, 241, 259, 260, 261, 333, 347
superior cerebellar artery, intermediate branch of  259, 260, 261
superior cerebellar artery, lateral branch of  259, 260
superior cerebellar artery, medial branch of  259, 260
superior cerebellar artery syndrome  260
superior cerebellar peduncle  33, 36, 37, 38, 39, 40, 46, 48, 343, 369
superior cerebellar peduncle, decussation of  34, 36, 37, 246
superior cerebral vein  290
superior cerebral veins  10, 70, 163, 164, 282, 283, 284, 294, 304
superior colliculus  16, 33, 34, 35, 36
superior colliculus, brachium of  34, 35
superior fovea  33
superior frontal gyrus  8, 9, 10
superior frontal sulcus  8, 10
superior hypophyseal branch  296
superior hypophyseal branches  217
superior hypophysial artery  296
superior hypophysial branch  296
superior hypophysial branches  217, 232
superior lateral pontine branches  250
superior median mesencephalic branches  117, 119, 237, 238, 239, 240, 246
superior medullary velum  32, 39, 46
superior occipital gyri  10
superior ophthalmic vein  300, 301, 303
superior orbital fissure syndrome  314
superior parietal lobule  10
superior parietal lobulus  8
superior petrosal sinus  182, 294, 295, 303, 304, 314
superior pontine basilar branches  119, 120, 139, 140, 244, 246, 248, 249, 343, 362, 363
superior pontine tegmental branches  239, 244, 246, 249, 343
superior pontine tegmental syndrome  242, 243
superior sagittal sinus  70, 73, 283, 284, 287, 290, 294, 303, 304, 305, 307
superior sagittal sinus, sulcus for  299
superior sagittal sinus thrombosis

164, 305
superior semilunar lobule  46, 47
superior spiral vein  269
superior striate veins  290, 291
superior tegmental branches  240, 243
superior temporal gyrus  8, 206
superior temporal sulcus  8, 206
superior thyroid artery  177
superior vena cava  324
superior vermian vein  287, 295
superior vestibular nucleus  40
supraepiphyseal recess  67
supraepiphysial recess  67
supramarginal gyrus  8
supraoptic nucleus  296
supraorbital artery  267
supraorbital nerve  267, 268
suprapineal recess  67
supratentorial expanding lesion  89, 91, 92, 93, 94, 95, 96, 97, 98, 335, 352, 355, 359
supratrochlear nerve  268
supreme intercostal artery  174, 272, 333
supreme intercostal vein  324
Sylvian aqueduct  17, 22, 33, 35, 36, 37, 66, 67, 68, 69, 70, 71, 246, 265, 293
Sylvian fissure  4, 6, 7, 8, 12, 13, 14, 15, 16, 17, 18, 19, 137, 199, 206, 230, 283, 286
Sylvius 水道  17, 22, 33, 35, 36, 37, 66, 67, 68, 69, 70, 71, 246, 265, 293
Sylvius 裂  4, 6, 7, 8, 12, 13, 14, 15, 16, 17, 18, 19, 137, 199, 206, 230, 283, 286
synapse  59
synaptic cleft  59
synaptic vesicles  59
syndrome of bilateral paramedian thalamic infarction  242
syndrome of the mesencephalic artery  242
syndrome of the thalamoperforating arteries of Foix  242
syndromes of arteries into the posterior perforated substance  117, 242, 347
S 状静脈洞  182, 283, 303, 304, 309
S 状洞溝  299

## 【T】

tectum mesencephalici branches  238, 240
tegmental radiation  27
tela chorioidea  76
telencephalon  3, 70
teloglia  60

temporal bone 328
temporal lobe 4, 6, 7, 14, 15, 16, 17, 18, 19, 20, 23, 25, 26, 27, 54, 137, 187, 197, 199, 201, 207, 286
temporal pole 5, 6
temporopontine tract 32
tempral lobe 28, 208
tentorial incisure 30, 72, 89, 90, 91
tentorial notch 90, 91
tentorium cerebelli 39, 70, 72, 90, 182, 303
terminal buttons 59
terminal nerve 53
terminal vein 13, 287, 288, 289, 290, 291, 304
terminal ventricle 66, 70
Terminologia Anatomica 21
thalamic hand 232
thalamic hemorrhage 132
thalamic medullary laminae 21
thalamic over-reaction 232, 348
thalamic pain 232
thalamic syndrome 232, 357
thalamogeniculate branch 217, 226, 228, 230, 233, 356
thalamogeniculate branches 132
thalamoperforating arteries of Foix 117, 132, 217, 219, 220, 226, 227, 233, 239, 246
thalamostriate vein 287, 288, 289, 290, 291, 304
thalamus 13, 14, 15, 21, 22, 23, 68, 115, 216, 221, 225, 291, 369
thalamus, stria medullaris of 32, 68, 69
thermoanesthesia and analgesia 277
thoracic aorta 272
thoracic nerves 56
thyrocervical trunk 174, 272, 333
tigrolysis 61
Tolosa-Hunt syndrome 314
Tolosa-Hunt 症候群 314
tonsilar herniation 159
tonsillar hernia 98
top of the basilar syndrome 242
transalar hernia 96
transient ischemic attack 100, 332
transient monocular blindness 102, 333
transverse cervical artery 177
transverse occipital sulcus 8
transverse pontine fibers 36, 37, 38, 39
transverse pontine fibres 36, 37, 38, 39
transverse process 322
transverse sinus 182, 290, 294, 295, 303, 304, 309

transverse sinus, sulcus for 299
tranverse sinus 283
trigeminal ganglion 267, 268, 311, 313
trigeminal ganglionic branch 180
trigeminal nerve 35, 53, 54, 182, 187, 201, 222, 260, 268, 292, 311, 367
trigeminal nerve, mesencephalic nucleus of 33, 37, 38
trigeminal nerve, mesencephalic tract of 33, 37
trigeminal nerve, motor nucleus of 37, 39
trigeminal nerve, principal sensory nucleus of 37, 39
trigeminal nerve, root of 39
trigeminal nerve, spinal nucleus of 38, 41, 42, 43, 44, 45, 50
trigeminal nerve, spinal tract of 38, 41, 42, 43, 44, 45, 50
trigonum habernulae 26
trochlear nerve 34, 53, 180, 182, 222, 260, 268, 311, 312, 313
trochlear nerve, decussation of 34, 38
trochlear nucleus 34, 36, 37, 246, 343
trochlear palsy 240
trochlear paralysis 240
Trolard 静脈 208, 283, 285, 286, 304
tuber cinereum 21, 26, 68, 222, 246
tuber cinereum branches 132, 217, 226, 232
tuber vermis 32, 46, 47
tuberculum cuneatum 33
tuberculum gracile 33
tuberculum trigeminale 33

## 【U】

uncal branches 205, 218, 359
uncal hernia 89, 91
uncus 222, 228, 293
unruptured intracerebral microaneurysm 122
upward transtentorial hernia 97, 98
upward transtentorial herniation 159
uvula vermis 32, 46, 47

## 【V】

vagus nerve 43, 49, 53, 54, 177, 182, 187, 222, 260, 276, 319
vagus nerve, dorsal nucleus of 43, 50
vagus trigone 33
vallecula cerebelli 40, 45, 46
vascular dementia 167
vascular malformation 158

vascular territory 172, 236
vein of Galenus 32, 70, 287, 288, 289, 291, 292, 293, 303, 304, 307
vein of Labbé 283, 285, 286, 304
vein of Rosenthal 287, 290, 291, 292, 293, 294, 297, 304
vein of Trolard 208, 283, 285, 286, 304
veins of Breschet 297, 299
venous drainage 282
venous malformation 158
ventral cochlear nucleus 42, 50
ventral root (cervical nerve) 51, 55
ventral root (lumbar nerve) 52
ventral root (spinal nerves) 50, 56
ventral root (thoracic nerve) 51
ventricular system 66
vermis cerebelli 39
vertebral arch 278, 318, 322
vertebral artery 4, 41, 42, 43, 44, 45, 84, 85, 86, 100, 101, 116, 117, 118, 154, 174, 175, 178, 181, 182, 183, 184, 187, 194, 253, 260, 261, 265, 266, 272, 276, 279, 294, 333, 343, 347
vertebral artery, atlantal part of 83, 178
vertebral artery, meningeal branch of 181, 329
vertebral artery, pretransverse part of 83, 178
vertebral artery, transverse part of 178
vertebral body 278, 318, 322
vertebral foramen 322
vertebral vein 324
vertebral venous plexus 324
vertebro-basilar insufficiency 185
vertebro-basilar system 185
vertebro-basilar transient ischemic attack 185
vertigo 185
vestibular area 33
vestibular nerve 269
vestibular nuclei 38, 50
vestibular veins 269
vestibulocochlear nerve 35, 40, 41, 42, 54, 182, 187, 260
vestribulocochlear nerve 222
Vicq d'Azyr 束 14, 15, 27, 216
visceral arch 54
visual area 26, 195, 199, 211
visual speech area 199

## 【W】

Wallenberg's syndrome 120, 255, 260, 350

Wallenberg 症候群　120, 255, 260, 350
Wallerian degeneration　61, 62
Waller 変性　61, 62
Weber's syndrome　359, 360
Weber 症候群　358, 359, 360
Wernicke's aphasia　211
Wernicke's area　195, 199, 211
Wernicke's dysphasia　211
Wernicke 失語　211
Wernicke 領野　195, 199, 211
whole cavernous sinus syndrome　314
Willis 動脈輪　85, 161, 185, 187
Willis 動脈輪閉塞症　160, 187
Willis 副神経　53

## 【Z】

zona incerta　27
zygomatic arch　298

# ラテン語索引

## 【A】

A. = Arteria
A. axillaris 174, 333
A. basilaris 4, 20, 36, 37, 38, 39, 40, 83, 84, 85, 86, 101, 174, 182, 183, 184, 187, 194, 201, 205, 219, 220, 238, 241, 244, 245, 246, 260, 261, 265, 276, 294, 333, 339, 343
A. callosomarginalis 196, 203, 334
A. carotis communis 101, 174, 175, 177, 333
A. carotis communis [Pars proximalis] 83
A. carotis externa 174, 177, 333
A. carotis interna 4, 20, 84, 85, 86, 91, 99, 101, 102, 174, 177, 180, 182, 183, 184, 187, 194, 201, 205, 218, 219, 220, 221, 226, 228, 241, 265, 266, 267, 268, 311, 312, 313, 333, 334, 339
A. carotis interna [Pars cavernosus] 83
A. carotis interna [Pars intracranialis] 83
A. carotis interna [Pars proximalis] 83
A. centralis 278
A. cerebellaris inferior anterior 184
A. cerebelli inferior 187
A. cerebelli inferior anterior 85, 182, 183, 187, 260, 261, 265, 294
A. cerebelli inferior posterior 70, 83, 85, 86, 174, 182, 183, 184, 187, 194, 253, 260, 261, 265, 266, 294, 333
A. cerebelli inferior posterior [R. intermedius] 260
A. cerebelli inferior posterior [R. lateralis] 260
A. cerebelli inferior posterior [R. medialis] 245
A. cerebelli superior 83, 85, 86, 174, 182, 183, 184, 187, 194, 238, 241, 260, 261, 333
A. cerebelli superior [R. intermedius] 260
A. cerebelli superior [R. lateralis] 260
A. cerebelli superior [R. medialis] 260
A. cerebri anterior 10, 12, 13, 14, 15, 17, 18, 83, 84, 85, 86, 101, 174, 182, 183, 184, 194, 196, 201, 203, 205, 219, 220, 221, 226, 333, 334
A. cerebri anterior [Pars postcommunicalis] 187, 339
A. cerebri anterior [Pars precommunicalis] 187, 339
A. cerebri media 19, 20, 83, 84, 85, 86, 99, 101, 102, 174, 182, 183, 184, 194, 196, 201, 205, 219, 220, 221, 226, 228, 333, 334, 339
A. cerebri posterior 18, 19, 35, 36, 83, 84, 85, 86, 91, 99, 101, 174, 182, 183, 184, 187, 194, 196, 203, 205, 218, 221, 226, 228, 238, 241, 265, 266, 333, 334, 339, 343
A. cerebri posterior [Pars postcommunicalis] 219, 220
A. cerebri posterior [Pars precommunicalis] 219, 220
A. cervicalis ascendens 174, 177, 272, 333
A. chorioidea anterior 182, 183, 184, 201, 205, 218, 219, 220, 221, 226, 241, 265, 266
A. cochleae communis 269
A. communicans anterior 85, 86, 102, 182, 183, 184, 205, 221, 339
A. communicans posterior 85, 86, 174, 182, 183, 184, 187, 194, 201, 205, 218, 219, 220, 221, 226, 228, 238, 241, 333, 339
A. coronaria 278
A. ethmoidalis anterior 268
A. ethmoidalis posterior 268
A. frontopolaris 196, 203, 334
A. funiculi posterior 278
A. hypophysialis inferior 296
A. hypophysialis superior 296
A. iliaca interna 272
A. iliolumbalis 272
A. intercostalis suprema 174, 272, 333
A. labyrinthi 182, 183, 184, 187, 261
A. labyrinthi [R. cochlearis] 269
A. labyrinthi [R. vestibularis] 269
A. lacrimalis 268
A. maxillaris 268
A. meningea anterior 327
A. meningea media 327
A. meningea media [R. anterior] 327, 328
A. meningea media [R. posterior] 327, 328
A. occipitalis [R. meningeus] 327
A. ophthalimica 267
A. ophthalmica 101, 174, 194, 268, 311, 312, 333
A. pericallosa 203, 334
A. pericallosus 196
A. radicularis anterior 276, 278
A. radicularis anterior magna 276
A. radicularis posterior 276, 278
A. radicularis posterior magna 276
A. Rolandica 196, 206
A. spinalis 278, 318
A. spinalis anterior 182, 183, 184, 187, 246, 253, 276, 278, 279, 343
A. spinalis posterior 183, 184, 253, 276, 278, 279
A. subclavia 101, 174, 175, 272, 333
A. subcostalis 272
A. supraorbitalis 267
A. thoracica interna 174
A. thyreoidea inferior 333
A. thyreoidea superior 177
A. transversa colli 177
A. vertebralis 4, 41, 42, 43, 44, 45, 84, 85, 86, 101, 174, 175, 182, 183, 184, 187, 194, 253, 260, 261, 265, 266, 272, 276, 279, 294, 333, 343
A. vertebralis [Pars atlantis] 83
A. vertebralis [Pars pretransversus] 83
A. vestibuli anterior 269
Adenohypophysis 296
Adhesio interthalamica 67, 68, 69, 226, 246
Ala lobuli centralis 46, 47
Ala minor 299
Ampulla venae cerebri 284
Aorta abdominalis 272
Aorta thoracica 272
Apertura lateralis ventriculi quarti 22, 43, 67
Apertura mediana ventriculi quarti 22, 43, 67, 70
Aqueduct cerebri 70
Aqueduct Sylvii 67, 70
Aqueductus cerebri 17, 22, 33, 35, 36, 37, 67, 68, 69, 246, 265, 293
Aqueductus Sylvii 17, 22, 33, 35, 36, 37, 68, 69, 246, 265, 293
Arachnoidea 55, 70, 73, 74, 278, 318
Arcus aortae 101, 175, 272, 279
Arcus vertebrae 278, 318, 322
Arcus zygomaticus 298
Area fasciculata 43
Area subcallosa 222

*Area vestibularis*  33
*Arteriae ciliares posteriores*  268
*Arteriae ciliares posteriores breves*  267
*Arteriae intercostales*  272
*Arteriae lumbales*  272
*Arteriae peripherales*  278

【B】

*Basle Nomina Anatomica*  21
*Brachium colliculi inferioris*  35, 36
*Brachium colliculi superioris*  35
*Brachium conjunctivum*  36, 37, 38, 39, 40
*Brachium pontis*  39, 40, 41
*Bulbus oculi*  268
*Bulbus olfactorius*  4, 54, 187, 205
*Bulgam durae matris*  284

【C】

*Calamus scriptorius*  33, 70
*Canalis caroticus*  298, 299, 313
*Canalis centralis*  51, 52, 67, 70
*Canalis condylaris*  298
*Canalis hypoglossi*  299
*Canalis opticus*  299
*Cappa arachnoidea*  75
*Capsula externa*  13, 14, 15, 16
*Capsula extrema*  13, 14, 15, 16
*Capsula interna*  12, 13, 25, 26, 27, 28
*Caput nuclei caudati*  12, 13, 14, 15, 16, 17, 22, 25, 216
*Cauda equina*  52
*Cauda nuclei caudati*  12, 13, 14, 15, 16, 17, 18, 19, 22, 23, 26, 27, 28
*Cavum epidulare*  278
*Cavum periventriculare*  74
*Cavum septi pellucidi*  150, 151
*Cavum subarachnoideale*  70, 73, 75, 278, 318
*Cavum subdurale*  70, 73, 75, 278
*Cavum subpiale*  74
*Cerebellum*  3, 4, 5, 6, 17, 31, 70, 187, 207, 343, 367, 369
*Cerebrum*  3, 5
*Chiasma opticum*  9, 20, 25, 54, 68, 70, 187, 201, 203, 205, 218, 241, 246, 293
*Chisma opticum*  91, 222
*Choanae*  298
*Cisterna ambiens*  18, 19, 293
*Cisterna cerebellomedullaris*  70
*Cisterna interpeduncularis*  70
*Cisterna magna*  70
*Cisterna venae cerebri magnae*  16, 32

*Claustrum*  13, 14, 15, 16, 25, 26, 27, 28, 216
*Clivus*  299
*Colliculus facialis*  33
*Colliculus inferior*  33, 37, 292
*Colliculus superior*  16, 33, 35, 36
*Columna fornicis*  288
*Commissura anterior*  9, 16, 22, 23, 25, 68, 222, 246
*Commissura habenularum*  15
*Commissura posterior*  9, 16, 68, 246
*Condylus occipitalis*  298
*Confluens sinuum*  70, 182, 287, 295, 304, 307
*Conus medullaris*  72
*Cor*  75
*Cornu anterius ventriculi lateralis*  12, 13, 14, 15, 22, 67, 197, 216, 265, 266
*Cornu anterius*（*Medulla spinalis*）51, 52
*Cornu inferius ventriculi lateralis*  18, 19, 20, 22, 23, 67, 218, 222, 265, 266
*Cornu laterale*（*Medulla spinalis*）51
*Cornu posterius ventriculi lateralis*  12, 13, 14, 15, 16, 22, 23, 67, 197, 216, 265, 266
*Cornu posterius*（*Medulla spinalis*）51, 52
*Corona radiata*  23
*Corpus adiposum orbitae*  268
*Corpus amygdaloideum*  18, 19, 20, 23, 26, 221, 291
*Corpus callosum*  3, 25, 26, 27, 28, 203, 246, 288
*Corpus geniculatum laterale*  17, 23, 29, 35, 91, 205, 218, 226, 230
*Corpus geniculatum mediale*  17, 22, 29, 35, 205, 226, 228, 230, 292
*Corpus Luysi*  28
*Corpus mamillare*  9, 18, 27, 54, 68, 187, 218, 222, 241, 246, 293, 343
*Corpus medullare cerebelli*  39, 40, 41, 42, 43
*Corpus pineale*  9, 15, 35, 216, 246
*Corpus restiforme*  42, 43
*Corpus vertebrae*  278, 318, 322
*Cortex cerebri*  73
*Crista galli*  182, 299
*Crus anterius capsulae internae*  14, 15, 16, 135, 216
*Crus cerebri*  17, 22, 27, 28, 35, 36, 218, 222, 293
*Crus posterius capsulae internae*  14, 15, 216
*Culmen*  32, 46, 47

*Cuneus*  9, 203

【D】

*Declive*  32, 46, 47
*Decussatio nervorum trochlearium*  38
*Decussatio pedunculorum cerebellarium superiorum*  36, 37, 246
*Decussatio pyramidum*  32, 45, 222
*Diencephalon*  3, 54
*Discus intervertebralis*  322
*Dorsum sellae*  299
*Ductus endolymphaticus*  269
*Dura mater*  55, 70, 72, 73, 75, 278, 318
*Dura mater*［*Pars terminalis*］72

【E】

*Eminentia medialis*  33
*Encephalon*  2, 3
*Endothelium*  73, 75
*Epiphysis cerebri*  9, 15, 35, 216, 246

【F】

*Falx cerebri*  73, 90, 290, 303
*Fasciculi longitudinales*  37, 38, 39, 40
*Fasciculi longitudinales pontis*  37, 38, 39, 40
*Fasciculus cuneatus*  33, 44, 45
*Fasciculus gracilis*  33, 44, 45
*Fasciculus longitudinalis medialis*  36, 37, 38, 39, 41, 42, 43, 44
*Fasciculus mamillothalamicus*  14, 15, 216
*Fasciculus mamillothlamicus*  27
*Fasciculus opticus*  56
*Fastigium*  32, 46, 69, 70
*Fibrae pontis transversae*  36, 37, 38, 39
*Fila olfactoria*  54
*Filum terminale*  70, 72
*Filum terminale externum*  72
*Fissura horizontalis*  46, 47
*Fissura longitudinalis cerebri*  4, 10, 12, 13, 14, 15, 16, 17, 18, 19, 20, 150, 208, 293
*Fissura mediana anterior*  222
*Fissura orbitalis inferior*  298
*Fissura posterolateralis*  46, 47
*Fissura prima*  46, 47
*Fissura secunda*  46, 47
*Fissura Sylvii*  4, 7, 8, 12, 13, 14, 15, 16, 17, 18, 19, 137, 199, 206, 230,

409

## ラテン語索引

283, 286
*Fissura transversa cerebelli* 3, 5, 6
*Fissura transversa cerebri* 32
*Fissurae cerebelli* 46
*Flocculus* 42, 46, 47, 222
*Folia cerebelli* 46
*Folium vermis* 32, 46, 47
*Foramen caecum* 41, 222
*Foramen cecum* 41, 222
*Foramen interventriculare* 14, 67, 68, 70, 265
*Foramen intervertebrale* 22, 322
*Foramen jugulare* 298, 299
*Foramen lacerum* 298, 299
*Foramen Luschkae* 22, 43, 67
*Foramen Magendii* 22, 43, 67, 70
*Foramen magnum* 182, 298, 299
*Foramen mastoideum* 298
*Foramen Monroi* 14, 22, 67, 68, 70, 265
*Foramen ovale* 298, 299
*Foramen palatinum majus* 298
*Foramen rotundum* 299
*Foramen spinosum* 298, 299
*Foramen stylomastoideum* 298
*Foramen vertebrale* 322
*Foramina palatina minora* 298
*Formatio reticularis* 36, 39, 40, 41, 42, 43, 44
*Fornix* 12, 13, 14, 15, 16, 25, 26, 27, 28, 68, 203, 246, 290
*Fossa cranii anterior* 31, 182, 299
*Fossa cranii media* 31, 182, 299
*Fossa cranii posterior* 182, 299
*Fossa hypophysialis* 299
*Fossa incisiva* 298
*Fossa interpeduncularis* 35, 246, 293
*Fovea inferior* 33
*Fovea superior* 33
*Funiculus anterior* 51, 52, 222
*Funiculus lateralis* 33, 51, 52, 222
*Funiculus posterior* 51, 52

### 【G】

*Ganglion ciliare* 267
*Ganglion Gasseri* 311, 313
*Ganglion semilunale* 311
*Ganglion semilunare* 267, 268, 313
*Ganglion spinale* 55, 278, 318
*Ganglion trigeminale* 267, 268, 311, 313
*Genu capsulae internae* 14, 15, 216
*Genu corporis callosi* 9, 12, 13, 14, 22
*Genu nervi facialis* 40
*Glandula pinealis* 9, 15, 35, 216, 246
*Glandula pituitaria* 70, 180, 205, 246, 296, 311, 313
*Glandura lacrimalis* 268
*Globus pallidus* 14, 15, 16, 22, 23, 25, 26, 27, 28, 216
*Granulationes arachnoideales* 10, 70, 73, 284
*Gyri cerebri* 4, 6
*Gyri insulae* 292
*Gyri occipitales superiores* 10
*Gyrus angularis* 8
*Gyrus cinguli* 9
*Gyrus frontalis inferior* 8
*Gyrus frontalis medius* 8, 10
*Gyrus frontalis superior* 8, 9, 10
*Gyrus occipitotemporalis medialis* 9, 228
*Gyrus parahippocampalis* 9, 228
*Gyrus paraterminalis* 222
*Gyrus postcentralis* 8, 10, 206
*Gyrus precentralis* 8, 10, 206
*Gyrus supramarginalis* 8
*Gyrus temporalis inferior* 8
*Gyrus temporalis medius* 8, 206
*Gyrus temporalis superior* 8, 206

### 【H】

*Hemispherium cerebelli* 18, 19, 20, 37, 38, 39, 40, 41, 42, 43, 45, 46, 47, 54
*Hippocampus* 14, 15, 16, 17, 18, 19, 20, 23, 27, 28, 290
*Hypophysis cerebri* 70, 180, 205, 246, 296, 311, 313
*Hypothalamus* 18, 26, 68, 246, 290

### 【I】

*Incisura preoccipitalis* 7, 137, 286
*Incisura tentorii* 90, 91
*Infundibulum* 54, 68, 182, 187, 292
*Insula* 12, 13, 14, 15, 16, 17, 25, 26, 27, 28, 197, 205, 222
*Insula Reili* 12, 13, 14, 15, 16, 17, 25, 26, 27, 28, 197, 205, 222

### 【J】

*Jena Nomina Anatomica* 21

### 【L】

*Lacunae laterales* 282
*Lacunae laterales sinuum* 282
*Lamina cribrosa* 182, 299
*Lamina medullaris medialis* 29
*Lamina terminalis* 68, 222
*Lemniscus lateralis* 37, 38
*Lemniscus medialis* 35, 36, 37, 38, 39, 40, 41, 42, 43, 44
*Ligamentum denticulatum* 51, 52
*Lingula cerebelli* 32, 46, 47
*Lobule centralis* 46
*Lobule quadrangularis* 46
*Lobulus biventer* 46, 47
*Lobulus centralis* 32, 47
*Lobulus paracentralis* 9
*Lobulus parietalis inferior* 8, 10
*Lobulus parietalis superior* 8, 10
*Lobulus quadrangularis* 47
*Lobulus semilunaris inferior* 46, 47
*Lobulus semilunaris superior* 46, 47
*Lobulus simplex* 46, 47
*Lobus anterior* 47
*Lobus anterior hypophysialis* 296
*Lobus frocculonodularis* 47
*Lobus frontalis* 4, 7, 12, 13, 14, 15, 16, 17, 18, 19, 20, 22, 23, 54, 135, 137, 151, 187, 197, 199, 201, 205, 207, 208, 286
*Lobus insulae* 12, 13, 14, 15, 16, 17, 25, 26, 27, 28, 197, 205, 222
*Lobus occipitalis* 4, 7, 12, 13, 14, 15, 16, 17, 18, 19, 20, 22, 23, 137, 197, 199, 205, 207, 208, 286
*Lobus parietalis* 7, 22, 23, 137, 199, 207, 208, 286
*Lobus posterior* 47
*Lobus posterior hypophysialis* 296
*Lobus temporalis* 4, 7, 14, 15, 16, 17, 18, 19, 20, 23, 25, 26, 27, 28, 54, 137, 187, 197, 199, 201, 207, 208, 286
*Locus ceruleus* 33
*Locus coeruleus* 33

### 【M】

*M.* = *Musculus*
*M. digastricus* 177
*M. levator palpabrae superioris* 268
*M. levator palpebrae superioris* 267
*M. obliquus inferior* 267
*M. obliquus superior* 268
*M. omohyoideus* 177
*M. rectus inferior* 267
*M. rectus lateralis* 267, 268
*M. rectus superior* 267, 268
*M. scalenus anterior* 177
*M. scalenus medius* 177
*M. sternocleidomastoideus* 177
*Massa intermedia* 226
*Medulla oblongata* 3, 4, 5, 6, 32, 46, 54, 70, 187, 260, 343, 369
*Medulla spinalis* 2, 3, 32, 54, 55, 70
*Membrana limitans gliae* 74

*Mesencephalon* 3, 18, 19, 32, 70, 228, 260, 343, 369
*Metencephalon* 3
*Myelencephalon* 3

## 【N】

*N.* = *Nervus*
*N. abducens* 54, 180, 182, 187, 222, 260, 267, 268, 311, 312, 313
*N. accessorius* 45, 54, 182, 187, 260
*N. cervicalis I*〔*Radix dorsalis*〕 222
*N. cervicalis I*〔*Radix ventralis*〕 222
*N. ethmoidalis anterior* 268
*N. ethmoidalis posterior* 268
*N. facialis* 40, 54, 182, 187, 222, 260
*N. frontalis* 267
*N. glossopharyngeus* 54, 187, 222, 260, 276, 319
*N. glossophryngeus* 182
*N. hypoglossus* 43, 54, 177, 222, 260, 276, 319
*N. infratrochlearis* 268
*N. lacrimalis* 268
*N. mandibularis* 180, 267, 268, 311, 313
*N. maxillaris* 180, 267, 268, 311, 312, 313
*N. nasociliaris* 267, 268
*N. oculomotorius* 20, 35, 54, 91, 180, 182, 187, 201, 205, 222, 241, 260, 267, 268, 292, 311, 312, 313
*N. ophthalmicus* 267, 268, 311, 312, 313
*N. opticus* 4, 54, 91, 182, 187, 228, 267, 268, 292, 293, 311, 312
*N. spinalis* 55
*N. supraorbitalis* 267, 268
*N. supratrochlearis* 268
*N. trigeminus* 54, 182, 187, 201, 222, 260, 268, 292, 311, 367
*N. trochlearis* 180, 182, 222, 260, 268, 311, 312, 313
*N. vagus* 43, 54, 177, 182, 187, 222, 260, 276, 319
*N. vestibularis* 269
*N. vestibulocochlearis* 40, 41, 42, 54, 182, 187, 222, 260
*Nervi ciliares breves* 267
*Nervi craniales* 2
*Nervi spinales* 2
*Neurohypophysis* 296
*Nodulus* 32, 41, 46, 47
*Nuclei anteriores thalami* 12, 26, 27, 29, 133, 226
*Nuclei intralaminales* 29
*Nuclei laterales thalami* 12, 26, 27, 28, 29, 133, 230

*Nuclei pontis* 36, 37, 38, 39, 40
*Nucleus acumbens septi* 221
*Nucleus ambiguus* 43
*Nucleus caudatus* 221, 225, 291
*Nucleus centralis superior* 38
*Nucleus centromedianus* 22, 29, 133, 226
*Nucleus cochlearis dorsalis* 42
*Nucleus cochlearis ventralis* 42
*Nucleus colliculi inferioris* 37
*Nucleus cuneatus* 44, 45
*Nucleus cuneatus medialis* 44, 45
*Nucleus dentatus* 40, 41, 42, 43
*Nucleus dorsalis nervi vagi* 43
*Nucleus emboliformis* 40, 41
*Nucleus fastigii* 40, 41
*Nucleus globosus* 40, 41
*Nucleus gracilis* 44, 45
*Nucleus hypoglossus* 44
*Nucleus lateralis dorsalis* 29, 133, 226
*Nucleus loci cerulei* 38
*Nucleus loci coerulei* 38
*Nucleus medialis centralis* 22, 29, 133, 226
*Nucleus medialis dorsalis* 226
*Nucleus medialis thalami* 28, 29, 133, 135, 226, 230
*Nucleus motorius nervi trigemini* 39
*Nucleus nervi abducentis* 40, 246, 343
*Nucleus nervi facialis* 41
*Nucleus nervi hypoglossi* 43
*Nucleus nervi oculomotorii* 35, 246, 343
*Nucleus nervi trochlearis* 36, 37, 246, 343
*Nucleus olivaris* 42, 43, 369
*Nucleus paraventricularis* 296
*Nucleus posterior* 16, 17, 22, 29, 35, 133, 205, 218, 226, 292
*Nucleus reticularis thalami* 29
*Nucleus ruber* 17, 28, 35, 218, 246, 293, 343, 369
*Nucleus sensorius principalis nervi trigemini* 39
*Nucleus subthalamicus* 28
*Nucleus supraopticus* 296
*Nucleus tractus mesencephalicus nervi trigemini* 38
*Nucleus tractus spinalis nervi trigemini* 41, 42, 43, 44, 45
*Nucleus ventralis anterior* 226
*Nucleus ventralis anterolateralis* 29, 133
*Nucleus ventralis intermedius* 29, 133, 226
*Nucleus ventralis posterior* 226

*Nucleus ventralis posterolateralis* 29, 133
*Nucleus ventralis posteromedialis* 29, 133
*Nucleus vestibularis inferior* 41
*Nucleus vestibularis lateralis* 41
*Nucleus vestibularis medialis* 42
*Nucleus vestibularis superior* 40

## 【O】

*Obex* 33, 292
*Oliva* 222
*Os frontale* 328
*Os occipitale* 328
*Os parietale* 328
*Os sphenoidale* 180, 312, 328
*Os temporale* 328

## 【P】

*Parisiensia Nomina Anatomica* 21
*Pars centralis ventriculi lateralis* 12, 22, 67, 265, 266
*Pedunculus cerebellaris inferior* 33, 42, 43, 369
*Pedunculus cerebellaris medius* 33, 39, 40, 41, 46, 222
*Pedunculus cerebellaris superior* 33, 36, 37, 38, 39, 40, 46, 343, 369
*Pedunculus flocculi* 46
*Pia mater* 55, 70, 73, 74, 278, 318
*Platysma* 177
*Plexus caroticus internus* 312, 313
*Plexus chorioideus ventriculi lateralis* 9, 12, 13, 14, 15, 18, 19, 70, 218, 265, 266, 288
*Plexus chorioideus ventriculi quarti* 32, 43, 46, 69, 70, 265, 266
*Plexus chorioideus ventriculi tertii* 68, 69, 70, 265, 266
*Plexus pterygoideus* 300
*Plexus venosi vertebrales externi* 318, 322
*Plexus venosi vertebrales interni* 278, 318, 322
*Plexus venosus pterygoideus* 300
*Polus frontalis* 5, 6
*Polus occipitalis* 5, 6
*Polus temporalis* 5, 6
*Pons* 3, 4, 5, 6, 20, 32, 46, 54, 70, 187, 222, 241, 260, 367
*Porus acusticus externus* 298
*Porus acusticus internus* 299
*Precuneus* 9, 203
*Processus articularis inferior* 322
*Processus articularis superior* 322
*Processus clinoideus anterior* 299

*Processus clinoideus posterior* 299
*Processus mastoideus* 298
*Processus pterygoideus* 298
*Processus spinosus* 322
*Processus styloideus* 298
*Processus transversus* 322
*Prosencephalon* 3
*Protuberantia occipitalis externa* 298
*Protuberantia occipitalis interna* 299
*Pulvinar thalami* 16, 17, 22, 29, 35, 133, 205, 218, 226, 292
*Putamen* 12, 13, 14, 15, 16, 17, 23, 25, 26, 27, 28, 115, 216, 221, 225, 230, 291
*Pyramis* 222, 299
*Pyramis vermis* 32, 46, 47

## 【R】

*R. = Ramus*
*R. angularis* 196, 206
*R. calcarinus* 196, 203
*R. callosomarginalis* 196, 203, 334
*R. chorioideus posterior lateralis* 218, 220
*R. chorioideus posterior medialis* 217, 219, 220, 226, 265, 266
*R. dorsalis* 272
*R. frontalis* 326
*R. frontopolaris* 196, 203, 334
*R. hypophysialis inferior* 296
*R. hypophysialis superior* 296
*R. lumbalis* 272
*R. orbitofrontalis lateralis* 196, 206
*R. parietalis* 326
*R. parietalis anterior* 196, 206
*R. parietalis posterior* 196, 206
*R. parietooccipitalis* 196
*R. pericallosus* 196, 203, 334
*R. pontis lateralis* 183, 184
*R. sacralis lateralis* 272
*R. spinalis* 272, 278, 318
*R. sulci centralis* 196, 206
*R. sulci postcentralis* 196
*R. sulci precentralis* 196, 206
*R. tecti mesencephalici* 238
*R. temporalis lateralis anterior* 196, 201, 206
*R. temporalis lateralis medius* 196
*R. temporalis lateralis posterior* 196, 206
*R. thalamogeniculatus* 217, 226, 228
*Radix dorsalis*（*N. cervicalis*） 51, 55
*Radix dorsalis*（*N. lumbalis*） 52
*Radix dorsalis*（*N. thoracicus*） 51
*Radix lumbaris* II 72
*Radix nervi abducentis* 40
*Radix nervi facialis* 40
*Radix nervi trigemini* 39
*Radix ventralis*（*N. cervicalis*） 51, 55
*Radix ventralis*（*N. lumbalis*） 52
*Radix ventralis*（*N. thoracicus*） 51
*Rami ad pontem* 250
*Rami amygdaloidei posteriores* 218, 219
*Rami basilares pontis inferiores* 245, 246, 249, 343
*Rami basilares pontis superiores* 244, 246, 249, 343
*Rami centrales laterales* 205, 217, 221
*Rami centrales laterales*［*R. lateralis*］ 219, 220
*Rami centrales laterales*［*R. medialis*］ 220
*Rami centrales laterales*［*Rami laterales*］ 217
*Rami centrales laterales*［*Rami mediales*］ 217
*Rami centrales mediales anteriores* 217
*Rami centrales mediales anteriores*［*R. longus*］ 217
*Rami centrales mediales anteriores*［*Rami breves*］ 217
*Rami centrales mediales anterior*［*R. longus*］ 201, 221
*Rami centrales mediales anterior*［*Rami breves*］ 221
*Rami centrales mediales posteriores* 217, 219, 220, 226, 239, 246
*Rami centrales mediales*［*R. medialis*］ 219
*Rami chiasmatici* 217
*Rami chorioidei posteriores laterales* 217, 221, 226, 265, 266
*Rami chorioidei ventriculi quarti* 265
*Rami corporis amygdaloidei posteriores* 217
*Rami corporis geniculati laterale* 217
*Rami corporis mamillares anteriores* 217
*Rami globi pallidi* 217
*Rami hypophysiales superiores* 217
*Rami hypothalamici* 217
*Rami medullares dorsales* 253
*Rami medullares laterales* 253
*Rami medullares mediales* 253
*Rami medullares mediani* 246, 253
*Rami mesencephalici dorsales* 228, 238
*Rami mesencephalici laterales* 238
*Rami mesencephalici mediani inferiores* 238, 239, 246
*Rami mesencephalici mediani superiores* 238, 239, 246
*Rami nucleori cerebellares* 245
*Rami pontis dorsales* 244, 245
*Rami pontis laterales* 244, 245, 250
*Rami pontis laterales inferiores* 250
*Rami pontis laterales medii* 250
*Rami pontis laterales superiores* 250
*Rami pontis mediani* 244, 245, 249
*Rami pontis medii* 245, 246, 249, 343
*Rami pulvinares* 217
*Rami tegmentales pontis inferiores* 245, 246, 249, 343
*Rami tegmentales pontis superiores* 239, 244, 246, 249, 343
*Rami temporales mediales* 196, 203
*Rami tuberis cinerei* 217, 226
*Recessus epiphysialis* 67, 68
*Recessus infundibuli* 67
*Recessus opticus* 67
*Recessus pinealis* 67, 68
*Recessus supraepiphysialis* 67
*Recessus suprapinealis* 67
*Rhombencephalon* 3
*Rostrum corporis callosi* 9

## 【S】

*Septum pellucidum* 12, 13, 14, 25, 203, 246, 290
*Sinus basilaris* 303
*Sinus cavernosus* 180, 300, 303, 304, 312, 313
*Sinus ethmoidalis* 312, 313
*Sinus occipitalis* 287, 294, 303, 304
*Sinus petrosus inferior* 303, 304
*Sinus petrosus superior* 182, 294, 295, 303, 304
*Sinus rectus* 70, 182, 287, 294, 303, 304, 307
*Sinus sagittalis inferior* 287, 290, 303, 304
*Sinus sagittalis superior* 70, 73, 283, 284, 287, 290, 294, 303, 304, 307
*Sinus sigmoideus* 182, 283, 303, 304
*Sinus sphenoidalis* 313
*Sinus sphenoparietalis* 303, 304
*Sinus transversus* 182, 283, 290, 294, 295, 303, 304
*Splenium corporis callosi* 9, 12, 13, 14, 15, 22, 32, 197, 228
*Stria medullaris thalami* 32, 68, 69
*Stria olfactoria intermedia* 222
*Stria olfactoria lateralis* 222
*Stria olfactoria medialis* 222
*Striae medullares ventriculi quarti* 33
*Substantia ferruginea* 38
*Substantia grisea centralis* 35, 36, 37
*Substantia innominata* 25
*Substantia nigra* 19, 28, 35, 36, 218,

293
*Substantia perforata anterior* 221, 222, 291, 293
*Substantia perforata posterior* 222
*Sulci cerebri* 4, 6
*Sulcus basilaris* 222
*Sulcus calcarinus* 9, 199, 203
*Sulcus centralis* 7, 8, 9, 10, 22, 23, 137, 196, 199, 203, 206, 208, 283, 286
*Sulcus cinguli* 9
*Sulcus collateralis* 9, 228
*Sulcus frontalis inferior* 8
*Sulcus frontalis superior* 8, 10
*Sulcus hypothalamicus* 68, 246
*Sulcus intermedius posterior* 33
*Sulcus intraparietalis* 8, 10, 206
*Sulcus lateralis* 4, 7, 8, 12, 13, 14, 15, 16, 17, 18, 19, 137, 199, 206, 230, 283, 286
*Sulcus lateralis anterior* 222
*Sulcus lateralis posterior* 33
*Sulcus lateralis ［R. anterior］* 8
*Sulcus lateralis ［R. ascendens］* 8
*Sulcus lateralis ［R. posterior］* 8
*Sulcus limitans* 33
*Sulcus medianus* 33
*Sulcus medianus posterior* 33
*Sulcus occipitalis transversus* 8
*Sulcus occipitotemporalis* 228
*Sulcus parietooccipitalis* 7, 8, 9, 10, 22, 23, 137, 196, 199, 203, 286
*Sulcus postcentralis* 8
*Sulcus precentralis* 8
*Sulcus sinus sagittalis superioris* 299
*Sulcus sinus sigmoidei* 299
*Sulcus sinus transversi* 299
*Sulcus temporalis inferior* 8
*Sulcus temporalis superior* 8, 206

## 【T】

*Tectum mesencephali* 46, 68, 246, 343
*Telencephalon* 3, 70
*Tenia ventriculi quarti* 33
*Tentorium cerebelli* 70, 90, 182, 303
*Terminologia Anatomica* 21
*Thalamus* 13, 14, 15, 22, 23, 68, 115, 216, 221, 225, 291, 369
*Tonsilla cerebelli* 32, 43, 44, 45, 46, 47
*Torcular Herophili* 308
*Trabeculae arachnoideales* 73, 74
*Tractus olfactorius* 54, 187, 201, 205, 228, 293
*Tractus opticus* 17, 18, 19, 26, 27, 28, 91, 205, 218, 222, 290, 293

*Tractus pyramidalis* 41, 42, 43, 44
*Tractus solitarius* 43
*Tractus spinalis nervi trigemini* 41, 42, 43, 44, 45
*Tractus tegmentalis centralis* 36, 37, 38, 39, 40, 41, 369
*Trigonum nervi hypoglossi* 33
*Trigonum nervi vagi* 33
*Truncus brachiocephalicus* 101, 174, 175, 272, 333
*Truncus corporis callosi* 9, 22, 150
*Truncus costocervicalis* 174, 272, 333
*Truncus encephali* 31
*Truncus thyreocervicalis* 174, 272, 333
*Tuber cinereum* 26, 68, 222, 246
*Tuber vermis* 32, 46, 47
*Tuberculum cuneatum* 33
*Tuberculum gracile* 33
*Tuberculum trigeminale* 33

## 【U】

*Uncus* 222, 228, 293
*Uvula vermis* 32, 46, 47

## 【V】

V. = Vena
*V. anastomotica inferior* 283, 304
*V. anastomotica superior* 208, 283, 304
*V. angularis* 300
*V. aqueductus vestibuli* 269
*V. azygos* 324
*V. basalis* 287, 290, 291, 292, 293, 294, 304
*V. basivertebralis* 322
*V. brachiocephalica dextra* 324
*V. brachiocephalica sinistra* 324
*V. canaliculi cochleae* 269
*V. cava inferior* 324
*V. cava superior* 324
*V. centralis* 318
*V. cerebri anterior* 287, 291, 293, 304
*V. cerebri interna* 70, 220, 287, 288, 289, 291, 292, 293, 304
*V. cerebri magna* 32, 70, 287, 288, 289, 291, 292, 293, 303, 304, 307
*V. cerebri media profunda* 291
*V. cerebri media superficialis* 283, 290, 294, 304
*V. cerebri superior* 290
*V. coronaria* 318
*V. corporis callosi posterior* 287
*V. diploica frontalis* 297

*V. diploica occipitalis* 297
*V. diploica parietalis anterior* 297
*V. diploica parietalis posterior* 297
*V. emissaria parietalis* 307
*V. facialis* 300
*V. frontalis inferior* 287
*V. hemiazygos* 324
*V. hemiazygos accessoria* 324
*V. hemispherii cerebelli anterioris* 295
*V. hemispherii cerebelli posterioris* 294, 295
*V. iliaca communis* 324
*V. iliolumbalis* 324
*V. intercostalis suprema dextra* 324
*V. intervertebralis* 318, 322
*V. jugularis interna* 177, 283, 300, 303, 324
*V. lateralis anterior* 319
*V. lateralis posterior* 318, 319
*V. laterallis anterior* 318
*V. lumbalis* 324
*V. lumbalis ascendens* 324
*V. mediana anterior* 294, 318, 319
*V. mediana posterior* 318, 319
*V. nasofrontalis* 300
*V. occipitalis interna* 287
*V. occipitalis ［Radices meningei］* 327
*V. ophthalmica inferior* 300
*V. ophthalmica superior* 300, 303
*V. petrosa* 294, 295
*V. portae hypophysialis* 296
*V. precentralis* 287, 295
*V. radicularis anterior* 318, 319
*V. radicularis anterior magna* 319
*V. radicularis posterior* 318, 319
*V. radicularis posterior magna* 319
*V. renalis sinistra* 324
*V. retromandibularis* 300
*V. Rosenthali* 287, 290, 291, 292, 293, 294, 304
*V. sacralis mediana* 324
*V. septi pellucidi* 25, 287, 288, 289, 290, 304
*V. spiralis inferior* 269
*V. spiralis modioli* 269
*V. spiralis superior* 269
*V. strati subcallosi* 289, 290, 291
*V. subclavia* 324
*V. submentalis* 300
*V. temporalis superficialis* 300
*V. terminalis* 13, 287, 288, 289, 290, 291, 304
*V. thalamostriata* 287, 288, 289, 290, 291, 304
*V. vermis inferior* 287, 294, 295
*V. vermis superior* 287, 295

*Vallecula cerebelli*　45, 46
*Velum medullare inferius*　32, 46
*Velum medullare superius*　32, 39, 46
*Venae basivertebrales*　318
*Venae cerebri inferiores*　283, 290, 294
*Venae cerebri superior*　294
*Venae cerebri superiores*　10, 70, 283, 284
*Venae corporis amygdaloideae*　290, 291
*Venae funiculi posteriores*　318
*Venae hypophysiales*　296
*Venae intercostales posteriores*　324
*Venae labyrinthi*　269
*Venae medullae oblongatae*　295
*Venae medullares cerebri*　289, 290
*Venae meningeae anteriores*　327
*Venae meningeae mediae*　327
*Venae meningeae mediae [Radices anteriores]*　327, 328
*Venae meningeae mediae [Radices posteriores]*　327, 328
*Venae nuclei caudati*　289, 290, 291
*Venae peripherales*　318
*Venae pontis*　294, 295
*Venae striatae inferiores*　287, 290, 291
*Venae striatae superiores*　290, 291
*Venae vestibulares*　269
*Ventriculus lateralis*　17, 25, 26, 27, 28, 70, 151, 225, 230
*Ventriculus quartus*　22, 32, 38, 39, 40, 41, 42, 43, 67, 68, 69, 70, 150, 244, 245, 246, 253, 265, 266, 343
*Ventriculus terminalis*　70
*Ventriculus tertius*　16, 17, 22, 26, 27, 28, 32, 67, 69, 70, 150, 197, 203, 216, 265, 266
*Vermis cerebelli*　18, 19, 20, 37, 38, 39, 40, 41, 42, 43, 44, 46, 47
*Vertebra lumbalis I*　72
*Vertebra sacralis I*　72

# フランス語索引

## 【A】

*artère cérébelleuse inférieure* 262
*artère cérébelleuse moyenne* 262
*artère cérébelleuse supérieure* 262
*artère circonférentielle courte* 236
*artère circonférentielle longue* 236
*artère de l'hemorrhagie cérébrale de Charcot* 217, 219
*artère interne et postérieure de la couche optique* 227
*artère optique interne postérieure* 227
*artère paramédiane* 236
*artères des corps genouillés* 231
*artères externes et postérieures de la couche optique* 230
*artères optiques externes postérieures* 230
*artères thalamoperforées de Foix* 217, 227, 233

## 【B】

*boutons terminaux* 59

## 【C】

*carrefour olfactif de Broca* 223
*carrefour sensitif de Charcot* 233

## 【P】

*pédicule thalamo-genouillé* 230
*pédicule thalamo-perforé* 227

## 【S】

*sinus de Breschet* 309
*syndrome de la paroi externe du sinus caverneux* 314
*syndrome du noyau rouge* 240
*syndrome inférieur du noyau rouge* 240
*syndrome supérieur du noyau rouge* 242

## 【V】

*veine de Labbé* 285
*veine de Trolard* 285
*veines de Breschet* 299

# 人名索引

## 【あ】

足立文太郎　176, 181

## 【い】

井上　靖　176

## 【く】

久留　勝　23
呉　秀三　167

## 【こ】

小金井良精　181

## 【た】

田原　淳　47

## 【な】

直良信夫　181
中田瑞穂　255

## 【は】

長谷部言人　176, 181

## 【み】

三浦謹之助　225
箕作阮甫　167

## 【A】

Adamkiewicz, Albert Wojciech　275
Alajouanine, A. J. Théophile　323, 370
Albinus, Bernhard Siegfried　68
Alzheimer, Alois　62
Anton, Gabriel　30, 200, 211
Aubenton, Louis Jean Marie d'→Daubenton, Louis Jean Marie
Avellis, Georg　256

## 【B】

Babinski, Joseph Jules François Félix　ix, 224, 256
Baer, Karl Ernst von　50
Bálint, Rezsö→Bálint, Rudolph
Bálint, Rudolph　210
Barré, Jean Alexandre　370
Batson, Oscar Vivian　324
Bekhterev, Vladimir Mikhailovich　225
Benedikt, Moritz　240
Bernard, Claude　49, 69
Betz, Vladimir Alekseyevich　45
Binet, Alfred　225
Binswanger, Otto Ludwig　30, 201
Bizzozero, Giulio　58
Blackwood, William　ix
Blainville, Henri Marie Ducrotay de　337
Boë, Franz de le→Sylvius, Franciscus
Boerhaave, Hermann　67
Bouchard, Charles Joseph　221, 224
Breschet, Gilbert　310, 324
Brissaud, Édouard　224
Broca, Auguste　200
Broca, Elie André　200
Broca, Pierre Paul　200, 210, 337
Brodmann, Korbinian　62, 198, 201
Brown-Séquard, Charles Édouard　viii
Budge, Julius Ludwig　53
Buffon 伯爵（Georges Louis Leclerc, Comte de Buffon）　31
Burdach, Ernst　50
Burdach, Karl Friedrich　50

## 【C】

Céstan, Étienne Jacques Marie Raymond　243, 256
Charcot, Jean Baptiste Étienne Auguste　225
Charcot, Jean Martin　viii, 221, 224, 229, 230, 243, 256, 370
Chenais, Louis Jean　256
Cheselden, William　67
Clarke, Jacob Augustus Lockhart　viii, 48
Claude, Henri Jules　240
Collett, Robert　57
Condorcet 侯爵（Marie Jean Antoine Nicolas de Caritat, Marquis de Condorcet）　31
Critchley, Macdonald　ix
Cruveilhier, Jean　310
Cushing, Harvey Williams　75, 195, 295
Cuvier, Georges L. C. F. D.　337
Czerny, Adalbert　227

## 【D】

Dandy, Walter Edward　75, 195, 295
Darwin, Charles Robert　68
Daubenton, Louis Jean Marie　31
Dejerine, Joseph Jules　224, 232, 252, 370
Du Bois, Francois→Sylvius, Franciscus
Du Bois-Reymond, Emil　56, 60, 270
Dubois, Jacques→Sylvius, Jacobus
Dupuytren 男爵（Baron Guillaume Dupuytren）　310
Duret, Henri　225, 229

## 【E】

Edinger, Ludwig　ix, 60
Ewarten 騎士（Siegmund Exner Ritter von Ewarten）→Exner-Ewarten, Siegmund
Exner-Ewarten, Siegmund　270

## 【F】

Ferrier, Sir David　viii, 10, 270
Flechsig, Paul Emil　ix, 48, 62, 200
Foix, Charles　230, 255, 314, 323
Forel, Auguste Henri　28, 30, 56, 57, 63, 338
Fothergill, John　67
Foville, Achille Louis François　252
Frank, Johann Peter　50
Freud, Sigmund　30, 225, 338

## 【G】

Galen of Pergamon→Galenus of Pergamon
Galenus of Pergamon　289
Ganser, Sigbert Josef Maria　63, 73
Geoffroy Saint-Hilaire, Étienne　337
Geoffroy Saint-Hilaire, Isidore　337
Gerdy, Pierre Nicolas　200
Gerlach, Joseph von　56
Gerstmann, Josef　210
Goethe, Johann Wolfgang von　50
Goldhagen, Johann Friedrich Gottlieb　9
Golgi, Camillo　56, 57, 58
Goll, Friedrich　49, 69
Gowers, Sir William Richard　viii, 10, 48
Graaf, Reinier de　8

Gradenigo 伯爵（Giuseppe Conte Gradenigo） 316
Gratiolet, Louis Pierre 200, 337
Greenfield, Joseph Godwin ix
Gubler, Adolphe Marie 251
Gudden, Johann Bernhard Aloys von 57, 62, 63, 73
Guillain, Georges Charles 224, 370, 371

## 【H】

Haeckel, Ernst Heinrich Philipp August 56, 60, 270
Hall, Granville Stanley 338
Halsted, William Stewart 295
Heidenhain, Rudolf Peter Heinrich 275
Helmholtz, Hermann Ludwig Ferdinand von viii, 56, 60, 270
Henle, Friedrich Gustav Jakob 56, 60, 270
Henoch, Eduard Heinrich 227
Herophilus of Alexandria→Herophilus of Charcedon
Herophilus of Charcedon 308
Heschl, Richard Ladislaus 197
Heubner, Johann Otto Leonhard 227
His, Wilhelm 56, 60, 270
Holmes, Sir Gordon Morgan ix
Horsley, Sir Victor Alexander Haden ix
Hunt, William Edward 314
Hunter, William 68
Hutchinson, Sir Jonathan viii

## 【J】

Jackson, John Hughlings viii, 256
Jacobi, Carl Wigand Maximilian 63
James, William 270
Janet, Pierre Marie Félix 225
Jauregg 騎士（Julius Wagner Ritter von Jauregg）→Wagner-Jauregg, Julius

## 【K】

Kernohan, James Watson 355
König, Arthur Peter 270
Korsakoff, Sergei Sergeievich 30
Kraepelin, Emil 62, 63, 200, 201, 338
Kundrat, Hans 197

## 【L】

Labbé, Charles 288
Labbé, Léon 288
Leuret, François 210, 337
Lombroso, Cesare 58
Ludwig, Carl Friedrich Wilhelm 200
Lugol, Jean Guillaume Auguste 200
Luschka, Hubert von 71
Luys, Jules Bernard 28

## 【M】

Magendie, François 49, 69
Malpighi, Marcello 74
Marie, Pierre ix, 224, 230, 370
Martin, Rudolf 181
Martius, Friedrich 73
McDonald, William Ian ix
Meckel, Johann Friedrich 68
Meyer, Adolf 57, 63, 88, 338
Meynert, Theodor Hermann viii, 30, 57, 200
Millard, Auguste Louis Jules 251
Mollaret, Pierre 370, 371
Monakow, Constantin von 48, 218
Monro, Alexander 67, 68
Monro, Donald 67
Müller, Johannes Peter 56, 60, 270, 291

## 【N】

Nageotte, Jean 256
Nansen, Fridtjof Wedel-Jarlsberg 56, 57
Neuman, Heinrich 200
Newsom-Davis, John Michael ix
Nissl, Franz 62, 63

## 【P】

Pacchioni, Antonio 74
Pasteur, Louis 60
Penfield, Wilder Graves 195, 197, 198, 295
Pick, Arnold 30
Purkinje, Johannes Evangelista von 47
Purkyně, Jan Evangelista→Purkinje, Johannes Evangelista von

## 【Q】

Queckenstedt, Hans Heinrich Georg 63, 73

## 【R】

Raeder, Johan Georg 314
Ramón y Cajal, Santiago 56, 58, 60
Ramskill, Jabez Spence viii
Rasmussen, Andrew Theodore 197
Rasmussen, Theodore Brown 195, 197, 198
Rathke, Martin Heinrich 50
Raymond, Fulgence 224, 243, 370
Récamier, Joseph Claude Anthelme 69
Recklinghausen, Friedrich Daniel von 275
Reichert, Carl Bogislaus 56, 60, 270
Reil, Johann Christian 9
Richer, Paul Marie Louis Pierre 224
Ringer, Sydney 10
Robin, Charles Philippe 28
Rokitansky 男爵（Carl Freiherr von Rokitansky） 30, 197
Rolando, Luigi 210
Roller, Christian Friedrich Wilhelm 63
Rosenthal, Friedrich Christian 291
Roussy, Gustav 232
Rudolphi, Karl Asmund 47, 291

## 【S】

Sachs, Bernard 30, 60
Sars, Georg Ossian 57
Sars, Michael 57
Scheinker, Ilya Mark 370
Schleiden, Matthias Jakob 60
Schmidt, Adolf 256
Schwalbe, Gustav Albert 176
Schwann, Theodor 56, 60, 270
Seteno, Nicolaus 8
Sherrington, Sir Charles Scott 195
Sioli, Emil 62
Sobotta, Robert Heinrich Johannes 60
Steno, Nicolaus 8
Stensen, Niels→Seteno, Nicolaus
Stromeyer, Georg Friedrich Louis 71
Swammerdam, Jan 8
Sylvius, Franciscus 8, 66
Sylvius, Jacobus 66

## 【T】

Tillaux, Paul Jules 288
Tolosa, Eduardo 314
Travers, Benjamin 315
Trolard, Jean Baptiste Paulin 287

## 【V】

Verneuil, Aristide A. S. 229
Vesalius, Andreas 66
Vicq d'Azyr, Félix 31, 210
Vieusseux, Gaspard 255
Virchow, Rudolf Ludwig Karl 56, 60, 270

Vogt, Oskar 201

## 【W】

Wagner-Jauregg, Julius 30
Waldeyer-Hartz, Heinrich Wilhelm Gottfried von 56, 60
Wallenberg, Adolf 255
Waller, Augustus Desiré 53
Waller, Augustus Volney 53
Walshe, Sir Francis Martin Rouse ix
Weber, Frederick Parkes 360
Weber, Sir Hermann David 359, 360
Weed, Lewis Hill 75, 295
Weidenreich, Franz 176
Weigert, Carl ix, 60
Wernicke, Carl 30, 200, 211
Westphal, Carl Friedrich Otto 275
Westphal, Karl Friedrich Otto 200
Whytt, Robert 67
Willis, Thomas 191
Wilson, Samuel Alexander Kinnier ix, 200
Wittich, Wilhelm von 275
Woltman, Henry William 355
Wunderlich, Carl Reinhold August 227
Wundt, Wilhelm Maximilian 62, 270

後藤　潤（Jun Goto）
1965 年，東京都新宿区で誕生．
新潟大学医学部医学科を卒業．医師．
昭和大学大学院医学研究科博士課程を修了．医学博士．
神経解剖学・神経病理学・肉眼解剖学を専攻．その傍ら臨床医としても勤務．
昭和大学医学部・東京都医学総合研究所に所属．


後藤　昇（Noboru Goto）
1940 年，東京府東京市淀橋区（現在の東京都新宿区）で誕生．
日本大学医学部を卒業．医師．
医学博士（日本大学）．
神経解剖学・肉眼解剖学を専攻．その傍ら臨床医としても勤務．
日本大学医学部・London 大学 Queen Square 国立病院（留学）・
日本大学医学部・昭和大学医学部・郡山健康科学専門学校に所属．
留学中より神経病理学・神経内科学をも併せて専攻．
昭和大学教授（医学部第二解剖学講座）・郡山健康科学専門学校
名誉学校長を歴任．
神経内科専門医（指導医）・脳卒中専門医・認定内科医・産業医．
Premiere professional member plus（Golden heart member）of the
American Heart Association & American Stroke Association.
2014 年，東京都三鷹市で死去．


## 脳血管障害の解剖学的診断

発　行　2014 年 12 月 1 日　第 1 版第 1 刷Ⓒ
著　者　後藤　潤・後藤　昇
発行者　青山　智
発行所　株式会社 三輪書店
　　　　〒113-0033 東京都文京区本郷 6-17-9　本郷綱ビル
　　　　TEL 03-3816-7796　FAX 03-3816-7756
　　　　http://www.miwapubl.com
印刷所　三報社印刷 株式会社

本書の無断複写・複製・転載は，著作権・出版権の侵害となることがありますのでご注意ください．

ISBN978-4-89590-497-1　C3047

JCOPY　＜(社)出版者著作権管理機構 委託出版物＞
本書の無断複写は著作権法上での例外を除き禁じられています．
複写される場合は，そのつど事前に，(社)出版者著作権管理機構
（電話 03-3513-6969, FAX 03-3513-6979, e-mail: info@jcopy.
or.jp）の許諾を得てください．

■ 症候から神経形態学を学べるユニークな教科書誕生!!

# 臨床のための神経形態学入門

**後藤 昇・柳下 章・大浜 栄作・宮田 元**

　神経系，特に中枢神経系の形態を理解するのは，初学者，ことに学生にとって最大の難関である。その難関は，まず神経解剖学の理解が簡単にはできないという「ジレンマ」に始まる。さらに，その先には神経病理学という病的な形態学の理解がある。この2つの難所だけなら，労を厭う人やこの分野が嫌いな人は避けてしまえばよいわけであるが，現実はそれを許してはくれない。それは神経画像診断学の急速な進歩のためでもある。現在では，医師・医学生のみではなく，看護をはじめとする医療に携わるコメディカルの人たちにも中枢神経系を知ろうとする意識が高くなっている。したがって，これら医療全般の本来はまず神経形態学を学ばなくてはならない立場の人たちには，この領域を楽しく勉強できるよい教科書がなく，たいへんな不便を感じているのが現実でもある。このような諸般の事情を十分に考慮して誕生したのが本書である。

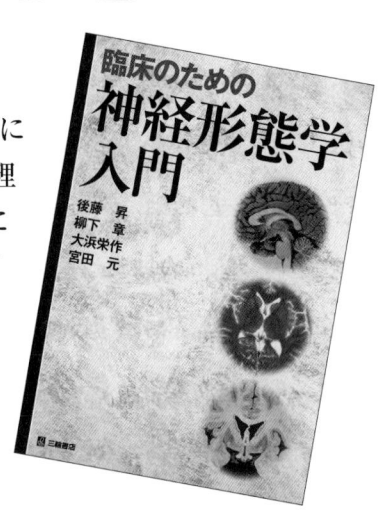

　本書はまさに神経解剖学，画像診断学，神経病理学などの既成の領域概念を超えた神経形態学という新しい分野を目指しての執筆である。神経学に関心のある医師・医学生、多くのコメディカル・スタッフに読んでいただきたい神経学の最新の教科書である。

## ■ 主な内容 ■

**第1章　正常構造と画像解剖**

**第2章　症候から見た神経形態学**
1. 運動麻痺
2. 運動失調
3. 不随意運動
4. 錐体外路症候
5. 知覚障害
6. 高次脳機能障害
7. 認知症（痴呆）
8. 頭蓋内圧亢進と脳ヘルニア
9. 血管障害
10. 頭部外傷と脊髄損傷
11. 脳腫瘍
12. 髄膜と脳脊髄液の異常
13. 脊髄と脊髄神経の障害
14. 顔面の異常
15. 眼と視覚の異常
16. 耳・聴覚・平衡覚の異常
17. 舌・咽頭・喉頭の異常
18. けいれん発作
19. 自律神経異常
20. 神経系の発生と発生異常
21. 筋と筋力の異常
22. 中毒性疾患
23. 代謝性疾患
24. 大脳白質の病変

**第3章　補遺：その他の知っておきたい事項**
1. 脳血管障害の大型染色切片
2. 神経皮膚症候群（母斑症）
3. 神経形態学人名録

● 定価（本体 24,000円+税）　A4　頁420　2008年　ISBN 978-4-89590-320-2

お求めの三輪書店の出版物が小売書店にない場合は，その書店にご注文ください．お急ぎの場合は直接小社に．

〒113-0033　東京都文京区本郷6-17-9 本郷綱ビル

**三輪書店**

編集 ☎03-3816-7796　FAX 03-3816-7756
販売 ☎03-6801-8357　FAX 03-6801-8352
ホームページ：http://www.miwapubl.com